Auf einen Blick

Zelle	2
Epithelgewebe	76
Exokrine Drüsenepithelien	90
Binde- und Stützgewebe	100
Muskelgewebe	158
Nervengewebe	180
Blutgefäße, Blut und Abwehrsystem	200
Endokrine Organe	254
Verdauungsapparat	272
Atmungsapparat	340
Harnorgane	352
Männliche Geschlechtsorgane	376
Weibliche Geschlechtsorgane	400
Haut und Hautanhangsgebilde	438
Sensible Nervenendigungen	450
Sinnesorgane	458
Zentralnervensystem	490
Tabellen	502
Sachverzeichnis	519

Vorwort zur 13. Auflage

Gründliche Kenntnisse in Zytologie, Histologie und mikroskopischer Anatomie sind nach wie vor unverändert Voraussetzung für das Verständnis normaler Abläufe und krankhafter Prozesse im menschlichen Körper. Diese gründlichen theoretischen Kenntnisse müssen in entsprechenden Vorlesungen und Lehrbüchern erworben werden. Der Taschenatlas soll dazu dienen, das theoretische Wissen bildlich zu illustrieren, denn die Welt der mikroskopischen Strukturen ist für jeden Anfänger zunächst ein „Buch mit sieben Siegeln". Der Taschenatlas Histologie gibt in erster Linie den Studierenden der Medizin und Zahnmedizin eine Orientierungshilfe für den mikroskopischen Kurs und erleichtert ihnen damit das Bestehen von Prüfungen im vorklinischen Teil ihres Studiums. Gleichzeitig bereitet er sie auch auf die Patho-histologie im klinischen Teil ihrer Ausbildung vor. Mit seinen über 700 licht- und elektronenmikroskopischen Abbildungen trägt der Taschenatlas den Anforderungen eines histologischen Kurses Rechnung und wird dem Studierenden beim richtigen Erkennen der Form- und Gewebeverhältnisse eines histologischen Präparats und damit bei der Diagnose helfen. Dazu dienen auch die differenzialdiagnostischen Tabellen am Ende des Buches, die auf Wunsch der Studierenden aufgenommen und in der aktuellen Auflage ergänzt und erweitert wurden. Zu allen Kriterien sind jeweils Abbildungen genannt, auf denen die entsprechende Struktur oder Eigenschaft besonders gut zu erkennen ist. Mit ihrer Hilfe kann man prüfen, ob man gelernt hat, das Wesentliche zu sehen.
Die bewährte Abfolge der Abbildungen wurde auch in dieser 13. Auflage beibehalten, allerdings sind einige Fotogramme neu hinzugekommen. Kolleginnen und Kollegen, die mir in dankenswerter Weise Originalabbildungen zur Verfügung stellten, sind am Ende der jeweiligen Bildtexte genannt.
Bei der Vorbereitung und Bearbeitung dieser 13. Auflage habe ich wiederum bewundernswerte Betreuung und Hilfe vonseiten des Thieme Verlags erfahren. Mein besonderer Dank gilt Frau Marianne Mauch, Frau Claudia Kirst und Herrn Manfred Lehnert.
Möge auch diese Auflage des Taschenatlas den Studierenden der Medizin und Zahnmedizin, der Tiermedizin, der Biologie und verwandter Studienrichtungen als Leitfaden durch die faszinierende Welt der Feinstrukturen unseres Organismus dienen.

Lübeck, im Januar 2014   Wolfgang Kühnel

Inhaltsverzeichnis

Zelle — 2

Zellformen ··· **2**
Zellkerne ··· **6**
Zellteilung, Zelltod ··· **10**
Zytoplasma und Zellorganellen ··· **14**
Metaplasmatische Zellstrukturen, Zytoskelett ··· **38**
Paraplasmatische Zellsubstanzen ··· **44**
Oberflächendifferenzierungen ··· **52**
Haftstrukturen, Zell-Zell-Kontakte ··· **72**

Epithelgewebe — 76

Exokrine Drüsenepithelien — 90

Binde- und Stützgewebe — 100

Bindegewebszellen und freie Zellen ··· **100**
Bindegewebsfasern ··· **114**
Embryonales Bindegewebe ··· **124**
Retikuläres Bindegewebe ··· **126**
Fettgewebe ··· **126**
Lockeres Bindegewebe ··· **130**
Straffes Bindegewebe ··· **132**
Knorpelgewebe ··· **140**
Knochengewebe ··· **146**

Muskelgewebe — 158

Glatte Muskulatur ··· **158**
Quergestreifte Muskulatur ··· **162**
Herzmuskulatur ··· **172**

Nervengewebe — 180

Nervenzellen ··· **180**
Neuroglia ··· **186**
Nervenfasern und Nerven ··· **188**

Blutgefäße, Blut und Abwehrsystem — 200

Blutgefäße ··· **200**
Blut ··· **226**
Thymus ··· **234**
Lymphknoten ··· **238**
Milz ··· **242**
Tonsillen ··· **248**
Darmassoziiertes lymphatisches Gewebe ··· **252**

Endokrine Organe — 254

Hypophyse ··· **254**
Corpus pineale ··· **256**
Nebenniere ··· **258**
Schilddrüse ··· **262**
Epithelkörperchen ··· **266**
Inselorgan ··· **268**

Verdauuungsapparat — 272

Mundhöhle, Lippen, Zunge ··· **272**
Speicheldrüsen ··· **278**
Zähne und Gaumen ··· **284**
Speiseröhre ··· **292**
Magen ··· **294**
Dünndarm ··· **300**
Dickdarm ··· **310**
Enterisches Nervensystem ··· **314**
Leber ··· **318**
Gallenblase ··· **330**
Bauchspeicheldrüse ··· **332**
Omentum majus ··· **338**

Atmungsapparat — 340

Nase und Nasennebenhöhlen ··· **340**
Kehlkopf ··· **342**
Luftröhre ··· **344**
Lunge ··· **346**

Harnorgane — 352

Niere ··· **352**
Harnleiter ··· **372**
Harnblase ··· **372**

Männliche Geschechtsorgane — 376

Hoden ··· **376**
Sperma ··· **384**
Nebenhoden ··· **388**
Samenstrang, Samenleiter ··· **392**
Penis ··· **394**
Bläschendrüse und Prostata ··· **396**

Weibliche Geschlechtsorgane — 400

Ovar ··· **400**
Eizelle ··· **400**
Eileiter ··· **412**
Uterus ··· **416**
Vagina ··· **428**
Plazenta ··· **430**
Brustdrüse ··· **434**

Haut und Hautanhangsgebilde — 438

Leistenhaut ··· **438**
Felderhaut ··· **442**
Haare und Nägel ··· **444**
Schweißdrüsen ··· **446**
Talgdrüsen ··· **448**

Sensible Nervenendigungen — 450

Sinnesorgane — 458

Auge ··· **458**
Statoakustisches Organ ··· **482**
Geschmacksorgan ··· **486**
Geruchsorgan ··· **486**

Zentralnervensystem — 490

Rückenmark ··· **490**
Spinalganglien ··· **492**
Endhirnrinde ··· **494**
Kleinhirnrinde ··· **498**

Tabellen — 502

Tab. 1 Oberflächenepithelien: Einteilung der verschiedenen Formen ··· **502**
Tab. 2 Exokrine Drüsen: Einteilungsprinzipien ··· **503**
Tab. 3 Seröse und muköse Drüsenendstücke: Unterscheidungsmerkmale ··· **504**
Tab. 4 Zusammengesetzte exokrine Drüsen: Beispiele ··· **504**
Tab. 5 Übersicht über den Begriff „Fasern" – Nomenklatur ··· **505**
Tab. 6 Bindegewebsfasern: Morphologische Eigenschaften ··· **506**
Tab. 7 Bindegewebe (Bgw.): Systematik ··· **507**
Tab. 8 Knochengewebe: Terminologie ··· **508**
Tab. 9 Muskelgewebe: Morphologische Unterscheidungsmerkmale ··· **509**
Tab. 10 Blutzellen: Differenzialdiagnose (im nach Pappenheim gefärbten Blutausstrich) ··· **510**
Tab. 11 Lymphatische Organe: Morphologische Unterscheidungsmerkmale ··· **511**
Tab. 12 Endokrine Drüsen: Differenzialdiagnose ··· **512**
Tab. 13 Magen: Differenzialdiagnose der verschiedenen Magenabschnitte ··· **513**
Tab. 14 Darm: Differenzialdiagnose der verschiedenen Darmabschnitte ··· **514**
Tab. 15 Trachea und Bronchialbaum: Morphologische Merkmale ··· **515**
Tab. 16 Niere: Lichtmikroskopische Charakteristika der verschiedenen Tubulusabschnitte ··· **516**
Tab. 17 Hautareale: Differenzialdiagnose ··· **517**
Tab. 18 Isocortex: Endhirnschichten im Zellbild und im Markscheidenpräparat ··· **518**
Tab. 19 Hohlorgane: Differenzialdiagnose von Hohlorganen (Gängen) mit im Querschnitt sternförmiger oder rundlicher Lichtung ··· **519**
Tab. 20 Alveoläre Drüsen und „drüsenähnliche" Organe: Differenzialdiagnose ··· **520**
Tab. 21 Gebräuchliche histologische Färbungen ··· **521**

Sachverzeichnis — 522

Zelle

1 Spinalganglienzellen

Größe, Form und Struktur der Zellen des menschlichen und tierischen Körpers sind entsprechend ihren Spezialaufgaben, die sie im Dienste des Gesamtorganismus zu erfüllen haben, sehr verschieden. Die **Spinalganglienzellen, Neurone vom pseudounipolaren Typ**, sind kugelig, ellipsoid oder birnenförmig, ihr Durchmesser schwankt zwischen 20 und 120 µm. Sie besitzen große (bis 25 µm), runde und chromatinarme Kerne [1], die stets einen deutlich erkennbaren Nukleolus (2–4 µm) enthalten. Der Oberfläche der Spinalganglienzellen legt sich eine Hülle von Gliazellen an, sog. **Mantel- oder Satellitenzellen** [2], deren kleine runde oder spindelförmige Kerne häufig durch eine kräftigere Anfärbbarkeit auffallen. Die umhüllenden Satellitenzellen sind von den Perikaryen oft durch einen Schrumpfspalt getrennt. Zwischen den Ganglienzellen verlaufen zarte Bindegewebsfasern (**Endoneurium**), Bündel von Nervenfasern [3] und Kapillaren [4]. Im Bild rechts oben durchzieht ein kräftiger Bindegewebsstrang (blau) [5] das Präparat (☞ 32, 66, 256, 671–674).

1 Kern mit deutlichem Kernkörperchen (Nukleolus)
2 Mantel- oder Satellitenzellen
3 Nervenfasern
4 Kapillaren
5 Bindegewbe

Färbung: Azan; Vergr. 400fach

2 Multipolare Nervenzellen

Die **motorischen Vorderhornzellen,** Motoneurone der Columna anterior der Medulla spinalis, wurden durch vorsichtige Mazeration des Rückenmarks gewonnen und als sog. Quetschpräparat total gefärbt. Mit Hilfe dieser Technik gelingt es, die zahlreichen Fortsätze der Nervenzellen auf weite Strecken hin zu erhalten und färberisch sichtbar zu machen. Im Schnittpräparat käme es zur Abtrennung der meisten Fortsätze (☞ 20). Eine Unterscheidung zwischen **Axon** (**Neurit, Achsenzylinder**), der schließlich unter Bildung von Synapsen an der Skelettmuskulatur endet, und den stark verzweigten **Dendriten**, den „Empfangsstationen" des Neurons, ist bei dieser Präparationsmethode nicht möglich.

Färbung: Karmin; Vergr. 80fach

3 Glatte Muskelzellen

Die Formelemente der glatten Muskulatur sind die band- oder spindelförmigen Muskelzellen, denen wir meistens in Form von Bündeln verschiedenen Kalibers begegnen. Sie bauen u. a. kräftige Muskelschichten in der Wandung von Hohlorganen auf (☞ 219–223, 399, 400, 432). **Glatte Muskelzellen** lassen sich durch Mazeration mit Salpetersäure aus solchen Hohlorganen isolieren, wobei jedoch häufig die dünn ausgezogenen Enden der Zellleiber abbrechen. Die Länge der glatten Muskelzellen schwankt je nach dem Verwendungsort zwischen 15 und 200 µm; im graviden Uterus können sie 800 bis 1000 µm lang werden. Ihre Dicke beträgt durchschnittlich 5–10 µm. Der stäbchenförmige Zellkern liegt zentral (☞ 219–223). In kontrahierten Zellen ist er manchmal geschlängelt oder korkzieherartig gewunden.

Färbung: Karmin; Vergr. 80fach

Zelle

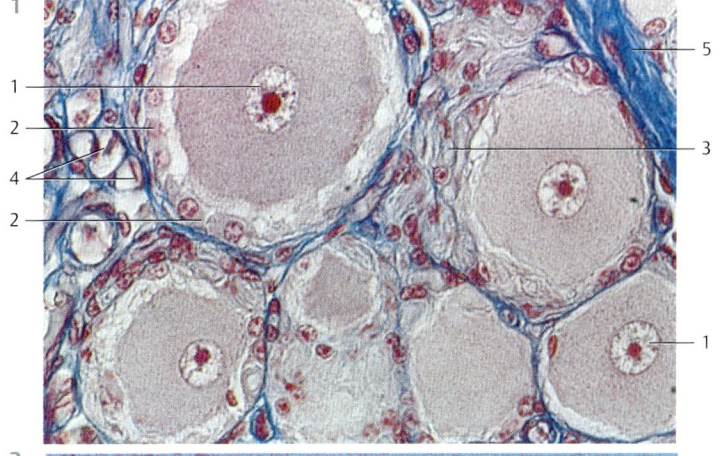

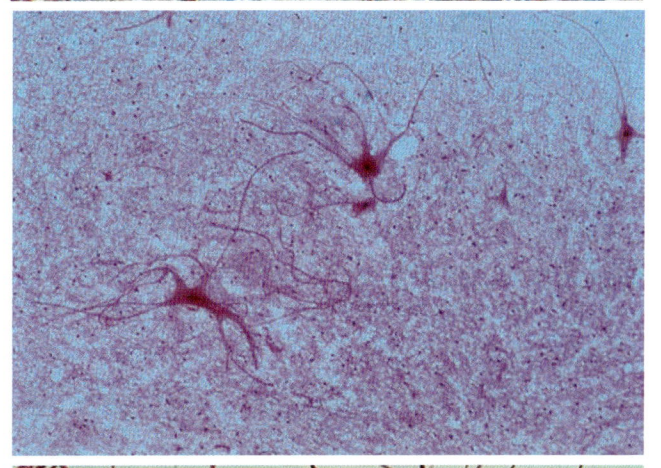

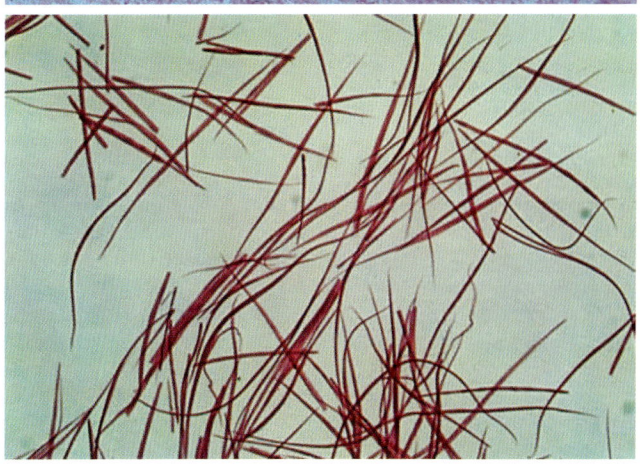

4 Fibrozyten – Fibroblasten

Fibrozyten, ortsständige (**fixe**) Bindegewebszellen, erscheinen in Schnittpräparaten meistens nur als dünne, spindelförmige Elemente; ihre tatsächliche Gestalt lässt sich aber in Flächen- oder Häutchenpräparaten sichtbar machen. **Fibrozyten** sind teils abgerundete, teils langgestreckte, abgeflachte, mit membranartigen oder stachelförmigen Fortsätzen versehene Zellen [1]. Sie stehen häufig in einem netzartigen Zusammenhang und berühren sich mit ihren Fortsätzen. Ihre großen, meist ovalen oder länglichen Kerne zeichnen sich durch ein dichtes Chromatingerüst aus, das in dieser Abbildung nicht zu erkennen ist. Hier erscheinen die Kerne homogen (👁 136–139).
Fibroblasten synthetisieren alle Komponenten der Fasern und der interzellulären Matrix (Grundsubstanz, Extrazellulärmatrix). Fibrozyten sind Fibroblasten mit stark verminderter Syntheseleistung.

1 Fibrozyten mit Fortsätzen   2 Kerne von freien Bindegewebszellen
Färbung: Silberimprägnation nach Gomori, eigene Modifikation; Vergr. 650fach

5 Purkinje-Zelle – Kleinhirnrinde

Vom birnenförmigen, etwa 50–70 μm hohen und 30–35 μm breiten Zellleib (**Zellsoma, Perikaryon**) [2] der **Purkinje-Zellen** gehen 2–3 μm dicke Dendriten [3] ab, die sich spalierbaumartig verästeln. Die außerordentlich fein und stets in einer Ebene verzweigten Dendritenbäumchen reichen bis zur Rindenoberfläche. Am basalen Zellpol entspringt das dem Mark des Kleinhirns zustrebende Axon (**Efferenz**) [1]. Die Fülle der Verzweigungen lässt sich nur mit Metallimprägnationen sichtbar machen (👁 254, 681, 682).

1 Axon   2 Perikaryon   3 Dendrit
Färbung: Silberimprägnation nach Golgi; Vergr. 50fach

6 Eizelle

Eizelle aus dem Ovar eines Seeigels. Großer, intensiv gefärbter **Nukleolus** [2] innerhalb des locker strukturierten Zellkerns [1]. Das fein granulierte Zytoplasma enthält Dottermaterial; Zellorganellen sind nicht erkennbar (👁 542–550, 557).

1 Nukleus   2 Nukleolus
Färbung: Azan; Vergr. 150fach

7 Vegetative Ganglienzelle

Große **vegetative Ganglienzelle** aus dem Plexus myentericus (**Auerbach**) des Duodenums der Katze. Von dem nach oben ziehenden Axon geht eine Kollaterale ab, die nach unten ziehenden Fortsätze sind Dendriten. Beachte den großen Zellkern (👁 432–434).

Färbung: Silberimprägnation nach Cauna; Vergr. 650fach; Präparat und Aufnahme von Prof. Dr. sc. med. Werner Stach, Rostock

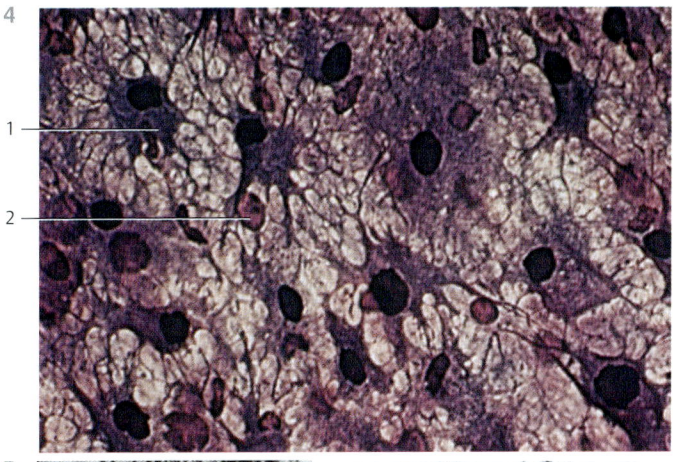

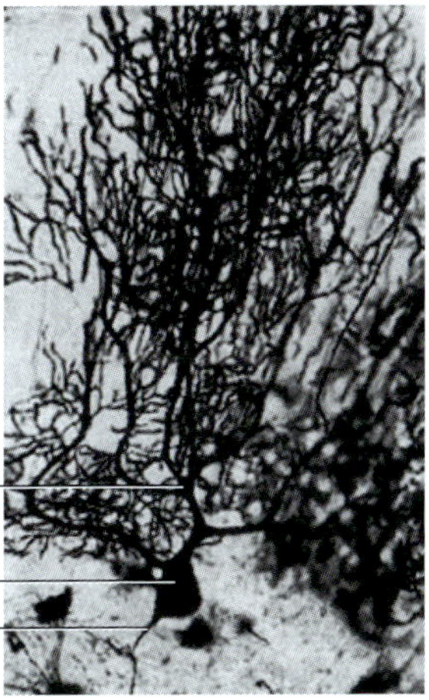

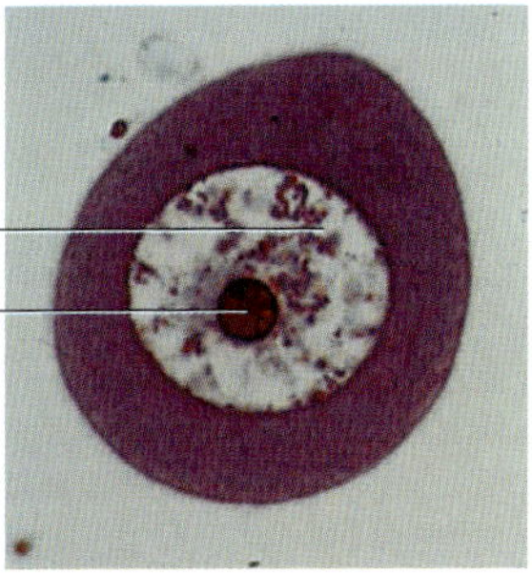

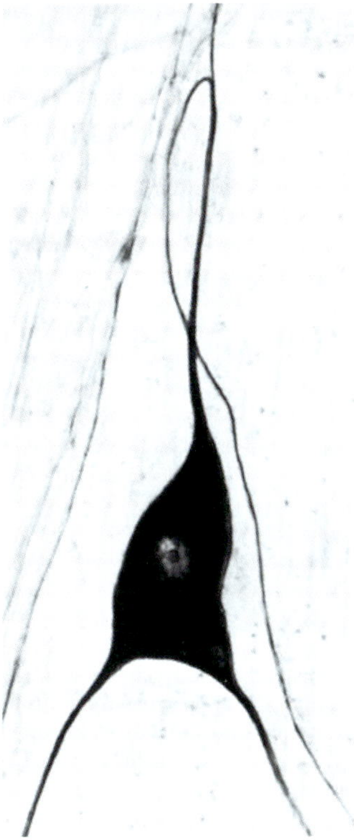

8 Zellkern – Nukleus

Der **Zellkern** ist das Zentrum der genetisch fixierten Information, zugleich auch die **Kommandozentrale** oder das **logistische Zentrum** jeder Eukaryontenzelle, von dem aus die Funktionen in der Zelle reguliert werden. Die Form des Zellkerns steht in Beziehung zur Gestalt der jeweiligen Zelle und ist ein wichtiges diagnostisches Hilfsmittel. In polygonalen und isoprismatischen Zellen ist der Kern meistens rund, in hochprismatischen Zellen ellipsoid, spindelförmig in glatten Muskelzellen und abgeplattet in flachen Epithelzellen. In Granulozyten ist der Kern mehrfach segmentiert. In dieser Abbildung ist ein Fibrozyt aus dem subkutanen Bindegewebe wiedergegeben, dessen länglicher, unregelmäßig gelappter Kern Buchten und tiefe Eindellungen aufweist. Die Strukturkomponenten des Zellkerns sind die Kernmembran, die **Kernlamina**, das **Kernplasma** (Nukleoplasma), die **Chromosomen** mit dem **Chromatin** und der **Nukleolus**. Das Chromatin ist feingranulär (**Euchromatin**) und an der inneren Kernmembran verdichtet (**Heterochromatin**). Auch die kleinen elektronendichten Flecken sind heterochromatische Areale. Im Heterochromatin ist die DNA viel dichter gepackt als im Euchromatin; es färbt sich deshalb in lichtmikroskopischen Präparaten intensiver an. Ein Nukleolus ist nicht abgebildet. Im Zytoplasma des Fibrozyten sind Mitochondrien **1**, osmiophile Sekretgranula **2**, Vesikel, freie Ribosomen und Bruchstücke des granulären endoplasmatischen Retikulums eingelagert. Kollagene Fibrillen sind längs und quer angeschnitten **3**.

Elektronenmikroskopische Aufnahme; Vergr. 13 000fach

9 Zellkern – Nukleus

Ausschnitt von zwei Sekretzellen der Schleimhaut der Tuba uterina. Ihre längsovalen Kerne sind mehrfach unterschiedlich tief eingekerbt, so dass im Schnittpräparat zungen- oder lappenförmige Kernbezirke hervortreten. Das Zytoplasma reicht in die Kerben hinein. Das feinkörnige Chromatinmaterial (**Euchromatin**) ist relativ gleichmäßig verteilt; nur an der inneren Kernmembran ist es in Form einer dünnen osmiophilen Linie verdichtet. Die in unmittelbarer Nachbarschaft der Kerne gelegenen Zytoplasmaareale enthalten Zisternen des granulären endoplasmatischen Retikulums **1**, Sekretgranula **2** und vereinzelt kleine Mitochondrien.

Elektronenmikroskopische Aufnahme; Vergr. 8500fach

10 Zellkern – Nukleus

Rechteckiger Kern einer Zelle aus der Orbitaldrüse einer Wasseragame (Physignathus). Das Kerninnere enthält zwei auffallend große Kernkörperchen, **Nukleoli** **1**, kranzförmig umgeben von elektronendichterem Heterochromatin **2**, welches die Gene des **Nukleolus-Organisators** birgt. Der der inneren Kernhülle bzw. der Kernlamina anliegende Heterochromatinschicht ist an mehreren Stellen unter Bildung von **Kernporen** (👁 11, 12) unterbrochen.

i erweiterte Interzellularspalten; im Bild unten bei zwei Zellverbindungen in Form von Desmosomen
Elektronenmikroskopische Aufnahme; Vergr. 12 000fach

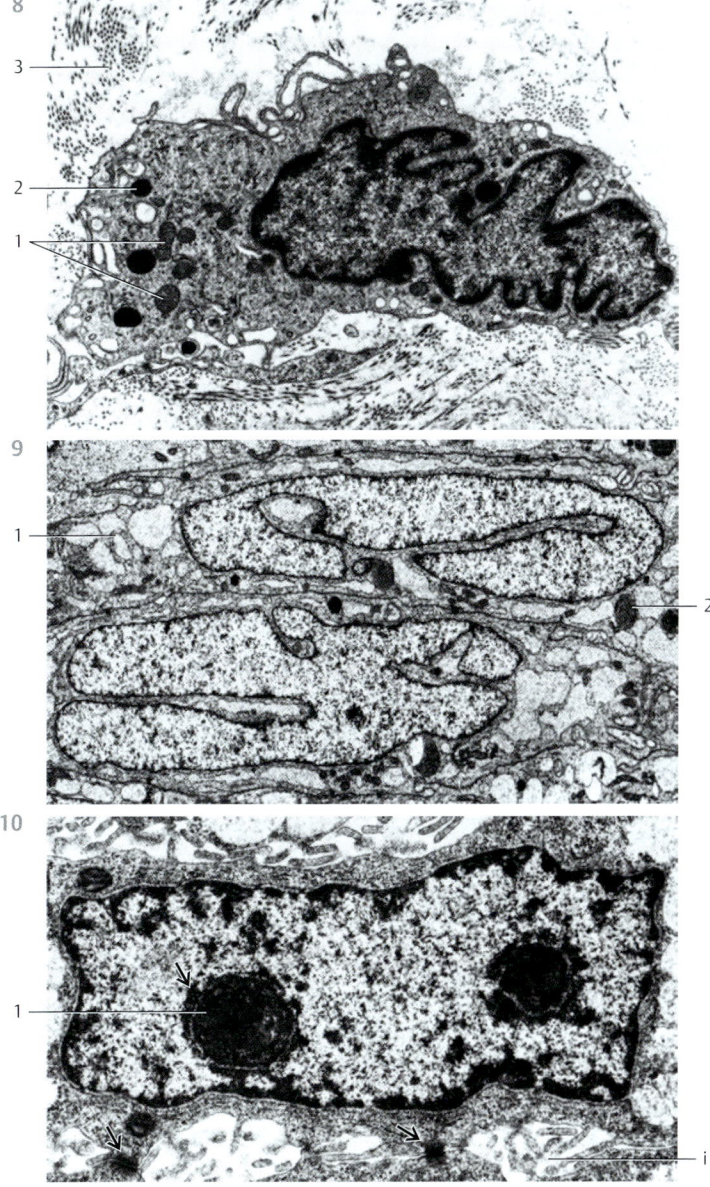

11 Zellkern – Nukleus

Runder Interphasekern (Ausschnitt) einer exokrinen Pankreaszelle, an dem die **Kernhülle** demonstriert werden soll. In lichtmikroskopischen Präparaten wird der Zellkern nur durch eine dunkel gefärbte Linie, die Kernmembran, begrenzt.

Die Kernhülle besteht aus zwei parallel verlaufenden **Zytomembranen**; sie grenzt das **Karyoplasma** vom **Hyaloplasma** ab. Zwischen den beiden Membranen liegt der 20–50 nm breite perinukleäre Spalt, die **perinukleäre Zisterne** [1], die mit den Binnenräumen des endoplasmatischen Retikulums kommuniziert. Die äußere Membran, der Ribosomen anlagern, setzt sich also in die Membranen des endoplasmatischen Retikulums fort. Die perinukleäre Zisterne ist durch **Kernporen** [2] (👁 12, 13), die sog. **Porenkomplexe** bilden, unterbrochen. Ihr Durchmesser beträgt etwa 30–50 nm; sie sind mit einem Diaphragma verschlossen. An diesen überspannten Unterbrechungen gehen äußeres und inneres Blatt der Kernhülle ineinander über. Im angrenzenden Zytoplasma erkennt man Zisternen des granulären endoplasmatischen Retikulums [2]. Dem inneren Blatt der Kernhülle liegt elektronendichtes Material an, das der Kernlamina mit angelagertem Heterochromatin [3] entspricht.

1 Perinukleäre Zisterne
2 Granuläres endoplasmatisches Retikulum (rER)
3 Heterochromatin

Elektronenmikroskopische Aufnahme; Vergr. 50 000fach

12 Zellkern – Nukleus

Tangentialschnitt durch die Oberfläche eines Zellkerns. Beachte die **Poren** der Kernmembran [2]. Die ringförmige, osmiophile, grobgranuläre Zone entspricht der Aufsicht auf das der inneren Hülle anliegende Heterochromatin, das im Bereich der runden Kernporen fehlt. Im benachbarten Zytoplasma dieser Zelle sind Mitochondrien [1] und Profile des granulären endoplasmatischen Retikulums [2] angeschnitten.

1 Mitochondrien   2 Granuläres endoplasmatisches Retikulum (rER)

Elektronenmikroskopische Aufnahme; Vergr. 38 000fach

13 Zellkern – Nukleus

Zellkern und angrenzendes Zytoplasmaareal eines **Enterozyten** (Jejunum) im Gefrierbruch (**Gefrierbruchätzung**) zur flächigen Darstellung der Kernmembran. Man blickt auf die nach innen gerichtete Seite der inneren Lamelle der bilaminären Kernmembran [1]. Die in der Abbildung weiße Bruchlinie entspricht der perinukleären Zisterne (👁 11). Bei [2] blickt man auf die nach innen gerichtete Seite der inneren Lamelle der bilaminären äußeren Kernmembran. Beachte die zahlreichen **Kernporen** [3], die einen nukleozytoplasmatischen Stofftransport gewährleisten. Man sieht [2], wie die beiden Kernmembranen im Bereich einer Pore ineinander übergehen. Oberhalb des Kerns liegen Vesikel unterschiedlicher Größe und ein Golgi-Feld [4].

1 Innere Lamelle der inneren Kernmembran
2 Innere Lamelle der äußeren Kernmembran
3 Kernporen
4 Golgi-Feld

Elektronenmikroskopische Aufnahme; Vergr. 22 100fach

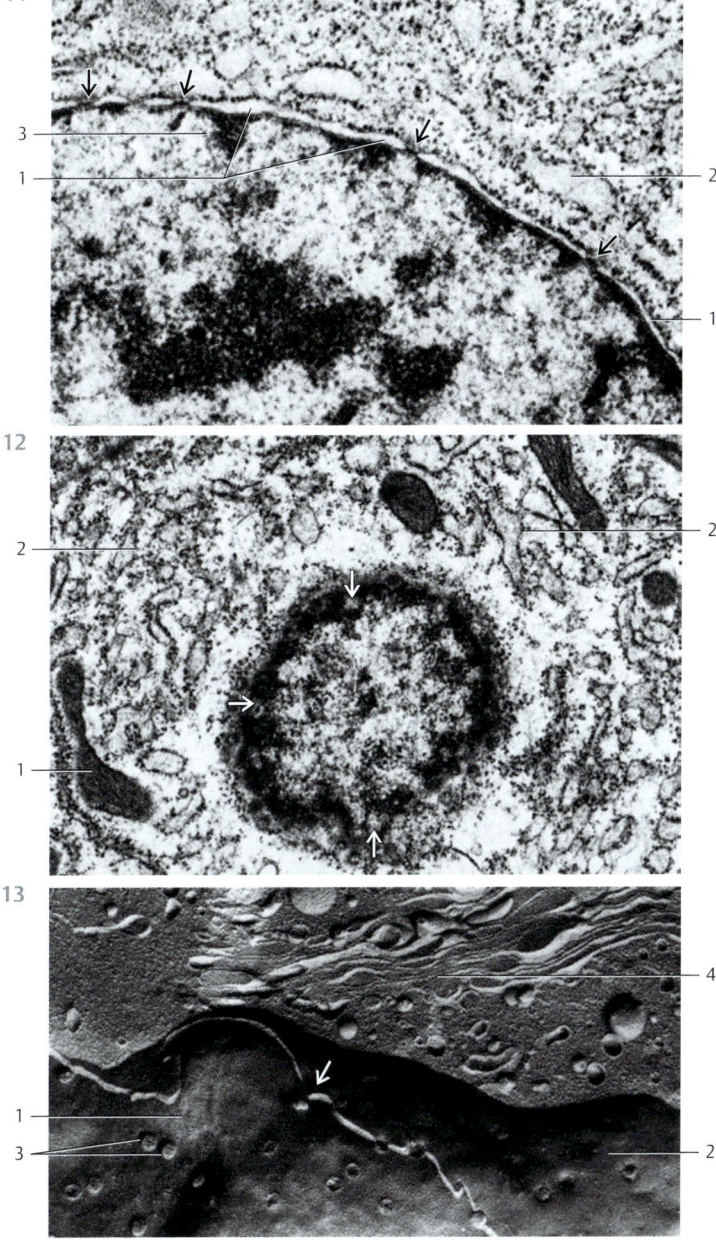

14 Mitose und Zytokinese

Die häufigste Form der Kernteilung ist die **Mitose**. Sie führt zu zwei erbgleichen Tochterkernen und ist eng mit der nachfolgenden Zellteilung, der **Zytokinese**, verbunden. Die Phase der Zellen, in denen sie keine Teilungsaktivität zeigen, heißt **Interphase**. Die Kern- und die Zellteilung sind die Höhepunkte des Zellzyklus, der in die Phasen G1, S, G2 und Mitose unterteilt wird. Die Mitose läuft in sechs aufeinander folgenden Schritten ab.

Die nebenstehende Abbildung demonstriert verschiedene Stadien der Mitose von kultivierten Fibroblasten des indischen Muntjak (Muntiacus muntjac).

a) **Interphase**. Stadium zwischen den Teilungen. Das Chromatin ist homogen oder schollig verteilt. Häufig lässt sich stark kondensiertes Chromatin, das Heterochromatin, von weniger stark kondensiertem, dem Enchromatin, unterscheiden. Fast regelmäßig sind ein oder zwei Nukleolen sichtbar.

b) **Phrophase**. Eintritt in die Mitose. Das Chromatin kondensiert zu Chromosomenfäden, die zunehmend dicker und kürzer werden (**Knäuelstadium, Spirem**). Der Nukleolus löst sich auf. Die Spindel, der Bewegungsapparat für die Chromosomen, bildet sich. Es folgt die **Prometaphase**, in der die Kernhülle aufgelöst und vesikulär umgebaut wird.

c) **Metaphase**. Die Chromosomen haben sich in der Äquatorialebene der Spindel, der **Metaphaseebene**, angeordnet. Jetzt wird erkennbar, dass die Chromosomen aus zwei Spalthälften, den **Chromatiden**, bestehen. Jede Chromatide besitzt eine Spindelfaseransatzstelle, die zu einem Spindelpol ausgerichtet ist. In diesem Stadium ist eine Karyotypisierung am besten möglich.

d–f) **Anaphase**. Die Schwesterchromatiden (Spalthälften) werden getrennt und an die Zellpole gezogen. Stadium der **Tochtersterne** oder **Diaster**. Im späten Stadium der Anaphase bildet sich in Höhe der Äquatorialebene ein Teilungsring.

g) **Telophase**. Abschluss der Kernteilung. Die Tochterchromosomen treten zu einem Knäuel zusammen. Eine neue Kernmembran wird ausgebildet, das Zytoplasma wird geteilt, indem sich der Teilungsring vertieft (Zytokinese). In Höhe des Teilungsringes entsteht eine neue Zellwand.

h) **Interphase**.

Färbung: DNA-spezifische Feulgen-Reaktion.
Präparate und Aufnahmen von Prof. Dr. Walter Traut, Lübeck.

15 Chromosomen

Chromosomen in der Metaphase der Mitose. Die **Zentromere** sind durch den DNA-Fluoreszenz-Farbstoff DAPI blau, die **Chromosomenarme** durch den Immunnachweis für das Protein pKi-67 im „perichromosomal layer" rot gefärbt. Alle Chromosomen bestehen aus zwei **Chromatiden**, die nur noch im Zentromer miteinander verbunden sind. Der Chromosomensatz des Mausstammes CD in diesem Bild besteht aus vier akrozentrischen Chromosomen (einarmig, in diesem Stadium V-förmig), den Chromosomen 19, X und Y, und 18 metazentrischen Chromosomen (zweiarmig, in diesem Stadium X-förmig), die aus der zentrischen Fusion von je zwei ursprünglich akrozentrischen hervorgegangen sind.

Präparat und Aufnahme von Prof. Dr. Walter Traut, Lübeck; Vergr. 2 600fach

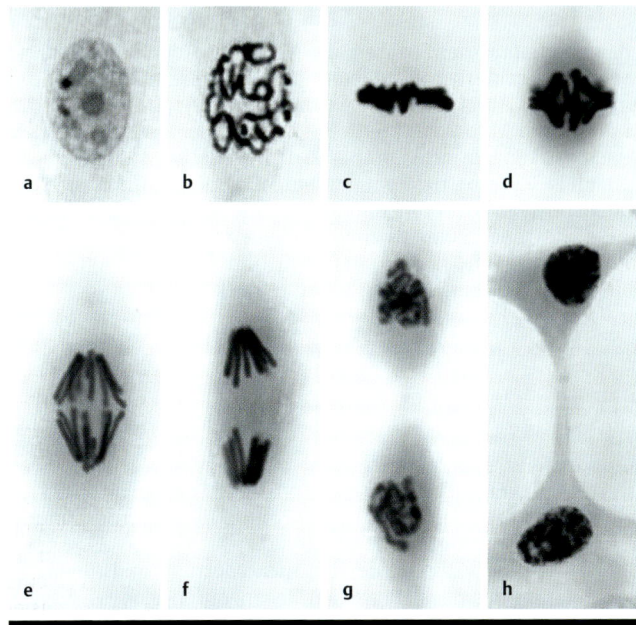

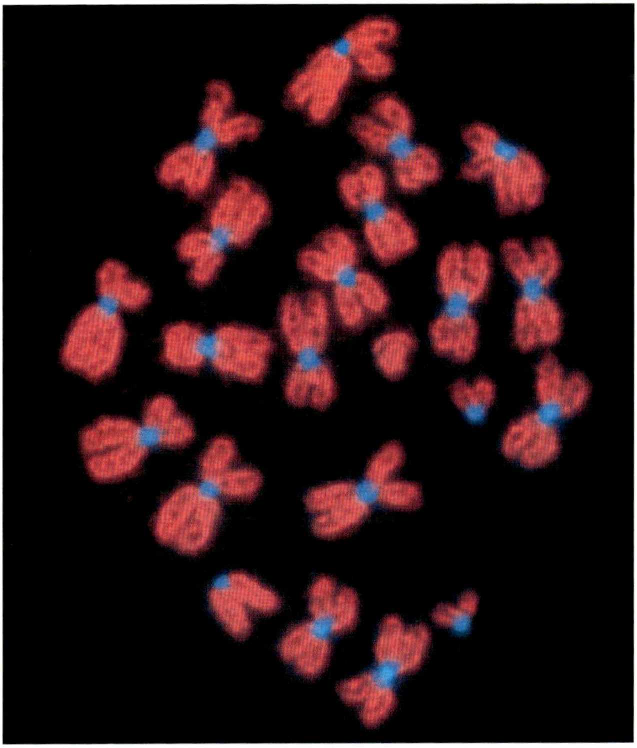

16 Mitose

Bei der Kernteilung der **Euzyten**, der **Mitose**, werden die Chromosomen für die späteren Tochterkerne aufgeteilt (👁 14). Unsere Abbildung zeigt einen sich teilenden Fibroblasten im Stadium der **Anaphase** (ana, gr.: hinauf), dem kürzesten Mitoseabschnitt. Die beiden Tochterchromosomensätze 1, in denen das kondensierte Chromatin dicht gepackt ist, sind bereits maximal voneinander entfernt, die Teilungsspindel ist abgebaut. Es sind zwei **Chromatidensterne** (**Diaster**) entstanden (👁 14e und f). Die Durchtrennung (Zytokinese) des noch gemeinsamen Zelleibes hat noch nicht begonnen. Im Zytoplasma des Fibroblasten sind noch Lamellen des Golgi-Apparates und Profile des endoplasmatischen Retikulums erkennbar.

1 Tochterchromosomen
Elektronenmikroskopische Aufnahme; Vergr. 1400fach

17 Apoptose

Die **Apoptose** ist eine Zellnekrose, die durch ein zelleigenes, also endogenes Zerstörungsprogramm der Zelle, u. a. durch das Molekül CD95, aktiv ausgelöst wird und zum physiologischen Zelltod führt (**„Programmierter Zelltod"**, **„Selbstmordprogramm" der Zelle**).

Apoptosen spielen während der Organentwicklung und für die Steuerung und Regulation der physiologischen Regeneration eine wichtige Rolle. Bei der Apoptose wird die Desoxyribonukleinsäure des eigenen Zellkerns zerstört. Die Folge ist nicht nur eine Verkleinerung und Verdichtung des Zellkerns (**Kernpyknose**) sondern auch eine Kernfragmentierung (**Karyorhexis**; sog. Nebenkerne), die schließlich vollständig aufgelöst werden (**Karyolyse**). Die Zellen schrumpfen und schnüren Zytoplasmafragmente, sog. apoptotische Körper ab, die schließlich phagozytiert werden. Das Zytoplasma apoptotischer Zellen ist lichtmikroskopisch eosinophil.

Apoptose im Kavumepithel des Kaninchenendometriums mit den typischen hyperkondensierten Chromatinschollen 1. Die apoptotische Zelle wird von den Fortsätzen eines Makrophagen (helles Zytoplasma) hufeisenförmig umschlossen 2. Uteruslichtung 3.

Apoptosen findet man besonders häufig in alten Epithelzellen, auf den Spitzen der Darmzotten, in Brustdrüsenepithelzellen und in den Zellen der Embryonel- und Fetalentwicklung.

1 Chromatinschollen   2 Makrophagenfortsätze   3 Uteruslichtung   4 Zellkern
Elektronenmikroskopische Aufnahme von Prof. Dr. Lüder C. Busch, Lübeck; Vergr. 10 500fach

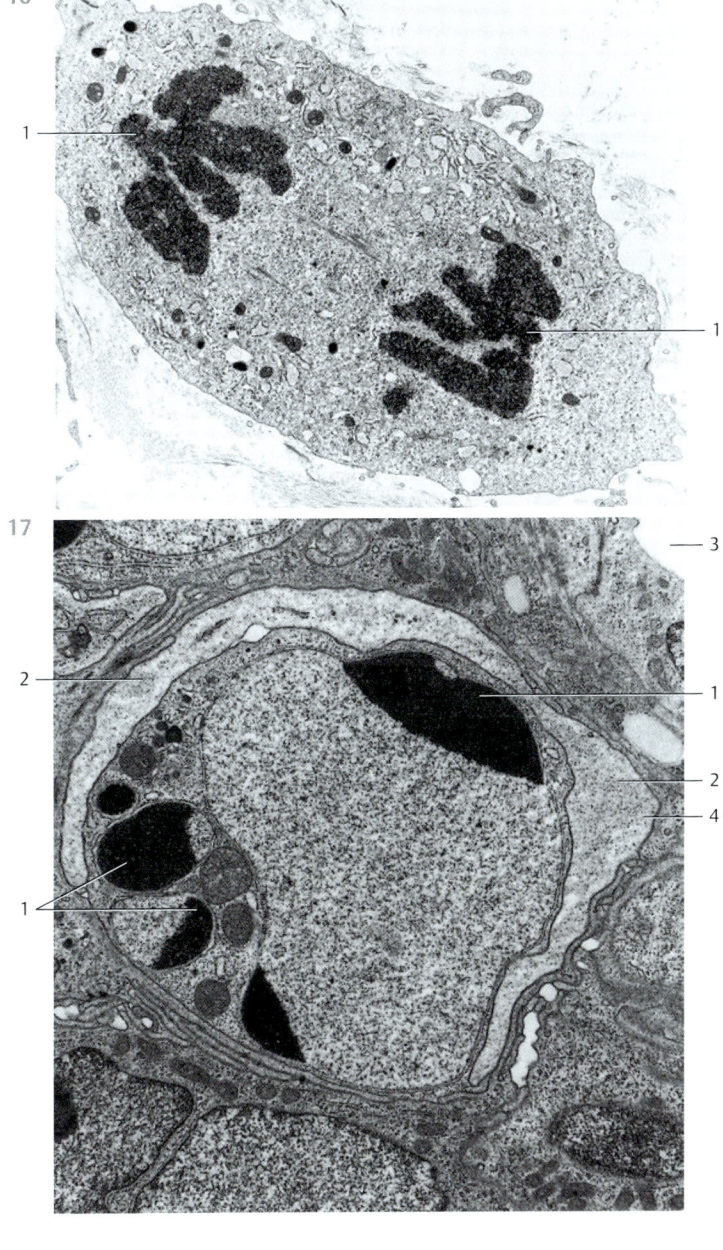

18 Ergastoplasma

Zellen, die in großem Umfang Proteine synthetisieren und exportieren, besitzen stark basophile Zytoplasmaareale, für die man die Bezeichnung **Ergastoplasma** (ergasticos gr. = arbeitsam; = tätiges Zytoplasma) eingeführt hat. Lichtmikroskopisch tritt dieses basophile Material in verschiedener Weise auf. Besonders bekannt ist homogenes oder streifiges, in der basalen Hälfte von sekretorisch hochaktiven Drüsenzellen lokalisiertes Material (**chromophile Substanz**) (👁 19) oder feinere und gröbere Schollen im Zytoplasma von Nervenzellen (👁 20, 250, 251). Die Affinität dieser Zellkomponenten zu basischen Farbstoffen (z. B. Hämatoxylin) beruht auf deren Ribosomenreichtum. Elektronenmikroskopisch liegt dem lichtmikroskopisch basophilen Ergastoplasma ein ausgedehntes System dicht gepackter Lamellen des granulären endoplasmatischen Retikulums (**raues ER, rER, rough ER**) zu Grunde (👁 21–25).

Hier handelt es sich um azinöse Endstücke aus dem exokrinen Pankreas, deren Zellen eine sehr deutliche basale Basophilie 1 erkennen lassen, während die supranukleären und apikalen Zytoplasmaareale hell und fein granuliert sind.

1 Ergastoplasmabezirke, basale Basophilie
2 Lichtungen von azinösen Endstücken
3 Blutgefäße
Färbung: Hämatoxylin-Eosin; Vergr. 400fach

19 Ergastoplasma

Basophiles Zytoplasma (blau) in den basalen Arealen von Drüsenzellen, sog. **basale Basophilie** 1 (👁 18, 455–457). Diese färberische Eigenschaft beruht auf dem Vorhandensein von Ribosomen. Das basophile Zytoplasma entspricht dem granulären (rauen) endoplasmatischen Retikulum (**rER**) (👁 21–25). Die supranukleären und apikalen Zellabschnitte bleiben ungefärbt, hier kommt kein Ergastoplasma vor. Die basalständigen runden Zellkerne färben sich hellblau an. Glandula parotidea der Ratte.

1 Ergastoplasmabezirke, basale Basophilie
2 Drüsenendstücke
3 Blutgefäße
Färbung: Methylenblau pH 3,5, keine gesonderte Kernfärbung; Vergr. 400fach

20 Ergastoplasma – Nissl-Schollen

Das Zytoplasma der multipolaren Nervenzellen aus der Columna anterior des Rückenmarks enthält dicht liegende gröbere und feinere Schollen, die sich mit dem basischen Farbstoff Kresylviolett hervorheben lassen. Nach ihrem Entdecker Franz Nissl (1860–1919, Psychiater und Neurologe in Heidelberg) werden sie **Nissl-Schollen** 1 (**Tigroid**) genannt. Elektronenmikroskopisch liegen den Nissl-Schollen Gruppen von Polyribosomen und Anteile des granulären (rauen) endoplasmatischen Retikulums (**Ergastoplasma**) zu Grunde (👁 21–25, 250, 251).

1 Nissl-Schollen
2 Kern mit Kernkörperchen
3 Dendriten
4 Kerne von Gliazellen
Färbung: Kresylviolett; Vergr. 800fach

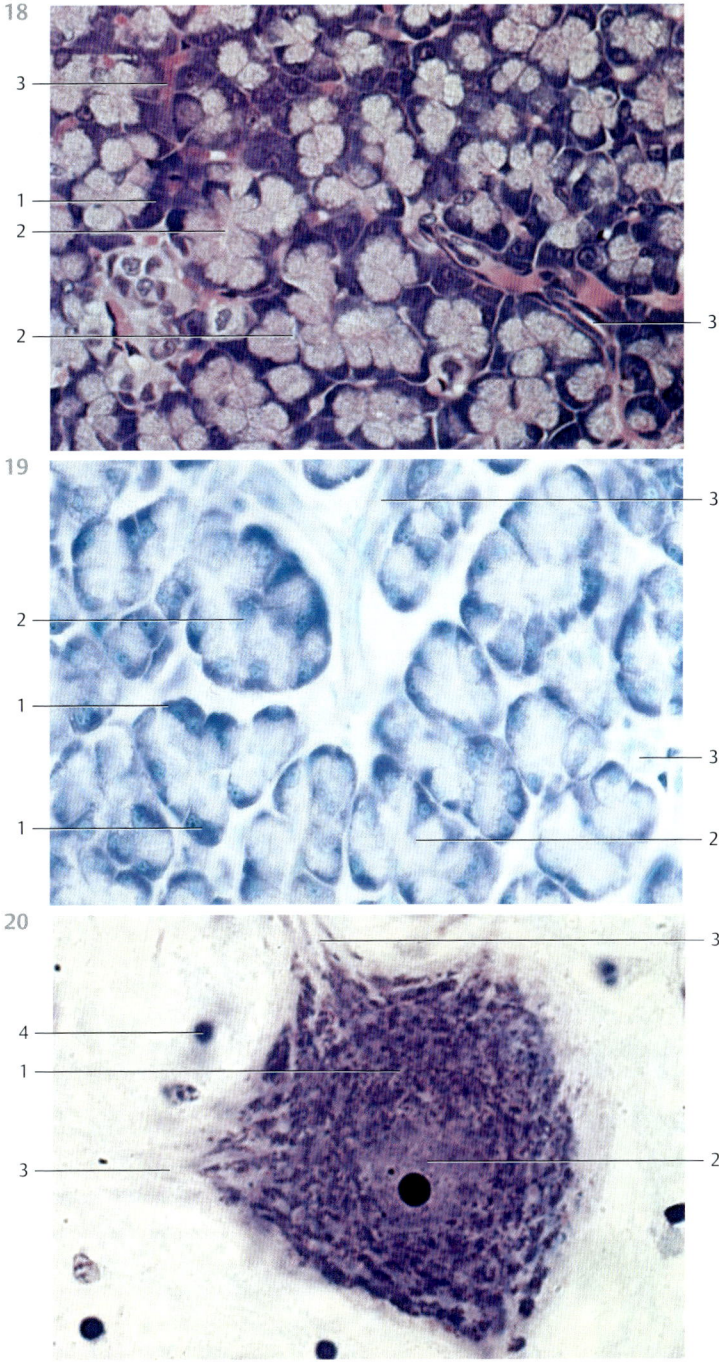

Zelle

21 Granuläres (raues) endoplasmatisches Retikulum (rER) – Ergastoplasma

Das **endoplasmatische Retikulum** (ER) ist ein kontinuierliches System von etwa 6 nm dicken Zytomembranen, das je nach Spezialisierung und Aktivität der Zellen in verschiedenen Erscheinungsformen (Membranstapel, Röhrchen, Zisternen) auftritt. Die Doppelmembranen des ER sind entweder glatt oder an der äußeren (zytosolischen) Oberfläche mit ca. 25 nm großen Granula, den **Ribosomen**, besetzt (membrangebundene Ribosomen), die aus komplexen von Proteinen und ribosomalen RNA zusammengesetzt sind. Man unterscheidet deshalb zwei Arten des ER: die granuläre oder raue Form (**rER, rough ER**) und den agranulären oder glatten Typ (**gER, smooth ER**).

Besonders charakteristische Strukturen des rER sind paarweise angeordnete und mehr flächig ausgebildete Lamellenformationen mit engen Hohlräumen. Die jeweils zusammengehörenden Membranen dieses Raumgitters haben einen Abstand von 40–70 nm. Bei Speicherungsvorgängen weichen diese Membranen auseinander, so dass erweiterte Hohlräume, **Zisternen**, entstehen, deren lichte Weite mehrere hundert nm betragen kann; in diese Zisternen werden die neu synthetisierten sekretorischen Proteine abgegeben. In unserer Abbildung enthalten die Zisternen fein filamentöses Material [1].

Ausgedehnte Systeme des rER kommen vor allem in Zellen vor, die an der Proteinbiosynthese beteiligt sind (➔ 19, 22–25). Proteine, deren Synthese an Membranen des rER erfolgt, werden exportiert. Sie können als Sekrete (einschl. Hormone und Verdauungsenzyme etc.) ausgeschleust oder in Membranen von intrazellulären Vesikeln eingebaut werden (integrale Proteine). Das glatte endoplasmatische Retikulum (➔ 26–29) blieb lichtmikroskopisch unentdeckt.

Die Zisternen des endoplasmatischen Retikulums stehen sowohl mit der perinukleären Zisterne (➔ 11) als auch mit dem extrazellulären Raum und mit den Schläuchen des glatten endoplasmatischen Retikulums (➔ 26) in Verbindung.

Diese Abbildung zeigt dicht gelagerte Lamellen des rauen endoplasmatischen Retikulums (**basophiles Ergastoplasma**) in einer exokrinen Pankreaszelle, in der Verdauungsenzyme gebildet werden.

1 Zisternen des rER
Elektronenmikroskopische Aufnahme; Vergr. 60 000fach

21

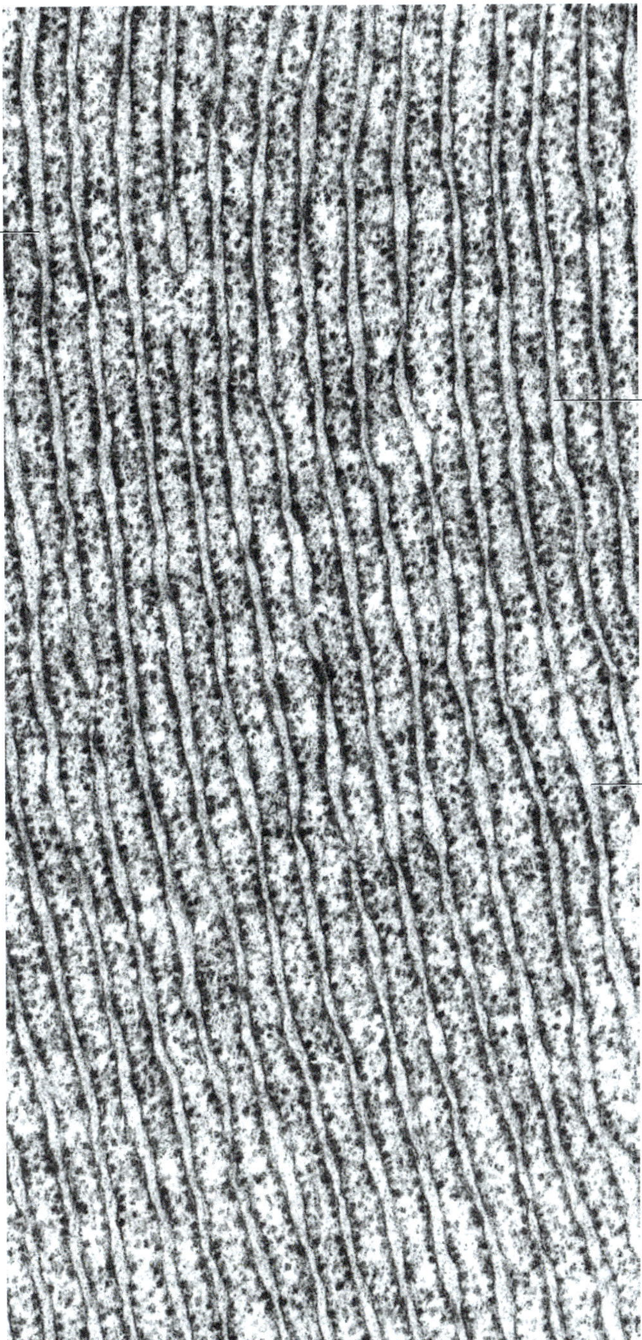

22 Granuläres (raues) endoplasmatisches Retikulum (rER) – Ergastoplasma

Das granuläre (raue) endoplasmatische Retikulum (**rER**) kommt nicht nur in Form streng parallel angeordneter Membranstapel vor, deren Schnittprofile in ⊙ 21 dargestellt sind. Das **rER** wird vielmehr, in Abhängigkeit von der spezifischen Funktion einer Zelle, in sehr verschiedenen Formen und in unterschiedlichen Ausdehnungen angetroffen. Granuläres und agranuläres ER können auch kontinuierlich ineinander übergehen.

In dieser Abbildung ist das **rER** durch einige locker gepackte Zisternenstapel repräsentiert, an deren Membranen perlschnurartig angeordnete Ribosomen haften (**membrangebundene Ribosomen**). Zwischen den rER-Zisternen liegt ein Mitochondrium vom Crista-Typ [1]. In der zytoplasmatischen Matrix kommen auch freie Ribosomen [3] und **Polyribosomen** [2] in Form von Rosetten vor. Derartige Anordnungen von granulären ER-Zisternen zusammen mit benachbarten freien Ribosomen sind mit der basophilen Substanz entsprechend gefärbter lichtmikroskopischer Schnittpräparate identisch (⊙ 18–20).

Ausschnitt aus einer Leberzelle einer Ratte.

| 1 Mitochondrium mit osmiophilen Granula mitochondrialia | 2 Polyribosomen | 3 Freie Ribosomen |

Elektronenmikroskopische Aufnahme; Vergr. 38 000fach

23 Granuläres (raues) endoplasmatisches Retikulum (rER) – Ergastoplasma

Parallel orientierte, dicht mit Ribosomen besetzte Doppelmembranen des **rER** (**Ergastoplasma**). In der unteren Bildhälfte verlaufen die Schnittprofile leicht gekrümmt. Die Zisternen sind stellenweise, insbesondere an ihren Enden, vakuolig, ballonartig oder kolbig aufgetrieben [1]. Der Inhalt des **rER** – das sind die an Ribosomen synthetisierten Proteine – wird bei der Vorbehandlung der Präparate häufig herausgelöst, so dass die Lichtungen des **rER** leer erscheinen.

In diesem Präparat, dem Ausschnitt einer exokrinen Pankreaszelle einer Ratte, erkennt man indessen sowohl in den engen Spalträumen als auch in den vakuolig aufgetriebenen Zisternen ein feingranuläres oder feinflockiges Material, das einen proteinhaltigen Bestandteil des definitiven Pankreassaftes darstellt (⊙ 21, 22, 149, 150).

Das Ergastoplasma – die lichtmikroskopisch erkennbare basophile Substanz (⊙ 18–20, 250, 251) – ist jedoch nicht ausschließlich an die mit Ribosomen besetzten Membranen gebunden. Auch die frei im Grundplasma liegenden Ribosomen und Polyribosomen (⊙ 22) tragen zur Basophilie bei.

1 Aufgetriebene Zisternen des rER
Elektronenmikroskopische Aufnahme; Vergr. 33 500fach

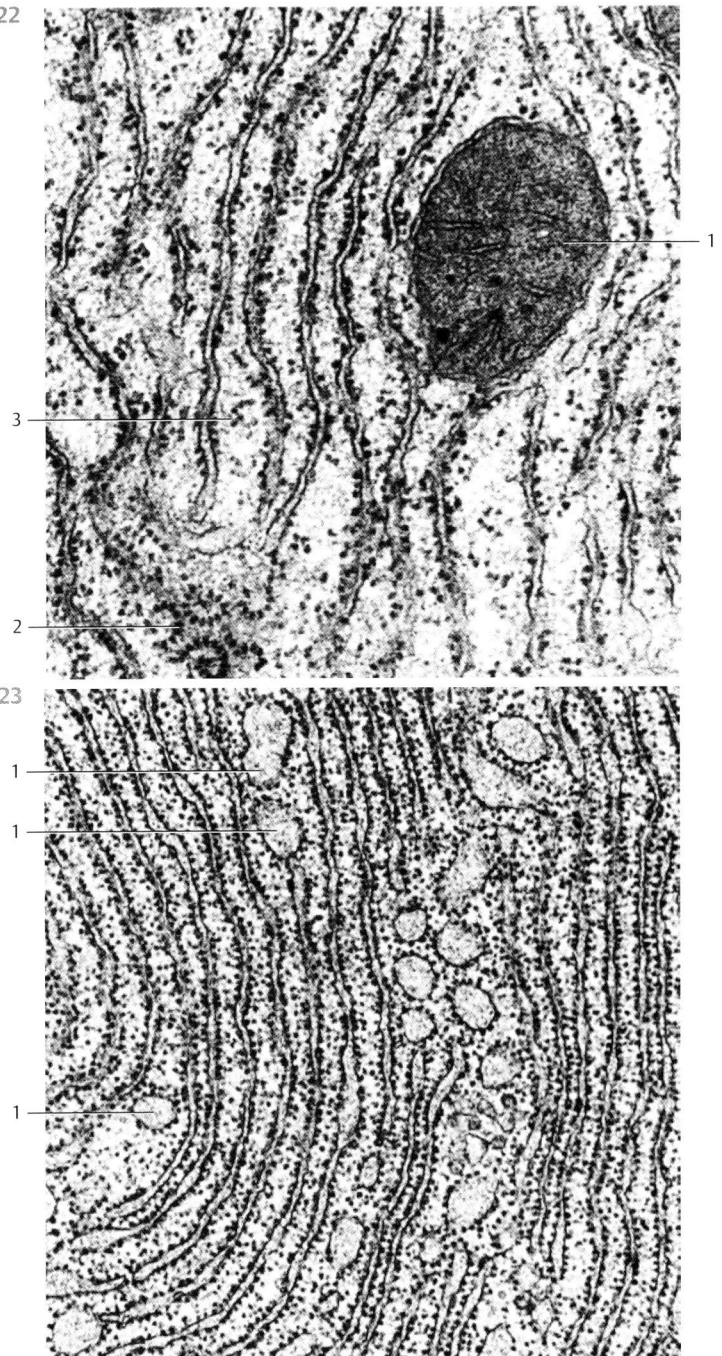

24 Granuläres (raues) endoplasmatisches Retikulum (rER) – Nissl-Schollen

Ultrastrukturell entsprechen den in ◉ 20, 250 und 251 sichtbaren blauvioletten Körnchen bzw. Schollen (**Nissl-Schollen, Nissl-Substanzen**) Areale mit stark entwickeltem rauen endoplasmatischen Retikulum (**rER**) [1], d. h. von nebeneinander gelagerten, mit Ribosomen besetzten Doppelmembranen (◉ 21–23), die miteinander anastomosieren und gelegentlich zisternenartig erweitert sind, ferner Areale einer großen Menge von freien Ribosomen [2].

Ribosomen, die kleinsten Zellorganellen, sind im Transmissions-Elektronenmikroskop als **Ribonukleoprotein-Granula** mit einem Durchmesser von ca. 25 nm gut sichtbar. Sie sind Orte der Proteinsynthese (für sekretorische, lysosomale und membranständige Proteine) und bestehen aus einer großen und einer kleinen Untereinheit (s. Lehrbücher der Zytologie bzw. Zytobiologie).

Ribosomen liegen hier in großer Zahl frei in der zytoplasmatischen Matrix, entweder einzeln oder in kleinen Gruppen (**Polyribosomen**). Je nach Nervenzelltyp stehen entweder diese Gruppen von Polyribosomen oder die Anteile des **rER** im Vordergrund.

Ribosomen wurden bereits 1955 von G. E. Pallade (Biochemiker, Nobelpreis für Medizin/Physiologie 1974) als kräftig kontrastierbare Partikel beschrieben, den Terminus „Ribosom" führte dagegen R. B. Roberts 1958 ein.

In dieser Abbildung, dem Perikaryon (Ausschnitt) einer **Purkinje-Zelle** des Kleinhirns, liegen auch Mitochondrien vom Crista-Typ und Neurotubuli.

1 rER   2 Ribosomen   L Lipofuszingranulum (◉ 66–68, 256).
Elektronenmikroskopische Aufnahme von Prof. Dr. Helmut Heinsen, Würzburg; Vergr. 14 000fach

25 Granuläres (raues) endoplasmatisches Retikulum (rER) – Ergastoplasma

Form und Ausdehnung des **rER** können je nach Zelltätigkeit sehr stark variieren. Im Gegensatz zu den in ◉ 21–23 dargestellten parallel angeordneten Membranen des **rER** ist das raue endoplasmatische Retikulum in dieser Drüsenzelle zu unterschiedlich großen, blasigen Erweiterungen, **Zisternen**, aufgetrieben. Die Zisternen enthalten ein sehr feines, schwach osmiophiles Material (**„Retikulumplasma"**) (◉ 23), das im Wesentlichen die an den Ribosomen synthetisierten und in die Zisternen abgegebenen **Sekretproteine darstellt**.

Zwei Drüsenzellen der Glandula lacrimalis, Rhesusaffe. In die Interzellularspalten [4] ragen Fortsätze der benachbarten Zellen hinein.

1 Zisternen des rER   3 Kern   4 Erweiterte Interzellularspalten
2 Sekretgranula
Elektronenmikroskopische Aufnahme; Vergr. 33 000fach

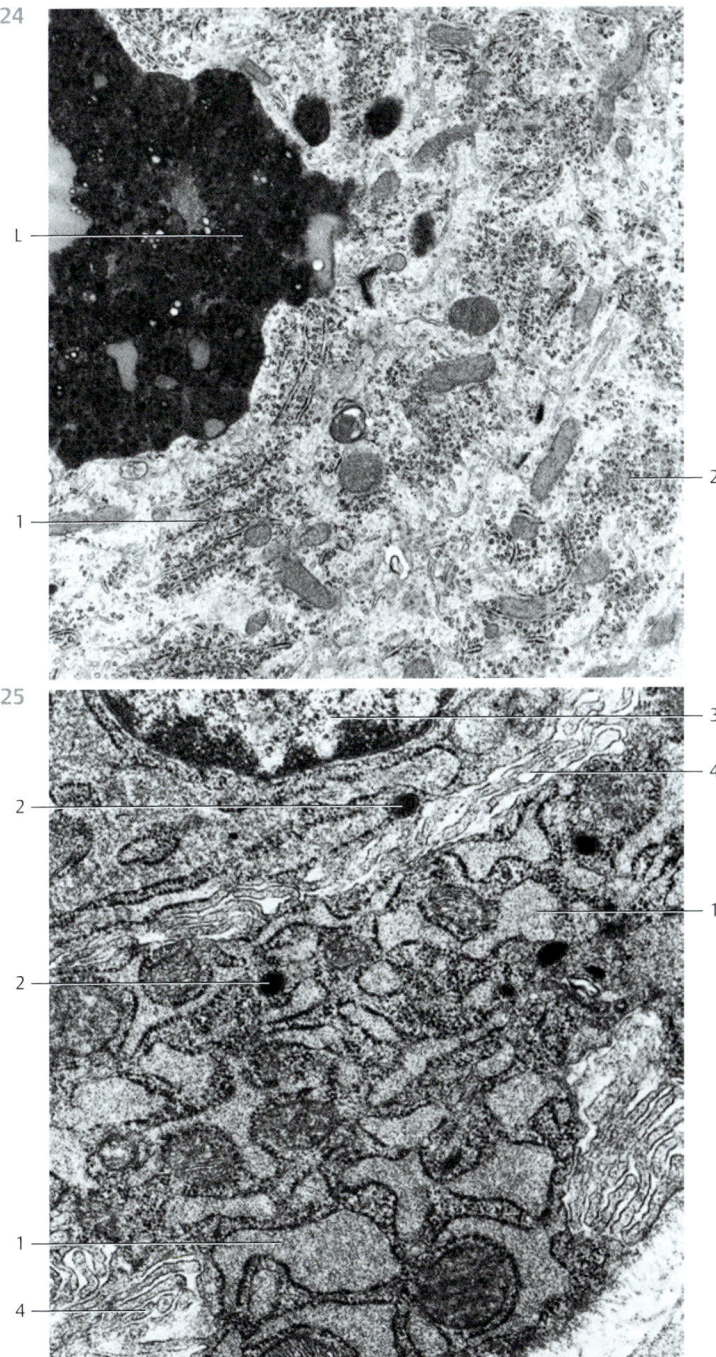

26 Agranuläres (glattes) endoplasmatisches Retikulum (gER)

Das glatte (smooth) oder **agranuläre ER** unterscheidet sich morphologisch von der granulären Form durch das Fehlen membrangebundener Ribosomen. Es entsteht durch Proliferation aus dem rauen ER und ist Sitz von Enzymen für die Synthese von Lipoiden und Steroidmolekülen, unter anderem von Cholesterin. Außerdem metabolisiert das **gER** zahlreiche fremde Substanzen, u. a. Pharmaka, Pestizide und Karzinogene. Das **gER** ist damit das wichtigste Entgiftungssystem der Zelle. Meistens tritt es, wie beispielsweise in der Leberzelle, als engmaschiges Netz verästelter Tubuli unterschiedlicher Weite auf (Durchmesser 30–100 nm). Zisternen fehlen ihm gewöhnlich. Raues und glattes endoplasmatisches Retikulum gehen oft ineinander über, beispielsweise in Leberzellen. Eine ausgeprägte Entfaltung des agranulären ER (**gER**) trifft man in Zellen an, in denen **Steroidhormone** synthetisiert werden, insbesondere in den Zellen der Nebennierenrinde, des Corpus luteum und in den interstitiellen Zellen des Hodens. Im quergestreiften Skelettmuskelgewebe wird es sarkoplasmatisches Retikulum genannt und dient hier als Kalziumspeicher.

Diese Aufnahme einer Zelle aus dem Gelbkörper (**Corpus luteum**) eines Ovars zeigt ein überaus reich entwickeltes **gER**, das sich zirkulär um ein Mitochondrium 1 formiert. In der linken und rechten unteren Ecke sind Übergänge zum rER 2 getroffen.

Elektronenmikroskopische Aufnahme; Vergr. 60 000fach

27 Agranuläres (glattes) endoplasmatisches Retikulum (gER)

Reich entwickeltes glattes (ungranuliertes, glattwandiges, agranuläres) ER einer interstitiellen hormonproduzierenden Zelle des Ovars (← 26, 28–30). Auch hierbei handelt es sich um ein **Membranlabyrinth**, das hauptsächlich aus stark gewundenen Röhrchen besteht, die nur selten über größere Strecken hinweg vollständig angeschnitten werden. Die Röhrchen des **gER** sind zirkulär um Mitochondrien 1 formiert. Links unten 2 ist ein Desmosom getroffen.

1 Mitochondrien
Elektronenmikroskopische Aufnahme; Vergr. 21 000fach

28 Agranuläres (glattes) endoplasmatisches Retikulum (gER)

Glattes (agranuläres, glattwandiges) ER im **Gefrierbruch** (Gefrierbruchätzung). Mit dieser Technik gelingt eine dreidimensionale Darstellung des glatten ER. Man erkennt, dass die glattwandigen Tubuli untereinander zusammenhängen und in der Zelle ein aus verzweigten Röhrchen bestehendes Netzwerk bilden. Die Pfeile zeigen auf die Außenflächen der **glatten Tubuli**, die Pfeilspitzen auf das Innere der Tubuli. Diese aus dem Bild herausstrebenden Tubuli sind gebrochen (abgebrochen).

Ausschnitt aus dem Perikaryon einer Sinneszelle des Jacobson-Organs (**Organum vomeronasale, VNO**) der Ratte (← 29, 30).
(Ludwig Levin Jacobson, 1783–1843, Anatom in Kopenhagen).

Elektronenmikroskopische Aufnahme; Vergr. 33 000fach

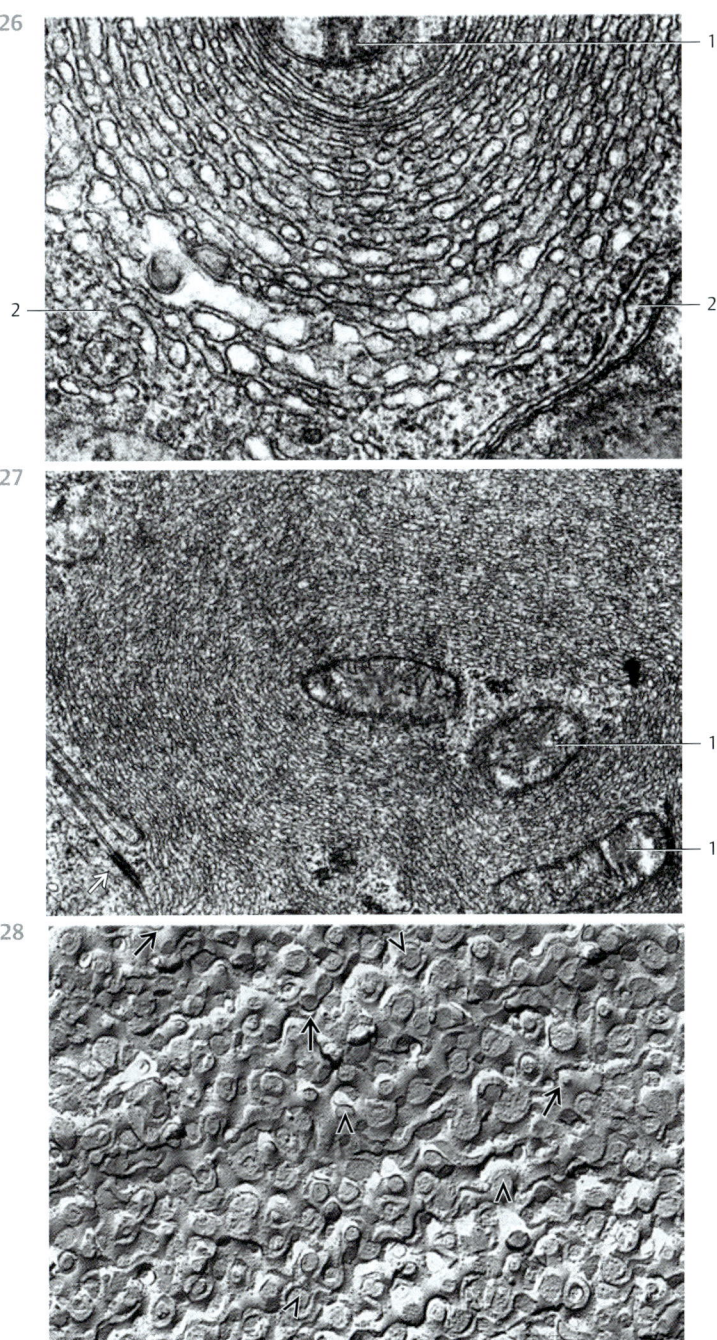

29 Agranuläres (glattes) endoplasmatisches Retikulum (gER)

Das glatte (glattwandige, agranuläre) ER variiert in verschiedenen Zellarten hinsichtlich seiner Morphologie beträchtlich. Die Erhaltung und die elektronenmikroskopische Darstellbarkeit seiner zarten Membranen hängen offensichtlich auch von der Fixierungstechnik ab. In dieser Abbildung sind die Tubuli des agranulären ER schleifen- und mäanderförmig angeordnet (👁 28). Beachte das helle Grundzytoplasma zwischen den Tubuli.

Auch die quergestreifte Muskulatur wird von einem ausgedehnten System glattwandiger Tubuli (**T- und L-System**) durchsetzt (👁 232). Die Gesamtheit dieser Tubuli stellt das **sarkoplasmatische Retikulum** der Muskelzelle bzw. der Muskelfaser dar, ein hochgeordnetes Tubulussystem, das zur Querstreifung der Myofibrillen in charakteristischer Beziehung steht und ein eindrucksvolles Muster entstehen lässt.

Ausschnitt aus dem Perikaryon einer Sinneszelle des Jacobson-Organs (**Organum vomeronasale, VNO**) einer Ratte.

Elektronenmikroskopische Aufnahme; Vergr. 30 000fach

30 Agranuläres (glattes) endoplasmatisches Retikulum (gER)

In manchen Zellen kommen beide Formen des endoplasmatischen Retikulums gemeinsam vor. In der nebenstehenden Abbildung sind in der linken Bildhälfte und unten Profile des granulären ER (**rER**) 1 angeschnitten, die offenbar mit den gewundenen Tubuli des agranulären ER (**gER**) 2 zusammenhängen. Die röhrchenförmigen Membransysteme des **gER** sind Träger von Enzymen des Lipid- und Glykogenstoffwechsels und Syntheseorte verschiedener Lipoide, wie beispielsweise in den Steroide produzierenden Zellen, in denen aus Cholesterol Steroidhormone hergestellt werden.

Ausschnitt aus dem Perikaryon einer Sinneszelle des Organum vomeronasale (**Jacobson-Organ, VNO**) einer Ratte.

1 Profile des granulären ER (rER)   2 Geschlängelt verlaufende Tubuli des glatten ER (gER)   3 Mitochondrien

Elektronenmikroskopische Aufnahme; Vergr. 30 000fach

31 Anulatae lamellae

Anulatae lamellae (annulierte Lamellen) sind seltene Organellen und stellen eine Sonderform des glatten endoplasmatischen Retikulums dar. Sie gliedern sich von der Kernhülle ab und bilden konzentrisch geschichtete Lamellensysteme oder, wie in dieser Abbildung, Membranstapel. Wie die Kernhülle besitzen die einzelnen Zisternen **Porenkomplexe** 1, die mit den Kernporenkomplexen (👁 11) identisch sind. Im Bereich der Poren liegt vermehrt osmiophiles Material.

Annulierte Lamellen kommen besonders in Zellen vor, die einen hohen Membranumsatz aufweisen, z. B. in Tumorzellen, Sertoli-Zellen des Hodens und in Keimzellen. Diese Abbildung stammt aus einer menschlichen Eizelle.

1 Poren mit osmiophilem Material   2 Mitochondrien   3 Granuläres ER (rER)

Elektronenmikroskopische Aufnahme; Vergr. 50 000fach

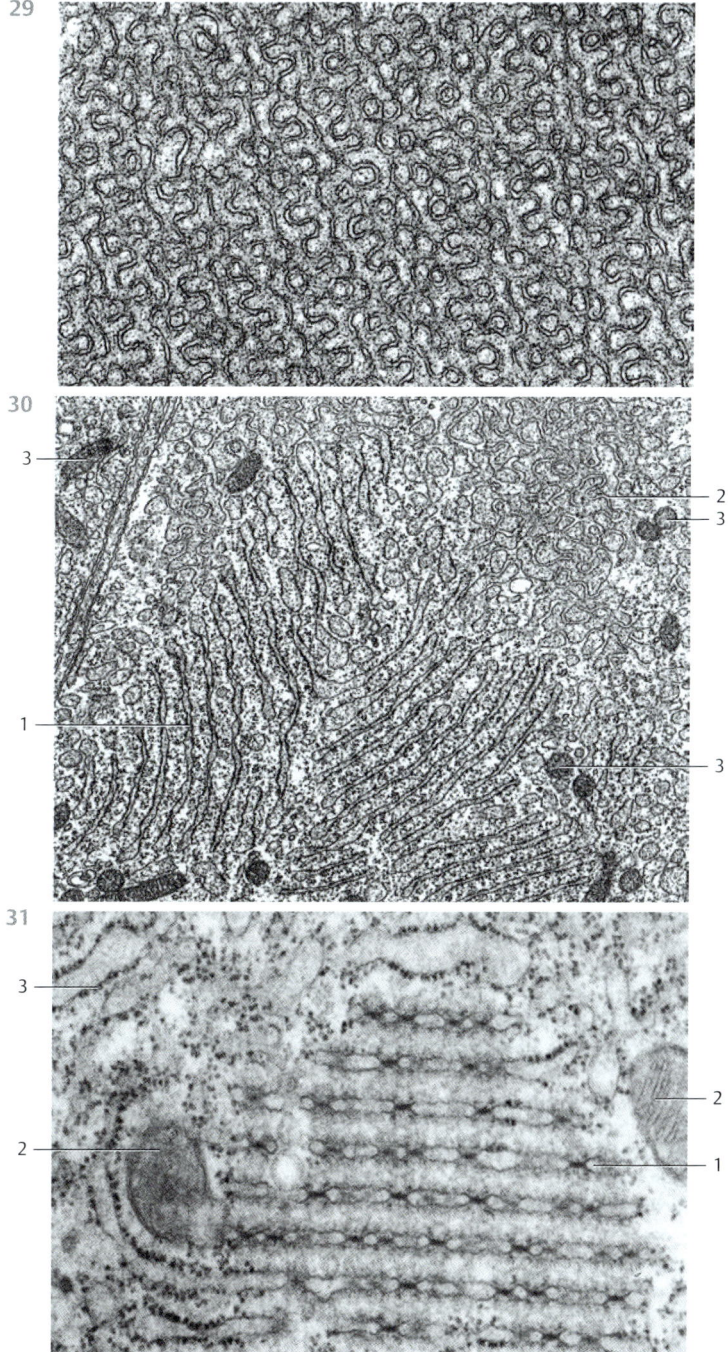

32 Golgi-Apparat

Die von Camillo Golgi (1843–1926, Pathologe in Pavia, Nobelpreis für Medizin 1906) 1898 in Nervenzellen entdeckte, als Organell gedeutete und später nach ihm benannte Zellstruktur ist Bestandteil aller Zellen. Diese Abbildung zeigt Spinalganglienzellen, deren Zytoplasma schwarze haken-, stäbchen- und schleifenförmige Gebilde [1] enthält. In polar differenzierten exokrinen Drüsenzellen trifft man sie im apikalen Zelldrittel, oft in enger Beziehung zu Sekretgranula (◆ 33–37). Nach ihrem Aussehen nannte Golgi diese Strukturen den inneren retikulären Apparat (**„apparato reticolare interno"**) der Zelle. Der **Golgi-Apparat** färbt sich in histologischen Routinepräparaten nicht an. Er kann jedoch Metallsalze reduzieren.

1 Golgi-Apparat 2 Kern einer Ganglienzelle 3 Kerne von Satellitenzellen
 (apparato reticolare interno) mit deutlichem Nukleolus
Färbung: Osmierung nach Kopsch-Kolatschew; Vergr. 260fach

33 Golgi-Apparat

Der **Golgi-Apparat** bildet Komplexe, die aus etwa 6–8 nm dicken Membranen bestehen. Seine Grundeinheit ist ein **Diktyosom** oder **Golgi-Feld**, das (im Schnittpräparat) aus einem Stapel von 3–8 dicht beieinander liegenden, leicht gekrümmt verlaufenden glattwandigen, d. h. ribosomenfreien Membranen besteht. Die Membranen begrenzen spaltenförmige enge, an ihren Enden etwas erweiterte Zisternen. Räumlich lässt sich das **Diktyosom** mit einem Stapel von flachen Säcken, Sacculi, vergleichen, die osmiophiles Material (**Exportproteine**) enthalten. **Golgi-Zisternen** sind immer auch von **Golgi-Vesikeln** [1] umgeben, die Material an- oder abtransportieren (**Transportvesikel**). Am Golgi-Apparat unterscheidet man deshalb eine **konvexe cis-Seite oder Bildungsseite** [2] und eine **konkave trans-Seite oder Sekretionsseite** [3]. – Präspermatide von Eisenia foetida (Mistwurm, Regenwurm).

1 Golgi-Vesikel 2 Konvexe cis-Seite 4 Kernabschnitt
 (Transportvesikel) 3 Konkave trans-Seite
Elektronenmikroskopische Aufnahme; Vergr. 33 000fach

34 Golgi-Apparat

Ausgedehnter **Golgi-Apparat** mit glattwandigen Doppelmembranen und Golgi-Vakuolen (◆ 35–37). Teilweise sind die Zisternen erweitert [1]. Auf der konkaven Seite (**trans-Seite**) der Zisternen kommen kleine Bläschen (Transportvesikel) [4], unter ihnen sog. **Stachelsaumbläschen (coated vesicles)**, vor allem aber größere Vakuolen vor, die das Sekretionsprodukt der Zelle in unterschiedlichen Konzentrationen enthalten. An den mehr oder weniger stark gekrümmten Membranpaketen des Golgi-Apparates werden eine **konvexe cis-(Aufnahme-)Seite** und eine **konkave trans-Seite (Abgabeseite)** unterschieden. Beide Seiten unterscheiden sich auch hinsichtlich ihrer Enzymausstattung. Im Golgi-Apparat werden die aus dem ER angelieferten Proteine weiter verarbeitet.

1 Erweiterte Golgi-Zisternen 3 Mitochondrien 4 Golgi-Vesikel
2 Sekretgranula   (Transportvesikel)
Elektronenmikroskopische Aufnahme; Vergr. 25 000fach

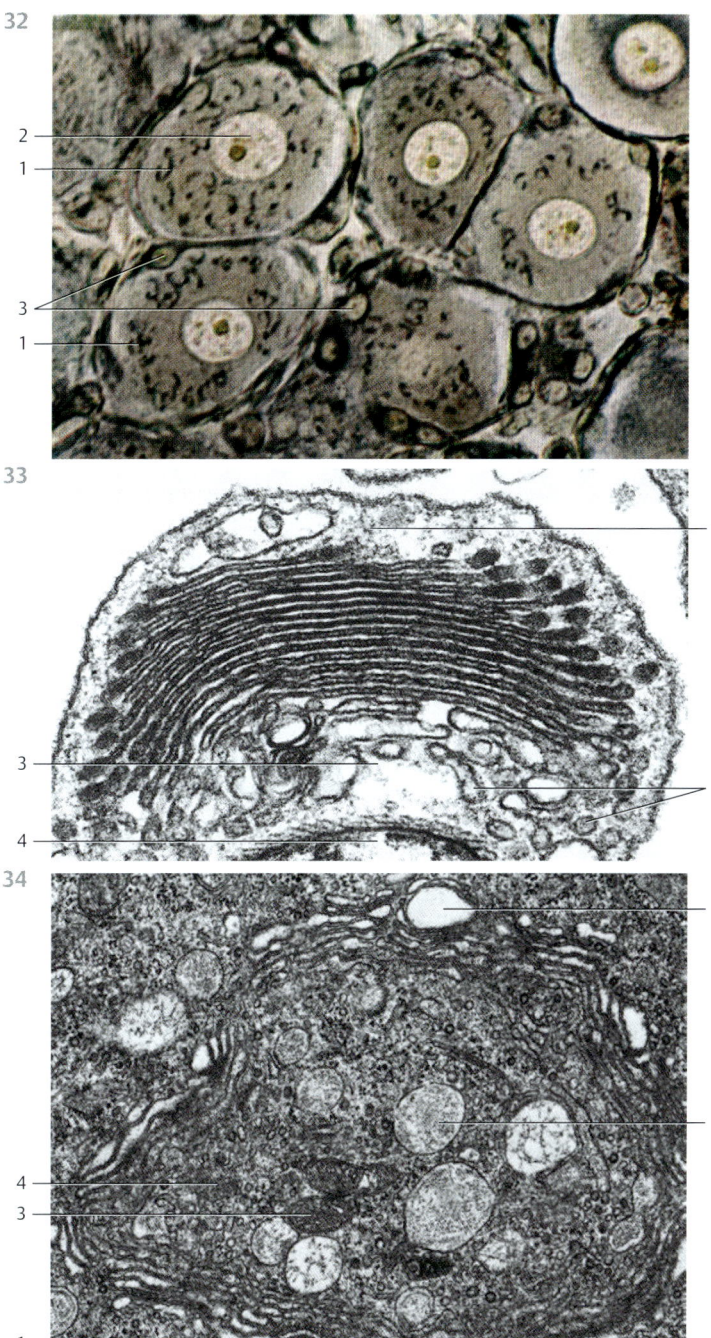

35 Golgi-Apparat

Der Golgi-Apparat setzt sich häufig aus mehreren **Golgi-Feldern, Diktyosomen,** zusammen, die in polar gegliederten Zellen meistens supranukleär liegen. Das Grundelement des Golgi-Apparates ist jedoch die **Golgi-Zisterne**, ein flaches, an den Rändern oft dilatiertes und fenestriertes **Membransäckchen** von 1–2 µm Durchmesser. Mehrere solcher Zisternen bilden ein funktionelles Diktyosom. Alle Diktyosomen einer Zelle zusammen bilden den Golgi-Apparat. Ultrastrukturell hat der Golgi-Apparat (**Golgi-Komplex**) einen spezifischen Feinbau. Elektronenmikroskopische Aufnahmen von Dünnschnitten durch Zellen lassen den Golgi-Apparat als ein charakteristisch strukturiertes System von glattwandigen Doppelmembranen (**Sacculi**) erkennen, die teils eng parallel zueinander angeordnet sind, teils vakuoläre Räume umschließen. Die Membranen kommunizieren nicht miteinander. Häufig bilden 6–8 Membranprofile einen Stapel flacher oder gekrümmter Zisternen, deren Enden meistens kolbenförmig erweitert sind (◆ 33). Hier finden sich kleine Bläschen (**Transportvesikel**) und Vakuolen, die durch Abschnürung aus erweiterten Zisternen (**Sacculi**) hervorgegangen sind (◆ 34, 36, 37).

Exokrine Pankreaszelle der Ratte. Beachte die zahlreichen unterschiedlich großen Vesikel in der Umgebung der Golgi-Zisternen, ferner die unmittelbare Nachbarschaft des Golgi-Apparates zu Profilen des rauen endoplasmatischen Retikulums (**rER**) 4.

1 Cis-Seite	3 Mitochondrien	4 Granuläres ER (rER)
2 Trans-Seite		

Elektronenmikroskopische Aufnahme; Vergr. 30 000fach

36 Golgi-Apparat

Diese Abbildung und die Abbildung 37 demonstrieren, dass das Aussehen eines Diktyosoms sehr variieren kann. Hier sind die **Golgi-Zisternen** im Gegensatz zu denen der Abbildungen 33, 34 und 35 mächtig aufgetrieben 1. Die **trans-Seite** 2 enthält zahlreiche Vesikel, darunter solche, die von einer Proteinhülle, einem „coat", umgeben sind 3. Diese Hülle ist allerdings nicht identisch mit dem bekannten Stachelsaum der „coated" Vesikel, der aus **Clathrin** besteht.

Ausschnitt aus einer Zelle der Glandulae olfactoriae (Bowman-Drüsen).

1 Golgi-Zisternen auf der Cis-Seite	3 Golgi-Vesikel mit einer Hülle (coat)	4 Profile des granulären ER (rER)
2 Trans-Seite		

Elektronenmikroskopische Aufnahme; Vergr. 33 000fach

37 Golgi-Apparat

Diese Abbildung zeigt einen mächtig entwickelten Golgi-Apparat einer exokrinen Drüsenzelle, der aus mehreren erweiterten Membranzisternen 1 besteht und in dessen Konkavität (**trans-Seite**) 2 zahlreiche, unterschiedlich große Golgi-Vesikel 3 und große Sekretvakuolen 4, die teilweise konfluieren, zu erkennen sind. Ausschnitt aus einer Zelle der sog. Harder-Drüse von Passer domesticus (Haussperling).

1 Golgi-Zisternen	3 Golgi-Vesikel	5 Cis-Seite
2 Trans-Seite	4 Sekretvakuolen	

Elektronenmikroskopische Aufnahme; Vergr. 22 000fach

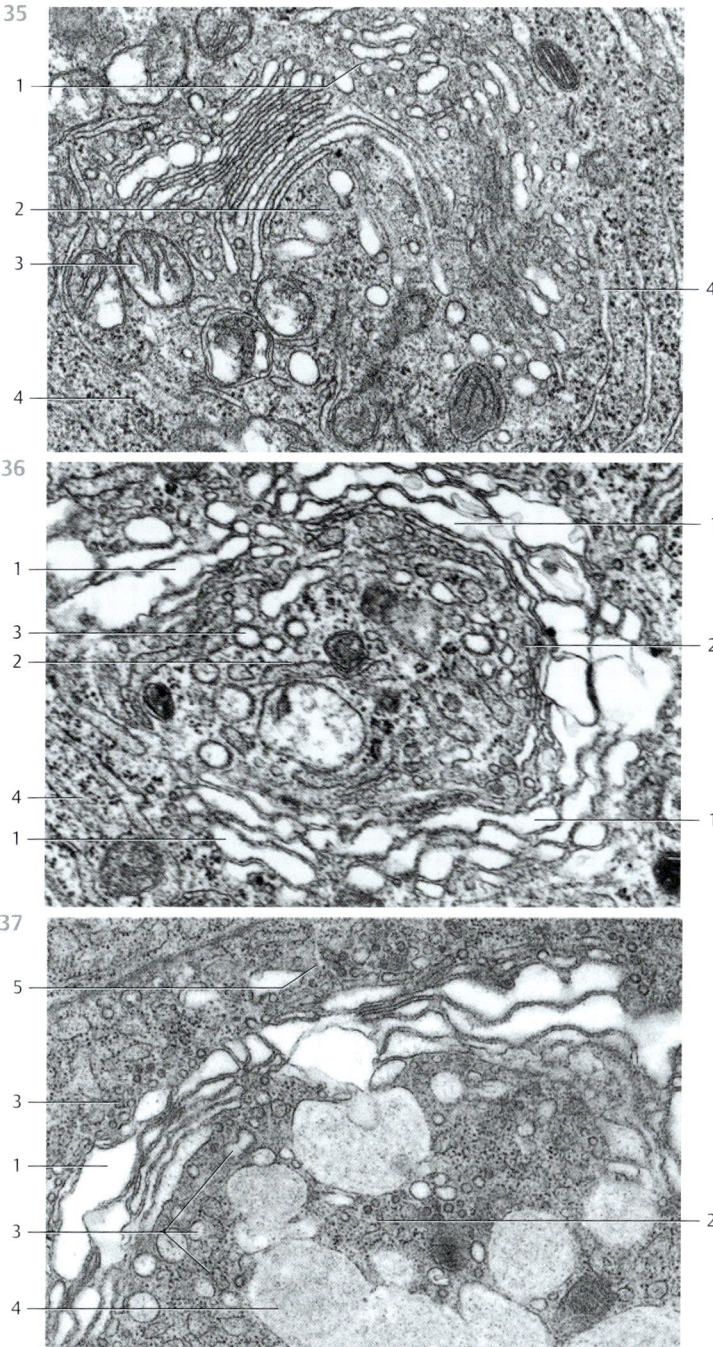

38 Mitochondrien

Mitochondrien, die Kraftwerke der Zelle, sind Zellorganellen, die bereits vor der Jahrhundertwende von Altmann als granuläre, stäbchenförmige und fädige Bestandteile des Zytoplasmas beobachtet und beschrieben worden sind. C. Benda führte 1898 für diese **„Fadenkörner"** den Begriff **Mitochondrien** ein (mitos, gr. Faden; chondros, gr. Granulum). Ihren charakteristischen Feinbau hat erst die Elektronenmikroskopie sichtbar gemacht (Arbeiten von G. E. Palade und F. S. Sjöstrand 1952/53). In dieser Abbildung sind Mitochondrien 1 in den Epithelzellen von Nierenkanälchen dargestellt. Sie imponieren als unterschiedlich lange, rostrote Stäbchen, die vorwiegend im basalen Zytoplasma zu annähernd parallelen Reihen geordnet sind. Die Zellkerne 2 bleiben ausgespart. Lichtmikroskopisch lassen sich Mitochondrien auch mit dem Vitalfarbstoff Janus-Grün B färberisch darstellen und durch den histochemischen Nachweis mitochondrialer Enzyme sichtbar machen.

1 Mitochondrien in Form kurzer Stäbchen   2 Kerne von Epithelzellen   3 Blutgefäße
Färbung: Eisenhämatoxylin nach Heidenhain; Vergr. 950fach

39 Mitochondrien

Alle Mitochondrien zeigen im Prinzip den gleichen Grundaufbau. Eine äußere Membran (**Mitochondrienhülle, Außenmembran**) grenzt das Mitochondrium vom Zytoplasma ab. Innerhalb dieser **Außenmembran** liegt die **Innenmembran**, von der bei den meisten Mitochondrien septenartige Falten, **Cristae mitochondriales**, ausgehen, die unterschiedlich weit in das Innere des Organells hineinragen (**Mitochondrien vom Crista-Typ**). Die beiden Membranen grenzen zwei Kompartimente voneinander ab. Zwischen äußerer und innerer Membran, etwa 8 nm voneinander getrennt, liegt das äußere Kompartiment (**äußerer Stoffwechselraum, Spatium intermembranosum**), das sich in die spaltförmigen Räume der Cristae hinein fortsetzt. Das innere Kompartiment (**innerer Stoffwechselraum**) wird von der Innenmembran und deren Cristae begrenzt. Es enthält eine homogene oder granuläre Matrix (**mitochondriale Matrix**), deren Dichte wechselt (👁 40–44). Die mitochondriale Matrix enthält häufig 30–50 nm große dichte Einschlüsse, die an Ca^{2+} und an anderen Ionen reichen **Granula mitochondrialia** oder **Matrixgranula**.
Diese Abbildung zeigt Mitochondrien einer Herzmuskelzelle.

1 Myofilamentbündel der quergestreiften Herzmuskelzelle
Elektronenmikroskopische Aufnahme; Vergr. 47 000fach

40 Mitochondrien

Größe und Form der Mitochondrien sind sehr variabel. Durchschnittlich sind sie 0,25 µm dick und 2–7 µm lang; indessen kommen auch Riesenformen (**Riesenmitochondrien**) vor. Auch die Anzahl der **Cristae mitochondriales** variiert. Infolgedessen sind die zwei unterscheidbaren Kompartimente (👁 39, 41–44) unterschiedlich groß. Diese Abbildung zeigt in verschiedenen Ebenen angeschnittene Mitochondrien vom Crista-Typ in einer Belegzelle der Magenschleimhaut. Beachte die 30–50 nm großen osmiophilen **Granula mitochondrialia**, die in der Matrix liegen und deshalb auch **Matrixgranula** genannt werden.

Elektronenmikroskopische Aufnahme; Vergr. 28 800fach

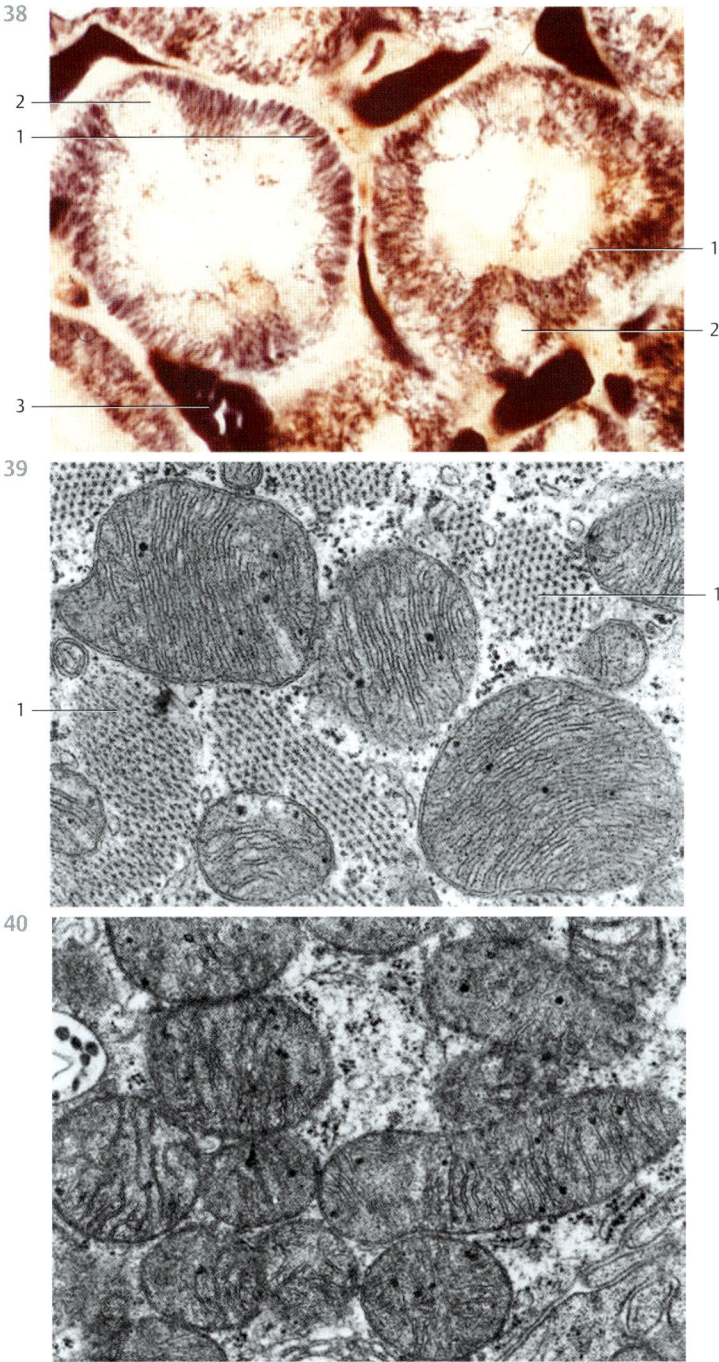

41 Mitochondrien

Überwiegend längliche Mitochondrien vom Crista-Typ in einer Epithelzelle eines proximalen Nierentubulus. Die von der Innenmembran ausgehenden, in den Innenraum der Mitochondrien hineinragenden Einfaltungen, die **Cristae mitochondriales**, sind unterschiedlich lang und bilden eine Reihe unvollständiger Quersepten. Beachte die osmiophilen **Granula mitochondrialia** im Matrixraum. Teilweise sind die Mitochondrien tangential angeschnitten, so dass ihre Cristae verschwommen oder überhaupt nicht zu erkennen sind. Zwischen den Mitochondrien erkennt man die Membranen der **basalen Plasmalemmeinfaltungen** 1 des Nierentubulus (**Streifenstücke**).

1 Basale Plasmalemmeinfaltungen
Elektronenmikroskopische Aufnahme; Vergr. 26 000fach

42 Mitochondrien

Längliche und gebogene Mitochondrien vom Crista-Typ mit elektronendichter (osmiophiler) Matrix (⊙ 39–41), die entlang der zum Interzellularspalt 2 gerichteten Zellmembranen aufgereiht sind. Beachte die **Interdigitationen 2 der benachbarten Drüsenzellmembranen.**
Drüsenzellen mit Sekretgranula 3 der Glandula lacrimalis des Menschen.

| 1 Mitochondrien | 2 Interzellularspalt mit Interdigitationen | 3 Sekretgranula
↑ ein Zellkontakt (Desmosom) |

Elektronenmikroskopische Aufnahme; Vergr. 8400fach

43 Mitochondrien

Außer den Mitochondrien vom Crista-Typ kennt man solche, von deren Innenmembran finger- und säckchenförmige Ausstülpungen als Tubuli 1 und Sacculi ausgehen: Mitochondrien vom **Tubulus-** und **Sacculus-Typ**. Auch kantige, stabförmige Strukturen kommen vor, die als Prismen bezeichnet werden. Mitochondrien vom Tubulus- und Sacculus-Typ kommen in Steroidhormone produzierenden Zellen vor.
In den länglichen und schlanken Mitochondrien dieser Abbildung, einer Nebennierenrindenzelle, sind die Tubuli überwiegend quer geschnitten. Sie sind elektronenoptisch leer. Beachte die dichte Mitochondrienmatrix und den hellen Spalt zwischen äußerer und innerer Membran. Zwischen den Mitochondrien erkennt man Profile des glatten ER und Ribosomen.

1 Tubuli mitochondriales, längs angeschnitten
2 Lipidvakuole
3 Zellkern, tangential angeschnitten
4 Tubuli mitochondriales, quer angeschnitten
Elektronenmikroskopische Aufnahme; Vergr. 20 000fach

44 Mitochondrien

Mitochondrien vom **Tubulus-Typ** in einer Zelle der **Zona fasciculata** der Nebennierenrinde (⊙ 43). Von der Innenmembran der Mitochondrien gehen schlauchförmige Strukturen, **Tubuli**, aus, die gewunden verlaufen und deshalb in verschiedenen Richtungen angeschnitten werden, so dass unterschiedlich geformte Schnittprofile resultieren.

Elektronenmikroskopische Aufnahme; Vergr. 22 100fach

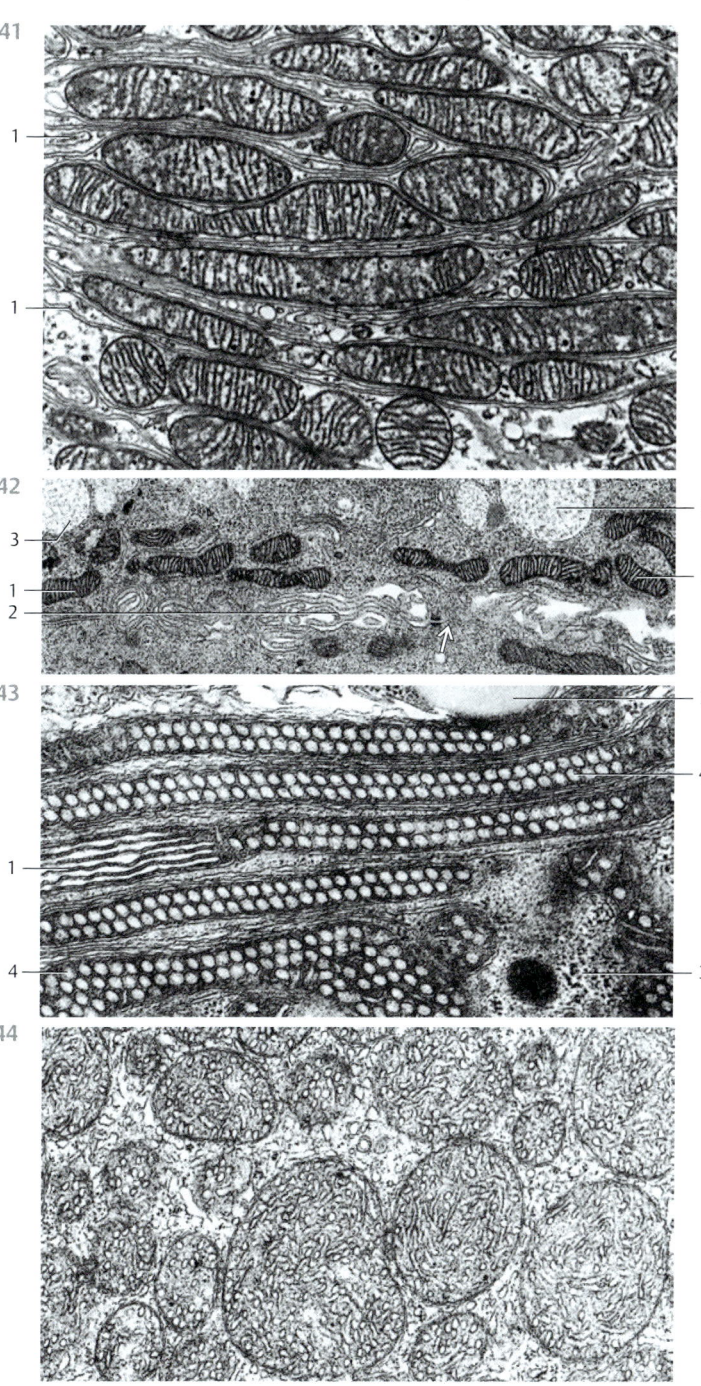

45 Lysosomen

Die **Lysosomen**, erst 1955 von C. René de Duve (Biochemiker, Nobelpreis für Medizin/Physiologie 1974) als eigenständige Zellorganellen erkannt, sind membranumhüllte Körperchen, die durch ihren Gehalt an **sauren Hydrolasen** (Wirkungsoptimum zwischen pH 3,8 und 5,0) gekennzeichnet sind und deshalb mit enzymhistotopochemischen Methoden auch lichtmikroskopisch dargestellt werden können. Diese sehr polymorphen Zelleinschlüsse spielen wegen ihres Reichtums an sauren hydrolytischen Enzymen eine bedeutende Rolle bei der intrazellulären Verdauung (**Abbau**) zelleigener (**Autophagie**) und phagozytierter Substanzen (**Heterophagie**). Lysosomen speichern unlösliche Abbauprodukte und sind an der Autolyse von Zellen beteiligt. Diese Abbildung zeigt einen Ausschnitt aus der Nierenrinde (👁 480–485). Man erkennt vier Glomeruli und zahlreiche Anschnitte verschiedener Abschnitte von Nierenkanälchen. In den Epithelzellen dieser Kanälchen liegen rot gefärbte granuläre Einschlüsse in variabler Dichte. Es handelt sich um Lysosomen, welche das Enzym **saure Phosphatase**, das Leitenzym von Lysosomen, enthalten (👁 46, 47, 66–68).

1 Nierenglomeruli
Histochemische Reaktion auf saure Phosphatase nach Burstone; Vergr. 80fach

46 Lysosomen

Elektronenmikroskopisch treten Lysosomen als 0,1–1,2 µm große membranumschlossene Körperchen unterschiedlicher Form hervor. Lysosomen, die noch nicht in den intrazellulären Verdauungsprozess eingeschaltet sind und ausschließlich lysosomale Enzyme enthalten, nennt man **primäre Lysosomen** oder **lysosomale Transportvesikel**, die der trans-Seite des Golgi-Apparates entstammen. Primäre Lysosomen können mit Phagozytosevakuolen (**Phagosomen**), die zu verdauende Substanzen enthalten, verschmelzen. Auf diese Weise entstehen **Zytolysosomen** (**Autophagolysosomen** bzw. **Heterophagolysosomen**), die allgemein als **sekundäre Lysosomen** oder als **Heterolysosomen** bezeichnet werden. Diese Abbildung zeigt zwei Phagolysosomen mit zahlreichen einverleibten Granula und Vakuolen unterschiedlichen Inhalts und ein primäres Lysosom ✐. Lysosomen werden auch als das lytische (saure) Kompartiment der Zellen bezeichnet. Perizyt einer Kapillare.

1 Kapillarendothel
Elektronenmikroskopische Aufnahme von Frau Prof. Dr. Uda Schramm, Lübeck; Vergr. 13 000fach

47 Lysosomen

Telophagolysosom (**Residualkörper**) mit heteromorphem Inhalt in einer Zelle der Glandula submandibularis des Menschen. Auch die in verschiedenen Zellarten vorkommenden **Lipofuszingranula** (👁 66) stellen persistierende Lysosomen (**Telolysosomen, tertiäre Lysosomen**) dar. Dagegen handelt es sich bei den stäbchen- und scheibenförmigen Granula in neutrophilen Granulozyten (👁 308) und bei den linsenförmigen Granula mit kristalloiden Innenkörperchen der eosinophilen Granulozyten (👁 143) um primäre Lysosomen.

1 Sekretgranula   2 Membranprofile des granulären ER (rER)
Elektronenmikroskopische Aufnahme; Vergr. 30 000fach

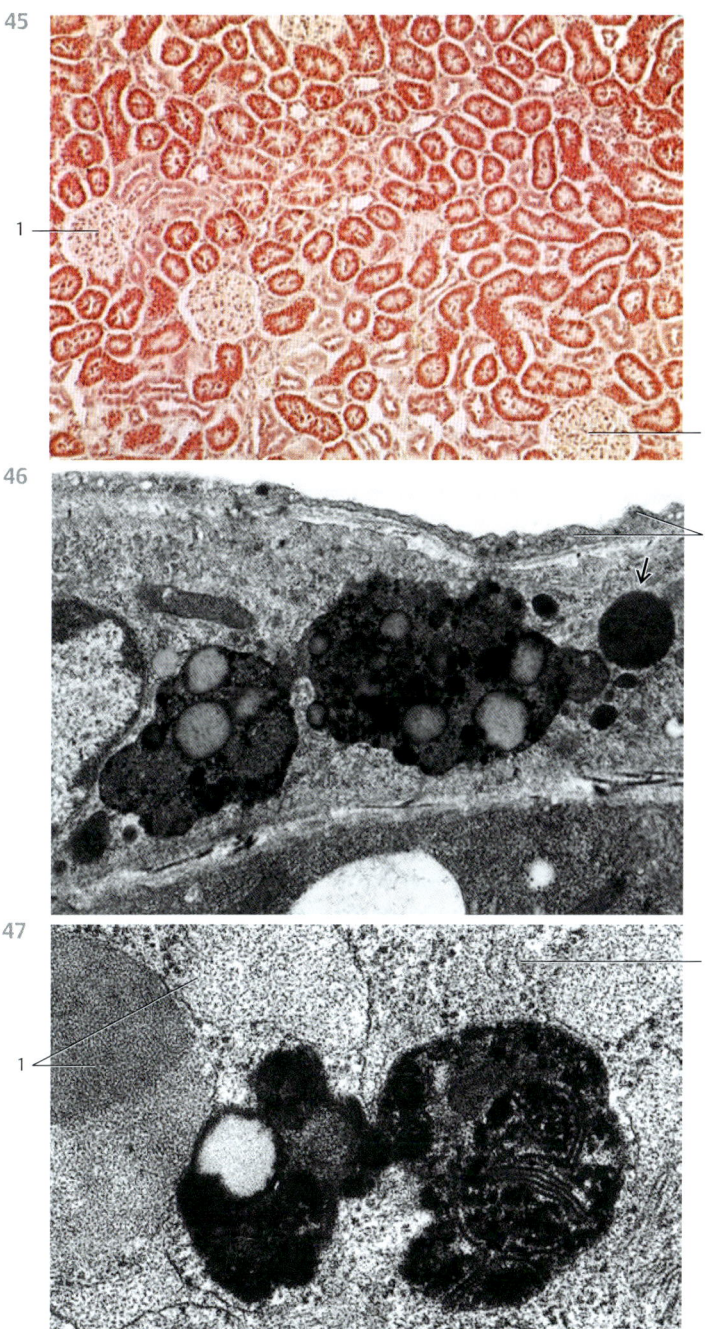

48 Peroxisomen

Peroxisomen, 1965 von C. René de Duve in Leberzellen entdeckt und bereits vorher von J. A. Rhodin 1963 als **„Microbodies"** beschrieben, sind offenbar ubiquitär vorkommende, sphärische Organellen, deren Durchmesser etwa 0,2–1,5 µm beträgt. Peroxisomen sind von einer einfachen Membran umhüllt, ihr feingranulärer oder homogener Inhalt ist elektronendicht. Gelegentlich weisen sie parakristalline Einschlüsse auf. Peroxisomen sind respiratorische Organellen; sie enthalten verschiedene Oxidasen, Katalase und Enzyme der β-Oxidation von Fettsäuren. Peroxisomen, die ihren Namen ihrem Gehalt an peroxidativ aktiven Enzymen verdanken, üben in der Zelle wichtige Entgiftungsfunktionen aus. Beispiel: Die Katalase-Reaktion spaltet das Zellgift Wasserstoffperoxyd. Genetisch bedingte Peroxisomen-Defekte mit Krankheitswert sind das **Zellweger-Syndrom**, das **Refsum-Syndrom** und die **Adrenoleukodystrophie** (s. Lehrbücher der Pathologie und der Inneren Medizin).

Ausschnitt aus einer menschlichen Leberepithelzelle mit zwei unterschiedlich großen Peroxisomen.

1 Anschnitt eines Mitochondriums
2 Profile des glatten endoplasmatischen Retikulums (gER)
3 Glykogenfelder (Glykogen herausgelöst)

Katalasedarstellung. Elektronenmikroskopische Aufnahme von Frau Prof. Dr. Karin Gorgas, Heidelberg; Vergr. 60 000fach

49 Peroxisomen

Ausschnitt aus einer Epithelzelle des proximalen Tubulus der Niere einer Maus mit mehreren **katalasereichen Peroxisomen** 1.
Peroxysomen besitzen keine DNA.

1 Peroxisomen
2 Kernanschnitt
3 Mitochondrien vom Crista-Typ
4 Profile des granulären ER (rER)
5 Peritubulärer Bindegewebsraum

Katalasedarstellung. Elektronenmikroskopische Aufnahme von Frau Prof. Dr. Karin Gorgas, Heidelberg; Vergr. 10 000fach

50 Multivesikuläre Körperchen

Multivesikuläre Körperchen (**multivesicular bodies, MVB**) 1 in einer Leberepithelzelle des Hundes, nahe am apikalen Zytoplasmasaum gelegen. Multivesikuläre Körperchen sind von einer Membran umschlossene Vakuolen, die eine wechselnde Anzahl von kleinen Vesikeln enthalten. Sie zählen zur Gruppe der sekundären Lysosomen und enthalten u. a. das Enzym saure Phosphatase. MVB spielen vermutlich bei der **Krinophagie** eine Rolle, wobei sie überschüssiges Sekretmaterial in endokrinen und exokrinen Drüsenzellen rezyklisieren.

1 Multivesikuläre Körperchen
2 Stachelsaumbläschen
3 Mitochondrium, Anschnitt
4 Gallenkapillare
5 Glykogenareale (Glykogen herausgelöst)
6 Profile des glatten ER (gER)

Elektronenmikroskopische Aufnahme von Frau Prof. Dr. Karin Gorgas, Heidelberg; Vergr. 40 000fach

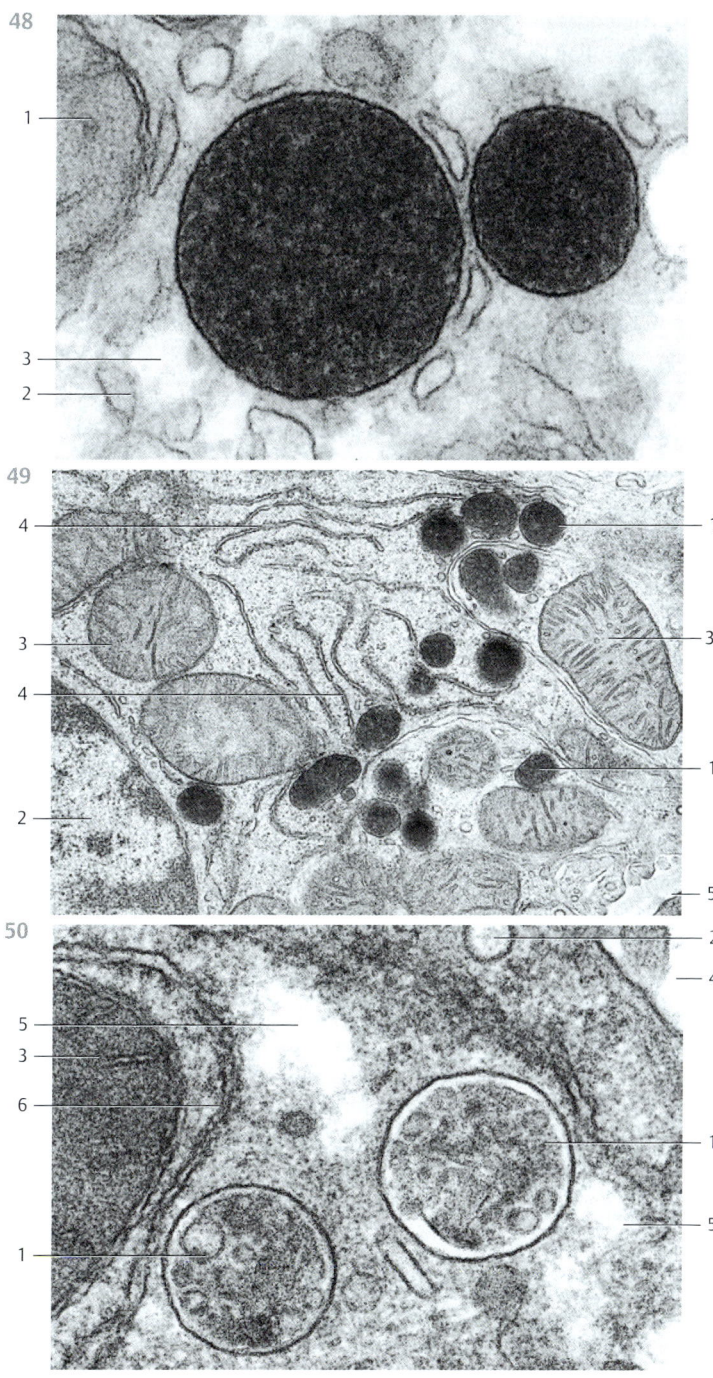

51 Tonofibrillen

Die zytoplasmatische Matrix der Zellen wird durch verschiedene fädige Netzwerke, das sog. **Zytoskelett**, durchspannt; es stellt ein dynamisches System dar. Morphologisch werden drei verschiedenartig strukturierte Netzwerke unterschieden: **Mikrofilamente, intermediäre Filamente** und **Mikrotubuli**. Man kennt u. a. **Aktin-, Lamin-, Desmin-, Vimentin- und Spektrinfilamente**, ferner **Neurofilamente** in Neuronen, **Gliafilamente** in Gliazellen und **Keratinfilamente** in den Epithelzellen der Epidermis. Derartige Netzwerke, die jeweils aus spezifischen Proteinen aufgebaut sind, werden noch häufig mit dem aus der lichtmikroskopischen Ära stammenden Bergriff **„metaplasmatische" Strukturen** zusammengefasst. Als bekanntes Beispiel gelten die sog. **Tonofibrillen** (Widerstandsfibrillen), die besonders augenfällig in den mechanisch beanspruchten Zellelementen des mehrschichtigen Plattenepithels vorkommen. Diese lichtmikroskopisch darstellbaren Tonofibrillen bestehen aus dichten Bündeln von **Intermediärfilamenten** (**Zytokeratin-Filamente**) unbestimmter Länge (👁 52, 55). Intermediärfilamente haben einen Durchmesser von 8–10 nm.

Diese Abbildung demonstriert Tonofibrillen in den platten Epithelzellen des Rinderhufs.

Färbung: Eisenhämatoxylin nach Heidenhain; Vergr. 400fach

52 Zytokeratinfilamente – Tonofilamente

Die lichtmikroskopisch sichtbaren intrazellulären **Tonofibrillen** (👁 51) erweisen sich im Elektronenmikroskop als Bündel feinster Filamente, die entweder streng parallel oder in Form gewellter, teils aufgepinselter Büschel auftreten. Sie durchsetzen besonders die Zellen der unteren Schichten des mehrschichtigen Plattenepithels in Richtung der Zugspannungen. Filamentbündel strahlen aber auch aus dem Zellinnern in die Verdichtungszonen von Desmosomen ein (👁 55, 95–98).

Tonofilamentbündel in einer Epithelzelle der Portio vaginalis uteri.

Elektronenmikroskopische Aufnahme; Vergr. 36 000fach

53 Mikrotubuli

Mikrotubuli sind unverzweigte, mehrere Mikrometer lange, nichtkontraktile gestreckte Röhrchen, die in allen Zellen vorkommen (👁 59). Ihr Außendurchmesser beträgt 21–24 nm, ihre lichte Weite 14–16 nm. Die etwa 8 nm dicke, dicht strukturierte Wand setzt sich aus spiralig gewundenen globulären Proteinen (**Tubulin**) zusammen, die wiederum aus 13 längsgerichteten Protofilamenten aufgebaut sind. Mikrotubuli sind nicht allein für die Aufrechterhaltung der äußeren Gestalt der Zelle (**Zytoskelettfunktion**) von Bedeutung, sondern sie sind auch am Bau der Kinozilien, Zentriolen, Kinetosomen und Mitosespindeln beteiligt. Darüber hinaus haben sie Funktionen für den gerichteten intrazellulären Stoff- und Organellentransport zu erfüllen.

Mikrotubuli ✎ in einer Epithelzelle des Endometriums.

Elektronenmikroskopische Aufnahme von Prof. Dr. Lüder C. Busch, Lübeck; Vergr. 46 000fach

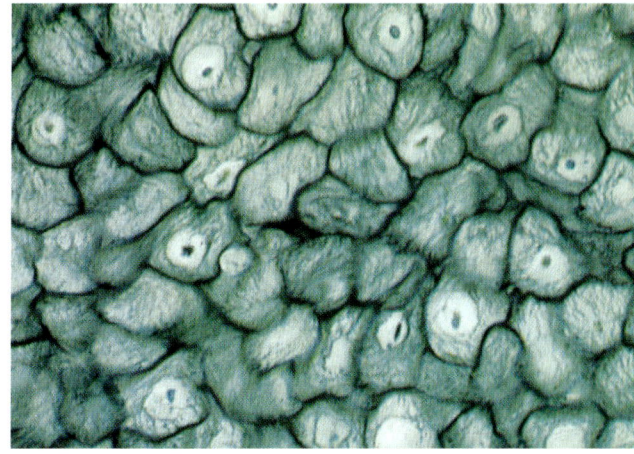

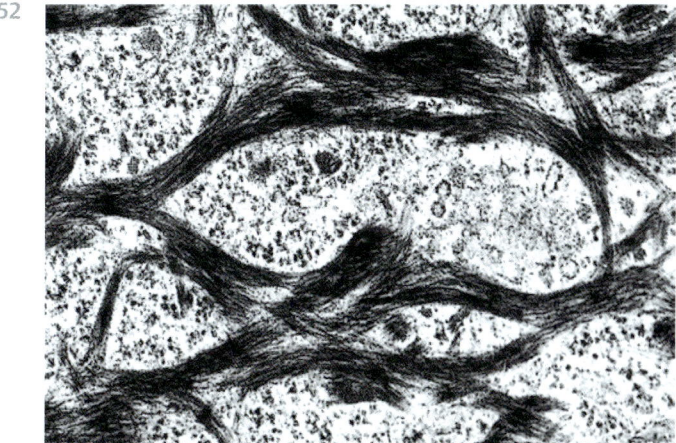

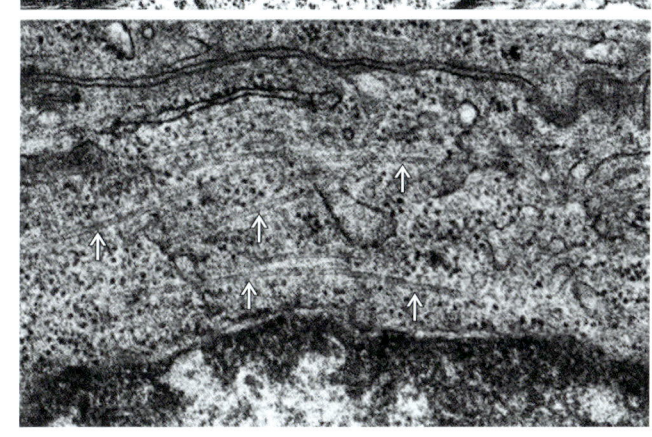

54 Mikrofilamente – Aktinfilament-Zytoskelett

Mikrofilamente bestehen aus G-Aktin (**Aktinfilamente**) und haben einen Durchmesser von 5–7 nm. Sie treten einzeln oder gebündelt auf, beispielsweise unter der Zellmembran, in Zellfortsätzen und in Mikrovilli (👁 56, 75, 77, 78). In dieser Abbildung ist das **Aktinfilamentsystem** in den Endothelzellen der Vena umbilicalis des Menschen mit Hilfe eines mit Fluoreszenzfarbstoff markierten Antikörpers gegen Aktin dargestellt. Typisch für Endothelzellen in der Zellkultur (hier abgebildet) und in situ sind 100–200 nm dicke Bündel von Aktinfilamenten, sog. **Stressfasern**, die die Haftung der Endothelzellen verbessern und sie gegen die Scherkräfte des Blutstroms stabilisieren.

Fluoreszenzmikroskopische Aufnahme von Prof. Dr. Detlev Drenckhahn, Würzburg;
Vergr. 690fach

55 Intermediärfilamente – Tonofilamentsystem

Intermediäre Filamente (**Tonofilamente**) stellen neben den Aktinfilamenten und den Mikrotubuli das dritte intrazelluläre Zytoskelettsystem eukarionter Zellen dar. Ihr Durchmesser beträgt 7–11 nm. Sie sind damit dicker als die Mikrofilamente (5–7 nm) und dünner als die Mikrotubuli (20–25 nm). Bislang werden sechs Subklassen von intermediären Filamenten unterschieden: **Zytokeratinfilamente** in Epithelzellen (👁 51, 52); **Desminfilamente** als charakteristische Strukturen in glatten Muskelzellen und in quergestreiften Muskelfasern; Gliafilamente (**glial acidic fibrillary protein = GAFP**) in Astrozyten; **Neurofilamente** in Neuronen des zentralen und peripheren Nervensystems; **Vimentinfilamente**, die für Zellen mesenchymaler Abkunft (Fibroblasten, Chondrozyten, Makrophagen, Endothelzellen usw.) charakteristisch sind, und **Laminfilamente** unter der inneren Membran des Zellkerns.
In dieser Abbildung sind die intermediären Filamente (Tonofilamente) vom **Vimentin-Typ** in den Endothelzellen der Vena umbilicalis des Menschen mit Hilfe eines fluoreszenzfarbstoffmarkierten Antikörpers gegen Vimentin sichtbar gemacht.

Fluoreszenzmikroskopische Aufnahme von Prof. Dr. Detlev Drenckhahn, Würzburg;
Vergr. 480fach

56 Mikrofilamente – Aktinfilament-Zytoskelett

Immunhistochemische Nachweisreaktionen lassen sich auch auf elektronenmikroskopischer Ebene durchführen. Diese Abbildung demonstriert den elektronenmikroskopischen Nachweis von Aktin im **Bürstensaum** des Dünndarmepithels des Menschen. Dazu wurde der Antikörper gegen Aktin an kolloidale Goldpartikel adsorbiert. Die Goldpartikel im Schnitt zeigen dann die Lage von Aktin in der Zelle an. Man sieht, dass die Mikrovilli ein Stützskelett von Aktinfilamenten enthalten, das sich basalwärts in das apikale Zytoplasma der Enterozyten (Terminalgespinst) fortsetzt (👁 75–78).

1 Zytoplasma 2 Interzellularspalt
Elektronenmikroskopische Aufnahme von Prof. Dr. Detlev Drenckhahn, Würzburg;
Vergr. 32 000fach

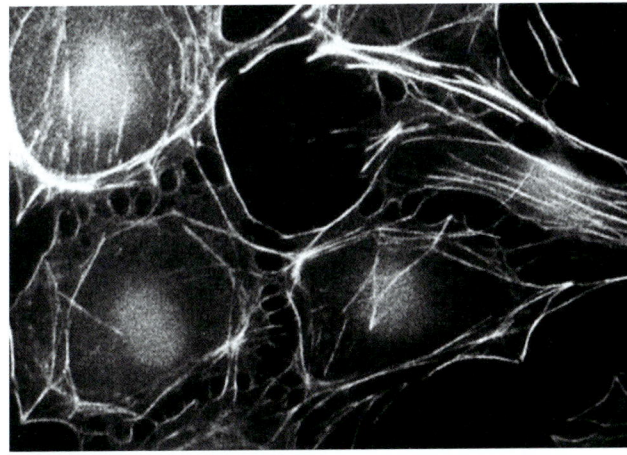

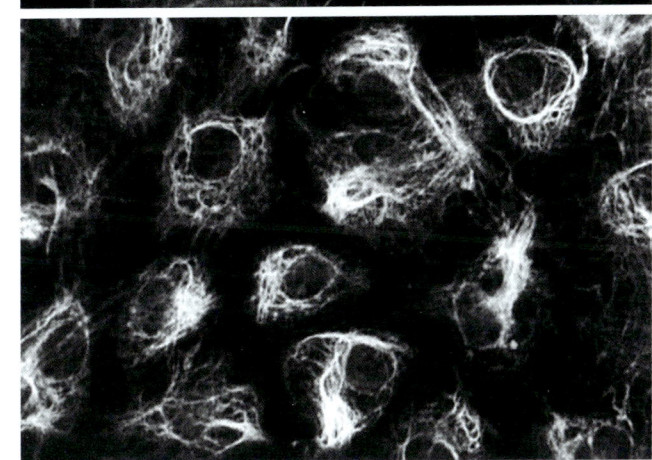

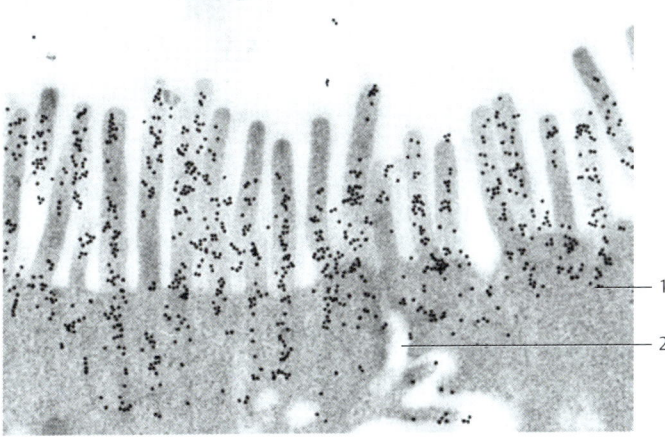

1
2

57 Mikrofilamente – Aktinfilament-Zytoskelett

Aktin, ein Protein, ist der Hauptbaustein der etwa 7 nm dicken Aktinfilamente. Aktinfilamente stellen Doppelfilamente (**F-Aktin**) aus zwei helikal angeordneten Reihen globulärer Untereinheiten (**G-Aktin**) dar. Aktinfilamente sind gewöhnlich zu schlanken Bündeln zusammengefasst, die in Nichtmuskelzellen als **Stressfasern** bezeichnet werden, weil sie der Stabilisierung der Zellen dienen (← 54). Aktinfilamentbündel (**Stressfasern**) können bereits phasenkontrastmikroskopisch dargestellt werden. Ihre Identität lässt sich jedoch elegant durch indirekte Immunfluoreszenz mit Antikörpern gegen Aktin nachweisen.

In der nebenstehenden Abbildung sind **Stressfasern**, die als gestreckte Aktinfilamentbündel verlaufen, in isolierten Endothelzellen der Rinderaorta dargestellt. Der Antikörper gegen Aktin ist mit dem Fluoreszenzfarbstoff Fluoreszeinisothiocyanat (FITC) + Phalloidin markiert. Phalloidin, das Gift des Knollenblätterpilzes, bindet an F-Aktinfilamente. Es stabilisiert sie und unterbindet deren Polymerisierung.

Alle Filamentsysteme dienen der mechanischen Stabilisierung der Zelle und ihrer Ausläufer sowie der Bewegungen innerhalb der Zelle (z. B. Transport von Zellorganellen).

Präparat und fluoreszenzmikroskopische Aufnahme von
Frau Prof. Dr. Katharina Spanel-Borowski, Leipzig; Vergr. 700fach

58 Intermediärfilamente – Vimentinfilamente

Vimentin ist ein **Intermediärfilamentprotein**, das in Fibroblasten und Endothelzellen sowie in anderen nichtmuskulären Mesenchymzellen, z. B. in Knorpel- und Knochenzellen und in den Meningealzellen vorkommt. In dieser Abbildung sind **Vimentinfilamente** in zytokeratin-negativen Endothelzellen, die von der Rinderaorta isoliert und kultiviert wurden, immunhistochemisch dargestellt. Der Antikörper gegen Vimentin wurde mit dem Fluoreszenzfarbstoff Rhodamin markiert. Die Vimentinfilamente sind zu Bündeln geordnet, die teilweise den Zellkern umschließen.

Präparat und fluoreszenzmikroskopische Aufnahmen von
Frau Prof. Dr. Katharina Spanel-Borowski, Leipzig; Vergr. 700fach

59 Mikrotubuli

Mikrotubuli bestehen aus den globulären Proteinen α- und β-Tubulin und bilden zusammen mit dem Intermediär- und Aktinfilamentsystem das zytoplasmatische Zytoskelett (← 53).

In dieser Abbildung sind **Mikrotubuli** in isolierten, Zytokeratin-negativen Endothelzellen der Rinderaorta dargestellt. Die Mikrotubuli gehen von dem sog. **Mikrotubulus-Organisationszentrum** (**MTOC**) aus, von dem sie fächerförmig in die Zellperipherie ausstrahlen. Der Antikörper gegen das α-, β-Tubulindimer der Mikrotubuli wurde mit Rhodamin markiert.

Präparat und fluoreszenzmikroskopische Aufnahme von
Frau Prof. Dr. Katharina Spanel-Borowski, Leipzig; Vergr. 700fach

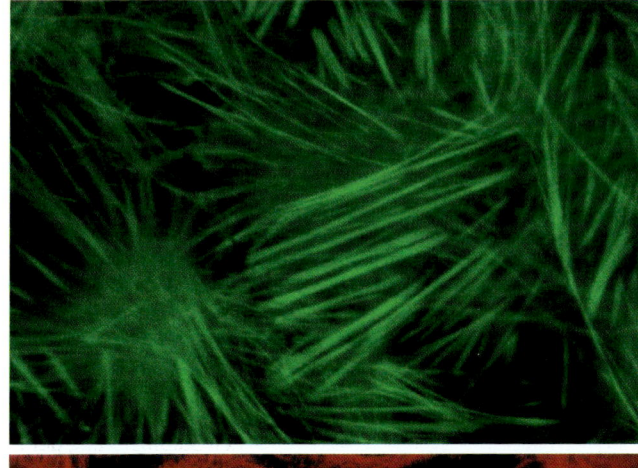

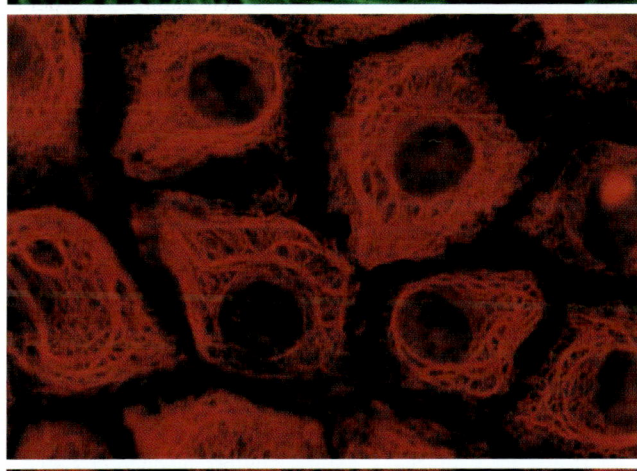

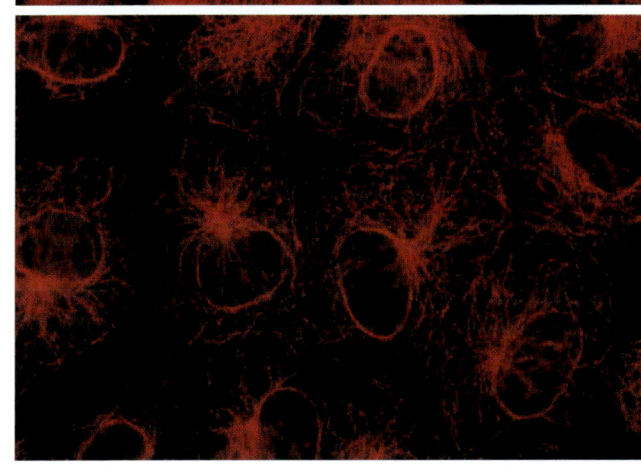

60 Lipidtropfen – Hyaliner Knorpel

Paraplasmatische Substanzen (**Zelleinschlüsse, Zelleinlagerungen**) sind entweder Produkte des Zellstoffwechsels (**Reservestoffe**) oder durch Speicherung dem Grundplasma einverleibte „tote" Substanzen (**Stoffwechselschlacken** oder **phagozytiertes Material**). Zu den wichtigsten paraplasmatischen Zelleinschlüssen zählen Kohlenhydrate, Eiweiße, Fette (im wesentlichen Triglyceride) und Ferritin (Eisenspeicherpartikel), ferner verschiedene Pigmente.

Die vier isogenen Knorpelzellen (zwei **Chondrone** oder **Territorien**) dieser Abbildung enthalten unterschiedlich große, rot gefärbte Fetttröpfchen, die für reife **Chondrozyten** charakteristisch sind (👁 61). Die Kerne der Knorpelzellen sind blau gefärbt. Die durch stärkere Lichtbrechung auffallende schmale Begrenzung der Knorpelzellen ist die sog. **Knorpelzellkapsel** 1, die der **territorialen Extrazellulärmatrix** angehört (👁 193–197).

1 Territoriale Extrazellulärmatrix, Knorpelzellkapsel
2 Interterritoriale Extrazellulärmatrix

Gefrierschnitt; Färbung: Sudanrot-Hämalaun; Vergr. 500fach

61 Lipidtropfen – Hyaliner Knorpel

Zwei **Chondrozyten**, die in ihrem Zytoplasma Fetttropfen 1 gespeichert haben. Das fein granulierte Zytoplasma enthält außerdem kleine längliche Mitochondrien, Glykogenpartikel 2 und Filamentbüschel 3. Die Knorpelzellen sind von der Knorpelkapsel 4, der **territorialen Extrazellulärmatrix**, umgeben (👁 196, 197). Fetttropfen sind nicht von einer Membran umgeben. Hyaliner Knorpel aus einer Knorpelspange (Cartilago trachealis) der Trachea.

1 Fetttropfen
2 Glykogengranula
3 Filamente
4 Knorpelzellkapsel
5 Kerne der Chondrozyten
6 Interterritoriale Extrazellulärmatrix

Elektronenmikroskopische Aufnahme; Vergr. 3900fach

62 Lipidtropfen – Exokrine Drüsenzellen

Harder-Drüse des Kaninchens. Mehrere unterschiedlich große Lipidtropfen 1 einer exokrinen Drüsenzelle (Ausschnitt) nach Gefrierätzung. Mit dieser speziellen (Gefierbruch-)Methode ist es möglich, unfixierte Zellen unter Umgehung der Entwässerung und Einbettung des Gewebes in Kunstharze im Elektronenmikroskop zu untersuchen. Nach der **Gefrierätzung** lassen die Lipidtröpfchen häufig unterschiedliche Bruchflächen 2 erkennen, aus deren Strukturierung auf die Zusammensetzung der Lipide geschlossen werden kann. Fett wird vorwiegend in Form von Triglyceriden mit Beimengungen von Cholesterinestern gespeichert.

Johann Jakob Harder beschrieb 1694 bei Reh und Hirsch eine große, im medialen oberen Quadranten der Orbita gelegene exokrine Drüse, die, wie wir heute wissen, bei zahlreichen Säugetieren und Reptilien vorkommt. Diese Orbitaldrüse wird seither Harder-Drüse genannt, deren Funktion allerdings noch nicht vollständig aufgeklärt ist.

1 Lipidtröpfchen
2 Bruchfläche eines Lipidtropfens

Elektronenmikroskopische Aufnahme; Vergr. 18 000fach

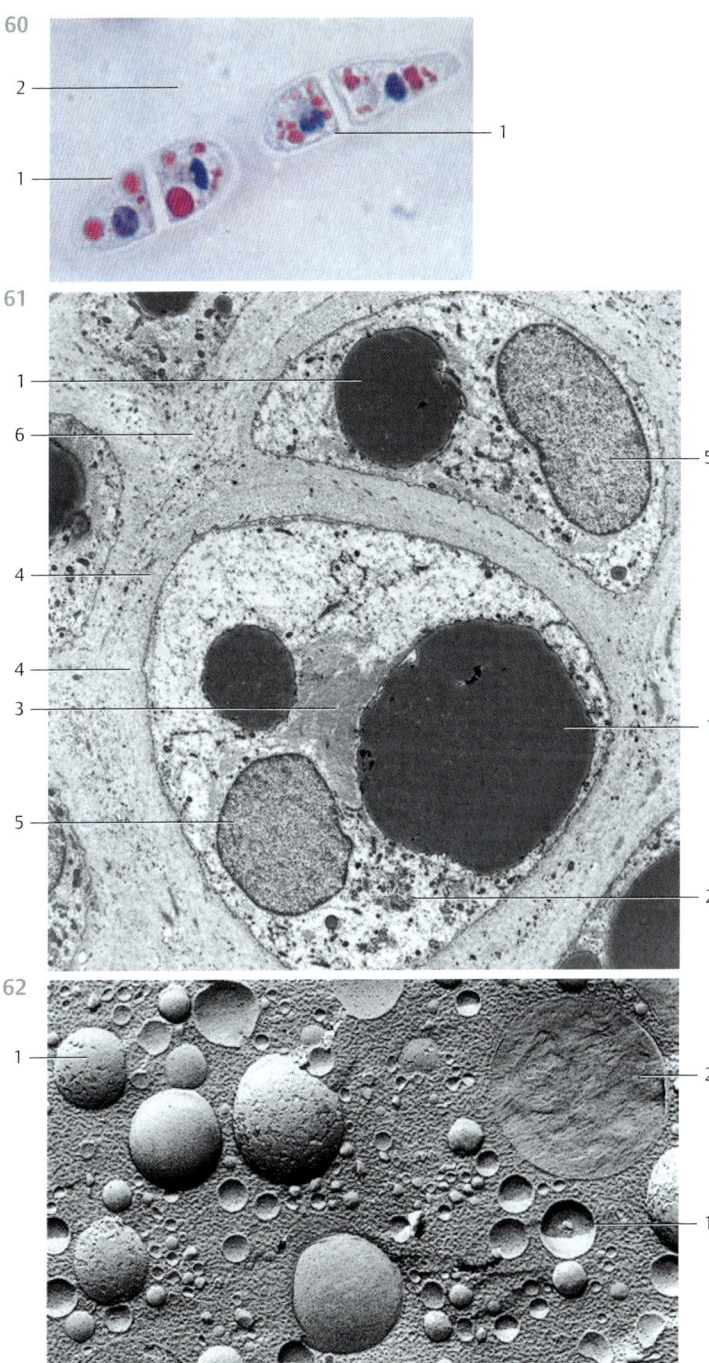

63 Lipidtröpfchen – Endokrine Drüsenzellen

Besonders reich an kleinen intrazellulären Lipideinschlüssen (Fetttröpfchen) sind Steroidhormone produzierende Drüsenzellen. In dieser Abbildung sieht man dicht mit kleinen Vakuolen beladene Zellen der **Zona fasciculata** (👁 353b) der Nebennierenrinde. Es handelt sich um kleine Lipidtröpfchen, die sich bei geeigneter Fixierung erhalten und mit Fettfarbstoffen anfärben lassen. Bei der Gewebevorbehandlung dieses Präparates sind die Fette präparationsbedingt herausgelöst worden, so dass die großen runden oder polygonalen Zellen durchlöchert erscheinen, was diesen Epithelzellen die Bezeichnung **„Spongiozyten"** eingetragen hat. Zwischen den „Fettvakuolen" bleiben zarte Zytoplasmasepten und Zytoplasmastege, hier blau gefärbt, bestehen (👁 352–354). Intrazelluläre Fetttropfen sind nicht von einer Membran umgeben. Beachte die intensiv blau gefärbten Zellkerne 1 mit ihren deutlichen Nukleoli und die reichliche Kapillarisierung 2 dieses Organs (👁 354).

1 Zellkerne   2 Kapillaren
Semidünnschnitt; Färbung: Methylenblau-Azur II; Vergr. 400fach

64 Glykogen – Leber

Eine häufig anzutreffende paraplasmatische Einlagerung ist das **Glykogen**, die hochpolymere Form der Glukose (Glukose-Polymer), welches das Zytoplasma verschiedener Zellen in Gestalt feiner Granula oder gröberer Schollen durchsetzt.

In dieser Abbildung erkennt man den zentralen Bereich eines Leberläppchens (👁 438). In der Mitte ist die Zentralvene 1 angeschnitten. Die radiär angeordneten Leberzellen, zwischen denen die Lebersinusoide 2 liegen, enthalten rot gefärbte Substanzen, die **Glykogenpartikel**. Beachte die quantitativ verschiedene Verteilung der Glykogengranula (👁 65). Die Leberzellkerne sind nicht angefärbt. Beachte, dass sich in histologischen Routinepräparaten die Glykogenpartikel nicht anfärben. Bei der HE-Färbung erscheinen sie lediglich als kleine Hohlräume im rötlich tingierten Zytoplasma. Ihr Nachweis gelingt indessen mit der Carminmethode nach Best und mit der PAS-Reaktion.

1 Vena centralis des   2 Lebersinusoide
  Leberläppchens
Färbung: PAS-Reaktion; Vergr. 80fach

65 Glykogengranula – Leber

Ein typischer Zelleinschluss von Leberzellen ist Glykogen (👁 64). Es liegt in Form von 20–40 nm großen, elektronendichten, unregelmäßig geformten Granula vor (**β-Partikel**) 1. Aggregate von β-Partikeln sind **α-Partikel**, deren Durchmesser etwa 200 nm betragen kann. Häufig bilden β-Partikel sog. Rosetten mit einem Durchmesser von 0,2–0,4 µm.

In dieser Abbildung erkennt man die Anschnitte von zwei Leberzellen (Hepatozyten) mit osmiophilen Glykogengranula 1 und zahlreichen Mitochondrien 2.

1 Glykogenpartikel   3 Lumen des Lebersinus   5 Disse-Raum
2 Mitochondrien   4 Endothelzelle mit Kern   (perisinusoidaler Raum)
                                                     6 Mikrovilli der Leberzellen

Elektronenmikroskopische Aufnahme; Vergr. 2000fach

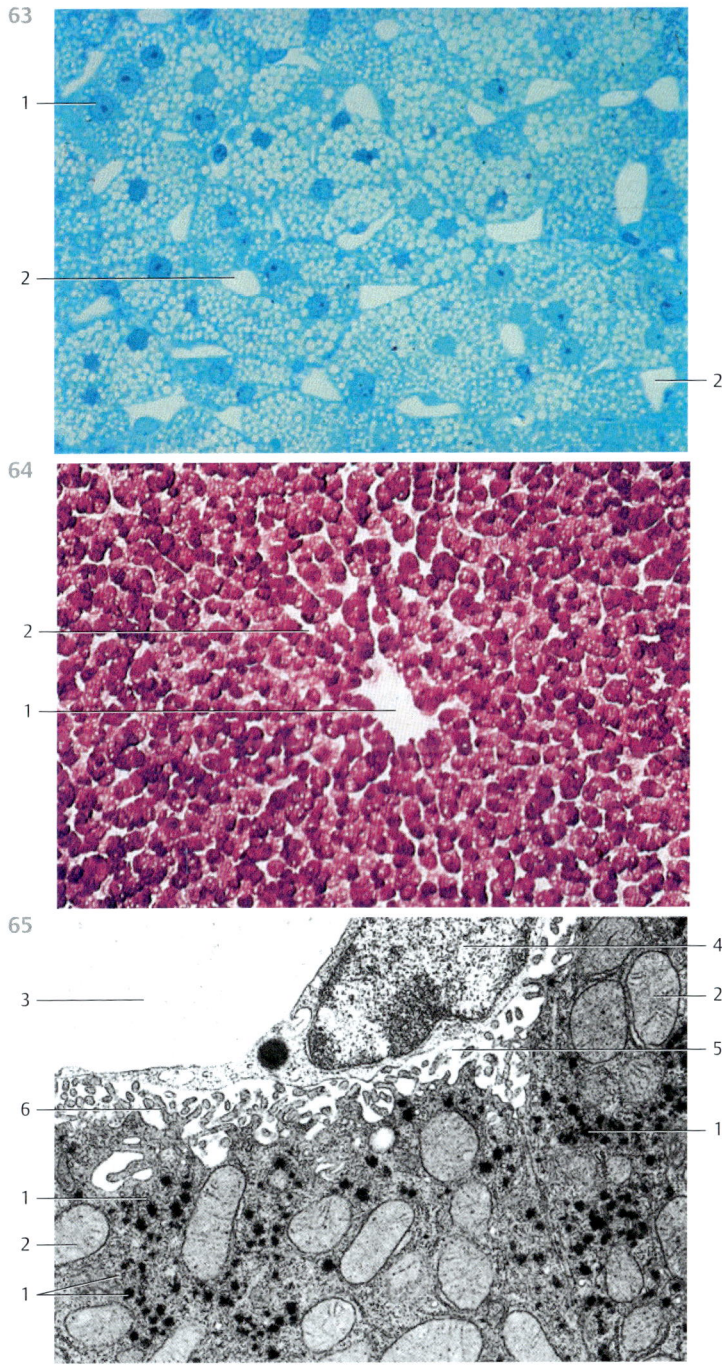

66 Pigmente – Spinalganglienzellen

Pigmente sind Stoffe mit einer Eigenfarbe. Sie können deshalb auch in ungefärbten Gewebeschnitten wahrgenommen werden. Pigmente werden entweder im Organismus aus unpigmentierten Vorstufen selbst gebildet (**endogene Pigmente: Porphyrine, Eisenpigmente, Melanin, Lipofuszin**), oder sie gelangen von außen in den Körper hinein und werden von bestimmten Zellen gespeichert (**exogene Pigmente: Kohlenstaub, Vitamin A, Lipochrome**). Das wichtigste endogene Pigment ist das **Hämoglobin**, dessen Abbauprodukt **Hämosiderin** in manchen Zellen als Pigmenteinschluss vorkommt (👁 70a, b).
Diese beiden Spinalganglienzellen enthalten in Kernnähe Anhäufungen graubrauner Körnchen, **Lipofuszin** 1. Lipofuszingranula werden häufig als Alters- oder Abnutzungspigmente bezeichnet (👁 251, 256); sie stellen **Residualkörper** (Restkörper) von Lysosomen (Telolysosomen) dar.

1 Pigmente
2 Kern einer Ganglienzelle mit Nukleolus
3 Kerne von Mantelzellen (Satellitenzellen)
Färbung: Molybdänhämatoxylin; Vergr. 260fach

67 Pigmente – Purkinje-Zellen

Endozytiertes Material wird oft nicht restlos enzymatisch abgebaut. Vesikel und Vakuolen, die solches Material enthalten, werden als Residualkörper bezeichnet. Lipofuszin ist ein membranumschlossener, unverdaulicher Überrest lysosomaler Aktivität. Mit **Lipofuszin** beladene **Residualkörper** werden **Lipofuszingranula** genannt. In langlebigen Muskel- und Nervenzellen nehmen Lipofuszingranula mit dem Alter zu, weshalb häufig von Alterspigment gesprochen wird.
Lipofuszingranula in Purkinje-Zellen des Kleinhirns von Ratten. Die kleinen Lipofuszingranula mit einer gelben Eigenfluoreszenz liegen in Häufchen am oberen Pol der Zellelemente zwischen Kern und Dendrit. Kleinere Granula können überall im Perikaryon vorkommen.

Färbung: Gallozyanin nach Einarson; Präparat und fluoreszenzmikroskopische Aufnahme (BG-12-Erregerfilter, 530-nm-Sperrfilter) von Prof. Dr. Helmut Heinsen, Würzburg; Vergr. 1000fach

68 Pigmente – Purkinje-Zelle

Diese Abbildung gibt die Ultrastruktur eines Lipofuszingranulums wieder. Beachte die bizarre Form – **Lipofuszin** hat eine unregelmäßige Oberfläche –, die osmiophile elektronendichte Matrix, die aus zahlreichen kleinsten Körnchen besteht, und die unterschiedlich großen Aufhellungen. In unmittelbarer Umgebung des Granulums liegen Areale von Polyribosomen 1, ferner kurze Ergastoplasmalamellen 2 (Nissl-Schollen, 👁 24).

1 Polyribosomen 2 Nissl-Schollen
Präparat und elektronenmikroskopische Aufnahme von Prof. Dr. Helmut Heinsen, Würzburg; Vergr. 13 000fach

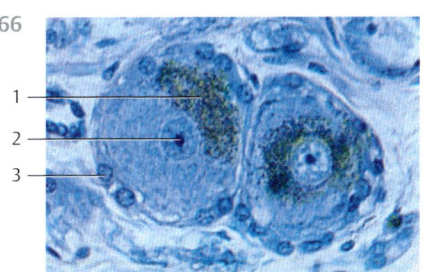

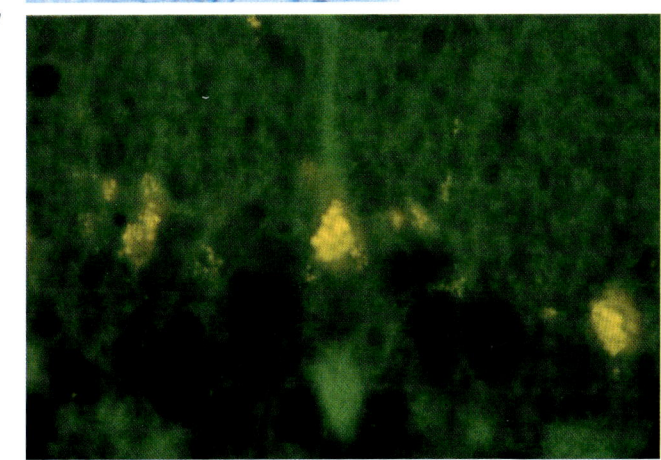

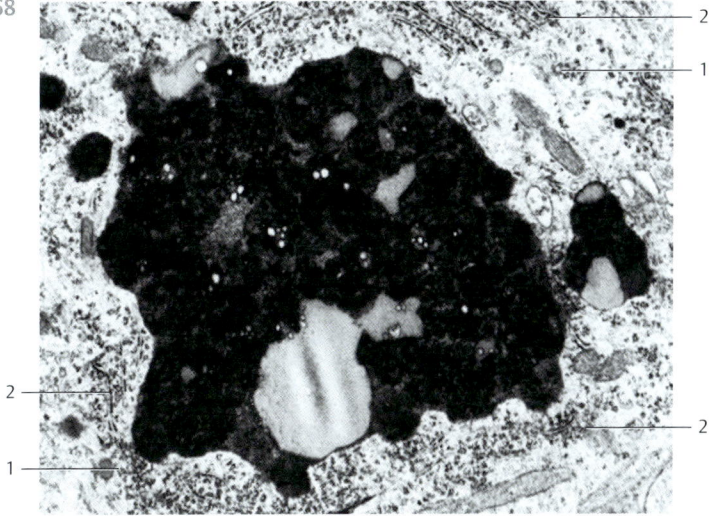

69 Kristalline Einschlüsse – Proteinkristalle

In verschiedenen tierischen Zellen, beim Menschen beispielsweise in den Zwischenzellen des Hodens (**Reinke Kristalle**, ◆ 522), kommen häufig Eiweißablagerungen in Form von „**Proteinkristallen**" vor. Derartige **parakristalline Körper** besitzen zwar mannigfaltige Formen, morphologisch sind sie jedoch stets durch eine mehr oder minder deutliche geometrische Ordnung ihrer inneren Strukturen charakterisiert.

Die nebenstehende Abbildung demonstriert unterschiedlich große und verschieden strukturierte kristalline Einschlusskörper 1 in einer Chorionepithelzelle des Schafes. Kristalline Formationen kommen auch in Mitochondrien, Peroxisomen und in eosinophilen Granulozyten vor (◆ 143).

1 Parakristalline Körperchen   2 Glykogenpartikel (◆ 65)
Elektronenmikroskopische Aufnahme; Vergr. 50 000fach

70 Hämosiderinpigmente – Milz

Hämosiderin, die Speicherform des Eisens, bestehend aus Eisen(III)hydroxid und Teilen des Apoferritins, ist ein Abbauprodukt des **Hämoglobins**, des eisenhaltigen Pigments der roten Blutzellen (**Erythrozyten**). Hämosiderin entsteht intrazellulär nach Phagozytose der Erythrozyten (Lebensdauer etwa 120 Tage) von bestimmten Zellen in Leber, Milz und Knochenmark und wird in Form gelblich-brauner Körnchen gespeichert.

Abbildung a zeigt das **Hämosiderinpigment** in natürlicher Farbe (goldgelb) in den Zellen der roten Milzpulpa. In Abbildung b ist das im Hämosiderin enthaltene reaktionsfähige freie Eisen mit der Turnbull-Blau-Reaktion dargestellt worden.

a) Färbung nach Pappenheim; Vergr. 160fach
b) Turnbull-Blau-Reaktion nach Tirmann und Schmelzer, Kernfärbung mit Lithiumkarmin; Vergr. 50fach

71 Exogene Pigmente – Lymphknoten

Ausschnitt aus einem bronchialen Lymphknoten, dessen Retikulumzellen (Makrophagen) unterschiedlich große braun-schwarze Partikel, vermutlich Staub- oder Kohleteilchen, phagozytiert haben (sog. **anthrakotischer Lymphknoten**). Kohlenstaub erreicht den Organismus mit der eingeatmeten Luft. Die Filterwirkung des Lymphknotens beruht auf der Bereitschaft der Retikulumzellen zur Stoffaufnahme. In ähnlicher Weise werden auch körpereigene Stoffe, z. B. Fette, Bakterien, Zellfragmente und Karzinomzellen, von den Retikulumzellen festgehalten.

Zu den exogenen Pigmenten zählt u. a. auch **Karotin,** ein gelblich rotes Pflanzenpigment (Karotten, Tomaten), das fast ausschließlich im Fettgewebe abgelagert wird. Am rechten Bildrand ist Fettgewebe 1 angeschnitten (◆ 320–326).

1 Fettgewebe	3 Bindegewebskapsel des Lymphknotens	4 Rindenbereich des Lymphknotens
2 Randsinus		5 Marksinus

Färbung: Hämatoxylin-Eosin; Vergr. 40fach

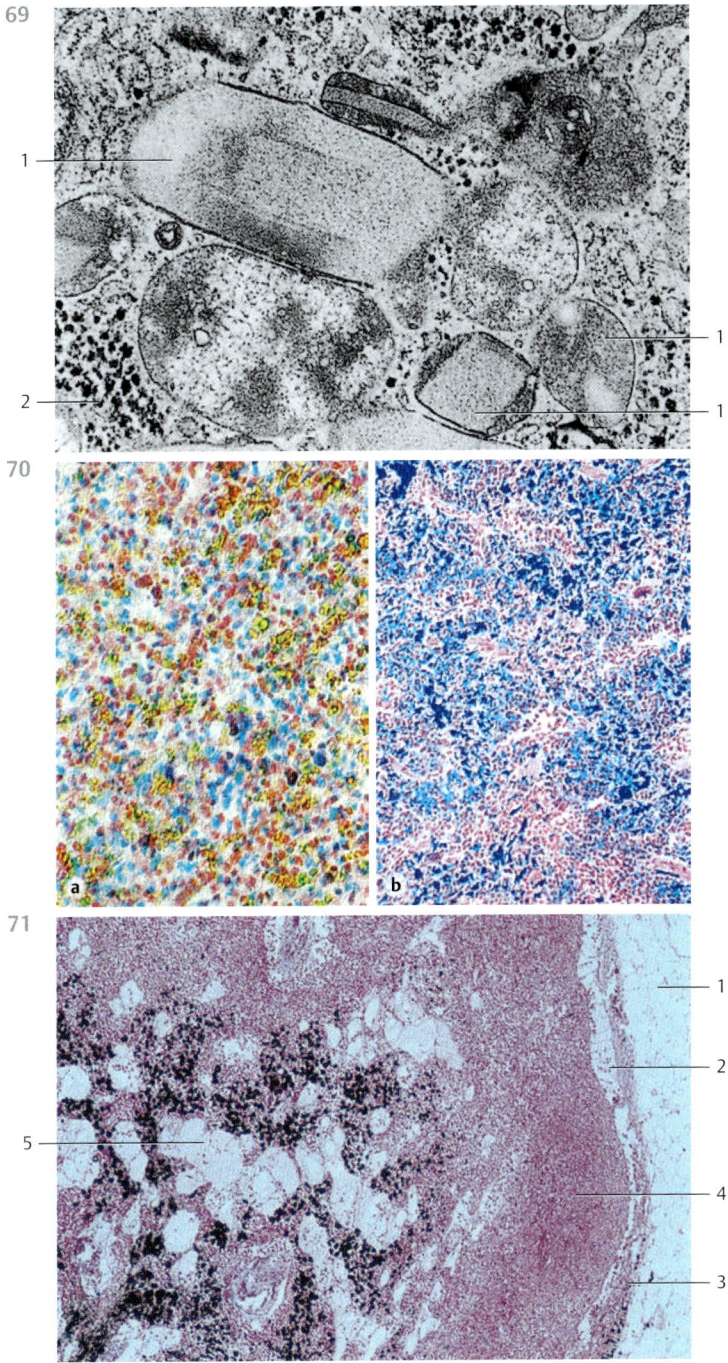

72 Mikrovilli – Uterus

Zahlreiche Epithelzellen bilden an ihrer freien Oberfläche unterschiedlich lange, etwa 50–120 nm dicke, fingerförmige Fortsätze aus, die **Mikrovilli** (lat.: villus = Zotte) genannt werden. Mikrovilli sind stationäre Strukturen; sie zeigen häufig keine besondere Anordnung, tragen aber immer als Ausstülpungen des Plasmalemms zur Vergrößerung der Zelloberfläche bei. Mit Hilfe der Rasterelektronenmikroskopie können Gewebsoberflächen in der Aufsicht genauer studiert werden.

In dieser Abbildung blickt man auf die meist polygonalen Kavumepithelzellen des Uterus, die mit kurzen, stummelförmigen Mikrovilli besetzt sind. Das Bild gleicht dem von kleinen Rasenflächen. Die dunklen Linien zwischen den Zellen entsprechen den Zellgrenzen. Auf der einen Zelle rechts unten im Bild liegen zwei Erythrozyten. Vergleiche diese Abbildung mit den ● 73–78 und 86–88.

Präparat und rasterelektronenmikroskopische Aufnahme von Prof. Dr. Lüder C. Busch, Lübeck; Vergr. 3000fach

73 Mikrovilli-Bürstensaum – Duodenum

Resorptiv tätige Zellen tragen auf ihrer Oberfläche einen dichten Mikrovillibesatz, der bereits lichtmikroskopisch infolge einer senkrechten Streifung als feiner Saum sichtbar ist. Dieser wird **Bürsten- oder Stäbchensaum (brush border)** [1] genannt. Er reagiert PAS-positiv und enthält verschiedene organspezifische Enzyme, die im Dienste der Resorption und der Ionensekretion stehen. Im Verband des hochprismatischen Saumepithels dieser Dünndarmkrypte kommen sekretgefüllte **Becherzellen** [2] vor (● 108, 109, 122, 415, 417, 426–429). Vergleiche die schlanken Zellkerne mit denen der Abbildung 74.

1 Bürstensaum (Mikrovilli)   3 Lamina propria mucosae   4 Dünndarmkrypte
2 Becherzellen mit Sekret gefüllt
Färbung: Azan; Vergr. 400fach

74 Mikrovilli-Bürstensaum – Niere

Für resorbierende Epithelverbände sind **Bürstensäume** [1] charakteristische Strukturen, d.h. typische Vergrößerungen der luminalen Zellmembran. Bürstensäume sind hochspezialisierte Formationen; sie bestehen aus dicht stehenden Mikrovilli, die von einer **Glykokalix** (● 77–79) überzogen sind. Diese Abbildung zeigt den Querschnitt eines proximalen Tubulus des Nephrons. Das einschichtige, mittelhohe Epithel des proximalen Tubulus trägt einen hohen **Bürstensaum**, der sich bei Azanfärbung zart blau darstellt. Eine Epithelzelle des proximalen Tubulus ist mit etwa 6000–7000 Mikrovilli, die bis zu 3 µm lang sein können, besetzt. In der linken Bildhälfte sind distale Tubuli [2] (Mittelstücke) angeschnitten (● 73, 497, 498).
Auch das Epithel des Plexus choroide (● 654) trägt Mikrovilli.

1 Bürstensaum (Mikrovilli)   2 Distaler Tubulus   3 Kapillaren
Färbung: Azan; Präparat von Prof. Dr. Wilhelm Kriz, Heidelberg; Vergr. 800fach

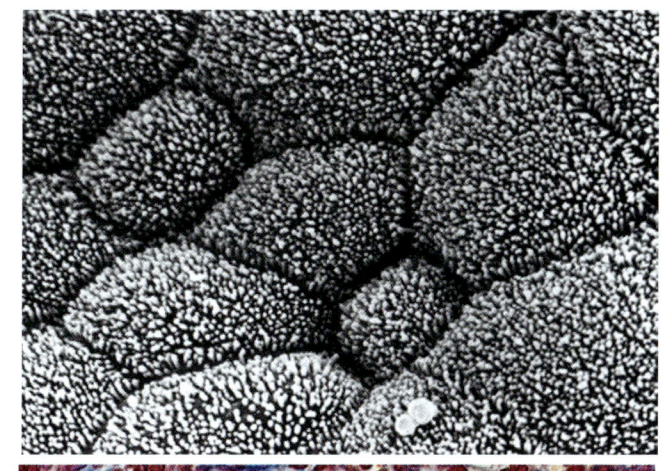

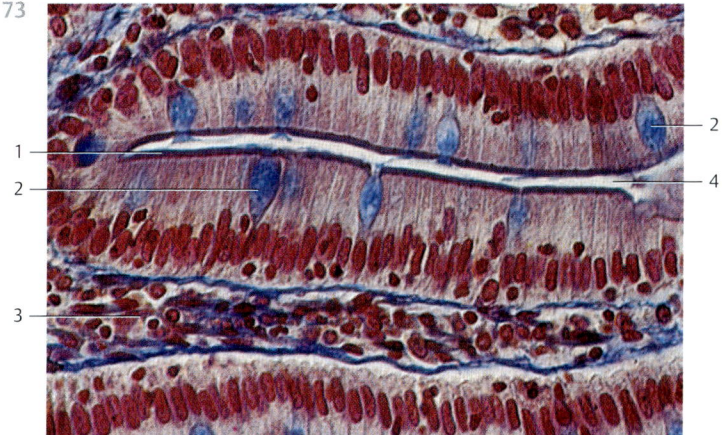

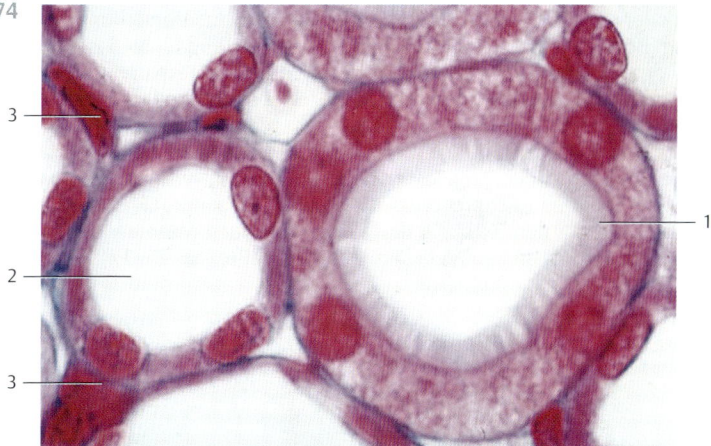

75 Mikrovilli-Bürstensaum – Duodenum

Mikrovilli sind fingerförmige, etwa 50–120 nm dicke Ausstülpungen des Plasmalemms, die bis 3 µm Länge erreichen können. Bei resorbierenden Epithelzellen (z. B. **Saumzellen** des Dünndarms, **Epithelzellen** des proximalen Tubulus der Niere) bilden die Mikrovilli einen dichten Rasen, der lichtmikroskopisch als **Bürstensaum** (**brush border**) wahrnehmbar ist (👁 73, 74, 76–78, 108, 109, 415).

Auf elektronenmikroskopischen Aufnahmen erkennt man, dass die von der freien Epithelzelloberfläche ausgehenden stäbchenförmigen Fortsätze (**Mikrovilli**) vom Plasmalemm (**Dreischichtung**) umgeben sind. Auf der freien Oberfläche der Mikrovilli liegt feingranuläres, teils filamentartiges Material (👁 77–79). Dieser Saum stellt die sog. **Glykokalix** (**cell coat**) dar (👁 79). Die Glykokalix (kalyx, gr.: Kelch, Knospe) besteht aus den Polysaccharidketten der Glykolipide und Glykoproteine, die sich bei starker Vergrößerung als **Antennulae microvillares** (👁 79) hervorheben lassen. An die Glykokalix ist die Spezifität der Zellen gebunden. Die Oberflächenmoleküle der Glykokalix wirken als Antigene; sie bestimmen damit die serologischen Eigenschaften der Zellen. Mit Hilfe der Glykokalix erkennen Zellen einander. Im Zytoplasma der Mikrovilli lagern etwa 20–30 parallel zur Längsachse angeordnete Aktinfilamente (**Mikrofilamentbündel**) 1, die aus Aktin und den Verbindungsproteinen Villin und Fimbrin bestehen (👁 56) und die Form der Mikrovilli aufrechterhalten. Sie strahlen in das im apikalen Zytoplasma gelegene terminale Netz (**Terminalgespinst, Terminalgeflecht, terminal web**) 2 ein, das in Höhe der Schlussleisten auch Myosin, Spektrin und Intermediärfilamente enthält. Dieser apikale Bereich der Epithelzellen ist weitgehend frei von Organellen.

Saumzelle des Duodenums.

1 Gebündelte Aktinfilamente mit Skelettfunktion (Stützskelett) 2 Terminales Netz 3 Mitochondrien vom Crista-Typ

Elektronenmikroskopische Aufnahme; Vergr. 34 000fach

76 Mikrovilli-Bürstensaum – Jejunum

Apikaler Abschnitt einer Dünndarmepithelzelle zur Darstellung der Mikrovilli (**Bürstensaum, Zottenfeld**) im Gefrierbruchbild (👁 72–74, 77, 78). Bei der Gefrierbruchtechnik werden Membranen gespalten, so dass zwei komplementäre innere Membranansichten beurteilt und untersucht werden können. Eine Darstellung der echten äußeren und inneren Oberfläche des Plasmalemms ist mit der Gefrierätzung allein kaum möglich. Die durch die Gefrierbruchtechnik freigelegten Membranflächen werden EF („**extracellular face**") 1 und PF („**protoplasmic face**") 2 genannt. EF ist die freigelegte Ansicht der an den Extrazellularraum grenzenden Membranhälfte, PF jene der dem Zytoplasma anliegenden Membranhälfte (👁 75, 77).

Saumzelle aus dem Jejunum.

1 EF (extracellular face) 2 PF (protoplasmic face) 3 Apikales Zytoplasma, Bereich des Terminalgeflechtes (👁 75)

Elektronenmikroskopische Aufnahme; Vergr. 35 200fach

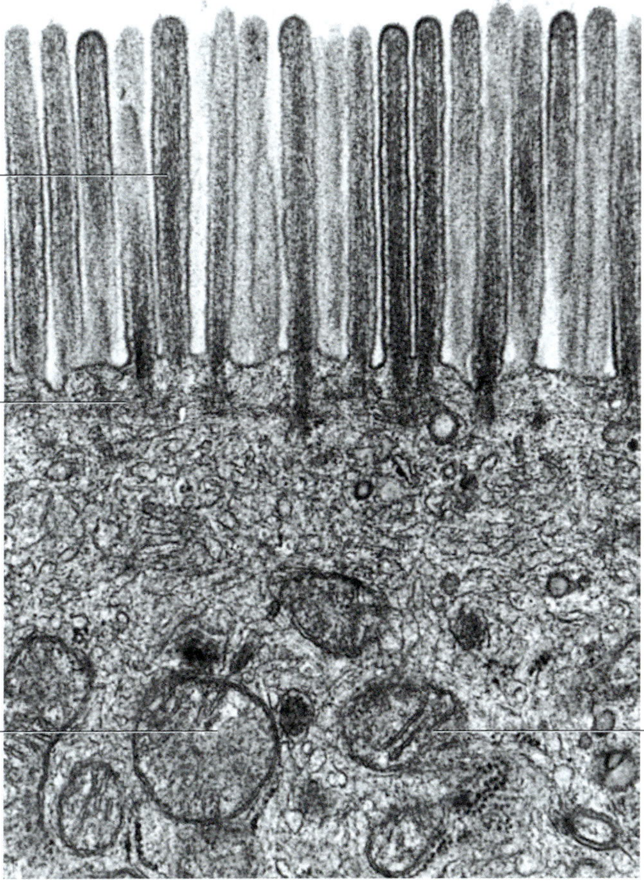

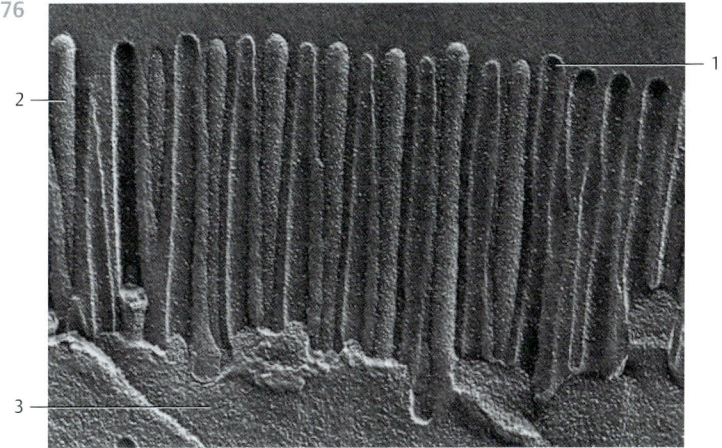

77 Mikrovilli-Bürstensaum – Duodenum

Mikrovilli (**Bürstensaum, Stäbchensaum, brush border**) einer Saumzelle aus einem Duodenum in starker Vergrößerung (👁 72–76, 108, 109, 415). Jede **Mikrozotte** enthält ein zentral liegendes **Mikrofilamentbündel** (zentrales Längsbündel) 1, das von einer apikalen Verdichtungszone 2 ausgeht. Jedes zentrale Längsbündel besteht aus etwa 20–30 **Aktinfilamenten**, die in das **terminale Netz** (Terminalgespinst) 3 einstrahlen. Beachte das auf den Mikrovilli liegende feingranuläre, teils filamentartige Material; es stellt die Glykokalyx dar (👁 75, 79). Die zentralen Aktinfilamente (**inneres Stützskelett**) sind für die Kontraktion und Verkürzung der Mikrovilli verantwortlich, wodurch vermutlich die Resorption verbessert wird. Die Mikrovilli zusammen mit dem terminalen Netz, das weitgehend frei von Organellen ist, stellen ein System für parallele Bewegungsfunktionen und Zytoskelettfunktionen von Proteinfilamenten dar. In den Mikrovilli kommt u. a. das Protein **Villin** vor, das die Aktinfilamente quer vernetzt, ferner **Calmodulin**, das offenbar in Verbindung mit Ca^{2+} die Funktion des Villins steuert. Im terminalen Netz (**terminal web**) befinden sich auch Aktinfilamente, die parallel zur Zelloberfläche verlaufen, ferner Myosin, Tropomyosin und 10-nm-Filamente, wahrscheinlich **Zytokeratine**, die an den **Zonulae adhaerentes** der Saumzellen inserieren (👁 56). Dieses komplizierte System sichert offensichtlich die Mikrovilli und verleiht ihnen eine gewisse Steifigkeit und eine Verankerung im terminalen Netz 3. Andererseits ermöglicht dieses System eine kontrollierte Beweglichkeit der Mikrovilli.
Saumzelle aus dem Duodenum.

1 Zentrale Mikrofilamentbündel (Aktinfilamente, Durchmesser 7 nm)
2 Apikale Verdichtungszone
3 Terminales Netz im apikalen Zytoplasma

Elektronenmikroskopische Aufnahme; Vergr. 95 000fach

78 Mikrovilli-Bürstensaum – Duodenum

Auf dieser Aufnahme eines parallel zur freien Oberfläche liegenden Schnittes durch den Bürstensaum erkennt man, dass jeder Mikrovillus vom Plasmalemm (**Zytomembran**) umschlossen ist. Es ist dreischichtig und besteht aus zwei durch Osmiumsäure geschwärzte dunkle Linien gleicher Dichte und einer hellen Zwischenschicht. Beachte die quer geschnittenen Aktinfilamente (zentrales Längsbündel) im Innern der Mikrovilli, ferner das auf der Oberfläche der Mikrovilli liegende granuläre, teils filamentartige oder „fusselige" Material, die **Glykokalyx**.
Saumzelle aus dem Duodenum (👁 73–77, 79, 108, 109, 415, 416).

Elektronenmikroskopische Aufnahme; Vergr. 70 000fach

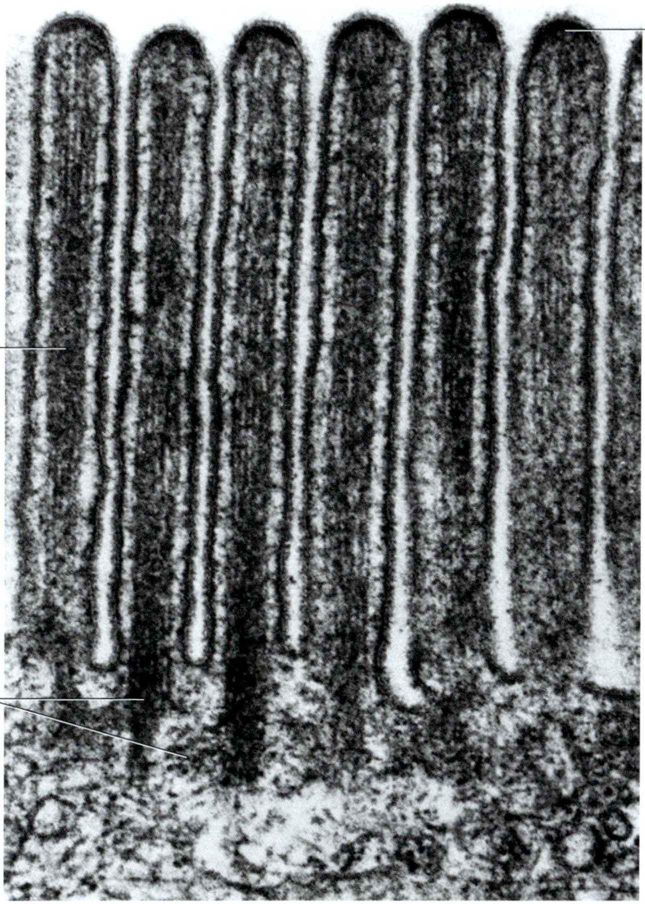

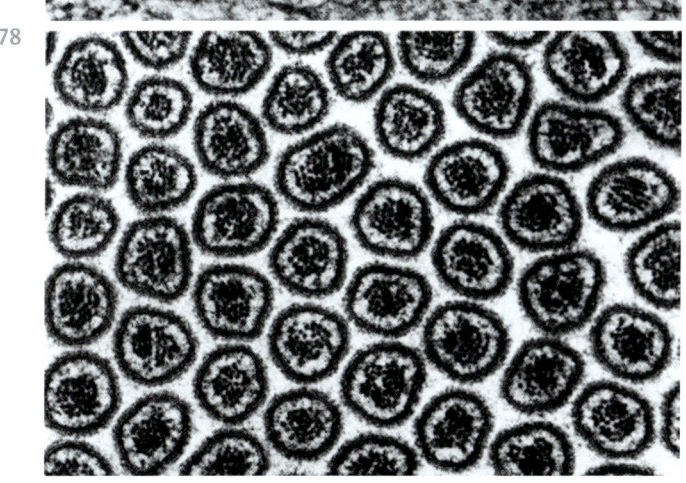

79 Glykokalyx – Antennulae microvillares

Die äußere Oberfläche der Plasmamembran ist mit einem dichten Rasen von Zuckerketten besetzt, die mit den **Glykolipiden** und **Glykoproteinen** der Zellmembran verbunden sind. Die Gesamtheit dieser Oligosaccharidketten wird als **Glykokalyx** (gr.: Zuckermantel) bezeichnet (👁 75, 77, 78). Das **Oligosaccharidmuster** ist außerordentlich vielfältig und für die jeweilige Zellart charakteristisch. An die Glykokalyx ist die Spezifität der Zelle gebunden, sie fungiert als zellspezifisches Antigen. Die büschelartig abstehenden filamentartigen Strukturen des Protein-Kohlenhydrat-Komplexes werden **Antennulae microvillares** genannt und sind integrale Bestandteile der Plasmamembran.

Querschnitt durch mehrere Mikrovilli einer Saumzelle des Jejunums mit deutlich ausgebildeten Antennulae. Im Zentrum der quer geschnittenen Mikrovilli erkennt man die 7 nm dicken Aktinfilamente (👁 77, 78).

Elektronenmikroskopische Aufnahme; Vergr. 95 000fach

80 Endozytose

Man unterscheidet zwischen Phagozytose, Pinozytose, Transzytose und Potozytose. Bei der **Phagozytose** schieben sich lamellenförmige Zellausstülpungen über die Partikel, die einverleibt werden sollen. Nach Fusion der Lamellenränder wird das Partikel in eine Vakuole, das **Phagosom**, eingeschlossen. Die **Pinozytose** ist ein Vorgang, bei dem Flüssigkeiten oder Substanzen in gelöster Form aus dem Extrazellularraum ins Zellinnere transportiert werden (**Internalisation**). Hierbei kommt es zunächst zu grübchenförmigen Invaginationen der Plasmamembran (**„Membranvesikulation"**) und daran anschließender Abschnürung dieser Membranvesikel von der Plasmamembran, wobei zwischen einer durch Rezeptoren vermittelten Pinozytose und einer unspezifischen Pinozytose (**Endozytose**) unterschieden wird. Bei der **Rezeptor vermittelten Pinozytose** entstehen sog. **Stachelsaumbläschen** (**coated vesicles, coated pits**), die auf ihrer zytoplasmatischen Seite u. a. mit dem Protein **Clathrin** besetzt sind. Clathrinsaum-Vesikel haben einen Durchmesser von 200–300 nm.

Bei unserer Abbildung handelt es sich um den kernhaltigen Abschnitt eines Myofibroblasten, an dessen Oberfläche kugel- bis eiförmige Invaginationen der Plasmamembran (Durchmesser: 60–100 nm) perlschnurartig aufgereiht sind. Es handelt sich um **Caveolae**, die keinen Clathrinsaum besitzen, sondern von dem Membranprotein **Caveolin** eingehüllt werden. Caveolae gelten als statische Invaginationen, die offenbar nur gelegentlich von der Plasmamembran abgeschnürt werden. Diese Form des Aufnahmemechanismus und des Transports wird als **Potozytose** bezeichnet.

Elektronenmikroskopische Aufnahme; Vergr. 25 000fach

81 Potozytose – Caveolae

Fortsatz eines Myofibroblasten aus dem Perineurium des Nervus medianus zur Darstellung von **Caveolae** 1, kleinen, kugel- und eiförmigen Invaginationen der Plasmamembran. Caveolae kommen besonders zahlreich in glatten Muskelzellen, Myofibroblasten, Fibroblasten und Endothelzellen vor.

1 Caveolae   2 Myofilamente   3 Kollagene Fibrillen
Elektronenmikroskopische Aufnahme; Vergr. 35 000fach

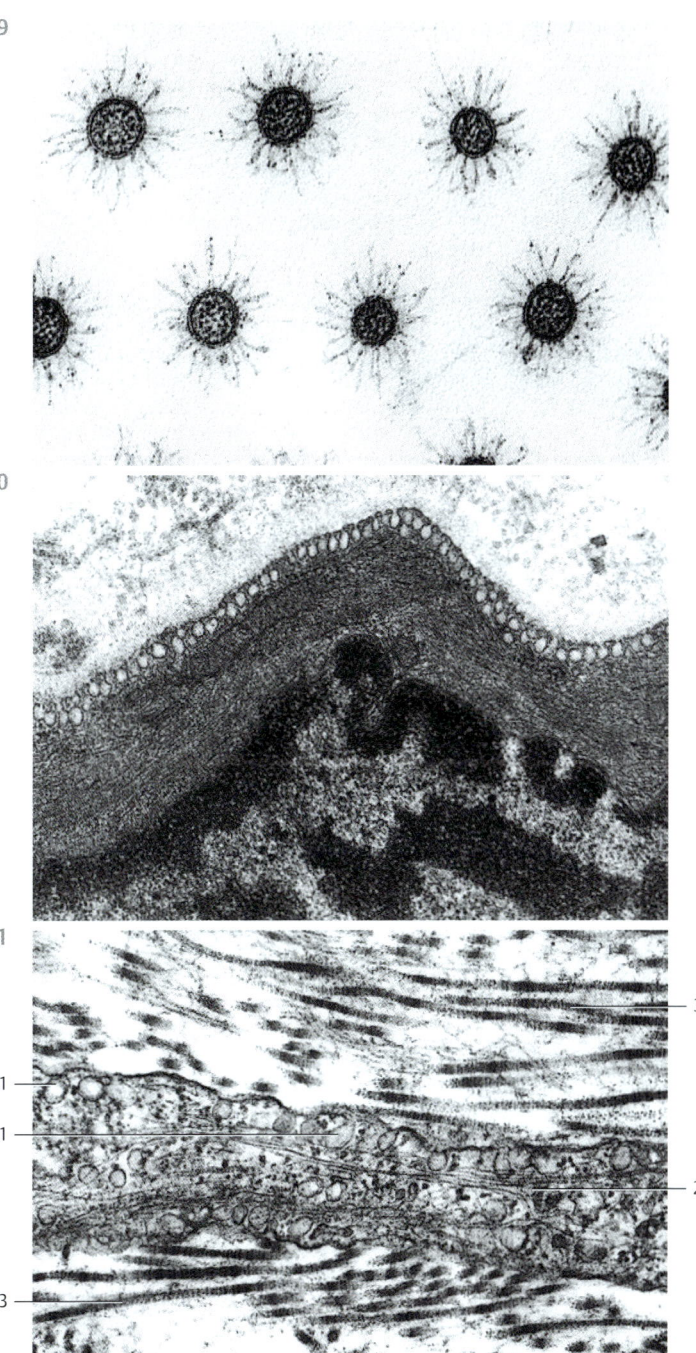

82 Kinozilien – Uterus

Manche Eukaryontenzellen tragen **Zilien** (**Wimpern**) oder **Flagellen** (**Geißeln**). Kinozilien sind feine, zylindrische, 0,2 µm dicke und überwiegend 2–5 µm lange bewegliche Fortsätze der Zelloberfläche mit einem Innenaufbau aus **Mikrotubuli-Aggregaten**, die von der Zellmembran umhüllt werden. Kinozilien kommen einzeln oder in büschelförmigen Verbänden (**Ziliensaum**) vor. Extrem lange Kinozilien (bis über 100 µm), wie das Schwanzstück der Spermatozoen, werden als **Geißeln** oder **Flagellen** bezeichnet (👁 524). Zilien und Geißeln besitzen ein einheitlich organisiertes Mikrotubulussystem.

Rasterelektronenmikroskopische Aufnahmen von Epithelverbänden liefern besonders klare und eindrucksvolle Bilder ihrer Oberflächenmodellierung. Diese Aufnahme zeigt eine Zilienzelle innerhalb des Verbandes von Kavumepithelzellen des Uterus. Die Zilien stehen büschelförmig dicht nebeneinander (👁 84, 85, 469–471, 565). Sie sind schlank, teilweise gebogen und an ihren Enden leicht verdickt. Die Oberflächen der benachbarten Kavumepithelzellen dieses Präparates sind teils glatt, teils mehr oder weniger dicht mit kurzen, knopfartigen oder stummelförmigen Mikrovilli besetzt (👁 72).

Kinozilien sind im Gegensatz zu **Stereozilien** bewegliche Fortsätze von komplexem Innenaufbau (👁 83, 84).

Rasterelektronenmikroskopische Aufnahme von Prof. Dr. Lüder C. Busch, Lübeck;
Vergr. 3000fach

83 Kinozilien – Tuba uterina

Die Innenstruktur der Zilien tritt besonders deutlich auf Querschnitten hervor: 2 Einzeltubuli liegen zentral, 9 Tubuluspaare (**Dubletten**) in der Peripherie (9 x 2 + 2-Muster). Die peripheren Tubuli (**Mikrotubulusdublette, Axoneme**) sind so angeordnet, dass sie zentral eine gemeinsame Wand haben. Diese besteht aus 2–3 Protofilamenten, die sich vor allem aus einem globulären Protein, dem **Tubulin**, aufbauen (**α- und β-Tubulin**). Aus dieser spezifischen Anordnung geht hervor, dass in der Dublette nur ein Mikrotubulus als vollständiger Ring, der **A-Mikrotubulus**, mit 13 Protofilamenten vorliegt. Der unvollständige Ring wird als **B-Tubulus** bezeichnet. Dieser besitzt nur 9 eigene Protofilamente und benutzt 3–4 Protofilamente des A-Tubulus quasi mit. Die peripheren Tubuli unterscheiden sich vom Zentralpaar ferner dadurch, dass der A-Tubulus der Dublette armartige Fortsätze trägt, die auf das nächste Tubuluspaar gerichtet sind. Auf unserer Abbildung sind diese „Ärmchen", die aus dem Protein **Dynein** und **ATPase** bestehen, nur undeutlich zu erkennen. Sie spielen offenbar für die Bewegung der Zilien eine große Rolle. Beim zentralen Tubuluspaar sind die Mikrotubuli voneinander getrennt. Die peripheren Axoneme sind außerdem durch Verbindungsproteine (**Nexin**) untereinander verbunden.

Quergeschnittene Zilien einer Zilienzelle (Flimmerzelle) aus einer Tuba uterina (👁 84, Längsschnitt durch Zilien).

Elektronenmikroskopische Aufnahme; Vergr. 60 000fach

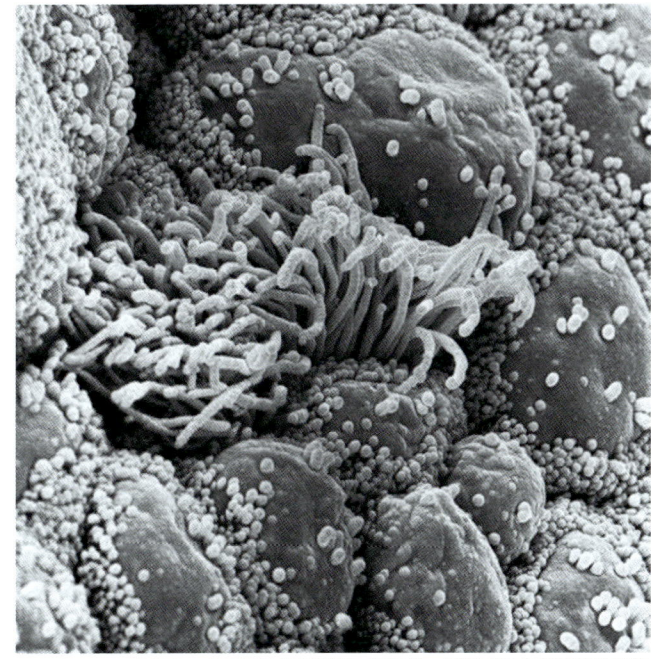

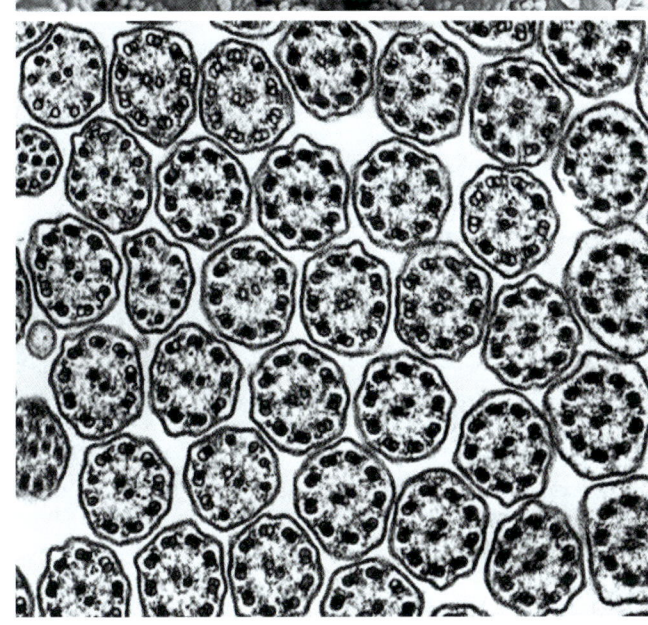

84 Kinozilien – Tuba uterina

Längsschnitt durch die Kinozilien einer Flimmerepithelzelle aus einem Eileiter (● 83, 85, 561, 563–565). Zwischen den Zilien liegen verschiedene Anschnitte von gebogenen Mikrovilli ①. Im Innern der Zilien bilden Mikrotubuli den Achsenfaden (**Axonema**), der aus 2 zentralen Mikrotubuli (**zentrales Tubuluspaar**) und 9 peripheren Doppelmikrotubuli (**Dubletten**, je ein A+B-Tubulus) besteht: 9 x 2 + 2-Struktur (● 83). Die 9 parallelen, ringförmig gestellten und miteinander verbundenen Doppeltubuli halten mit dem zentralen Tubuluspaar durch **Speichenproteine** Kontakt. Die beiden Tubuli der peripheren Doppeltubuli sind verschieden: **Tubulus A** ist im Querschnitt kreisförmig, **Tubulus B** dagegen C-förmig, also unvollständig (● 83). Die peripheren Mikrotubuli der Zilien ziehen in das apikale Zytoplasma ② und bilden unter der Zelloberfläche die als Basalkörperchen (**Basalknötchen, Kinetosomen, Zilienwurzel**) ② bezeichneten Strukturen.

Der Aufbau eines Kinetosoms, dem zytoplasmatischen Ausgangspunkt der Mikrotubuli der Kinozilien, entspricht dem eines **Zentriols**. Basal geht aus dem **Basalkörperchen** häufig ein sog. Wurzelfuß hervor, der eine periodische Querstreifung aufweist und das Protein **Centrin** enthält. Kinetosomen sind in zilienreichen Flimmerepithelzellen eng aneinandergelagert, wodurch die lichtmikroskopisch sichtbare **Basalknötchenreihe** entsteht (● 85).

1 Mikrovilli 2 Apikales Zytoplasma der Zilienzelle
Elektronenmikroskopische Aufnahme; Vergr. 30 000fach

85 Kinozilien – Tuba uterina

Kinozilien (**Flimmerhärchen**) sind bewegliche, von einer Membran begrenzte Zellfortsätze, die in dicht unter der Zelloberfläche liegenden kleinen Körperchen, den **Basalkörperchen** oder **Kinetosomen**, wurzeln (● 84). Zilien sind in der Regel 2–5 µm lang und haben einen Durchmesser von etwa 0,2–0,3 µm; damit sind sie erheblich länger als Mikrovilli und deshalb bereits lichtmikroskopisch gut zu erkennen. Kinozilien stehen meistens dicht nebeneinander (● 82, 83, 563–565) und kommen an der Zelloberfläche häufig in großer Zahl vor (**Ziliensaum**). Derartige Zilien tragende Zellen werden dann auch einfach als Flimmerzellen bezeichnet.

Die in dieser Abbildung dargestellten Falten der Tubenschleimhaut tragen ein einschichtiges hochprismatisches Epithel, das aus **Zilienzellen** und **Sekretzellen** besteht. Die Zilien wurzeln in den Basalkörperchen, die lichtmikroskopisch in Gestalt einer kräftig anfärbbaren Linie, der Basalkörperchenreihe, zu Tage treten. Die Sekretzellen wölben sich teilweise kuppelig in die Tubenlichtung vor ②. An diesen Stellen ist die **Basalkörperchenreihe** unterbrochen (● 84).

1 Lockeres Bindegewebe der Schleimhautfalten
2 Tubenlichtung
3 Flach- bzw. Schrägschnitte durch das Tubenepithel
4 Senkrechte (orthograde) Schnitte durch das Tubenepithel

Färbung: Trichrom nach Masson-Goldner; Vergr. 200fach

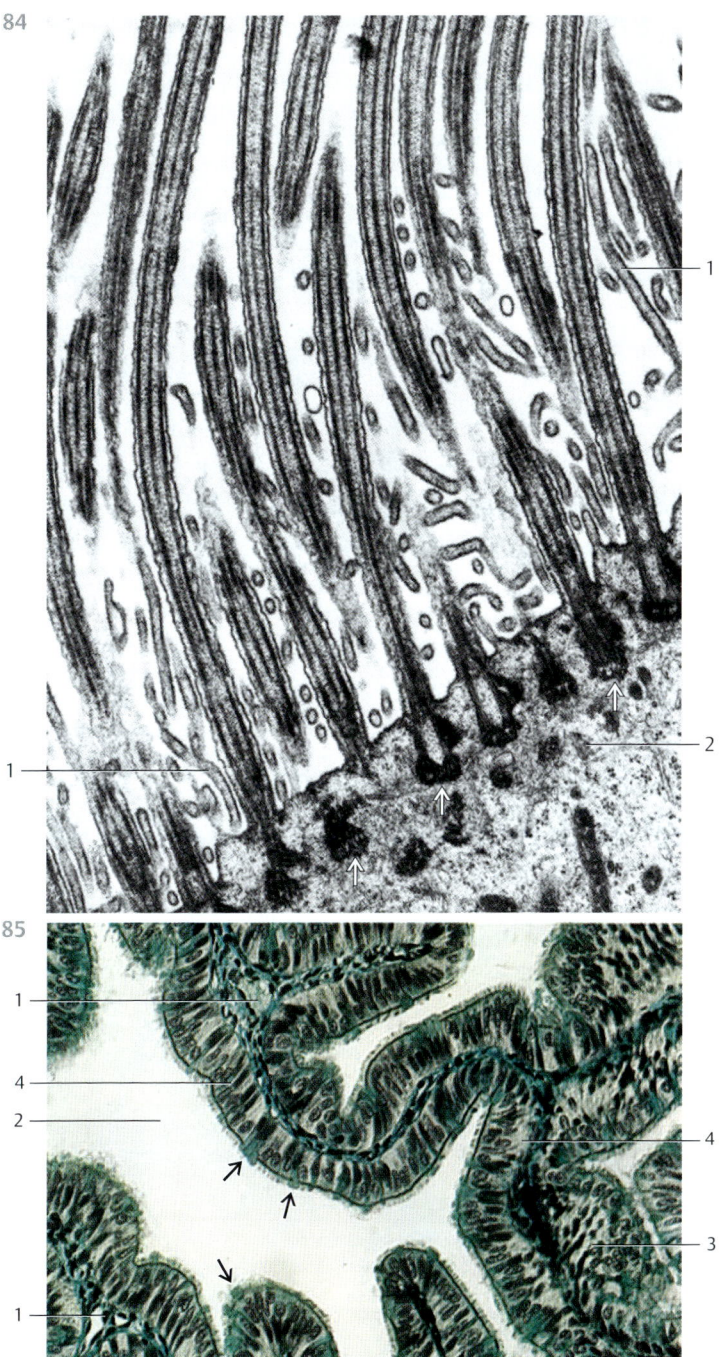

86 Stereozilien – Ductus epididymidis

Stereozilien (stereos, gr.: steif, starr, hart; cilium, lat.: Wimper) sind Oberflächenbildungen der Epithelzellen, die den Nebenhodengang und das Anfangsstück des Samenleiters auskleiden. Von den Kinozilien sind morphologisch und funktionell die zwar unbeweglichen aber flexiblen **Samenwegs-Stereozilien** zu unterscheiden, welche uns lichtmikroskopisch in Gestalt langer Härchen, die häufig zu Schöpfen miteinander verklebt sind 1, begegnen. Stereozilien sind verzweigte Mikrovilli und besitzen deshalb auch keine Kinetosomen (👉 87). Sie werden auch **Stereovilli** genannt.
Der **Ductus epididymidis** (Nebenhodengang) trägt ein zweireihiges hochprismatisches Epithel 2 (👉 110, 527–530). Die basalen, in der Regel abgerundeten Zellen 3 haben runde Kerne; in den hochprismatischen Zellen sind sie längsoval. Bei den punktförmigen Verdickungen an den oberen seitlichen Enden der hochprismatischen Epithelzellen handelt es sich um **Schlussleisten**, die orthograd angeschnitten sind (👉 99). Im subepithelialen Bindegewebe 5, das auch Lamina propria gennant wird, kommen elastische und kollagene Fasern vor.
Steife Stereozilien kommen auch auf den Sinneszellen (**Haarzellen**) des Innenohrs vor, sog. **Innenohr-Stereozilien**.

1 Stereozilienschöpfe
2 Ovale Kerne der hochprismatischen Epithelzellen
3 Kern einer Basalzelle
4 Reste von Spermatozoen
5 Subepitheliales Bindegewebe, Lamina propria

Färbung: Eisenhämatoxylin-Pikrofuchsin nach van Gieson; Vergr. 400fach

87 Stereozilien – Caput epididymidis

Vom Apex der Epithelzellen des Nebenhodenkopfes, **Caput epididymidis**, erheben sich teils bizarre Protrusionen, sog. **Stereoziliensockel**, von denen Stereozilien ausgehen, die längs angeschnitten sind (a). Stereozilien im Nebenhodenkopf sind dünne, fadenförmige Zytoplasmafortsätze, die ein Bündel von dicht gepackten Mikrofilamenten (**Aktinfilamentskelett**) enthalten und die teilweise mit dünnen Brücken untereinander in Verbindung stehen. Auf dem Querschnittsbild (b) sieht man, dass mehrere Zytoplasmafortsätze (**Stereozilien**) durch solche dünnen Zytoplasmabrücken untereinander verbunden sind. Beachte die orthograd getroffenen Schlussleisten 1 in Abbildung a und vergleiche mit den Abbildungen 86, 99–101.
Vergleiche dieses Bild mit der gleichmäßigen Anordnung der Mikrovilli in den Abbildungen 72–77 und 415. Samenweg-Stereozilien sind bis zu 10 µm lang.

1 Stereoziliensockel   2 Schlussleisten
Elektronenmikroskopische Aufnahme von Prof. Dr. Adolf F. Holstein, Hamburg;
Vergr. a) 11 300fach, b) 17 500fach

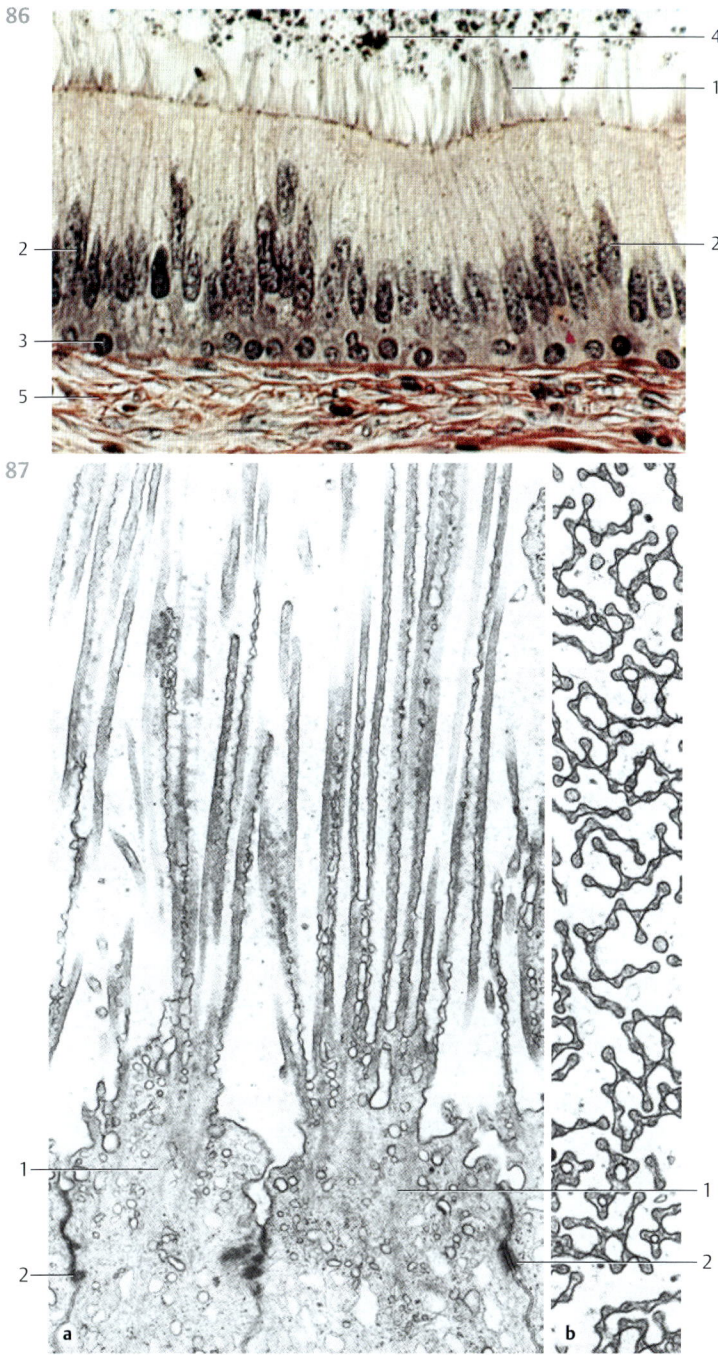

88 Mikroleisten – Mikroplicae

Die Oberfläche einer Zelle kann auch durch leistenförmige Erhebungen ihres apikalen Plasmalemms, d. h. durch Ausstülpung in Faltenform, vergrößert werden. Unsere Abbildung zeigt platte Epithelzellen einer Hundezunge, die durch die Ausbildung dichtstehender **Mikroplicae**, d. h. durch schmale faltenförmige Zellmembranaufwerfungen ausgezeichnet sind. Derartige Leistenmuster treten uns häufig in vielfältigsten Formen entgegen. Da sie auch auf der Unterseite von platten Epithelzellen oder seitlich zwischen Epithelzellen (◐ 89) gefunden werden, ist anzunehmen, dass sie der Haftung von Epithelzellen untereinander dienen. Die stärker vorspringenden „Leisten" dieser Abbildung entsprechen den Zellgrenzen. Senkrechte Durchschnitte durch Mikroplicae erscheinen im Transmissionselektronenmikroskop in Form kurzer, oft stummelförmiger Mikrovilli.

Auf den Epithelzellen liegen zwei Erythrozyten und ein stäbchenförmiges Gebilde, das zu den **Saprophyten** der Mundhöhle zu rechnen ist.

Rasterelektronenmikroskopische Aufnahme von Prof. Dr. Lüder C. Busch, Lübeck; Vergr. 3600fach

89 Basolaterale Interdigitationen

Die basalen und insbesondere die lateralen Membranoberflächen von Epithelzellen sind häufig uneben. Lateral können Mikrovilli, Mikrofalten und Zellfortsätze 1 ausgebildet sein, die zu Verzahnungen, **Interdigitationen**, mit den Nachbarzellen führen. Damit werden die lateralen Oberflächen der Epithelzellen erheblich vergrößert, und es entstehen zum Teil erweiterte Interzellularräume 2.

In der nebenstehenden Abbildung blickt man auf das aufgebrochene Epithel der Gallenblasenschleimhaut. Man erkennt prismatische Epithelzellen, die in ihrem gesamten Umfang lateral zahlreiche interdigitierende Zellfortsätze 1 ausgebildet haben. Die lateralen Oberflächen erscheinen zerklüftet (◐ 90, 91, 92).

1 Laterale Membran-
  oberflächen
2 Interzellularräume
3 Epitheloberfläche
4 Basalmembran

Rasterelektronenmikroskopische Aufnahme; Vergr. 780fach

90 Basale Einfaltungen – Basales Labyrinth

Streifenstück (**Sekretrohr**) 1 aus einer Glandula submandibularis mit anliegenden Kapillaren 2 und Drüsenendstücken 3. Die hochprismatischen Epithelzellen des Sekretrohres lassen eine deutlich hervortretende, senkrecht zur Basis gerichtete Streifung 4 erkennen, die auf Plasmalemmeinfaltungen und Mitochondrienreihen (**basale Streifung, „basales Labyrinth"**) beruht (◐ 91, 129, 380). Die Kerne der hochprismatischen Epithelzellen sind infolge der Einfaltungen des basalen Plasmalemms in das obere Zelldrittel verlagert. Die basalen und lateralen Plasmalemmeinfaltungen sind Differenzierungen zur Vergrößerung der Oberflächen.

Beachte die basale Basophilie der Drüsenzellen (◐ 18, 19).

1 Kapillaren
2 Drüsenendstücke
3 Basale Streifung
4 Lichtung des Sekretrohres

Semidünnschnitt; Färbung: Methylenblau-Azur II; Vergr. 500fach

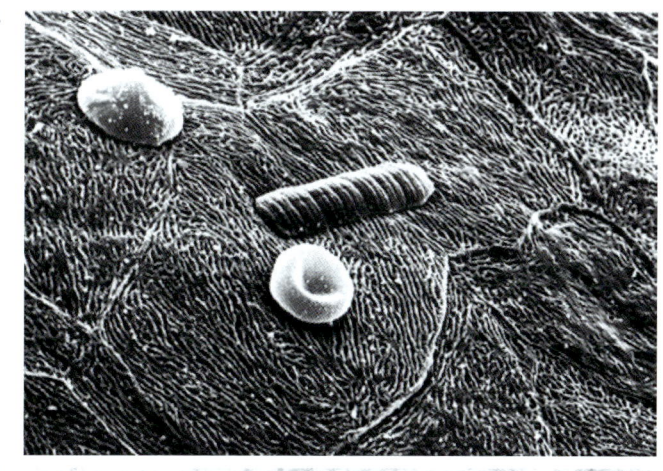

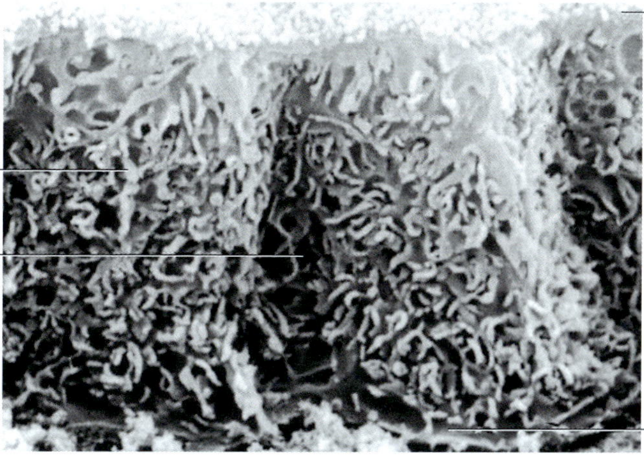

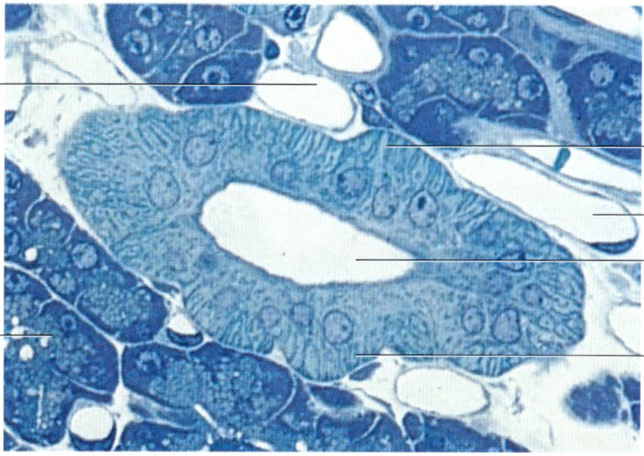

91 Basale Plasmalemmeinfaltungen – Basales Labyrinth – Basolaterale Interdigitationen

An der basalen Oberfläche von Epithelzellen, die im Dienste eines umfangreichen Ionen- und Flüssigkeitstransports stehen, kommt es zu tiefen und oft komplizierten, insgesamt senkrecht stehenden Einfaltungen (**Invaginationen**) des basalen Plasmalemms tief in das Zellinnere hinein, in älteren Beschreibungen als „**basales Labyrinth**" bezeichnet [2]. Einfaltungen der basalen Zellmembran (**basale Einfaltungen**) dienen ohne Zweifel der Vergrößerung der basalen Zelloberfläche; sie kommen in sehr unterschiedlicher Ausprägung vor. Zwischen den kulissenförmig angeordneten Membraneinfaltungen entstehen hohe und enge Zytoplasmaräume, in denen große, meist längliche Mitochondrien vom Crista-Typ [3] lagern. Diese Einfaltungen der transportierenden Membranen und den dann häufig in Reihen angeordneten Mitochondrien ergeben lichtmikroskopisch das Bild einer **basalen Streifung** (➤ 89, 90, 92).

Ausschnitt aus einer Epithelzelle des Tubulus proximalis des Nephrons einer Rattenniere.

1 Zellkern, nach apikal verlagert
2 Basale Membraneinfaltungen
3 Mitochondrien
4 Basallamina
5 Lumen einer peritubulären Kapillare
6 Endothelzelle, kernhaltiger Abschnitt
7 Gefenstertes Endothel einer Blutkapillare
8 Lysosomen

Elektronenmikroskopische Aufnahme; Vergr. 10 000fach

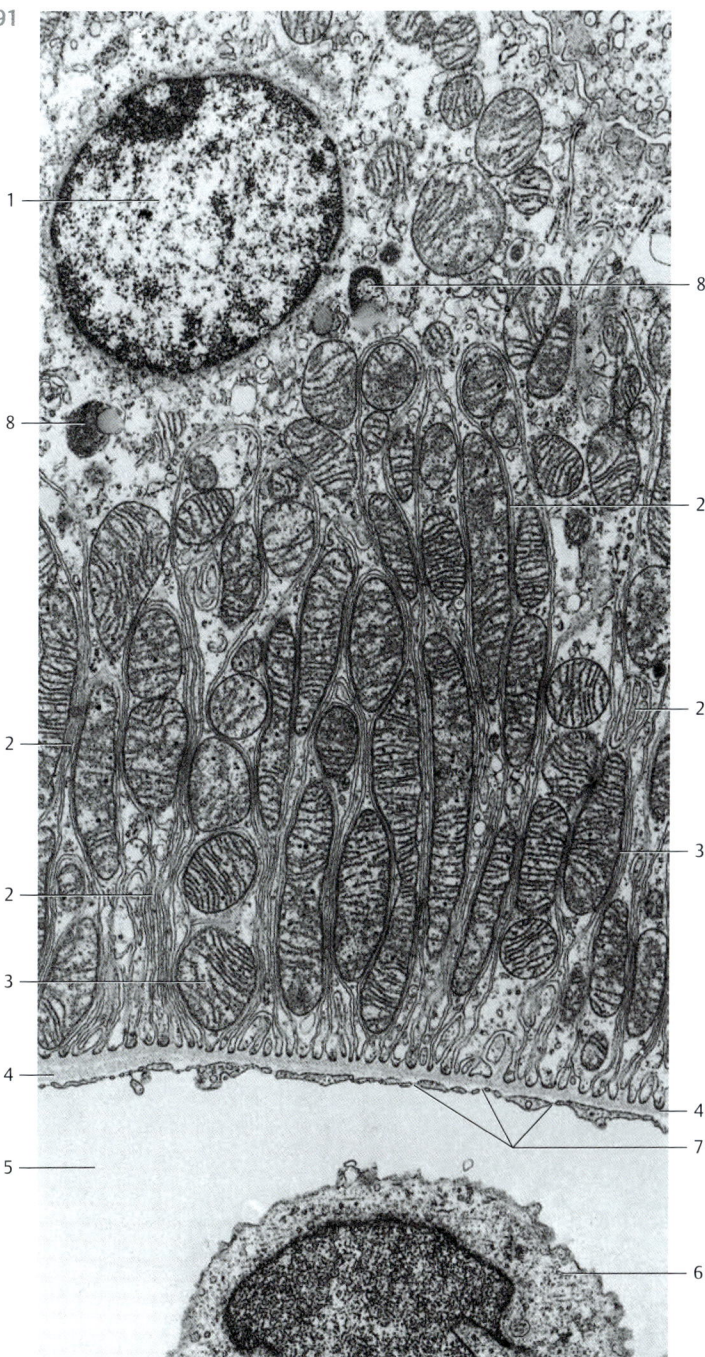

92 Basolaterale Interdigitationen

Interdigitierende Zellfortsätze ① von Epithelzellen eines Sekretrohres (**Streifenstück**) der Glandula parotidea (Parotis). Der Schnitt ist parallel zur Zelloberfläche geführt. Die Verzahnungen ① der benachbarten Plasmalemmata sind hier besonders eindrucksvoll zu überblicken; sie tragen zu einer enormen Vergrößerung der Oberfläche bei und vermitteln das Bild eines Labyrinthes (**basales Labyrinth**). Auch hier enthalten die interdigitierenden Zellfortsätze große Mitochondrien ②, die sich der Form der Zellfortsätze anpassen und den eingefalteten Zellmembranen eng anliegen.

Das Epithel der Sekretrohre (Streifenstücke) von Speicheldrüsen besitzt alle Strukturmerkmale eines transportierenden Epithels (👁 89, 90, 91, 96, 380).

1 Interdigitierende Zellfortsätze 2 Mitochondrien 3 Desmosomen
Elektronenmikroskopische Aufnahme; Vergr. 4000fach

93 Dermo-epidermale Grenzfläche – Wurzelfüßchen

Die tiefste Zelllage der Epidermis, das **Stratum basale**, besteht aus prismatischen Basalzellen (**basale Keratinozyten**), die basal verschieden geformte und verzweigte Fortsätze (Zellausläufer), sog. **Wurzelfüßchen**, ausbilden. Sie verankern die Basalzellen in der aus retikulären Fasern bestehenden **Lamina fibroreticularis** des Stratum papillare ① der Lederhaut (Dermis). Gleichzeitig wird dadurch die Berührungsfläche mit dem gefäßführenden Bindegewebe vergrößert. Zwischen Wurzelfüßchen und der Lamina fibroreticularis bleibt eine Basallamina erhalten, die stets der Kontur der basalen Epidermiszelle folgt. Die Wurzelfüßchen enthalten vielfach gebündelte Tonofilamente ④ (**intermediäre Filamente, Prokeratin**), welche in die am basalen Plasmalemm aufgereihten Halbdesmosomen einstrahlen.

In lichtmikroskopischen Schnitten durch die Haut tritt der Übergang zwischen Epidermis und Dermis, die sog. **dermo-epidermale Grenzfläche** oder **Verbindungszone**, als unregelmäßige, gewellte Grenzlinie hervor (👁 595, 599–601, 603).

1 Stratum papillare mit Kollagenfibrillen (Typ-III-Kollagen)
2 Desmosomen
3 Keratinozyten des Stratum spinosum
4 Tonofilamente (intermediäre Filamente)
5 Halbdesmosomen
Elektronenmikroskopische Aufnahme; Vergr. 6000fach

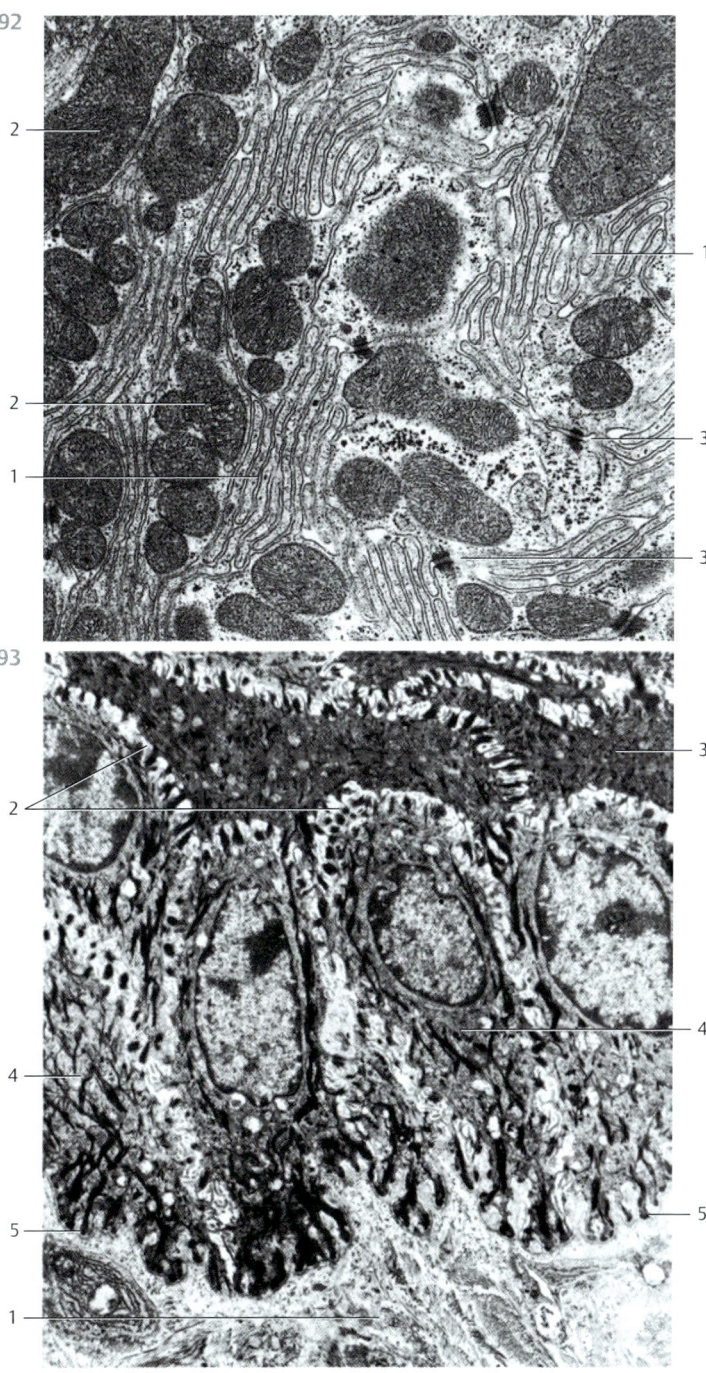

94 Interzellularbrücken

Flachschnitt durch die Stachelzellschicht (**Stratum spinosum**) der Epidermis mit polygonalen Stachelzellen (**Keratinozyten**) und weiten Interzellulärräumen. Diese werden von den stachelartigen Zellfortsätzen (**Interzellulärbrücken**) durchzogen 1. An den Berührungsflächen der Fortsätze benachbarter Zellen kommt es zu kleinen, knötchenförmigen Verdickungen, den **Brückenknötchen** (**Bizzozero-Knötchen**), die kompliziert gebauten Haftplatten, den **Desmosomen** (desmos, gr.: Bindung; soma, gr.: Körper), entsprechen (👁 93, 95–98). Giulio Bizzozero (1846–1901), Pathologe in Turin, Italien.

Färbung: Hämalaun-Eosin; Vergr. 675fach

95 Interzellularbrücken

Teils schlanke, teils breitere Zytoplasmafortsätze benachbarter Epithelzellen ragen in den erweiterten Interzellularspalt 1 hinein (**Interzellulärbrücken**). An den Berührungsstellen sind Haftstrukturen, Desmosomen 2, ausgebildet, die den lichtmikroskopisch sichtbaren **Brückenknötchen** (👁 94) entsprechen. In die Haftplatten strahlen Bündel von Intermediärfilamenten (**Tonofilamente** 3) ein (👁 93, 96, 101).

Elektronenmikroskopische Aufnahme; Vergr. 23 000fach

96 Interdigitationen

Interzelluläre Kontaktaufnahme zweier benachbarter Epithelzellen mittels miteinander verzahnter Zellfortsätze, sog. **Interdigitationen** 1. Der Interzellulärspalt ist in diesem Falle eng (**Zellfuge**). Die Pfeile sind auf zwei **Maculae adhaerentes** (**Fleckdesmosom, Typ-I-Desmosom**) gerichtet (👁 95, 97, 98).

Elektronenmikroskopische Aufnahme; Vergr. 30 000fach

97 Desmosom – Macula adhaerens

Desmosomen können punktförmig (**Punctum adhaerens**), scheibenartig (**Macula adhaerens**), bandförmig (**Fascia adhaerens**) oder gürtelförmig (**Zonula adhaerens**) ausgebildet sein. In dieser Abbildung wird eine **Macula adhaerens** demonstriert, die zwei Nachbarzellen druckknopfartig verankert. Im 20–40 nm breiten Interzellularspalt liegt mikrofilamentäres Kittmaterial (**Desmoglea, Cadherine**), das sich zu einer Mittellinie (**Mesophragma**) verdichtet. In die scheibenartige Zytoplasmaverdichtung strahlen 10 nm dicke Tonofilamente ein (**tonofilamentassoziiertes Fleckdesmosom, Typ-I-Desmosom**) (👁 95).

Elektronenmikroskopische Aufnahme; Vergr. 46 500fach

98 Desmosomen – Maculae adhaerentes

Typische Desmosomen (**Maculae adhaerentes**) zwischen zwei Streifenstückzellen der Glandula parotidea. Beachte das streifige Muster in der Zwischenzellfuge (Kittsubstanz). Auch hier strahlen Tonofilamente in die scheibenartigen Zytoplasmaverdichtungen ein (👁 96, 97).

Elektronenmikroskopische Aufnahme; Vergr. 58 000fach

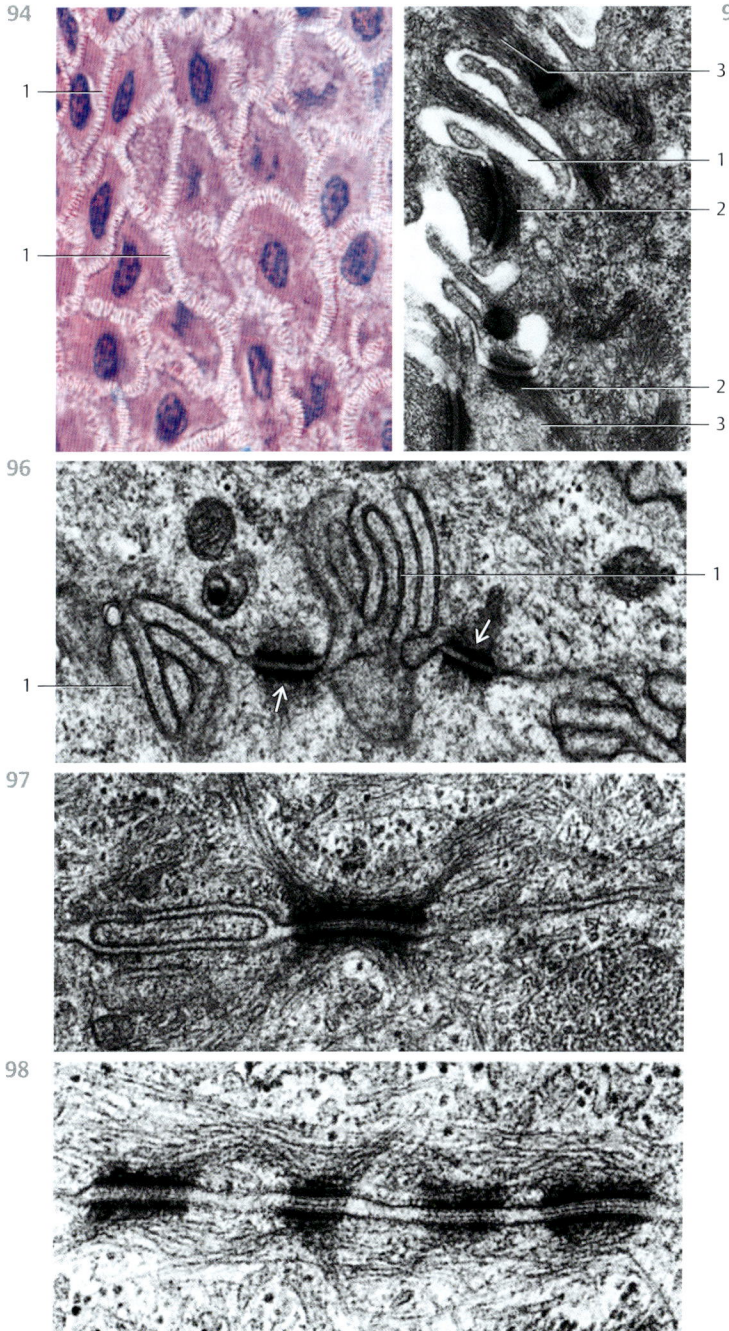

Zelle

99 Junktionaler Komplex – Schlussleistennetz – Haftkomplexe

Als Schlussleisten bezeichnet man ein gitterartiges **Haftsystem** an den apikolateralen Zonen prismatischer Epithelien, das die einzelnen Epithelzellen gürtelförmig umfasst. Dieses sog. **Schlussleistennetz** 1 tritt lichtmikroskopisch besonders deutlich auf Tangential- und Flachschnitten durch die apikalen Regionen der Epithelzellen einschichtig und mehrreihiger Epithelien hervor. Auf senkrecht zur Epitheloberfläche geführten Schnitten erkennt man nur die Profile dieser Leisten als umschriebene, scharf begrenzte Körnchen (<o> 86). Die elektronenmikroskopische Analyse zeigt, dass sich hinter dem Bilde der Schlussleisten ein kompliziert gebautes Verbindungssystem verbirgt, an dem man an der lateralen Oberkante der Zellen eine **Zonula occludens** (**Verschlusskontakt, Verschlusszone; tight junction**) und eine **Zonula adhaerens** (**Gürteldesmosom, Adhärensring**) unterscheidet. In der Regel folgt auf die Zonula adhaerens unmittelbar eine **Macula adhaerens** (**Fleckdesmosom**) (<o> 101, 632).
Tangentialschnitt durch die menschliche Kolonschleimhaut.

1 Schlussleistennetz 2 Lamina propria mucosae 3 Becherzellen der Kolonschleimhaut
Färbung: Eisenhämatoxylin-Benzopurpurin; Vergr. 125fach

100 Tight junction – Zonula occludens

Bei der **Zonula occludens** verschmilzt die äußere Schicht des Plasmalemms der einen Zelle leistenförmig mit der äußeren Schicht des Plasmalemms der benachbarten Zelle (**Verschlusskontakt**). Im Verschmelzungsbereich ist die gesamte Verbundmembran nur etwa 15 nm dick. Auch bei den „**tight junctions**" lassen sich drei Ausbildungsformen unterscheiden. In unserem Falle handelt es sich um eine ununterbrochene, gürtelförmige „**tight junction**" an der apikolateralen Plasmamembran einer Saumzelle des Jejunums. Sie ist Bestandteil des Schlussleistennetzes (<o> 99, 101). Im Gefrierbruch besteht die Zonula occludens im Bereich der PF (<o> 13, 76) meistens aus einem netzartigen System von Leisten 2. Im Bereich dieser Leisten ist der Interzellularspalt komplett verschlossen und nicht für hydrophile Moleküle (u. a. Ionen, Verdauungsenzyme, Kohlenhydrate) durchgängig.

1 Mikrovilli
Elektronenmikroskopische Aufnahme; Vergr. 36 000fach

101 Schlussleisten – Haftkomplex – Junctional complex

Elektronenmikroskopische Aufnahme von Zellgrenzen benachbarter Epithelzellen eines Streifenstücks der Glandula submandibularis. Der Haftkomplex besteht aus einer **Zonula occludens** (ZO) und einer **Zonula adhaerens** (ZA); in basaler Richtung folgen **Desmosomen** (D) (<o> 99, 100). Im Bereich der Zonula occludens (ZO) sind die benachbarten Epithelzellen tangential geschnitten, so dass der Verschlusskontakt nicht klar hervortritt.

1 Mitochondrien 2 Mikrovilli mit einer Glykokalyx
Elektronenmikroskopische Aufnahme; Vergr. 31 000fach

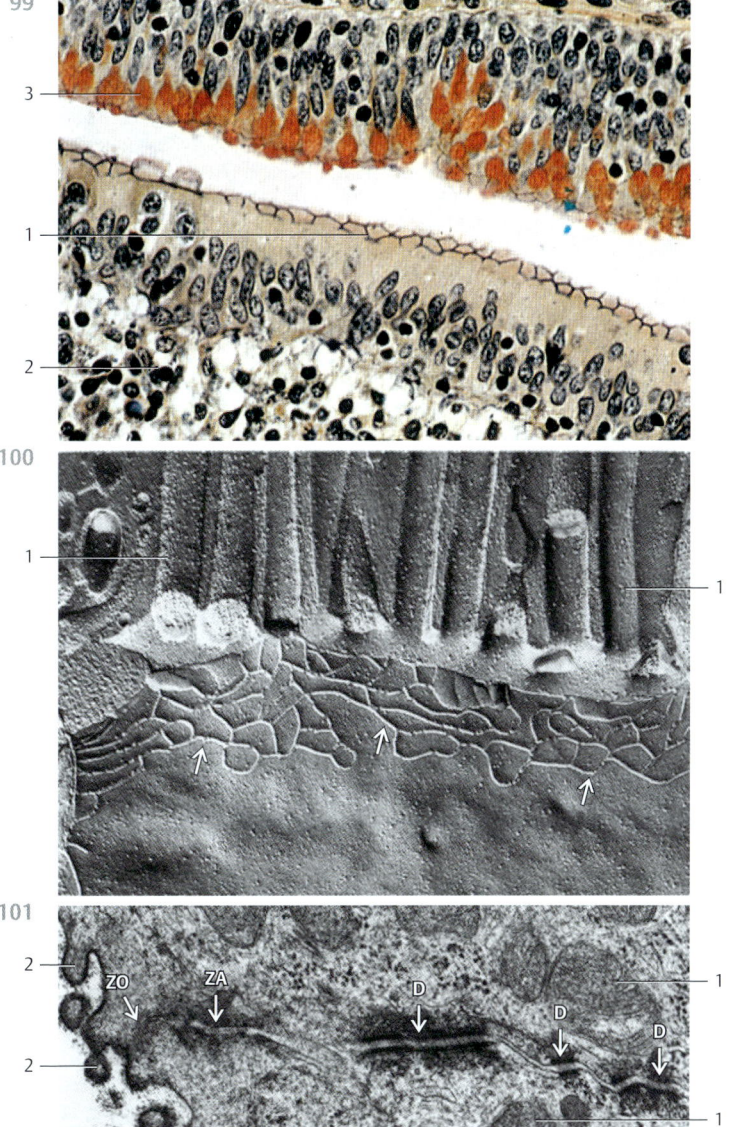

102 Einschichtiges Plattenepithel – Mesenterium

Oberflächenepithelien sind ausgebreitete und geschlossene, gefäßlose Zellverbände, die basal dem Bindegewebe, durch eine Basalmembran getrennt, aufsitzen und apikal an eine innere oder äußere Körperoberfläche grenzen. Einschichtige Epithelien bestehen aus nur einer einzigen Zelllage (**Epithelium simplex**). Das einschichtige Plattenepithel, dessen Zellen in der Aufsicht polygonale Umrisse aufweisen, findet man u. a. als Auskleidung der Blut- und Lymphgefäße (**Endothel**), des Herzens (**Endokard**) und der Pleura- und Peritonealhöhle (**Serosa, Mesothel**). Die Mesenterien (**Gekröse**), von denen dieses Präparat stammt, sind flächenhaft ausgebreitete Bindegewebsschichten, die auf beiden Seiten einen **Serosaüberzug** (**viszerales Peritoneum**) besitzen. Die Serosaepithelzellen (**Mesothelzellen, Peritonealepithel**) sind platte, polygonale, mit kurzen Mikrovilli versehene Zellen, die einen einschichtigen epithelialen Verband bilden.

Dieses Häutchenpräparat zeigt puzzlespielartige Zellen, deren Grenzen durch Silberimprägnation hervorgehoben sind (👁 103–105, 633, 634, 640). Die Grenzen des Serosaepithels der anderen Seite dieses Häutchenpräparates schimmern grau und unscharf durch.

Häutchenpräparat; Färbung: Versilberung mit Silbernitrat; Vergr. 300fach

103 Einschichtiges Plattenepithel – Peritoneum – Serosa

Das Peritoneum, die **Serosa** des Bauchraums, besteht aus einer epithelialen Deckschicht, dem einschichtigen peritonealen Plattenepithel, und einer subepithelialen kollagenen Bindegewebsschicht, der **Lamina propria serosae**. Die freie Oberfläche der platten und vieleckigen Epithelzellen (**Mesothelzellen, Serosadeckzellen**) ist dicht mit kurzen und meist gebogenen Mikrovilli besetzt.

Die Peritonealepithelzellen sind platte, polygonale Zellen, deren feinzackige Zellgrenzen sich durch Silberimprägnation hervorheben lassen (👁 102). In unserer Abbildung treten die Zellgrenzen in Form niedriger Leisten deutlich hervor. Die linsenförmigen Zellkerne wölben die Zelloberfläche leicht vor; in diesen Arealen trägt die Zelloberfläche weniger Mikrovilli (👁 104).

Rasterelektronenmikroskopische Aufnahme; Vergr. 1650fach

104 Einschichtiges Plattenepithel – Hinteres Hornhautepithel

Aufsicht auf das **hintere Hornhautepithel** (**Epithelium posterius**), das an die vordere Augenkammer grenzt (👁 103, 634, 640). Es tritt ein gleichmäßiges Muster polygonaler Zellen zu Tage, deren kernhaltige Abschnitte sich leicht vorbuckeln. Die Oberflächen der flach ausgebreiteten platten Zellen sind überwiegend glatt; sie besitzen weder Mikrovilli noch Mikroplicae. Die gezahnten Linien entsprechen den Zellgrenzen. Benachbarte Zellen sind hier durch feine Fortsätze eng untereinander verzahnt und durch Maculae adhaerentes (**Desmosomen**) miteinander verbunden.

Rasterelektronenmikroskopische Aufnahme; Vergr. 800fach

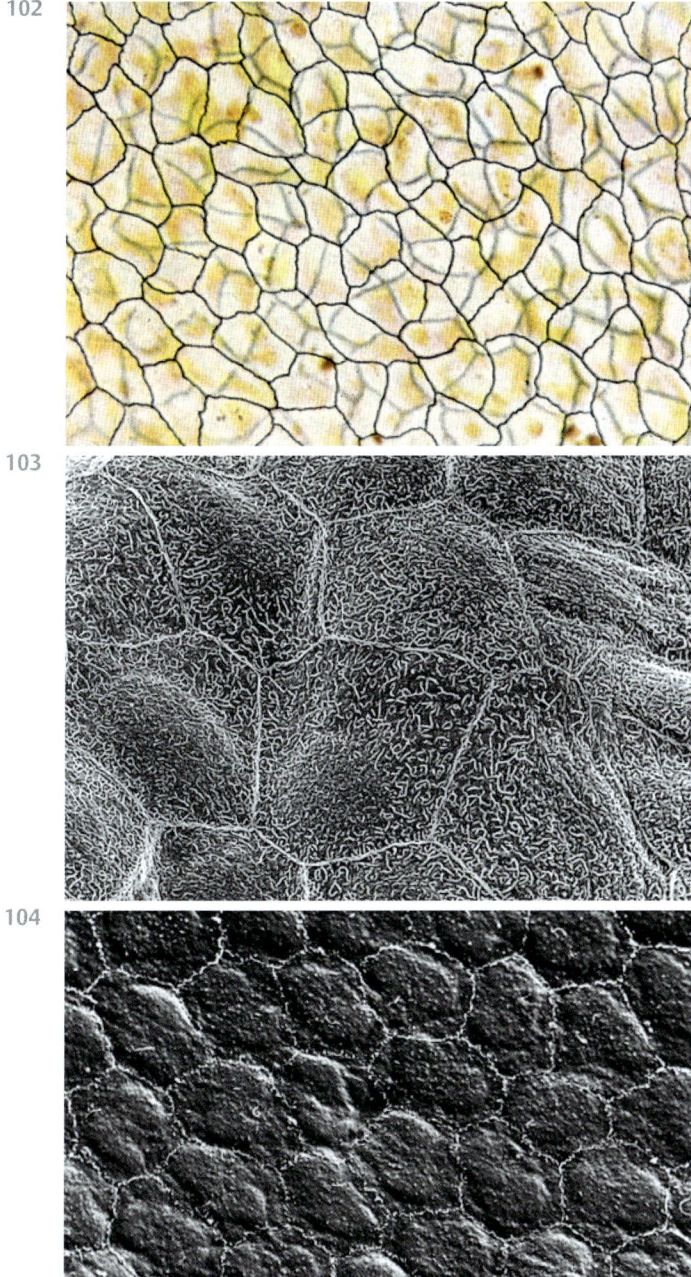

105a Einschichtiges Plattenepithel – Hinteres Hornhautepithel

Das einschichtige Plattenepithel 1 der **Kornea**, das hintere Hornhautepithel (**„Hornhautendothel"**), bildet die Oberflächenbedeckung der Kornea gegen die vordere Augenkammer (⇨ 104, 634, 640). Es ist ein typisches **einschichtiges Plattenepithel**, das sich im senkrechten Durchschnitt in Form flacher (platter) Profile darstellt. In dieser Abbildung sind auch die spindelförmigen Kerne der platten Epithelzellen zu erkennen. Unter dem Epithel liegt die **Lamina limitans posterior, die Descemet-Membran** 2. Es folgt die breite Schicht der **Substantia propria corneae** 3 (⇨ 634, 638, 640). Die hellen Räume sind technisch bedingte Schrumpfspalten.

1 Einschichtiges Plattenepithel 3 Substantia propria corneae 4 Fibrozyten
2 Descemet-Membran   („Hornhautzellen")
Färbung: Hämatoxylin-Eosin; Vergr. 400fach

105b Einschichtiges Plattenepithel – Periorchium

Das parietale Blatt der Tunica vaginalis testis, das Periorchium des Hodens, trägt ein **einschichtiges Plattenepithel** 1. Zwischen den Kollagenfasern 2 ist ein Lymphgefäß 3 mit Endothel angeschnitten.

Semidünnschnitt; Färbung: Toluidinblau-Pyronin; Vergr. 600fach
Präparat und Aufnahme von Prof. Dr. Adolf F. Holstein, Hamburg

106 Einschichtiges isoprismatisches (kubisches) Epithel – Niere

Im einschichtigen isoprismatischen (**kubischen**) Epithel ist der Aufriss der einzelnen Epithelzellen annähernd rechteckig (quadratisch, würfelförmig), der Grundriss ist polygonal (Pflastersteinbild).
In diesem Querschnitt durch eine Nierenpapille ist ein Sammelrohr quer getroffen; es ist von einem **einschichtigen isoprismatischen Epithel** ausgekleidet, dessen Zellen apikolateral Schlussleisten 1 besitzen, die hier in Form kräftig gefärbter Pünktchen hervortreten (⇨ 99). Die Zellkerne sind kugelig und rot angefärbt (mit Eosin überfärbt), das Zytoplasma ist feingranulär und insbesondere perinukleär organellenarm. Subepithelial liegt eine dicke Basalmembran 2. In der Umgebung des Sammelrohrs sind zahlreiche Kapillaren 3 angeschnitten.

1 Schlussleisten   2 Basalmembran   3 Kapillaren
Färbung: Hämalaun-Eosin; Vergr. 400fach

107 Einschichtiges hochprismatisches (zylindrisches) Epithel – Nierenpapille

Querschnitt durch die Nierenpapille in Höhe der Ductus papillares 1, die von einem **einschichtigen hochprismatischen Epithel (Zylinderepithel, Säulenepithel)** ausgekleidet sind (⇨ 106, 505). Die Epithelzellen der papillären Sammelrohre (**Bellini-Gänge**) sind also höher als breit. Die Epithelzellkerne (blassrot) stehen in basaler Position; das Zytoplasma ist organellenarm und färbt sich nur schwach an. Die Zellgrenzen treten deutlich hervor. Zwischen den Ductus papillares kommen u. a. mit Blut gefüllte Kapillaren 2 vor. Die bindegewebigen Anteile der Nierenpapille sind blau gefärbt.
Der Sammelrohrdurchmesser beträgt in den Ductus papillares bis zu 300 µm.

1 Ductus papillaris   2 Kapillaren
Färbung: Trichrom nach Masson-Ladewig; Vergr. 200fach

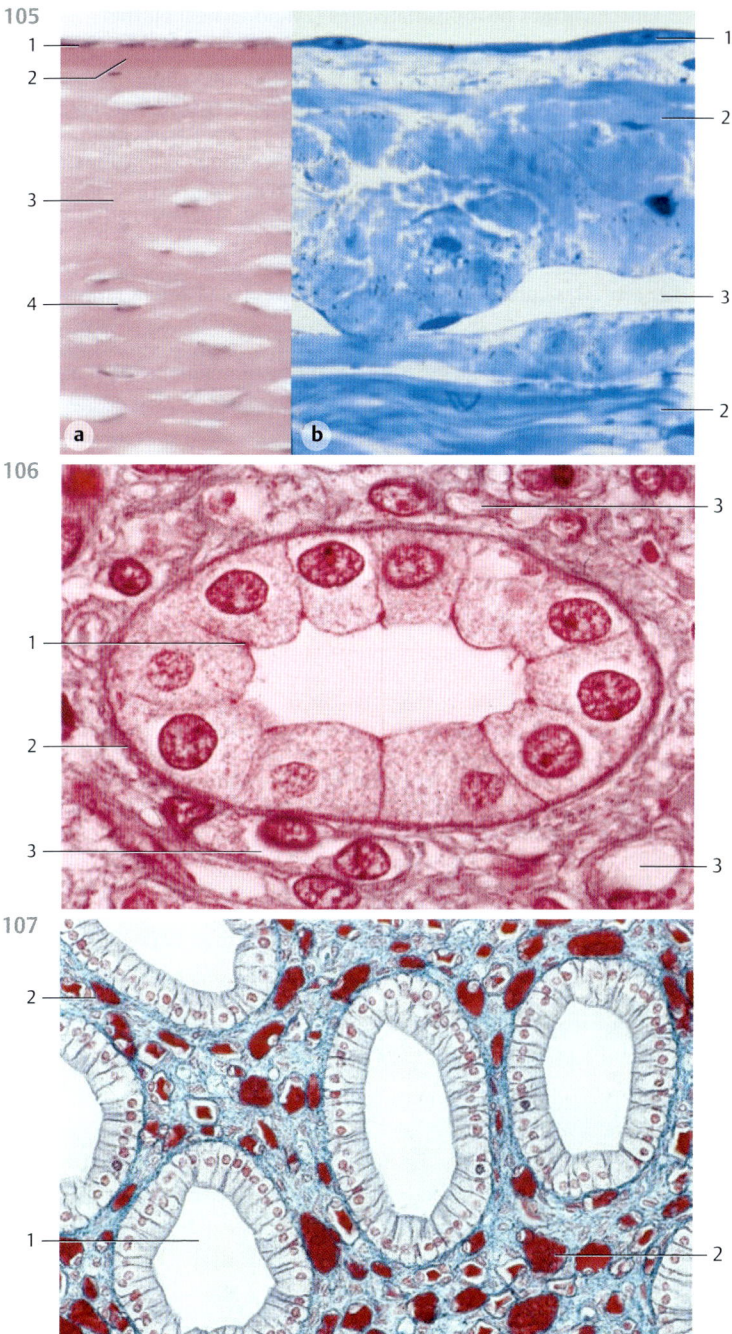

108 Einschichtiges hochprismatisches (zylindrisches) Epithel – Duodenum

Beim **einschichtigen hochprismatischen Epithel** stehen die Zellen mit ihrer Längsachse immer senkrecht zur Oberfläche; im Querschnitt sind sie polygonal. Die länglichen, in einer Reihe stehenden Kerne nehmen mehr den basalen Zellabschnitt ein, während die supranukleären Bereiche vornehmlich die Zellorganellen enthalten. An der freien Oberfläche tragen die Epithelzellen dieser Abbildung einen deutlich sichtbaren gestreiften Saum 1 (**Saumzellen, Enterozyten**), der aus Mikrovilli besteht (👁 73–76, 109, 415). Im Verband des Saumepithels kommen vereinzelt Becherzellen 2 (👁 122) vor. Das Epithel ist von der bindegewebigen **Lamina propria mucosae** 3 unterlegt, in der neben Blut- und Lymphgefäßen, Nervenfasern und **Myofibroblasten** auch glatte Muskelzellen 4 vorkommen. Das Epithel ist durch eine dünne, hier blau gefärbte Basalmembran von der Lamina propria mucosae 3 getrennt. Vergleiche mit den Kernformen in den 👁 90 und 91.

1 Bürstensaum (brush border)
2 Becherzellen
3 Lamina propria mucosae
4 Glatte Muskelzellen
5 Schlussleistennetz
6 Kerne apoptotischer Epithelzellen

Färbung: Azan; Vergr. 400fach

109 Einschichtiges hochprismatisches (zylindrisches) Epithel – Duodenum

Senkrechter Durchschnitt durch die **Lamina epithelialis mucosae** des Duodenums zur Darstellung des einschichtigen hochprismatischen Epithels (**Enterozyten**, Saumzellen, vgl. 👁 108, 415).

Die schlanken, hochprismatischen Epithelzellen tragen einen gleichmäßigen Bürstensaum 1 (**Mikrovilli**, 👁 73–77, 108, 415), die längsovalen Zellkerne stehen im basalen Zelldrittel. Alle Enterozyten enthalten sowohl infranukleär als auch im apikalen Zelldrittel zahlreiche Mitochondrien 2.

Mikrovilli (hier **Bürstensaum**) vergrößern die Darmoberfläche und damit den Kontakt zum Darminhalt wesentlich. Sie tragen durch ihren Enzymbestand (**Bürstensaumenzyme**) zur Verdauung bei und dienen der Resorption.

Die Lamina propria mucosae 3 ist am unteren Bildrand erkennbar.

1 Bürstensaum (Mikrovilli)
2 Mitochondrien
3 Lamina propria mucosae
4 Darmlumen

Elektronenmikroskopische Aufnahme; Vergr. 2000fach

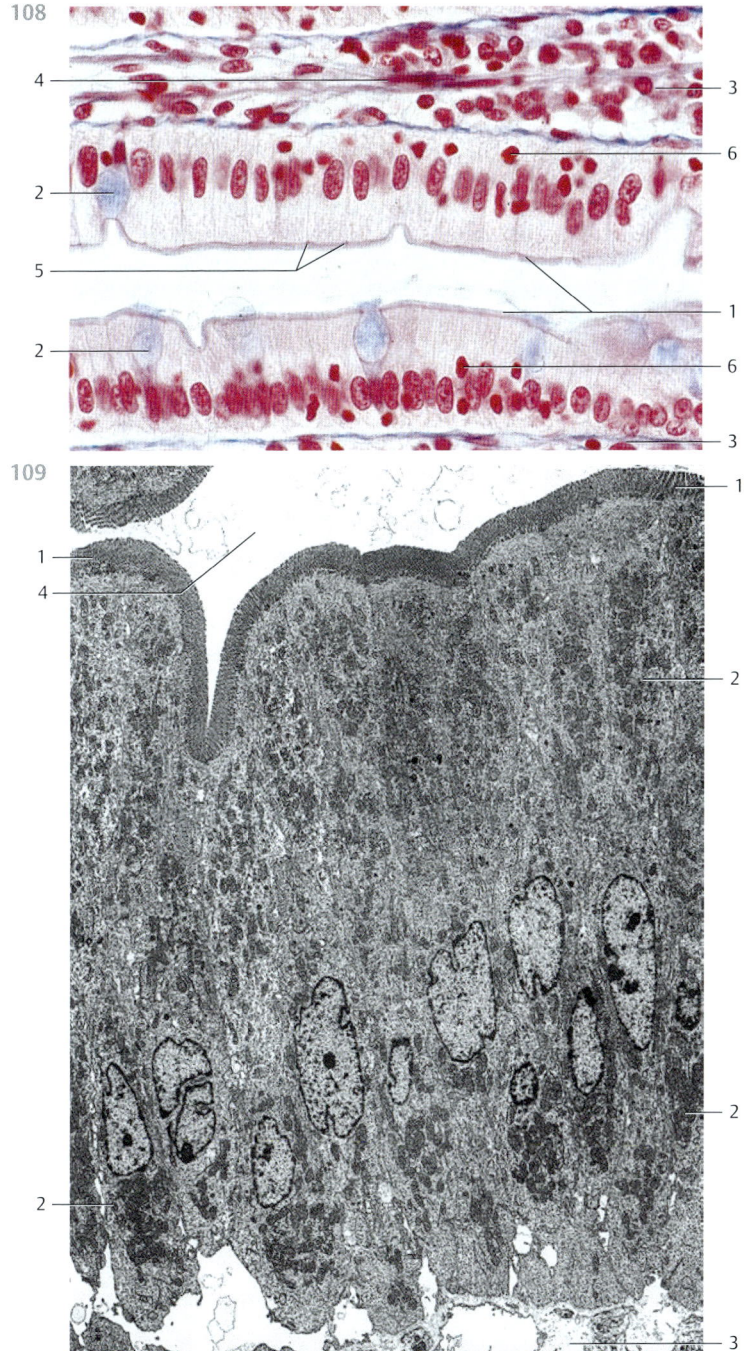

Epithelgewebe

110 Zweireihiges hochprismatisches Epithel – Ductus epididymidis

Bei einem **zweireihigen Epithel** ruhen alle Zellen auf der Basalmembran, nicht alle aber erreichen die freie Oberfläche. Die Zellen sind also verschieden hoch. Ihre Kerne nehmen deshalb innerhalb des Epithelverbandes verschiedene Höhenlagen ein, wodurch das Bild von zwei Kernreihen zu Stande kommt (**zweireihiges Epithel**). Man erkennt die dunklen runden Kerne der **Basalzellen** 1 **und die helleren länglichen Kerne der hochprismatischen Zellen** 2. **Diese tragen lange, zu spitzen Schöpfen verklebte, teilweise verzwegte Mikrovilli, den sog. Stereozilienbesatz** 3 (**Samenwegs-Stereozilien**), (👁 86, 87, 527–530). Die Lichtung des Nebenhodenganges enthält Reste eines Ejakulats.

1 Kerne der Basalzellen
2 Hochprismatische Epithelzellen
3 Stereozilien
4 Lamina propria
5 Kerne apoptotischer Epithelzellen

Färbung: Eisenhämatoxylin-Eosin; Vergr. 300fach

111 Mehrreihiges hochprismatisches Epithel – Trachea

Auch bei dieser Epithelform, die für bestimmte Abschnitte des Respirationstraktes charakteristisch ist (**respiratorisches Epithel**), berühren alle Zellen die Basalmembran; sie enden jedoch in unterschiedlichen Höhen. Deshalb liegen die Zellkerne nicht in einer oder zwei Reihen, sondern in mindestens drei Reihen übereinander. Man unterscheidet kleine, meist rundliche **Basalzellen** 1, pyramiden- oder spindelförmige **Intermediärzellen** und hohe **Oberflächenzellen** 2. Die letzteren besitzen Flimmerhaare 3 (**Kinozilien**) (👁 82–85, 470, 471). Die am Apex der Zilienzellen kräftig angefärbten Linien entsprechen der **Basalknötchenreihe** 4 (👁 84, 85). Unter dem Epithel liegt eine breite Lamina propria mucosae 6.

1 Basalzellen
2 Oberflächenzellen
3 Kinozilien
4 Basalknötchenreihe
5 Kern einer entleerten Becherzelle
6 Lamina propria mucosae
7 Gefäß mit Blutzellen

Färbung: Azan; Vergr. 400fach

112 Mehrreihiges hochprismatisches Epithel – Kehlkopf

Eindrucksvoller als in 👁 111 tritt die Mehrreihigkeit (**Mehrstufigkeit**) des hochprismatischen Epithels (**Zylinderepithels**) in der Plica vestibularis des Kehlkopfs hervor. Zwischen den Zellen, die sich durch die gesamte Höhe dieses Zylinderepithels erstrecken, sind basal kleinere **Ersatzzellen** 1 und höhere **Intermediärzellen** 2 eingeschoben (👁 110, 111). Die meist kugeligen Kerne der Basalzellen 1 und die ovalen der Intermediärzellen 2, die die freie Oberfläche noch nicht erreichen, sowie die längsovalen Kerne der ausdifferenzierten hochprismatischen Epithelzellen 3 liegen in unterschiedlichen Höhen. In senkrecht zur Oberfläche geführten Durchschnitten sieht man deshalb mehrere Reihen von Kernen. Alle Epithelzellen sitzen zwar ihrer Unterlage, der Basalmembran 4, auf, nicht alle aber reichen bis zur freien Oberfläche. Im Epithelverband kommen Becherzellen 6 vor.

1 Basale Zellen
2 Intermediäre Zellen
3 Hochprismatische Zellen
4 Basalmembran
5 Basalknötchen
6 Becherzellen
7 Kinozilien
8 Lamina propria mucosae

Färbung: Azan; Vergr. 400fach

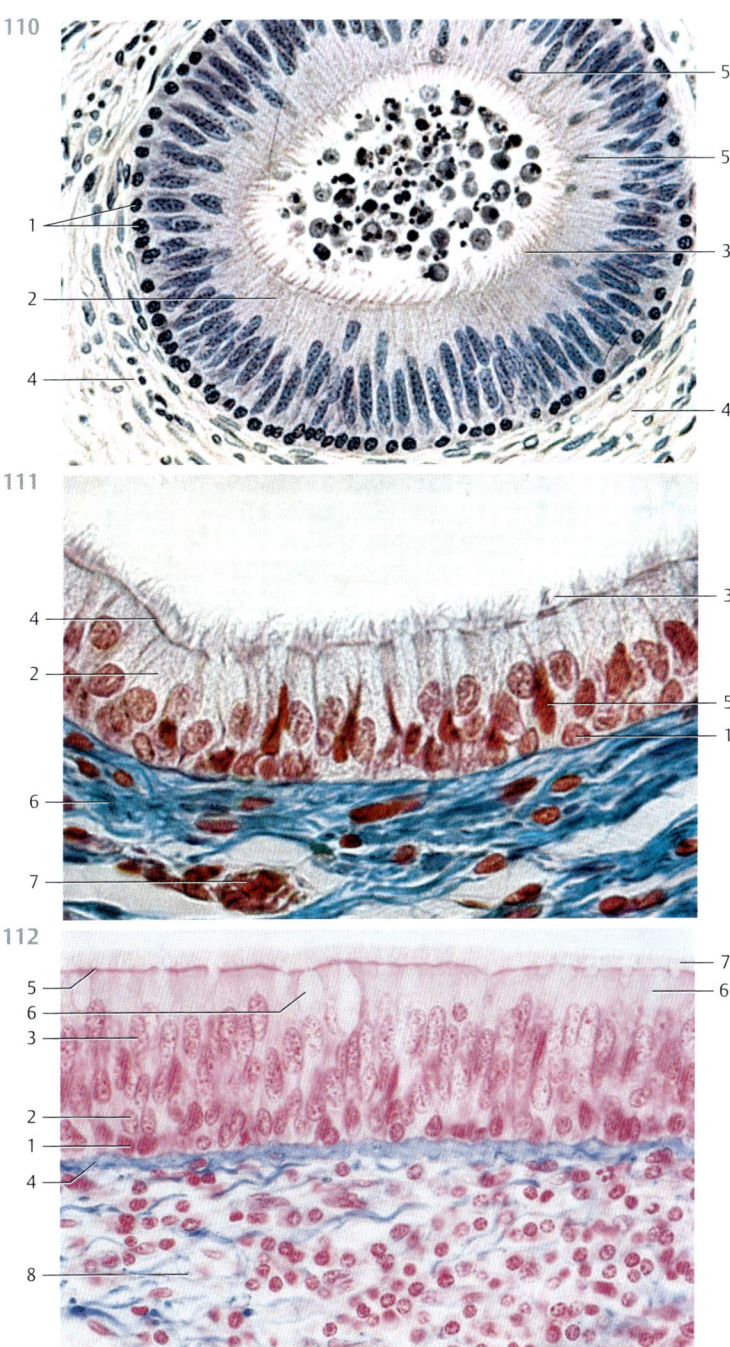

Epithelgewebe

113 Übergangsepithel – Urothel – Harnblase

Das sog. **Übergangsepithel (Urothel)** ist das spezifische **Deck- oder Oberflächenepithel** der ableitenden Harnwege, d. h. von Nierenbecken, Harnleiter, Harnblase und Anfangsteil der Harnröhre. Die Besonderheit des Urothels ist seine Anpassungsfähigkeit an die Volumenschwankungen und damit an die unterschiedlichen Dehnungszustände der mit Urothel ausgekleideten Hohlorgane. In Abhängigkeit von den wechselnden Füllungszuständen der Harnblase geht das Urothel von einer vielschichtigen in eine Form über, die scheinbar aus weniger Schichten besteht (= **Übergangsepithel**). Fast immer ist mindestens eine Dreischichtung zu erkennen. Auf eine basale 1 folgt eine intermediäre Schicht 2, die wiederum von großen **Deckzellen** (**Superfizialzellen**) 3 schirmartig überdeckt wird. Besonders die **Intermediärzellen** 2 haben irreguläre Formen und sind durch weite Interzellularspalten voneinander getrennt (➙ 114). Charakteristisch für die Deckzellen sind **polyploide Kerne**; auch **zweikernige Deckzellen** kommen vor. Die Deckzellen zeigen häufig unter dem apikalen Plasmalemm eine stark anfärbbare Verdichtung ihres Zytoplasmas. Dabei handelt es sich um ein dichtes Netz von Intermediär- und Aktinfilamenten und diskoiden Vesikeln („**Krusta** Crusta urothelialis"). Das Übergangsepithel wurde teils als mehrreihiges (➙ 114), teils als mehrschichtiges Epithel beschrieben.

1 Basalzellen
2 Intermediärzellen
3 Deckzellen (Superfizialzellen) 4 Lamina propria
Färbung: Hämatoxylin-Eosin; Vergr. 400fach

114 Übergangsepithel – Urothel – Harnblase

Die Kontroverse um die Form des Urothels wird aus dieser Abbildung deutlich. Scheinbar fußen alle Zellen auf der Basalmembran. Da diese basal verankerten Zellen unterschiedlich hoch sind, liegen ihre Kerne in verschiedenen Höhen – „**mehrreihiges hochprismatisches Epithel**". Man unterscheidet basale 1, intermediäre 2 und oberflächliche Zellen 3. Die oberflächliche Reihe wird von großen, gegen die Lichtung zu gewölbten, oft zweikernigen Zellen gebildet, von denen jede mehrere unter ihr gelegene Intermediärzellen schirmartig abdeckt: **Deckzellen** (**Regenschirmzellen; Umbrella cells**). Fasst man das Urothel als ein mehrreihiges Epithel auf, dann müssen per Definition auch die Deckzellen auf der Basis verankert sein (➙ 510, 511).

1 Basalzellen
2 Intermediärzellen
3 Deckzellen (Superfizialzellen) 4 Kapillaren der Lamina propria
Semidünnschnitt; Färbung: Methylenblau; Vergr. 350fach

115 Übergangsepithel – Urothel – Harnleiter

Querschnitt durch einen mäßig gedehnten Ureter (Ausschnittsvergrößerung). Das drüsenlose Übergangsepithel bietet das Bild eines mehrschichtigen Plattenepithels; die oberflächlichen Deckzellen sind abgeflacht (gedehnt, ➙ 113, 508, 509). Bei starker Dehnung flachen sich auch die Zellen der tieferen Epithelschichten ab, wodurch die feinen Mikrofalten der Zelloberflächen (➙ 114), durch die die Epithelzellen miteinander verschränkt sind, verstreichen. Unter dem Urothel dehnt sich eine breite Bindegewebsschicht, die **Lamina propria**, aus, in der sich ein engmaschiges Kapillarnetz befindet.

Färbung: Azan; Vergr. 200fach

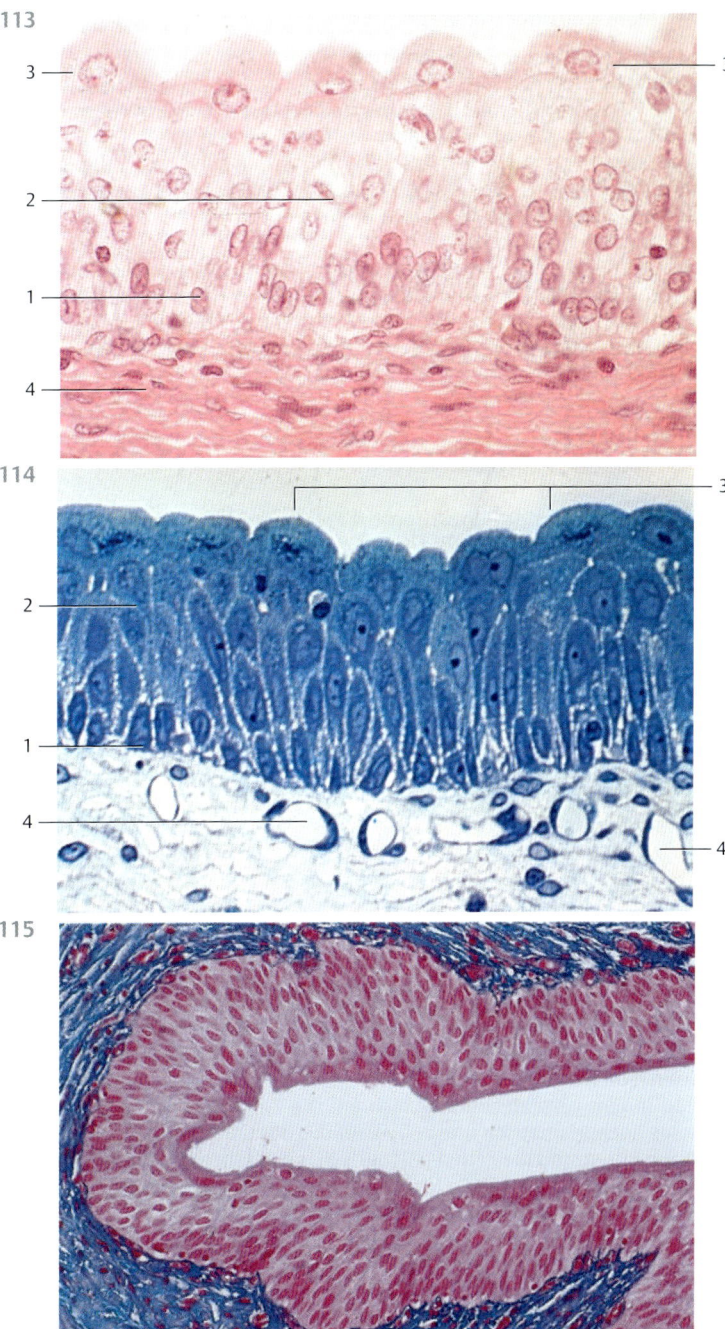

116 Mehrschichtiges unverhorntes Plattenepithel – Ösophagus

Bei mehrschichtigen Epithelverbänden sind immer viele Zelllagen übereinandergeschichtet, d. h. nur eine einzige, die basale Zellschicht hat Kontakt mit der Basalmembran. Beim **mehrschichtigen unverhornten Plattenepithel** besteht die oberflächliche Zelllage aus abgeplatteten Zellen, die basale scheinbar aus prismatischen, in Wirklichkeit sehr unregelmäßig geformten Zellen. In den auf das **Stratum basale** 1 folgenden Schichten sind die Zellen polyedrisch und im Allgemeinen größer. Sie werden schließlich immer mehr abgeflacht, bis ihre längsten Durchmesser parallel zur Oberfläche liegen. Die Kerne sind auch in den Zellen der oberflächlichsten Schichten 2 erhalten. Die dunklen, sehr dicht stehenden Basalzellen sind infolge kräftiger Anfärbung ihrer Kerne deutlich zu erkennen. Unter dem Epithel ist die **Lamina propria mucosae** mit hohen Bindegewebspapillen (3, 4) abgebildet (◆ 371, 399–401, 583, 627, 628, 633, 635, 636).

1 Stratum basale
2 Stratum superficiale
3 Bindegewebspapille quer
4 Bindegewebspapille
Färbung: Hämalaun-Eosin; Vergr. 50fach

117 Mehrschichtiges unverhorntes Plattenepithel – Cornea

Senkrechter Durchschnitt durch die menschliche Kornea mit angrenzender **Bowman-Membran** 1 und **Substantia propria corneae** 2. Das vordere Hornhautepithel ist ein typisches mehrschichtiges unverhorntes Plattenepithel 3 (◆ 633–636), das nur aus wenigen Epithelzellschichten besteht. Es liegen mehrere Epithelzellen dicht übereinander, so dass Schichten entstehen, bei denen man **Basalzellen, Intermediärzellen** und **Superfizialzellen** unterscheidet. Die basale Schicht besteht aus prismatischen Elementen; nur diese ruhen auf der Bowman-Membran 1. Die folgenden Epithelzellen flachen sich immer mehr ab und werden zu extrem dünnen, etwa 5 µm dicken und bis zu 50 µm langen, platten Zellen mit länglichen, oberflächenparallel orientierten Zellkernen (◆ 633).

1 Bowman-Membran
2 Substantia propria corneae mit technisch bedingten Spalten
3 Mehrschichtiges unverhorntes Plattenepithel
4 Keratozyten (Fibrozyten)
Färbung: Hämatoxylin-Eosin; Vergr. 400fach

118 Mehrschichtiges unverhorntes Plattenepithel – Plica vocalis

Auch die Plica vocalis des Kehlkopfes trägt ein **mehrschichtiges unverhorntes Plattenepithel** 1, das der Unterlage unverschieblich aufsitzt. Drüsen fehlen an dieser Stelle. Beachte auch hier die Umformung der Epithelzellen in den verschiedenen Schichten. Die Zellen des Stratum basale sind iso- bis hochprismatisch und ruhen auf der Basalmembran 2. In den folgenden Schichten sind die Zellen polyedrisch; schließlich flachen sie sich immer mehr ab, bis ihr längster Durchmesser parallel zur Oberfläche liegt. Die obersten zwei Schichten färben sich intensiv an (◆ 117, 468).

1 Mehrschichtiges unverhorntes Plattenepithel
2 Basalmembran
3 Lamina propria
Färbung: Azan; Vergr. 400fach

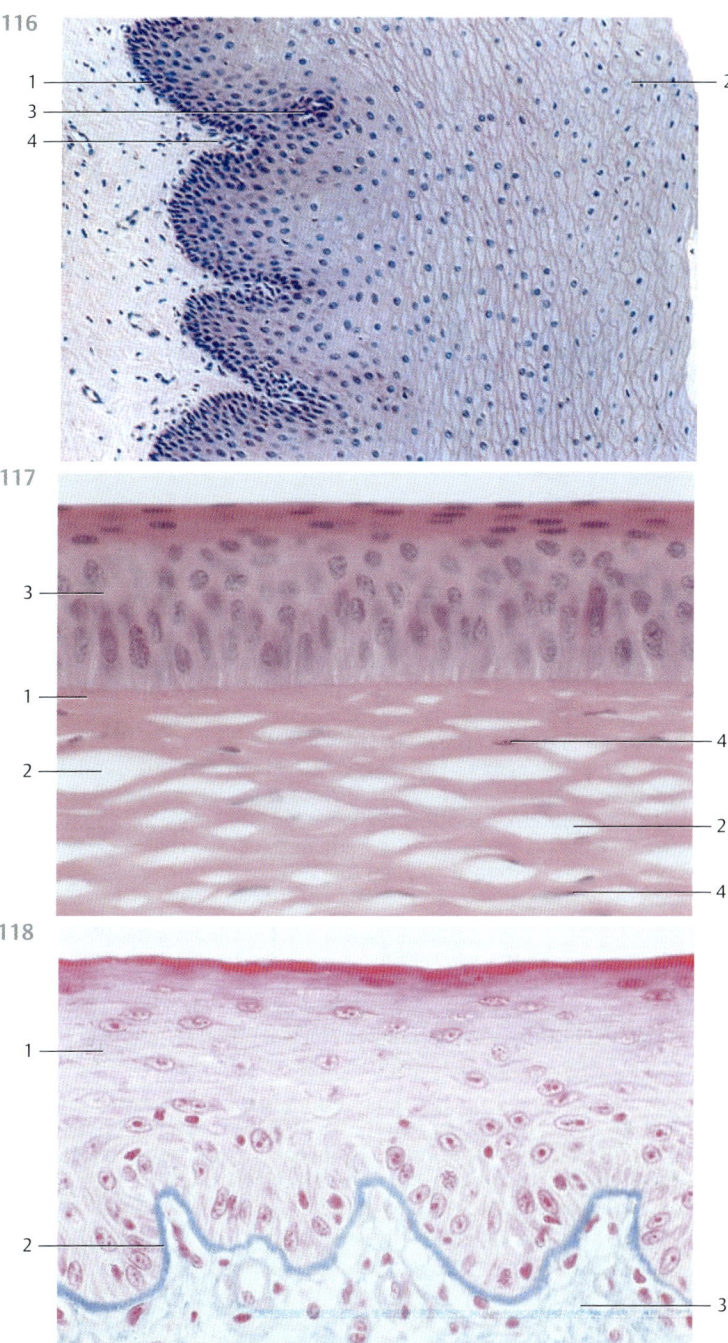

Epithelgewebe

119 Mehrschichtiges verhornendes Plattenepithel – Vestibulum nasi

Bei dieser Epithelform machen die oberflächlichen Epithelschichten einen Verhornungsprozess durch, der zur Umwandlung der **Keratinozyten** in „tote" Hornschüppchen führt, das **Stratum corneum** 1. Das Stratum corneum ist im Vestibulum nasi (Regio cutanea) nur schwach ausgebildet (dagegen 👁 597, 599–601, 603, 604) und in dieser Abbildung zart grün angefärbt; Zellkerne sind nicht mehr erkennbar. Unter dem Stratum corneum folgt eine Schicht, deren Zellen im Zytoplasma dunkle Körnchen enthalten, das **Stratum granulosum**. Darunter folgt die aus mehreren Zelllagen bestehende Stachelzellschicht, das **Stratum spinosum** (👁 94). Die Zellen des **Stratum basale** haben wieder Kontakt mit der Basalmembran. Stratum basale und Stratum spinosum bilden zusammen die Keimschicht, das **Stratum germinativum**. Unter dem Epithel folgt eine kollagenfaserige **Lamina propria** mit zahlreichen Gefäßanschnitten 2 (👁 120, 121, 597–601, 603, 604).

1 Stratum corneum 2 Gefäße der Lamina propria
Färbung: Eisenhämatoxylin-Benzopurpurin; Vergr. 135fach

120 Mehrschichtiges verhornendes Plattenepithel – Haut der Achselhöhle

Die Dicke der Haut variiert an den verschiedenen Körperstellen. So ist beispielsweise die Epidermis an Hohlhand und Fußsohle stark ausgebildet; ein auffällig dickes Corium (Lederhaut) dagegen findet man in der Haut des Rückens. Weniger beanspruchte Hautregionen sind insgesamt dünner und schwächer verhornt. In dieser Abbildung besteht die Epidermis nur aus wenigen Zellschichten; das Oberflächenrelief lässt zudem Reservefalten erkennen. Das Stratum corneum (Hornschicht) 1 ist im Vergleich zu dem der 👁 119 und besonders zu dem der 👁 121 verhältnismäßig dünn. Hier sind die oberflächlichen Hornschichten kernlos und bereits lamellenartig losgelöst; sie schilfern ab. Der tägliche Verlust an sich abschilfernden Hornschüppchen kann bis zu 16 g betragen. Die Hornzellen (Korneozyten) sind polygonale „Plättchen" (0,5 µm dick, 30 µm im Durchmesser). Haut der Achselhöhle.

1 Stratum corneum 2 Corium (Dermis) 3 Blutgefäße
Färbung: Hämatoxylin-Eosin; Vergr. 130fach

121 Mehrschichtiges verhornendes Plattenepithel – Hohlhand

Die mechanisch stark beanspruchte Haut der Hohlhand führt zu einer engen **Verzapfung** der Epidermis mit dem Corium. Die Epidermis enthält deshalb auch mehr Zellschichten und ist stärker verhornt (👁 597, 599–601, 603, 604). Beachte das dicke **Stratum corneum** 1, die dicht stehenden Epidermiszapfen 2 und die Ausbildung der **Coriumpapillen** (papilläre Dermis) 3. Die Zellen (Korneozyten) des Stratum corneum, der Hornschicht, enthalten keine Kerne und keine Organellen mehr.

1 Stratum corneum 3 Coriumpapillen 4 Stratum reticulare der Dermis
2 Epidermiszapfen (Stratum papillare)
Färbung: Trichrom nach Masson-Ladewig; Vergr. 80fach

119

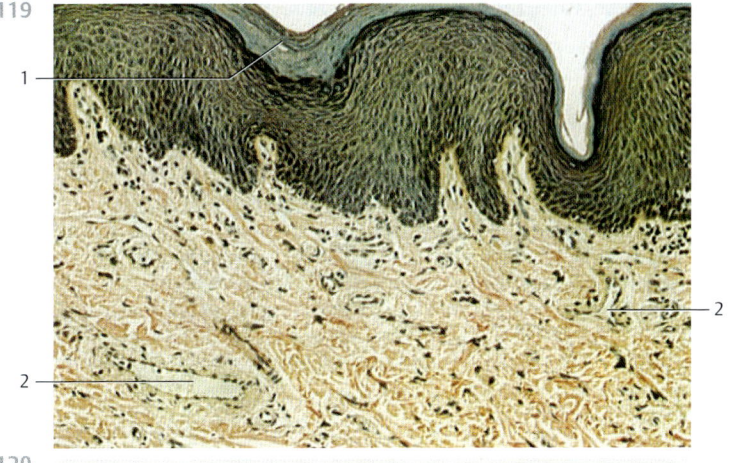

120

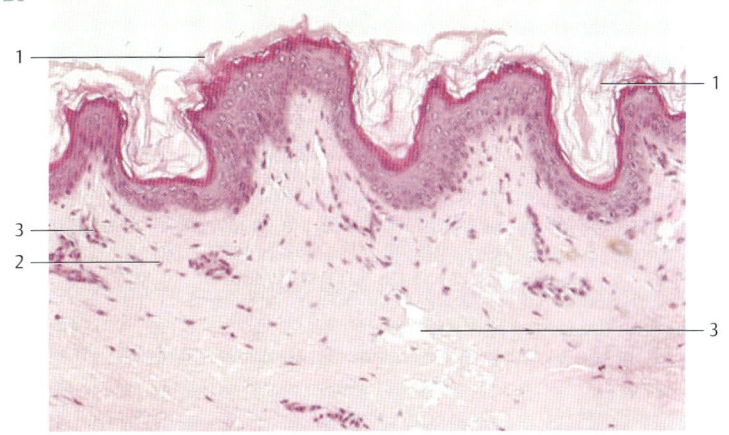

121

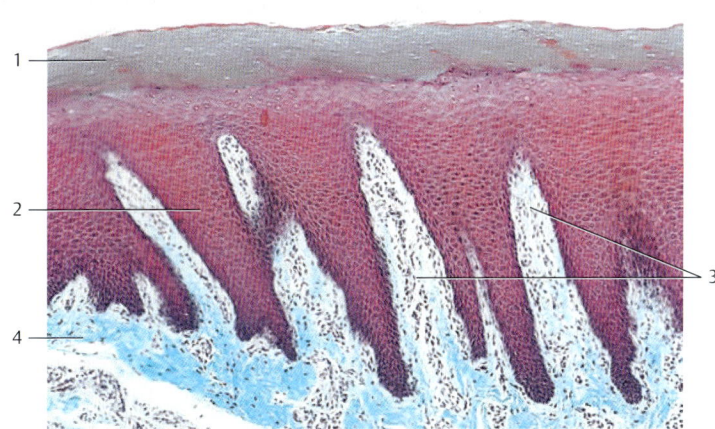

Epithelgewebe

122 Intraepitheliale Drüsen – Becherzellen

Becherzellen sind Drüsenzellen, die in einem Epithelverband liegen: **einzellige intraepitheliale Drüsen** oder **unizelluläre Drüsen** (👁 73, 99, 108, 111, 112, 415–417, 420, 426–429). Sie ergießen ihr Sekret nach dem merokrinen Extrusionsmodus (**Exozytose**) direkt auf die freie Oberfläche.

In dieser Abbildung sind im Verband des Flimmerepithels mehrere Becherzellen eingestreut, deren bläulich gefärbte Sekretpfröpfe zum Teil aus dem apikalen Zellabschnitt hervorquellen. An diesen Stellen ist der Ziliensaum unterbrochen. Ihre teils ovoiden, teils keilförmigen Kerne 1 sind im Becherstiel zu suchen. Becherzellen sind oft bauchig aufgetrieben oder kelchförmig erweitert, apikal wiederum eingeschnürt. Basal verjüngen sie sich und erreichen die Basalmembran mit einem dünn ausgezogenen Ausläufer (**„Becherstiel"**). Entleerte Becherzellen imponieren im Epithelverband als schmale, stiftchenförmige Elemente (**„Stiftchenzellen"**). Subepithelial liegen kollagene Faserbündel 2 und Gefäße 3.

Rachendach eines Frosches.

Färbung: Azan; Vergr. 400fach

123 Intraepitheliale Drüsen – Becherzellen

Die **Becherzelle** ist eine weit verbreitete **intraepitheliale Drüsenzelle**, sie ist der Prototyp von mukösen Drüsenzellen. Becherzellen treten in sehr großer Zahl im prismatischen Epithel des Dünn- und Dickdarmes und der Luftwege auf; sie produzieren Schleimstoffe, **Muzine**. Die für die Schleimabsonderung erforderliche Vergrößerung der Oberfläche wird im Enddarm durch die Entwicklung reagenzglasförmiger, an Becherzellen reichen Krypten erreicht (👁 426–429). Der Schnitt dieser Abbildung ist parallel zur Oberfläche der Kolonschleimhaut (Flachschnitt) in der Tiefe der Krypten gelegt, in der besonders viele Becherzellen im Epitethelverbund vorkommen. Sie sind hier auffallend bauchig aufgetrieben, so dass die spärlichen Saumzellen nahezu völlig in den Hintergrund treten.

Flachschnitt durch die Kolonschleimhaut des Menschen.

1 Becherzellen
2 Becherzellkerne
3 Schlanke Saumzellen
4 Kryptenlichtung
5 Lamina propria mucosae

Färbung: Azan; Vergr. 400fach

124 Muköses Drüsenendstück

Nach dem morphologischen Verhalten der Endstücke und der Art des Sekretes von exokrinen Drüsen unterscheidet man **seröse** (👁 127, 129, 379–381, 630–632), **muköse** (👁 128, 130, 378) und **gemischte** (👁 131, 132, 382–387) Drüsen. Muköse Endstücke sind Tubuli mit relativ weiter Lichtung. Ihre Kerne 1 sind abgeplattet und basal- oder wandständig, ihre Zellgrenzen lassen sich im Gegensatz zu serösen Endstücken färberisch deutlich hervorheben, ihr Zytoplasma erscheint wabig und in den histologischen Routinefärbungen hell. Muköse Drüsenzellen tragen Schlussleisten 2, **interzelluläre Sekretkanälchen** kommen nicht vor.

Diese Abbildung demonstriert ein typisches muköses Endstück aus den gemischten Drüsen der Uvula (Zäpfchen).

1 Abgeplattete Kerne
2 Schlussleisten
3 Bindegewebe der Uvula
4 Drüsenausführungsgang

Färbung: Azan; Vergr. 400fach

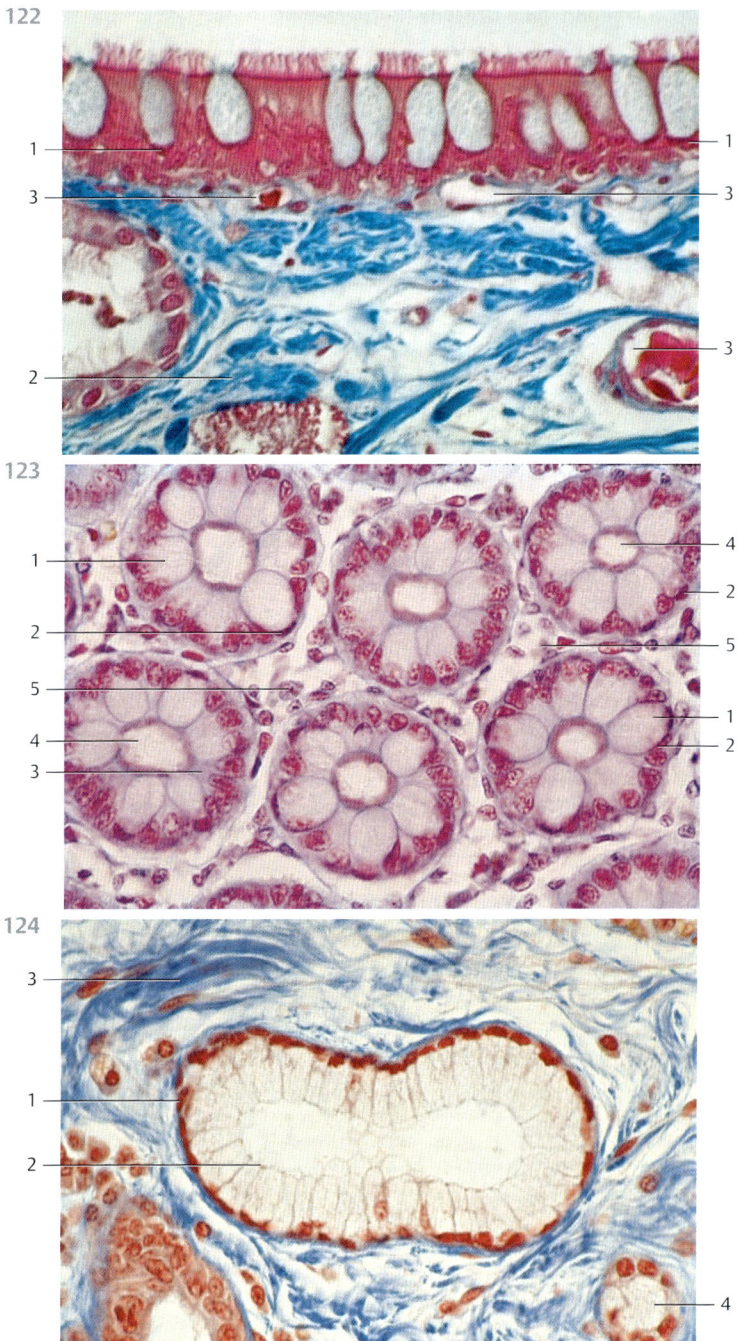

Exokrine Drüsenepithelien

125 Intraepitheliale Drüsen – Becherzellen

Zwei mit Sekretgranula prall gefüllte Becherzellen im Epithelverband der Dickdarmschleimhaut flankiert von Saumzellen 5. Die **Schleimtropfen** (**Sekretgranula**) 2 liegen dicht gedrängt und sind nur durch feine Zytoplasmastege voneinander getrennt. Die linke Becherzelle ist tangential angeschnitten. In ihrem apikalen Bereich sind mehrere Sekretgranula nach Verlust der Zytoplasmasepten zu einem größeren **Sekretsee** zusammengeflossen. Die gestapelten Sekretmassen haben das Zytoplasma bis auf schmale periphere Streifen zusammengedrängt. In der Becherzelle rechts sind basal Ergastoplasmalamellen 3 und der Kern 4 getroffen (☞ 108, 111, 112, 415–417, 420, 426–429).

Die Eiweißbestandteile der **Muzine** werden im granulären endoplasmatischen Retikulum, die Kohlenhydratkomponenten im Golgi-Apparat synthetisiert; erst dann werden beide Syntheseprodukte aneinander gekoppelt.

Die Becherzelle ist der Prototyp einer einzelligen Drüse. Ihre Lebensspanne beträgt etwa drei bis fünf Tage.

1 Lichtung der Dickdarmkrypte
2 Schleimtropfen
3 Ergastoplasma
4 Zellkern
5 Saumzellen

Elektronenmikroskopische Aufnahme; Vergr. 6500fach

126 Mehrzellige intraepitheliale Drüsen

Mehrere sekretorisch aktive Zellen können sich innerhalb des Oberflächenepithels zu kleinen Gruppen zusammenlegen. Auf diese Weise entstehen mehrzellige (**multizelluläre**) intraepitheliale Drüsen 1, die man im mehrreihigen prismatischen Epithel der Nasenhöhlen, im Epithelverband der Harnröhre und im Konjunktivalepithel des Auges („**Becherzellgruppen**") findet.

Senkrechter Schnitt durch das mehrreihige hochprismatische Flimmerepithel der Nasenhöhle mit Becherzellen 2 und einer mehrzelligen intraepithelialen Drüse. Das Zytoplasma der Sekretzellen ist nur schwach angefärbt. Beachte auch das lockere subepitheliale Bindegewebe der **Lamina propria** 3.

1 Mehrzellige intraepitheliale Drüse
2 Becherzellen
3 Lamina propria
4 Basalzellen
5 Nachrückende intermediäre Zellen
6 Kinozilien

Färbung: Hämalaun-Eosin; (Eosin stark überfärbt). Vergr. 400fach

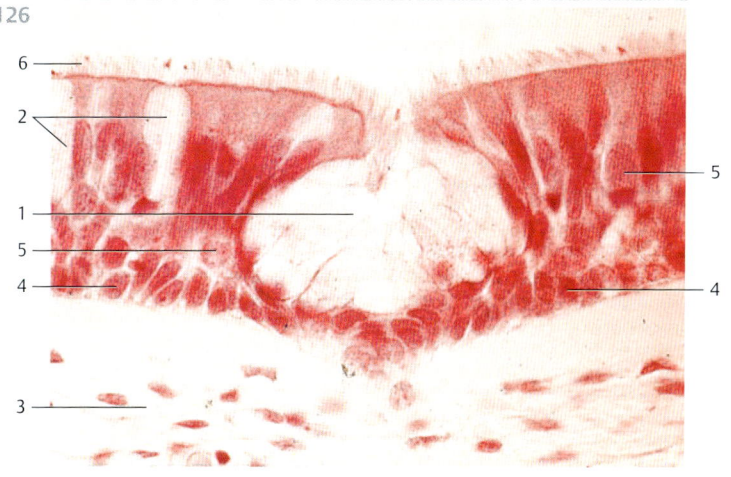

Exokrine Drüsenepithelien

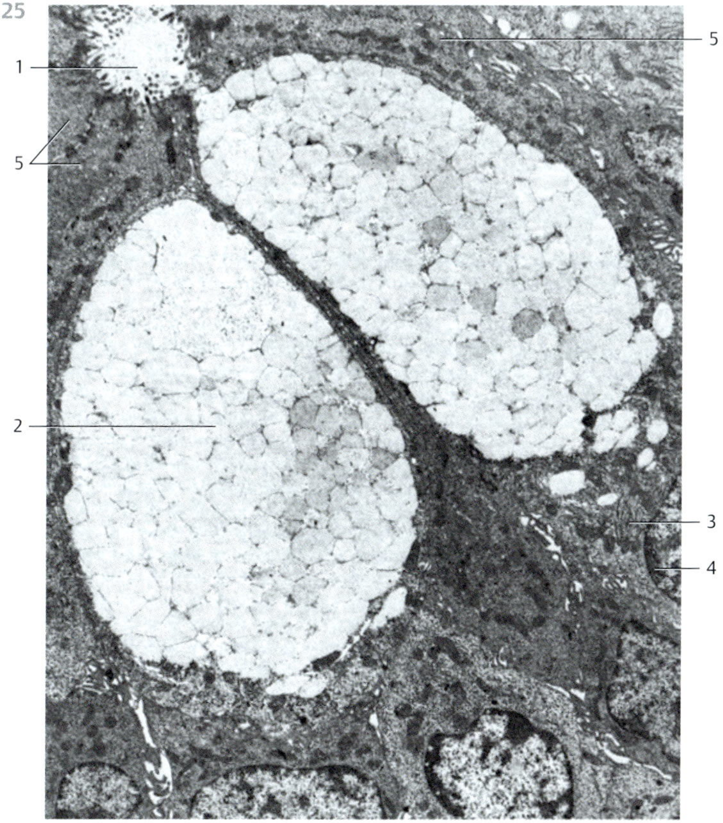

127 Extraepitheliale Drüsen – Seröse Drüsen

In Drüsenzellen geht die sekretorische Zellaktivität mit einer sichtbaren Anreicherung der von der Zelle synthetisierten Produkte, der Sekrete, einher. Dabei werden die Sekrete oder deren Vorstufen in auffälligen Sekretgranula oder Sekrettröpfchen gespeichert.

Die **Azinuszellen** der Glandula parotidea zeigen ein für seröse Drüsen typisches Verhalten. Die Sekretgranula, die sich im Stadium der Sekretbereitung in der ganzen Zelle anreichern, erscheinen in elektronenmikroskopischen Aufnahmen als kugelige osmiophile Körperchen. Ihre Membran ist von gleicher Elektronendichte wie der Inhalt des Granulums; sie kann deshalb auch bei höherer Vergrößerung kaum dargestellt werden. Die Sekretgranula werden in der Regel einzeln in die Lichtung 1 freigesetzt (**Exozytose**); gelegentlich aber können auch Sekretgranula von serösen Drüsenzellen vor der Extrusion miteinander verschmelzen.

Diese Aufnahme zeigt einen Azinus der Glandula parotidea (↔ 129, 379–381, 455–459, 630–632) mit osmiophilen Sekretgranula. Beachte die im Durchschnitt meist kegelförmigen Drüsenzellen, zwischen denen **interzelluläre Sekretkanälchen** 2 vorkommen. Die Zellkerne 3 stehen basal.
Seröse Drüsen (z. B. Pankreas, Parotis) bilden ein dünnflüssiges, proteinreiches Sekret. Die Endstücke von serösen Drüsen sind **azinös**.

1 Azinuslichtung 3 Zellkerne 5 Kapillare
2 Interzelluläre Sekretkanälchen 4 Bindegewebszellen
Elektronenmikroskopische Aufnahme; Vergr. 1800fach

128 Extraepitheliale Drüsen – Muköse Drüsen

In mukösen Drüsenzellen erscheint das Zytoplasma lichtmikroskopisch hell, häufig wabig strukturiert. Die Kerne sind abgeplattet und stehen basal (↔ 124, 130, 132, 378). Auch in mukösen Drüsenzellen werden Sekretgranula 1 ausgebildet, deren Anreicherung den gesamten Zellleib einnimmt (↔ 125). Die elektronenmikroskopisch unterschiedlich dicht strukturierten **Schleimtröpfchen** verschmelzen miteinander, besonders in der apikalen Zellregion. Dabei gehen ihre sie umhüllenden Membranen verloren. Die Schleimtröpfchen liegen so dicht gepackt, dass sie andere Einschlüsse und Zellorganellen verdrängen. Zwischen ihnen bleiben nur noch schmale **Zytoplasmastege** übrig (↔ 125). In der Zellperipherie findet man noch einen Zytoplasmasaum, der Mitochondrien, andere Organellen und basal den abgeplatteten Kern enthält.

Diese Abbildung demonstriert Schleimtröpfchen der Glandula submandibularis. Benachbarte Zellen sind durch Fortsätze miteinander verzahnt. Basal kommen **Myoepithelzellen** 2 vor.

Mit Hilfe spezieller Färbungen, z. B. **Alzianblau, PAS-Reaktion**, können Muzine selektiv angefärbt und lichtmikroskopisch sichtbar gemacht werden (**Schleimfärbungen,** ↔ 428b).

Muköse Drüsen (z. B. Glandula sublingualis, Glandulae oesophageae, Brunner-Drüsen) bilden ein zähflüssiges (visköses), muzinreiches Sekret. Die Endstücke der mukösen Drüsen sind **tubulös**.

1 Sekretgranula 3 Drüsenlichtung
2 Anschnitt einer 4 Interzellulärspalt, lichtmikroskopisch als Zellgrenze
Myoepithelzelle zu erkennen
Elektronenmikroskopische Aufnahme; Vergr. 7800fach

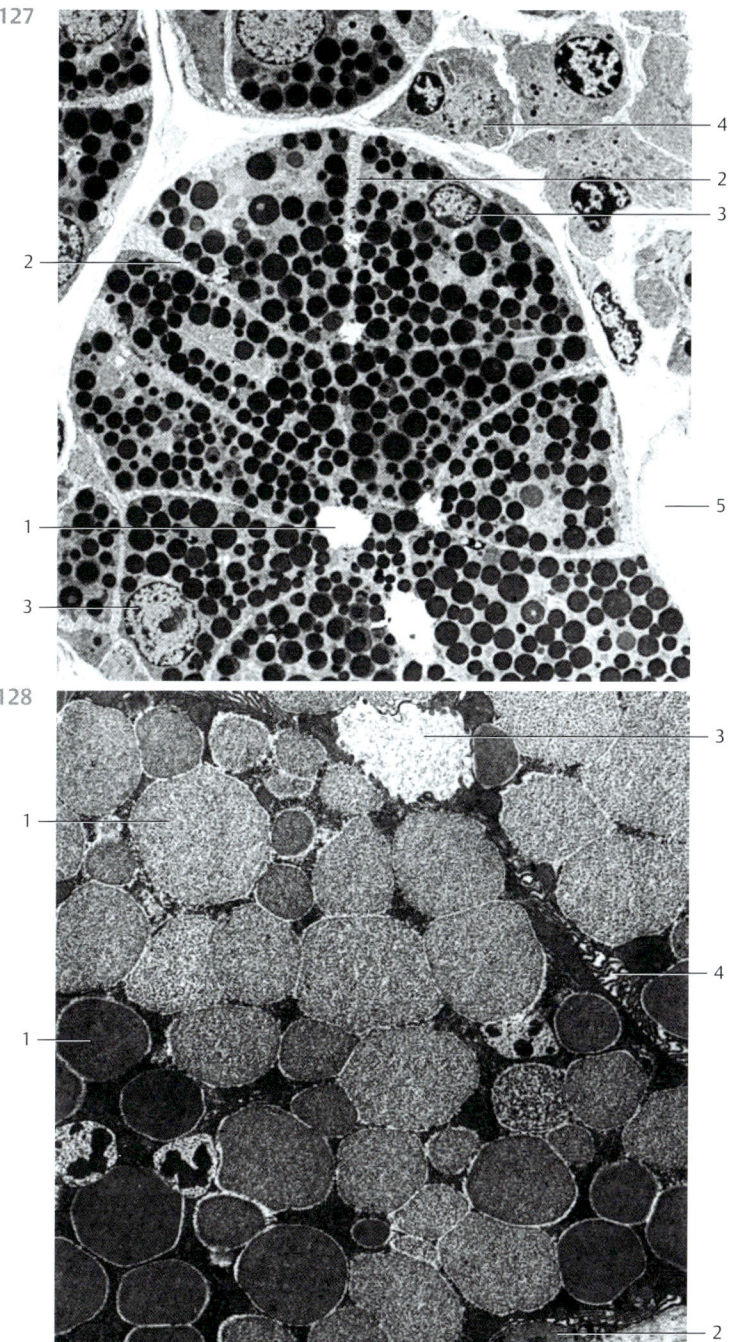

Exokrine Drüsenepithelien

129 Extraepitheliale Drüsen – Seröse Drüsen

Extraepitheliale Drüsen sind vielzellige, organartig aufgebaute epitheliale Zellverbände, die im Oberflächenepithel entstanden und während der Entwicklung in das darunterliegende Bindegewebe verlagert worden sind. Sie bleiben mit dem Oberflächenepithel durch Ausführungsgänge (**Ductus excretorii**) in offener Verbindung. In serösen Drüsen haben die Endstücke die Form eines **Azinus** (👁 132, 379–381, 455–459). Die meist kegelförmigen serösen Drüsenzellen sind polar differenziert; sie zeichnen sich durch kugelige Kerne und durch viel Ergastoplasma aus (**basale Basophilie**, 👁 18, 19). Supranukleär liegen deutlich anfärbbare Sekretgranula. Das Zytoplasma ist deshalb granuliert (👁 379–381, 455, 457). Die Lichtungen der Azini sind eng; zwischen den Drüsenzellen kommen **interzelluläre Sekretkanälchen** (👁 127) vor, die Zellgrenzen lassen sich färberisch nur undeutlich hervorheben. Seröse Drüsenzellen produzieren ein dünnflüssiges, protein- und enzymreiches Sekret. In unserem Präparat handelt es sich um die Glandula parotidea, eine rein seröse Drüse. Zwischen den Endstücken liegen Fettzellen 1. Im Bild links ist ein **Streifenstück** 2 quer, in der rechten oberen Bildecke ein **Schaltstück** 3 längs angeschnitten (👁 379–381).

1 Fettzellen 2 Streifenstück 3 Schaltstück
Färbung: Hämatoxylin-Eosin; Vergr. 200fach

130 Extraepitheliale Drüsen – Muköse Drüsen

Die Endstücke von mukösen Drüsen sind in der Regel schlauchförmig (**tubulöse Drüsen**). Ihr Gesamtquerschnitt ist größer als der seröser Azini, ihre Lumina sind relativ weit, ihre Kerne sind abgeflacht, sichel- oder spindelartig verformt; sie liegen stets an der Zellbasis. Eine basale Basophilie fehlt oder ist nur mäßig färberisch nachweisbar. Muköse Drüsenzellen haben große helle Sekretgranula (👁 128), die den größten Teil des Zellleibes einnehmen, der deshalb wabig strukturiert ist (👁 124, 378, 401). Die Zellgrenzen lassen sich gut darstellen. Apikal kommen Schlussleisten (👁 99, 128) vor; **interzelluläre Sekretkanälchen** fehlen.
Glandula sublingualis, Mensch.

1 Muköse Endstücke 2 Seröses Endstück, flach angeschnitten 3 Schaltstück
Färbung: Pikrinsäure-Kernechtrot; Vergr. 200fach

131 Extraepitheliale Drüsen – Gemischte Drüsen

Mit dieser Abbildung wird ein muköses Endstück (**Tubulus**) 1 demonstriert, das von mehreren serösen Endstücken (**Azini**) 2 umlagert wird. Die Kerne der serösen Azinuszellen sind kugelig 3, die des mukösen Tubulus eher abgeplattet 4. Das Zytoplasma der serösen Drüsenzellen ist rot gefärbt, das der mukösen ist hell. Beachte die weite Lichtung 5 des mukösen Tubulus (👁 132, 382–387).
Gemischte Drüsen aus der Schleimhaut der Uvula.

1 Muköses Endstück 3 Kerne der serösen Drüsenzellen 5 Lichtung des mukösen Endstücks
2 Seröse Azini 4 Kern einer mukösen Drüsenzelle

Färbung: Azan; Vergr. 400fach

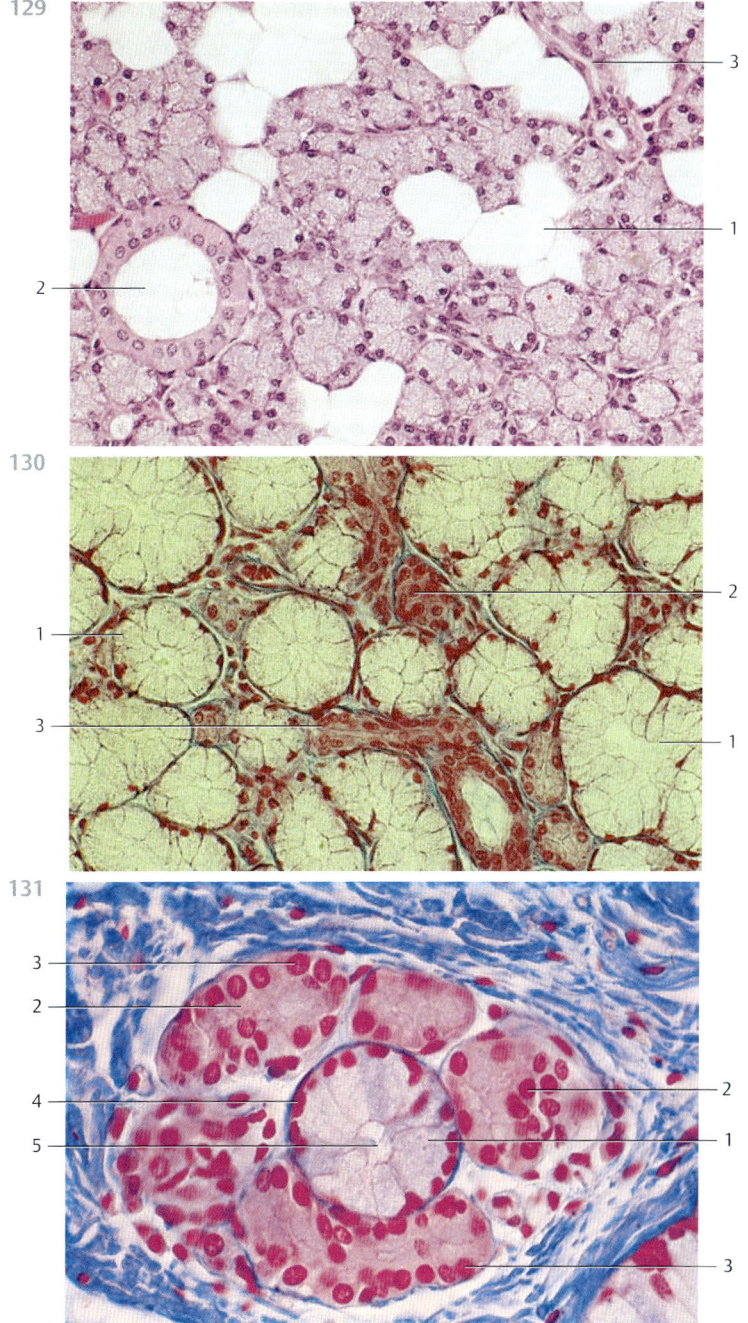

Exokrine Drüsenepithelien

132 Extraepitheliale Drüsen – Seromuköse (gemischte) Drüsen

Manche Drüsen enthalten seröse ① und muköse ② Endstückzellen; sie werden deshalb als **gemischte Drüsen** bezeichnet. Seröse und muköse Endstücke können nebeneinander vorkommen. Häufig aber sitzen den mukösen Tubuli ②, den Schleimschläuchen, an ihren Enden seröse Drüsenzellen kappenförmig auf, sog. **seröse Endkappen** ③ (**Ebner- oder Gianuzzi-Halbmonde, Semiluna serosa**). Beachte, dass die serösen und mukösen Drüsenzellen ihre spezifischen Formen besitzen und einen charakteristischen, auch färberisch unterscheidbaren Bau aufweisen (👁 382–387). In den mukösen Endstücken sind die basalständigen abgeflachten Kerne, die Zellgrenzen und das helle Zytoplasma deutlich zu erkennen. Die serösen Endstücke (**Azini**) sind kleiner, ihre Lichtungen enger und ihre Zellkerne sind rund.
Glandula sublingualis, Mensch.
(Viktor Ebner, Ritter von Rosenstein, 1842–1925, Histologe in Innsbruck, Graz und Wien).

1 Seröse Endstücke   2 Muköse Endstücke (Tubuli)   3 Seröse Endkappe
(seröser Halbmond)
Färbung: Azan; Vergr. 400fach

133 Extraepitheliale Drüsen – Apokrine Schweißdrüsen

Die apokrinen Schweißdrüsen (**Duftdrüsen**) sind weitlumige, lange und unverzweigte Epithelschläuche, die in den Haarbalg münden. Die sezernierenden und zu einem Knäuel aufgerollten Schlauchteile der Duftdrüsen werden von einem einschichtigen Epithel ausgekleidet, dessen Höhe vom jeweiligen Funktionszustand abhängt. Charakteristisch für diese Drüsenzellen ist, dass ein gegen die Lichtung vorgebuckelter, mit Sekret gefüllter Teil des Zellleibes ① abgenabelt und abgestoßen wird: **apokrine Extrusion, Apozytose**. Dabei können Zytoplasmateile mit verloren gehen. Nach der Sekretabgabe werden die Drüsenschläuche von einem abgeflachten Epithel ausgekleidet. Die kleinen dunklen Punkte ② an der Basis der Drüsenzellen sind Anschnitte von **Myoepithelzellen** (👁 609–611).
Apokrine Schweißdrüse aus der Achselhöhle des Menschen.

1 Sekret- und Zytoplasmakuppe   2 Myoepithelzellen   3 Bindegewebe des Coriums
Färbung: Eisenhämatoxylin-Pikrofuchsin nach van Gieson; Vergr. 240fach

134 Extraepitheliale Drüsen – Holokrine Talgdrüsen

Talgdrüsen bestehen aus kolbenähnlichen mehrschichtigen **Epithelzapfen**, den **Talgkolben**, denen eine Lichtung fehlt (👁 612, 613). Der Halsteil ① des sog. Mutterkolbens mündet in den **Haarbalg**. Die im Inneren der Kolben gelegenen Zellen vergrößern sich und wandeln sich infolge Produktion von Fettsubstanzen in Talgzellen ② um, deren Kerne zu Grunde gehen (**Apoptose**). In den üblichen Kurspräparaten sind die Fetttröpfchen herausgelöst, so dass eine zunehmende Vakuolisierung der zentral gelegenen Zellen beobachtet wird (👁 613). Im Verlaufe dieser „Sekretbildung" stirbt die Zelle ab und wird zusammen mit dem Sekret (**Talg, Sebum**) ausgestoßen: **holokrine Extrusion, Holozytose** (Zell-Lyse). Der Nachschub erfolgt von der peripheren Zellschicht (Ersatzzellen, Basalzellen) ③ aus.

1 Talg im Ausführungsgang   3 Periphere Zellen   4 Straffes Bindegewebe
2 Talgdrüsenzellen   (Ersatzzellen, Basalzellen)
Färbung: Azan; Vergr. 65fach

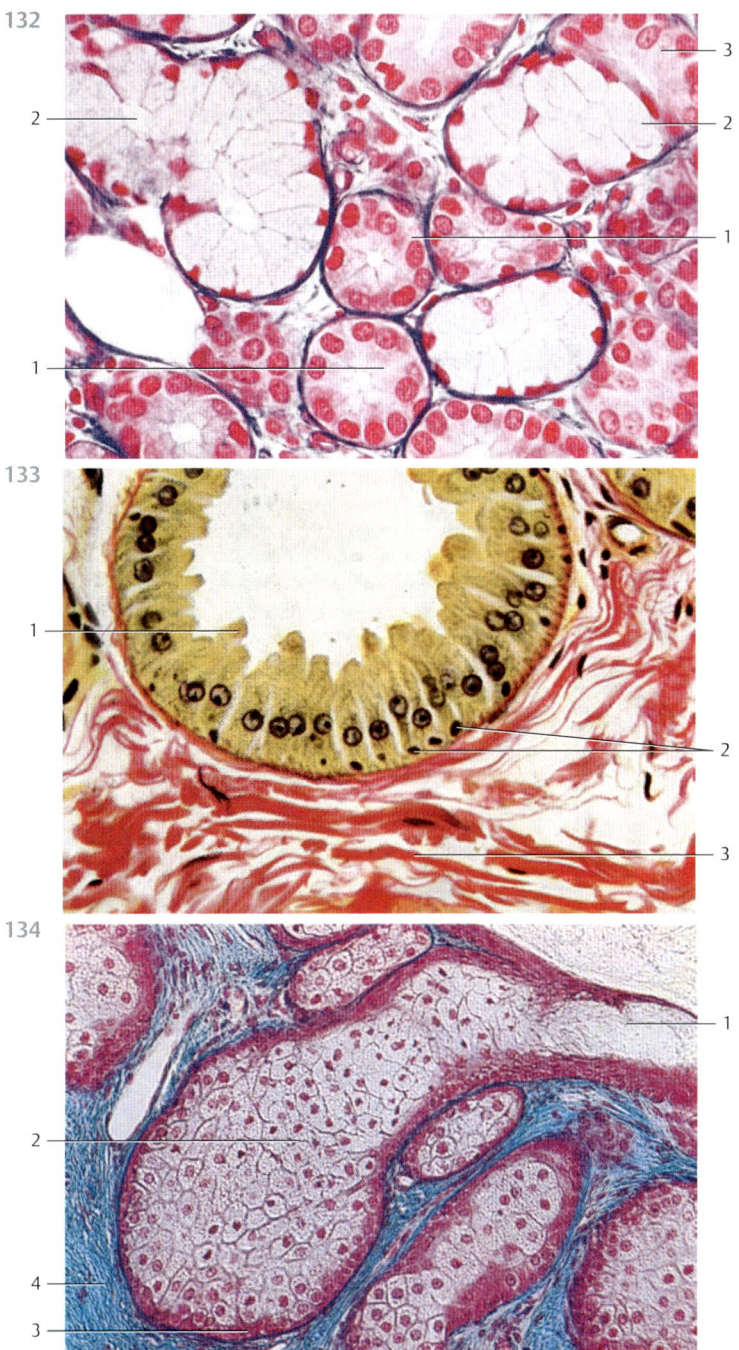

Exokrine Drüsenepithelien

135 Mesenchymzellen

Die Zellen des embryonalen Bindegewebes sind die **Mesenchymzellen**, aus denen die verschiedenen Formen des adulten Binde- und Stützgewebes und auch der Muskulatur hervorgehen. Das **Mesenchym** selbst entsteht frühembryonal aus dem **Mesoderm**. Die zytoplasmaarmen und mitoseaktiven Mesenchymzellen besitzen große, schwach basophile (euchromatische) Kerne, die einen oder mehrere Nukleoli enthalten. Sie sind zudem amöboid beweglich und fortsatzreich: dünne, verzweigte Zellfortsätze nehmen untereinander Verbindung auf, so dass ein lockeres dreidimensionales Netzwerk entsteht, dessen Lücken von einer flüssigen, noch nicht speziell differenzierten Interzellularsubstanz (**extrazelluläre Matrix**) eingenommen wird. Mesenchymzellen aus einem 10 Tage alten Mausembryo.

Färbung: Eisenhämatoxylin nach Heidenhain; Vergr. 200fach

136 Fibroblasten – Fibrozyten

Fibrozyten sind ortsständige und langlebige Zellen (👁 4). Sie sind verzweigt und stehen durch verschieden breite Zytoplasmafortsätze miteinander in Verbindung. Im übrigen aber wechselt ihr Aussehen in den verschiedenen Bindegeweben und in Abhängigkeit von ihrer Aktivität. In den üblichen Schnittpräparaten schmiegen sie sich den umgebenden Bindegewebsfasern so an, dass ihr Zytoplasma häufig nicht zu sehen ist. Mit der Bezeichnung **Fibroblast** wird ausgedrückt, dass sich die Bindegewebszelle in einem syntheseaktiven Funktionszustand befindet. Fibroblasten spielen eine wichtige Rolle bei der Bildung der Interzellularsubstanzen (**extrazelluläre Matrix**) und bei der **Fibrillogenese**. Diese Abbildung zeigt stark basophile Fibroblasten im Bindegewebe eines fetalen menschlichen Unterkiefers.

Färbung: Hämalaun-Eosin; Vergr. 500fach

137 Fibroblasten – Fibrozysten

Fibroblasten aus dem Randschleier einer Zellkultur (sog. **Deckglaskultur**). Die flächenhafte Ausbreitung der aus dem ausgesäten Mutterstück hervorwachsenden Zellen in dünner Schicht an der Unterfläche des Deckglases ermöglicht ihre mikroskopische Untersuchung. Fibroblasten sind lang gestreckte, abgeflachte, teils mit membranartigen, teils mit spießförmigen Fortsätzen versehene Zellen (👁 4, 139). Ihre großen, meist ovalen Kerne mit deutlichen Nukleoli zeichnen sich durch ein feines Chromatingerüst aus. Das Zytoplasma erscheint glasig, schwach gefärbt. Gelegentlich enthält es feine Fetttröpfchen und kleine Vakuolen. Beachte die Zellen in mitotischer Teilung 1.

Färbung: Methylenblau; Vergr. 400fach

138 Fibroblasten – Fibrozyten

Fibrozyten aus dem Bindegewebe des menschlichen Amnions. Die länglichen und spindelförmigen Fibrozyten haben teils lange Fortsätze, die untereinander Kontakt aufnehmen (👁 4, 136).

Totales Häutchenpräparat. Färbung: Eisenhämatoxylin nach Heidenhain; Vergr. 50fach

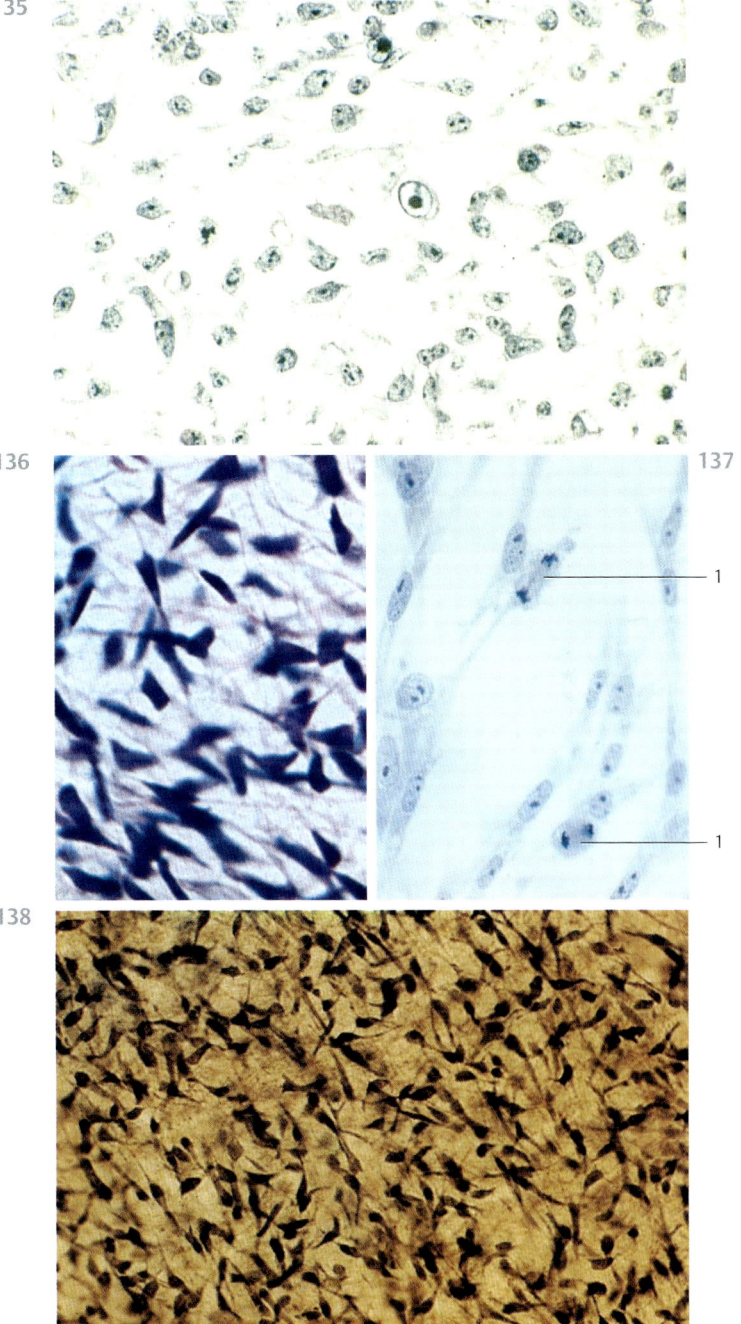

139 Fibroblasten – Fibrozyten

Fibrozyt aus dem Epineurium des Nervus medianus mit unterschiedlich langen, gebogenen und schlanken Fortsätzen 5. Fibrozyten tendieren häufig zur Spindelform (◆ 136, 138) und besitzen folglich auch längliche, häufig gelappte Kerne 1. Das elektronenmikroskopisch dichte, fein granulierte Zytoplasma enthält zahlreiche kleine Mitochondrien 2 mit elektronendichter, osmiophiler Matrix (◆ 40) und oberflächennah unterschiedlich große Bläschen 4. Das granuläre endoplasmatische Retikulum 3 und der Golgi-Apparat sind nur schwach ausgebildet. Fibroblasten enthalten zudem Aktin, α-Aktinin und Myosin (Zytoskelett). In der Umgebung des Fibrozyten, d. h. in der **extrazellulären Matrix** (EZM) des Bindegewebes, liegen massenhaft kollagene Fibrillen 6, die ausschließlich quer angeschnitten sind.

Fibroblasten und Fibrozyten kommen in jedem Bindegewebe vor. Sie dienen der Faserbildung und der Synthese ungeformter Interzellularsubstanzen (**Glykosaminoglykane** und **Proteoglykane**). Die von ihnen in den Extrazellularraum abgesonderten **Prokollagenmoleküle** fügen sich zu **Tropokollagen** und schließlich zu **Mikrofibrillen** zusammen. Auch elastische Fasern gehören zur Matrix der Binde- und Stützgewebe.

Fibrozyten können durch verschiedene Stimuli wieder zu Fibroblasten werden und geformte und ungeformte Interzellularsubstanzen bilden, beispielsweise während der Wundheilung. Eine übermäßige Syntheseaktivität von Fibroblasten führt andererseits zu einer Kollagenvermehrung und damit zu einer Fibrose oder Sklerose mit Funktionseinbußen von Geweben und Organen.

1 Gelappter Kern
2 Mitochondrien
3 Granuläres ER
4 Vesikel
5 Tentakelartige und mikrovilliförmige Fortsätze
6 Grundsubstanz (extrazelluläre Matrix) mit kollagenen Fibrillen

Elektronenmikroskopische Aufnahme; Vergr. 7000fach

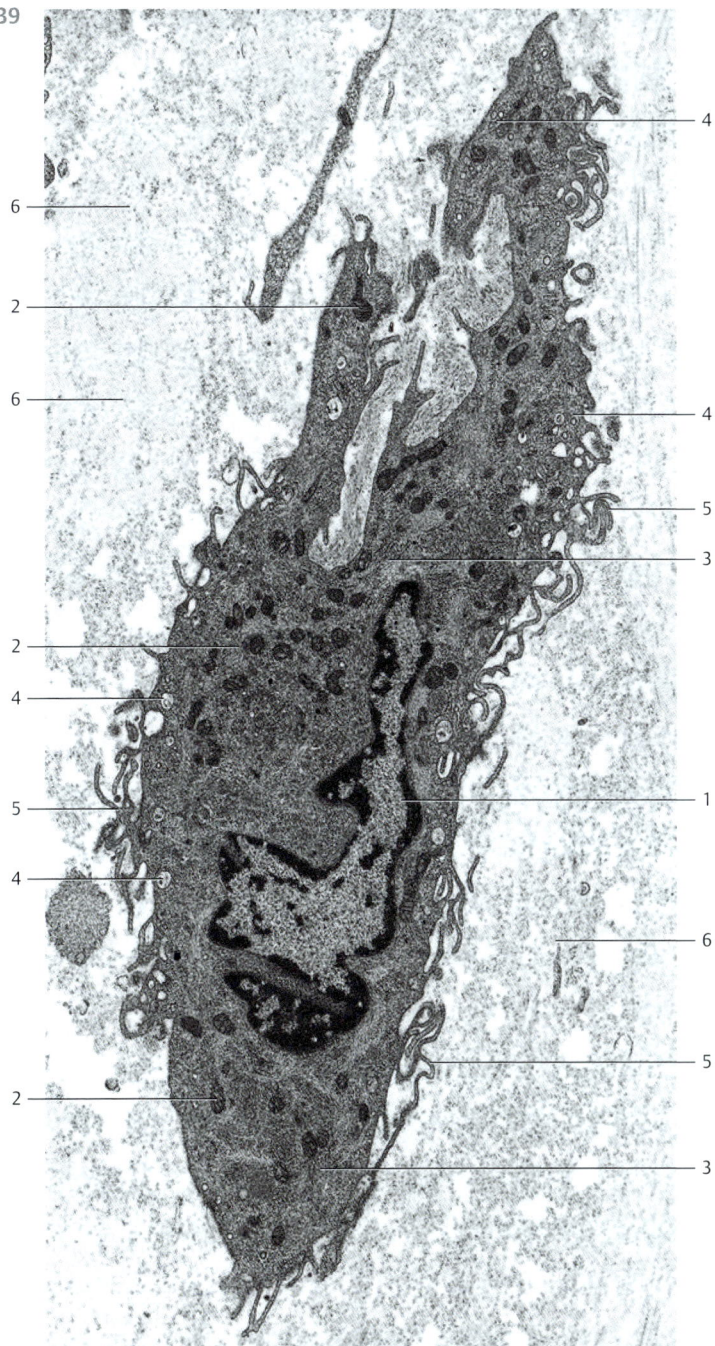

140 Mobile freie Bindegewebszellen – Makrophagen

Makrophagen des Bindegewebes wurden auch **Histiozyten** oder **„ruhende Wanderzellen"** bzw. **sessile Makrophagen** genannt; sie gehören zum **mononukleären Phagozytensystem (MPS)**. Die Vorläuferzellen der Bindegewebsmakrophagen sind Blutmonozyten, die aus dem Knochenmark stammen; ihre hervorstechende Eigenschaft besteht in ihrer Phagozytose- und Speicherungsbereitschaft (**Fresszellen**), z. B. von abgestorbenen Zellen, Fremdkörpern, Bakterien und Tumorzellen. Es handelt sich um unregelmäßig geformte, abgeflachte, häufig mit pseudopodienartigen Fortsätzen ausgestattete Zellen, deren meist exzentrischer Zellkern kleiner und dichter strukturiert ist als derjenige von Fibroblasten. Die zytoplasmatische Organisation tritt auf elektronenmikroskopischen Aufnahmen besonders deutlich hervor. Neben den üblichen Zellorganellen kommen kleine Vesikel, Vakuolen, Filamente und osmiophile Einschlüsse vor. Es handelt sich teils um primäre, teils um sekundäre Lysosomen 1, ferner häufig um zu **Phagolysosomen** oder zu **Restkörpern** umgestaltete Einschlüsse. Lichtmikroskopisch wird deshalb oft ein „körniges Zytoplasma" beschrieben. Außerdem lassen sich Makrophagen nach intravitaler Injektion sog. Vitalfarbstoffe (Trypanblau, Lithiumkarmin, aber auch Tusche) besonders kenntlich machen, da diese Stoffe von ihnen aufgenommen (**phagozytiert**) und in ihrem Zytoplasma in Form lichtmikroskopisch sichtbarer Granula gespeichert werden. Unterschiedliche Aktivitätszustände von Makrophagen führten zu den Bezeichnungen **Nicht-stimulierte Makrophagen** und **Aktivierte Makrophagen**. Makrophagen kooperieren mit Neutrophilen und Lymphozyten.
Makrophage aus dem menschlichen subkutanen Bindegewebe.

| 1 Lysosomen | 2 Kollagene Fibrillen, quer geschnitten | 3 Zellkern, gelappt |

Elektronenmikroskopische Aufnahme; Vergr. 25 000fach

141 Mobile freie Bindegewebszellen – Makrophagen

Diese elektronenmikroskopische Aufnahme zeigt die charakteristischen Merkmale eines Makrophagen des Menschen. Makrophagen (**„große Fresszellen"**), die über eine rege Phagozytoseaktivität verfügen, erweisen sich mit einem Durchmesser von etwa 20 μm als ausgesprochen voluminös. Sie tragen tentakelförmige Pseudopodien und hakenförmige Zytoplasmaausstülpungen. In Nähe des nierenförmigen Kerns 1 kommen Mitochondrien 2 vom Crista-Typus vor. Das granuläre endoplasmatische Retikulum (rER) ist spärlich ausgebildet. Beachte dagegen den ausgedehnten Golgi-Apparat 3, ferner die osmiophilen Granula, die als Lysosomen und/oder als **Phagosomen** identifiziert werden können. Ein Zentriol ist quer geschnitten 4.
Makrophagen können sich im Bindegewebe amöboid fortbewegen. Sie werden deshalb auch als Wanderzellen bezeichnet, die am Ort eines Geschehens, z. B. einer Entzündung, auftauchen und dort eine wichtige Rolle für den Heilungsprozess spielen. Mehrere Makrophagen können um einen Fremdkörper zu Fremdkörperriesenzellen verschmelzen.

| 1 Kern | 2 Mitochondrien | 3 Golgi-Apparat |

Elektronenmikroskopische Aufnahme von Prof. Dr. Dr. Horst Michna (†), Lübeck; Vergr. 12 000fach

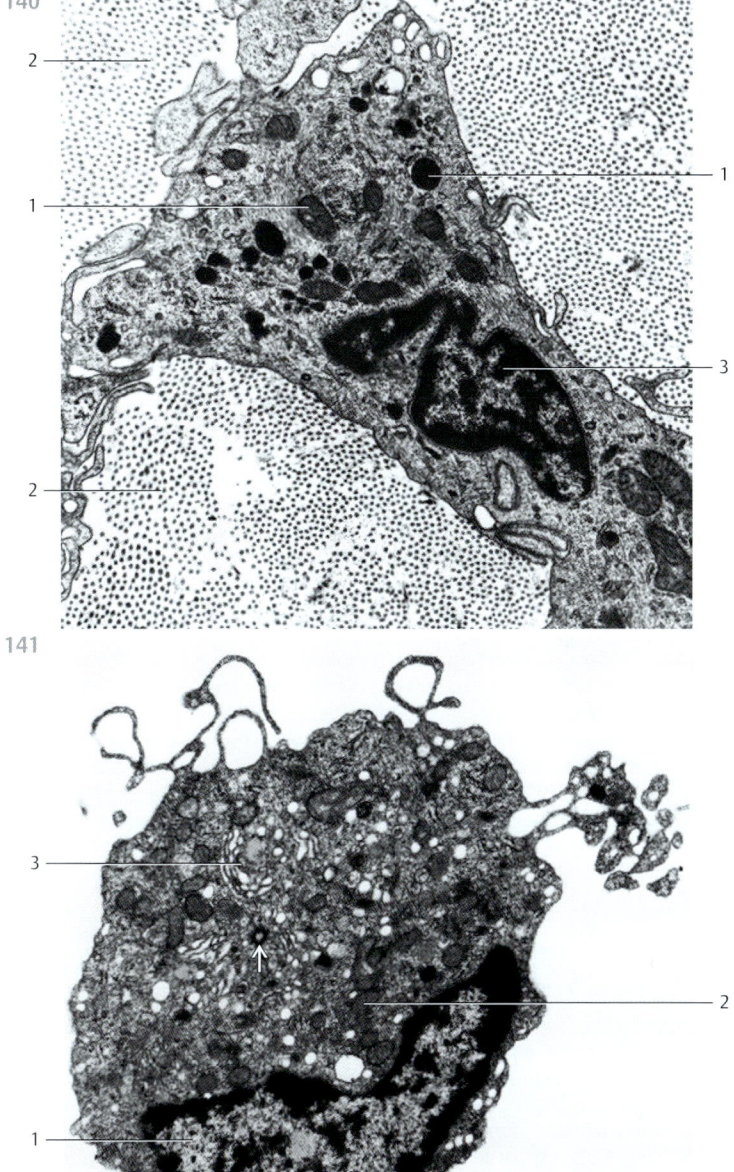

Binde- und Stützgewebe

142 Mobile freie Bindegewebszellen – Makrophagen

Menschliche Makrophagen lassen sich durch spezielle Methoden aus dem Unterhautbindegewebe isolieren und kultivieren. Dieser Makrophage ist in einer Zellkultur gewachsen. Die flach ausgebreitete Zelle zeigt ein charakteristisches Oberflächenrelief. Im zentralen Kernbereich wölbt sich die Zelle kuppelförmig vor; hier ist sie mit verhältnismäßig plumpen **Protrusionen** besetzt. Peripherwärts dagegen erheben sich unterschiedlich lange, teils verzweigte **Mikrofalten (Microplicae)**, die zum schleierartigen Zellrand hin auslaufen (● 141).

Rasterelektronenmikroskopische Aufnahme von Prof. Dr. Dr. Horst Michna (†), Lübeck; Vergr. 4300fach

143 Mobile freie Bindegewebszellen – Eosinophiler Granulozyt

Eosinophile Granulozyten kommen nicht nur im Blut (1–4 % der Leukozyten), sondern auch im Bindegewebe als mobile Zellen vor. Eosinophile messen im Durchmesser etwa 12 µm; sie sind damit geringfügig größer als Neutrophile. Der Zellkern ist bilobulär segmentiert (**Brillenform**). In unserer Abbildung ist die Verbindung dieser zwei Kernsegmente nicht getroffen (● 308f). Charakteristisches Kennzeichen der Eosinophilen sind mit Eosin anfärbbare azidophile oder eosinophile Granula (● 308e, f). Diese zeigen im Elektronenmikroskop eine bemerkenswerte regelmäßige und charakteristische Innenstruktur. Die ovalen, diskusförmigen Granula enthalten einen zentral gelegenen, länglichen kristalloiden Körper – das sog. **Internum** –, der bei höherer Auflösung eine lamelläre Bauweise erkennen lässt. Der kristalloide Innenkörper ist von einer weniger elektronendichten Schicht umgeben, die **Externum** oder **Matrix** genannt wird. Diese azidophilen Granula sind modifizierte Lysosomen, die verschiedene saure Hydrolasen, u. a. **saure Phosphatase, Kathepsin, Peroxidase, Arylsulfatase** und **Ribonuklease**, enthalten. Das Zytoplasma ist organellenarm. Eosinophile Granulozyten erkennen und phagozytieren Antigen-Antikörper-Komplexe und sie sind amöboid beweglich. Sie kommen besonders häufig in der Schleimhaut der Atemwege und des Verdauungstraktes vor.

Elektronenmikroskopische Aufnahme; Vergr. 16 400fach

144 Mobile freie Bindegewebszellen – Monozyt

Monozyten sind große, zytoplasmareiche Leukozyten, die im Blutausstrich einen Durchmesser von 16–20 µm erreichen (● 308m). Die Monozytenkerne sind rundlich, meistens aber nierenförmig eingebuchtet oder gelappt. Im Zytoplasma findet man zahlreiche Mitochondrien, Ribosomen, kleine Granula und spärliche Profile des granulären endoplasmatischen Retikulums (**rER**). Der Golgi-Apparat liegt häufig, wie in unserem Falle, in einer Kernbucht. Monozyten können als Makrophagen tätig werden. Dieser Monozyt liegt zusammen mit einem Erythrozyten ◨ in einer Kapillare (intravaskulärer Monozyt).
Monozyten werden im Knochenmark gebildet.

1 Erythrozyt   2 Endothel
Elektronenmikroskopische Aufnahme von Prof. Dr. Dr. Horst Michna (†), Lübeck; Vergr. 4000fach

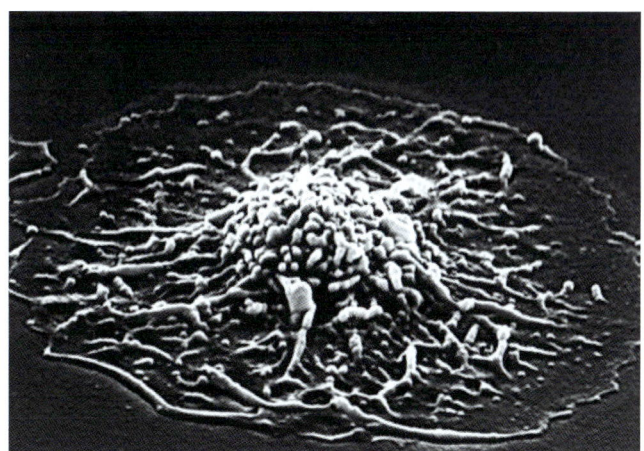

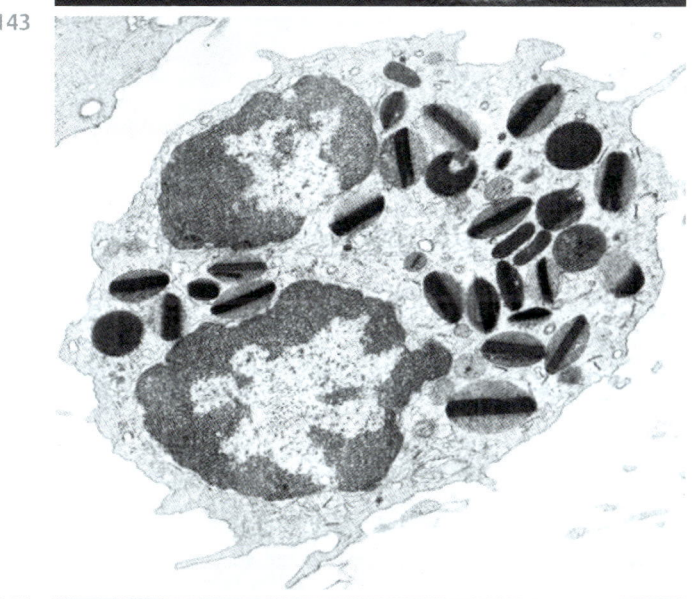

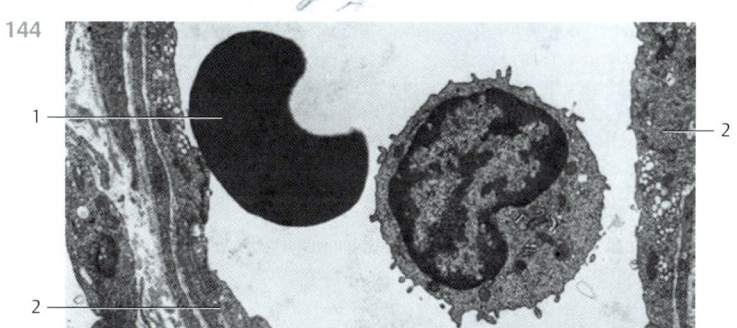

145 Mobile freie Bindegewebszellen – Mastzellen und Plasmazellen

Abbildung a zeigt zwei ovale, basophil granulierte **Mastzellen** (blau angefärbt) aus dem Bindegewebe eines Omentum majus (**großes Netz**). Sie liegen einzeln, häufiger in kleineren Grüppchen im lockeren Bindegewebe verschiedener Organe und sind besonders oft in der Adventitia kleiner Gefäße aufzufinden (⇒ 148). Die Mastzellen (Durchmesser 6–12 µm) enthalten einen rundlichen Kern; ihr Zytoplasma ist voll gestopft mit basophilen, metachromatischen Körnchen, die von Paul Ehrlich (1877) als gespeicherte Nahrungsstoffe gedeutet wurden (**Ehrlich-Mastzellen**). Mastzellen synthetisieren, speichern und extrudieren das saure und sulfatierte Glykosaminoglykan **Heparin**, die biogenen Amine **Serotonin** (nur bei Ratte und Maus) und **Histamin**, ferner zwei weitere Faktoren, die bei anaphylaktischen Reaktionen eine Rolle spielen. Histamin hat eine kapillarerweiternde Wirkung; es wird bei allergischen Reaktionen in größeren Mengen freigesetzt.

In Abbildung b sind **Plasmazellen** aus der Lamina propria der Pylorusschleimhaut dargestellt. Wie die Mastzellen gehören sie zu den freien Zellen, und wie diese kommen sie sowohl im lockeren als auch im retikulären Bindegewebe, meist in kleinen Gruppen, vor. Plasmazellen (Durchmesser 10–20 µm) sind kugelig oder polygonal; ihr reichlich entwickeltes Zytoplasma – daher Plasmazellen – ist basophil und ungranuliert. Elektronenmikroskopisch zeichnen sich die Plasmazellen durch Reichtum an Ergastoplasma und freien Ribosomen aus, was ihre Basophilie erklärt. Sie sind an der Synthese von **Serumeiweißkörpern**, besonders an der Bildung von **Gammaglobulinen**, beteiligt. Charakteristisch ist ihr meist exzentrisch liegender runder Kern, an dessen Membran in regelmäßigen Abständen Chromatinteilchen lagern. Häufig ist eine radiäre Anordnung des Chromatingerüstes festzustellen (**Radspeichenkerne**) (⇒ 149, 150).

Plasmazellen sind die Endzellen der B-Lymphozytenreihe. Sie entstehen nach Antigenkontakt aus B-Lymphozyten, die aus dem Blut ins Bindegewebe eingewandert sind.

1 Lymphozyt   3 Makrophage   5 Gefäß mit Blutzellen
2 Fibrozyt   4 Plasmazellen

a) Färbung: Toluidinblau-Parakarmin; Vergr. 510fach;
b) Perjodsäure-Leukofuchsin-(PAS-)Reaktion – Hämatoxylin; Vergr. 410fach

146 Mobile freie Bindegewebszellen – Mastzellen

Diese aus Lungengewebe isolierte Mastzelle trägt lange, teils verzweigte Fortsätze, die vereinzelt Kontakte untereinander eingehen können (s. dagegen ⇒ 147). Dadurch entsteht das Bild eines dreidimensionalen peripheren Netzwerks aus Zellfortsätzen, das unterschiedlich stark ausgeprägt sein kann. Im Zentrum liegt ein gebogener und eingekerbter Zellkern mit randständigem Heterochromatin. Das Zytoplasma zeichnet sich durch eine feingranuläre, dichte Grundmatrix aus und ist – abgesehen von der spezifischen Granulation – organellenarm. Die 0,5–1,5 µm großen, von einer Membran umhüllten spezifischen Granula sind sowohl in ihrer Form als auch in der Struktur ihrer Matrix heteromorph.

Man unterscheidet **Mukosamastzellen** im Bindegewebe der Schleimhäute von **Gewebemastzellen** des Hautbindegewebes.

Elektronenmikroskopische Aufnahme; Vergr. 13 600fach

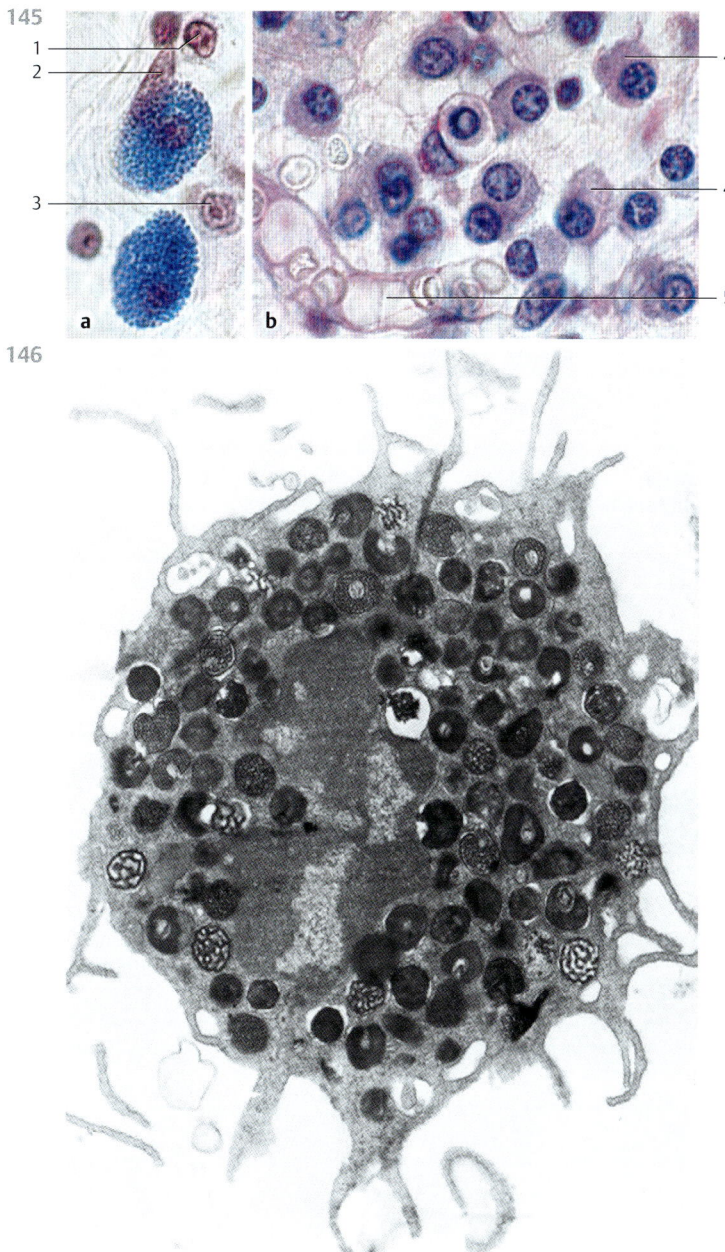

147 Mobile freie Bindegewebszellen – Mastzellen

Diese transmissionselektronenmikroskopische Aufnahme zeigt die typische Ultrastruktur einer **Gewebemastzelle** einer Ratte. Die Zelloberfläche ist durch vereinzelte kurze Plasmalemmausstülpungen gekennzeichnet. Der verhältnismäßig kleine mittelständige Kern weist randständiges Heterochromatin auf. Infolge der engen Nachbarschaft zu den zellspezifischen Granula ist er an mehreren Stellen eingedellt. Das Zytoplasma enthält die typischen, überwiegend runden und ovalen Granula, deren Durchmesser etwa 0,5–1,5 μm beträgt. Sie sind stets von einer Membran umgeben und durch schmale Zytoplasmastraßen, in denen Mitochrondrien vom Crista-Typ, Golgi-Apparate und vereinzelte Filamente liegen, separiert. Die **Granulummatrix** ist homogen und elektronenmikroskopisch dicht (146).

Die Granula der Mastzellen reagieren auf Grund ihres sulfatierten Glykosaminoglykangehalts metachromatisch, d. h. die Granula erscheinen nach Färbung mit einem blauen, basischen Thiazinfarbstoff blauviolett bis rot (145a, 148).

Die Granula enthalten verschiedene **Proteasen**, **Hydrolasen**, **Heparin** und die biogenen Amine **Histamin** und **Serotonin**. Heparin ist eine wirksame gerinnungshemmende Substanz (**Antikoagulans**); Histamin bewirkt die Erweiterung von Arterien und Arteriolen im Bindegewebe. Es wird zwischen den **Gewebemastzellen** des Hautbindegewebes und den **Mukosamastzellen** des Bindegewebes der Schleimhäute unterschieden.

Elektronenmikroskopische Aufnahme; Vergr. 11 400fach

148 Mobile freie Bindegewebszellen – Mastzellen

Mehrere entlang einer sich teilenden Arteriole aufgereihte, etwa 10–12 μm große Mastzellen mit blauvioletten (**metachromatischen**) Granula (145a). Die zentral liegenden Zellkerne sind oft von den zytoplasmatischen Granula verdeckt, so dass sie kaum zu erkennen sind. Die Mastzellgranula werden durch unspezifische Reize oder spezifisch durch Antigen-Antikörper-Reaktionen an die Umgebung abgegeben (**Exozytose**). Auch in diesem Präparat liegen zahlreiche metachromatische Körnchen frei im Bindegewebsraum.

Dieses Häutchenpräparat (kein Schnitt) stammt aus dem peritonealen Überzug des Zwerchfells einer Ratte. Die Arteriole enthält Blutzellen.

Mastzellen kommen überall im interstitiellen Bindegewebe vor, besonders reichlich in der Nähe von Gefäßen und Nerven sowie in allen Schleimhäuten und in der Haut. Mastzellen spielen bei jedem allergischen Geschehen eine zentrale Rolle.

Färbung: Toluidinblau (pH 2,5); Vergr. 400fach

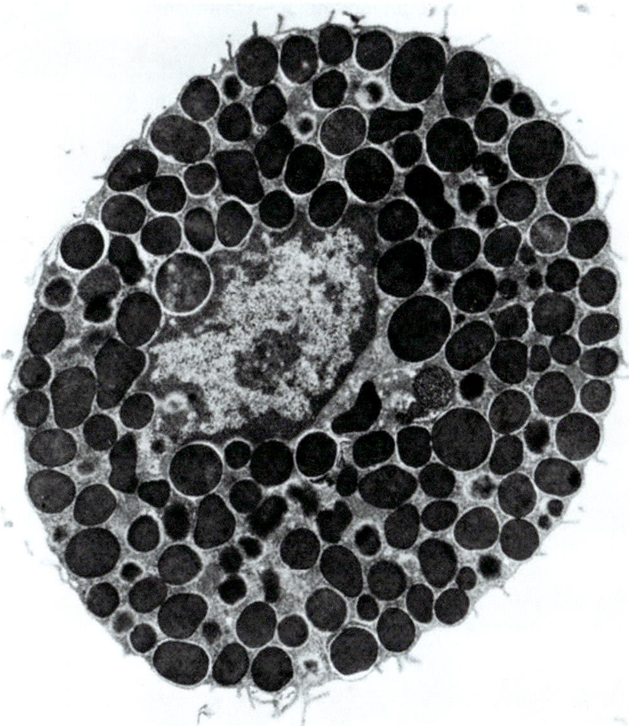

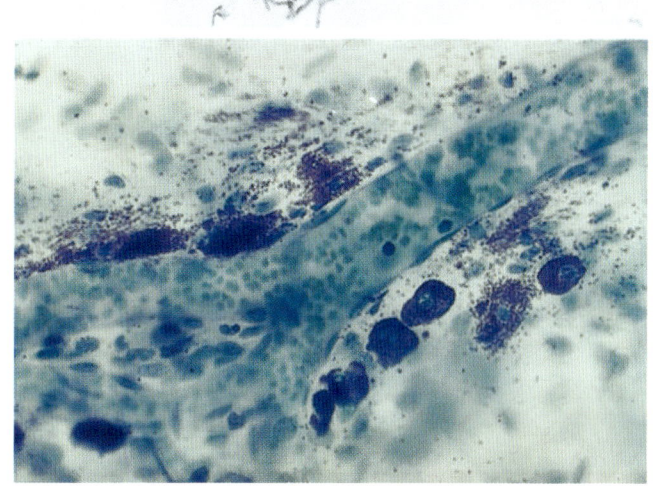

149 Mobile freie Bindegewebszellen – Plasmazellen

Plasmazellen findet man gehäuft im zellreichen retikulären Bindegewebe verschiedener Organe (**Lymphknoten, Milz, Knochenmark, Lunge, Lamina propria der Darmschleimhaut**); sie kommen aber vereinzelt überall im Bindegewebe des Körpers vor, nicht indessen im Blut. Zahlreich sind sie in Gebieten, in denen chronische Entzündungen ablaufen.

Plasmazellen sind kugelige oder polyedrische Elemente mit abgerundetem oder ovalem Kern, der in der Regel exzentrisch liegt. Charakteristisch ist die Anordnung des Chromatins, das sternförmig vom Nukleolus an die innere Kernmembran zieht und dort in größeren Anhäufungen angetroffen wird (**Radspeichenstruktur des Lichtmikroskopikers** – 145b). Bemerkenswert ist der Reichtum an intrazellulären granulären Membransystemen (**Ergastoplasma**), die für die Basophilie dieser Zellen verantwortlich sind (18–23). Die Membranen des rauen (granulären) endoplasmatischen Retikulums (rER) sind zirkulär angeordnet, stellenweise zu Zisternen erweitert. Sie fehlen in der zentral gelegenen Golgi-Region. Im Zytoplasma liegen außerdem Mitochondrien vom Crista-Typus.

Plasmazellen sind die Endzellen der **B-Lymphozytenreihe**, d. h. Abkömmlinge von antigenstimulierten B-Lymphozyten; sie sind ortsständig und vermehren sich nicht mehr, ihre Lebensdauer beträgt 10–30 Tage. Sie synthetisieren Antikörper (Proteine) und stehen somit im Dienste der humoralen Abwehr. Die Antikörpersekretion (**Extrusion**) erfolgt ohne Ausbildung sekretorischer Granula.

Plasmazelle aus der Lunge einer Katze.

Elektronenmikroskopische Aufnahme; Vergr. 17 000fach

150 Mobile freie Bindegewebszellen – Plasmazellen

Plasmazellen aus dem lockeren Bindegewebe einer Orbitaldrüse vom Sperling. Sie liegen in Form einer kleinen Gruppe eng beieinander. Plasmazellen sind ausdifferenzierte B-Lymphozyten. Sie sind groß, oval oder rund (149) und haben meistens runde Kerne, die dichtes, grobes Heterochromatin enthalten. Charakteristisch ist das stark entwickelte granuläre (raue) endoplasmatische Retikulum (rER), das der Synthese der **Immunglobuline** dient. Es bedingt die auffällige lichtmikroskopische Basophilie (145b, ferner die 18–25). In der Plasmazelle rechts oben sind die Zisternen des rER erweitert. Alle Zellen dieser Abbildung enthalten unterschiedlich große Mitochondrien vom Crista-Typ. Beachte die charakteristische Chromatinverteilung der Plasmazellkerne.

Elektronenmikroskopische Aufnahme; Vergr. 9000fach

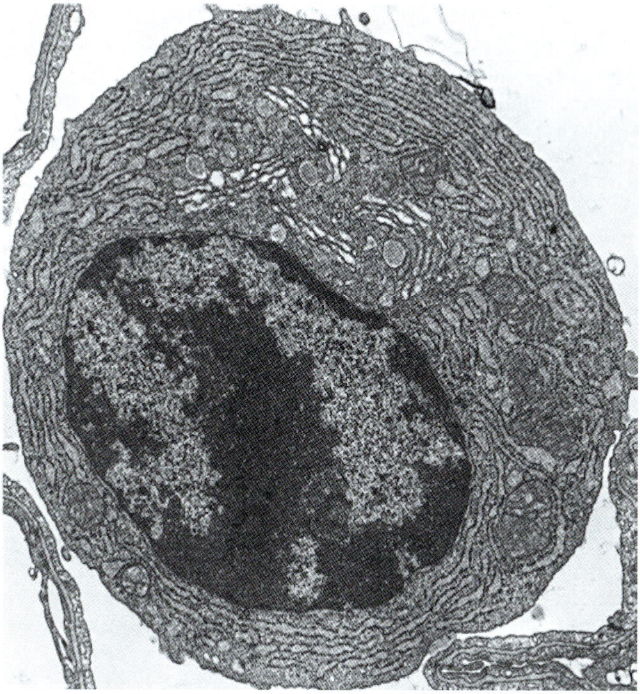

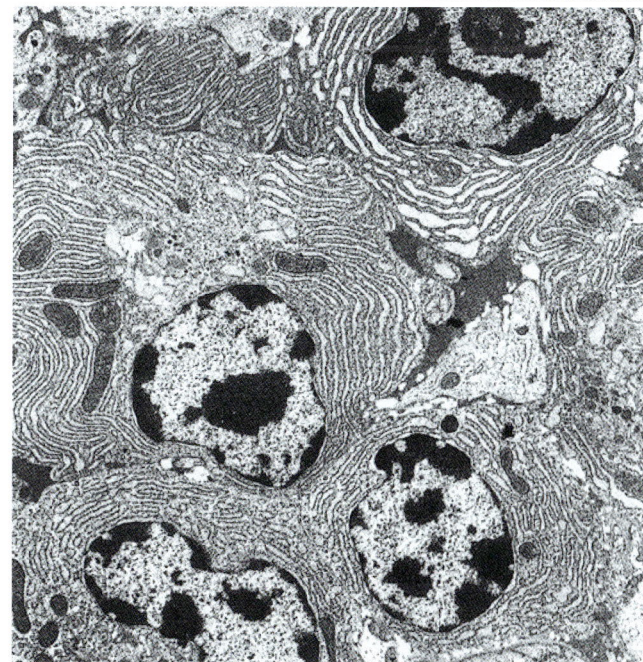

151 Kollagenfasern

Kollagene Fasern, die geformten strukturgebenden Bestandteile der extrazellulären Matrix, kommen nahezu überall im Körper vor, sie sind die häufigste Faserart des Bindegewebes (**Kollagen Typ I**). Sie lassen sich mit verschiedenen sauren Farbstoffen im histologischen Schnitt eindeutig hervorheben. Kollagenfasern sind unverzweigt; sie bestehen aus **Kollagenfibrillen**, deren Durchmesser etwa 30–70 nm beträgt (↔ 152–155). Kollagene Fasern, deren Durchmesser überwiegend 2–10 µm beträgt, haben häufig einen gewellten, haarlockenförmigen Verlauf. Diese Abbildung zeigt gewellt verlaufende kollagene Fasern (blau) im Bindegewebe der Lederhaut (**Stratum reticulare des Coriums**), dazwischen liegen rot gefärbte Bindegewebszellen und Blutgefäße.

Kollagen (colla, gr.: Leim, Knochenleim) ist das häufigste Faserprotein der extrazellulären Matrix.

Färbung: Azan; Vergr. 200fach

152 Kollagenfibrillen

Im Elektronenmikroskop zeigen die etwa 30–70 nm dicken Kollagenfibrillen eine aus hellen und dunklen Bändern bestehende Querstreifung (**sog. hochunterteilte Querstreifung**), deren Periodizität bei etwa 64 nm mit einer Schwankungsbreite von 50–70 nm liegt. Dieses typisch periodische Querstreifenmuster kommt dadurch zu Stande, dass sich die aus drei Polypeptidketten (**α-Tripelhelix**) aufgebauten stäbchenförmigen **Tropokollagenmoleküle** mit einer Länge von 280–300 nm, jeweils um ein Viertel ihrer Gesamtlänge versetzt, seitlich und hintereinander aneinander lagern – eine sog. **Parallelaggregation**. Dieses typische Muster aus hellen und dunklen Querstreifen entsteht durch die bei der elektronenmikroskopischen Technik üblichen Schwermetallkontrastierung.

Elektronenmikroskopische Aufnahme; Vergr. 52 800fach

153 Kollagenfibrillen

Kollagenfibrillen mit hochunterteilter Querstreifung als Beispiel für ein hochgeordnetes biologisches System.
Schwanzsehne einer Ratte (↔ 152, 154, 155).

Elektonenmikroskopische Aufnahme; Vergr. 100 000fach

154 Kollagenfasern – Kollagenfibrillen

Anordnung und Verteilung der zu Kollagenfasern zusammengeschlossenen Kollagenfibrillen im Organismus sind sehr verschieden und den wechselnden Zugbeanspruchungen angepasst. Auch die Dicke der Fibrillenbündel schwankt. In Abbildung a sind Fibrillenbündel einer kollagenen Faser ausschließlich quer geschnitten. Die dicht gepackten Fibrillen haben alle den gleichen Durchmesser. Oben links ist ein Fibrozyt getroffen. Auch in Abbildung b sind alle Fibrillen quer geschnitten, besitzen aber auffallend unterschiedliche Kaliber.

Elektronenmikroskopische Aufnahmen;
a) Tunica albuginea des Hodens eines 23 Jahre alten Mannes; Vergr. 13 200fach
b) Fascia cruris einer 40 Jahre alten Frau; Vergr. 70 400fach

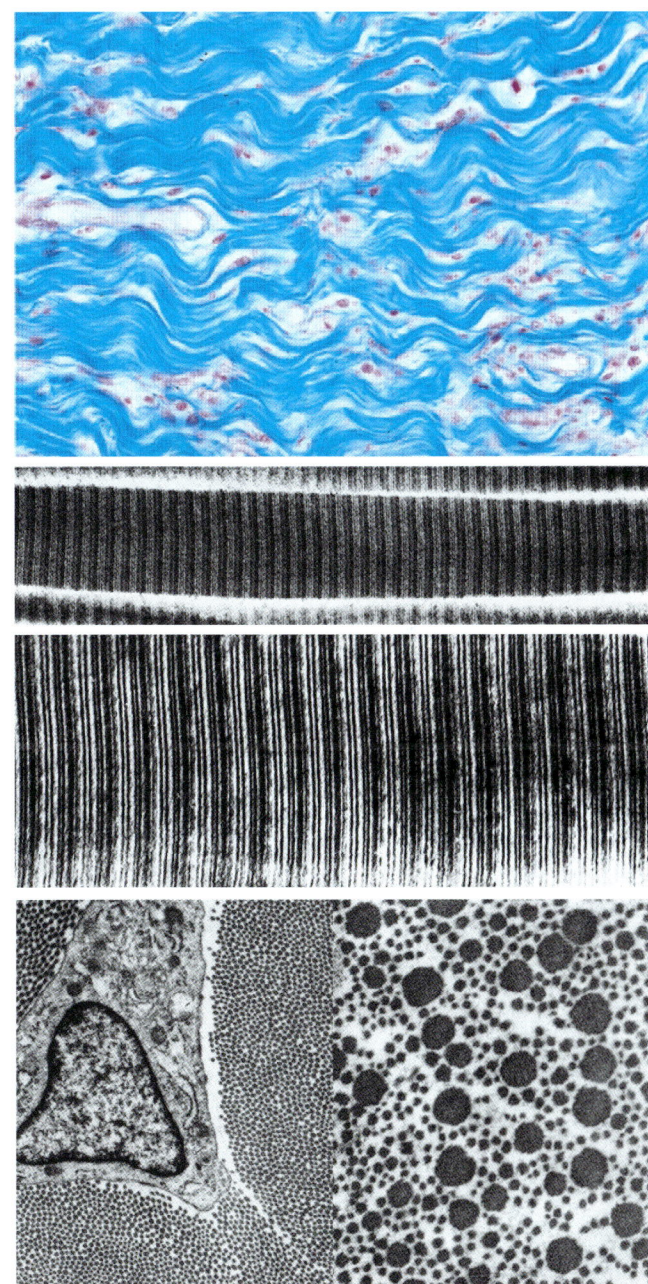

155 Kollagenfasern – Kollagenfibrillen

Der Hauptanteil der geformten Interzellularsubstanzen wird von den in frischem Zustand weißlich glänzenden **Kollagenfasern** gestellt. Diese verlaufen meistens leicht gewellt und erinnern bei lichtmikroskopischer Betrachtung an spiralig gewundene Haarsträhnen (👁 151). In Dünnschnitten für die elektronenmikroskopische Untersuchung werden sie deshalb zwangsläufig in unterschiedlichen Ebenen und Richtungen getroffen. In dieser Abbildung sind die gebündelten **Kollagenfibrillen** teils quer, teils tangential, überwiegend jedoch längs angeschnitten. An längs getroffenen Fibrillen ist die periodische Querstreifung gut zu erkennen (👁 152, 153). Kollagen ist das im Körper am meisten verbreitete Protein; es repräsentiert etwa 25 % aller Proteine.

Kollagene Fibrillen aus der Vena saphena einer venengesunden Frau.

Elektronenmikroskopische Aufnahme; Vergr. 30 000fach

156 Kollagene und elastische Fasern – Mesenterium

Die flächenhaft ausgebreiteten Bindegewebsschichten der Mesenterien enthalten kräftige, gewellt verlaufende Kollagenfaserbündel (hier rot gefärbt), die von dünnen **elastischen** (blauviolett gefärbt) und **argyrophilen Fasern** begleitet werden. In diesen ausgedehnten Fasernetzen sind Blut- und Lymphgefäße, Fettzellen und Nerven eingebaut (nicht dargestellt). In den Maschen kommen Fibrozyten und zahlreiche verschiedene freie Zellen vor.

Färbung: Eisenhämatoxylin-Pikrinsäure-Fuchsin nach van Gieson; Vergr. 200fach

157 Retikuläre Fasern – Gitterfasern – Kehlkopf

Die feinen, etwa 0,5–2,0 µm dicken retikulären Fäserchen des retikulären Bindegewebes und des Fettgewebes, ferner jene zwischen den Grenzflächen verschiedener Gewebe lassen sich mit der **PAS-Reaktion** (wegen des Vorkommens von **Fibronektin**) und durch **Imprägnation** mit Silbersalzen am Schnitt darstellen. Man nennt sie deshalb auch **argyrophile Fasern** oder **Silberfasern**. Retikuläre Fasern haben Ähnlichkeit mit kollagenen Fasern, bestehen aber aus **Typ-III-Kollagen**. Im Gegensatz zu den unverzweigten kollagenen Fasern bilden sie ausgedehnte und außerordentlich dichte Netze und Gitter (**Gitterfasern**). Gitterfasern sind u. a. Bestandteil der Lamina propria von Epithelverbänden. Sie treten ferner in vielen Organen auf, in denen sie ein dreidimensionales Stützgerüst bilden (👁 159–161).

Gitterfasern aus der **Membrana fibroelastica infraglottica** des menschlichen Kehlkopfes; die elastischen Fasern sind nicht dargestellt.

Färbung: Silberimprägnation nach Gomori; Vergr. 400fach

158 Retikuläre Fasern – Gitterfasern – Amnion

Retikuläre Fasern im Amnion eines Hühnchens. Sie bilden ein dichtes Maschenwerk (👁 161). Das Amnionepithel und die zellulären Elemente des Amnionbindegewebes kommen bei der Silberimprägnation nicht zur Darstellung.

Färbung: Silberimprägnation, eigene Modifikation; Vergr. 400fach

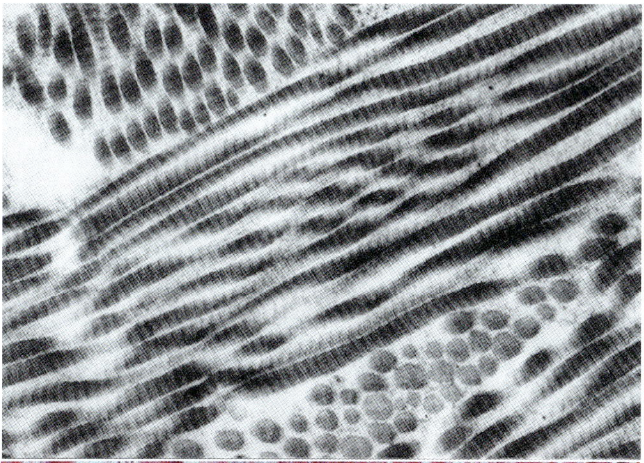

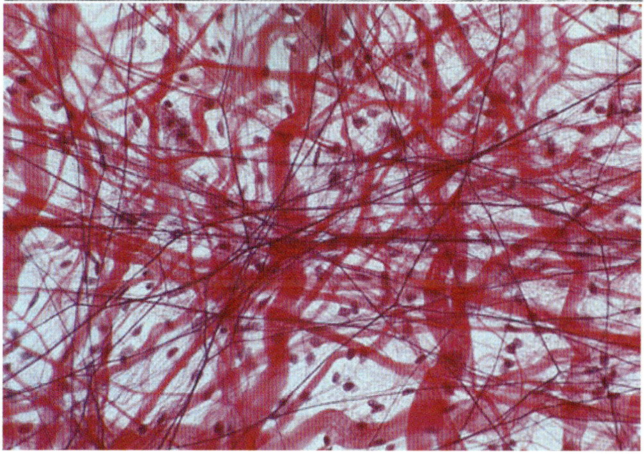

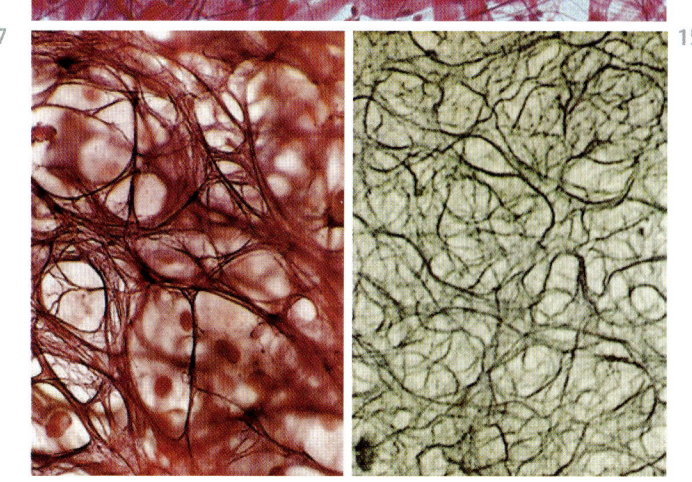

159 Retikuläre Fasern – Gitterfasern – Niere

Im Gegensatz zu den kräftigen unverzweigten Kollagenfasern sind retikuläre Fasern (**überwiegend Kollagen Typ III**) zarte, etwa 0,5–2,0 µm dicke, häufig netzartig verzweigte Fasern, weshalb sie auch als **Gitterfasern** bezeichnet werden. Da sie sich mit Silbersalzen imprägnieren (anfärben) lassen, werden sie auch argyrophile Fasern (**Silberfasern**) genannt. Retikuläre Fasern bilden in fast allen Organen und Geweben ein zartes Stützgerüst für die entsprechenden Parenchymzellen (← 444).

In unserem Beispiel der Niere bauen die feinen retikulären Fäserchen in den interstitiellen Räumen – das sind die Spalten zwischen den Nierentubuli, dem Sammelrohrsystem und den Nierengefäßen – um die verschiedenen Abschnitte der Nierenkanälchen eine dichte Gitterfaserhülle auf: Feinste Gitterfasern umspinnen parallel verlaufende Abschnitte von Nierenkanälchen (in der Abbildung gewellte, helle bandartige Strukturen), deren Epithel bei dieser Färbung nicht hervortritt. Die retikulären Fasern sind ferner Bestandteil von **Basalmembranen**. Auch retikuläre Fasern setzen sich aus Fibrillen mit einer typischen Querstreifung zusammen. Ihr Durchmesser ist allerdings mit durchschnittlich 20–45 nm kleiner als jener der Kollagen-Typ-I-Fibrillen.

Färbung: Versilberung nach Gomori; Vergr. 80fach

160 Retikuläre Fasern – Gitterfasern – Schilddrüse

Glandula thyroidea mit Darstellung des interstitiellen Bindegewebes. Die Schilddrüsenfollikel (← 358–363), die sich kugelförmig vorwölben, sind von einem dichten **Gitterfasergespinst** umhüllt. Zusätzlich kommen im Bindegewebe zwischen den Schilddrüsenfollikeln dicke, teils seilartig verdrillte kollagene Fasern vor. Bindegewebszellen kommen bei dieser Präparationsmethode nicht zur Darstellung.

Rasterelektronenmikroskopische Aufnahme; Vergr. 2500fach

161 Retikuläre Fasern – Gitterfasern – Amnion

Das Amnion (gr.: Schafshaut, Haut um die Leibesfrucht) ist eine durchsichtige und glänzende **Embryonalhülle**, deren Außenfläche von dem Amnionbindegewebe gebildet wird, das sich dem Chorionbindegewebe anlegt (siehe Lehrbücher der Embryologie). Die Innenfläche ist glatt und von dem einschichtigen **Amnionepithel** ausgekleidet. Im Amnionbindegewebe lassen sich verschiedene Schichten unterscheiden. Unmittelbar subepithelial sind die sich überkreuzenden und in verschiedenen Richtungen verlaufenden **Gitterfasern** membranartig angeordnet (← 158). Zwischen dem Flechtwerk dieser feinen retikulären Fasern kommen vereinzelt dickere Faserbündel (**kollagene Fasern**) vor.

Menschliches Amnion, subepitheliales Flechtwerk von Gitterfasern. Das Amnionepithel und die in den Maschen liegenden zellulären Elemente des Amnionbindegewebes lassen sich mit dieser Präparationstechnik nicht darstellen.

Rasterelektronenmikroskopische Aufnahme; Vergr. 5000fach

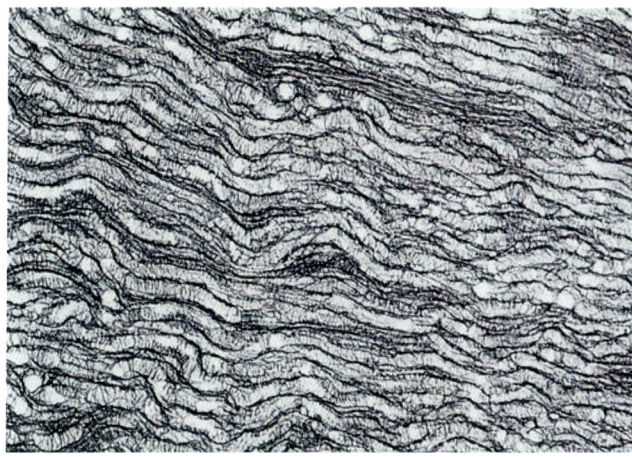

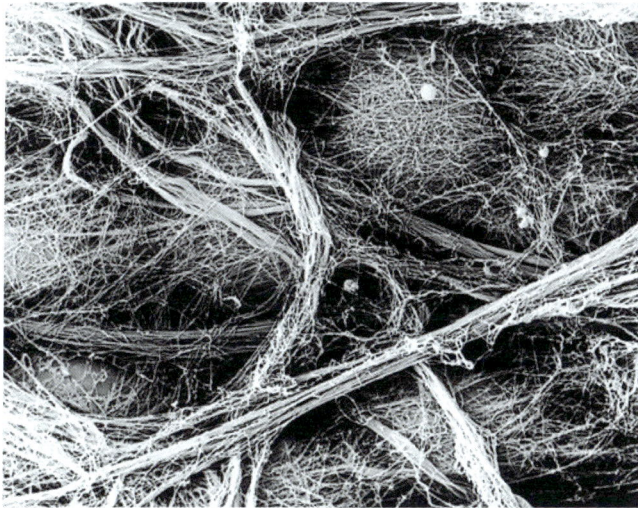

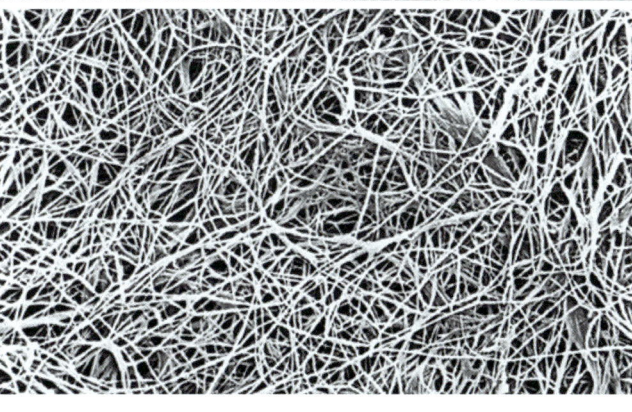

162 Elastische Fasern – Corium

Die elastischen Fasern unterscheiden sich von den kollagenen und retikulären Fasern u. a. durch ihre andere Färbbarkeit und durch ihr mechanisches Verhalten. Sie lassen sich mit **Elastikafarbstoffen**, z. B. mit **Resorzinfuchsin, Aldehydfuchsin** und **Orzein**, färberisch hervorheben. Elastische Fasern verzweigen sich reichlich und bilden unregelmäßige, oft dichte Fasernetze oder infolge schwimmhautähnlicher Verbreitungen an ihren Knotenpunkten **gefensterte Membranen** (◆ 279). Der Faserdurchmesser schwankt zwischen 0,5 und 5 µm. Es gibt demnach dünne und dicke elastische Fasern, z. B. im elastischen Nackenband (◆ 190–192).
Elastische Fasern sind im nativen Zustand schwach gelb getönt (**gelbe Fasern**). Von deren Anordnung und Menge hängt die Elastizität des betreffenden Gewebes ganz wesentlich ab. Sie sind um 150 % reversibel dehnbar, d. h. zugelastisch. Elastische Fasern kommen besonders reichlich im Bindegewebe der Lunge, im elastischen Knorpel (◆ 163), in der Haut, in Organkapseln und in Gefäßwänden vor (◆ 164–166).
Diese Abbildung zeigt ein dichtes elastisches Fasernetz aus dem **Stratum reticulare** der Lederhaut. Zelluläre Elemente sind nicht angefärbt (◆ 156).

Färbung: Orzein; Vergr. 300fach

163 Elastische Fasern – Ohrmuschel

Die Strukturkomponenten der elastischen Fasern, **quervernetzte Tropoelstinmoleküle** (**Elastin**) und **fibrillinreiche Mikrofibrillen** (Durchmesser 10–20 nm) sowie **Fibuline** sind ubiquitär auftretende Bestandteile des Bindegewebes.
In dieser Abbildung sind elastische Fasern in der Haut einer menschlichen Ohrmuschel färberisch hervorgehoben. Man erkennt lange und dünne, leicht gewellt verlaufende Fasern, dickere Faserabschnitte und kürzere Bruchstücke von elastischen Fasern. Bei den zart rosa gefärbten Strukturen handelt es sich um derbe kollagene Fasern. Keine Kernfärbung.

Färbung: Resorzinfuchsin; Vergr. 200fach

164 Elastische Fasern – Aorta

Im Gegensatz zu ◆ 162 und 163 verlaufen die elastischen Fasern in diesem senkrechten Durchschnitt durch die Media der Aorta thoracica über weite Strecken **wellblechähnlich**. Zwischen den schwarz-violetten elastischen Fasern liegen gelb gefärbte glatte Muskelzellen. Vergleiche diese Abbildung mit den ◆ 156, 162, 165, 166, ferner mit den ◆ 274–280.
Das elastische Material in den Wänden der Arterien vom elastischen Typ (herznahe Arterien) erscheint nur auf senkrechten Durchschnitten durch die Gefäßwand in Form von Fasern, tatsächlich handelt es sich um **elastische Membranen** oder **Lamellen** (◆ 279).
Bei den üblichen Färbungen histologischer Kurspräparate treten elastische Fasern kaum oder überhaupt nicht hervor. Im übrigen lassen elastische Fasern keine geordneten Binnenstrukturen erkennen; sie besitzen keine Querstreifung (◆ 166, 167).

Färbung: Resorzin-Fuchsin-Pikrinsäure nach van Gieson; Vergr. 200fach

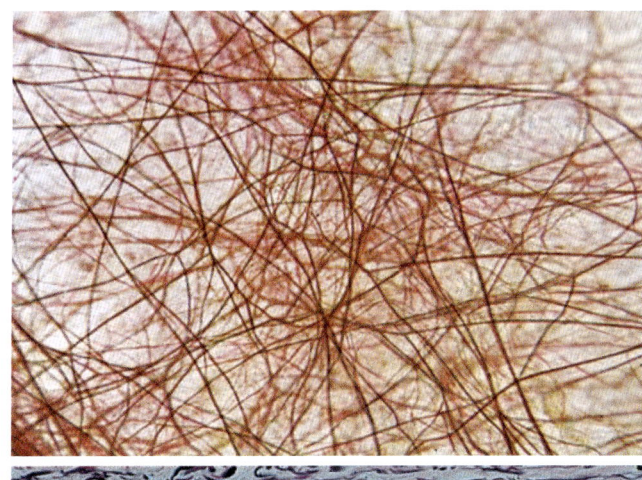

162

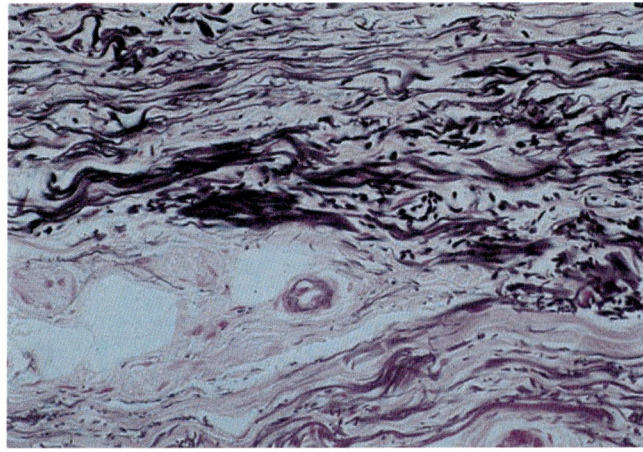

163

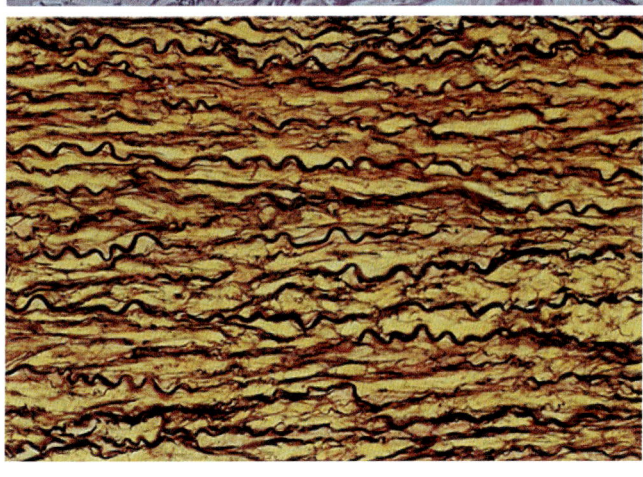

164

Binde- und Stützgewebe

165 Elastische Fasern – Aorta

Ausschnitt aus einer Aortenwand zur Darstellung von elastischen Fasern, die in Form tiefblau gefärbter gewellter oder gestreckter Elemente das Bild beherrschen (⇒ 164, 275–280). Zwischen den elastischen Fasern liegen hellblau angefärbte glatte Muskelzellen (⇒ 164).

Die elastischen Fasern der herznahen Arterien erscheinen nur im senkrechten Durchschnitt in Form von mehr oder weniger stark gewellten Fasern; tatsächlich liegen aber, wie Flachschnitte durch die Gefäßwand zeigen, **elastische Membranen** oder **Lamellen** vor (⇒ 279). Der Abbau der elastischen Fasern gelingt weder mit Trypsin noch durch Kochen oder Hydrolyse mit verdünnten Säuren oder Basen. Elastin wird jedoch durch **Elastase**, ein Enzym der Bauchspeicheldrüse, hydrolysiert.
Tunica media der Aorta thoracica, Mensch.

Semidünnschnitt: Färbung: Methylenblau-Azur II; Vergr. 320fach

166 Elastische Fasern – Aorta

In elektronenmikroskopischen Aufnahmen sind die elastischen Fasern leicht an ihrer meist homogenen, wenig elektronenmikroskopisch dichten Innenstruktur, der sog. amorphen Komponente bzw. dem **amorphen Zentrum**, zu erkennen. Dagegen gelingt es nach geeigneter Kontrastierung und bei höherer Auflösung in einer schmalen Randzone Fibrillen ohne periodische Gliederung sichtbar werden zu lassen. Diese schmale Randzone aus etwa 10–20 nm dicken Fibrillen wird **fibrilläre Komponente** genannt.
Unser Präparat stammt aus der Tunica media der Aorta. Deutlich treten die geschlängelten, auffallend hellen elastischen Fasern 1 zwischen den glatten Muskelzellen 3 hervor (⇒ 167).
Elastin, das **Skleroprotein** der elastischen Fasern, ist reich an **Lysin** und **Prolin**. Charakteristisch ist ferner der Gehalt an **Desmosin** und **Isodesmosin-Peptiden**, die nur im Elastin vorkommen. Andererseits enthält Elastin, anders als Kollagen, wenig Hydroxyprolin und kein Hydroxylysin.

1 Elastische Fasern   2 Kollagene Fibrillen   3 Glatte Muskelzellen
Elektronenmikroskopische Aufnahme; Vergr. 4500fach

167 Elastische Fasern – Corium

Elektronenmikroskopisch stellt sich elastisches Fasermaterial auch in Form unterschiedlich großer, fleckförmiger, schwach osmiophiler Areale dar. Elastische Fasern lassen sich aber durch geeignete Kontrastierungsverfahren auch kräftig geschwärzt hervorheben. Den elastischen Fasern fehlt die Querstreifung kollagener Fasern. Man unterscheidet ein amorphes, gleichmäßig dichtes **Zentrum**, das Elastin enthält, und eine schmale Randzone, in der etwa 10 nm dicke Mikrofilamente und 10–20 nm dicke Mikrofibrillen liegen (**fibrilläre Komponente**).
Quer- und Tangentialschnitte durch unterschiedlich dicke elastische Fasern 1 mit umschriebenen osmiophilen Verdichtungen aus dem Corium der menschlichen Haut.

1 Kollagene Fibrillen
Elektronenmikroskopische Aufnahme von Frau Prof. Dr. Uda Schramm, Lübeck; Vergr. 28 600fach

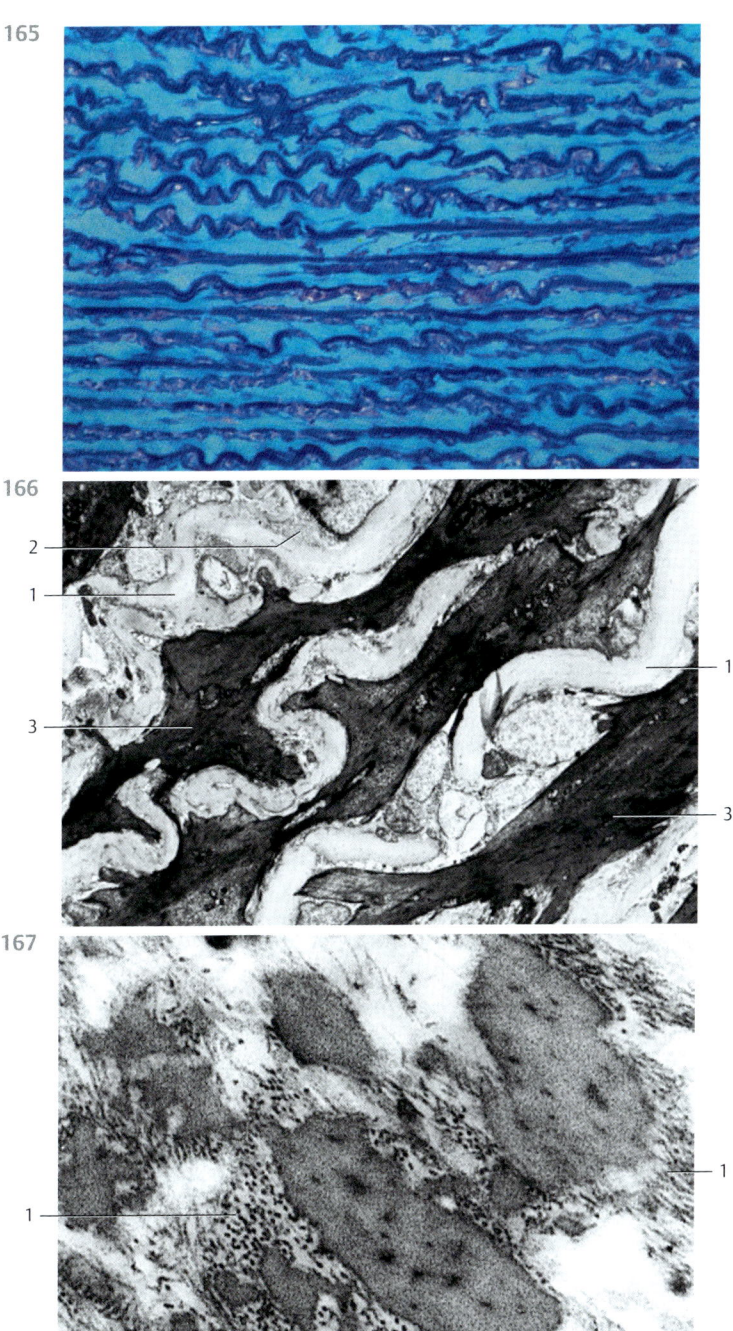

168 Embryonales Bindegewebe – Mesenchym

Das mesenchymale embryonale Bindegewebe besteht aus zytoplasmaarmen Zellen, die mit ihren teils dünnen, teils flächenhaft ausgebreiteten, stets verzweigten Ausläufern miteinander in Verbindung stehen. Dadurch entsteht ein lockeres dreidimensionales Schwammwerk, dessen Lücken von einer viskösen Interzellularsubstanz (**amorphe solartige Grundsubstanz, extrazelluläre Matrix**), die vor allem das **Glykosaminoglykan Hyaluronan** enthält, ausgefüllt sind. Geformte Interzellularbestandteile, also Fasern, sind noch nicht oder nur spärlich vorhanden. Innerhalb des Schwammwerkes können Zellgrenzen lichtmikroskopisch nicht ausgemacht werden. Aus dem Mesenchym gehen alle Binde- und Stützgewebe und große Teile der glatten Muskelzellen hervor. Die Zellen des Mesenchyms sind **pluripotente** Zellen (👉 135).
Mesemchym eines 12 Tage alten Mäuseembryos.

1 Blutgefäße
Färbung: Eisenhämatoxylin-Säurefuchsin; Vergr. 200fach

169 Gallertiges Bindegewebe – Nabelschnur

Dieser totale Querschnitt durch einen reifen menschlichen Nabelstrang lässt an der Oberfläche die Bedeckung mit dem einschichtigen Amnionepithel erkennen. Das Innere der Nabelschnur wird von einem gefäßfreien, gallertartigen Bindegewebe, der sog. **Wharton-Sulze**, erfüllt (👉 170, 171). In diesem Gallertgewebe sind die **Vena umbilicalis** (rechts) und die beiden **Arteriae umbilicales** (links) eingebettet. In der Mitte ist der Rest des **Allantoisganges** getroffen. Die Nabelschnurgefäße sind nach der Geburt immer stark kontrahiert. Bei den spezifischen Bindegewebszellen dieses Gallertgewebes handelt es sich um fortsatzreiche und lang gestreckte Fibrozyten, die ein weiträumiges Maschenwerk bilden (👉 170, 171).
(Thomas Wharton, 1610–1673, Arzt in London)

Färbung: Azan; Vergr. 12fach

170 Gallertiges Bindegewebe – Nabelschnur

Das gallertartige Bindegewebe trifft man während der Embryonalzeit in der Haut und als **Wharton-Sulze** besonders gut ausgeprägt im Nabelstrang. Die Zellen des Gallertgewebes sind abgeflachte, sternförmig verzweigte Fibroblasten und Fibrozyten, deren Ausläufer untereinander zusammenhängen und einen weitmaschigen Verband bilden. In den Zwischenräumen liegt die lichtmikroskopisch homogene gelartige Grundsubstanz, in der feine, zu Bündeln geordnete oder untereinander verfilzte Fasern eingelagert sind. Es handelt sich um retikuläre und kollagene Fasern, die beim Kochen Leim ergeben. Die Zellkerne sind rot gefärbt (👉 168, 171).
Die Grundsubstanz besteht hauptsächlich aus **Hyaluronan** und **Wasser**. Beachte die Zunahme der Fasern zum Zeitpunkt der Geburt (👉 170b).

a) Nabelschnur eines 5 Monate alten Fetus
b) Nabelschnur eines Neugeborenen
Färbung: Pikroblauschwarz-Lithiumkarmin; Vergr. 100fach

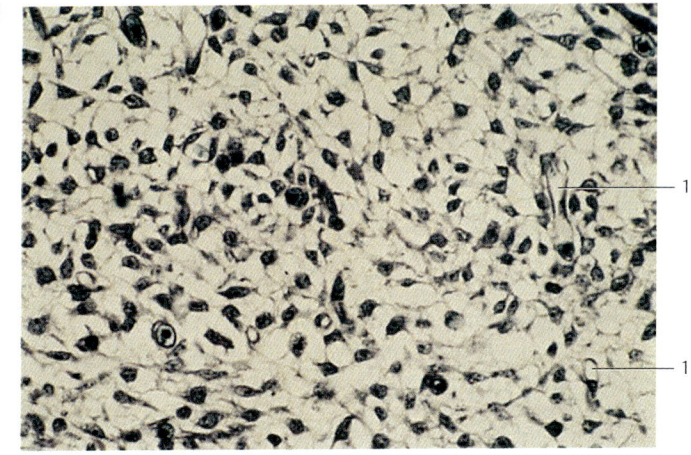

168

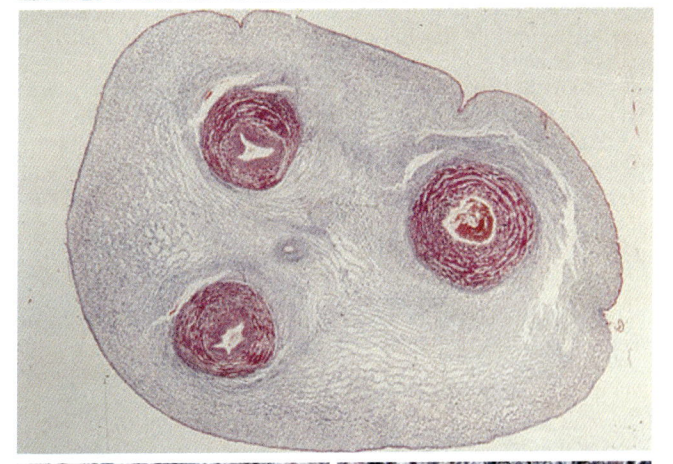

169

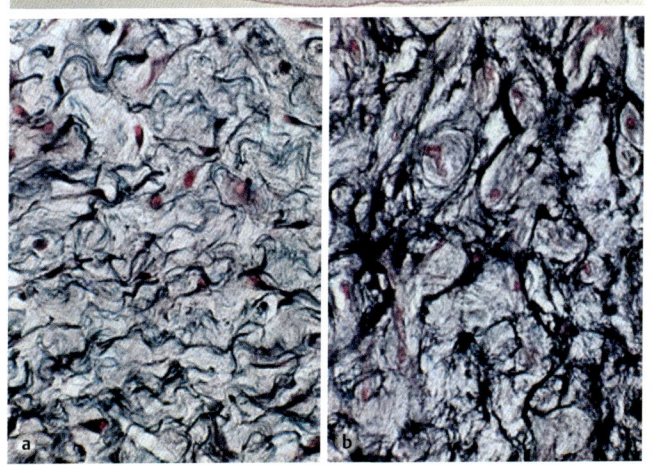

170

Binde- und Stützgewebe

171 Gallertiges Bindegewebe – Nabelschnur

Embryonales Bindegewebe (**Gallertgewebe, Wharton-Sulze**) aus einer reifen menschlichen Nabelschnur mit Bindegewebszellen (**Fibroblasten, Fibrozyten**) und der homogenen gallertartigen oder gelartigen Grundsubstanz, in der kollagene Fäserchen (blau) vorkommen. Diese verlaufen in allen Richtungen des Raumes und sind daher quer, längs oder tangential angeschnitten (👁 168–170a, b). Im gallertigen Bindegewebe überwiegen amorphe Grundsubstanzen, die vor allem aus **nichtsulfatierten Glykosaminoglykanen** (**Hyaluronan**) bestehen.

Färbung: Azan; Vergr. 400fach

172 Retikuläres Bindegewebe – Milz

Das retikuläre Bindegewebe ähnelt dem embryonalen Stützgewebe (**Mesenchym**), beide bilden einen **Zellschwamm** (👁 168). Es besteht aus verästelten fibroblastischen **Retikulumzellen**, die einen weitmaschigen Verband bilden. Kollagene Fasern vom Typ III (**retikuläre Fasern**) durchziehen dieses Netzwerk und schmiegen sich der Oberfläche der Retikulumzellen an. Die weiten Interzellularräume enthalten Gewebsflüssigkeit und freie Zellen. Bei unserer Aufnahme handelt es sich um eine mit Ringer-Lösung durchspülte Milz. Freie Zellen sind nicht mehr vorhanden. Die Kerne der Retikulumzellen heben sich tiefblau, die Gitterfasern hellblau hervor.

Das retikuläre Bindegewebe ist eine spezielle Form des faserarmen Bindegewebes und liefert das Gerüstwerk der Milz, der Lymphknoten, der sog. Lymphfollikel und des Knochenmarks (👁 320–331).

Färbung: Methylblau-Eosin nach Mann; Vergr. 200fach

173 Fettgewebe

Fettgewebe besteht vor allem aus Fettzellen (**Adipozyten oder Lipozyten**), die Fette (Lipide = Neutralfette) synthetisieren.
Man unterscheidet zwei Arten: **univakuoläres** (weißes) und **plurivakuoläres** (braunes) Fettgewebe.
Fettgewebe geht aus pluripotenten Mesenchymzellen, später aus Zellen des retikulären Bindegewebes hervor, wobei traubenförmige Fettgewebsläppchen und sog. **Fettorgane** entstehen können. Die Retikulumzellen lagern Fetttröpfchen ein, die schließlich zu einem großen Tropfen zusammenfließen. Dabei kugeln sich die Zellen ab; es entstehen auffällig große, etwa 100 µm dicke, blasige Zellen (👁 177a, b), deren Zytoplasma und Kerne an den Rand gedrängt werden (**Siegelringform**). In den üblichen histologischen Routinepräparaten (Paraffinschnitt-Technik) ist das Fett durch die Einwirkung von Alkohol und Xylol vollständig herausgelöst; es entstehen ungefärbte Hohlräume, die in der Regel als Fettvakuolen bezeichnet werden (**univakuoläres Fettgewebe**). Zahlreiche univakuoläre Fettzellen [1] durchsetzen hier das interstitielle Bindegewebe der quergestreiften Muskulatur [2]; links oben ist eine Arterie [3] angeschnitten (👁 174). Univakuoläres Fettgewebe ist reich vaskularisiert und enthält Nerven.
Univakuoläre Fettzellen (**Adipozyten, Lipozyten**); Fettorgan im interstitiellen Bindegewebe der Muskulatur [2].

1 Fettzellen (Fettvakuolen) 2 Quergestreifte Muskelfasern 3 Arterie
Färbung: Hämalaun-Eosin; Vergr. 300fach

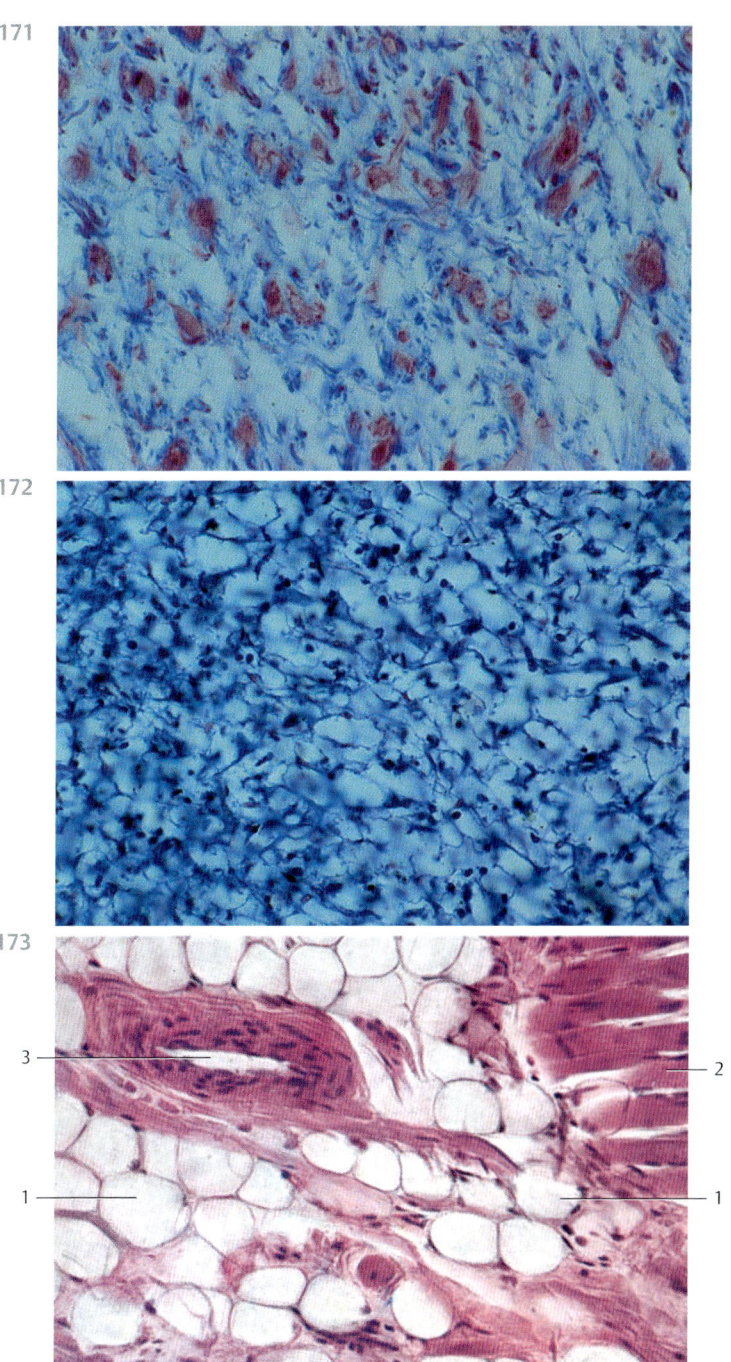

174 Weißes Fettgewebe

Mehrere große abgekugelte Fettzellen (**Adipozyten**) in der Umgebung von Blutgefäßen ▮, die das Omentum majus des Menschen durchziehen. Die dichten Zellansammlungen sind die sog. **Milchflecken** ▮, aus Lymphozyten, Retikulumzellen und Makrophagen bestehende Zellhaufen, die am frischen Netz als milchige Trübungen zu erkennen sind. Der histologische Nachweis der Fette muss an frischem oder in Formol fixiertem Gewebe erfolgen. Mit in Fett löslichen, d. h. lipophilen Farbstoffen, z. B. **Sudan III** oder **Scharlachrot (Sudan II)**, kann dann eine mehr oder weniger leuchtende Färbung der intrazellulären Fettsubstanzen erzielt werden. Univakuoläres Fettgewebe (◉ 173); Häutchenpräparat, kein Gewebeschnitt.

1 Blutgefäße 2 Milchflecken
Färbung: Hämatoxylin-Eosin-Scharlachrot; Vergr. 80fach

175 Weißes Fettgewebe

Kleiner, läppchenartiger Fettzellverband in der Subkutis eines menschlichen Feten mit unterschiedlich großen und abgekugelten **Adipozyten**, aus denen die Fettsubstanzen durch die histologische Aufarbeitung herausgelöst sind – Fettvakuolen. Das Zytoplasma dieser **univakuolären** oder **unilokulären** Fettzellen ist an die Oberfläche gedrängt; in einigen Adipozyten ist der peripher gelegene Zellkern getroffen. Beachte, dass in der Peripherie dieses Läppchens noch einige plurivakuoläre Fettzellen vorkommen. Bei den blauviolett gefärbten Zellen handelt es sich um Blutzellen.

Präparat von Frau Prof. Dr. Helga Fritsch, Innsbruck. Semidünnschnitt;
Färbung: Methylenblau-Azur II; Vergr. 80fach

176 Braunes Fettgewebe

Plurivakuoläres oder auch multilokuläres Fettgewebe aus einem Fettorgan in der Umgebung der Aorta thoracica einer Ratte.
Die **plurivakuolären Fettzellen** ▮ enthalten an Stelle einer großen Fettkugel zahlreiche kleine, von einer Elementarmembran umgebene Fetttröpfchen. Deshalb erhält der Zellleib eine schaumige Struktur. Die intrazellulären Fetttröpfchen sind unterschiedlich groß und nur schwach angefärbt. Beachte die das Fettorgan durchziehenden Blutgefäße ▮ und vergleiche mit ◉ 175.
Diese Form des Fettgewebes ist beim Erwachsenen auf wenige Körperregionen, wie Achselhöhle, Halsregion, Mediastinum, Rückenhaut u. a., beschränkt. Wegen seines hohen Gehaltes an Mitochondrien (braune Zytochrome) besitzt das plurivakuoläre Fettgewebe eine bräunlich-gelbe Eigenfarbe; es wird deshalb als **braunes Fettgewebe** bezeichnet, das für die Thermoregulation bei winterschlafenden Tieren eine große Rolle spielt (**„Winterschlafdrüse"** bei Nagern).
Fettzellen des braunen Fettgewebes werden nicht so groß wie die im weißen. Das Bindegewebe zwischen den Fettzellen enthält zahlreiche sympathische Nervenfasern (noradrenerge Innervation), die allerdings bei dieser Abbildung nicht zur Darstellung kommen.

1 Plurivakuoläre Fettzellen 2 Kapillaren 3 Arterie
Semidünnschnitt; Färbung: Methylenblau-Azur II; Vergr. 380fach

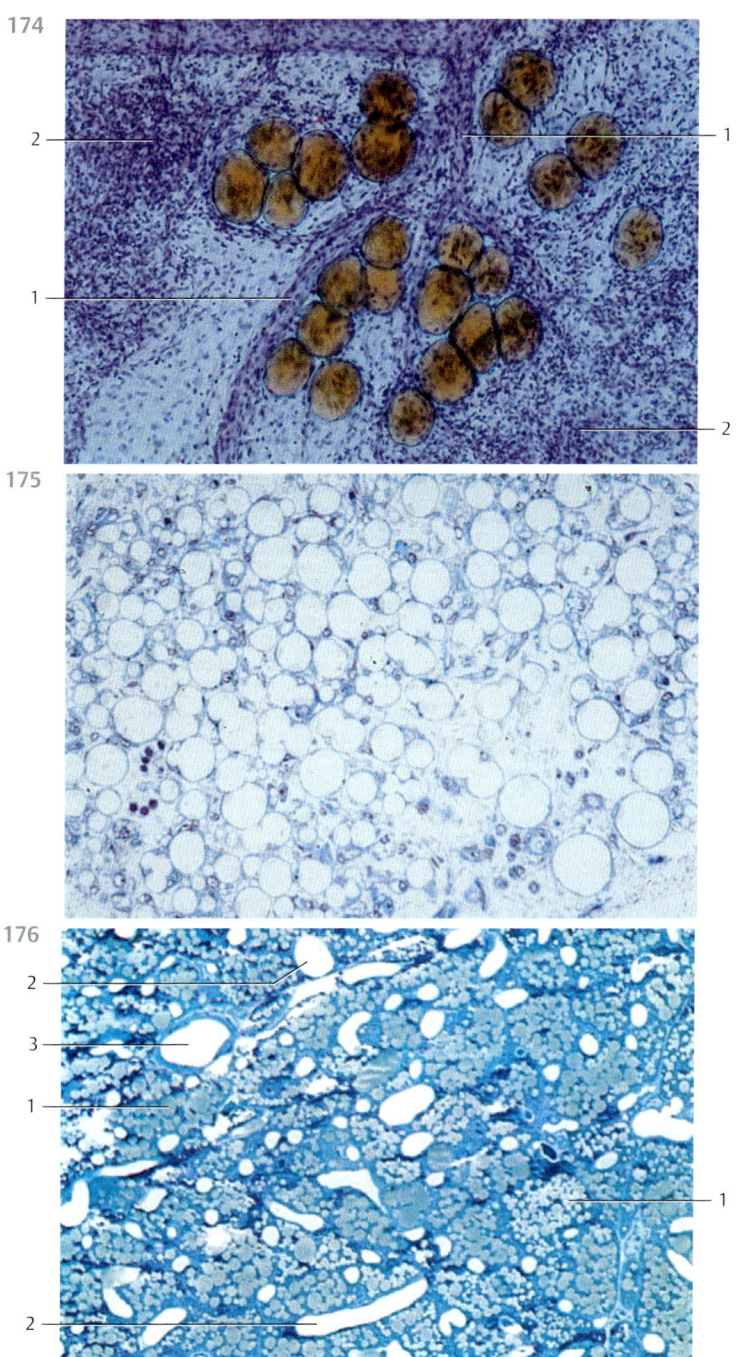

177 Weißes Fettgewebe

Fettgewebe im engeren Sinne besteht aus einer größeren Anzahl von Fettzellen, die in kleinen Gruppen im Bindegewebe von Organen liegen (👁 173, 174). Häufig bildet es läppchenartige Zellverbände. Man spricht dann von **Fettläppchen** oder **Fettorganen**, die u. a. mechanische Aufgaben erfüllen. So bildet weißes Fettgewebe beispielsweise an der Fußsohle und im Handteller Polster, die Stöße auffangen können (sog. **Baufett** mit polsternden Funktionen). Andererseits bilden Fettläppchen ein Energiedepot, sog. weißes **Speicherfett**, das subkutan, am Dickdarm und im großen Netz u. a.m. zu finden ist. Solche Fettläppchen sind meistens von einer bindegewebigen Kapsel umgeben, von der Bindegewebssepten in das Innere vordringen, wodurch eine Unterteilung in kleinere Läppchen entsteht. Im Fersenpolster liegt Baufett in kleinen Kammern, deren Wände aus derben Bindegewebsplatten bestehen.

Die nebenstehende Abbildung demonstriert den Ausschnitt eines solchen Fettläppchens aus der Subkutis eines menschlichen Feten. Beachte die dicht nebeneinander liegenden Fettzellen mit runder oder polygonaler Form. Das spärliche und faserarme Bindegewebe zwischen den Fettzellen ist bei dieser Präparation enzymatisch herausgelöst worden. In 👁 177b sind prall gefüllte, runde Fettzellen bei stärkerer Vergrößerung dargestellt.

Rasterelektronenmikroskopische Aufnahme; Vergr. a) 200fach; b) 800fach

178 Lockeres Bindegewebe – Plica ventricularis

Das lockere Bindegewebe besitzt keine konstante Eigenform. Als **interstitielles Bindegewebe** füllt es die Spalten und Räume zwischen den spezifischen Bauelementen (**Parenchym**) eines Organs aus, dringt in die Lücken zwischen Muskelbündeln vor und trennt beispielsweise Drüsenläppchen voneinander (**blutgefäß- und nervenführende Bindegewebssepten**). Das lockere Bindegewebe kann auch als Füllmaterial aufgefasst werden. Zugleich hat es mannigfaltige Stoffwechselfunktionen zu erfüllen. Es dient u. a. als **Wasserspeicher** und **Verschiebeschicht**, und es spielt bei Regenerationsvorgängen eine große Rolle. Das lockere Bindegewebe besteht aus den ortsansässigen Zellen, den Fibrozyten, überwiegend kollagenen Fasern, elastischen Netzen und Gitterfasern, die in allen Richtungen des Raumes verlaufen. In der amorphen Grundsubstanz sind zahlreiche freie Zellen, insbesondere auch Zellen der Abwehr, eingelagert. Dieses Präparat stammt aus dem subepithelialen Bindegewebe eines Kehlkopfes (**Plica ventricularis**). Im Bindegewebe liegen zahlreiche Blutgefäße 1 (👁 179–183).

Färbung: Azan; Vergr. 200fach

179 Lockeres Bindegewebe – Lippe

Lockeres Bindegewebe aus dem Mittelteil einer menschlichen Lippe. Die kollagenen, teils recht kräftigen Faserbündel verlaufen in verschiedenen Richtungen. Im oberen Bildabschnitt sind die Fasern lockerer gefügt; hier liegen auch deutlich mehr Bindegewebszellen. Gefäßhaltiges lockeres Bindegewebe ist verformbar und weicher, nachgiebiger Beschaffenheit, das bei Entzündungen und bestimmten Systemerkrankungen große Wassermengen zu speichern vermag (**Ödem, „dicke Backe"**). Lockeres Bindegewebe kommt besonders umfangreich in der Subkutis vor (👁 151).

Färbung: Azan, modifiziert; Vergr. 200fach

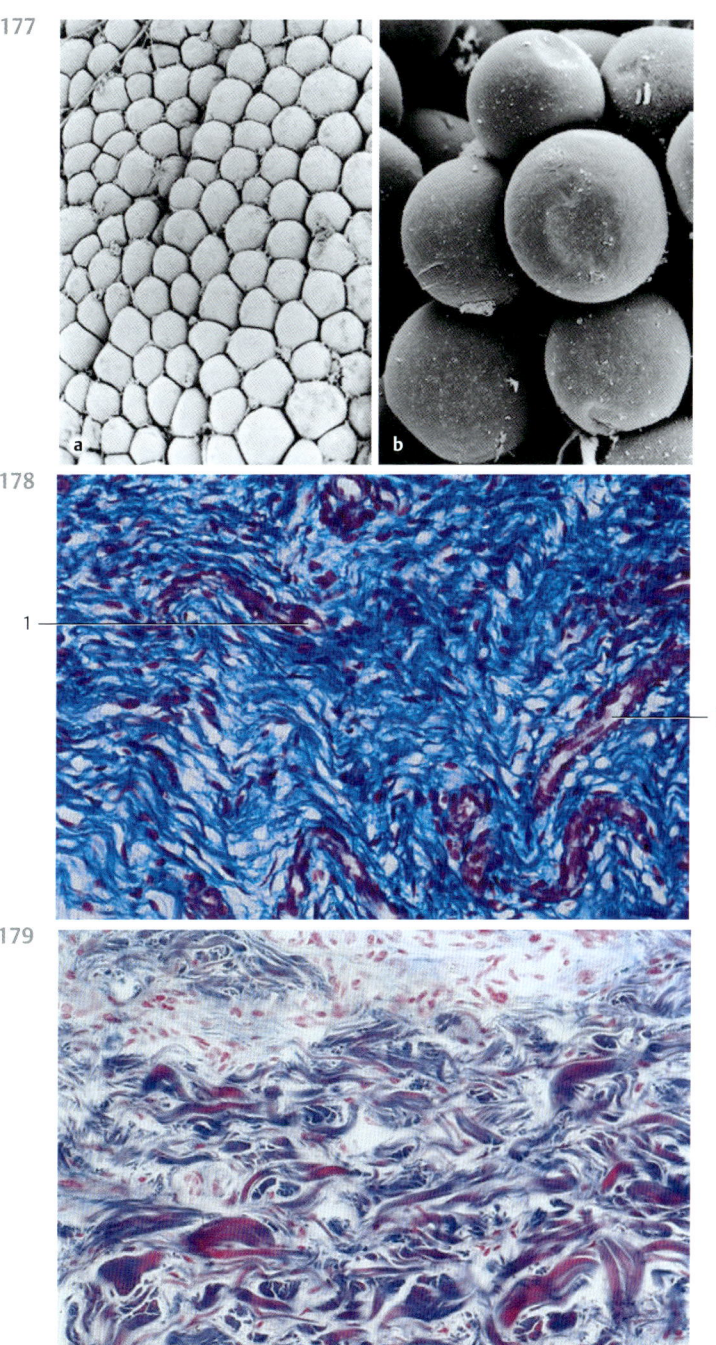

180 Zellreiches spinozelluläres Bindegewebe – Ovar

Zur Demonstration eines zellreichen Bindegewebes eignet sich u. a. die Rindenzone des ovariellen Bindegewebskörpers, das sog. **Stroma ovarii**. Die Rinde des Eierstockes enthält neben wenigen Retikulinfäserchen dicht liegende, häufig fischschwarmähnlich angeordnete, spindelförmige, noch differenzierungsfähige Bindegewebszellen (**„spinozelluläres" Bindegewebe, zelliges Bindegewebe**). Die kollagenen Fasern vom Typ III (zart rosa gefärbt) treten hier völlig in den Hintergrund. Das zellreiche spinozelluläre Bindegewebe des Ovars und des Uterus wird oft als Sonderform des lockeren Bindegewebes aufgefasst, im Endometrium nimmt es an den zyklischen Schleimhautveränderungen teil (◉ 542–547, 571–574).
Ovar einer geschlechtsreifen Frau.

Färbung: Hämatoxylin-Eosin; Vergr. 80fach

181 Straffes faserreiches Bindegewebe – Augenlid

Das straffe faserreiche Bindegewebe, das an Orten mechanischer Beanspruchung auftritt, ist gekennzeichnet durch eine Ausrichtung seiner geformten Interzellularsubstanzen.
In dieser Abbildung, einem Flachschnitt durch die Lidplatte (**Tarsus, Kollagenfaserplatte**) eines Oberlides, erkennt man dichte Faserbündel, die in verschiedenen Richtungen verlaufen und sich offenbar durchflechten (**geflechtartiges Bindegewebe**). Dieser Faserverlauf gewährleistet Zugfestigkeit in allen Richtungen. Die zellulären Elemente (rot-violett gefärbt) treten in den Hintergrund. Vereinzelt sind Gefäße angeschnitten (◉ 180, 182). Die Kapseln vieler Organe (◉ 182), die Lederhaut (**Stratum reticulare des Corium**), die harte Hirnhaut (**Dura mater**) und die harte Augenhaut (**Sklera**) sind ebenfalls aus geflechtartigem Bindegewebe (dichtes, straffes Bindegewebe) aufgebaut, das gelegentlich auch „Bindegewebsmatte" genannt wird.
Oberlid, Mensch.

Färbung: Azan; Vergr. 70fach

182 Straffes faserreiches Bindegewebe – Nierenkapsel

Das straffe faserreiche Bindegewebe mancher Organkapseln ist geflechtartig angeordnet. Die Fasern sind eng aneinander gedrängt und verlaufen je nach den Zugspannungen in verschiedenen Richtungen, wobei sie schichtenweise übereinander liegen. In anderen Fällen – wie in unserem Beispiel – durchflechten sich die groben Faserbündel, weshalb auch von **geflecht-** oder **filzartigem Bindegewebe** gesprochen wird. Die derben Kollagenfaserbündel werden von feinen Gitterfäserchen begleitet (◉ 161, 180, 181, 183).
Die zellulären Elemente kommen bei dieser Präparation nicht zur Darstellung.
Menschliche Nierenkapsel.

Rasterelektronenmikroskopische Aufnahme; Vergr. 5000fach

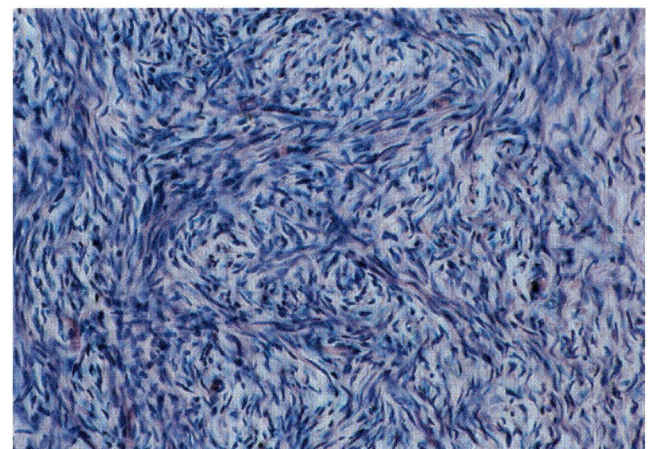
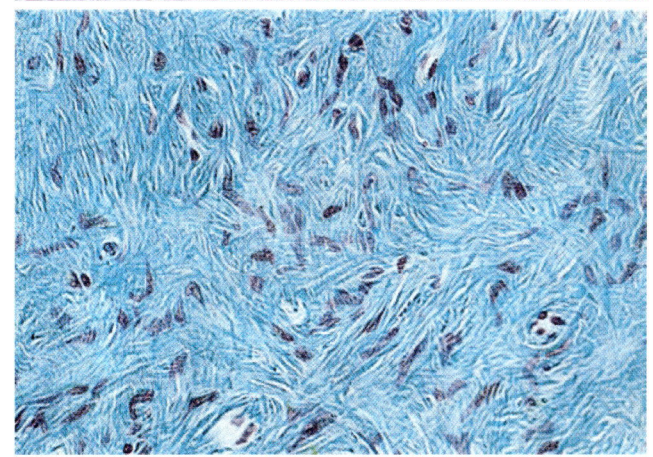
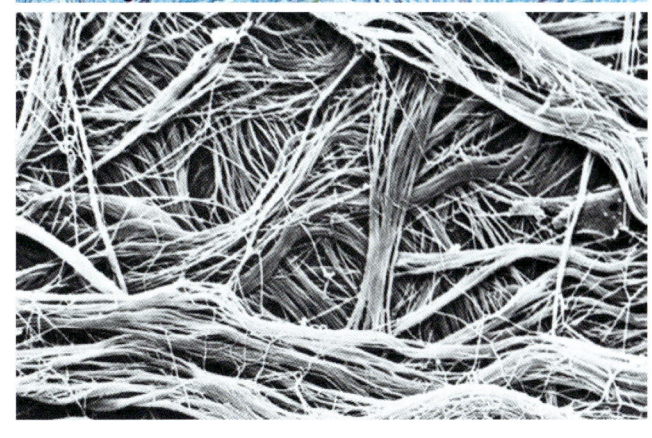

183 Straffes parallelfaseriges Bindegewebe – Sehne

Das straffe parallelfaserige Bindegewebe ist die Grundform von **Sehnen** (**strangartige Form**), Aponeurosen (**platte, flächenhafte Sehnenform**) und von **Bändern**.
Diese Abbildung zeigt einen Ausschnitt aus einem Längsschnitt durch eine Fingersehne. Sehnen enthalten als mechanisch wirksame Bauelemente kräftige zugfeste Kollagenfasern, die zu parallel geordneten Bündeln (**Primärbündel**) zusammengefasst sind und in einer Richtung verlaufen. Im ungedehnten Zustand verlaufen sie leicht gewellt. Zwischen den rot gefärbten Faserbündeln liegen, in Reihen angeordnet, die als Sehnenzellen (**Tendinozyten, Flügelzellen**) bezeichneten Fibrozyten, von denen man meist nur die Kerne erkennt. Sie sind teils in der Fläche, überwiegend aber im Profil getroffen (👁 184–189). Die Sehnenzellen sind also den besonderen Raumverhältnissen innerhalb des Sehngefüges angepasst.

Färbung: Hämalaun-Eosin; Vergr. 240fach

184 Straffes parallelfaseriges Bindegewebe – Sehne

Sehnenquerschnitt. Die Sehnenfaserbündel sind von lockerem, faserigem und gefäßhaltigem Bindegewebe, dem **Peritendineum internum** 1, umgeben, das die Sehne in Sekundärbündel unterteilt. Von den Sehnenzellen (**Tendinozyten, Flügelzellen**) gehen nach allen Richtungen dünne, flügelartige Zytoplasmafortsätze aus, die sich den Kollagenfasern anschmiegen (👁 185, 186). Bei den hellen Spalten 2 handelt es sich um fixationsbedingte Schrumpfräume (👁 183, 185–189).
Die Sehne wird an ihrer Oberfläche vom **Peritendineum externum** (**Epitendineum**), einem flächenhaften geflechtartigen Bindegewebe, umgeben. Dem Epitendineum liegt außen lockeres Bindegewebe auf, das **Paratendineum** genannt wird.

1 Peritendineum internum   2 Schrumpfräume
Färbung: Eisenhämatoxylin-Erythrosin; Vergr. 130fach

185 Straffes parallelfaseriges Bindegewebe – Sehne

Querschnitt durch die Sehne (**Primärbündel**) des Musculus flexor digitorum longus einer Maus. Mehrere unterschiedlich große Bündel kollagener Fibrillen 1 sind angeschnitten. Jedes Fibrillenbündel entspricht im Lichtmikroskop einer Faser (👁 183, 184, 186, 187). Zwischen den Fibrillenbündeln liegen Sehnenzellen 2, d. h. modifizierte Fibrozyten (**Tendinozyten**), die mit schlanken Zytoplasmafortsätzen flügelartig in die Spalträume zwischen den Fibrillenbündeln hineinragen (**„Flügelzellen"**) 3. Diese Zytoplasmafortsätze verschiedener Tendinozyten stehen untereinander in Verbindung. Die Sehnenzellen enthalten reichlich granuläres endoplasmatisches Retikulum (rER) 4, Mitochondrien und Lysosomen 5.

1 Fibrillenbündel
2 Kerne von Sehnenzellen (Tendinozyten, Flügelzellen)
3 Zytoplasmaausläufer von Sehnenzellen
4 Zytoplasma von Sehnenzellen mit rER
5 Lysosom

Elektronenmikroskopische Aufnahme von Prof. Dr. Dr. Horst Michna (†), Lübeck; Vergr. 8300fach

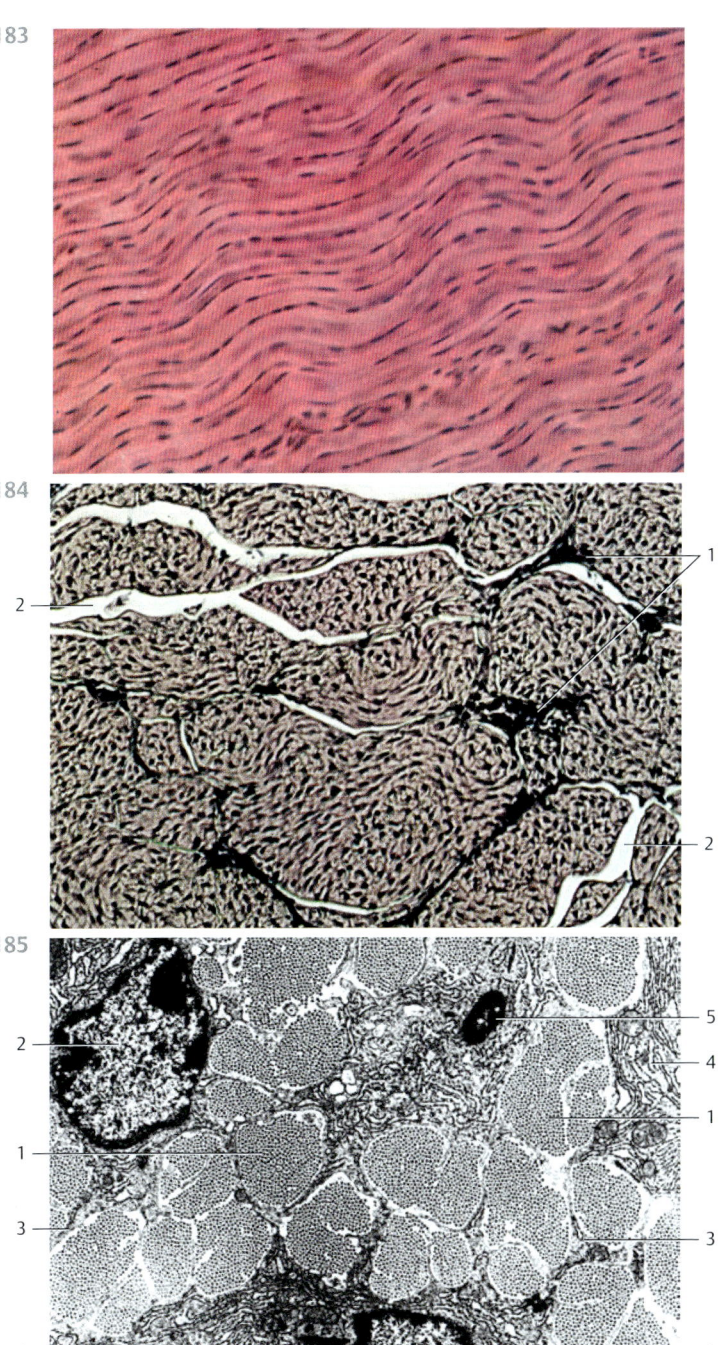

Binde- und Stützgewebe

186 Straffes parallelfaseriges Bindegewebe – Sehne

Querschnitt durch die Sehne des Musculus flexor digitorum longus des Menschen zur Darstellung der unterschiedlichsten Querschnittskaliber von kollagenen Fibrillen 1 (👁 154b). Angeschnitten ist ferner der kernhaltige Abschnitt einer Sehnenzelle 2 (**Fibrozyt, Tendinozyt**), von dem lang gestreckte, schlanke Fortsätze 3 (**Flügel**) ausgehen, die sich den kollagenen Fibrillen anschmiegen (**Flügelzellen**). Sehnenzellen haben fast immer lang gestreckte Kerne (👁 183) und wenig Zytoplasma. Beachte auf dieser Abbildung den schmalen **perinukleären Zytoplasmasaum** 4.

1 Kollagene Fibrillen, quer angeschnitten
2 Kern einer Sehnenzelle
3 Zytoplasmafortsätze (Flügel)
4 Schmaler Zytoplasmasaum

Elektronenmikroskopische Aufnahme von Prof. Dr. Dr. Horst Michna (†), Lübeck; Vergr. 20 000fach

187 Straffes parallelfaseriges Bindegewebe – Sehne

Längsschnitt durch die strangartige Sehne (**Primärbündel**) des Musculus flexor digitorum longus einer Maus. Die kollagenen Fibrillen 1 mit typischem Querstreifungsmuster sind längs angeschnitten (👁 183). Zwischen den Fibrillenbündeln liegt eine Sehnenzelle (**Fibrozyt, Tendinozyt**), die im Bereich des Perikaryons angeschnitten ist. Ihr Zytoplasma enthält Lamellen des rER 2, die teilweise zisternenartig 3 erweitert sind, Mitochondrien 4 und Golgi-Apparate 5.
Flächenhafte Sehnen, die in ihrem Bau den kollagenen Bändern ähneln (👁 188, 189), heißen **Aponeurosen**.

1 Kollagene Fibrillen
2 Granuläres endoplasmatisches Retikulum, rER
3 Zisternen des rER
4 Mitochondrien
5 Golgi-Apparat

Elektronenmikroskopische Aufnahme von Prof. Dr. Dr. Horst Michna (†), Lübeck; Vergr. 6500fach

188 Kollagenes zugfestes Band – Ligamentum

Der Bau der zugfesten Bänder (**Ligamente**) weicht von demjenigen der kollagenfaserigen Sehnen nicht grundsätzlich ab. Die Kollagenfasern (vorwiegend Typ I) der Bänder sind auch hier zu parallel geordneten Faserbündeln zusammengefasst, die auf dieser Abbildung deutlich hervortreten. Besonders charakteristisch ist der gewellte Verlauf der Kollagenfasern. Die Bindegewebszellen stellen den besonderen Raumverhältnissen innerhalb der Faserbündel angepasste Fibrozyten dar, die in langen Reihen angeordnet sind. Es handelt sich, wie bei den Sehnen, um lang ausgezogene Fibrozyten, deren spindelförmige rot gefärbte Kerne ebenfalls gewellt sind (👁 183, 184). Die langen hellen Spalten sind präparationsbedingt.
Längsschnitt durch ein **Ligamentum collaterale fibulare** des Menschen.

Färbung: Hämatoxylin-Eosin; Vergr. 80fach

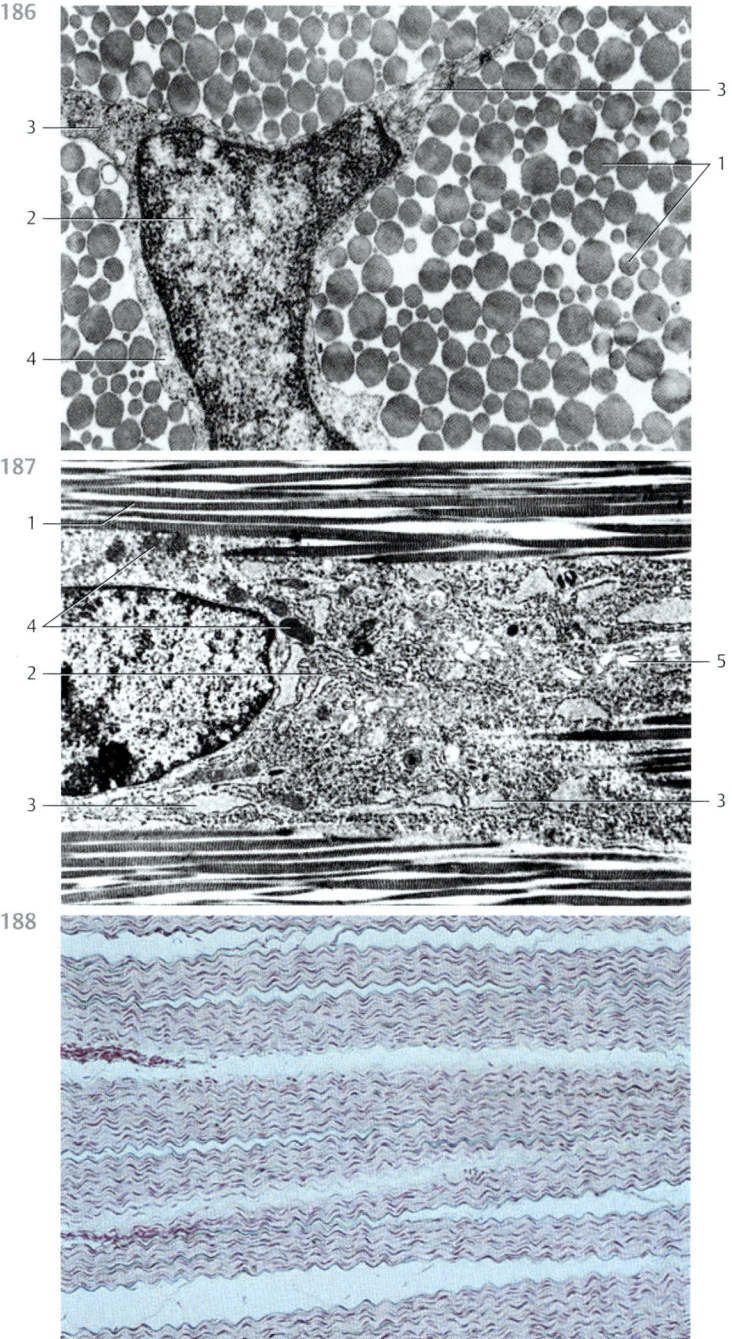

189 Kollagenes zugfestes Band – Ligamentum

Diese Aufnahme stammt aus demselben Präparat wie jene der ⬤ 188. Der wellige Verlauf der Kollagenfaserbündel mit den zwischen den Fasern gelegenen Fibrozyten (dunkelrot), die sich dieser charakteristischen Verlaufsrichtung anpassen, tritt besonders deutlich hervor (⬤ 183).
Längsschnitt durch ein **Ligamentum collaterale fibulare** des Menschen.

Färbung: Hämatoxylin-Eosin; DIK (= Differenzial-Interferenz-Kontrast-)Aufnahme; Vergr. 200fach

190 Elastisches Band – Ligamentum flavum

Elastische Bänder bestehen aus Bündeln dicker, paralleler verlaufender, elastischer Fasern, die untereinander in Verbindung stehen, also verzweigt sind (⬤ 191). Beim Menschen kommen elastische Bänder, die wegen ihrer gelben Farbe auch **gelbe Bänder**, **Ligamenta flava**, genannt werden, an der Wirbelsäule vor. Bei Huftieren besteht das Nackenband, **Ligamentum nuchae**, aus elastischen Fasern (⬤ 192).

Dieser Querschnitt durch ein **Ligamentum flavum** der Wirbelsäule eines 60-jährigen Mannes lässt eine charakteristische Felderung erkennen. Die elastischen Fasern, zu unterschiedlich großen Bündeln zusammengefasst, verlaufen parallel zueinander in Zugrichtung. Zwischen ihnen liegen Kollagen- und Gitterfasern (rot), welche die elastischen Faserbündel vornehmlich quer zu ihrer Längsachse umwickeln. Die Bindegewebszellen kommen bei dieser Färbung nicht zur Darstellung (dagegen ⬤ 191).

Färbung: Pikrofuchsin nach van Gieson, keine Kernfärbung; Vergr. 360fach

191 Elastisches Band – Ligamentum flavum

Auf diesem Längsschnitt erkennt man, dass der **Netzcharakter** der elastischen Fasern erhalten bleibt. Sie verbinden sich spitzwinklig untereinander. Beachte das zellreiche Bindegewebe zwischen den elastischen Fasern (blau gefärbt), das den in Abbildung 190 rot gefärbten Fasern entspricht.

Färbung: Methylblau-Eosin; Vergr. 130fach

192 Elastisches Band – Ligamentum nuchae

Die elastischen Bänder gehören zum straffen, **parallelfaserigen Bindegewebe**. Die Bündel unterschiedlich dicker elastischer Fasern stehen untereinander in Verbindung (⬤ 191). In unserer Abbildung sind die elastischen Fasern intensiv rot gefärbt (⬤ 190). Dazwischen liegen, in einem Gitterwerk von kollagenen und retikulären Fasern, die grün-blau gefärbt sind, Fibrozyten und kleine Blutgefäße.

Die glatten Muskeln, die die Haare aufrichten (**Mm. arrectores pilorum**), besitzen elastische Endsehnen.

Nackenband, **Ligamentum nuchae**, vom Rind.

Färbung: Trichromfärbung, modifiziert nach Jerusalem; Vergr. 200fach

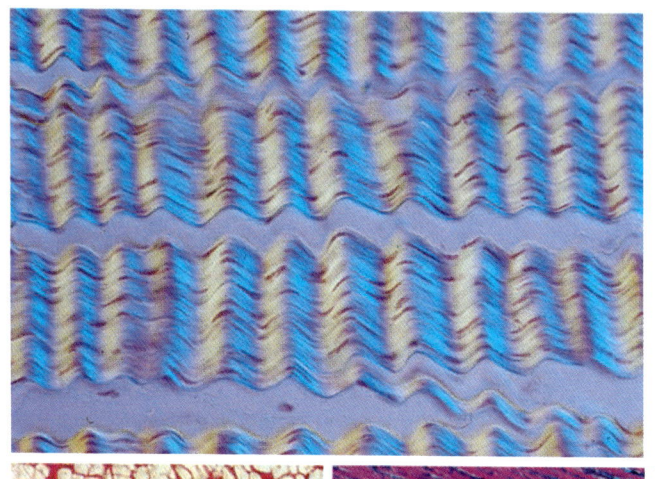

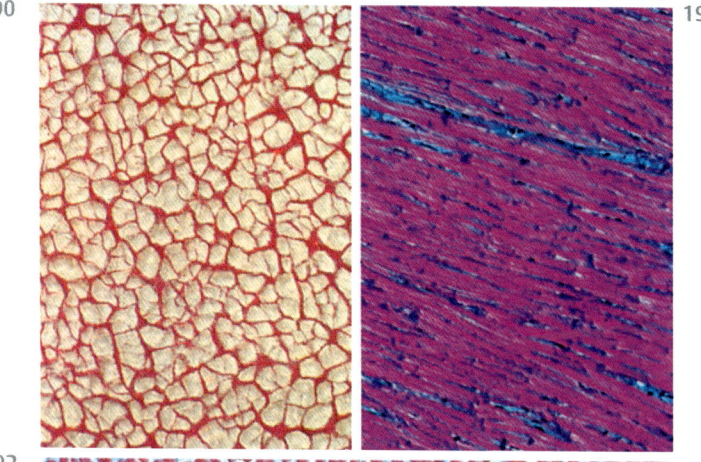

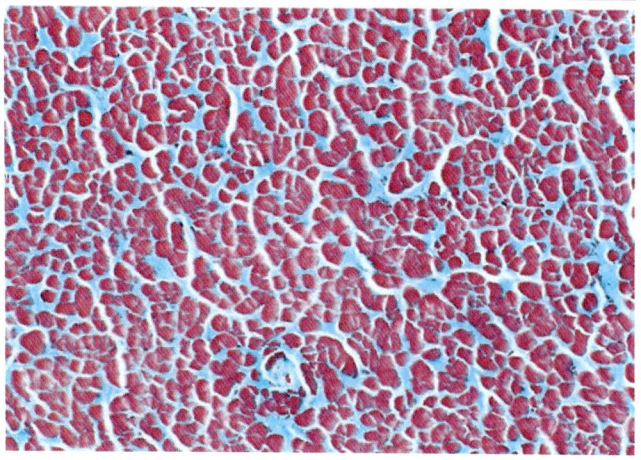

193 Fetaler hyaliner Knorpel

Hyaliner Knorpel (gr. Hyalos = Glas) entsteht aus **mesenchymalen Blastemen**. Mesenchymzellen differenzieren sich zu Knorpelbildungszellen, den **Chondroblasten**, diese wiederum zu Knorpelzellen, den **Chondrozyten**. Chondroblasten produzieren die Knorpelgrundsubstanz (**Knorpelmatrix**), die aus Wasser, Glykosaminoglykanen, u. a. dem Proteoplykan **Aggrecan**, und kollagenen Fibrillen (**Typ-II, IX, X, XI-Kollagen**) besteht. Die kollagenen Fibrillen werden von den Grundsubstanzbausteinen, d. h. von der Extrazellulärmatrix, maskiert. Da Chondroblasten ihre Produkte nach allen Seiten hin abscheiden, mauern sie sich selbst ein – sie werden dabei zu Chondrozyten, die in glattwandigen Höhlen der Knorpelmatrix liegen (**Knorpelzellhöhlen, Lakunen**). Auch eingeschlossene Knorpelzellen teilen sich noch, so dass **isogene Knorpelzellgruppen** entstehen (**interstitielles oder intussuszeptionelles Wachstum**). In unserer Abbildung liegen großblasige Chondrozyten einzeln oder zu mehreren in Gruppen zusammen: **Chondrone** oder **Territorien**. Zwischen diesen liegt blau-grün gefärbte Knorpelgrundsubstanz: **interterritoriale Extrazellulärmatrix**.
Darmbeinanlage eines menschlichen Feten, 5. Schwangerschaftsmonat. Beachte in diesem Bildausschnitt die blasigen Chondrozyten mit kleinen blau-violett gefärbten Zellkernen und das auffällig helle Zytoplasma.

Färbung: Trichrom nach Masson-Goldner; Vergr. 400fach

194 Hyaliner Knorpel – Rippenknorpel

Das reife hyaline Knorpelgewebe enthält inmitten der ungleichmäßig anfärbbaren **interterritorialen basophilen Extrazellulärmatrix** einzelne oder in Gruppen auftretende isogene Knorpelzellen, sog. **Chondrone** oder **Territorien**. Die fleckförmige Färbung der interterritorialen Extrazellulärmatrix (**Interterritorien**) beruht auf einer unterschiedlich dichten Lagerung kollagener Fibrillen (◆ 198) und einer sehr inhomogenen Verteilung der in der Knorpelmatrix enthaltenen Glykosaminoglykane. Diese werden für die Maskierung der Kollagenfibrillen verantwortlich gemacht. Am oberen Bildrand liegt eine dichte Bindegewebsschicht, das **Perichondrium** (**Knorpelhaut**). Vom Perichondrium aus kann der Knorpel durch Apposition wachsen.

Färbung: Hämatoxylin; Vergr. 100fach

195 Hyaliner Knorpel – Rippenknorpel

Vergrößerung eines Ausschnitts aus Abbildung 194 mit deutlicher Gliederung in **Territorien** und **Interterritorien**. Die Chondrozyten oder die in Gruppen angeordneten isogenen, d. h. aus der gleichen Mutterzelle hervorgegangenen Knorpelzellen sind von einer dünnen, besonders basophilen Schicht umgeben. Diese stellt die Wandung der Knorpelhöhle dar und wird **Knorpelkapsel** genannt. Sie enthält nur spärliche kollagene Fibrillen, ist aber reich an **Chondroitin-4-Sulfat, Chondroitin-6-Sulfat** und **Keratansulfat**. Diese Proteoglykanpolymere sind für die starke Basophilie verantwortlich. Unmittelbar perizellulär bzw. perikapsulär färbt sich die Knorpelmatrix auch noch kräftig basophil an, so dass kleine Höfe um die Zellgruppen entstehen, sog. **Knorpelzellhöfe** oder **territoriale Matrix**. Die Interterritorien bzw. die interterritoriale Matrix sind wesentlich heller gefärbt.

Färbung: Hämatoxylin; Vergr. 200fach

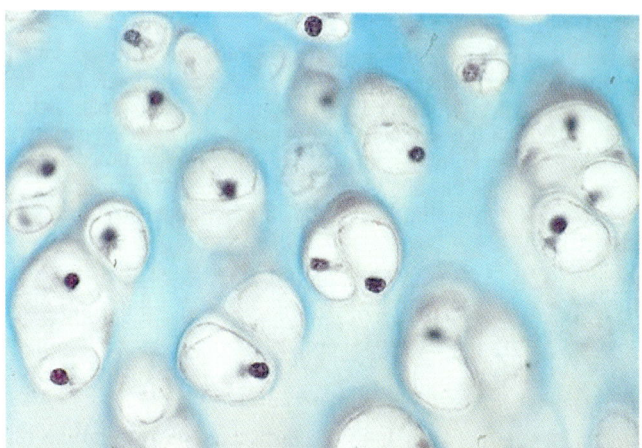

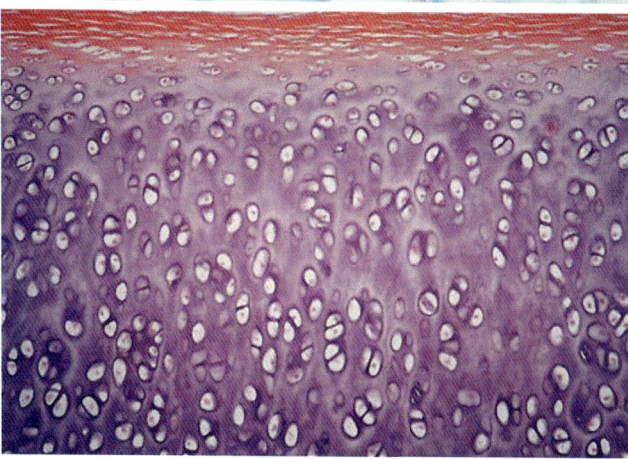

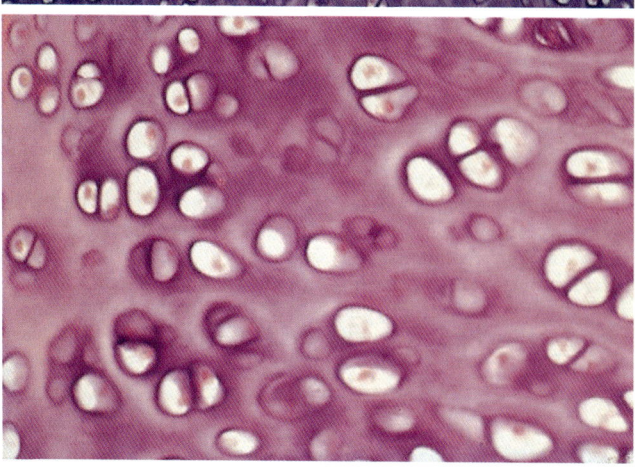

196 Hyaliner Knorpel – Trachealspange

Querschnitt durch eine Trachealspange mit einer Gruppe von **isogenen Knorpelzellen** (**Chondron, Territorium**). Die etwa ovalen Chondrozyten, die in Höhlen der Grundsubstanz liegen, enthalten große Fetttropfen ② (👁 60, 61). In der Knorpelzelle rechts unten ist der Zellkern ① angeschnitten. Chondrozyten enthalten alle bekannten Zellorganellen, außerdem intermediäre Filamente (**Vimentin**) und häufig auch Glykogen.
In der Knorpelmatrix sind kollagene Fibrillen eingelagert, die jedoch maskiert sind.

1 Zellkern
2 Fetttropfen
3 Knorpelkapsel
4 Territoriale Matrix

Elektronenmikroskopische Aufnahme; Vergr. 1000fach

197 Hyaliner Knorpel – Rippenknorpel

Im hyalinen Knorpel kommt es oft, insbesondere im Alter, zu regressiven Veränderungen. Dieser Prozess beginnt mit einer Abnahme von Wasser und Proteoglykanen (PG) mit der Folge, dass in der Interzellularsubstanz sog. **Asbestfasern** ① auftreten. Dabei handelt es sich um zusammengelagerte Kollagenfasern, die durch Demaskierung nun lichtmikroskopisch sichtbar werden. In derartige Areale der Extrazellulärmatrix können schließlich Gefäße einwachsen; auch Kalkablagerungen können entstehen (Mineralisationsprozess).
In unserer Abbildung liegen die Knorpelzellen überwiegend in isogenen Gruppen ② zusammen. Die Chondrozyten sind von einem Knorpelzellhof ③ (**territoriale Extrazellulärmatrix**) mit erhöhtem Proteoglykananteil umgeben. In der unteren Bildhälfte sind die kollagenen Fasern der interterritorialen Extrazellulärmatrix ④ demaskiert – **Asbestfaserung** ①.

1 Asbestfaserung
2 Isogene Knorpelzellen (Chondrone, Territorien)
3 Knorpelhof, territoriale Extrazellulärmatrix
4 Interterritoriale Extrazellulärmatrix

Färbung: Hämatoxylin-Eosin; Vergr. 400fach

198 Hyaliner Knorpel – Gelenkknorpel

Die in der Knorpelmatrix maskierten 15–45 nm dicken kollagenen Fibrillen (Typ II) lassen sich durch enzymatische Verdauung der Grundsubstanzen sichtbar machen. In diesem Präparat – es handelt sich um die Schulterpfanne einer Ratte – wurde die sog. **Tangentialfaserschicht** durch Behandlung mit **Hyaluronidase** freigelegt. Die Kollagenfaserbündel überkreuzen sich im spitzen Winkel und ziehen in einer Hauptrichtung. Chondrozyten kommen bei dieser mikrotechnischen Präparation nicht zur Darstellung.
In den üblichen histologischen Kurspräparaten sind häufig streifige, als **Asbestfaserung** bezeichnete Areale sichtbar, die als typische Altersveränderungen gedeutet werden und auf einer **Demaskierung** der kollagenen Fibrillen beruhen (👁 197). In diesen Fällen ist ebenfalls die Grundsubstanz herausgelöst.

Rasterelektronenmikroskopische Aufnahme von Prof. Dr. Bernhard Tillmann, Kiel; Vergr. 8000fach

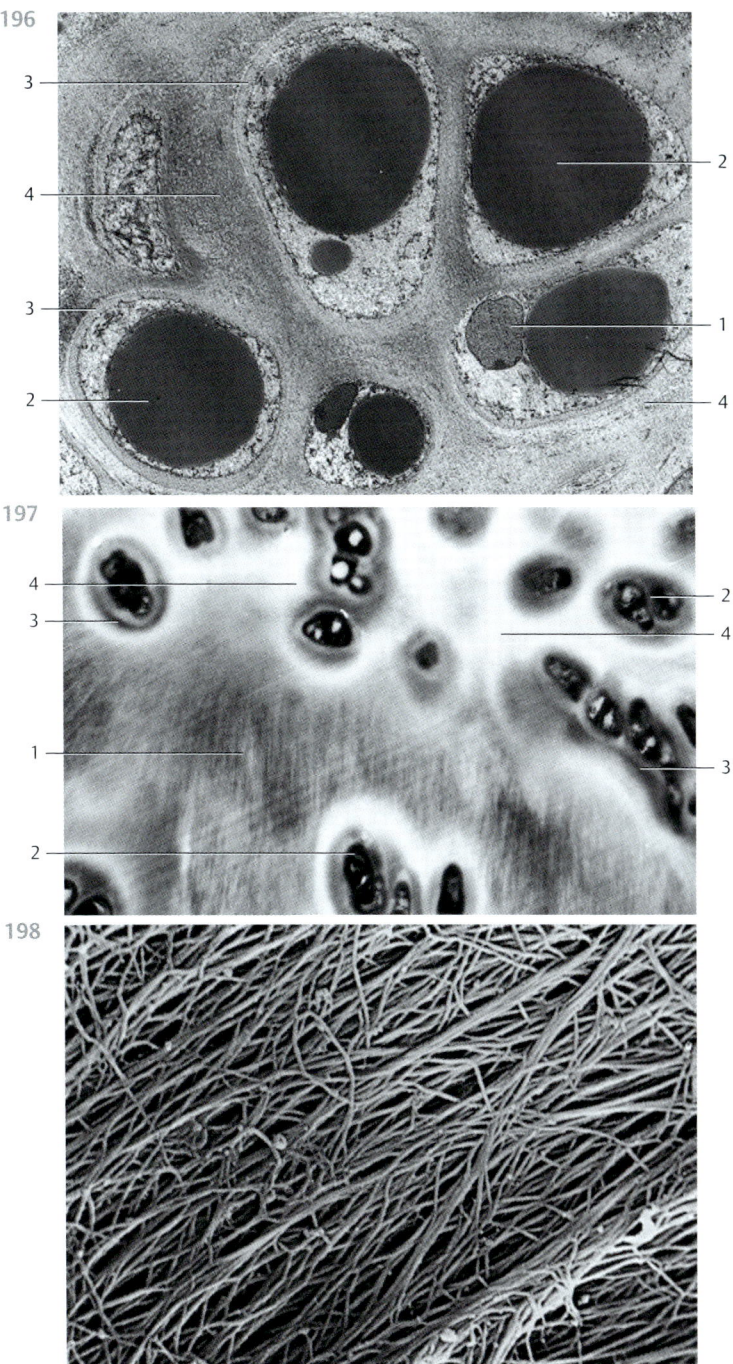

199 Faserknorpel – Discus intervertebralis

Faserknorpel (**Bindegewebsknorpel**) hat die Bau- und Struktureigentümlichkeiten sowohl von dichtem faserigem Bindegewebe als auch von hyalinem Knorpel. Seine Extrazellulärmatrix besteht überwiegend aus kollagenen Fasern (**Typ-I- und Typ-II-Kollagen**), die nicht maskiert sind und sich deshalb färberisch hervorheben lassen (**kollagenfaseriger Knorpel**). Bündel von Kollagenfibrillen verlaufen in der jeweiligen Beanspruchungsrichtung. Zwischen den unmaskierten kollagenen Fasern 2 liegen einzelne Knorpelzellen 1 oder kleine Chondrozytengruppen. Die ovoiden bis kugeligen Chondrozyten liegen einzeln oder oft in Reihen hintereinander. Insgesamt ist die Zelldichte jedoch niedrig und regional unterschiedlich. Wie im hyalinen Knorpel können basophile Knorpelzellkapseln und Knorpelzellhöfe beobachtet werden.

Das Vorkommen von Faserknorpel beschränkt sich beim Menschen auf die Zwischenwirbelscheiben, die Schambeinfuge, ferner auf Teile der Disci articulares und der Menisci.

1 Chondrone 2 Kollagene Faserbündel
a) Färbung: Hämatoxylin-Eosin; Vergr. 240fach;
b) Hämatoxylin-Eosin; DIK-(=Differenzial-Interferenz-Kontrast-)Aufnahme; Vergr. 200fach

200 Elastischer Knorpel – Cartilago epiglottica

Der elastische Knorpel enthält in der interterritorialen Matrix nichtmaskierte elastische Fasernetze 1, die sich u. a. mit dem Farbstoff **Orzein** darstellen lassen. An den Knotenpunkten der elastischen Fasern treten membranartige Verbreiterungen auf. Im übrigen stimmt der Aufbau des elastischen Knorpelgewebes mit dem des Hyalinknorpels grundsätzlich überein, d. h., es enthält wie dieser maskierte Kollagenfasern. In den rundlichen und ovalen Räumen liegen die Knorpelzellen 2, die färberisch nur sehr schwach hervorgehoben sind. Am linken Bildrand erkennt man das **Perichondrium** 3 mit oberflächenparallel ziehenden feinen elastischen Fäserchen.

Elastischer Knorpel kommt in den Ohrknorpeln, im Kehldeckel, im Processus vocalis der Stellknorpel und in den Knorpelstückchen der kleinen Bronchien vor.

1 Elastische Fasern 2 Knorpelzellen 3 Perichondrium
Färbung: Hämalaun-Orzein; Vergr. 50fach

201 Chordagewebe – Embryonale Wirbelsäule

Die Chorda dorsalis (**„Rückensaite"**) besteht aus großen sternförmigen **Chordazellen**, die über Zellkontakte miteinander in Verbindung stehen. Chordazellen sind wasserreich, enthalten Mikrofilamente und produzieren **Typ-II-Kollagen**. Von der Chorda dorsalis leitet sich der **Nucleus pulposus** der Zwischenwirbelscheiben ab.

Unsere Abbildung zeigt einen Ausschnitt aus der noch mesenchymalen Wirbelsäule von einem Embryo mit 12 mm SSL. Der Sagittalschnitt ist um 90° gedreht, ventral ist oben.

1 Chorda dorsalis in leicht ventraler Lage
2 Dichte Anlagen der Zwischenwirbelscheiben
3 Zellärmere, vorknorpelige Anlagen der Wirbelkörper
4 Intersegmentalgefäße
5 Embryonales Mesenchym
Färbung: Hämatoxylin-Eosin; Vergr. 80fach

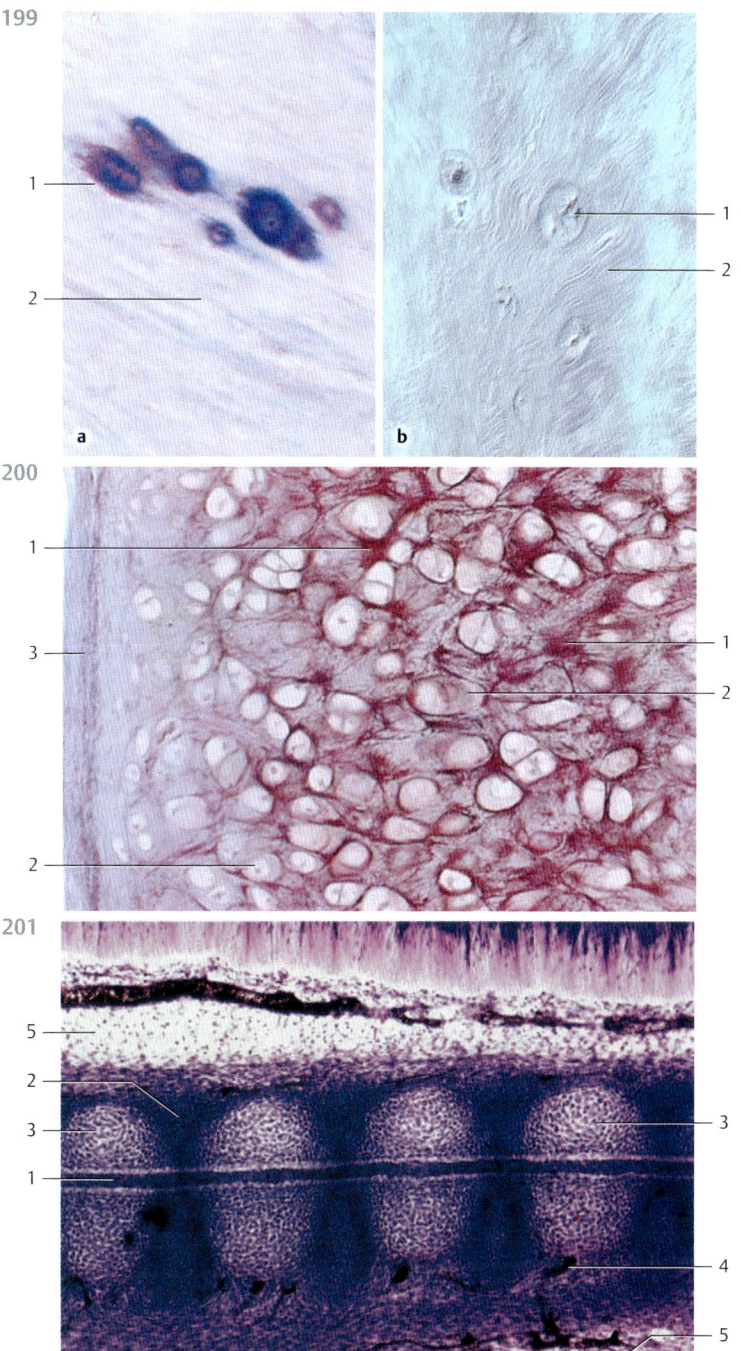

202 Desmale Osteogenese – Os parietale

Die desmale Osteogenese (**desmale Ossifikation**) führt zum sog. Bindegewebsknochen (**direkte Knochenbildung, Deck-, Beleg- oder Bindegewebsknochenbildung**). Bei der direkten Knochenbildung differenzieren sich im embryonalen Bindegewebe Mesenchymzellen zu Osteoprogenitorzellen 4 und dann zu Osteoblasten (Ossifikationspunkt). Sie sind ergastoplasmareich und sezernieren eine amorphe, Glykoproteine und Proteoglykane enthaltende Grundsubstanz und die Vorstufen der kollagenen Fibrillen. Bei der desmalen Osteogenese kann man daher stets ein Filzwerk feinster Fibrillen beobachten. Die von den Osteoblasten gebildete, nichtgehärtete, d. h. noch nicht mineralisierte Knochenvorstufe nennt man **Osteoid**. In dieser Abbildung erkennt man rot gefärbte **Osteoidbälkchen** 1, an deren Oberfläche große **Osteoblasten** aufgereiht sind. Die Bälkchen wachsen durch Apposition. Die Zellen im Inneren der Osteoidbälkchen sind eingemauerte Knochenbildungszellen, die nun zu Knochenzellen, **Osteozyten**, geworden sind. Zwischen den Bälkchen liegt zellreiches Bindegewebe 2. In der linken Bildhälfte liegen in unmittelbarer Nähe der Osteoidbälkchen mehrkernige Riesenzellen, **Osteoklasten** 3, denen der Abbau von Knochengewebe zufällt (☞ 204).

1 Osteoidbälkchen mit Osteozyten
2 Embryonales Bindegewebe (Mesenchymzellen)
3 Osteoklasten
4 Osteoprogenitorzellen
5 Osteoblasten

Färbung: Hämatoxylin-Eosin; Vergr. 90fach

203 Desmale Osteogenese – Os parietale

Bindegewebsknochenbildung im Bereich des Os parietale bei einem menschlichen Feten. Das Knochenbälkchen ist dicht mit **Osteoblasten** 1 besetzt. Das von ihnen gebildete **präossale Gewebe**, das **Osteoid** 2, ist blauviolett gefärbt, enthält Osteozyten 3 und lässt noch deutlich eine faserige Struktur erkennen (**Geflechtknochen, Faserknochen**). Das zwischen den primären Knochenbälkchen (**Spongiosatrabekel**) liegende gefäßreiche Mesenchym wird als primäres Knochenmark 4 bezeichnet, aus dem sich später blutbildendes sekundäres Knochenmark entwickelt.

1 Osteoblasten
2 Osteoid mit Fasern
3 Osteozyten
4 Primäres Knochenmark

Färbung: Azan; Vergr. 400fach

204 Desmale Osteogenese – Os parietale

Am Schauplatz der Knochenbildung erscheinen sehr bald mehrkernige Riesenzellen, **Osteoklasten**, die dem hämatopoetischen **Makrophagen-Monozyten-System** entstammen. Die 30–150 µm großen Osteoklasten vermögen Knochengrundsubstanz enzymatisch abzubauen (**Knochenresorption**) und die Abbauprodukte zu phagozytieren. Sie sind unregelmäßig geformt, verzweigt und können 50 oder mehr Kerne enthalten. Sie liegen den frisch gebildeten Knochenbälkchen auf. Wo sie Osteoid abbauen, entstehen Einbuchtungen, sog. **Howship-Lakunen** oder **Resorptionslakunen** (lakunäre Resorption).
In unserer Abbildung sind nur einige wenige Kerne getroffen, aber man erkennt schleierartige Fortsätze des Osteoklasten. Im Bild unten ein Knochenbälkchen, links und rechts des Osteoklasten primäres Knochenmark.

Färbung: Hämatoxylin-Eosin; Vergr. 400fach

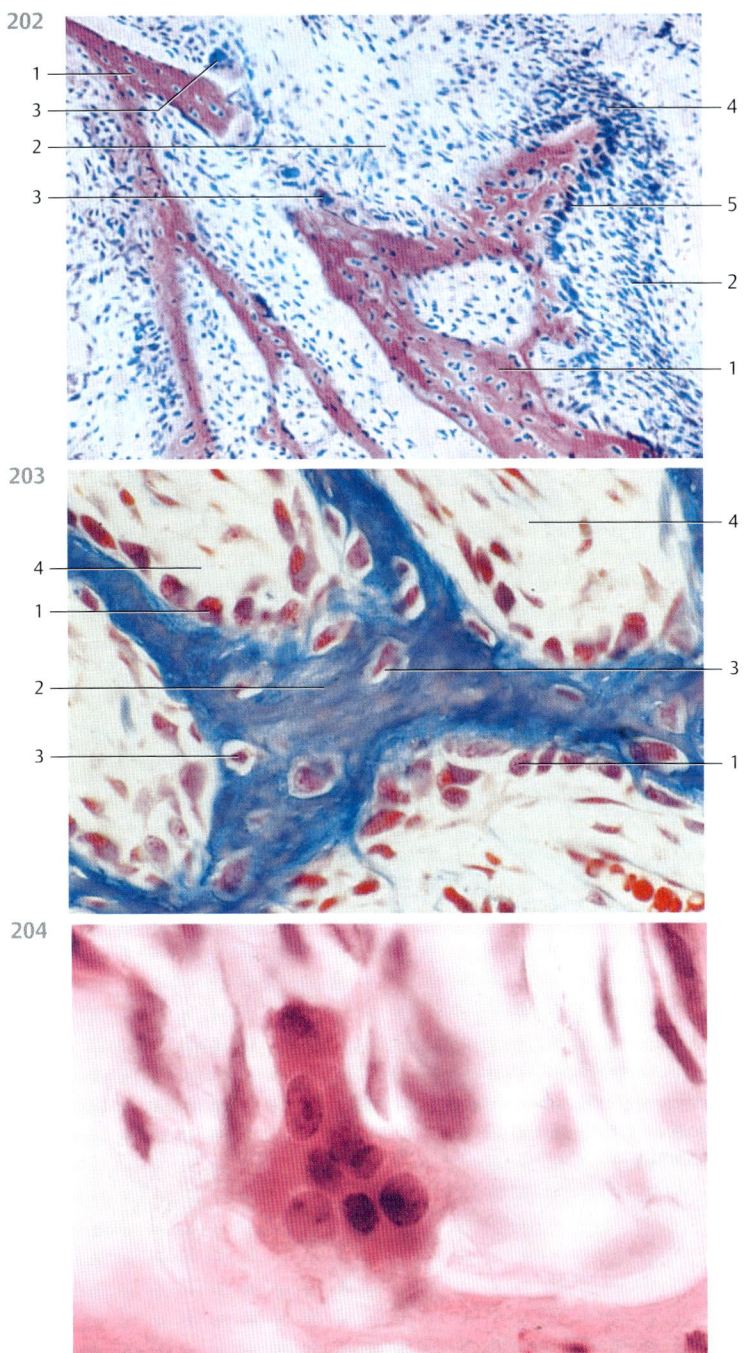

205 Chondrale Osteogenese – Finger

Längsschnitt durch den Zeigefinger eines 6 Monate alten menschlichen Fetus mit Grund-, Mittel- und Endglied zur Darstellung der chondralen Osteogenese (**chondrale Ossifikation**), die in der **Diaphyse** beginnt. Beachte die hyalinknorpeligen **Epiphysen** (👁 206–213). Die chondrale Ossifikation wird auch als **indirekte Knochenbildung** bezeichnet.

Färbung: Hämatoxylin-Eosin; Vergr. 18fach

206 Chondrale Osteogenese – Finger

Im Gegensatz zur desmalen, direkten Osteogenese (**Ossifikation**) muss bei der chondralen Knochenbildung das hyalinknorpelig angelegte Skelettstück (**Knorpelmodell**) allmählich abgebaut und durch Knochengewebe ersetzt werden (**Ersatzknochen; indirekte Osteogenese**). Dabei ist nach dem Ort der Entstehung **perichondraler** und **enchondraler** Knochen zu unterscheiden. Auf dieser Abbildung, einem Längsschnitt durch die Mittelphalanx eines Fingers, sind folgende Einzelheiten zu erkennen: Im Zentrum liegt die Diaphyse ①; sowohl die distale (links) als auch die proximale (rechts) **Epiphyse** ② besteht noch aus hyalinem Knorpel (blauviolett gefärbt). Zwischen den beiden Epiphysen befindet sich eine helle Zone, die **Diaphyse** ①, in der bereits **enchondrale Ossifikationsprozesse** ablaufen. Die hyalinen Knorpelzellen sind in großblasige Elemente umgewandelt; gleichzeitig erfolgt eine Einlagerung von Kalksalzen in die Interzellularsubstanz. Diese Bezirke sind in Gestalt schmaler, verzweigter graublauer Bälkchen erkennbar. Im Bereich der Diaphyse haben Osteoblasten, die im **Perichondrium** (= Bindegewebe) auftauchen, nach dem Muster der desmalen (direkten) Osteogenese eine **Knochenmanschette** aufgebaut, die in der Abbildung kräftig rot gefärbt ist: **perichondraler Knochen** ③. Diese perichondrale Knochenmanschette schient das Skelettstück im Bereich der Diaphyse ein. Die beiden Epiphysen sind von der Knochenbildung noch nicht ergriffen (👁 205, 207–213).

1 Diaphyse
2 Epiphysenknorpel
3 Perichondraler Knochen
4 Muskelanlagen
5 Säulenknorpel

Färbung: Hämatoxylin-Eosin; Vergr. 15fach

207 Chondrale Osteogenese – Finger

Die perichondrale Knochenmanschette ① hat durch **appositionelles Wachstum** an Dicke zugenommen; gleichzeitig hat sie sich in Richtung der beiden Epiphysen ② ausgedehnt. In der Diaphyse ③ sind die Knorpelzellen zugrunde gegangen, die Knorpelsubstanz ist aufgelöst. An deren Stelle hat gefäßführendes Bindegewebe, das von außen eingedrungen ist, Platz gegriffen. Es handelt sich um ein mesenchymähnliches Gewebe und wird **primäres Knochenmark** genannt. Gleichzeitig sind durch chondrale Prozesse kleine Knochenbälkchen entstanden. Ephiphysenwärts erkennt man reihenförmig angeordnete großblasige Knorpelzellen (**Blasen- und Säulenknorpel**) ⑤, die sich vom ruhenden Knorpelgewebe der Gelenkenden deutlich abheben (👁 205, 206, 208–213).

1 Perichondraler Knochen
2 Epiphysenknorpel
3 Diaphyse
4 Periost
5 Blasen- und Säulenknorpel

Färbung: Hämatoxylin-Eosin; Vergr. 12fach

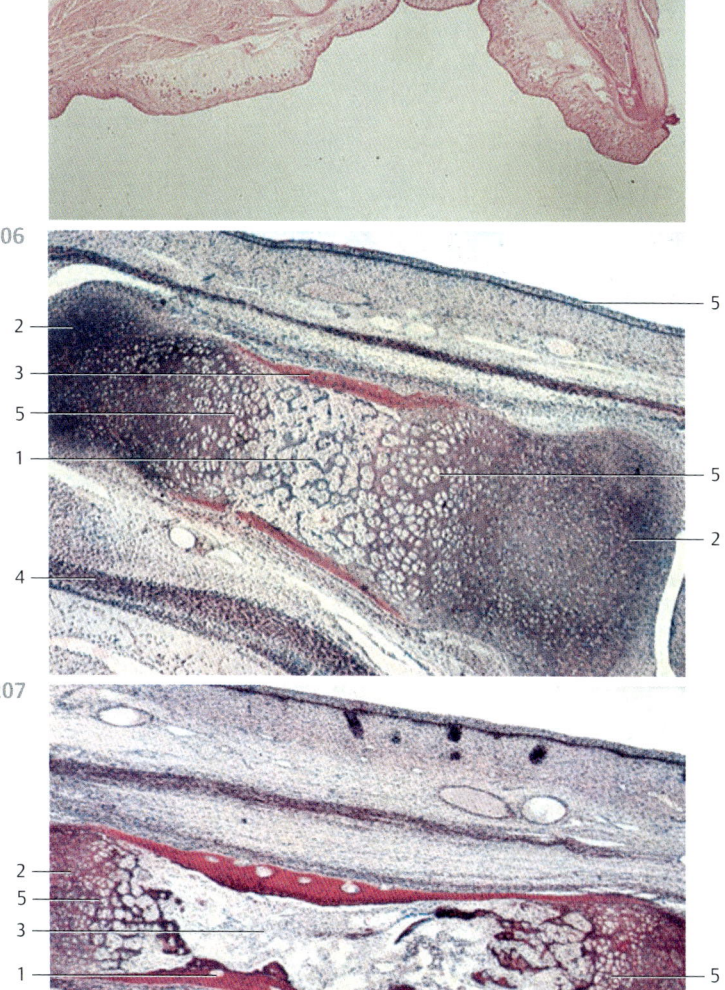

208 Chondrale Osteogenese – Humerus

Längsschnitt durch den Humerus eines Neugeborenen. Die proximale Epiphyse 1 (**Humeruskopf**) besteht aus ruhendem hyalinem Knorpel; rechts oben im Bild ist bereits der **Knochenkern** 2 zu erkennen. Der Epiphysenknorpel setzt sich durch die gebogene Wachstumsplatte (**Wachstumsfuge, Epiphysenfuge**) 3 klar von der Diaphyse ab, in der zartrot gefärbte Knochenbälkchen zu erkennen sind. Zwischen den **Spongiosabälkchen** 4 liegt sekundäres, blutbildendes Knochenmark (◉ 209).
An der Wachstumsplatte sind die verschiedenen Stadien der enchondralen Knochenbildung verschiedenen Zonen (Reservezone, Proliferationszone, hypertrophe Knorpelzone, Eröffnungszone, Ossifikation) zugeordnet (◉ 211–213).

1 Proximale Epiphyse des Humerus, hyaliner Knorpel	2 Knochenkern 3 Wachstumsplatte	4 Diaphyse mit Knochenbälkchen

Färbung: Hämalaun-Eosin nach Bock; Vergr. 2,8fach

209 Chondrale Osteogenese – Humerus

Vergrößerung eines Ausschnitts aus Abbildung 208. Im Bild oben erkennt man den **Epiphysenknorpel** 1 (rotviolett). Es folgt die Wachstumsplatte 2 (**Epiphysenplatte, Metaphyse, Wachstumszone**), erkennbar an der dunkleren Färbung. In dieser epiphysenwärts gerichteten Zone der Wachstumsplatte entsteht durch interstitielles Wachstum neues Knorpelgewebe (Proliferationszone). Im metaphysären Teil der Epiphysenfuge finden die für die enchondrale Knochenbildung notwendigen Vorgänge statt, nämlich **Mineralisation** der Knorpelmatrix, **Vaskularisation** und **Knorpelgewebsresorption**. Diaphysenwärts folgen Knochenbälkchen 3, die enchondral entstanden sind. Zwischen den Spongiosabälkchen liegt sekundäres, blutbildendes Knochenmark 4. Beachte, dass die proximale Humerusepiphyse bereits vaskularisiert ist.

1 Proximale Epiphyse, hyaliner Knorpel	2 Wachstumsplatte, Epiphysenplatte	3 Diaphyse mit Knochenbälkchen 4 Knochenmark

Färbung: Hämalaun-Eosin nach Bock; Vergr. 13fach

210 Chondrale Osteogenese – Humerus

Querschnitt durch die Humerusdiaphyse eines Neugeborenen. Durch enchondrale Osteogenese gebildete Knochenbälkchen 1 (**Spongiosatrabekel**), an deren Oberfläche perlschnurartig aufgereiht große **Osteoblasten** 2 sitzen. Die kräftig rot gefärbten Zonen stellen enchondralen Knochen, **Osteoid**, dar. Die hellen, unregelmäßig begrenzten Abschnitte innerhalb der Bälkchen entsprechen der **verkalkten Knorpelgrundsubstanz**. Beachte die eingemauerten, in Höhlen liegenden Osteozyten 3. Zwischen den Spongiosatrabekeln liegt sekundäres, blutbildendes Knochenmark 4. Der Knochenmarksraum wird jetzt als **sekundäre Markhöhle** bezeichnet.

1 Spongiosatrabekel 2 Osteoblasten	3 Osteozyten	4 Blutbildendes Knochenmark

Färbung: Azan; Vergr. 200fach

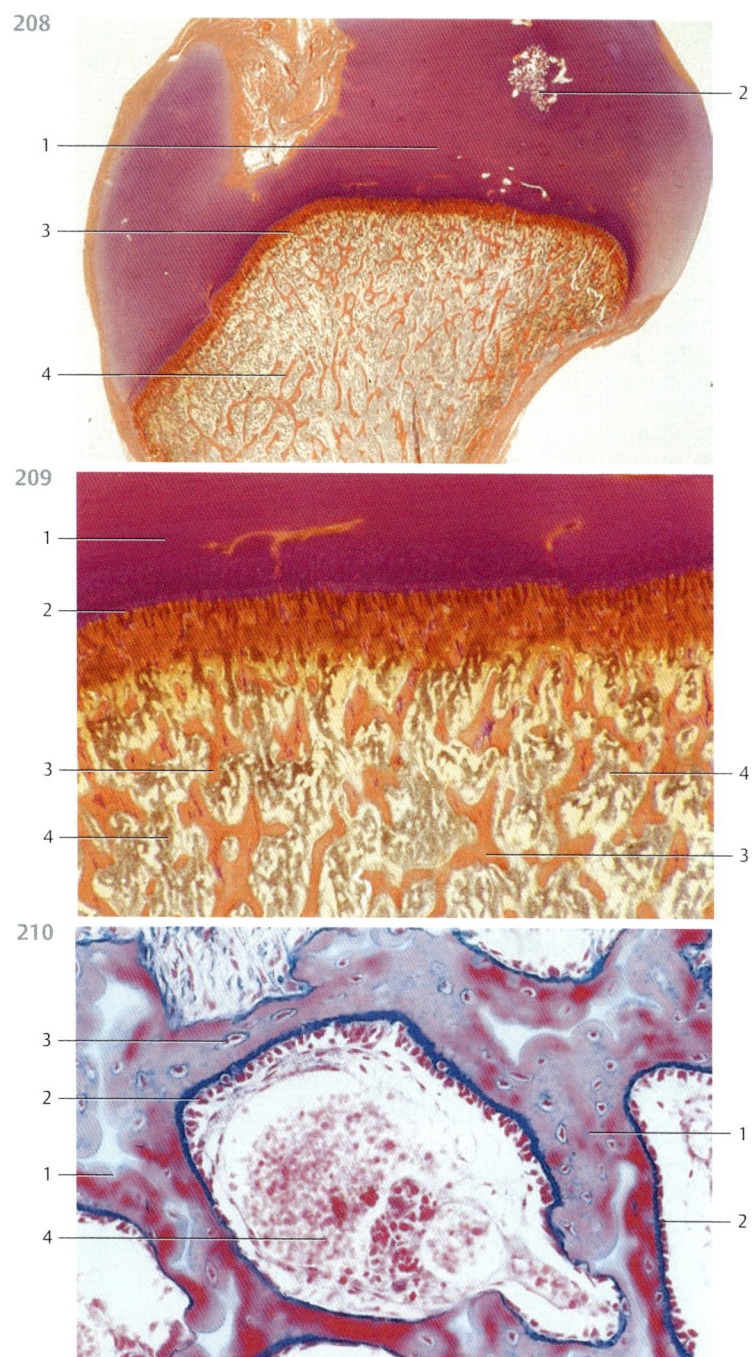

211 Chondrale Osteogenese – Tibia

Dieser Ausschnitt aus dem Präparat einer längs geschnittenen Tibia gibt ein späteres Stadium der Ersatzknochenbildung (**enchondrale Ossifikation**) wieder. Von oben nach unten sind folgende Zonen zu unterscheiden:

1 Hyaliner Knorpel der Epiphyse im Ruhestadium (**Reservezone**), Zone des ruhenden hyalinen Knorpels, (👁 206–209). Hier erfolgt kein Wachstum.

2 Es folgt eine Zone, in der die Knorpelzellen säulenförmig angeordnet sind (**Zone der Knorpelsäulen, Säulenknorpel**). Eine lebhafte Teilungstätigkeit dieser Knorpelzellen gewährleistet das Längenwachstum (**Proliferations- oder Wachstumszone**). Beachte, dass die Knorpelzellen diaphysenwärts an Größe zunehmen und die Interzellularsubstanz abnimmt.

3 Zone des gequollenen, großblasigen Knorpels (**hypertrophierte Knorpelzellen, Blasenknorpel**), der schließlich durch die Tätigkeit der **Chondroklasten** abgebaut wird (**Resorptionszone**) Diese Zone wird auch **Eröffnungszone** genannt. Es folgen unterschiedlich geformte Bälkchen mit fleckförmigem Aussehen. Es handelt sich um Reste der verkalkten Knorpelgrundsubstanz, an deren Oberfläche durch die Tätigkeit der Osteoblasten junges Knochengewebe abgelagert wird, die **primitive Spongiosa** (hellrot gefärbte Randpartien der Bälkchen; Ossifikationszone). Zwischen den Bälkchen **4** der primitiven Spongiosa liegt das zellreiche Material des primären Knochenmarks **5**.

1 Epiphysenknorpel
2 Säulenknorpel
3 Blasenknorpel
4 Primäre Spongiosabälkchen
5 Markhöhle, Knochenmark
Färbung: Hämalaun-Benzopurpurin; Vergr. 30fach

212 Chondrale Osteogenese – Finger

Grundphalanx eines Fingers eines Feten. Ausschnitt aus der Zone des Knorpelabbaus und der enchondralen Knochenbildung.
In der rechten oberen Ecke sind die letzten Zellen der **Knorpelsäulen** angeschnitten; es folgen großblasige Knorpelzellen der sog. **Eröffnungszone** (**Zone des Blasenknorpels**). In der Bildmitte ist verkalkte Knorpelgrundsubstanz **1** zu sehen, welche von Inseln primären Knochenmarks durchsetzt wird. An der Oberfläche dieses durchlöcherten Balkens (**primitive Spongiosa**) ist junges Knochengewebe saumartig angelagert (hellrot). Im primären Knochenmark **2** tauchen verschiedenartig geformte, mehrkernige Zellen, **Osteoklasten** **3** auf, die für den Knochenabbau zuständig sind. Das kräftige rote Band im Bild links oben ist die desmal entstandene **Knochenmanschette** **4** der Diaphyse, der Osteoblasten perlschnurartig gereiht aufliegen. Nach außen folgt die zellreiche Schicht des **Periosts** **5**.

1 Verkalkende Knorpelgrundsubstanz
2 Knochenmark
3 Osteoklasten
4 Perichondraler Knochen, Knochenmanschette
5 Periost
Färbung: Hämatoxylin-Eosin; Vergr. 65fach

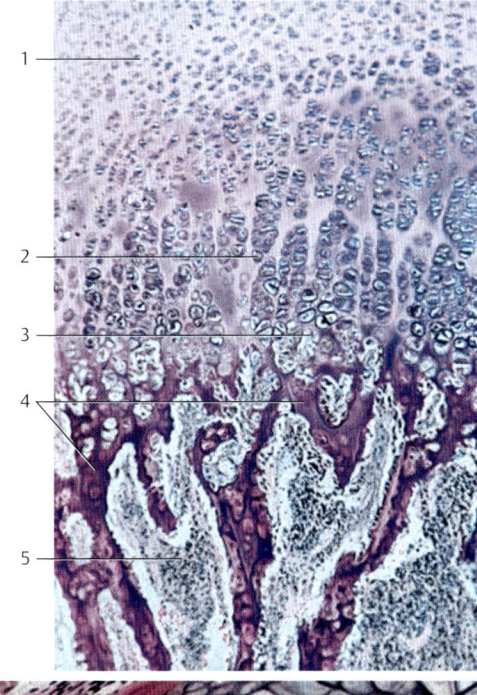

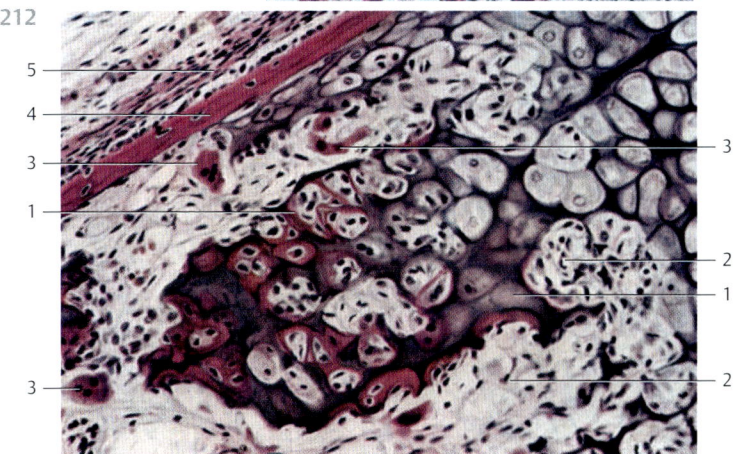

213 Chondrale Osteogenese – Finger

In den Epiphysen spielen sich postnatal die gleichen Ossifikationsprozesse wie in der Diaphyse ab. In dieser Abbildung liegt die Epiphyse links, die nun von groben, chrondral entstandenen Knochenbalken 1 durchzogen wird. Es folgt eine rot gefärbte Zone (**junger Knorpel**), an die sich die breite Zone des **Säulenknorpels** 2 anschließt. Beide Schichten bilden die Epiphysenfuge, **Wachstumsplatte**, die bis zum Abschluss des Wachstums erhalten bleibt. Das interstitielle Wachstum dieser Knorpelzellen gewährleistet das Längenwachstum des Knochens. Im Bild rechts liegt zwischen neugebildeten Knochenbälkchen 3 das Knochenmark der Diaphyse (👁 208, 209, 211).

1 Knochenbälkchen der Epiphyse
2 Säulenknorpel
3 Knochenbälkchen der Diaphyse
4 Blasenknorpel
5 Blutbildendes Knochenmark der Epiphyse und der Diaphyse
Färbung: Hämalaun-Benzopurpurin; Vergr. 20fach

214 Knochengewebe – Substantia compacta

Der primitive Geflechtknochen (**Faserknochen**) wird während der ersten Lebensjahre durch Osteoklasten zerstört und abgebaut. An seine Stelle tritt der **Lamellenknochen**, dessen Bauweise auf Querschnitten durch die Substantia compacta (**Corticalis**) eines Röhrenknochens studiert werden kann. Die konzentrisch geschichtete Hartsubstanz (**Speziallamellen**) wird zentral kanalisiert (**Havers-Kanäle oder Längskanäle, Canales centrales**) und mit Blutgefäßen (**Havers-Gefäße**) 1 versorgt. Es entstehen etwa 1 cm, möglicherweise mehrere Zentimeter lange Knochenröhrchen, die **Osteone** 2, mit einem Durchmesser von etwa 100–400 µm. Ein Osteon besteht aus etwa 5–20 Knochenlamellen. Querkanäle, die sog. **Volkmann-Kanäle** (**Canales perforantes**), durchbrechen die Lamellensysteme und verbinden das in den Havers-Kanälen gelegene Blutgefäßsystem mit dem des Periosts. Zwischen den Osteonen liegen Reste von älteren, weitgehend abgebauten Knochenröhrchen. Man nennt sie **Schaltlamellen** oder **interstitielle Lamellen** 3. Die ausdifferenzierten Knochenzellen (**Osteozyten**) liegen zwischen den Lamellen in länglichen Höhlen der Grundsubstanz. Sie sind von ihrer Extrazellulärmatrix eingemauert. Die Kollagenfibrillen in den Osteon-Lamellen verlaufen in Schraubentouren. Die hellen Spalten in diesem Präparat sind Artefaktbildungen.

1 Havers-Kanäle, Gefäße
2 Havers-Systeme, Osteone
3 Schaltlamellen
Färbung: Thionin-Pikrinsäure nach Schmorl; Vergr. 70fach

215 Knochengewebe – Substantia compacta

Quer geschnittenes Osteon mit seinem **Havers-Kanal** 1, welcher von dunkler und heller imprägnierten Lamellen der Grundsubstanz umhüllt wird. In den dunkel gefärbten Lamellen verlaufen die kollagenen Faserbündel zirkulär; in den hell gefärbten sind sie mehr in der Längsrichtung des Osteons orientiert. Die schwarzen spindelförmigen Gebilde, von denen zahlreiche feine schwarze Fäden ausgehen, stellen die Osteozyten 2 mit ihren Fortsätzen dar. Die Osteozyten liegen in **Knochenhöhlen**, ihre Fortsätze in **Knochenkanälchen**.

1 Havers-Kanal
2 Osteozyten
Imprägnation mit Silbernitrat; Vergr. 250fach

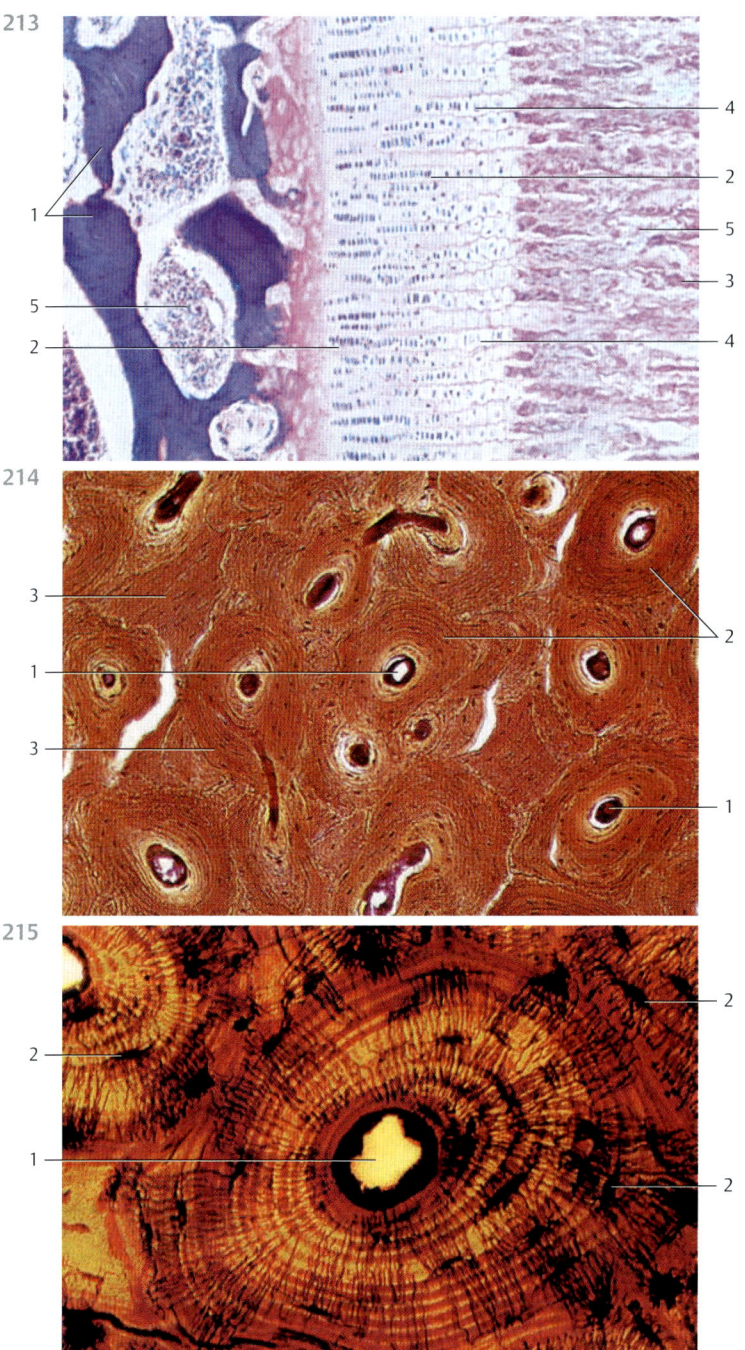

216 Knochengewebe – Substantia compacta

Alle Osteone 1 mit ihren **Speziallamellen** und die **Schaltlamellensysteme** 3 werden von den äußeren und inneren **Generallamellen** 4 umhüllt. Auf Abbildung 216b ist die äußere Generallamelle 4 dargestellt. Bei dem länglichen Spalt handelt es sich um einen **Volkmann-Kanal** (**Querkanal**) 5, der ebenfalls Gefäße führt und die Lamellensysteme durchbricht. Die einzelnen Lamellensysteme werden durch sog. Kittlinien voneinander getrennt. Sie bestehen aus fibrillenarmer Grundsubstanz und färben sich mit Eosin kräftig an. Die Havers-Kanäle haben einen Durchmesser von 20 bis 30 µm und enthalten, in lockeres Bindegewebe eingebettet, ein oder zwei Kapillaren, postkapilläre Venolen und gelegentlich auch Arteriolen. In unseren beiden Abbildungen sind die Havers-Kanäle präparationsbedingt leer.

1 Osteone
2 Havers-Kanal
3 Schaltlamelle
4 Äußere Generallamelle
5 Volkmann-Kanal

Färbung: Hämatoxylin-Eosin; a) Vergr. 120fach, b) Vergr. 10fach

217 Knochengewebe – Substantia compacta

Querschnitt (a) und Längsschnitt (b) durch ein Osteon (**Havers-System**) mit Darstellung der Knochenzellhöhlen (**Lacunae osseae**) und der Knochenkanälchen (**Canaliculi ossei**) zur Sichtbarmachung der tatsächlichen Zellform der Osteozyten. Hier ist also das Hohlraumsystem der Osteozyten dargestellt.

Die Knochenkanälchen sind in den üblichen histologischen Präparaten nicht zu erkennen. Es handelt sich um etwa 1–1,5 µm weite, von Extrazellulärmatrix ausgesparte Kanälchen, in denen die zahlreichen verzweigten, filopodienartigen Osteozytenfortsätze liegen. Die Knochenkanälchen benachbarter Knochenhöhlen stehen untereinander in Verbindung.

Das Kanälchensystem dient dem Stoffaustausch zwischen Osteozyten und Extrazellularraum.

Osteozyten sind demnach spindelförmig und haben lange, schlanke Zellfortsätze, über die sie untereinander durch Gap junctions in Verbindung stehen.

Färbung: Hämalaun-Thionin-Pikrinsäure nach Schmorl; Vergr. 400fach

218 Knochengewebe – Substantia compacta

Entkalktes Knochengewebe lässt sich wie jedes andere Gewebe weiterbehandeln, mit dem Mikrotom schneiden und färben. Die Fortsätze der Osteozyten, die wie diese in Aussparungen der Extrazellularmatrix, den **Knochenkanälchen**, liegen, sollen an ihren Enden über Nexus miteinander in Verbindung treten. Wahrscheinlich erfolgt der Stofftransport entlang der Osteozytenfortsätze.

An einem mit Salpetersäure entkalkten dünnen Schnitt durch die Femurkompakta treten nach Schmorl-Färbung die Osteozyten mit ihren teils längs, teils quer geschnittenen Fortsätzen deutlich hervor (👁 217). Osteozyten sezernieren das Glykoprotein **Sclerostin**.

Färbung: Thionin-Pikrinsäure nach Schmorl; Vergr. 500fach

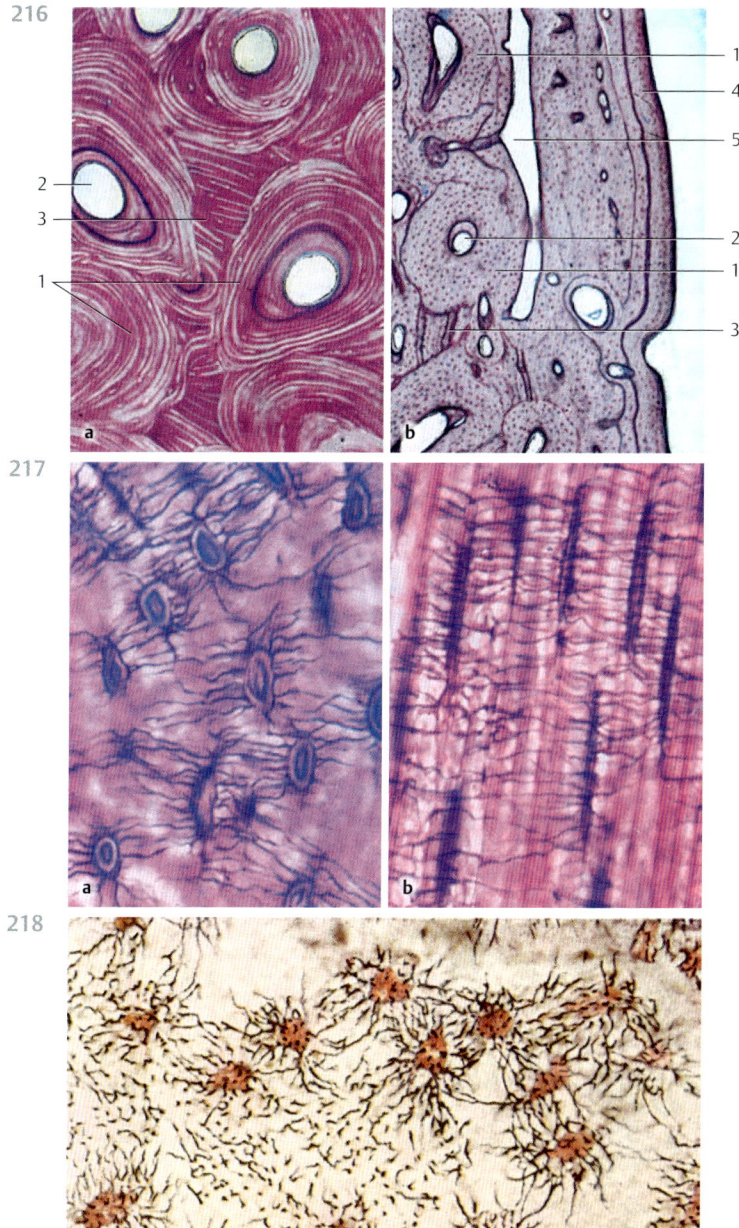

219 Glatte Muskulatur – Harnblase

Das Formelement der glatten Muskulatur ist die mehr oder weniger lang gestreckte, spindelförmige, einkernige **„glatte" Muskelzelle**, d. h. sie weist keine Querstreifung auf (◉ 3). Ihre Kontraktilität beruht auf dem Besitz von Aktin- und Myosinfilamenten, die im Zytoplasma (**Sarkoplasma**) eingebettet sind (◉ 222, 223). Sie lassen sich lichtmikroskopisch nur schwer darstellen. Die Anwesenheit der Myofilamente verrät sich allenfalls durch eine zarte, an Längsschnitten sichtbare Streifung (◉ 220) bzw. eine feine Punktierung der Zellquerschnitte (◉ 221). Der fein strukturierte stäbchenförmige Zellkern liegt stets zentral.

In dieser Abbildung erkennt man spindelförmige glatte Muskelzellen in der Wand der Harnblase eines Frosches. Außerhalb der Fokusebene verläuft ein Gefäß, das sich ypsilonartig aufzweigt. Es handelt sich um ein Häutchenpräparat (Totalpräparat), keinen Schnitt.

Färbung: Hämatoxylin-Eosin; Vergr. 200fach

220 Glatte Muskulatur – Jejunum

Glatte Muskulatur besteht aus spindelförmigen, etwa 5–200 µm langen und 3–10 µm dicken Zellen, die einen mittelständigen Kern besitzen (◉ 219, 221). Gedrungene glatte Muskelzellen zeigen häufig eine wellige Oberfläche. Das Zytoplasma, in das die Myofilamente eingebettet sind, lässt lichtmikroskopisch bei den üblichen Färbungen keine besonderen Strukturierungen erkennen. Glatte Muskelzellen schließen sich zu Bündeln unterschiedlichen Kalibers zusammen und bauen u. a. die **Tunicae musculares** der Hohlorgane auf. Diese Abbildung zeigt die **innere Ringschicht** 1 und die **äußere Längsschicht** 2 der Tunica muscularis des Jejunums. Am oberen Bildrand sind noch Areale der **Tela submucosa** getroffen. Zwischen den beiden Muskelschichten liegen Ganglienzellen des **Plexus myentericus** 3 (**Auerbach-Plexus**, ◉ 432–434, 437). Die äußere Längsmuskelschicht 2, welche von der **Tunica serosa** 4 abgedeckt wird, enthält Blutgefäße 5 und reichlich lockeres Bindegewebe.

1 Glatte Muskelzellen längs
2 Glatte Muskelzellen quer
3 Plexus myentericus (Auerbach Plexus)
4 Serosaepithel (Peritoneum)
5 Blutgefäße
6 Lymphgefäße

Semidünnschnitt; Färbung: Methylenblau-Azur II; Vergr. 400fach

221 Glatte Muskulatur – Myometrium

Querschnitt durch Bündel glatter Muskelzellen 1, die von kräftigen kollagenen Fasern 2 durchsetzt sind. Inmitten dieser kollagenen Faserbündel sind Kapillaren 3 eingebettet. Die Kerne der glatten Muskelzellen liegen zentral inmitten des Zellleibes. Beachte, dass nicht alle Zellen in der kernhaltigen Region geschnitten sind, woraus sich die **Kaliberschwankungen** erklären. Beachte ferner die unterschiedliche Anfärbbarkeit der glatten Muskelzellen: helle und dunkle Zellquerschnitte (◉ 220, 223, 581, 582). Im graviden Uterus kommt es zu einer **Hypertrophie** der glatten Muskelzellen; ihre Länge beträgt dann 800–1000 µm.

1 Glatte Muskelzellen quer   2 Kollagenes Bindegewebe   3 Kapillaren
Semidünnschnitt; Färbung: Methylenblau-Azur II; Vergr. 400fach

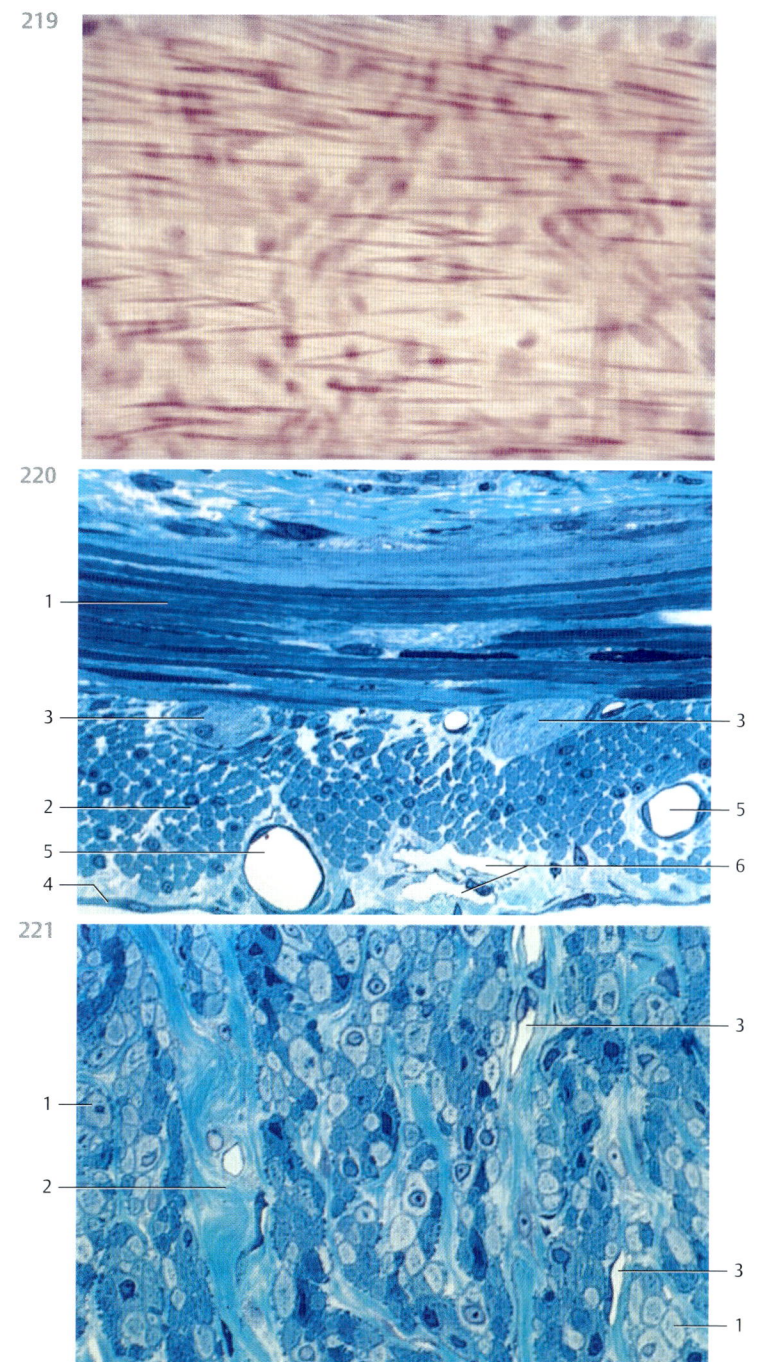

222 Glatte Muskulatur – Duodenum

Glatte Muskelzellen aus der **Tunica muscularis** des Duodenums, die von **Aktin-, Myosin-** und **Intermediärfilamenten** (Desmin und Vimentin), in der überwiegenden Mehrzahl Aktinfilamenten, durchzogen sind. Die zahlreichen kleinen, unregelmäßig verteilten Verdichtungen im Zytoplasma (**Verdichtungszonen, cytoplasmic dense bodies**) in Abbildung 222b dienen den Myofilamenten unter Beteiligung von Intermediärfilamenten zur Anheftung. Beachte die länglichen mittelständigen Zellkerne 1, die in kontrahierten Muskelzellen häufig korkenzieherförmig gestaucht sind. Zwischen den Filamentbündeln liegen, vornehmlich an den Kernpolen, längliche, stark osmiophile Mitochondrien 2, ferner Mikrotubuli und spärliches granuliertes endoplasmatisches Retikulum. Die Zelloberflächen zeigen zahlreiche Invaginationen, **Caveolae** 3, die als Äquivalente des T-Systems quergestreifter Muskelfasern aufgefasst werden. Sie ähneln **Pinozytosebläschen** (👁 222b). Vergleiche mit der lichtmikroskopischen Aufnahme in Abbildung 220.

1 Zellkerne 3 Caveolae 4 Kollagene Fibrillen
2 Mitochondrien
Elektronenmikroskopische Aufnahme; Vergr. a 2500fach; b 15 000fach

223 Glatte Muskulatur – Arterie

In dieser Abbildung sind die glatten Muskelzellen der Tunica media einer kleinen Arterie in der Glandula parotidea quer geschnitten. In der Zelle oben, unterhalb des Endothels 1, ist auch ein Kern 2 getroffen. Man sieht ferner kleine Gruppen von Ribosomen, einige Mitochondrien vom Crista-Typus, in Gruppen oder Reihen geordnete Membranvesikel, sog. **Caveolae**, und fleckförmige, vor allem an der Innenseite der Plasmamembran lokalisierte Verdichtungen (Anheftungsplaques, **attachment plaques** oder dense plaques), welche die Fixpunkte der kontraktilen Substanz darstellen. Die Querschnitte der dicht gepackten Myofilamente bedingen die feinkörnige Struktur des Zytoplasmas. An einigen Stellen △ sind zwischen benachbarten Muskelzellen Kontakte, **Nexus**, ausgebildet. Es handelt sich um Orte geringen elektrischen Widerstands, die der Erregungsfortleitung dienen. Beachte, dass die Muskelzellen von einer Basallamina umhüllt sind (👁 222). Durch die Interzellularräume ziehen dünne Kollagenfibrillen 3, die überwiegend quer angeschnitten sind (👁 220, 221).

Zum Gewebetyp „glatte Muskulatur" gehören auch die Myoepithelzellen vieler exokriner Drüsen.

Glatte Muskulatur wird vom vegetativen (autonomen) Nervensystem innerviert. Der Neurotransmitter des Sympathikus ist **Noradrenalin**, der des Parasympathikus **Azetylcholin**.

1 Endothel 2 Zellkern 3 Bindegewebsraum mit
 kollagenen Fibrillen
Elektronenmikroskopische Aufnahme von Frau Prof. Dr. Uda Schramm, Lübeck; Vergr. 9500fach

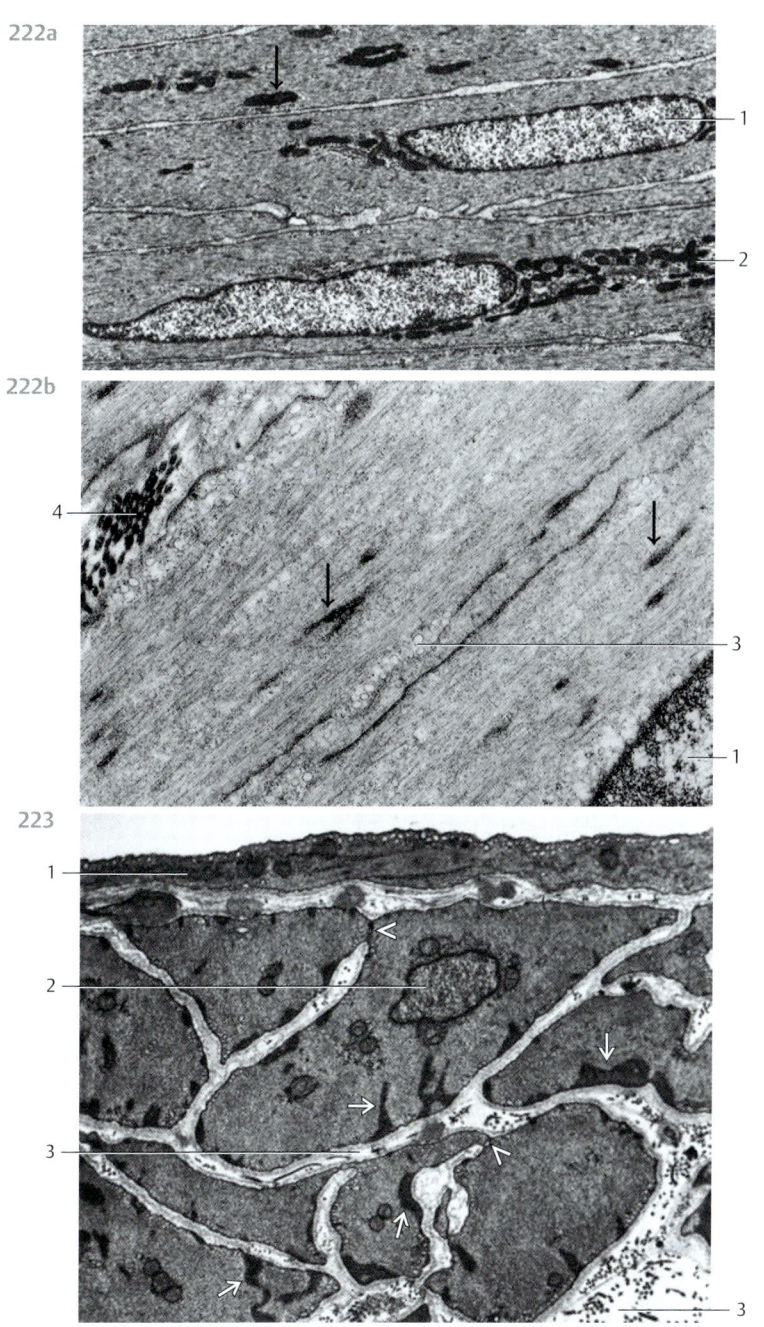

224 Quergestreifte Muskulatur – Myoblasten

Die gesamte Skelettmuskulatur ist mesodermalen Ursprungs und entwickelt sich aus den segmental angeordneten Somiten, dem nicht segmentierten paraxialen Mesoderm des Kopfes und dem prächordalen Mesoderm. Die vielkernige quergestreifte Muskelfaser geht aus spindelförmigen **Muskelvorläuferzellen** hervor, die eine hohe mitotische Aktivität besitzen. Aus ihnen differenzieren sich nicht mehr teilungsfähige **Myoblasten**, die muskelspezifische Proteine bilden und später miteinander fusionieren, so dass vielkernige zylinderförmige **Myotuben** [1], d. h. fetale Muskelfasern, entstehen. Myotuben sind ihrer Entstehung nach **Synzytien** und besitzen bereits Myofibrillen.

Die Myotuben dieser Abbildung stammen aus dem Musculus mylohyoideus eines 11 Wochen alten Fetus. Sie lassen bereits eine fibrilläre Längsstreifung, jedoch noch keine Querbänderung erkennen. Die Kerne sind noch mittelständig.

1 Myotuben 2 Mesenchymales Bindegewebe
Färbung: Hämalaun-Eosin; Vergr. 500fach

225 Quergestreifte Muskulatur – Zunge

Längs [1] und quer [2] geschnittene quergestreifte Muskelfasern aus der Zunge eines menschlichen Fetus der 22. Schwangerschaftswoche. Vergleiche mit Abbildung 224 und beachte, dass die **Querbänderung** der Muskelfasern nunmehr bereits deutlich hervortritt. Die Kerne sind jetzt an der Oberfläche der Fasern, also randständig, lokalisiert (👁 226–230).

1 Muskelfasern längs 2 Muskelfasern quer
Färbung: Azan; Vergr. 400fach

226 Quergestreifte Muskulatur – Musculus psoas

Das charakteristische **Querstreifungsmuster**, d. h. die sich regelmäßig abwechselnden hellen und dunklen Querbänder, tritt auf Längsschnitten durch Muskelfasern deutlich hervor. Die Länge der quergestreiften Skelettmuskelfasern reicht von wenigen Millimetern bis zu etwa 25 cm; ihre Dicke schwankt je nach Vorkommen zwischen 10 und 100 µm. Jede Muskelfaser (**Sarkoplasma**) ist von einer schlauchartigen Hülle, dem **Sarkolemm**, umgeben, das aus dem Plasmalemm, einer Basallamina und einem Strumpf von feinsten Gitterfäserchen besteht. Dieses Fibrillengitter tritt außen mit den Bindegewebsfasern des **Endomysiums** [1] in Verbindung. Jede Muskelfaser enthält zahlreiche stäbchenförmige oder längsovale Kerne (ca. 50–60 Kerne pro mm Muskelfaserstrecke), die longitudinal ausgerichtet direkt unter dem Sarkolemm liegen.

Die beherrschenden Strukturen im Sarkoplasma der Muskelfaser sind Myofibrillen, Mitochondrien und ein Hohlraumsystem (**sarkoplasmatisches Retikulum**).

Achtung, Nomenklatur: In elektronenmikroskopischen Beschreibungen wird nur das Plasmalemm der Muskelfaser als Sarkolemm bezeichnet.

1 Endomysium
Färbung: Azan; Vergr. 500fach

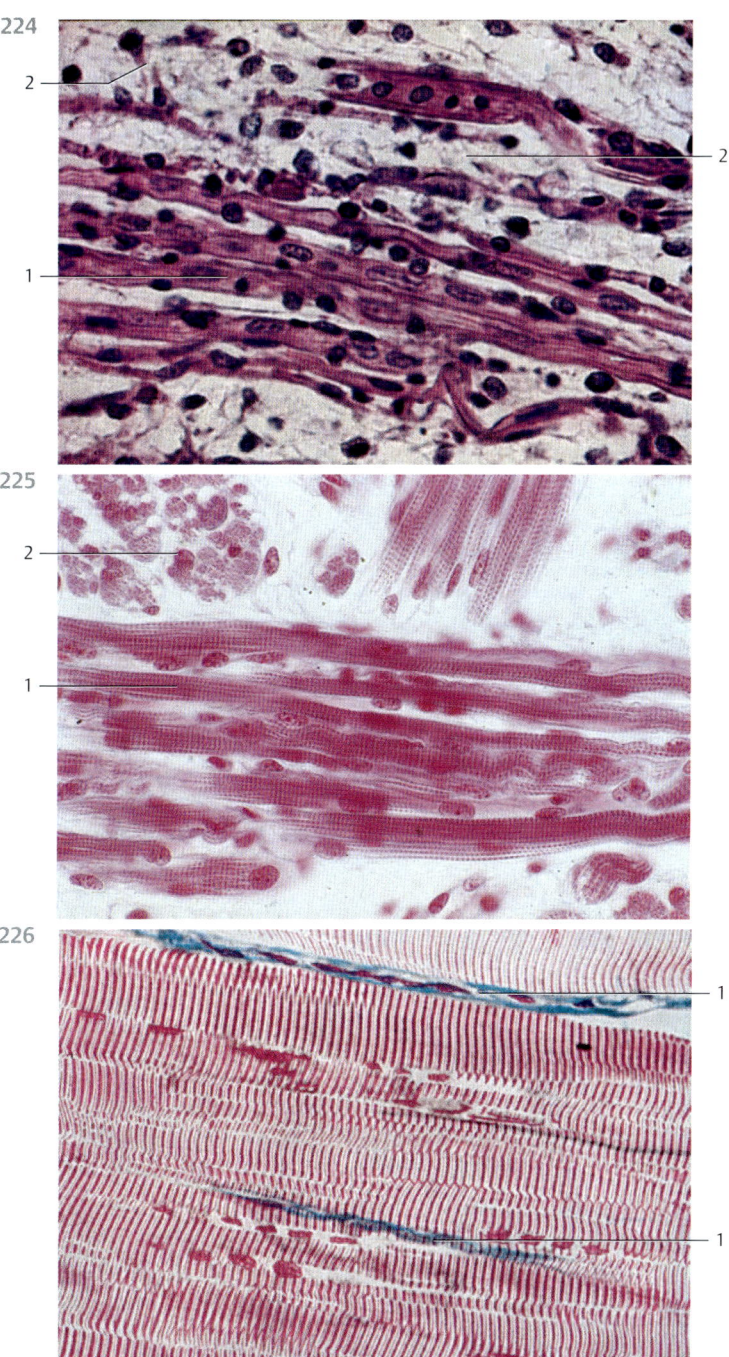

227 Quergestreifte Muskulatur – Musculus thyrohyoideus

Die charakteristische Querstreifung beruht auf der Struktur und der Anordnung der Myofibrillen, die das Sarkoplasma der Länge nach durchsetzen. Auf diesem Längsschnitt durch Muskelfasern des Musculus thyrohyoideus ist die durch die parallele Ausrichtung der Myofibrillen bedingte feine Längsstreifung zu erkennen. Die Bänderung kommt durch die periodische Folge schmälerer heller und breiterer dunkler Segmente zu Stande. Die dunklen Querstreifen sind im polarisierten Licht stark doppelbrechend (**anisotrop, A-Bande**); die hellen erweisen sich als einfachbrechend (**isotrop, I-Bande**). In der I-Bande erkennt man einen stärker lichtbrechenden, feinen anisotropen Streifen (**Z-Streifen, Z-Linie** oder **Zwischenscheibe**). In geeigneten Präparaten kann man inmitten der A-Banden den sehr dünnen M-Streifen (**Mittelmembran**) wahrnehmen. Die zwischen den aufeinander folgenden Z-Streifen liegenden Abschnitte heißen **Sarkomere** (Funktionseinheit der Myofibrille). Ein Sarkomer umfasst damit die Banden ½ I-A-½ I. Beachte die an der Oberfläche der Faser liegenden Kerne ① und das blau gefärbte Endomysium ② (◆ 226), in dem Kapillaren und Nervenfasern untergebracht sind.

1 Kern einer Skelett-   2 Endomysium
  muskelfaser
Färbung: Azan; Vergr. 1125fach

228 Quergestreifte Muskulatur – Musculus psoas

Skelettmuskelfasern im Querschnitt mit gleichmäßig verteilten Myofibrillen, die nicht gebündelt sind (**einfache Fibrillenfelderung**) und als Pünktchen erscheinen. Beachte die länglichen, unter dem Plasmalemm liegenden Kerne ① der Fasern (◆ 229). Die zwei dunkler angefärbten Kerne ② im Bindegewebe gehören Fibrozyten an.

1 Kern einer Skelett-   2 Fibrozyt   3 Kollagenes Bindegewebe
  muskelfaser
Färbung: Eisenhämatoxylin nach Heidenhain; Vergr. 1125fach

229 Quergestreifte Muskulatur – Musculus psoas

Im Querschnitt lassen die je nach Leistungsdifferenzierung etwa 10–100 µm dicken quergestreiften Muskelfasern deutlich die periphere Kernlage ① erkennen. Das Plasmalemm umhüllt das Zytoplasma (**Sarkoplasma**). In den hellen Spalten zwischen den Muskelfasern liegt lockeres Bindegewebe, das **Endomysium**, das hauptsächlich aus retikulären Fasern besteht. Die gleichmäßige dichte und zarte Punktierung der Schnittflächen beruht auf einer gleichmäßigen Verteilung der Myofibrillen (◆ 228). Gelegentlich wird, abhängig von der Fixierung, eine Fibrillenfelderung (**Cohnheim-Felderung**) beobachtet. Häufig wird das Plasmalemm auch als Sarkolemm bezeichnet. Dieser Begriff stammt aus der Lichtmikroskopie. Tatsächlich aber besteht das **Sarkolemm** aus dem Plasmalemm, der Basallamina und dem Netzwerk aus feinen retikulären Fäserchen, die lichtmikroskopisch nicht voneinander zu unterscheiden sind.

1 Kern einer Skelett-   2 Kapillare   3 Kern einer Bindegewebszelle
  muskelfaser
Semidünnschnitt; Färbung: Methylenblau-Azur II; Vergr. 800fach

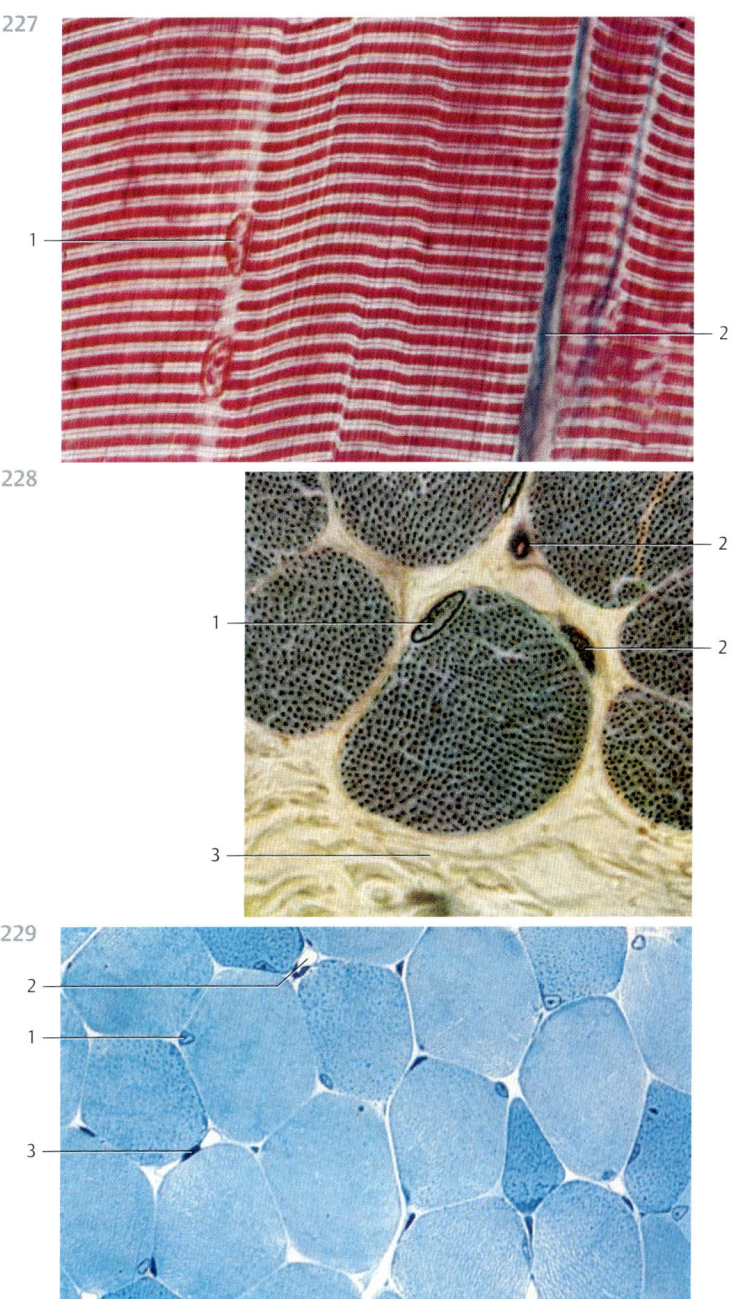

Muskelgewebe

230 Quergestreifte Muskulatur – Musculus psoas

Längsschnitt durch einige quergestreifte Myofibrillen mit deutlicher **Sarkomerengliederung**. Ein **Sarkomer** reicht jeweils von einem Z-Streifen 1 bis zum nächsten 1. Im Z-Streifen sind die Aktinfilamente zweier aufeinander folgender Sarkomere verhaftet und durch Querbrücken vernetzt. Beiderseits vom Z-Streifen liegen die Aktinfilamente und bilden den **I-Streifen** oder **die I-Bande** (**isotroper Streifen**) 2. Die dickeren Myosinfilamente bilden den **A-Streifen** oder die **A-Bande** (**anisotroper Streifen**) 3 der Myofibrille. Aktin- und Myosinfilamente greifen ineinander und lassen nur den **H-Streifen** 4 (hellere Zone) in der Mitte der A-Bande frei. Der H-Streifen besteht also nur aus Myosinfilamenten, die I-Bande nur aus Aktinfilamenten. Der dunkle Streifen im Bereich der **H-Zone** ist der Mittelstreifen (**Mittelmembran**). Diese Mittelmembran wird durch Querbrücken der Myosinfilamente hervorgerufen. Beachte den an der Oberfläche der Faser, d. h. unter dem Plasmalemm liegenden Kern 6 (← 226, 227).

1 Z-Streifen
2 I-Streifen oder I-Bande (isotrop)
3 A-Streifen oder A-Bande (anisotrop)
4 H-Streifen (H-Zone; Hensen-Streifen) mit M-Streifen (Mittelmembran)
5 Mitochondrien
6 Kern der Muskelfaser
7 Extrazellulärraum mit kollagenen Fibrillen

Elektronenmikroskopische Aufnahme von Prof. Dr. Dr. Horst Michna (†), Lübeck; Vergr. 6000fach

231 Quergestreifte Muskulatur – Musculus psoas

Mehrere Sarkomere einer Skelettmuskelfibrille im Längsschnitt (← 230). Der Abschnitt, der zwischen zwei benachbarten Z-Linien 1 liegt, wird Sarkomer genannt. Ein **Sarkomer** besteht demnach aus einer A-Bande 3 und zwei ihr benachbarten halben I-Banden 2.
Die **Z-Scheibe** 1 ist elektronenmikroskopisch dicht, sie liegt innerhalb der I-Bande 2. In ihr sind die Aktinfilamente von zwei benachbarten Sarkomeren miteinander verknüpft, u. a. durch das Protein α-Actinin. In der Mitte der breiten A-Bande 3 liegt die etwas hellere H-Zone (aktinfreie Strecke), in deren Zentrum die M-Zone (M-Streifen, Mittelmembran) (← 230). Die Myosinfilamente sind in der M-Zone durch verschiedene Proteine (u. a. **Myomesin**) miteinander vernetzt und werden außerdem durch **Titin** in Position gehalten. Titin ist ein langes Proteinmolekül, das als dünnes Filament das halbe Sarkomer durchzieht. Zwischen benachbarten A-Banden erkennt man Anschnitte des glatten ER (**sarkoplasmatisches Retikulum = L-System**). In Höhe der I-Bande liegen Mitochondrien vom Crista-Typ.

1 Z-Streifen oder Z-Scheibe
2 I-Streifen oder I-Bande (isotrop)
3 A-Streifen ode A-Bande (anisotrop)

Elektronenmikroskopische Aufnahme; Vergr. 25 000fach

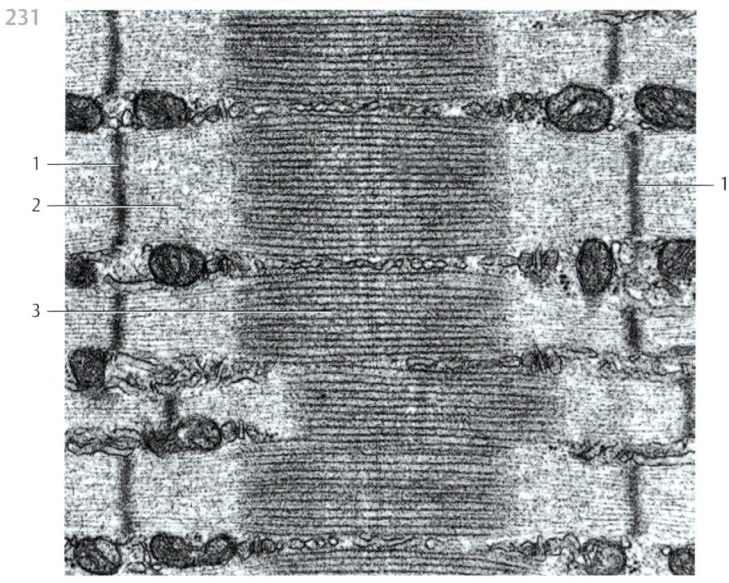

Muskelgewebe

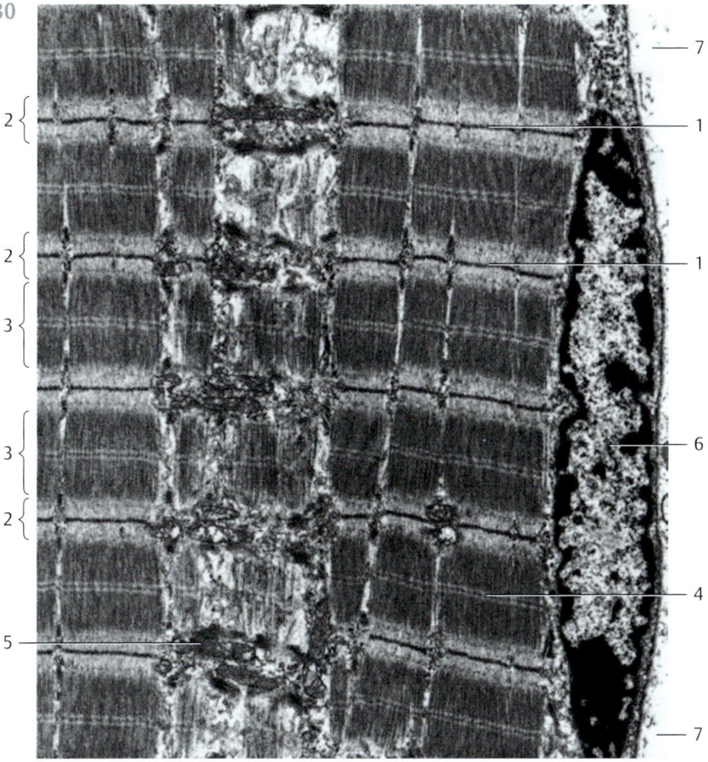

232 Quergestreifte Muskulatur – Musculus psoas

Querschnitt durch Myofibrillenbündel in Höhe einer A-Bande, die von den Schläuchen des sarkoplasmatischen Retikulum ① umgeben sind. Das glattwandige endoplasmatische Retikulum, hier sarkoplasmatisches Retikulum (**sarkotubuläres System**) genannt, bildet um jede Myofibrille ein Netzwerk, an dem man ein **longitudinales** (**L-System**) und ein **transversales System** (**T-Tubuli**) unterscheidet. Der T-Tubulus und die ihn flankierenden terminalen Zistenen des sarkoplasmatischen Retikulum bilden jeweils eine Triade.

Beachte die hexagonale Anordnung der dicken Myosinfilamente, zwischen denen die quer getroffenen dünnen Aktinfilamente als feine Punkte hervortreten.

Man unterscheidet 7 nm dünne Aktinfilamente aus Aktin, Tropomyosin und Troponin (ca. 1 µm lang) und 12 nm dicke Myosinfilamente aus leichtem und schwerem **Meromyosin** (ca. 1,5 µm lang). Weitere fibrilläre Moleküle im Sarkomer sind das **Titin** (= Connektin) und das **Nebulin**.

1 L-Tubuli (Längssystem)
Elektronenmikroskopische Aufnahme; Vergr. 46 000fach

233 Quergestreifte Muskulatur – Zunge

Die Zunge ist ein mit Mundhöhlenschleimhaut überzogener **Muskelkörper** (◆ 372, 373), dessen quergestreifte Muskelfasern ein räumliches Netzwerk bilden. Auf diesem senkrechten Durchschnitt (Frontalschnitt) durch die menschliche Zunge erkennt man, dass die Muskelfaserbündel der verschiedenen Verlaufsrichtungen fast senkrecht aufeinander stehen, so dass ein fischgrätenartiges Muster entsteht. Diesen Verlaufsrichtungen passen sich die Blutgefäße an, die hier nach einer Tuscheinjektion in die **Arteria lingualis** deutlich hervortreten. Die quergestreiften Muskelfasern sind gelb angefärbt.

Färbung: Eisenhämatoxylin-Pikrinsäure-Säurefuchsin nach van Gieson, Tuscheinjektion; Vergr. 40fach

234 Quergestreifte Muskulatur – Musculus psoas

Im Sarkoplasma der quergestreiften Muskelfasern sind Mitochondrien (**Sarkosomen**) eingelagert (◆ 230, 231), die sich mit enzymhistotopochemischen Reaktionen nachweisen lassen.

In diesem Präparat wurde das mitochondriale (einörtige) Enzym **Sukzinatdehydrogenase** am Gefrierschnitt dargestellt. Die Reaktionsprodukte lagern sich am Ort der Mitochondrien ab. Die an Mitochondrien reichen Fasern (**aerobe Fasern, Typ-I-Fasern**) erscheinen als dunkle und dichtgranulierte, die an Mitochondrien armen (**anaerobe Fasern, Typ-IIB-Fasern**) als helle Faserquerschnitte. Typ-IIB-Fasern sind für schnelle, kurze Aktionen geeignet. Sie sind reich an Glykogen.

Die Kerne der Muskelfasern kommen bei diesem Enzymnachweis nicht zur Darstellung, da an die histochemische Reaktion keine Kernfärbung angeschlossen wurde.

Histochemische Reaktion auf das Enzym Sukzinatdehydrogenase (SDH); Vergr. 130fach

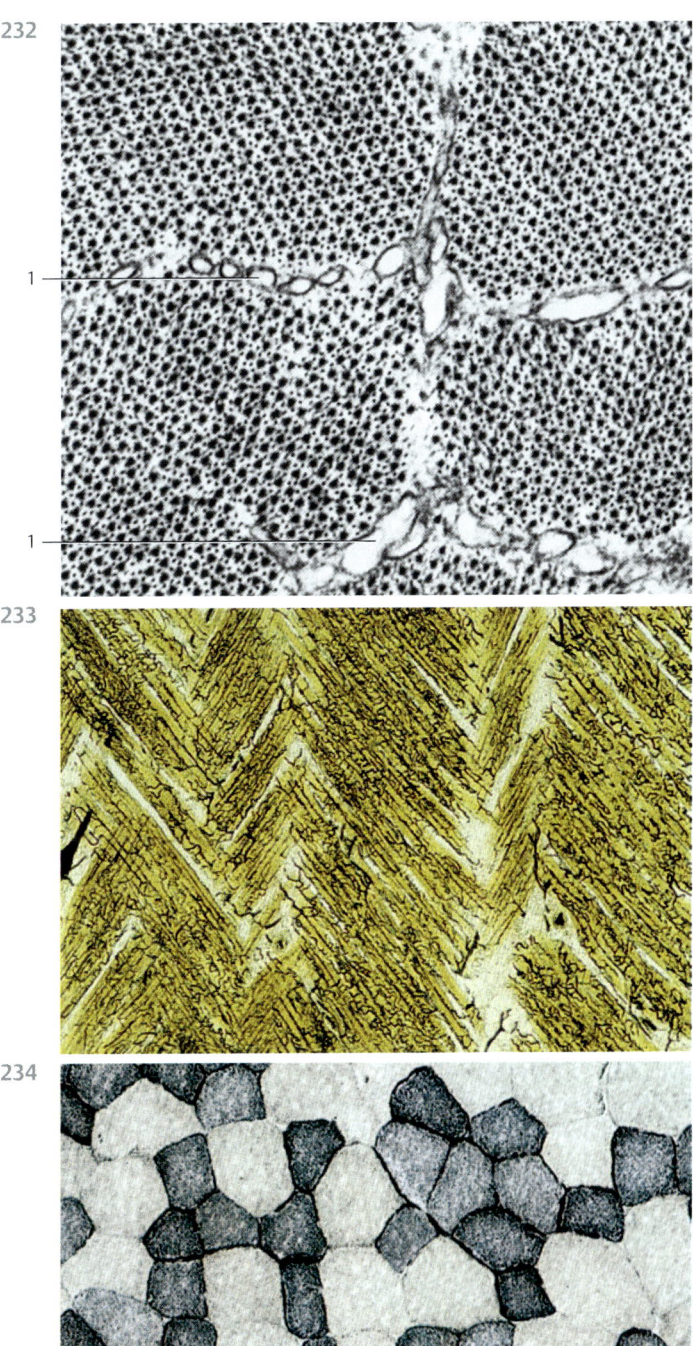

235 Skelettmuskel-Sehnen-Verbindung

Diese Abbildung zeigt den Zusammenhang von Skelettmuskelfasern 1 mit Sehnenfasern 2, **die myotendinöse Verbindung** (Muskel-Sehnen-Übergang), im lichtmikroskopischen Bild. Die Muskelfasern setzen sich nur scheinbar in die kollagenen Faserbündel der Sehnen und Aponeurosen fort. Vielmehr hängt die dem Plasmalemm der Muskelfaser aufliegende feine **Gitterfaserhülle** mit dem lockeren Bindegewebe der Sehnenfasern in der unmittelbaren Umgebung der Muskelfasern zusammen. Eine **echte Kontinuität** zwischen kontraktilen Myofibrillen und kollagenen Fibrillen besteht nicht (◐ 236). Die einzelnen Sehnenfasern vereinigen sich schließlich spitzwinkelig zu Sehnen und Aponeurosen.

1 Quergestreifte Muskelfasern   2 Kollagene Fasern der Sehne   3 Kollagenes Bindegewebe
Färbung: Azan; Vergr. 500fach

236 Skelettmuskel-Sehnen-Verbindung

Die Verknüpfung von Skelettmuskel und Sehne, die **myotendinöse Verbindung**, erfolgt durch fingerförmig aufgefächerte Fortsätze der Muskelfasern (◐ 235). Die Myofibrillen ragen in diese Fortsätze hinein, strahlen über verlängerte Aktinfilamente bis zum blinden Ende dieser Fortsätze und enden an einer zu **Halbdesmosomen** verdichteten inneren Schicht des Plasmalemms. Die Fibrozyten (= **Sehnenzellen**) 2 des Sehnengewebes umsäumen mit zahlreichen Fortsätzen kelchartig das **fingerhandschuhförmige** Muskelfaserende 1. Zwischen den Muskelfasern und dem Sehnengewebe vermittelt das Sarkolemm. Die kollagenen Fibrillen 3, die auch zwischen die fingerförmigen Vorstülpungen des Muskelfaserendes eindringen, sind am äußeren Sarkolemm verankert. In unmittelbarer Nachbarschaft begleitet regelmäßig eine Kapillare 4 die Skelettmuskel-Sehnen-Verbindung.

1 Muskelfaserende mit Myofibrillen
2 Fibrozyt (Tendinozyt)
3 Kollagene Fibrillen des Sehnengewebes
4 Kapillare mit Erythrozyten

Elektronenmikroskopische Aufnahme von Prof. Dr. Dr. Horst Michna (†), Lübeck; Vergr. 4250fach

237 Quergestreifte Muskulatur – Ringbinden

Quergestreifte Muskelfasern können manchenorts von dünnen Muskelfasern, den sog. **Spiralmuskelfasern**, zirkulär umwickelt sein. Diese eigenartigen Strukturen werden als **Ringbinden** bezeichnet; es soll sich um Degenerationserscheinungen handeln. Beachte, dass die typische Querstreifung der Muskelfasern in diesen Arealen undeutlich wird. Häufig sind an diesen Stellen auch die Kerne vermehrt.
Unsere Abbildung demonstriert mehrere Ringbinden in der menschlichen Uvula. Am unteren Bildrand ist eine regelrechte Muskelfaser mit deutlicher Querstreifung angeschnitten. Das Präparat ist mit Azokarmin überfärbt.

Färbung: Azan; Präparat von Prof. Dr. Jochen Staubesand (†), Freiburg; Vergr. 500fach

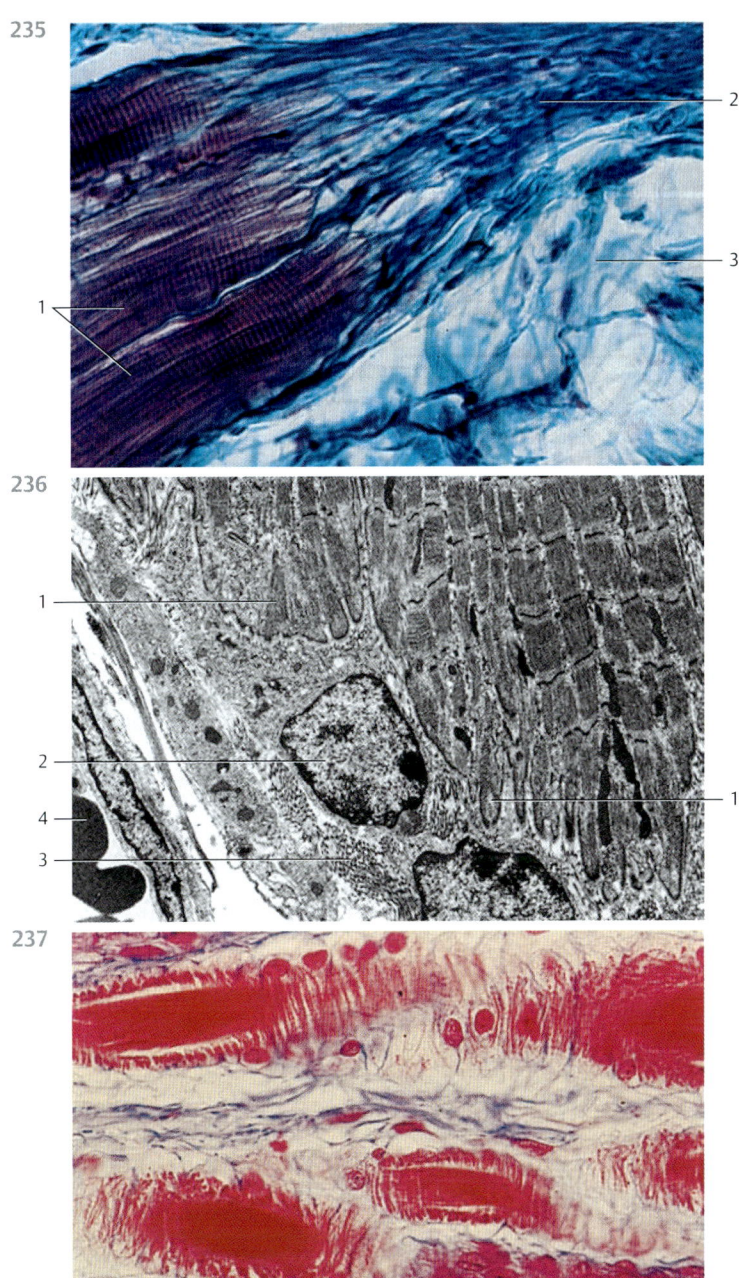

238 Herzmuskulatur – Myokard

Das Herzmuskelgewebe ist wie die Skelettmuskulatur quergestreift. Im Gegensatz zu dieser verzweigen sich aber die **"Herzmuskelfasern"** und anastomosieren miteinander. Dadurch entsteht ein netzartiger Verband, dessen spaltförmige Netzmaschen von gefäßreichem Bindegewebe ausgefüllt werden. Die meist einkernigen Herzmuskelzellen (**Kardiomyozyten**) sind dünner als die Skelettmuskelfasern, aber dicker als die glatten Muskelzellen (50–100 µm lang, 10–20 µm dick).

Auf dieser Abbildung sind die Kapillaren 3 in den Maschenräumen deutlich zu erkennen. Die intensiv gefärbten Kerne gehören Fibroyzten 1 an. Die Herzmuskelzellen, **Kardiomyozyten**, zeichnen sich durch den Besitz von Glanzstreifen (**Disci intercalares**) aus, die als dichte, stärker gefärbte Querbänder erscheinen. Sie treten in regelmäßigen Abständen auf und durchsetzen die gesamte Faserbreite (👁 240). Aufgrund elektronenmikroskopischer Befunde ist bekannt, dass in den Glanzstreifen die Quergrenzen (Zellgrenzen) der Kardiomyozyten liegen (👁 240, 244, 245). Die blassen Kerne 2 nehmen das Zentrum der Herzmuskelzellen ein. Sie umgibt ein fibrillenfreier, d. h. ein sarkoplasmareicher Hof, in dem nahe den Kernpolen häufig Fetttröpfchen, Glykogen- und Pigmentgranula (**braunes Abnutzungspigment**) vorkommen.

1 Fibrozyt 2 Kern einer Herzmuskelzelle 3 Kapillare
Semidünnschnitt; Färbung: Methylenblau-Azur II; Vergr. 200fach

239 Herzmuskulatur – Myokard

Auf Querschnitten durch die Herzmuskelzellen sind die mittelständigen blassen Kerne 2 sichtbar, ferner die sog. **Cohnheim-Felderung**, die auf der Zusammenfassung der Myofibrillen zu Fibrillenbündeln beruht (**Myofibrillenfelder**). Die bizarren dunkleren Flecken sind diese Fibrillenbündel; dazwischen liegt das fibrillenfreie Sarkoplasma. Im lockeren Bindegewebe zwischen den Muskelzellen liegen zahlreiche Kapillaren 1, die häufig noch Erythrozyten enthalten (👁 241).

1 Kapillaren mit Erythrozyten 2 Kerne von Herzmuskelzellen
Semidünnschnitt; Färbung: Methylenblau-Azur II; Vergr. 400fach

240 Herzmuskulatur – Myokard

Längsschnitt durch das Myokard des linken Ventrikels. Beachte die Verzweigung der **Kardiomyozyten**. Die teilweise stufenartig abgesetzten Glanzstreifen 4, die **Disci intercalares**, sind besonders kräftig angefärbt und treten deshalb deutlich hervor. Die Kerne sind kappenartig von sarkoplasmareichen, fibrillenfreien Höfen umgeben 1.

1 Perinukleärer Hof
2 Aufzweigungen der Kardiomyozyten
3 Vene mit Erythrozyten
4 Disci intercalares (Glanzstreifen)
5 Netzbalken der Herzmuskelzellen
6 Interstitielles Bindegewebe
7 Herzmuskelzelle mit Kern
8 Kapillare
9 Endothelzellkern
10 Kern eines Fibrozyten

Färbung: Brillantschwarz-Toluidinblau-Safranin; Vergr. 200fach

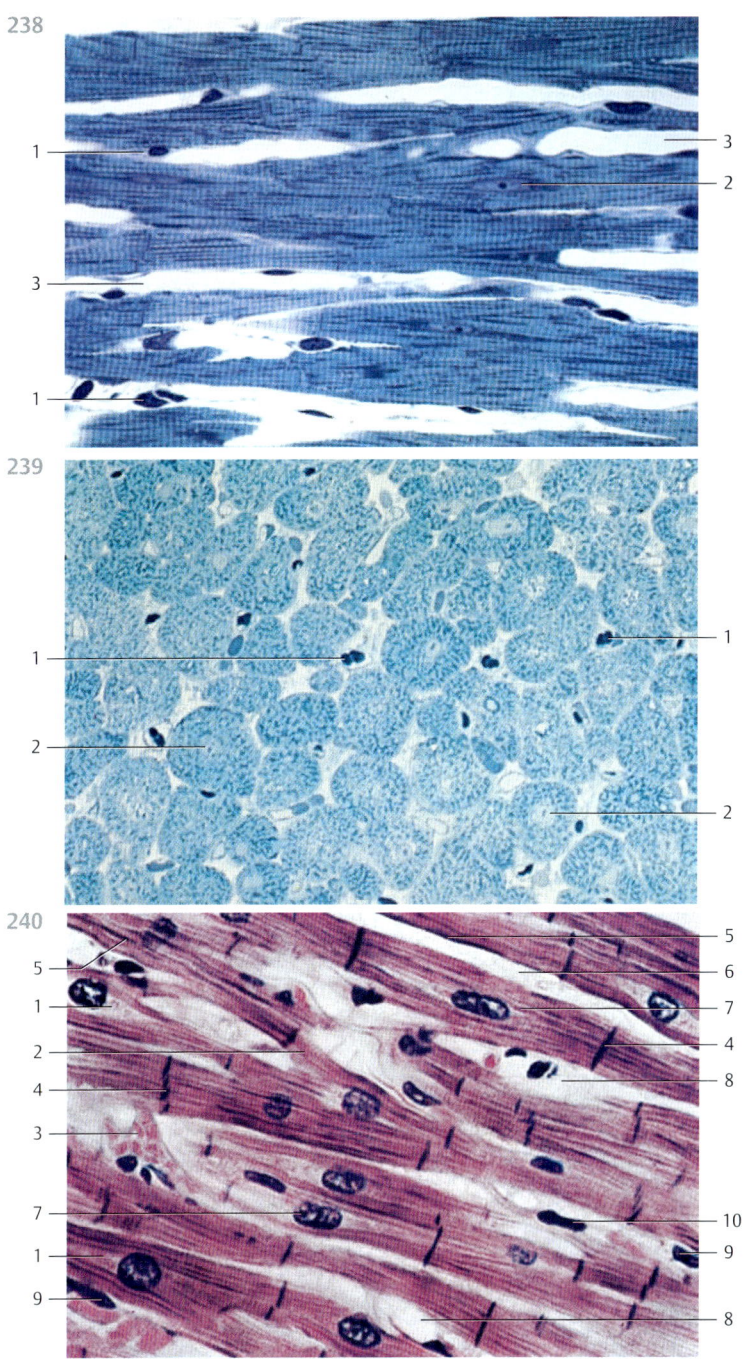

Muskelgewebe

241 Herzmuskulatur – Myokard

Auch auf diesem Querschnitt durch Herzmuskelzellen ist die **Cohnheim-Felderung** deutlich sichtbar. Die Myofibrillen sind hier lamellenförmig zusammengefasst, so dass eine radiäre Anordnung hervortritt. Die fibrillenfreien Zonen, d. h. die **sarkoplasmareichen Höfe**, erscheinen hell. Beachte die Größenunterschiede der Zellkerne ➋. Im spärlichen Bindegewebe zwischen den Herzmuskelzellen liegen Fibrozyten und Kapillaren ➌. Beachte ferner die unterschiedlich großen Querschnitte der „Herzmuskelfasern" (**Kardiomyozyten**), deren Kerne nicht angeschnitten sind (➡ 239).

1 Kerne von Bindegewebszellen 2 Kerne von Herzmuskelzellen   3 Kapillaren
Färbung: Hämalaun-Eosin; Vergr. 600fach (Sehr schwache Färbung durch Hämalaun).

Muskelgewebe

242 Herzmuskulatur – Myokard

Ausschnitt aus einer längs getroffenen Herzmuskelzelle mit zentralständigem Kern ➊ aus dem Myokard des linken Ventrikels (➡ 238, 240). Die Sarkomere der **„Herzmukselfasern"** haben prinzipiell das gleiche Querstreifungsmuster wie die der quergestreiften Skelettmuskelfasern (➡ 226, 227, 230, 231); sie sind jedoch nicht in einzelnen Säulen streng parallel angeordnet, sondern bilden ein sich verästelndes dreidimensionales Netzwerk (➡ 238, 240).
Beachte die zu Säulen geordneten Mitochondrien ➋ zwischen den Myofilamentbündeln. An den Kernpolen liegen Sarkoplasmabezirke, die Mitochondrien, Glykogengranula und mit dem Alter zunehmend braunes Abnutzungspigment, **Lipofuszin**, enthalten. Rechts unten eine Kapillare ➌.

1 Kern eines Kardiomyozyten   2 Mitochondrien   3 Kapillare
Elektronenmikroskopische Aufnahme von Prof. Dr. Dr. Horst Michna (†), Lübeck; Vergr. 2500fach

243 Herzmuskulatur – Purkinje-Fasern

Neben der Arbeitsmuskulatur kommen im Myokard spezifische Muskelfasern vor, die mit der **Erregungsbildung** und mit der **Erregungsfortleitung** betraut sind. Besonders auffällig sind die Zellen des Atrioventrikularsystems, die **Purkinje-Fasern** (Rami subendocardiales fasciculi atrioventricularis), da sie meistens sehr viel dicker sind als die der Arbeitsmuskulatur. Diese spezifischen **Myozyten** (**Purkinje-Myozyten**) sind bedeutend sarkoplasmareicher und fibrillenärmer; sie zeichnen sich ferner durch einen besonderen Glykogenreichtum aus. Die spärlichen Myofibrillen der Pukinje-Fasern nehmen vorzugsweise die Oberflächenpartien der Fasern ein.
In unserer Abbildung (Rinderherz) sind zahlreiche subendokardial gelegene Purkinje-Fasern (Zellen!), die lange Ketten bilden, dargestellt; zwischen ihnen liegt lockeres, hier grün gefärbtes Bindegewebe.
Purkinje-Fasern sind die Endverzweigungen des Erregungsleitungssystems, die schließlich die Erregung auf die Kardiomyozyten übertragen.
(Johannes Evangelista Purkinje, 1787–1869, Physiologe und Anatom in Breslau und Prag)

Färbung: Trichromfärbung nach Masson-Goldner; Vergr. 200fach

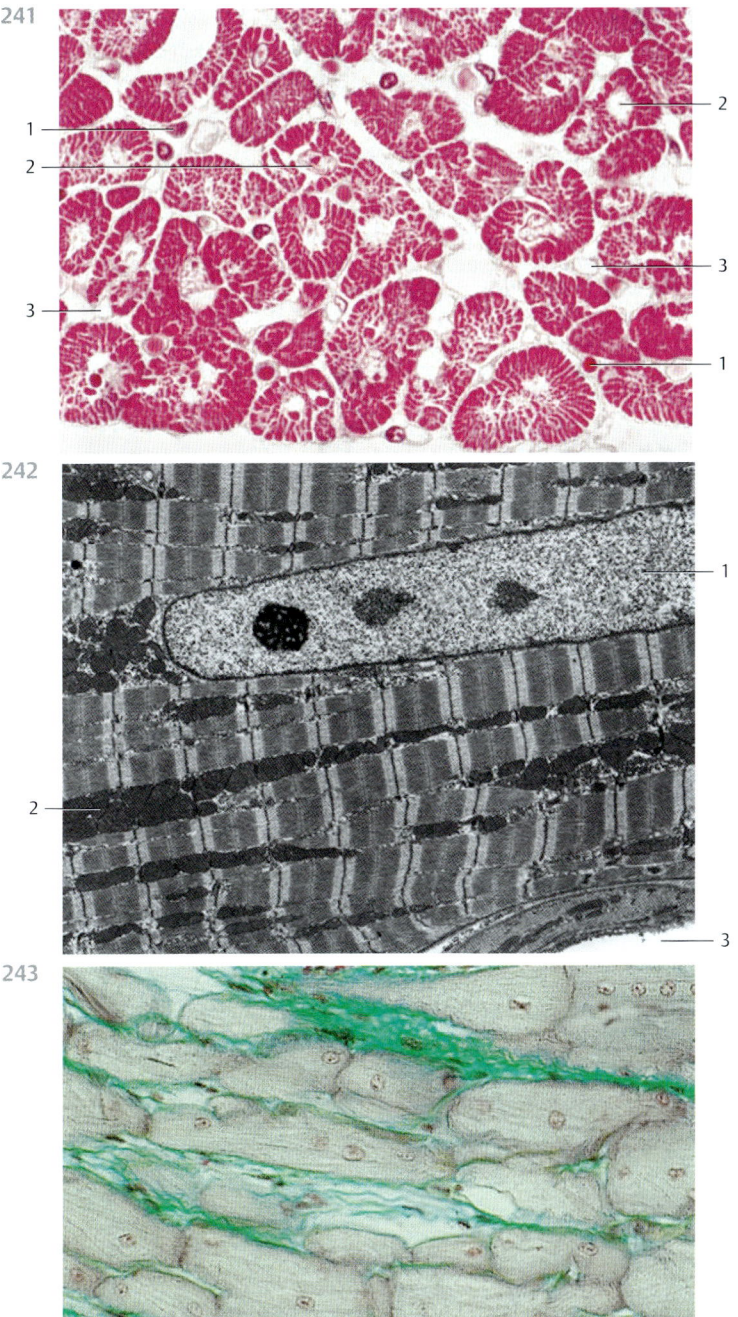

244 Herzmuskulatur – Myokard

Ausschnitt aus mehreren längs getroffenen Herzmuskelzellen (**Kardiomyozyten**) nach **Vitalfärbung** durch Injektion von Rutheniumrot. Dieser Farbstoff markiert deutlich den interzellulären Raum und die Glanzstreifen (**Disci intercalares**) 1, ferner die Pinozytosebläschen des Endothels. Die Glanzstreifen haben einen unregelmäßigen, häufig treppenartigen Verlauf (👁 240, 245), wodurch es zu einer ausgiebigen Verzahnung der Zellen kommt. Der inneren Oberfläche der Zellmembran liegt elektronendichtes Material an, das den Aktinfilamenten zur Haftung und zur Verankerung dient. Die Filamente überbrücken also den Interzellularspalt im Verzahnungsgebiet nicht. Vielmehr kommt es hier zur Ausbildung von Desmosomen (**Maculae adhaerentes**), ferner zu Haftstrukturen, die den **Zonulae adhaerentes** ähneln und **Fasciae adhaerentes** genannt werden. Hier erfolgt die mechanische Übertragung der Kontraktionskraft zwischen den Herzmuskelzellen.

Beachte die zahlreichen hintereinander liegenden Mitochondrien vom Crista-Typ 3 (👁 242, 245).

1 Glanzstreifen　　2 Kapillaren　　3 Mitochondrien vom Crista-Typ

Elektronenmikroskopische Aufnahmen von Prof. Dr. Dr. Horst Michna (†), Lübeck; Vergr. 2800fach

245 Herzmuskulatur – Myokard

Die Ultrastruktur der Herzmuskelzellen (**Kardiomyozyten**) zeigt, dass die Glanzstreifen (**Disci intercalares**) stufenförmig ausgebildet sind, so dass transversale von longitudinalen Abschnitten unterschieden werden können. Innerhalb der Glanzstreifen können drei verschiedene Zellkontakte vorkommen: **Fasciae adhaerentes** 1, **Maculae adhaerentes** (Desmosomen) 2 und **Nexus** 3. Die **Fascia adhaerens** liegt als Kontaktplatte in den transversalen Abschnitten. Einzelne Fleckdesmosomen (**Maculae adhaerentes**) können innerhalb der Fascia adhaerens vorkommen oder, wie in dieser Abbildung, im longitudinalen Abschnitt des Glanzstreifens. Gap junctions (**Nexus**) sind meistens in den longitudinalen Abschnitten lokalisiert; sie dienen der elektrischen Kopplung zwischen den Herzmuskelzellen und werden von dem herzspezifischen Nexusprotein **Connexin 43** gebildet.

Beachte die cristareichen, hintereinander liegenden Mitochondrien 4. Vergleiche 👁 244.

Beachte: Im Unterschied zur Skelettmuskulatur setzt sich das Myokard aus Einzelzellen und nicht aus Fasern zusammen. Das Herzmuskelgewebe regeneriert nicht.

1 Fasciae adhaerentes　　4 Mitochondrien　　6 Basallamina
2 Macula adhaerens　　5 Plasmalemm mit Pinozytose-　　7 Marklose Axone
3 Gap junction　　　　　　Bläschen　　　　　　　　　　　8 Z-Streifen

Elektronenmikroskopische Aufnahme; Vergr. 30 000fach

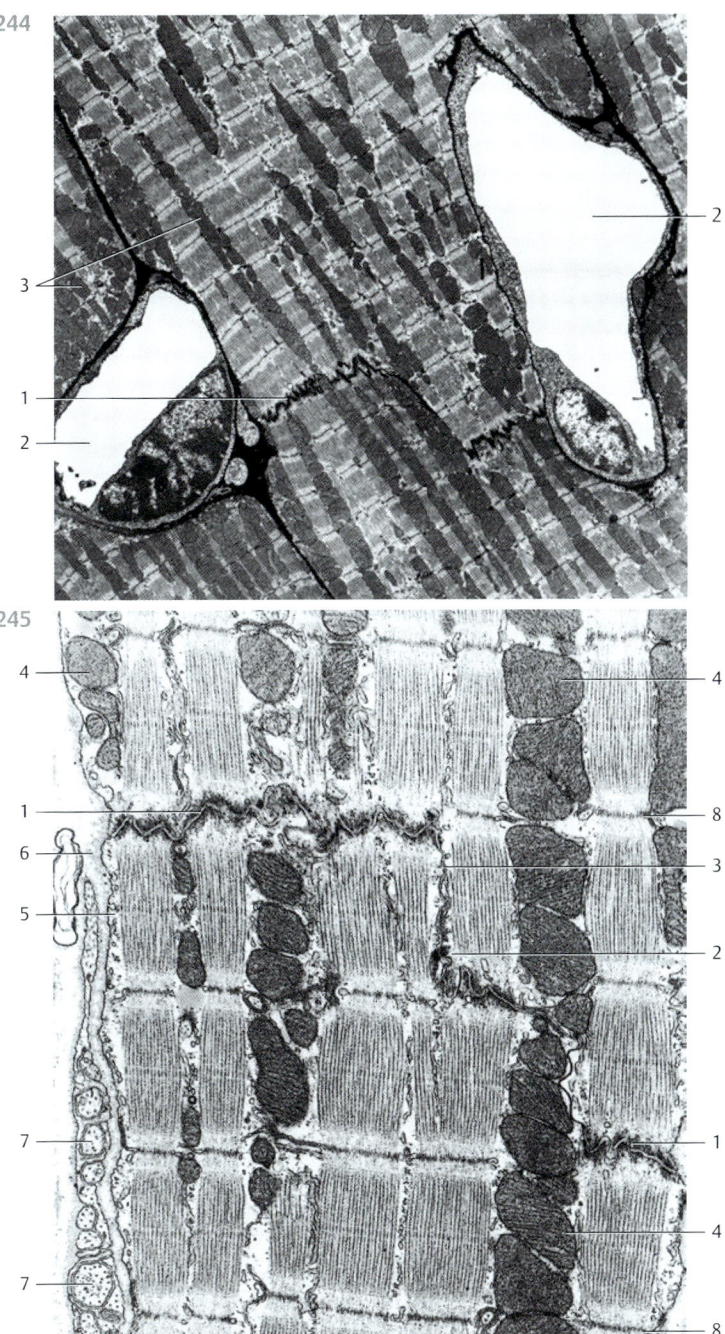

246 Herzmuskulatur – Myokard – Myoendokrine Zellen aus dem Atrium dextrum

In den Herzvorhöfen (**Atrien**), vor allem im rechten und linken Herzohr (**Auricula cordis**), kommen Kardiomyozyten vor, die **osmiophile Granula** enthalten (👁 247). Diese spezifisch granulierten atrialen Zellen erfüllen endokrine Funktionen und werden deshalb **myoendokrine Zellen** genannt. Sie sezernieren das Herzhormon **Atriales Natriuretisches Peptid** (ANP) oder synonym **Kardiodilatin** (CDD), oder auch **Atriopeptin** genannt, ein Polypeptid, das für die Regulation von Blutdruck und Wasser-Elektrolyt-Haushalt (**Diurese-Natriurese-Steigerung**) eine wesentliche Rolle spielt. ANP führt zur Entlastung des Herzens durch Senkung des Blutvolumens und des Gefäßwiderstandes.

Unsere Abbildung zeigt myoendokrine Zellen im Atrium dextrum eines Schweineherzens nach Peroxidase-Antiperoxidase-Färbung mit einem Antikörper gegen Kardiodilatin. Man erkennt zartbraune Reaktionsprodukte, vorwiegend in der Nähe der Kernpole (sog. perinukleäre Lokalisation). Telenukleäre Reaktionsprodukte sind schwächer ausgeprägt. In geringer Anzahl kommen myoendokrine Zellen auch im Ventrikelmyokard vor, wo sie entlang des Erregungsleitungsgewebes im Septum beobachtet werden.

Präparat von Prof. Dr. W. G. Forssmann, Hannover, und Dr. B. Brühl, Heidelberg; Vergr. 380fach

247 Herzmuskulatur – Myokard – Myoendokrine Zellen aus dem Atrium dextrum

Die **myoendokrinen Zellen** besitzen typische morphologische Charakteristika. So kommt der endokrine Sekretionsapparat nur in der Golgi-Region vor, d. h. in der sarkoplasmareichen, myofibrillenarmen Zone an den Polen der Zellkerne [1]. Golgi-Apparate [2] liegen entweder perinukleär oder telenukleär. In diesen Regionen sind die Sekretgranula [3] konzentriert. Aber auch im übrigen Zytoplasma kommen vereinzelt membrangebundene runde Sekretgranula vor, die häufig in Reihen im **Interfibrillärraum** gelagert sind. Die Sekretgranula enthalten immunreaktives Material, das mit Antikörpern gegen **Kardiodilatin** reagiert.

Beachte die Mitochondrien vom Crista-Typ [4]. Links und rechts im Bild liegen typische quergestreifte Myofibrillen.

Vom Ventrikelmyokard wird ein chemisch verwandtes Peptid mit ähnlicher Wirkung, das **BNP** (brain natriuretic peptide) sezerniert. Seine Plasmakonzentration ist bei Herzinsuffizienz erhöht.

1 Kern der myoendokrinen Zelle
2 Golgi-Apparate
3 Sekretgranula
4 Mitochondrien

Elektronenmikroskopische Aufnahme von Prof. Dr. W. G. Forssmann, Hannover, und Dr. B. Brühl, Heidelberg; Vergr. 11 000fach

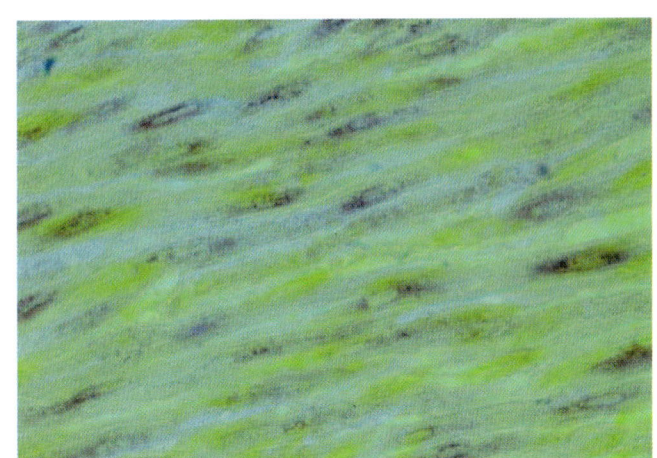

Muskelgewebe

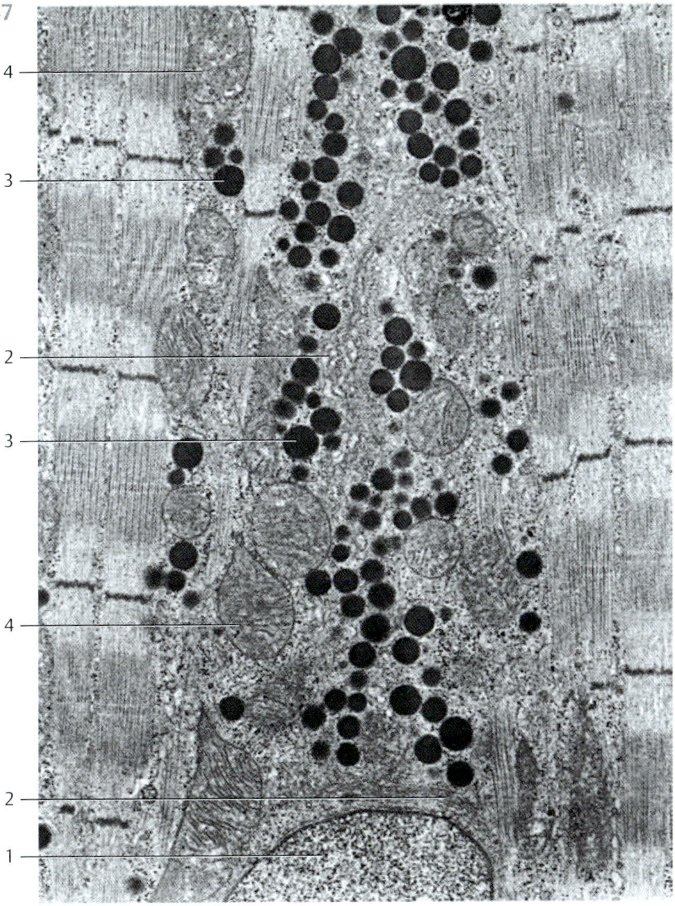

248 Multipolare Nervenzellen – Rückenmark

Nervengewebe besteht aus Nervenzellen (Neuronen) und Gliazellen. Nervenzellen sind in Form und Größe bemerkenswert mannigfaltig. Die Unterschiede betreffen sowohl den Zellkörper (**Zellsoma, Perikaryon**) als auch, in besonderem Maße, die vom Perikaryon ausgehenden Fortsätze, die **Dendriten** und das **Axon** (Neurit). Es hat sich deshalb eingebürgert, die Einteilung der Nervenzellen nach Anzahl und Verzweigungsmodus ihrer Fortsätze vorzunehmen. Eine Nervenzelle mit allen ihren Fortsätzen wird als **Neuron** bezeichnet. Der weitaus häufigste Zelltyp im menschlichen Nervensystem ist die **multipolare Nervenzelle**, bei der die Rezeptorzone (Empfangsstationen des Neurons) im Wesentlichen an der Oberfläche des Zellsomas und der Dendriten liegt. Den Leitungsapparat bildet das Axon (**Neurit oder Achsenzylinder**).

In der nebenstehenden Abbildung, einem Schnitt durch die Columna anterior des Rückenmarks, erkennt man mehrere tiefrot gefärbte Zellen mit unterschiedlich langen Fortsätzen. Eine Unterscheidung zwischen Dendriten und Neurit ist bei dieser Färbung nicht möglich. Bei den übrigen Strukturen dieser Abbildung handelt es sich um kleinere Nerven- und Gliazellen, ferner um Nervenzellfortsätze (👁 2).

Färbung: Karmin nach Weigert; Vergr. 80fach

249 Multipolare Nervenzellen – Rückenmark

Auch in dieser Abbildung sind multipolare motorische Nervenzellen aus der **Columna anterior** des Rückenmarks dargestellt (**motorische Vorderhornzellen, Motoneurone**). Sie gelten als Prototyp der **multipolaren Zellen** und werden ihrer Form wegen auch häufig **Pyramidenzellen** genannt. Im Vergleich zu Abbildung 248 kommen hier die großen Kerne mit deutlichen Nukleoli zur Darstellung. Die Dendriten, deren Abgangsstellen vom Perikaryon sich durch eine breite Basis auszeichnen, setzen sich in geringer Entfernung vom Zellleib in ein mehr oder weniger dichtes, bäumchenartig verästeltes Gezweig von Ausläufern fort. Axone können bei dieser Färbung nicht identifiziert werden.

Färbung: Karmin nach Weigert; Vergr. 200fach

250 Multipolare Nervenzellen – Rückenmark

Mit basischen Farbstoffen kommen im Zytoplasma (**Perikaryon**) von Nervenzellen und in den Dendriten feine und grobe Körnchen zur Darstellung, die nach ihrem Entdecker **Nissl-Schollen** genannt werden (👁 20). Nissl-Schollen sind das lichtmikroskopische Äquivalent des rauen endoplasmatischen Retikulums (rER) (👁 21–24). Die Abgangsstelle des Axons, der **Ursprungskegel** oder **Axonhügel** des Perikaryons, ist frei von Nissl-Schollen, ebenso das Axoplasma. Bei dem linken Fortsatz dieser multipolaren Nervenzelle aus der Columna anterior des Rückenmarks dürfte es sich um einen Neuriten handeln; die anderen Fortsätze sind Dendriten. Beachte den großen euchromatinreichen Zellkern mit dem deutlichen Nukleolus. Die Nervenzelle ist vom **Neuropil** umgeben. Als Neuropil werden jene Strukturen bezeichnet, die den Raum zwischen den Perikarya füllen; das sind Fortsätze von Nervenzellen, Gliazellen [1] mit ihren Fortsätzen und Kapillaren.

1 Gliazellen
Färbung: Kresylviolett nach Nissl; Vergr. 400fach

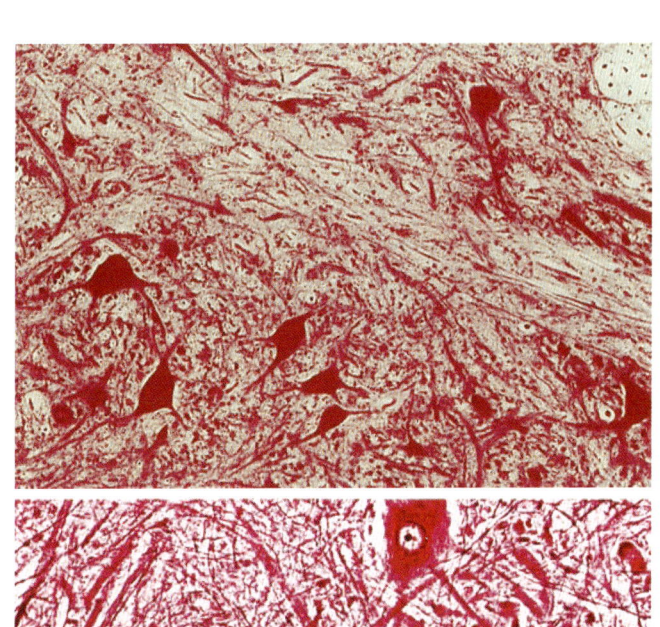

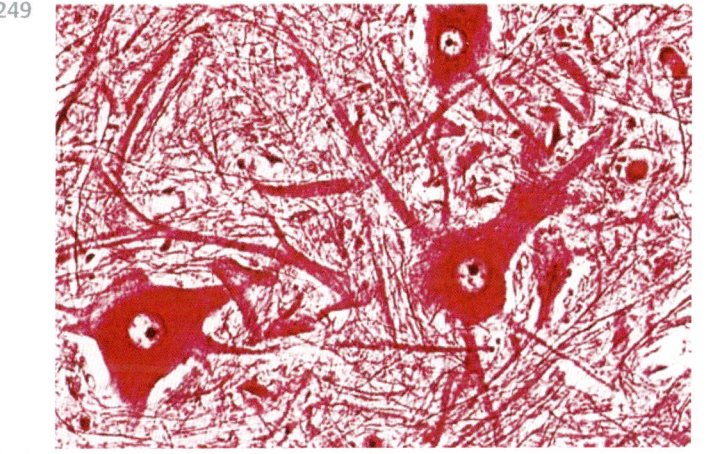

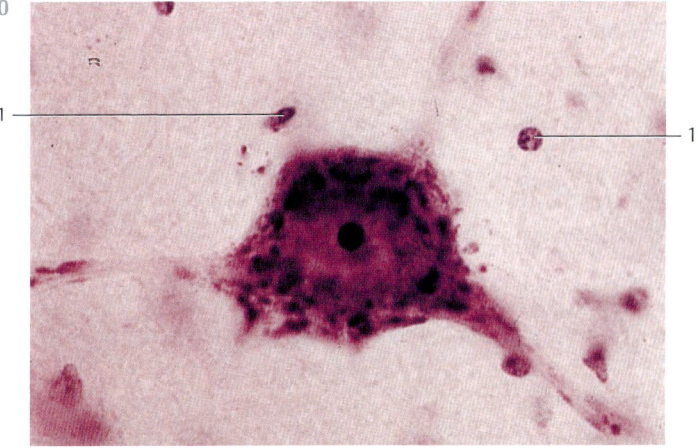

251 Multipolare Nervenzellen – Rückenmark

Das Zytoplasma (**Perikaryon**) der motorischen Vorderhornzellen enthält zahlreiche grobe, unregelmäßig geformte Teilchen, **Nissl-Schollen**, die häufig ein geflecktes, stellenweise ein streifiges Aussehen der Zellen bedingen (**Tigroid, Tigerfell**) (→ 20, 250). Nissl-Schollen kommen auch in somanahen Dendritenabschnitten vor, nicht aber in Axonen. Die Abgangsstelle des Axons (**Neuriten**) vom Perikaryon, der sog. **Ursprungskegel** oder **Axonhügel**, ist stets frei von Nissl-Schollen.
Diese Abbildung lässt dendritische Fortsätze [1] nur schemenhaft erkennen. Ein von Nissl-Schollen freies Feld, d. h. der Ursprungskegel eines Axons, ist nicht angeschnitten. Beachte die großen, hellen, bläschenförmigen Kerne der Nervenzellen mit ihren punktförmigen Nukleoli, ferner die grüngelblichen **Lipofuszinareale** (Telolysosomen) (→ 66, 67, 256). Zwischen den multipolaren Nervenzellen sind im Neuropil die blau gefärbten Kerne [2] verschiedener Gliazellen zu sehen.

1 Dendrit 2 Kerne von Gliazellen
Färbung: Toluidinblau nach Nissl; Vergr. 300fach

252 Multipolare Nervenzelle – Rückenmark

Bei Anwendung von Silberimprägnationsmethoden treten im Zellleib und in Ausläufern von Nervenzellen feine fädige Strukturen, sog. **Neurofibrillen**, auf. Sie durchziehen das Perikaryon teils in Gestalt dichter Netzwerke, teils in Form von Bündeln parallel verlaufender dünner Fäserchen. In den Nervenzellfortsätzen verlaufen sie stets achsenparallel und lassen sich über große Strecken verfolgen. Die Neurofibrillen sind das lichtmikroskopische Äquivalentbild elektronenmikroskopisch darstellbarer Neurofilamente und Neurotubuli sowie Aktinfilamenten, die in großer Zahl in allen Teilen des Neurons nachweisbar sind und das **Zytoskelett** von Nervenzellen darstellen.
Die im Neuropil liegenden Strukturelemente können in diesem Präparat nicht identifiziert werden.

Färbung: Pyridin-Silber-Goldchlorid-Imprägnation nach Bielschowsky; Vergr. 900fach

253 Multipolare Nervenzellen – Endhirnrinde

Den Formenreichtum der Nervenzellen enthüllt die von Camillo Golgi (1883) entwickelte Methode der **Silberimprägnation** des Zellleibes mit allen seinen Ausläufern, die schwarze Zellsilhouetten auf gelbbraunem oder rotbraunem Grund zum Vorschein bringt. Für die Golgi-Methode ist bezeichnend, dass sie stets nur einzelne Zellen mit ihren Fortsätzen bis in die feinsten Aufzweigungen in launischer Weise erfasst (→ 676, 677). Die Golgi-Methode ist deshalb auch heute noch unentbehrlich bei Untersuchungen über Neuronenformen und ihre Synapsenverteilung. Hier handelt es sich um zwei große Pyramidenzellen aus der Endhirnrinde des Menschen.
Die Pyramidenzellen sind efferente Neurone (Projektionsneurone, Golgi-Typ-1-Neurone), die unterschiedlich groß sind und immer einen Apikaldendrit besitzen.

Färbung: Silberimprägnation nach Golgi; Vergr. 300fach

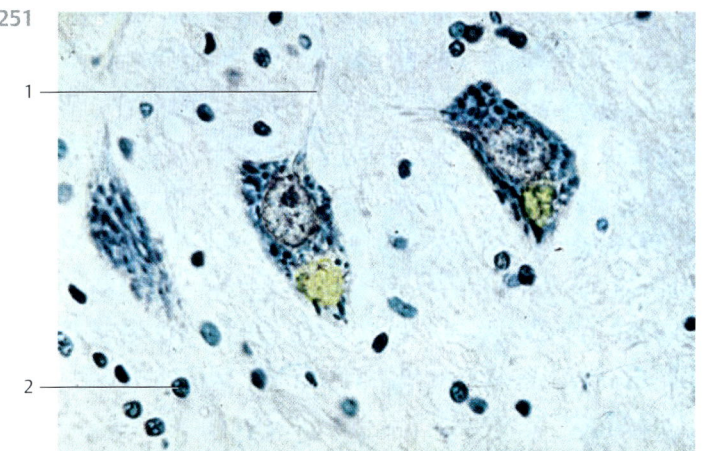

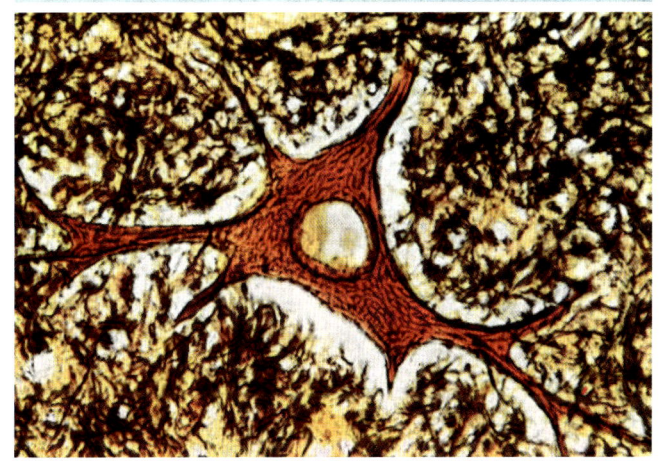

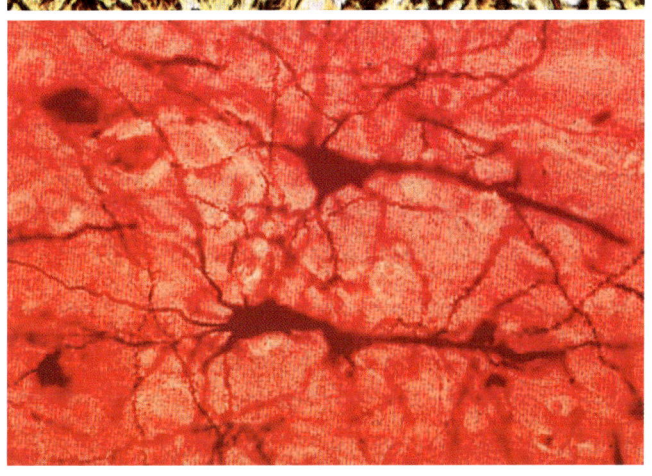

Nervengewebe

254 Purkinje-Zellen – Kleinhirn

Purkinje-Zellen (J. E. von Purkinje, 1787–1869, Physiologe in Breslau und Prag) sind Nervenzellen mit charakteristischer Form, die nur in der Kleinhirnrinde vorkommen (👁 5, 681, 682). Sie liegen, in einer Reihe angeordnet, im **Stratum neuronorum piriformium** 1 (**Stratum ganglionare sive Stratum purkinjense, Purkinje-Zellschicht**) der Kleinhirnrinde (**Cortex cerebelli**). Von den meistens pigmentfreien, 50–70 μm hohen birnenförmigen Zellkörpern gehen gegen die Körnerschicht (**Stratum granulosum**) 2 je ein Axon und gegen die Molekularschicht (**Stratum moleculare**) 3 je zwei, seltener drei Dendriten 4 hervor, die sich spalierbaumartig (**Spalierzellen**) verzweigen. Sie bilden ein bis zur Kleinhirnoberfläche reichendes, dichtes, bäumchenartiges Astwerk (**Dendritenbäume**), dessen Ebene senkrecht zur Längsrichtung der Kleinhirnwindungen steht. Die Kleinhirnrinde ist ca. 1 mm dick.

1 Purkinje-Zellen im Stratum ganglionare
2 Körnerschicht (Stratum granulosum)
3 Molekularschicht (Stratum moleculare)
4 Verzweigte Dendriten

Färbung: Versilberung nach Bodian; Vergr. 250fach

255 Multipolare vegetative Ganglienzellen

Die Ganglien des **autonomen Nervensystems** enthalten multipolare Zellen, deren **viszeromotorische Neurone** die Erregungen zu den Eingeweiden, den Drüsen und den Gefäßen weiterleiten. Hier handelt es sich um multipolare Ganglienzellen des **Plexus myentericus** (**Auerbach**), der als **intramurales Geflecht** zwischen Ring- und Längsmuskulatur der Darmwand gelegen ist (👁 220, 432–434, 437). Beachte die von den Ganglienzellen ausgehenden Fortsätze, die das intramurale Fasergeflecht aufbauen. Die marklosen Fasern erreichen die glatten Muskelzellen und regulieren die rhythmisch-segmentale Kontraktion des Darmrohres. Die Zellkörper zeichnen sich durch einheitliche Abmessungen aus. Ihre Zellkerne sind groß und kugelig, hell und oft exzentrisch gelegen.

Färbung: Silberimprägnation nach Bielschowsky-Gros; Vergr. 90fach

256 Pseudounipolare Spinalganglienzelle

Das Perikaryon dieser Ganglienzelle enthält einen großen Kern mit einem dunkelblau gefärbten Nukleolus 1, ferner ein gelbliches Pigmentkörperchen, das aus vielen unterschiedlich großen **Lipofuszingranula** besteht (👁 66–68). In unmittelbarer Nachbarschaft des Kerns fallen blauviolette (**basophile**) zartkörnige Areale auf. Sie entsprechen den Nissl-Schollen, die aus Ergastoplasma und freien Ribosomengruppen bestehen (👁 20, 24). Der Oberfläche des Zellleibes schmiegt sich ein Kranz von Gliazellen an, die sog. **Mantel- oder Satellitenzellen** 2, die sich nicht vom Typus der Schwann-Zellen unterscheiden und die sich auf den Zellausläufer fortsetzen. Ganglienzelle und Mantelzellen sind durch einen unterschiedlich stark ausgeprägten Schrumpfspalt getrennt (👁 1).
Spinalganglienzellen sind pseudounipolare Nervenzellen.

1 Kern mit deutlichem Nukleolus
2 Kern einer Mantelzelle
3 Nervenfasern
4 Bindegewebe des Spinalganglions

Färbung: Hämalaun-Eosin; Vergr. 600fach

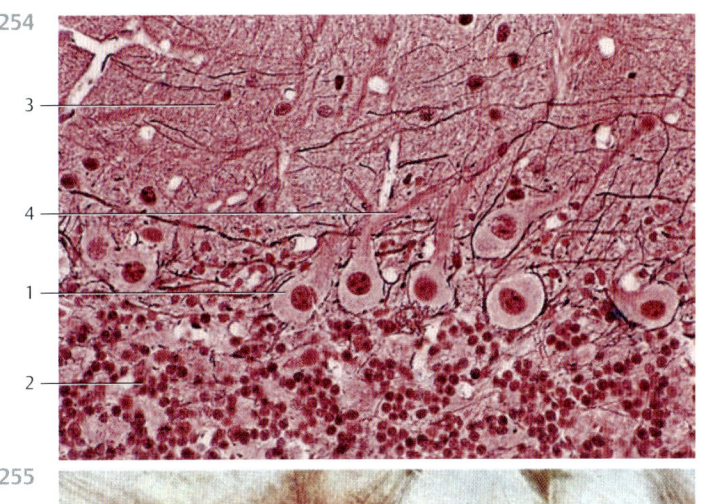

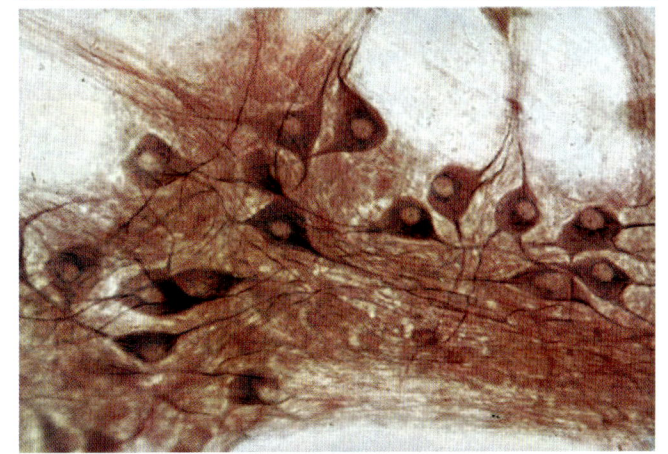

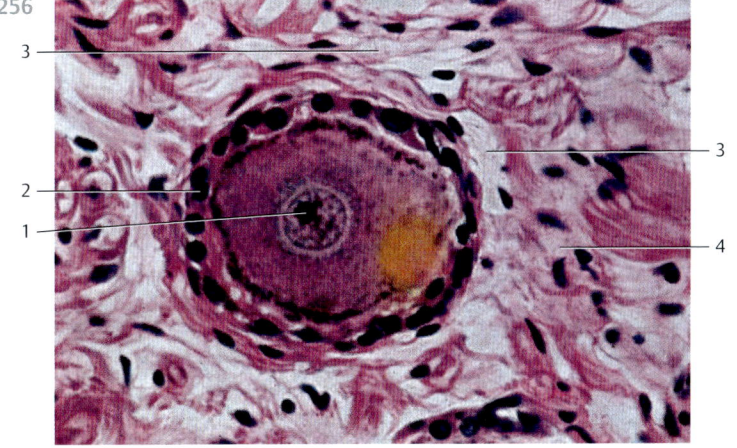

Nervengewebe

257 Glia – Astrozyten – Astroglia

Die Glia besteht ausschließlich aus **Gliazellen** (**Gliozyten**), die den gesamten interneuronalen Raum ausfüllen und die Nervenzellen von den Blutgefäßen trennen. Man unterscheidet vier Hauptzelltypen: Astrozyten (**Makroglia**), Oligodendrozyten, Mikrogliazellen (**Mesoglia, Hortega-Zellen**) und Ependymzellen. Astrozyten, die größten Gliazellen des ZNS, sind sternförmige Zellen. Ihr Zellkörper ist etwa 10–20 µm groß; er enthält einen großen, runden, chromatinarmen Kern. Vom Zellkörper strahlen zahlreiche, unterschiedlich lange Fortsätze in die Umgebung aus. Astrozyten mit besonders langen und wenig verzweigten Fortsätzen werden auch **Langstrahler** (**fibrilläre Astrozyten**) genannt. Ein solcher Astrozyt ist in dieser Abbildung zu sehen. Fibrilläre Astrozyten kommen vor allem in der weißen Substanz und an der Oberfäche des ZNS vor. Sie enthalten ein spezifisches Protein, das **glial fibrillary acidic protein** (**GFAP**), das immunhistochemisch angefärbt werden kann.

Färbung: Versilberung nach Gomori; Vergr. 500fach

258 Glia – Astrozyten – Astroglia

Diese beiden Abbildungen zeigen sternförmige, verzweigte, spinnenartige Astrozyten ① aus dem unteren Hirnstamm. Sie werden der **Makroglia** zugerechnet. Von den Perikaryen strahlt eine Vielzahl unterschiedlich langer Fortsätze in die Umgebung aus (**Kurzstrahler, protoplasmatische Astrozyten**). In Abbildung b erkennt man ferner rot gefärbte Nervenzellen ② und längs, teilweise auch quer angeschnittene Kapillaren. Die Golgi-Methode (a) bringt mehr die isolierten Astrozyten zur Darstellung, während die Held-Methode (b) gleichzeitig die Verbindung der Astrozyten mit den Pyramidenzellen und den Gefäßen betont.

Astrozyten enthalten Gliafibrillen, die aus Bündeln von 6–9 nm dicken Intermediärfilamenten bestehen. Hauptbestandteil dieser Filamente ist das fibrilläre saure Gliaprotein (**glial fibrillary acidic protein – GFAP**), das sich immunhistochemisch nachweisen lässt. Deshalb können Astrozyten auch mit dieser GFAP-Immunhistochemischen Reaktion dargestellt werden. Astrozytenfortsätze erreichen mit verbreiterten Enden als sog. **Gefäßfüßchen** die Kapillaroberflächen und bilden auf diese Weise die **Membrana limitans gliae perivascularis (Gliagrenzmembran)**.

1 Astrozyten   2 Pyramidenzelle
Färbung: a) Silberimprägnation nach Golgi; Vergr. 300fach;
b) Molybdänhämatoxylin-Thiazinrot = Neuroglia-Methode nach Held; Vergr. 300fach

259 Glia – Oligodendrozyten – Oligodendroglia

Oligodendrozyten sind mit 6–8 µm kleiner als Astrozyten. Sie haben runde Zellkörper, von denen wenige verzweigte Fortsätze ausgehen. Der Zellkörper wird von einem großen, chromatinreichen Kern fast vollständig ausgefüllt. Das spärliche Zytoplasma enthält, wie elektronenmikroskopische Aufnahmen zeigen, große Mengen von Polyribosomen, Mikrotubuli und granuliertes endoplasmatisches Retikulum (rER). Glykogen und Filamente fehlen. Oligodendrozyten bilden u. a. die Markscheiden zentraler Neurone. Sie sind deshalb in der weißen Substanz des ZNS besonders reichlich vertreten.

Färbung: Silberimprägnation nach Gomori; Vergr. 380fach

257

258

259

Nervengewebe

260 Nervenfasern

Eine Nervenfaser ist der lange Fortsatz (**Achsenzylinder, Axon**) einer Nervenzelle mit seiner Gliahülle. Das Axon besteht aus dem Plasmalemm (**Axolemm**), welches das Neuroplasma (**Axoplasma**) umschließt. Das Axoplasma enthält Neurotubuli, Neurofilamente, Mitochondrien und längs orientierte Schläuche des glatten ER (◉ 261), Nissl-Schollen kommen dagegen nicht vor. Das Axon wird von peripheren Gliazellen, den **Schwann-Zellen**, umhüllt; sie bilden eine isolierende Hülle, die Schwann-Scheide (**Neurolemm**). Die Nervenfaser unserer Abbildung ist eine weiße oder markhaltige (**myelinisierte**) Nervenfaser, d. h. das Axon ist von einer lipidreichen Myelinscheide umhüllt. Diese weist in regelmäßigen Abständen von 0,8–2,0 mm ringförmige myelinfreie Einschnürungen auf, die **Ranvier-Schnürringe**, wodurch die Markscheide in interanuläre Segmente, die sog. **Internodien**, unterteilt wird. Die Myelinscheide ist durch Osmiumsäure geschwärzt; die zentrale fadenförmige Aufhellung entspricht dem Axon. Die grünlich gefärbten Strukturelemente an der Oberfläche der Nervenfaser gehören der Endoneuralscheide an.

Färbung: Osmiumsäure; Präparat von Prof. Dr. Winfried Lange, München; Vergr. 1000fach

261 Nervenfasern

Die Myelinscheide ③ des Axons, eine Bildung der Schwann-Zellen (**periphere Gliazellen**), besteht aus mehreren aufeinander folgenden konzentrischen Lagen von Lipid-Protein-Lamellen der Schwann-Zellen (◉ 269, 271, 272). In der Nähe des Schnürrings fächern sich die Myelinlamellen auf, so dass lippenförmige Zytoplasmaausläufer ④ der Schwann-Zelle mit dem Axolemm in Beziehung treten. Die Markscheidenlamellen finden beiderseits des Schnürrings ihr Ende. Dieser gesamte Abschnitt wird **Paranodium** oder **paranodale Zone** genannt. Im Bereich des Schnürrings liegt das Axon indessen nur scheinbar frei, da es hier noch von ineinander greifenden Zytoplasmafortsätzen benachbarter Schwann-Zellen und von der Basallamina überzogen wird. – Markhaltige (**myelinisierte**) Nervenfaser.

| 1 Axone bzw. Axoplasma | 3 Myelinscheide | 5 Kollagene Fibrillen |
| 2 Neurofilamente | 4 Zytoplasmafalten der Schwann-Zellen | 6 Axolemm |

Elektronenmikroskopische Aufnahme; Vergr. 23 000fach

262 Peripherer Nerv – Nervus ischiadicus

Nerven bestehen aus Bündeln markhaltiger und markloser Nervenfasern ①, die durch Bindegewebe zusammengehalten werden. Querschnitt (Ausschnitt) durch den Nervus ischiadicus mit zahlreichen Nervenfaserbündeln (**Faszikel**) ①, die vom **Perineurium** ② umschlossen sind (◉ 263). Das Perineurium (Perineuralscheide) besteht aus konzentrischen Schichten dünn ausgewalzter Fibrozyten, zwischen denen kollagene Fibrillen liegen. Eine Schicht straffen Bindegewebes, das **Epineurium** ③ (Fortsetzung der Dura), umhüllt den gesamten Nerv.

| 1 Nervenfaserbündel | 3 Epineurium | 5 Vene |
| 2 Perineurium | 4 Arterie | 6 Fettgewebe |

Färbung: Hämalaun-Eosin; Vergr. 10fach

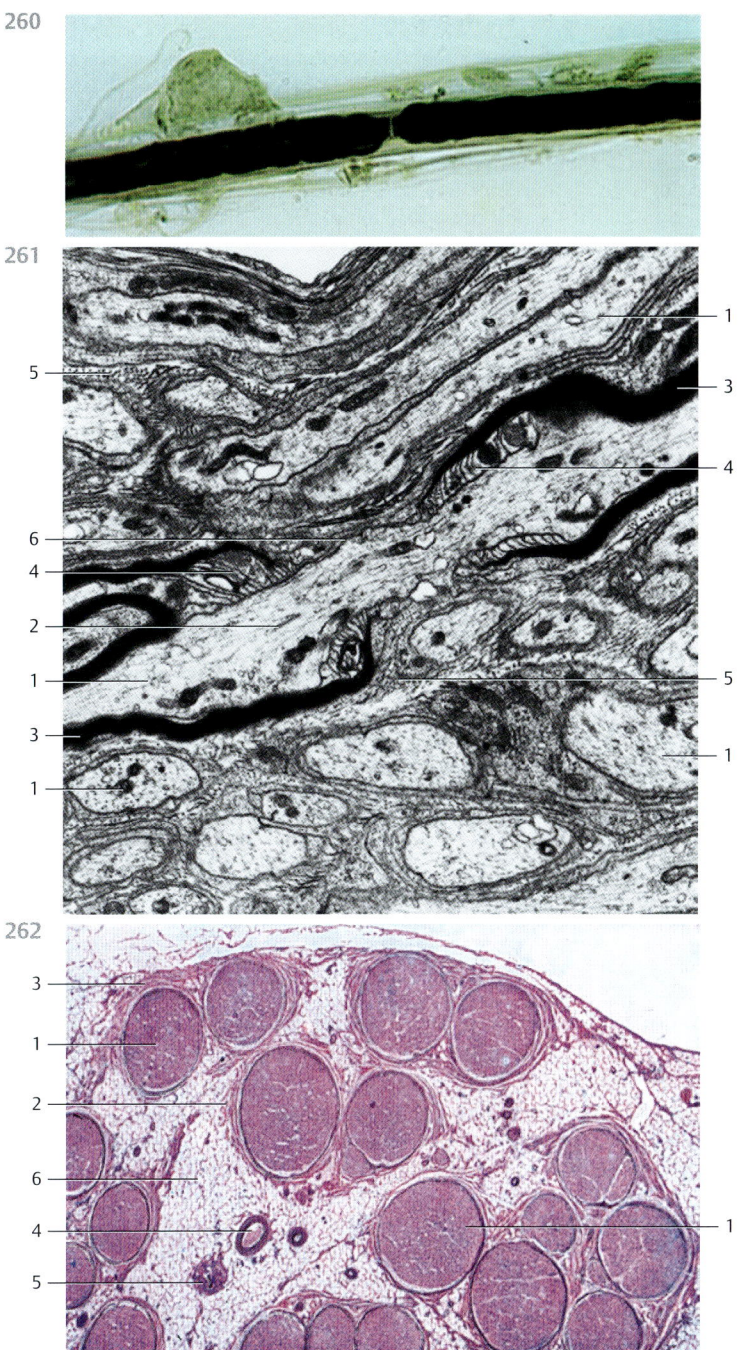

Nervengewebe

263 Peripherer Nerv – Nervus ischiadicus

Quer geschnittenes Faserbündel (**Faszikel**) aus dem Nervus ischiadicus. Von der rötlich-braun gefärbten Bindegewebshülle dieses Nervenfaserbündels, dem **Perineurium** 1, ziehen Bindegewebsfasern in das Innere, wodurch eine Septierung zu Stande kommt. Dieses **Endoneurium** 2 genannte zarte Bindegewebe ist reich an retikulären Fäserchen, die schließlich die einzelnen Nervenfasern umhüllen und zusammen mit der Basalmembran der Schwann-Zellen die **Endoneuralscheide** bilden. Das Endoneurium enthält auch Blutkapillaren 3. Die markscheidenführenden (**myelinisierten**) Nervenfasern 4 sind unterschiedlich dick. Außerdem kommen Gruppen dünnerer, markarmer Nervenfasern 5 vor. Die lipidreiche Markscheide (**Myelinscheide**) ist blass; die Axone (**Achsenzylinder**) treten nur in Form blauvioletter Punkte in Erscheinung. Schwann-Zellen und Fibrozyten sind nicht zu erkennen, da keine Kernfärbung durchgeführt wurde (↔ 262, 266–268).

Die vom Perineurium umschlossenen Faszikel bilden den peripheren Nerv, der an seiner Oberfläche von straffem Bindegewebe, dem **Epineurium** 6, umhüllt wird. Das Epineurium geht in das Bindegewebe der Umgebung über (↔ 262).

1 Perineurium
2 Endoneurium
3 Blutgefäß
4 Markhaltige Nervenfasern
5 Dünne, markarme Nervenfasern
6 Epineurium

Färbung: Pikroblauschwarz; keine Kernfärbung; Vergr. 200fach

264 Peripherer Nerv – Nervus ischiadicus

Längs geschnittene Nervenfaserbündel (**Faszikel**), in dem die markhaltigen Einzelfasern leicht gewellt verlaufen. Die blauvioletten spindelförmigen Kerne 1 gehören den Schwann-Zellen und den Fibrozyten des Endoneuriums an, dessen Bindegewebsfasern rot gefärbt sind. Die Axone mit ihren Markscheiden erscheinen hell. Am oberen Bildrand ist zellreiches **Perineurium** 2 angeschnitten (↔ 263, 265–268), das die einzelnen Faszikel von einander trennt. Das Epineurium ist nicht angeschnitten.

1 Endoneurium   2 Perineurium
Färbung: Hämalaun-Eosin; Vergr. 150fach

265 Peripherer Nerv – Nervus ischiadicus

Längs geschnittenes Faserbündel (**Faszikel**) des Nervus ischiadicus nach Schwärzung der Markscheiden mit Osmiumsäure. In bestimmten Abständen weist die Markscheidenhülle ringförmige Einschnürungen auf, die **Ranvier-Schnürringe** (↔ 260, 261). Das Axon liegt an diesen Stellen nur scheinbar frei. Er wird vielmehr, wie elektronenmikroskopische Untersuchungen zeigen, im Bereich des Ringes von den ineinander greifenden Zytoplasmafortsätzen benachbarter Schwann-Zellen und der Basallamina überzogen (↔ 261). Der hell gefärbte Streifen am unteren Bildrand entspricht dem **Perineurium** (↔ 263, 264).

Färbung: Osmierung mit 1%iger Osmiumtetroxidlösung; Vergr. 40fach

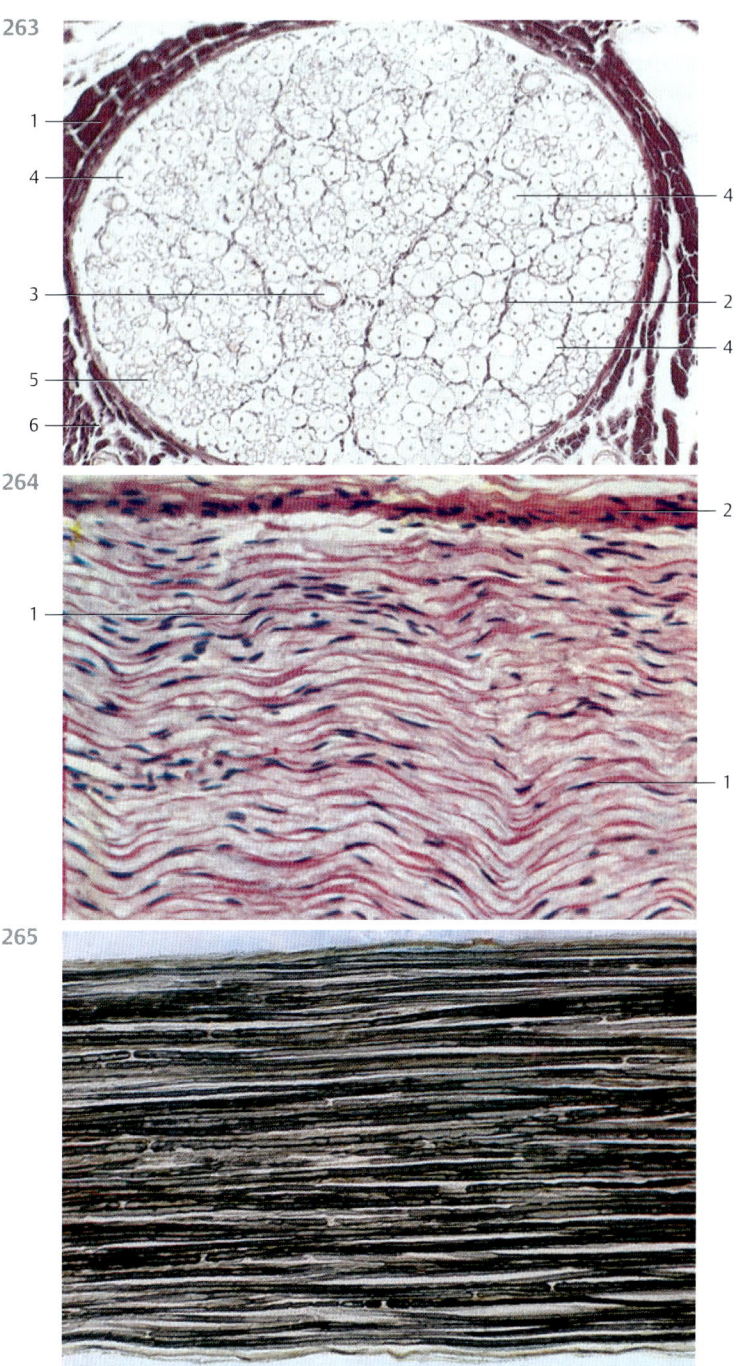

266 Peripherer Nerv – Nervus ischiadicus

Teilbild eines Querschnitts durch den **Nervus ischiadicus** eines Frosches mit Darstellung dickerer und dünnerer markhaltiger (**myeliniserter**) Nervenfasern 1 durch Osmiumsäure. Die Markscheiden der Axone treten in Form dunkler, rostbraun gefärbter Ringe hervor, an deren äußeren Oberflächen stellenweise die Kerne der Schwann-Zellen sichtbar sind. Das Axoplasma erscheint hell und strukturlos. Zwischen den markhaltigen Axonen kommt an einigen Stellen das hellbraun gefärbte **Endoneurium** zur Darstellung 2; es besteht aus einzelnen Fibrozyten und Kollagenfibrillen. Der Endoneuralraum enthält auch Kapillaren, Makrophagen und Mastzellen. Verlgeiche mit den Abbildungen 263, 265, 267, 269, 271.

1 Querschnitte markhaltiger Nervenfasern
2 Endoneurium

Färbung: Osmierung mit 1%iger Osmiumtetroxidlösung – Lithiumkarmin; Vergr. 500fach

267 Markhaltiger Nerv – Zunge

Markhaltiger Nerv in der Zungenmuskulatur mit Einzelfasern 1 unterschiedlichen Kalibers, deren Markscheiden tiefblau gefärbt sind. An einigen Fasern sind die Kerne der Schwann-Zellen getroffen. Das Axoplasma der Nervenfasern bleibt ungefärbt. Zwischen den Einzelfasern liegt lockeres, zart blau gefärbtes Bindegewebe, das **Endoneurium**. Das gesamte Nervenfaserbündel ist an seiner Oberfläche vom lamellär gebauten **Perineurium** 2 (**Perineuralepithelzellen**) umschlossen. Das Perineuralepithel ist, wie elektronenmikroskopische Aufnahmen zeigen, beidseitig von einer Basallamina bedeckt.
Oben und unten in der Abbildung liegen quer getroffene Skelettmuskelfasern 3 mit randständigen Kernen. Mehrere Blutgefäße 4 sind angeschnitten (☞ 268).

1 Querschnitte markhaltiger Nervenfasern
2 Perineurallamellen
3 Quergestreifte Muskelfasern
4 Blutgefäße

Semidünnschnitt; Färbung: Methylenblau-Azur II; Vergr. 300fach

268 Markhaltiger Nerv – Zunge

Markhaltige Nerven 1 in der Zungenmuskulatur (☞ 267). Die beiden größeren Nerven sind überwiegend längs bzw. tangential angschnitten; die markscheidenführenden Nervenfasern verlaufen leicht geschlängelt. Die blau angefärbten, unterschiedlich dicken Bindegewebsfasern im Inneren der Nerven gehören dem **Endoneurium** an. Jeder Nerv ist von einer Bindegewebshülle, dem **Perineurium** 2, umschlossen. In der unteren Bildhälfte rechts ist ein kleiner Nerv quer angeschnitten 1. In der Umgebung der Nerven liegt mehr oder weniger locker gefügtes Bindegewebe 3, in dem auch Fettzellen 4 und Gefäße vorkommen.
In der linken oberen und rechten unteren Bildecke sind quergestreifte Muskelfasern 5 getroffen.

1 Markhaltige Nerven
2 Perineurium
3 Bindegewebe
4 Fettzellen
5 Quergestreifte Muskelfasern

Färbung: Azan; Vergr. 200fach

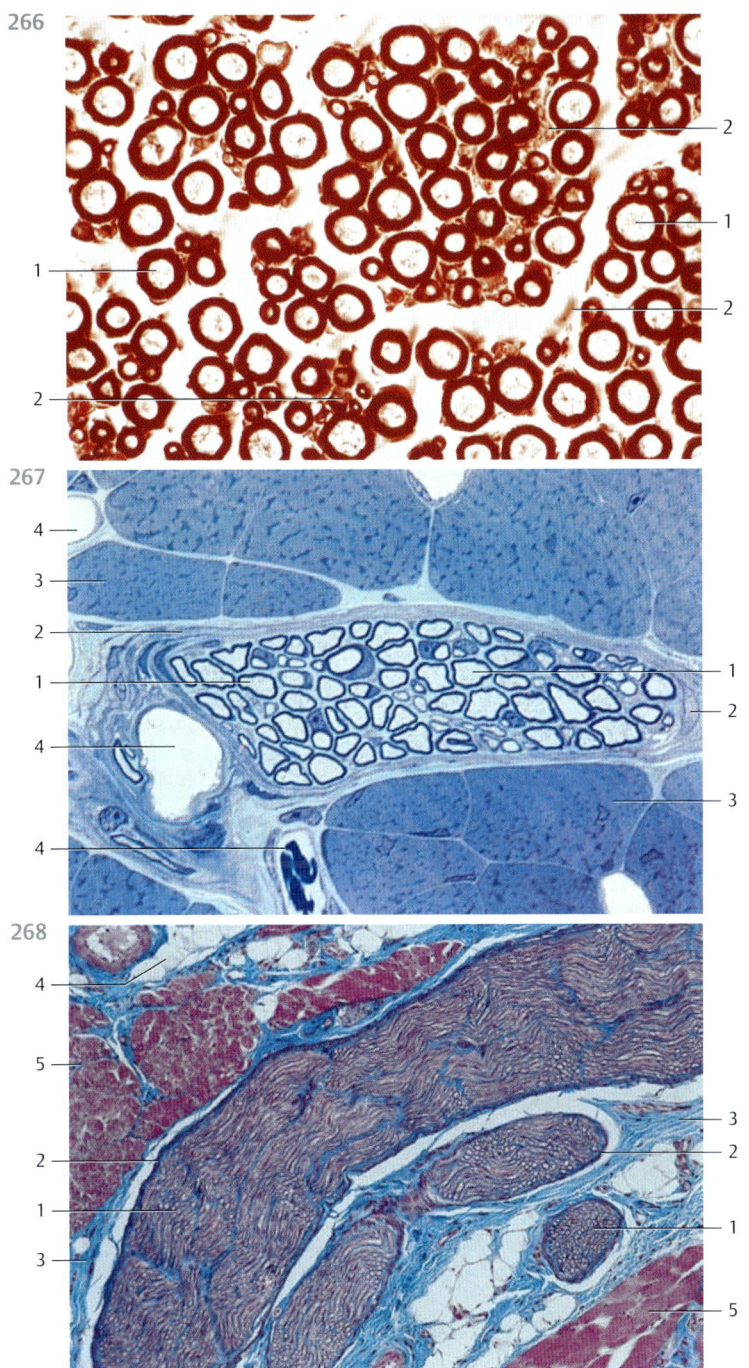

269 Markhaltiger Nerv

Auf diesem Querschnitt durch einen kleinen, überwiegend markscheidenführenden peripheren Nerv aus der Adventitia der Trachea sind neben den **markhaltigen (myelinierte) Einzelfasern** 1 auch kleinere Bündel **markloser Axone** 2 zu erkennen, die sich in den Leib von Schwann-Zellen 3 eingesenkt haben. Im Axoplasma der markhaltigen Fasern 1 kommen Neurotubuli und Neurofilamente vor. Zwischen den einzelnen Nervenfasern liegt locker gefügtes retikuläres Bindegewebe, das **Endoneurium** 4 genannt wird und in dem Fibrozyten, Makrophagen, Mastzellen und Blutkapillaren auftreten (👁 261, 263, 266, 267). Das Nervenfaserkabel wird oberflächlich vom **Perineuralepithel**, dem **Perineurium** 5, umhüllt (👁 262–264, 266, 268), an dem man eine äußere Pars fibrosa und eine innere Pars epitheloidea unterscheidet. Das Perineurium ist eine Fortsetzung des **Neurothels** der Arachnoidea und besteht aus mehreren (bis zu 15) Lamellen flacher epitheloider Zellen, zwischen denen kollagene Fibrillen liegen. Diese Perineuralzellen sind modifizierte Fibroblasten.

1 Markhaltige Axone mit Axoplasma
2 Marklose Axone
3 Schwann-Zellen
4 Lockeres Bindegewebe mit feinen kollagenen Fibrillen – Endoneurium
5 Perineurium

Elektronenmikroskopische Aufnahme von Frau Prof. Dr. Uda Schramm, Lübeck; Vergr. 4200fach

270 Markloser Nerv

Querschnitt durch einen **marklosen (nicht-myelinisierten)** Nerv aus der Wand des menschlichen Nierenbeckens. Axone 1 verschiedenen Kalibers sind von den teils **zungenförmigen Fortsätzen** einer Schwann-Zelle 2 nur unvollständig umhüllt. Viele Axone grenzen mit Teilabschnitten ihres Axolemms unmittelbar an die Basallamina, welche das gesamte Axonbündel vom interstitiellen Bindegewebe, dem **Endoneurium** 3, trennt. Im Axoplasma der Axone liegen quer geschnittene Filamente und Mikrotubuli, ferner kleine Mitochondrien. Bei dem Nerv in Bildmitte ist der Kern der Schwann-Zelle 2 getroffen. Das Endoneurium besteht aus einzelnen Fibrozyten und Kollagenfibrillen und enthält außerdem Kapillaren, Makrophagen und Mastzellen.

Beachte, dass die Axone markloser Fasern nicht vom Zytoplasma der Schwann-Zellen umwickelt, sondern in diese eingestülpt (eingebettet) sind. Vergleiche diese Abbildung mit Abbildung 273 und mit den markhaltigen Fasern der Abbildungen 269 und 271.

1 Axone
2 Kern einer Schwann-Zelle
3 Endoneurale Bindegewebsfäserchen, Endoneurium
4 Perineurale Kollagenfibrillen (Perineurium). Perineuralepithelzellen (👁 269) sind nicht getroffen

Elektronenmikroskopische Aufnahme; Vergr. 9500fach

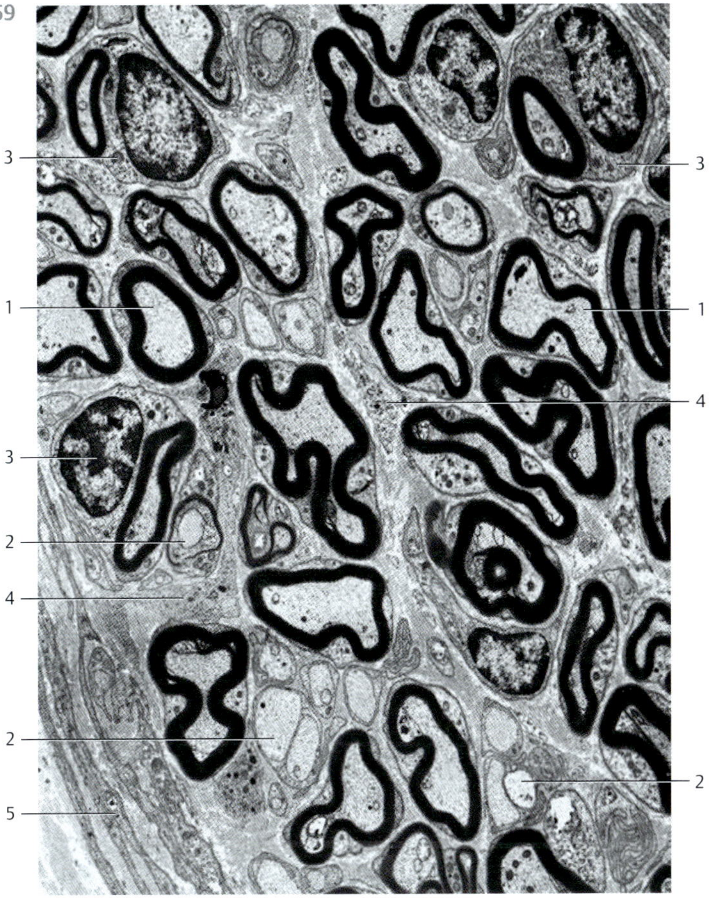

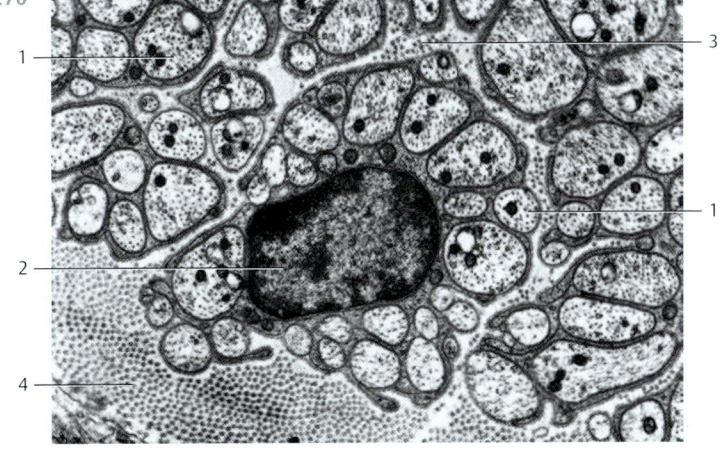

271 Gemischter Nerv

Mehrere marklose (**nicht-myelinisierte**) und markhaltige (**myelinisierte**) Nervenfasern eines peripheren Nervs des **Vomeronasalorgans**. Jedes einzelne marklose Axon 4 liegt in Hüllzellen, den Schwann-Zellen (**periphere Gliazellen**), eingebettet. Die Axone 4 markloser Nerven (0,2–2,6 µm Durchmesser) liegen in Vertiefungen, Einsenkungen oder Rinnen der Schwann-Zellen; oberflächlich sind sie nur von der Basallamina bedeckt 6. Axone können auch vollständig vom eingestülpten Plasmalemm der Schwann-Zellen umhüllt sein 4. In diesem Falle sind die eingestülpten Abschnitte des Plasmalemms mit dem übrigen Plasmalemm der Schwann-Zelle durch **Mesaxone** 7 verbunden. Das Plasmalemm des Axons wird **Axolemm** genannt. Im Axoplasma fehlen, im Gegensatz zum Zytoplasma des Perikaryons und größerer Dendriten, Golgi-Apparate und Profile des rauen ER. Das Axoplasma enthält hingegen Profile des glatten endoplasmatischen Retikulums, Mitochondrien, Neurotubuli und Neurofilamente. Die Markscheide markhaltiger Nervenfasern 1 ist vom äußeren Schwann-Zell-Zytoplasma 2 umgeben. Die Markscheide besteht aus aneinander liegenden Membranlamellen, die das Mark (**Myelin**) darstellen (⬤ 272). Auch im Axoplasma der beiden markhaltigen Nervenfasern liegen Neurofilamente, Neurotubuli und kleine runde Mitochondrien vom Crista-Typ. Zwischen den Nervenfasern liegen kollagene Fibrillen des Endoneuriums 8.

1 Markscheiden der markhaltigen Nervenfasern
2 Äußeres Schwann-Zell-Zytoplasma
3 Kern einer Schwann-Zelle
4 Marklose Nervenfasern mit Neurotubuli, Neurofilamenten und Mitochondrien
5 Basallamina
6 Nicht vollständig invaginiertes Axon, dessen Axolemm an dieser Stelle von der Basallamina bedeckt wird
7 Mesaxon
8 Kollagene Fibrillen, Endoneurium
9 Ausläufer einer Zelle des Endoneuriums
10 Plasmalemm der Schwann-Zelle

Elektronenmikroskopische Aufnahme; Vergr. 19 000fach

272 Nerv – Markscheide

Die Markscheide (**Myelinscheide**), die **Hülle einer markhaltigen Nervenfaser**, ist ein Produkt der Schwann-Zellen. Dem Myelin liegt ein **Lipoproteinsystem** zu Grunde, bei dem Lipide und Proteine in konzentrischen Schichten aufeinander folgen. Die Markscheide lässt sich mit Osmiumsäure schwärzen (⬤ 260, 261, 265, 266, 269) oder beispielsweise mit Luxol-Fastblue blauviolett hervorheben. Im Elektronenmikroskop wird deutlich, dass die Markscheide aus aneinander liegenden Membranlamellen, die das eigentliche Myelin bilden, besteht.
Diese Abbildung demonstriert einen Teil der Markscheide einer peripheren Nervenfaser. Die osmiophilen (dunklen) Linien werden „**major dense lines**" genannt. In den dazwischenliegenden hellen Lamellen kommen „**intermediate lines**" vor, die allerdings erst bei höherer Vergrößerung sichtbar werden.

1 Schwann-Zelle
2 Äußeres Mesaxon
3 Inneres Mesaxon
4 Axoplasma (Axon)

Elektronenmikroskopische Aufnahme; Vergr. 51 000fach

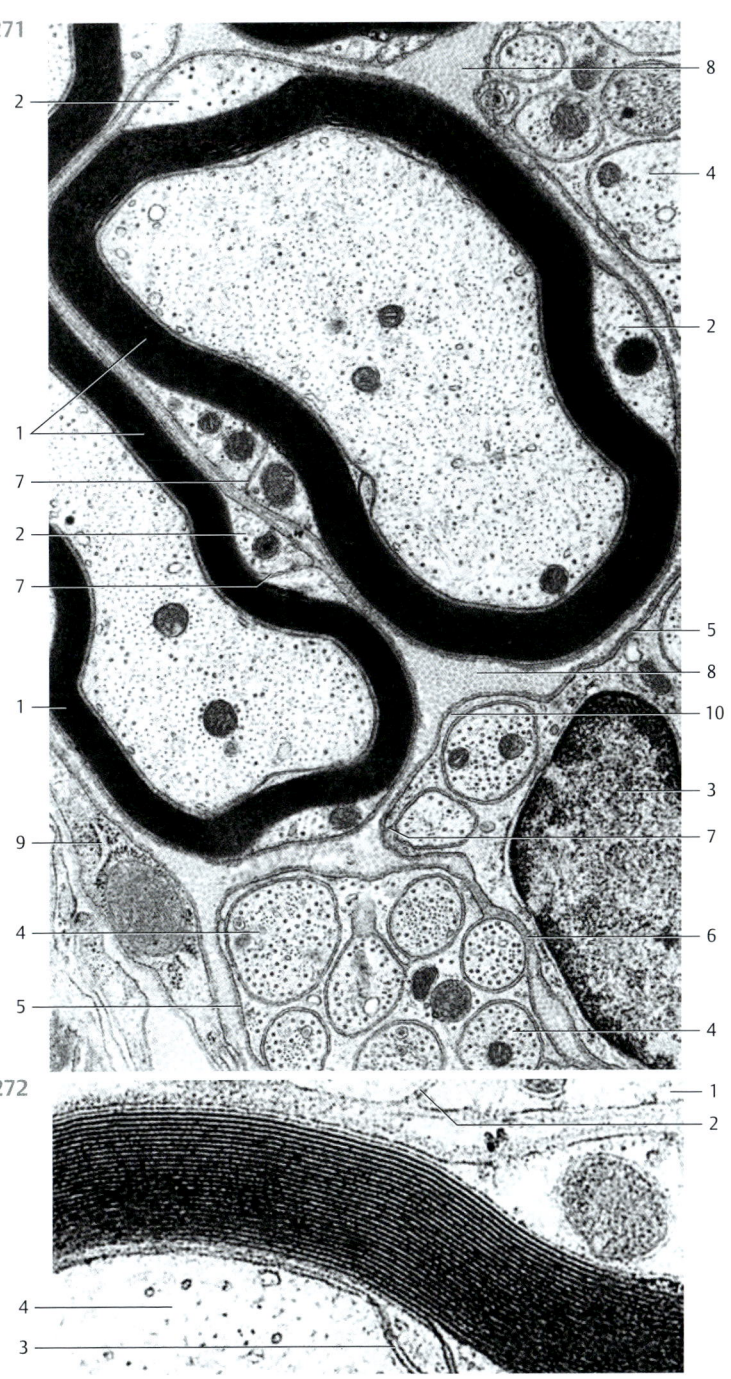

Nervengewebe

273 Markloser Nerv

Kleiner markloser (**nicht-myelinisierter**) Nerv aus dem Myometrium der Gebärmutter einer geschlechtsreifen Frau. Nur marklose Axone liegen hüllenlos zwischen den übrigen Strukturen des Neuropils. Im peripheren Nervensystem (PNS) liegt jedes einzelne marklose Axon in Hüllzellen, den **Schwann-Zellen (periphere Gliazellen)**, eingebettet (● 270, 271). Die nicht-myelinisierten Axone (Durchmesser 0,2–2,5 µm) peripherer Nerven liegen dabei in **furchenförmigen Vertiefungen** oder **kanalartigen Einsenkungen** der Schwann-Zelle. Die Schwann-Zellen bilden dabei entweder offene Rinnen, wobei die Axone im Rinnenbereich vom Plasmalemm der Schwann-Zelle umgeben sind, wogegen sie an der Oberfläche nur von der **Basallamina** 3 bedeckt werden. **Im Falle von kanalartigen Einsenkungen liegen die Axone in Kanälen, die vollständig vom eingestülpten Plasmalemm der Schwann-Zelle ausgekleidet sind.** Durch **Mesaxone** bleiben die eingestülpten Teile des Plasmalemms mit dem übrigen Plasmalemm der Schwann-Zelle verbunden. Zwischen Schwann-Zellmembran und Axolemm findet sich ein etwa 10–20 nm breiter interzellulärer Spaltraum. Eine Schwann-Zelle steht über eine Länge von maximal 500 µm ihrer Axone bereit, darauf folgt die nächste Schwann-Zelle.

Auf unserer Abbildung sind insgesamt 20 Axone 2 unterschiedlichen Kalibers in die Schwann-Zelle eingesenkt. Alle liegen in **dachrinnenähnlichen Vertiefungen**, denn alle sind an ihrer Oberfläche lediglich von der **Basallamina** 3 bedeckt. Deshalb kann es in diesem Falle keine Mesaxone geben (● 270, 271). Auch zungenförmige Falten der Schwann-Zellen 1 grenzen oberflächenwärts an die Basallamina, die den ganzen Nerv umzieht und ihn vom Bindegewebe abschirmt. Das Axoplasma der Axone 2 enthält Neurofilamente, Neurotubuli und kleine runde, osmiophile Mitochondrien. Auch im Zytoplasma der Schwann-Zelle kommen Mitochondrien vor. Der Kern der Schwann-Zelle ist nicht angeschnitten. In der Umgebung dieses Nervs liegen kollagene Fibrillen 4, die fast ausschließlich quer angeschnitten sind.

Den marklosen Axonen fehlen auch die Ranvier-Schnürringe.

1 Zytoplasmalamellen von Schwann-Zellen
2 Axone mit Axoplasma
3 Basallamina
4 Kollagene Fibrillen im Bindegewebe des Myometriums

Elektronenmikroskopische Aufnahme; Vergr. 32 000fach

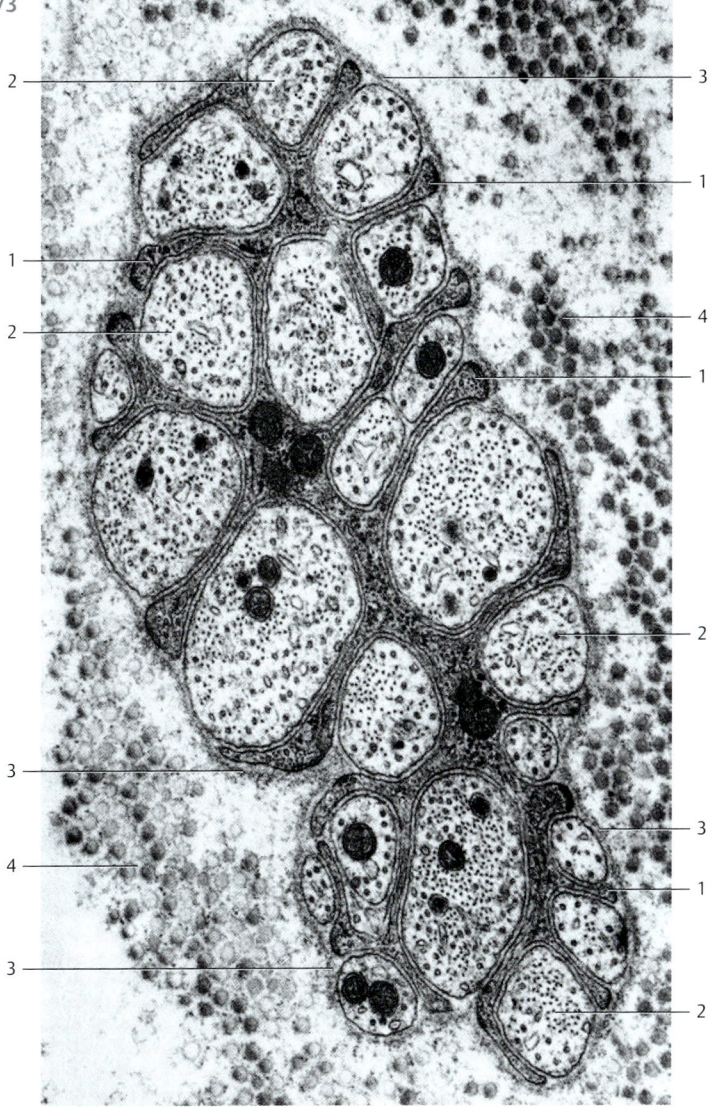

274 Arteria lienalis und Arteria radialis

Die Wandung der Arterien und Venen besteht aus drei Schichten: Tunica interna (**Intima**) 1, Tunica media 2 (**Media**) und Tunica externa 4 (**Adventitia**). Bei den Arterien unterscheidet man zwei Typen: herznahe und periphere. Herznahe Arterien enthalten in ihrer Wand zahlreiche elastische Fasern und Membranen: **Arterien vom elastischen Typ** (👁 275–279). Die Gefäßwandung der Arterien in der Körperperipherie zeichnet sich durch den Reichtum an glatten Muskelzellen aus: **Arterien vom muskulären Typ** (👁 280). An ihnen ist der Schichtenbau besonders klar ausgeprägt. Diese Abbildungen hier zeigen Querschnitte durch die herzfernen **Arteria lienalis** (a) und **Arteria radialis** (b). In Abbildung b erkennt man, dass die Intima (oben) durch eine elastische, im Querschnitt wellblechartige Membran, die **Tunica elastica interna** 3, von der Media 2 geschieden wird. Die breite Media 2, in Abbildung a rot, in Abbildung b gelb/grün gefärbt, besteht aus dicht gefügten, spindelförmigen **Myozyten**, die das Gefäßrohr zirkulär oder spiralig umziehen. Die strichförmigen Strukturen sind die Muskelzellkerne. Die **Tunica externa** (Adventitia) 4 ist jeweils am unteren Bildrand zu suchen.

1 Intima
2 Media
3 Membrana elastica interna
4 Adventitia
Färbung: a) Hämalaun-Eosin, b) Hämalaun-Orzein; beide Vergr. 120fach

275 Aorta thoracica

Querschnitt durch die Wand der Brustaorta als Beispiel für eine Arterie vom elastischen Typ. Man erkennt die relativ breite **Intima** 1, die hier mit einer **Membrana elastica interna** 2 an die **Media** grenzt. Die Media 3 besteht aus konzentrisch angeordneten elastischen **gefensterten Membranen** (👁 279), zwischen denen Mediamyozyten, Fibrozyten, dünne kollagene Fibrillen und amorphe chondoritinsulfatreiche Substanzen vorkommen (👁 276–279). Im senkrechten Wanddurchschnitt imponieren die elastischen Membranen in Form gewellt verlaufender Fasern (👁 277, 278). Auch die **Adventitia** 4 enthält neben kollagenen Fasern noch elastische Elemente, Fibrozyten, Fettzellen und **Vasa vasorum**.

1 Intima
2 Membrana elastica interna
3 Media
4 Adventitia mit Fettzellen
Färbung: Hämatoxylin-Eosin-Resorzinfuchsin; Vergr. 80fach

276 Aorta thoracica

Dieser Durchschnitt durch die Aortenwand vermittelt im Überblick Menge und Verteilung der einzelnen Bauelemente: Elastische Lamellen, sog. **gefensterte Membranen**, sind weiß, **kollagene Fasern** blau und **Myozyten** rot gefärbt. Der schmale, hellere, feinfaserige Saum am linken Bildrand ist die Intima 1, der kräftig blaue Streifen am rechten Bildrand die Tunica externa 2. Die Media nimmt den weit überwiegenden Teil der Wandung ein. Beachte, dass die Media gegen die beiden benachbarten Schichten weniger scharf abgegrenzt ist als in den Arterien vom muskulären Typ; die Dreischichtung ist verwischt.
Arterie vom elastischen Typ (👁 275, 277–279).

1 Tunica interna (Intima) 2 Tunica externa (Adventitia)
Färbung: Azan; Vergr. 50fach

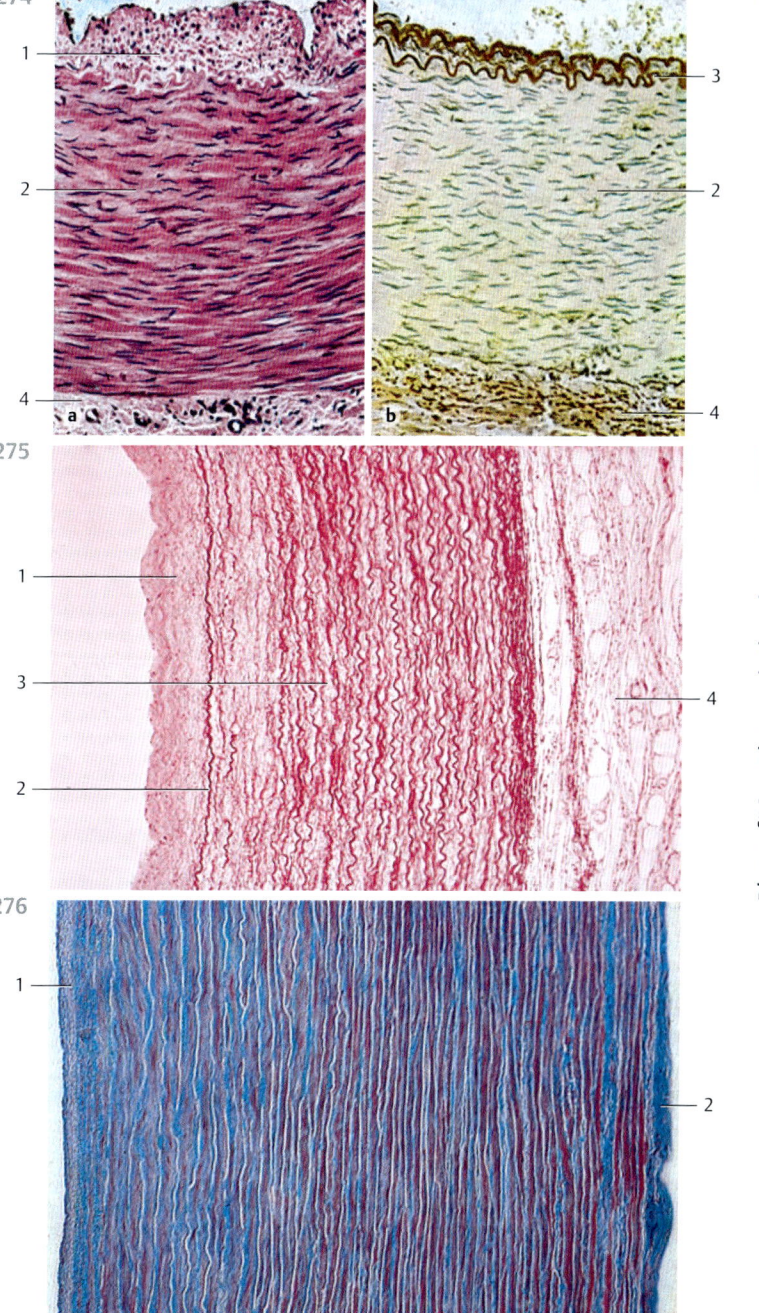

277 Aorta thoracica

Die Aorta zählt als herznahe Arterie zu den Arterien elastischen Bautyps. Infolge ihres Reichtums an elastischem Material haben die Aorta und andere herznahe Arterien vom elastischen Typ bereits makroskopisch ein gelbliches Aussehen. Die elastischen Elemente durchsetzen die gesamte Wand, so dass die einzelnen Wandschichten nicht so scharf gegeneinander abgegrenzt sind wie in den Arterien des muskulären Bautyps (👁 274, 280). Die elastischen Elemente sind in Form von 30–70 **gefensterten elastischen Membranen** konzentrisch ineinander geschichtet, deren Struktur nur auf Flachschnitten durch die Aortenwand beurteilt werden kann (👁 279).

In unserem Querschnitt durch die **Tunica media** der Aortenwand imponieren die elastischen Membranen als isolierte, teils gewellt verlaufende Fasern (👁 164–166, 278, 279). Zwischen den elastischen Lamellen sind dünne Lagen von glatten Muskelzellen (gelb) eingelagert, die als **„Spannmuskeln"** am elastischen Gerüst ansetzen (sog. **elastisch-muskulöse Systeme**). Keine Kernfärbung.

Färbung: Resorzinfuchsin-Pikrinsäure nach Weigert; Vergr. 200fach

278 Aorta thoracica

Querschnitt durch die Tunica media der Aorta descendens mit kräftigen, dunkelviolett gefärbten, teils wellig verlaufenden **elastischen Membranen**, die im senkrechten Durchschnitt als Fasern imponieren, an denen die glatten Muskelzellen [2] unter pinselförmiger Aufsplitterung inserieren. Die hier rot gefärbten **Myozyten** umkreisen das Aortenrohr in wechselnder Richtung schraubenförmig, so dass im Schnittpräparat ein **fischgrätenartiges** Muster zum Vorschein kommt. Die glatten Muskelzellen können die Spannung des elastischen Gerüstwerks regulieren. Das kollagene Bindegewebe ist grün angefärbt. Links oben ist ein Gefäß in der Gefäßwand angeschnitten [1] (**Vas vasis**) (👁 164, 165, 277, 279).

1 Gefäß mit Erythrozyten   2 Glatte Muskelzellen, Myozyten   3 Elastische Fasern
Färbung: Trichrom nach Masson-Goldner; Vergr. 400fach

279 Aorta thoracica

Flachschnitt durch die Media, deren elastisches Gerüstwerk durch kräftige Lamellen und homogene Platten, sog. **elastische Membranen** von 2–3 μm Dicke, und zusätzlich durch einzelne elastische Fasern verkörpert wird. Sie sind konzentrisch ineinander geschichtet. Zwischen den **schwimmhautähnlichen Membranen** bleiben Öffnungen unterschiedlicher Form und Größe ausgespart, weshalb auch von **gefensterten elastischen Membranen** gesprochen wird. Die Anzahl dieser elastischen Membranen nimmt im Alter zu (35–40 beim Neugeborenen, 65–75 beim Erwachsenen) (👁 164–166, 277, 278).

In den Gefäßen des elastischen Typs verändert die Wandmuskulatur hauptsächlich den Spannungszustand des elastischen Fasergefüges, weniger das Kaliber des Arterienrohres.

Färbung: Resorzinfuchsin nach Weigert, keine Kernfärbung; Vergr. 300fach

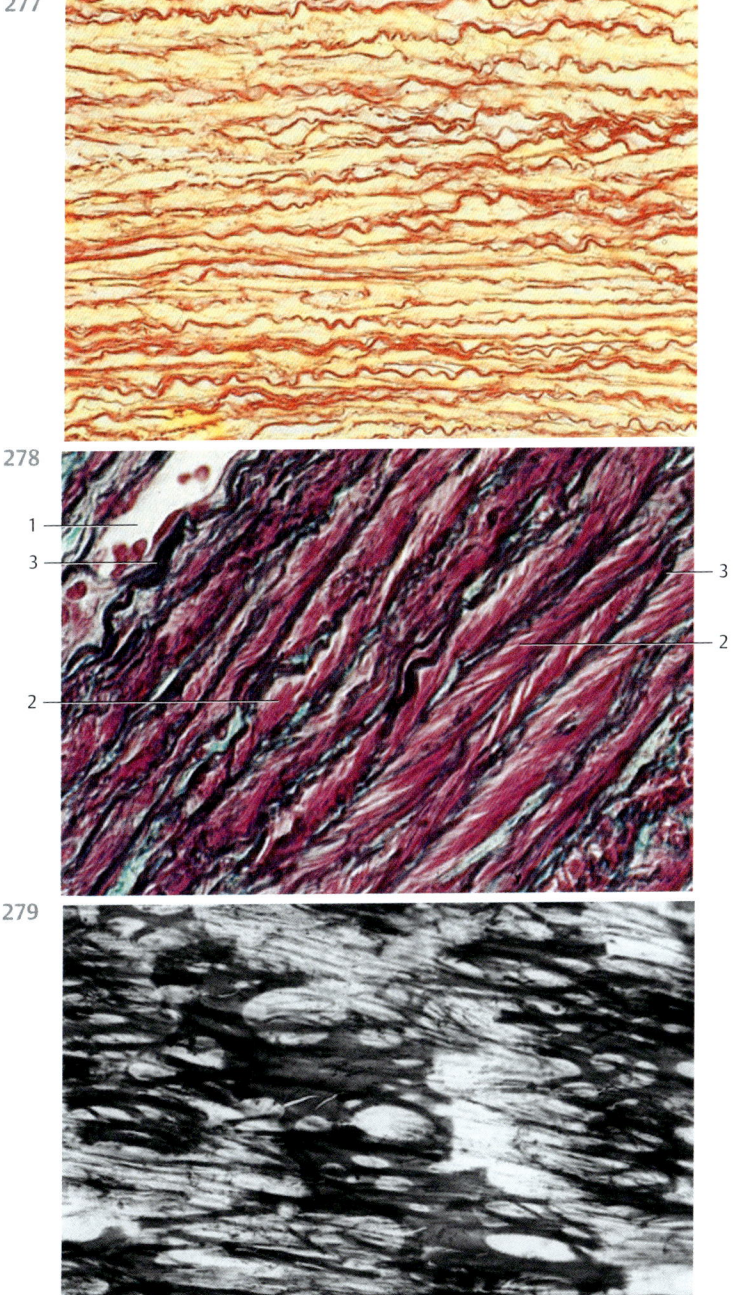

280 Arteria femoralis

Querschnitt durch die muskelzellreiche Arteria femoralis. Die Intima (links) wird durch eine deutliche **Membrana elastica interna** 1 von der **Media** 2 geschieden. In der Media sind die in flachen Schraubenzügen angeordneten glatten Muskelzellen, die **Mediamyozyten**, eng aneinander gelagert. Die rechte Bildhälfte wird von der Tunica externa 3 eingenommen. Die äußerste adventitielle Schicht 4 enthält **Vasa vasorum** 5. Vergleiche mit ◉ 275.

1 Membrana elastica interna   3 Tunica externa   5 Vasa vasorum
2 Media   4 Adventitia
Färbung: Hämatoxylin-Eosin; Vergr. 80fach

281 Arteria testicularis

Senkrechter Durchschnitt durch die Arteria testicularis, einer Arterie vom **muskulären Typ**. Die Tunica interna oder **Intima** 1 als die innerste Gefäßhaut besitzt gegen den Blutstrom eine geschlossene Schicht von Endothelzellen. Endothelzellkerne sind auf diesem Schnitt nicht getroffen, zytoplasmatische Strukturelemente sind bei dieser Vergrößerung kaum zu erkennen. Unter dem Endothel befindet sich eine sehr dünne **Lamina propria intimae**, in der kollagene Fibrillen vorkommen. Es folgt eine deutlich erkennbare **Membrana elastica interna** 2. Die **Tunica media** besteht hier aus vier kontraktilen Muskelzellen, den sog. **k-Myozyten** 3, die vor allem kontraktiles Filamentmaterial enthalten. Bei der Muskelzelle unter der Membrana elastica interna ist der Kern getroffen, in dessen Umgebung zahlreiche kleine Mitochondrien vorkommen. Zwischen den Mediamyozyten sind kollagene Fibrillen zu sehen. Die Media ist von der kollagenreichen Adventitia 5 durch eine dünne **Membrana elastica externa** 4 getrennt.

1 Endothel   3 Myozyten der Media   5 Adventitia
2 Membrana elastica interna   4 Membrana elastica externa   6 Kern einer Muskelzelle
Elektronenmikroskopische Aufnahme von Prof. Dr. Jochen Staubesand (†), Freiburg; Vergr. 4000fach

282 Endothel

Endothel aus der Arteria tibialis posterior mit **Intermediärfilamenten** 1, Plasmalemm-Invaginationen, **Caveolae oder Vesiculae superficiales** 2, zahlreichen intrazellulären **Vesikeln** 3 und **Weibel-Palade-Körperchen** 4 (◉ 297). Neben Intermediärfilamenten vom **Vimentin-Typ** enthalten Endothelzellen auch ein kontraktiles Filamentsystem (**Aktin-Myosin-System**); beide können mittels immunhistochemischer Methoden unterschieden werden. **Weibel-Palade-Körperchen** sind endothelspezifische Organellen mit membranumschlossenen Granula, die in ihrem Inneren parallel geordnete, tubuläre Filamente besitzen. Es sind spezialisierte Sekretgranula, die u. a. den **Von-Willebrand-Faktor** und das vasokonstriktorische Peptid **Endothelin** enthalten.

1 Intermediärfilamente   4 Weibel-Palade-Körperchen   7 Basallamina
2 Caveolae   5 Lysosom   8 Gefäßlichtung
3 Vesikel   6 Interzellulärspalt   9 Subendotheliale Bindegewebsschicht
Elektronenmikroskopische Aufnahme von Prof. Dr. Jochen Staubesand (†), Freiburg; Vergr. 44 200fach

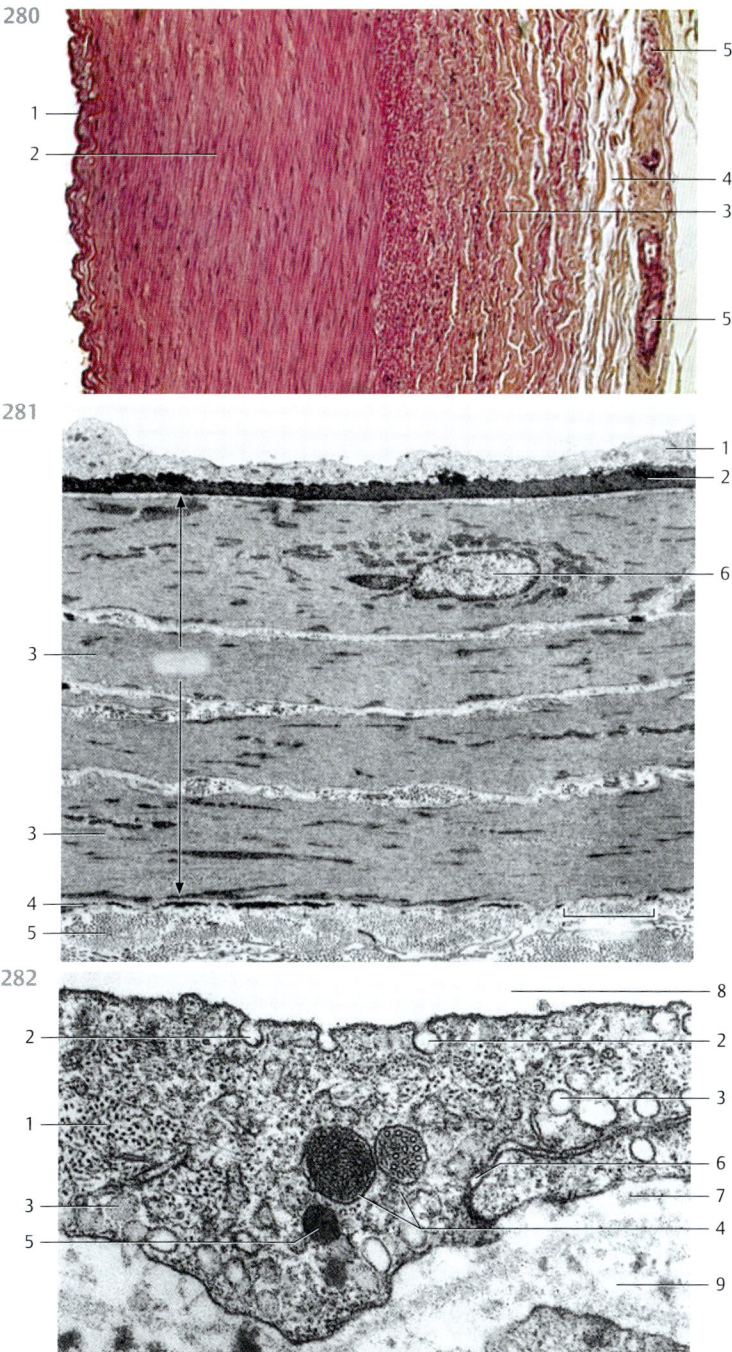

283 Endothel

Das Endothel, ein einschichtiger Belag aus plygonalen platten Zellen, sind mit ihrer Längsachse parallel zum Blutstrom ausgerichtet. Die Oberfläche der Endothelzellen ist mit einer dicken Glykolyx (bis zu 400 µm) versehen. Endothel aus der Vena tibialis posterior mit Intermediärfilamenten 1, Mitochondrien 2 und Vesikeln 3. Zwei Endothelzellen, die durch einen deutlichen Interzellulärspalt 4 voneinander getrennt sind, überlappen sich dachziegelartig. Beachte die **Caveolae** und die intrazytoplasmatischen **Transzytosevesikel** 3 in der unteren Endothelzelle. Vergleiche mit den Abbildungen 281, 282, 289, 290.

1 Zytoskelett-Filamente	4 Interzellularspalt	7 Gefäßlichtung
2 Mitochondrien	5 Lysosom	8 Subendotheliale Schicht
3 Vesikel	6 Elastische Fasern	der Intima

Elektronenmikroskopische Aufnahme von Prof. Dr. Jochen Staubesand (†), Freiburg; Vergr. 28 000fach

284 Sperrarterie – Polsterarterie

In der arteriellen Strombahn, z. B. in Penisarterien, Arterien der Prostata, Arterien der Labia minora, u. a. m., werden verschiedene Spezialeinrichtungen beobachtet, u. a. wulst- und lippenförmige Erhebungen, die als Arterienwülste oder **Intimapolster** 1 bezeichnet werden und vornehmlich an Verzweigungsstellen der entsprechenden Arterien vorkommen. Daneben gibt es sog. **Sperrarterien** (**Drosselarterien, Polsterarterien**), die auf der Innenseite der zirkulären Muskulatur längs verlaufende Muskelzüge besitzen und **muskuläre Intimapolster** ausbilden.

Unsere Arterie stammt aus einem menschlichen Samenstrang. Das sternförmige Lumen entsteht durch unterschiedlich mächtig ausgebildete muskuläre Intimapolster 1. Es folgt eine aus mehreren Schichten bestehende Ringmuskulatur 2. Außen verlaufen wiederum kräftige Muskelbündel in der Längsrichtung 3 der Gefäßwand. Die Polster dienen der Regulierung des Blutstroms und können das Gefäßlumen einengen.

1 Muskuläre Intimapolster   2 Ringmuskelschicht   3 Längsmuskelschicht
Färbung: Azan; Vergr. 80fach

285 Polsterarterie

An Verzweigungsstellen der arteriellen Strombahn werden an den Astabgängen häufig wall-, wulst-, lippen- oder schnabelförmige Erhebungen beobachtet, die als **Arterienpolster** bezeichnet werden und möglicherweise für die feine Regulierung der Blutverteilung eine Rolle spielen. Unsere Abbildung zeigt das **Muskelpolster** 1 einer Arterie des Musculus psoas, wodurch das Endothel 2 weit in die Gefäßlichtung vorgewölbt wird. Die Muskelzellen 1 sind hier quer getroffen. In der unteren Bildhälfte ist eine Muskelzelle 3 der Media mit einem lang ausgezogenen Kern getroffen. Beachte das Filamentsystem 5 des **Myozyten**. Es folgen dünne Fortsätze von Fibrozyten, dazwischen kollagene Fibrillen.

1 Muskelpolster	3 Myozyt mit Kern	5 Filamente des Myozyten
2 Endothel	4 Bindegewebe	

Elektronenmikroskopische Aufnahme von Prof. Dr. Jochen Staubesand (†), Freiburg; Vergr. 7500fach

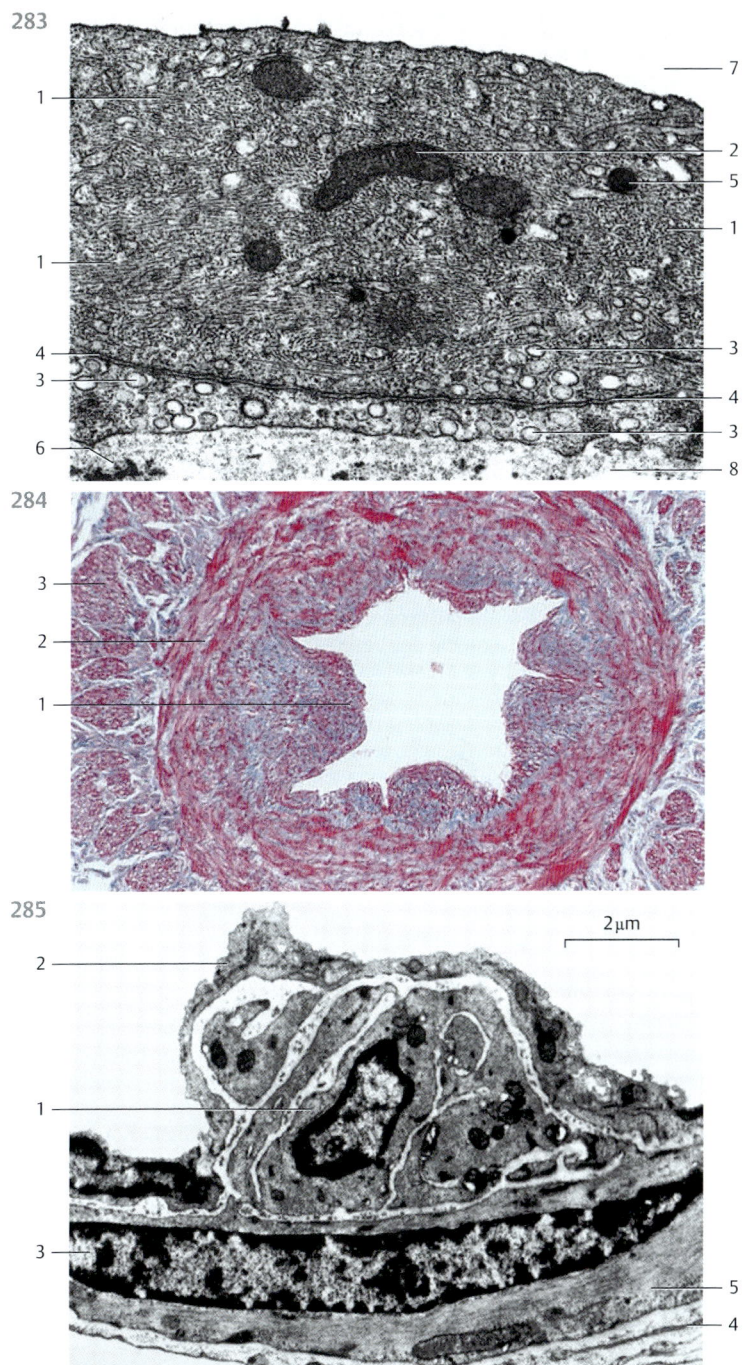

286 Arteria und Vena splenica (lienalis)

Die Arterie ist jeweils in der oberen, die Vene in der unteren Bildhälfte dargestellt. In der Arterienwand ist der typische **Dreischichtenbau** erkennbar (👁 274). Auch in der Venenwand lassen sich drei Schichten unterscheiden, doch ist hier die Schichtung weniger deutlich als bei den Arterien. Die Media 7 der beiden Arterien ist dicker und kompakter als die der Venen. In der Tunica media der Vene 5 sind die glatten Muskelzellen gebündelt (b); sie enthält starke elastische Netze, die bei der Orzeinfärbung (a) stärker hervortreten. Die Lichtungen der Venen sind am unteren Bildrand zu suchen 2. Abb. a: Mensch; Abb. b: Schwein.

1 Arterienlumen
2 Venenlumen
3 Tunica elastica interna
4 Tunica externa der Arterie
5 Tunica media der Vene
6 Tunica interna (Intima) der Arterie
7 Tunica media der Arterie
8 Tunica externa der Vene

Färbung: a) Hämalaun-Orzein, b) Hämalaun-Eosin; beide Vergr. 15fach

287 Vena saphena magna und Vena cava inferior

Die sehr verschiedenartige Anordnung der einzelnen Bauelemente in der Venenwandung wird auf diesen beiden Querschnitten durch die **Vena saphena magna** (a) und durch die **untere Hohlvene (Vena cava inferior)** (b) deutlich. Gleichzeitig wird der Anteil der Muskulatur (**gelb**) und des Bindegewebes (**rot**) am Aufbau großer Venen der unteren Körperhälfte sichtbar. Während die Tunica media der Vena saphena magna 1 mehr oder weniger ringförmig angeordnete Muskelzellbündel besitzt, herrscht in der Media der unteren Hohlvene (b) eine Längsorientierung der Muskelbündel vor 1. Sie sind durch kräftige kollagenfaserige Bindegewebssepten 2 voneinander getrennt. Die Tunica interna liegt jeweils oben. Beachte die Muskelbündel (gelb) in der Tunica externa der Vena saphena magna 3, die hier in der Längsrichtung des Venenrohres verlaufen. Die Vena cava inferior besitzt eine breitere subintimale Bindegewebsschicht 4.

1 Media
2 Bindegewebssepten
3 Tunica externa
4 Lamina propria intimae

Färbung: Eisenhämatoxylin-Pikrofuchsin nach van Gieson; Vergr. 15fach

288 Arterie und Vene

Dieses Präparat stammt aus der **Tela submucosa** des Magens und zeigt eine kleinere Arterie (rechts unten) und eine Vene, beide im Querschnitt getroffen. Die Endothelzellkerne der Tunica intima springen **ösenförmig** in die Gefäßlichtung hinein 1. In der Tunica media der Venenwand 7 herrscht das Bindegewebe vor, während in der gleichnamigen Schicht der Arterie zirkulär verlaufende glatte Muskelbündel überwiegen 2. In die Venenlichtung ragen **Intimafalten**, die **Venenklappen** 3, vor (👁 291).

1 Endothelzellkerne
2 Zirkulär verlaufende Muskelzellen
3 Venenklappe
4 Arteriole im Längsschnitt
5 Arteriole im Querschnitt
6 Bindegewebe der Submukosa des Magens
7 Media der Vene

Färbung: Hämalaun-Eosin; Vergr. 300fach

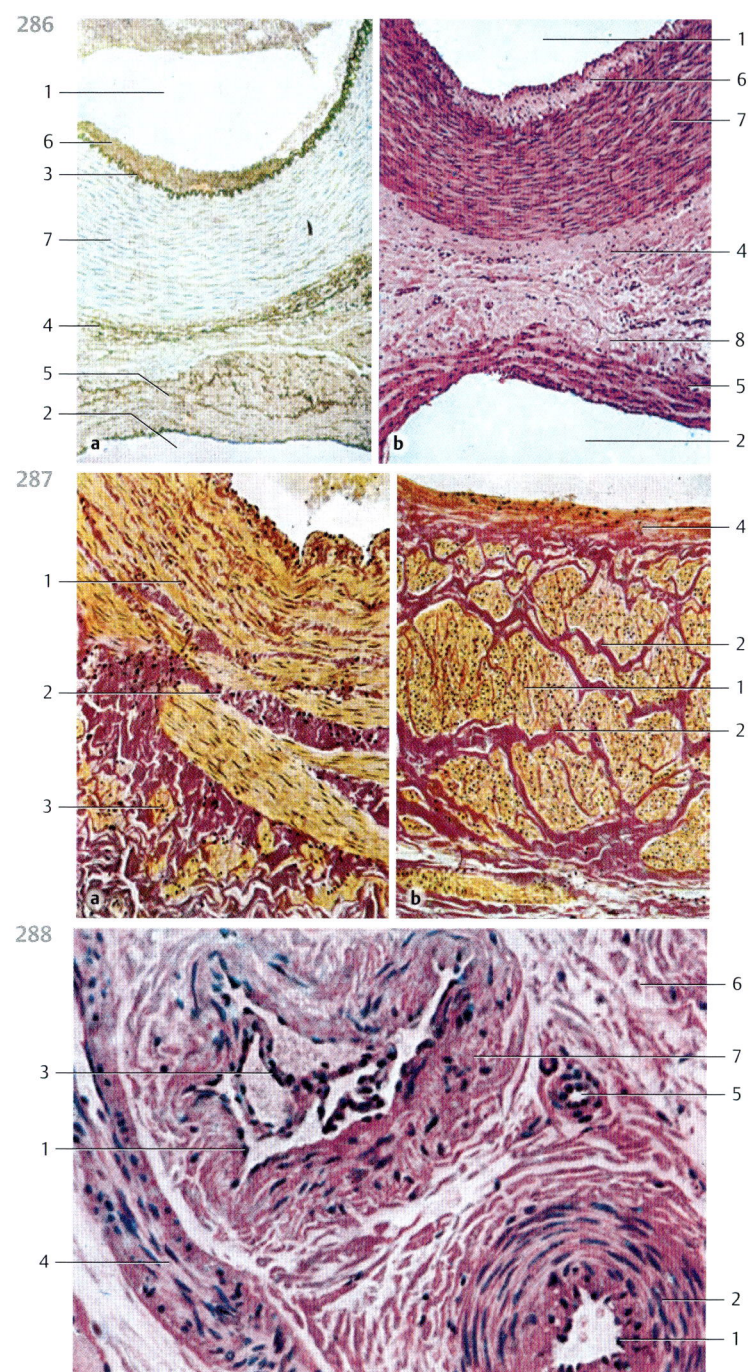

289 Vena saphena parva

Senkrechter Durchschnitt durch die Wand der **Vena saphena parva** in Höhe des Kniegelenks eines 42 Jahre alten Mannes.
In den Venen ist der typische Schichtenbau, wie er in den Arterien vom muskulären Typ gefunden wird, kaum ausgeprägt. In der Venenwand sind die Bindegewebsfasern mit den glatten Muskelzellen ohne merkliche oder eindeutige Grenzzonen miteinander verwoben. Zudem zeichnet sich die venöse Seite der peripheren Strombahn in Abhängigkeit von ihrem Standort durch eine höchst variable morphologische Mannigfaltigkeit aus. So bestehen die herznahen Venen in der oberen Körperhälfte im Wesentlichen aus Bindegewebe und einer nur sehr dünnen Muskelschicht. Demgegenüber ist die Muskulatur in den Venen der unteren Körperhälfte sehr viel stärker entwickelt, was mit der **hydrostatischen Belastung** der Bein- und Beckenvenen im Zusammenhang steht. Muskelfreie Venen kommen überall dort vor, wo eine Regulation des Querschnitts nicht erforderlich ist, also im Gehirn, in der Retina, in den Sinus durae matris. Muskelstarke Venen sind dagegen in Organen zu finden, die eine stark wechselnde Blutfüllung aufweisen, beispielsweise die **Corpora cavernosa** und die Nasenschleimhaut.

In dieser elektronenmikroskopischen Aufnahme erkennt man oben die kernhaltigen Abschnitte von zwei flach ausgebreiteten **Endothelzellen** 1, unmittelbar darunter feines fibrilläres Material der **Lamina propria intimae** 2. Hier liegen auch zwischen den kollagenen Fibrillen zwei spindelförmige Fibrozyten 3. Es folgen Anschnitte von schlanken **Myozyten** 4, die sich mit Schichten kollagener Fibrillen 5, 6 abwechseln. Die Myozyten lassen auch bei dieser Vergrößerung ihre typische Filamentstruktur erkennen (👁 222). In der dritten fibrillenreichen Bindegewebsschicht – vom Endothel aus gerechnet – liegt eine weitgehend zusammenhängende, intensiv geschwärzte und mit bizarren Auswüchsen versehene elastische Faser 7. Spärliche Anschnitte von elastischen Fasern 8 sind auch in anderen fibrillenreichen Schichten ab und zu zu finden. Nach außen besitzt die Venenwand keine klar abgrenzbare **Adventitia**, da sich aus der Gefäßwand stammende kollagene Fasern mit dem umliegenden Bindegewebe direkt verankern.

Beachte, dass die Bündel kollagener Fibrillen in der überwiegenden Mehrzahl quer angeschnitten sind; das bedeutet, dass die Kollagenfasern vorwiegend in Längsrichtung dieser Vene orientiert sind. Eine räumliche Rekonstruktion zeigt, dass sie in steilen Schraubenwindungen verlaufen. Die Adventitia ist hier nicht angeschnitten.

1 Endothelzellen
2 Lamina propria intimae
3 Fibrozyten
4 Myozyten
5 Kollagene Fibrillen, längs
6 Kollagene Fibrillen, quer
7 Elastische Faser
8 Elastisches Fasermaterial

Elektronenmikroskopische Aufnahme von Prof. Dr. Jochen Staubesand (†), Freiburg; Vergr. 6200fach

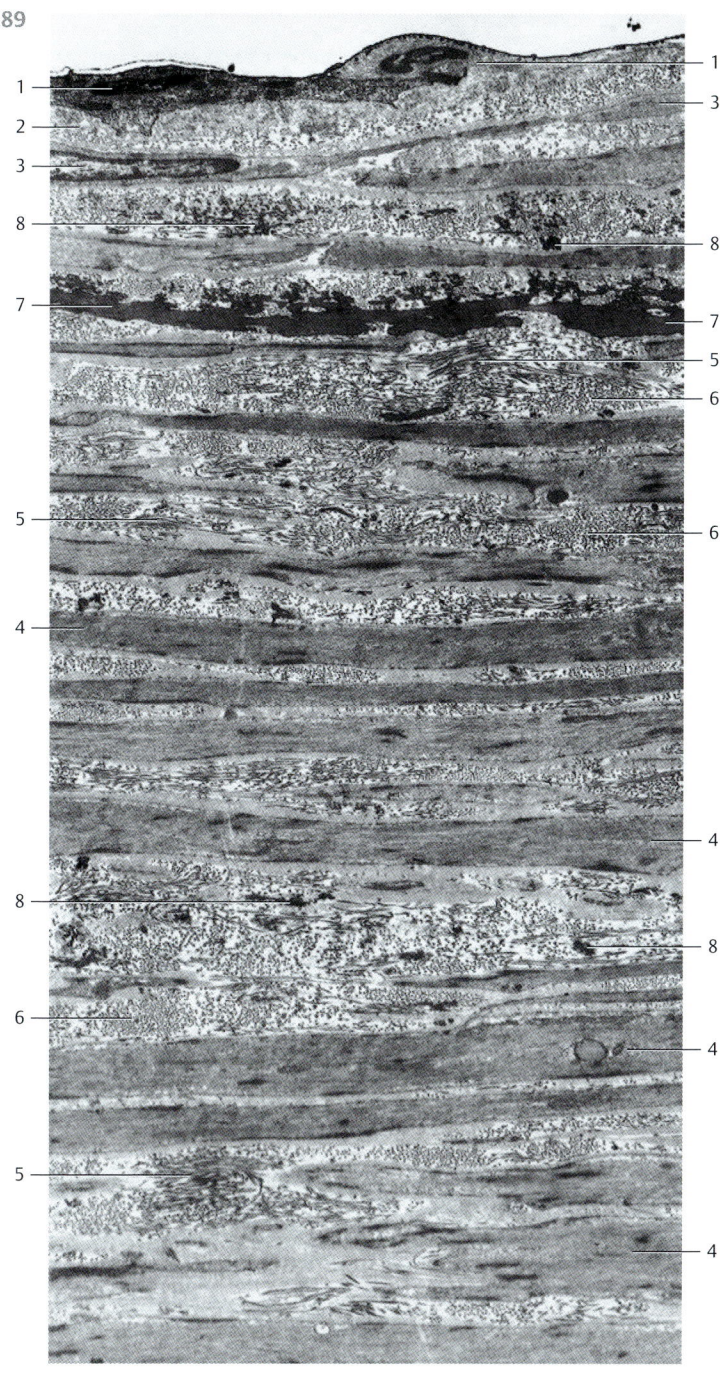

290 Vena tibialis anterior

Senkrechter Durchschnitt durch die **Vena tibialis anterior** (lumennaher Wandausschnitt). In den Venen ist der typische Schichtenbau, wie er in Arterien gefunden wird, weniger deutlich ausgeprägt. In dieser elektronenmikroskopischen Aufnahme erkennt man oben den kernhaltigen Abschnitt einer flach ausgebreiteten **Endothelzelle** 1, darunter feines fibrilläres Material der **Lamina propria intimae** 2. Es folgen Anschnitte von elastischen Fasern, die der **Membrana elastica interna** angehören 3; diese ist also nicht nur für Arterien charakteristisch. Unter der Membrana elastica interna liegen längs, quer und tangential angeschnittene kollagene Fibrillen 4, darunter glatte Muskelzellen 5 der Tunica media. Beachte, dass auch zwischen den glatten Muskelzellen reichlich kollagene Fibrillen vorkommen (mit 👁 289).

1 Endothelzelle 3 Membrana elastica interna 5 Myozyten
2 Lamina propria intimae 4 Kollagene Fibrillen
Elektronenmikroskopische Aufnahme von Prof. Dr. Jochen Staubesand (†), Freiburg; Vergr. 6200fach

291 Venenklappen

In den meisten Venen kommen **Ventilverschlüsse** in Form von Klappen vor, die aus **segelförmigen Intimafalten** bestehen (👁 288). Die **Klappensegel** können halbmond- oder sichelförmig sein, oft wird von schwalbennestähnlichen Intimafalten 1 gesprochen. Die meisten Klappen besitzen zwei Segel, die mit ihren freien Segelrändern beweglich in die Lichtung der Vene vorragen. Die Klappensegel (**Intimaduplikaturen**) sind beiderseits von Endothel überzogen, unter dem ein Skelett aus sich überkreuzenden Kollagenfasern liegt, das in der Venenwand verankert ist. Der Raum, der außen von der Venenwand und innen vom Segel umschlossen wird, wird als **Klappensinus** 2 bezeichnet. Während der normalen Durchströmung der Venen liegen die Segel der Venenwand an, die Klappen sind geöffnet. Der Klappenschluss verhindert den Blutrückstrom.
Venenklappe aus dem Sinus orbitalis des Hausschweines.

1 Klappensegel 2 Klappensinus 3 Endothel des Sinus orbitalis
Rasterelektronenmikroskopische Aufnahme von Frau Prof. Dr. Uda Schramm, Lübeck; Vergr. 180fach

292 Endstrombahn (Mikrozirkulation) – Arteriole

Arteriolen sind präkapilläre Arterien (**Widerstandsgefäße**) der Endstrombahn (**Mikrozirkulation**) mit einem Durchmesser unter 0,5 mm. Unsere Abbildung zeigt einen Querschnitt (Ausschnitt) durch die Wand einer Arteriole aus dem Musculus psoas. Angeschnitten sind zwei Endothelzellen (End), darunter folgt eine glatte Muskelzelle (My). In der Adventitia liegen zwei marklose Nerven (mN). In der rechten Bildecke unten ist ein Nerv angeschnitten, der eine myelinisierte Nervenfaser (NF) enthält. Beachte den Reichtum an überwiegend quer getroffenen kollagenen Fibrillen (Koll).

Elektronenmikroskopische Aufnahme von Prof. Dr. Jochen Staubesand (†), Freiburg; Vergr. 4000fach

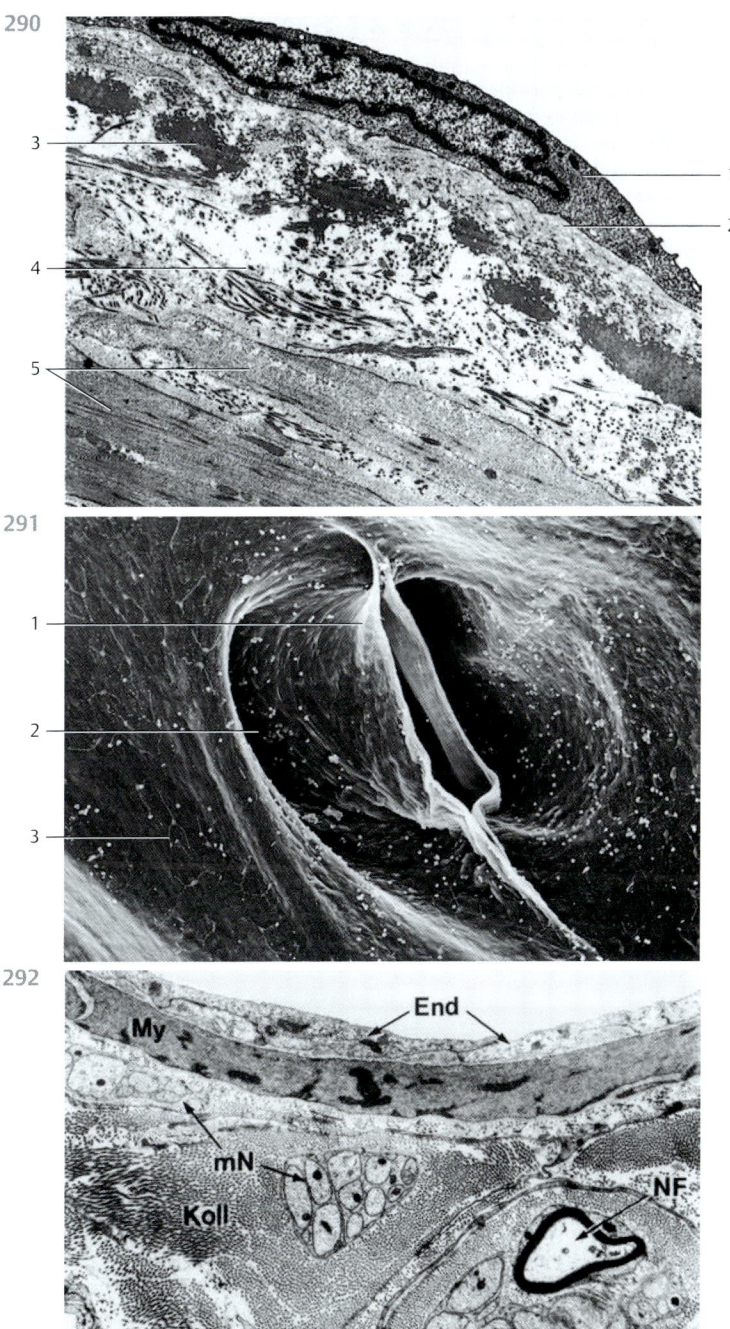

Blutgefäße, Blut und Abwehrsystem

293 Endstrombahn (Mikrozirkulation) – Arteriole

Arteriolen sind Gefäßabschnitte, die den Kapillaren vorgeschaltet sind und deshalb auch **präkapillare Arterien** genannt werden. Arteriolen sind demnach die kleinsten Äste des arteriellen Gefäßbaumes. Sie bilden gemeinsam mit den Kapillaren und Venulen die terminale Strombahn (**Endstrombahn, Mikrozirkulation**).
Die Intima der Arteriolen besteht aus dem Endothel ①, das einer dünnen subendothelialen Bindegewebsschicht ② aufsitzt. Eine Membrana elastica interna fehlt in aller Regel oder sie ist fragmentiert. Die Media besteht aus höchstens zwei Muskelzelllagen ③. Die Mediamyozyten ③ auf unserer Abbildung sind überwiegend quer bzw. tangential angeschnitten, was darauf hindeutet, dass sie schraubenartig verlaufen. Zwischen den Muskelzellen kommen wechselnde Mengen kollagener Fibrillen vor. Die Adventitia ④ ist schmal und besteht aus Bindegewebszellen und kollagenen Fasern (◉ 292). Die Gefäßlichtung enthält Blutzellen.

| 1 Endothel | 2 Subendotheliales Bindegewebe | 3 Myozyten |
| | | 4 Adventitia |

Elektronenmikroskopische Aufnahme von Prof. Dr. Jochen Staubesand (†), Freiburg; Vergr. 3000fach

294 Endstrombahn (Mikrozirkulation) – Kapillaren

Das Kapillargebiet dient dem Stoffaustausch und der Atmung in den Geweben. Alle Kapillaren (**Haargefäße**) sind von einem Endothel ausgekleidet, dessen Zellen in der Aufsicht beurteilt werden können. Auf den abgebildeten Längsschnitten treten nur die länglichen, spindelförmigen Endothelzellkerne ① zu Tage. Das Kapillarrohr wird außen von verästelten Zellelementen, den **Perizyten** ②, besiedelt. Die Kapillare aus der Tela subcutanea (a) ist mit Erythrozyten ③ gefüllt. In Abbildung b sind sprossende Kapillaren im embryonalen Bindegewebe ④ wiedergegeben, die Abbildung c demonstriert zwei Kapillaren, die sich zu einer Venole vereinigen. Der Durchmesser der Kapillaren schwankt zwischen 4 und etwa 15 µm, ihre Länge beträgt 500–1000 µm. Kapillaren mit einem Druchmesser größer als 10 µm werden als **Sinusoide** bezeichnet. Die Endothelrohre sind nur von der Basallamina und von Perizyten bedeckt.

| 1 Endothelzellkerne | 3 Erythrozyten | 5 Venole |
| 2 Perizyten | 4 Embryonales Bindegewebe | 6 Fettzellen |

Färbung: a) Hämalaun; Vergr. 400fach; b) Hämatoxylin-Eosin; Vergr. 240fach; c) Hämatoxylin-Eosin; Vergr. 600fach

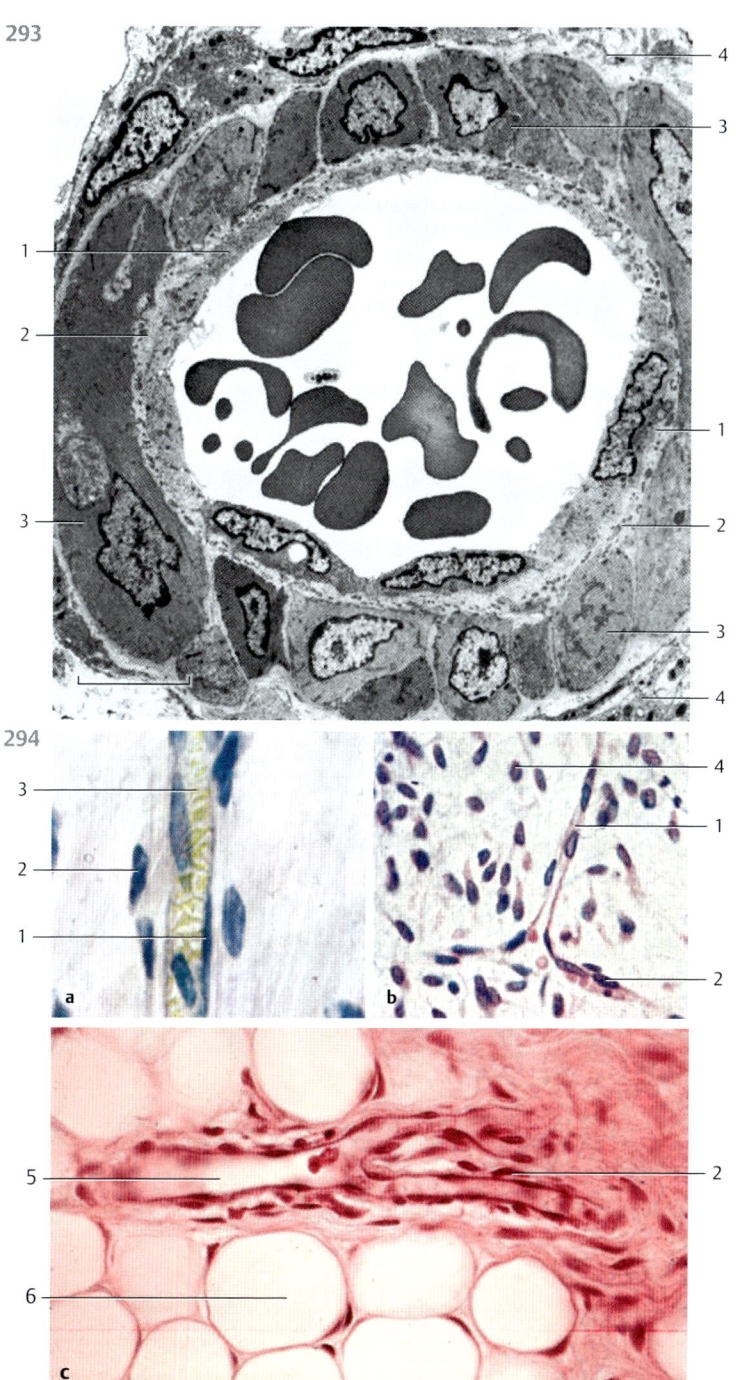

295 Endstrombahn (Mikrozirkulation) – Kapillaren

Querschnitt durch eine Kapillare vom geschlossenen (**kontinuierlichen**) Typ aus dem Perineurium des Nervus medianus. An der Bildung der Kapillarwand sind zwei Endothelzellen beteiligt [1], deren Zytoplasma kleine Mitochondrien, kurze Bruchstücke eines rauen endoplasmatischen Retikulums, Vesikel, Filamente und ein **Weibel-Palade-Körperchen** [2] enthält (👁 282, 297). In der Kapillarlichtung liegt ein Erythrozyt. Das Endothel wird von einer schwach osmiophilen Basallamina [3] unterlagert. In der unmittelbaren Nachbarschaft der Kapillare sind Fortsätze von Fibrozyten [4] angeschnitten. Endothelzellkerne sind nicht getroffen.

Das Endothel ist ein einschichtiger, flächenhafter Verband abgeflachter, meist rautenförmiger Zellen (100 bis 200 nm dick), die sich entlang enger Interzellularfugen lappen- oder dachziegelförmig überlappen. Die Basallamina erscheint in der elektronenmikroskopischen Dimension dreischichtig. Auf das Plasmalemm der Endothelzelle folgt eine etwa 15 nm messende helle Schicht, die als **Lamina rara interna** bezeichnet wird. Nach außen schließt sich die mehr oder weniger elektronendichte (**osmiophile**) 20–30 nm dicke **Lamina densa** [5] an, die durch die hellere **Lamina rara externa** vom umgebenden Bindegewebe bzw. von Perizyten [8] getrennt wird. **Perizyten** haben eine eigene Basallamina, die oft mit jener das Endothels verschmilzt. In der nebenstehenden Abbildung ist diese Strukturierung erkennbar.

Beachte die Zellkontakte [7] zwischen den benachbarten Endothelzellen und die feingranuläre Extrazellularmatrix [6].

Das kontinuierliche (geschlossene) Endothel ist am weitesten verbreitet.

1 Endothelzellen
2 Weibel-Palade-Körperchen
3 Basallamina
4 Fibroyztenfortsätze
5 Lamina densa der Basallamina
6 Extrazellularmatrix (Kollagene Fibrillen)
7 Zellkontakte
8 Perizyt

Elektronenmikroskopische Aufnahme; Vergr. 18 000fach

296 Endstrombahn (Mikrozirkulation) – Kapillaren

Nichtfenestrierte kontinuierliche (**geschlossene**) Kapillare aus dem **Stratum moleculare** des Cortex cerebelli einer Katze. Das Endothel ist durch eine kräftige Basallamina [1] gegen das Nervengewebe [2] bzw. gegen die Glia abgegrenzt. Der seitlich angelagerte **Perizyt** [3] ist ebenfalls vollständig von einer eigenen Basallamina umgeben. Pinozytosevesikel im Endothel von Hirnkapillaren sind nicht häufig. Beachte den sichelförmigen Endothelzellkern.

1 Basallamina   2 Nervenfasern   3 Perizyt
Elektronenmikroskopische Aufnahme von Prof. Dr. Winfried Lange, München; Vergr. 10 000fach

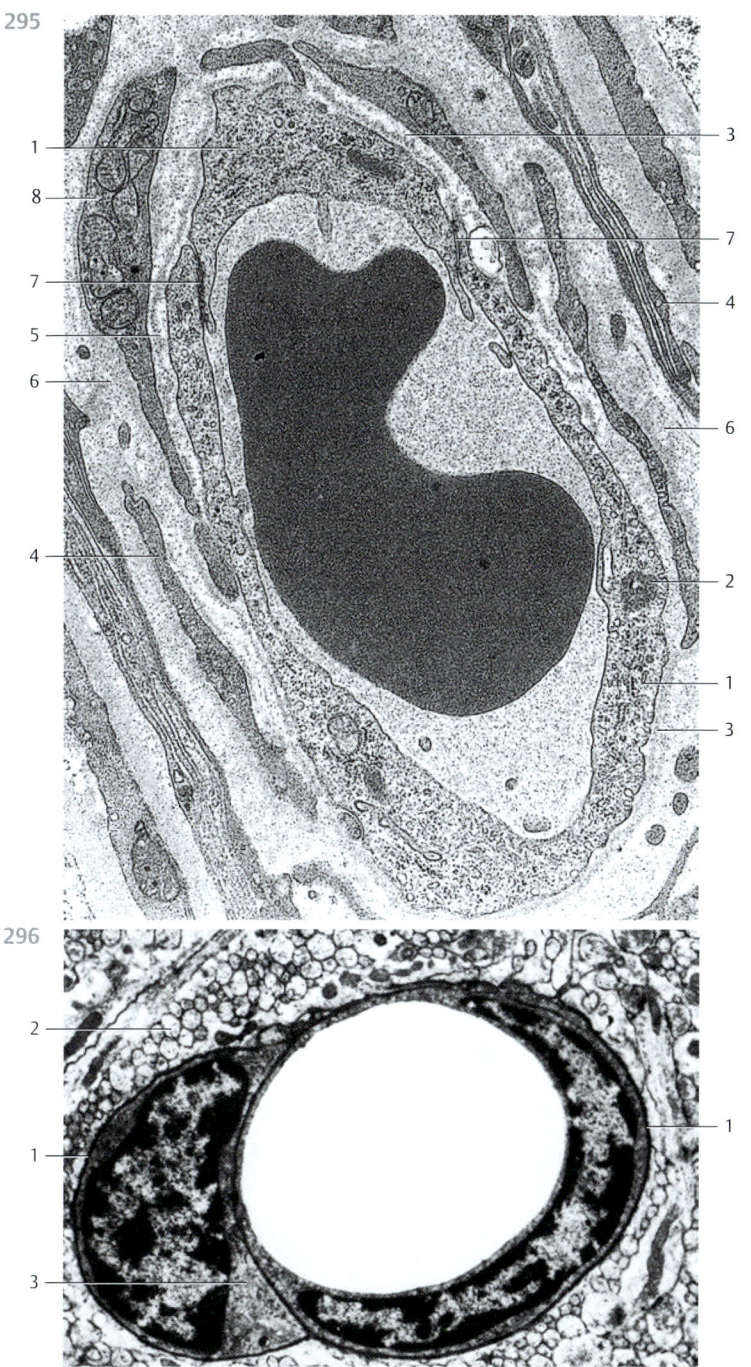

297 Endstrombahn (Mikrozirkulation) – Kapillaren

Kapillaren (**Haargefäße**) sind 7 µm (mittlere lichte Weite) dicke Gefäße, deren Wand aus dünn ausgezogenen Endothelzellen, deren Basallamina und Perizyten besteht (☛ 294–296). In dieser Abbildung handelt es sich um eine Kapillare mit **geschlossenem Endothel**, einer kontinuierlich ausgebildeten Basallamina [2] und lückenhaften **Perizytenbesatz** [3] (☛ 295). Die Lichtung dieser Kapillare wird nur von einer Endothelzelle umschlossen, im Gegensatz zu jener in Abbildung 295. Allerdings wird das Kapillarrohr an drei Stellen von den zungenförmigen Fortsätzen benachbarter Endothelzellen [4] bedeckt (**dachziegelartige Überlappung**).

Im Zytoplasma dieser Endothelzelle finden sich alle typischen Zellorganellen, wie Mitochondrien, endoplasmatisches Retikulum, ein Golgi-Apparat [5], freie und membrangebundene Ribosomen, Weibel-Palade-Körperchen [6] (WPK) und massenhaft **Pinozytose-Vesikel** [7]. Auch der Endothelzellkern [1] ist angeschnitten. Das Kapillarrohr ist von einer **lückenlosen Basallamina** umgeben. Links und rechts vom Kapillarrohr sind Fortsätze von **Perizyten** [3] getroffen. Beachte, dass die Perizyten eine eigene Basallamina besitzen (☛ 295).
Skelettmuskelkapillare.

1 Endothelzellkern
2 Basallamina
3 Perizytenanschnitte
4 Fortsätze benachbarter Endothelzellen
5 Golgi-Apparat
6 Weibel-Palade-Körperchen
7 Pinozytose-Vesikel

Elektronenmikroskopische Aufnahme; Vergr. 18 000fach

298 Endstrombahn (Mikrozirkulation) – Kapillaren

Kapillare aus dem Sehnengewebe einer Ratte. In der Lichtung liegt ein **Monozyt** [2] (☛ 144), der im Begriff ist, die Blutbahn zu verlassen (**Monozytendiapedese**). Ein Teil des Monozyten ragt bereits in den Bindegewebsraum hinein. Die Endothelfugen sind markiert [1].
Beachte den perivasalen Bindegewebsraum [4] mit Fibroblasten [3] und kollagenen Fibrillen.

1 Endothel
2 Monozyt
3 Fibroblast
4 Perivasaler Bindegewebsraum
5 Anschnitte von Perizyten

Elektronenmikroskopische Aufnahme von Prof. Dr. Dr. Horst Michna (†), Lübeck; Vergr. 12 800fach

299 Endstrombahn (Mikrozirkulation) – Kapillaren

Wandsektor einer Kapillare vom **fenestrierten Typ** aus einer Langerhans-Insel des Pankreas der Maus (☛ 300), deren „Fenster" etwa 4 nm dick und 60–70 nm weit sind. Man sieht deutliche, von einem Diaphragma verschlossene **Fenestrationen** [2]. Einzelheiten ☛ 300. Beachte, dass sowohl das Endothel als auch die endokrinen Drüsenzellen [4] eine Basallamina besitzen. Fenestriertes Endothel kommt in allen endokrinen Drüsen, in der Darmmukosa, neurohumoralen Regionen des ZNS und in den Kapillaren der Niere vor.

1 Kapillarlichtung
2 Endothel, gefenstert
3 Basallamina
4 Anschnitte von endokrinen Drüsenzellen

Elektronenmikroskopische Aufnahme; Vergr. 18 000fach

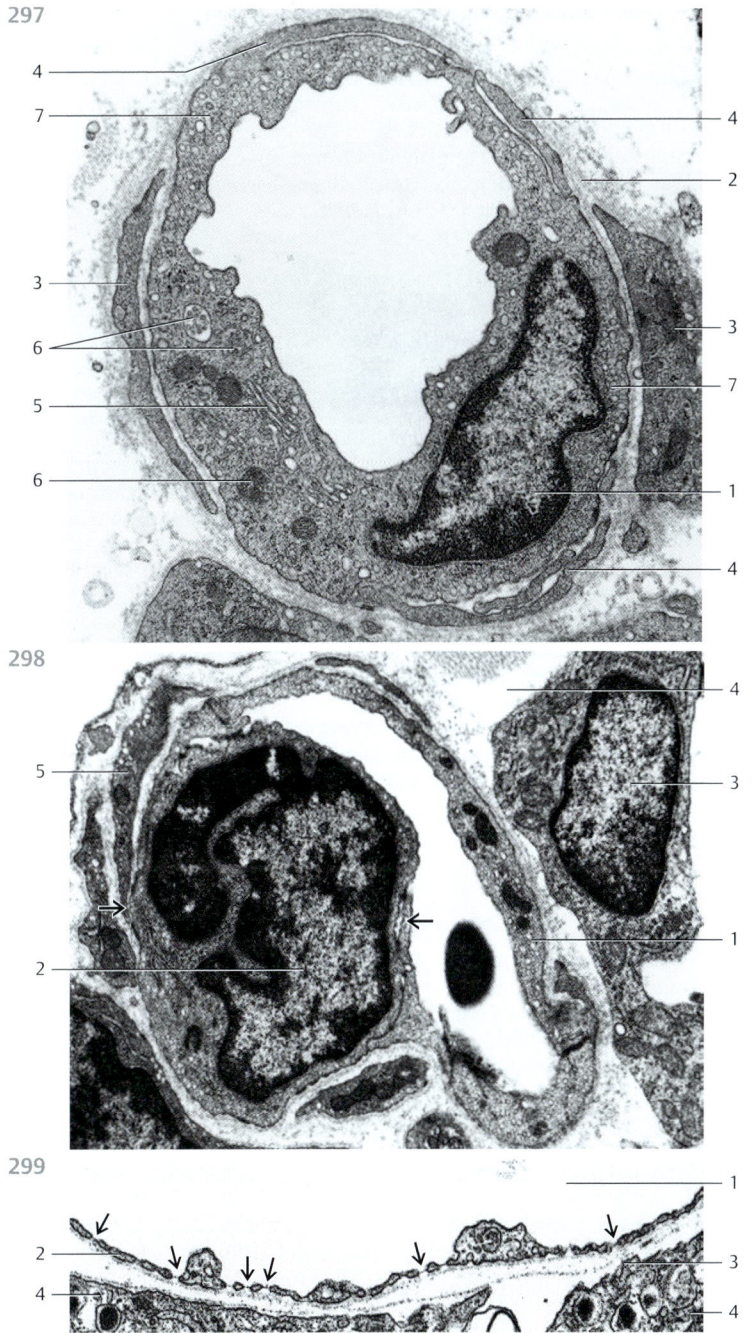

300 Endstrombahn (Mikrozirkulation) – Kapillaren

Querschnitt durch eine Kapillare vom **fenestrierten Typ** aus einer Langerhans-Insel des Pankreas der Maus. Das extrem abgeflachte Endothel ist von zahlreichen kleinen Löchern („**Fenstern**") 1 durchbohrt (⏵ 299). Räumlich gesehen handelt es sich dabei um runde Öffnungen eines mittleren Durchmessers von 60–70 nm, die durch eine zarte Membran, das **Diaphragma**, verschlossen werden. Der kernhaltige Abschnitt der Endothelzelle 3 enthält u. a. Mitochondrien 4, ein kleines Golgi-Feld 2 und **Caveolae**. Die Basallamina ist nur abschnittsweise zu erkennen.

1 Fenestrationen mit Diaphragmen
2 Golgi-Apparat
3 Kern der Endothelzelle
4 Mitochondrien
5 Anschnitte von endokrinen Drüsenzellen

Elektronenmikroskopische Aufnahme; Vergr. 11 200fach

301 Endstrombahn (Mikrozirkulation) – Kapillaren

Kapillaren verschiedener Stromgebiete besitzen unterschiedliche Baumerkmale, so dass sie klassifiziert werden können. Neben Kapillaren mit zusammenhängendem Endothel und lückenloser Basallamina (**nichtfenestrierte kontinuierliche Kapillaren**) gibt es solche, deren Endothel „geschlossene" **Poren** aufweist – **fenestriertes Endothel** mit **Diaphargmen** (⏵ 299), und solche mit offenen Poren (**diskontinuierliche Kapillaren**) (⏵ 302, 491, 491a, 496). Unsere Abbildung zeigt einen senkrechten Schnitt durch die Wand einer Glomeruluskapillare (Niere) zur Darstellung des von zahlreichen Poren 2 durchsetzten Endothels, das im Schnittpräparat aus unterschiedlich großen Zytoplasmainseln zu bestehen scheint. Auf das Endothel folgt die 50–60 nm breite **Lamina densa** der kontinuierlichen Basallamina 4, vom Endothel durch eine schmale **Lamina rara interna** getrennt, daran anschließend die **Lamina rara externa** und die Fortsätze der **Podozyten** 5, die wie kleine Stempel auf der Basallamina sitzen (⏵ 491a).

1 Kapillarlichtung
2 Bowman-Kapselraum
3 Kern einer Endothelzelle
4 Basallamina

Elektronenmikroskopische Aufnahme; Vergr. 10 500fach

302 Endstrombahn (Mikrozirkulation) – Kapillaren

Von den Kapillaren mit fenestriertem Endothel (⏵ 299) sind **fenestrierte diskontinuierliche sinusoide Kapillaren** zu unterscheiden. Diese besitzen ein diskontinuierliches Endothel 2 und werden deshalb auch als Kapillaren mit **interzellulären Lücken** bezeichnet. Diese Abbildung demonstriert einen Ausschnitt aus einer Leberkapillare (**Sinusoide des Leberläppchens**). Man erkennt etwa 0,1 bis 1,0 µm weite Lücken 2 im Endothel (**diskontinuierliches Endothel**), durch die das Kapillarlumen mit dem **Disse-Raum** 3 (**Spatium perisinusoideum**) kommuniziert. Eine Basallamina fehlt. Die dem Disse-Raum zugewandte Oberfläche der Leberzellen (**Hepatozyten**) trägt unterschiedlich lange Mikrovilli. Im Disse-Raum kommen retikuläre und kollagene Fasern vor (⏵ 449). Im übrigen ist der Durchmesser sinusoider Kapillaren mit 30–50 µm erheblich weiter als der anderer Kapillaren.

1 Kapillarlichtung
2 Endothel
3 Disse-Raum
4 Leberzellzytoplasma

Elektronenmikroskopische Aufnahme; Vergr. 8500fach

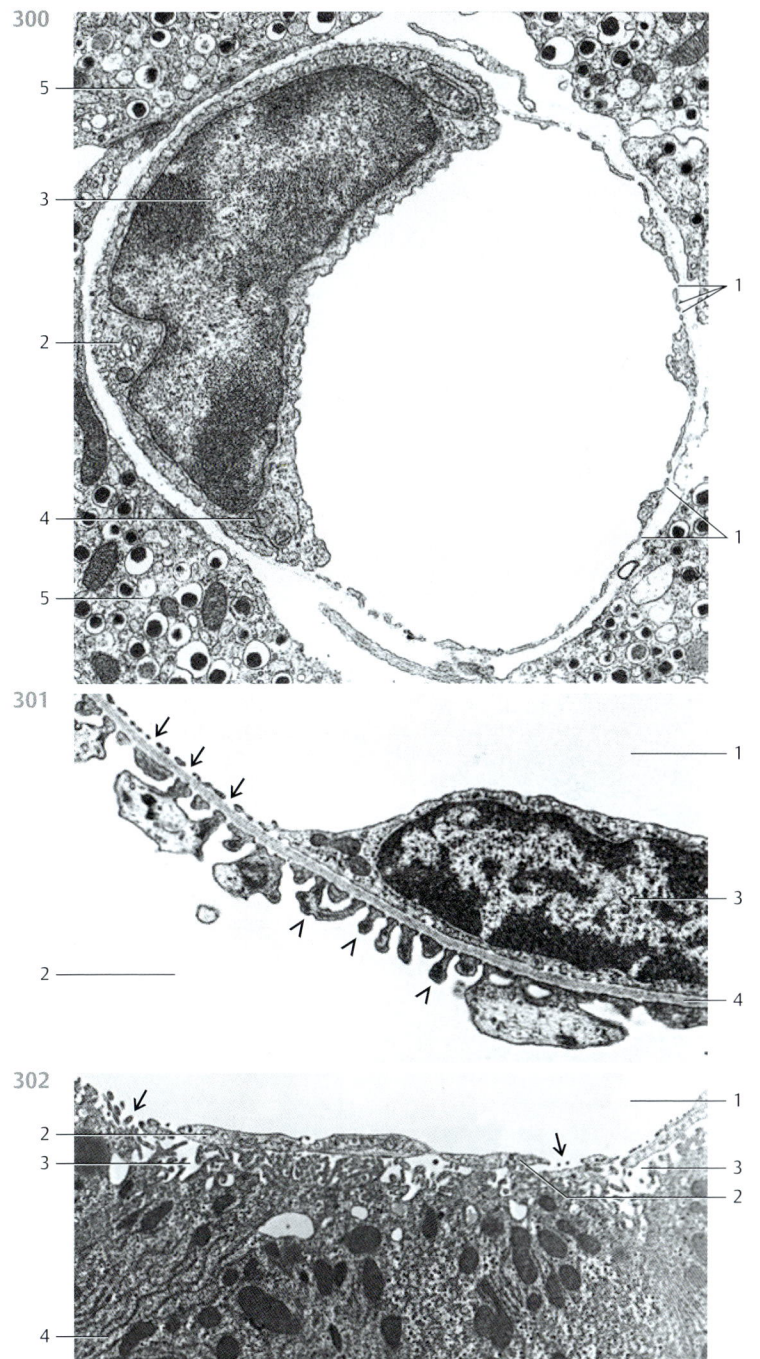

303 Kapillarnetz – Glandula lacrimalis

Das Gefäßbett eines Organs kann mit Hilfe verschiedener Injektionstechniken sichtbar und beispielsweise mit dem Rasterelektronenmikroskop räumlich dargestellt werden. In diesem Falle wurden die zum Kopf führenden Arterien einer Katze mit einem Kunststoff gefüllt, der in einem bestimmten Temperaturbereich härtet. Danach wurde das organische Material durch Laugen und Säuren entfernt (**mazeriert**). Der Gefäßausguss bleibt dabei erhalten. Auf diese Weise entstehen sog. **Korrosionspräparate**.

Auf unserer Abbildung ist das dichte Kapillarnetz innerhalb der Glandula lacrimalis einer Katze dargestellt. Beachte die Verzweigungen der größeren Arterien [1]. Rechts unten treten Venen hervor [2]. Arterien und Venen können u. a. durch Form und Ausrichtung der Endothelzellkernabdrücke voneinander unterschieden werden.

1 Arterien   2 Venen

Korrosionspräparat. Rasterelektronenmikroskopische Aufnahme von
Frau Prof. Dr. Uda Schramm, Lübeck; Vergr. 85fach

304 Kapillarnetz – Eileiter

Auch mit dieser Abbildung soll das dichte Kapillarnetz eines Organs demonstriert werden (← 303). Es handelt sich um eine Eileiterfranse, **Fimbria tubae**, des Kanincheneileiters, die besonders stark vaskularisiert (**kapillarisiert**) ist. Dieses Gefäßausgusspräparat lässt das dichte, engmaschige Kapillarnetz eindrucksvoll hervortreten.

Korrosionspräparat. Rasterelektronenmikroskopische Aufnahme von Prof. Dr. Lüder C. Busch,
Lübeck; Vergr. 40fach

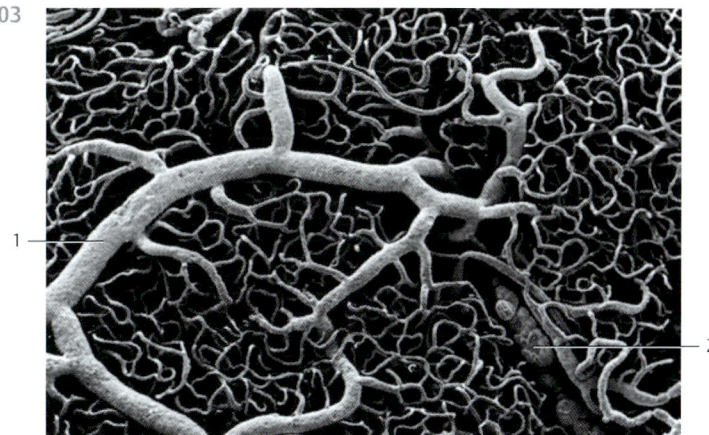

Blutgefäße, Blut und Abwehrsystem

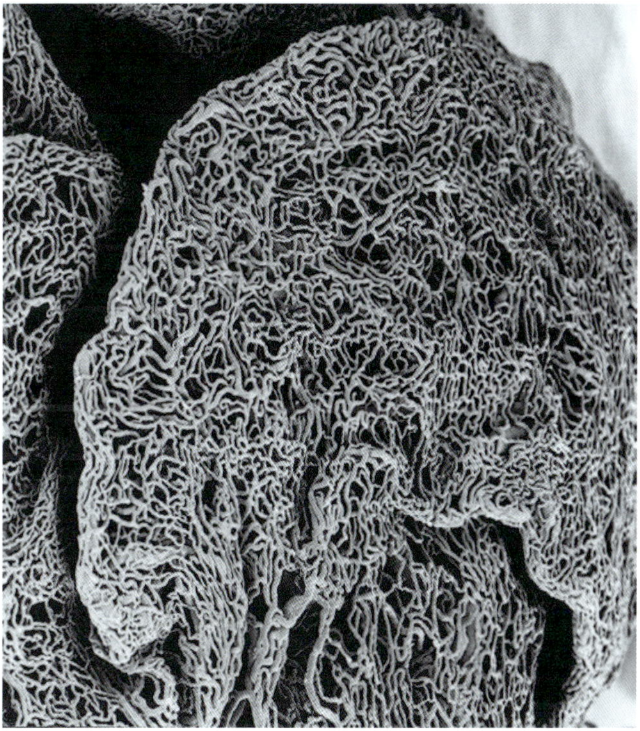

305 Arteriovenöse Anastomosen

Die Verbindung zwischen den mikroskopisch kleinen Arterien und Venen wird nicht nur durch das Kapillarnetz, sondern in vielen Fällen durch unmittelbare und kontraktionsfähige **Nebenschlüsse** vermittelt. Diese **Anastomosen** lenken den Blutstrom von der arteriellen Hochdruckbahn direkt in die venöse Niederdruckbahn, das Kapillarnetz wird also umgangen. An den **arteriovenösen Anastomosen**, die beim Menschen in großer Zahl in den Extremitätenenden vorkommen und unter der Bezeichnung **Hoyer-Grosser-Organe** bekannt sind, treten Besonderheiten in Form der epithelialen Muskelzellen auf.

Bereits an den Arteriolen, aus denen die Kurzschlussrohre entspringen, sind Längsmuskelbündel vorhanden. Die eigentliche Kommunikation zwischen Arterie und Vene wird durch gewundene Verbindungsstücke 1 mit dicker Wandung (etwa 40–60 µm) und enger Lichtung (10–30 µm) hergestellt. Solche **Gefäßknäuel** sind häufig von marklosen Nervenfasern umsponnen und durch eine bindegewebige Hülle 2 gegen die Umgebung abgegrenzt.

Auf unserer Abbildung ist ein Verbindungsstück zu sehen, das durch Ausbildung einer kräftigen, unter dem Endothel befindlichen Schicht **epitheloider Muskelzellen**, d. h. fibrillenfreier Elemente mit hellem Zytoplasma, deutlich hervortritt. Die regulierbaren Kurzschlüsse besitzen keine Tunica elastica interna.

Fingerbeere des Menschen.
Färbung: Hämatoxylin-Eosin; Vergr. 200fach

306 Lymphkapillaren

Aus extravasalen, endothelfreien Gewebekanälen im **Interstitium** formieren sich **Lymphkapillaren**, die mit blindem Ende beginnen. Lymphkapillaren sind feinste klappenlose Gefäße, die in der Regel **Drainagenetze** bilden. Sie sind äußerst dünnwandig, d. h. ihre Wand besteht aus einer Schicht dünn, tapetenartig ausgewalzter Lymphendothelzellen, denen eine Basallamina fehlt. An ihrer Stelle findet man elektronenmikroskopisch einen **subendothelialen Filz** aus 10 nm dicken Filamenten, von denen sog. **Ankerfilamente** ausstrahlen, die auf der einen Seite an die Endothelzellen der Lymphkapillaren herantreten und auf der anderen Seite in der bindegewebigen Extrazellulärmatrix verankert sind. Der subendotheliale Filz enthält u. a. die **Kollagene Typ IV** und **Typ VI**.

Die nebenstehende Lymphkapillare (a) aus der Nasenschleimhaut einer Ratte enthält mehrere Lymphozyten. Bei ✗ ist der subendotheliale Filz besonders gut zu sehen. Die Abbildung b demonstriert ein kleines Sammellymphgefäß mit einer Klappe.

Lymphkapillaren gehen in sog. **Lymphkollektoren** über. Es handelt sich dabei um Lymphgefäße, in deren Wand eine Basallamina und kontraktile Elemente, d. h. **Myozyten**, vorkommen. Lymphkollektoren besitzen auch Klappen (● 327).

1 Endothel	2 Kern einer Endothelzelle	3 Bindegewebszellen (Fibrozyten)

a) Elektronenmikroskopische Aufnahme; Vergr. 4000fach;
b) Färbung: Hämatoxylin-Eosin; Vergr. 400fach

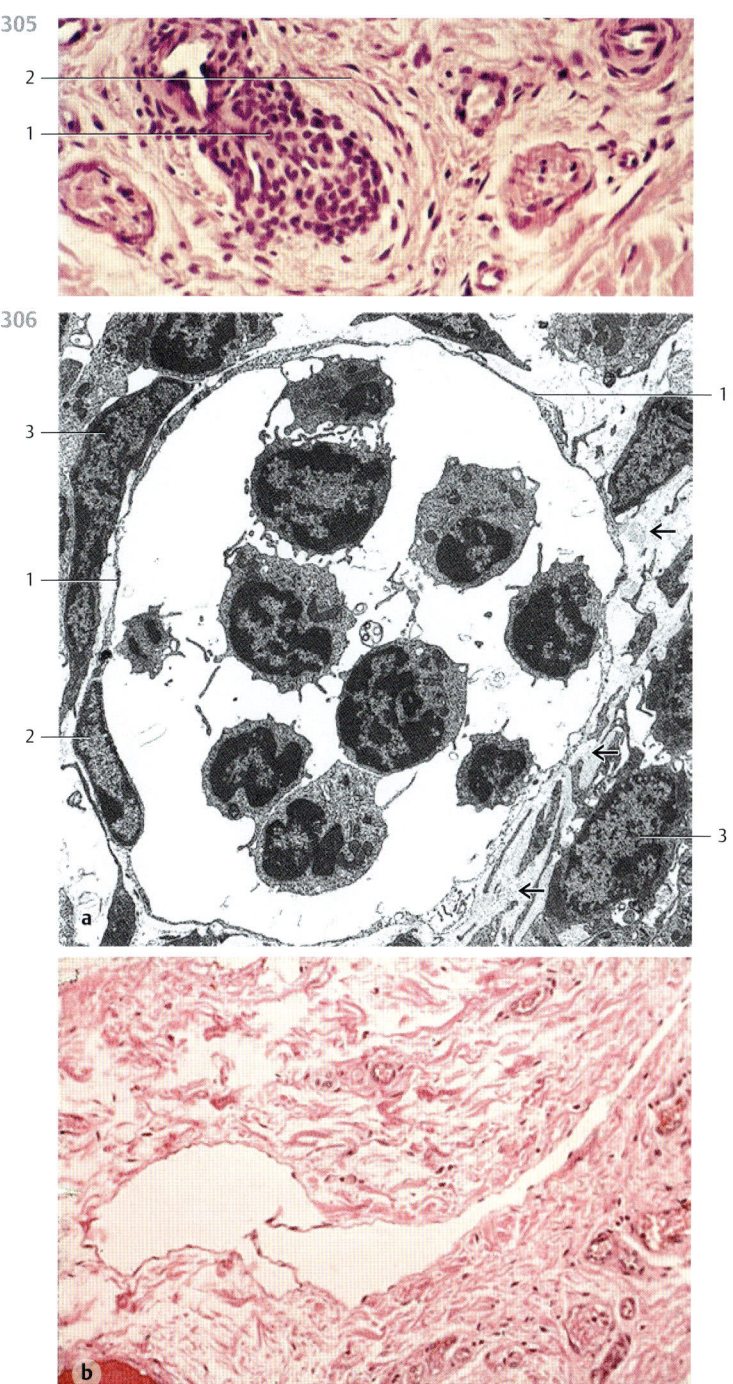

307 Knochenmark – Medulla ossium

Im Knochenmark des Erwachsenen entstehen gleichzeitig und im engsten Nebeneinander die verschiedenartigsten Blutzellen. Ihre zahlreichen Vorstufen bestimmen die Buntheit des **Markbildes**. In einem Gerüstwerk aus fibroblastischen Retikulumzellen und retikulären Fasern, dem **Markstroma**, verlaufen zahlreiche Kapillaren, die zu etwa 50–70 μm messenden **Sinusoiden** erweitert sind.

In den Maschen des Retikulums liegen mehrheitlich Vorstufen der **myeloischen Reihe**, aber auch Makrophagen und fixe Fettzellen. Sie ergeben das **Markparenchym**. In unserem Präparat, einem Ausschnitt aus dem Schnitt durch das menschliche Knochenmark (**Beckenkamm**), sind besonders gut **eosinophile Promyelozyten** [1] zu erkennen. Eine genaue Differenzierung der verschiedenen Zellelemente ist jedoch nur bei höherer mikroskopischer Auflösung möglich.

1 Eosinophiler Promyelozyt
2 Neutrophiler Promyelozyt
3 Proerythroblasten
4 Fettzellen
Färbung: Pappenheim (May-Grünwald, Giemsa); Vergr. 320fach

308 Blutausstriche

Granulozyten:
a) Stabkerniger neutrophiler Granulozyt.
b) Stabkerniger neutrophiler Granulozyt mit beginnender Kernsegmentierung. Das zart rosa gefärbte Zytoplasma enthält azurophile Granula mit einem Durchmesser von etwa 0,5 μm.
c) Zwei segmentkernige neutrophile Granulozyten, deren je drei Kernsegmente durch feine Fäden verbunden sind. Die groben dunklen Chromatinschollen liegen peripher an der Kernmembran.
d) Übersegmentierter neutrophiler Granulozyt mit fünf Kernsegmenten.
e) Segmentkerniger eosinophiler Granulozyt (**Eosinophiler**), dessen Zellleib mit groben eosinophilen (**azidophilen**), etwa 1 bis 1,5 μm großen Granula gefüllt ist.
f) Segementkerniger eosinophiler Granulozyt. Der Kern besteht aus zwei rundlichen Segmenten.
g) Basophiler Granulozyt (**Basophiler**).
h) Basophiler Granulozyt. **Basophile** enthalten bizarr geformte Kerne, die den Zellleib weitgehend ausfüllen. Das Zytoplasma enthält ungleich große, dunkelviolette Granula, die auch den Kern überdecken.

Lymphozyten:
i) Kleiner Lymphozyt, dessen großer, grobscholliger und eingedellter Kern exzentrisch liegt und den basophilen Zellleib fast ganz ausfüllt.
j) Lymphozyt mit großem rundem, kaum strukturiertem Kern, der nur einen schmalen basophilen Zytoplasmasaum freilässt.
k) Großer Lymphozyt, dessen runder, grobscholliger Kern exzentrisch liegt. Beachte den breiten basophilen Zytoplasmasaum.
l) Mittelgroßer Lymphozyt, der im Zytoplasma Azurgranula enthält.

Monozyt:
m) Monozyt (**mononukleärer Phagozyt**), Größe: 15–20 μm. Das Chromatin des eingebuchteten, gelappten Kerns ist streifig angeordnet. Das Zytoplasma färbt sich grau-bläulich an und enthält feine azurophile Granula.

Färbung: Pappenheim (May-Grünwald, Giemsa); Vergr. 900fach

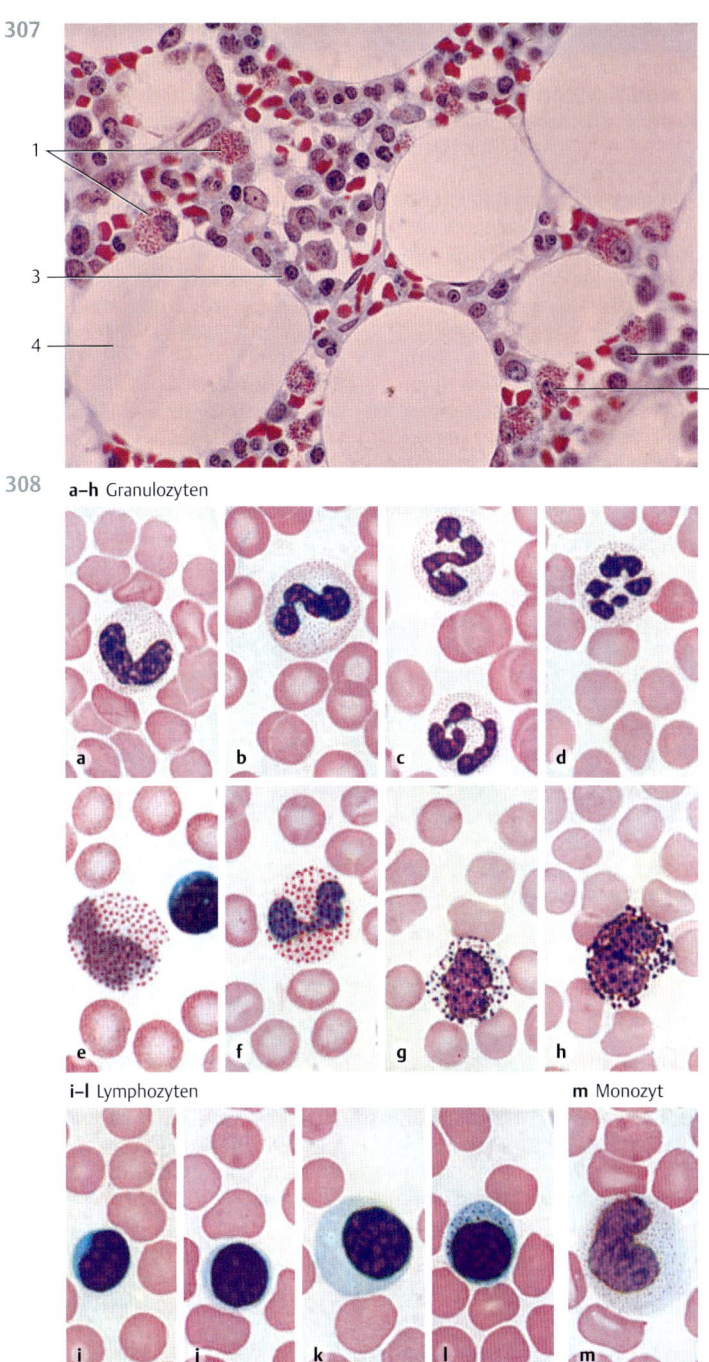

307

308 **a–h** Granulozyten

i–l Lymphozyten **m** Monozyt

Blutgefäße, Blut und Abwehrsystem

309 Blutausstriche

Erythrozyten:
a) Normoblast (**orthochromatischer Erythroblast**). Ausgestoßener oder in Ausstoßung begriffener Kern.
b) Am oberen Bildrand liegt ein Proerythroblast, darunter ein Makroblast mit polychromatischem Zellleib und grobnetziger Chromatinanordnung im Kern. Rechts ein Normoblast mit pyknotisch-homogenem Kern. In Bildmitte zwei basophil punktierte Erythrozyten, darunter eine zerdrückte Zelle. Links unten: Makroblast mit speichenartiger Chromatinverteilung.
c) Basophiler Megaloblast (**Promegaloblast**) bei perniziöser Anämie. Der große, leicht eingebuchtete Kern zeigt ein feines Chromatinnetz; das Zytoplasma erscheint stellenweise wolkigdunkler. Am unteren Bildrand liegt ein reifer Makroblast.
d) Blutausstrich bei perniziöser Anämie. Anisozytose und Poikilozytose der Erythrozyten.

Megakaryozyt:
e) Reifer granulärer Megakaryozyt. Großer gelappter, hochpolyploider Kern, fein granuliertes und unscharf begrenztes Zytoplasma (**Sternalpunktat**). Megakaryozyten haben einen Durchmesser von über 50 µm, sie sind also schon bei schwachen Mikroskopvergrößerungen zu sehen. Sie entwickeln sich aus Megakaryoblasten.

Thrombozyten:
f) Thrombozyten und Erythrozyten. Thrombozyten werden aus Megakaryozyten, den Knochenmarksriesenzellen, abgeschnürt. Ein Megakaryozyt bringt große Mengen von Thromboyzten (bis 8000) hervor (**Thrombozytopoiese**) (⊙ 312, 313). Für die Thrombozytopoiese ist Thrombopoietin notwendig, das in Leber, Niere und Milz gebildet wird.

Färbung: Pappenheim (May-Grünwald, Giemsa); Vergr. 900fach

310 Blut – Erythrozyten

Erythrozyten (**rote Blutzellen**) von Säugetieren haben keine Kerne (⊙ 309a–d). Menschliche Erythrozyten haben die Form von bikonkaven Scheiben mit einem mittleren Durchmesser von 7,5 µm (**Normozyten**). Am äußeren Umfang ist ein Erythrozyt 2,5 µm dick. Die bikonkave Form, die zu einer Vergrößerung der Oberfläche führt, tritt auf dieser Aufnahme besonders deutlich hervor. Erythrozyten besitzen ein aus Spektrin- und Aktinfilamenten bestehendes, flächenhaft ausgebreitetes Netzwerk, das für ihre reversible Verformbarkeit bei der Passage durch enge Kapillaren verantwortlich sein soll.

Das Zytoplasma der Erythrozyten enthält den roten Blutfarbstoff, das **Hämoglobin** (Hb), das sich mit Eosin gut anfärbt (⊙ 308a–m, 309a–f, 311a–o). Die Verweildauer der Erythrozyten im Blut beträgt 120 Tage, ihre Neubildung im Knochenmark etwa 8 Tage.

Rasterelektronenmikroskopische Aufnahme von Prof. Dr. Lüder C. Busch, Lübeck; Vergr. 6500fach

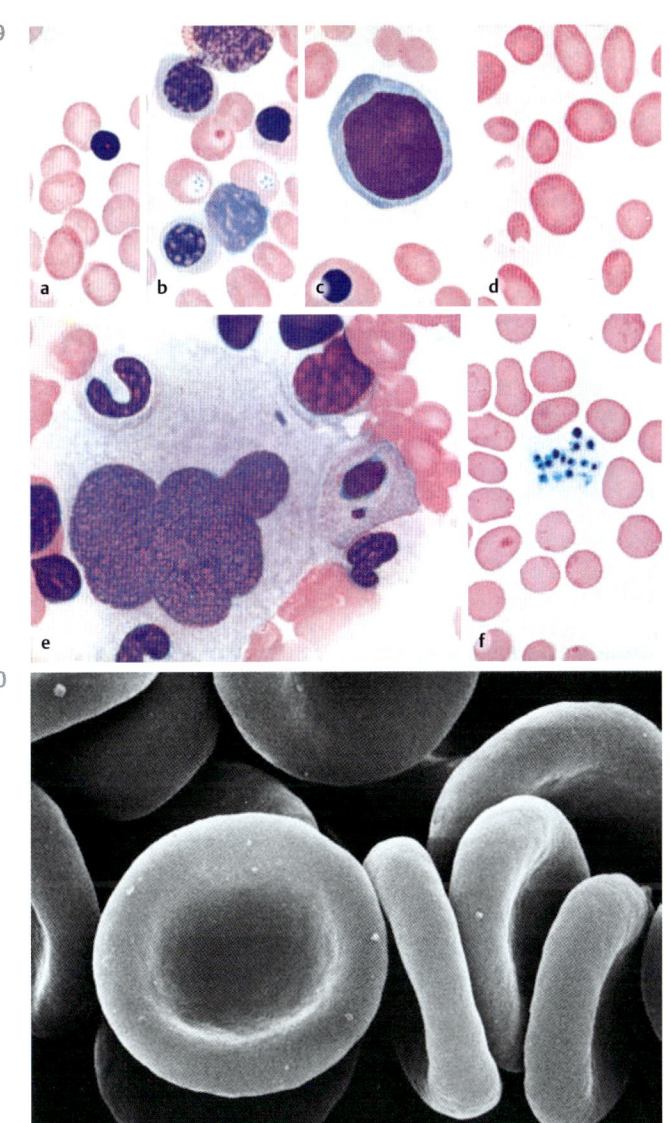

Blut – Sternalpunktatausstriche

a) Myeloblast. Der exzentrisch liegende Kern lässt nur einen schmalen Saum des stark basophilen, ungranulierten Zellleibes frei. Beachte die netzförmige Chromatinstruktur und die Kernkörperchen. Er teilt sich, die Tochterzellen werden zu Promyelozyten.
b) Promyelozyt. Das basophile Zytoplasma ist fein granuliert; der Kern enthält einen Nukleolus.
c) Promyelozyt. Das Zytoplasma ist diffus und spärlich granuliert. Der Kern ist kleiner als der in 👁 b, aber grobbalkiger strukturiert (**Myelozyt?**). Er liegt exzentrisch.
d) Myelozyt. Die im Laufe der Ausreifung kleiner gewordene Zelle hat einen ovalen, grob strukturierten Kern. Das Zytoplasma enthält spezifische Granula.
e) Basophiler Myelozyt mit dunkelvioletten Granula.
f) Eosinophiler Myelozyt bzw. Metamyelozyt mit beginnender Kernlappung und eosinophilen Granula.
g) Neutrophiler Metamyelozyt. Das noch leicht basophile Zytoplasma ist neutrophil granuliert.
h) Stabkernige neutrophile Granulozyten, deren Kerne grobscholliges Chromatin und deren Zellleiber eine beginnende Granulation zeigen.
i) Plasmazelle. Der relativ kleine Kern mit sog. Kernwandhyperchromatose zeigt radiär angeordnete Chromatinschollen (**Radspeichenkern**). Der basophile Zellleib trägt neben dem Kern einen hellen Hof (👁 145b).
j) Retikulumzelle mit basophilem Zellleib, perinukleärer Aufhellung, zahlreichen Fettvakuolen und kleinem grobscholligem Kern.
k) Proerythroblast (**Pronormoblast**), darüber Normoblast. Proerythroblasten sind die größten Zellen der Erythropoese (Durchmesser 14–17 µm). Der Proerythroblastenkern besitzt eine feinnetzige Chromatinanordnung. Das basophile, leicht schollige Zytoplasma reagiert schwach polychromatisch.
l) Proerythroblast (Bildmitte), oben Makroblast, unten rechts stabkerniger neutrophiler Granulozyt. Beachte das oxyphile Zytoplasma des Makroblasten.
m) Makroblast mit nahezu homogenem, pyknotischem Kern und noch leicht polychromatischem Zytoplasma.
n) Mitose (**Äquatorialplatte**) in einem Proerythroblasten. Das Zytoplasma verhält sich basophil.
o) Makroblast in Mitose.

Färbung: Pappenheim (May-Grünwald, Giemsa); Vergr. 900fach

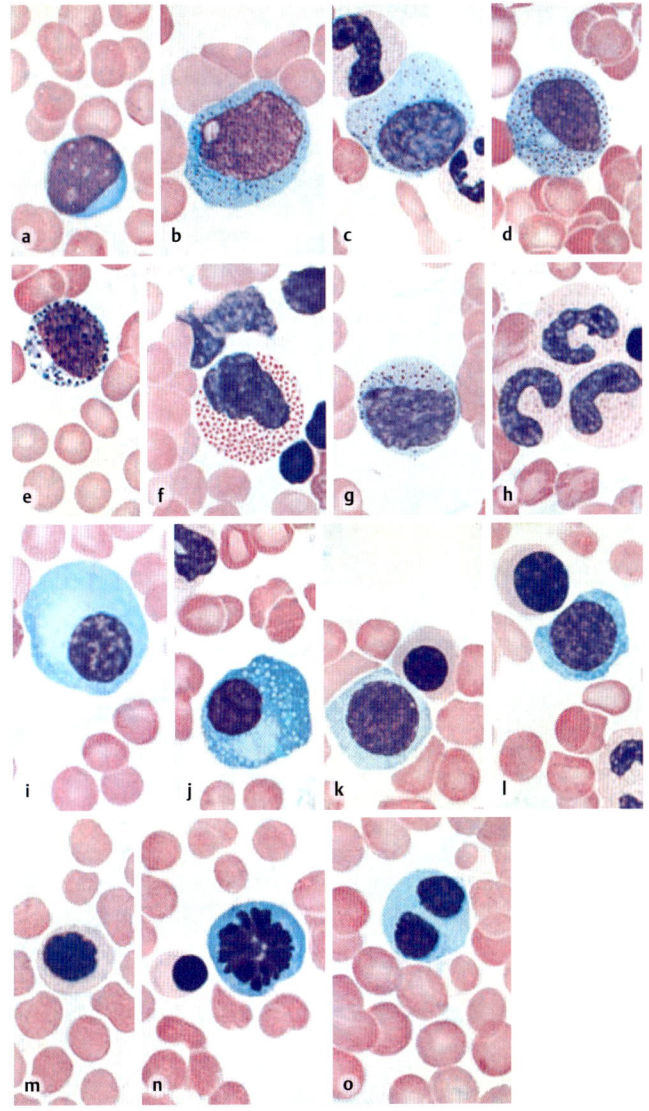

312 Thrombozyten – Blutplättchen

Thrombozyten (ca. 300 000 pro µl im strömenden Blut) sind mit einem Durchmesser von ca. 3 µm die kleinsten korpuskulären Bestandteile des Blutes. Sie entstehen durch Zerfall von **Megakaryozyten** (👁 309e) und sind kernlos. Im strömenden Blut besitzen sie eine bikonvexe Scheibenform. Durch Anlagerung an Defektstellen im Gefäßendothel sorgen sie für die Abdichtung des Gefäßsystems; dabei werden die Thrombozyten aktiviert, verändern ihre äußere Gestalt und sezernieren den Inhalt ihrer Speichergranula [2], [3]. Die Ausbildung von **Pseudopodien** ist ein wichtiges Kennzeichen dieser Aktivierung. Neben der Stimulierung der Blutgerinnung werden auch die folgenden Entzündungs- und Reparaturprozesse durch Inhaltsstoffe der Granula beeinflusst.

Im elektronenmikroskopischen Schnitt werden Thrombozyten meist in Spindelform angetroffen (Querschnitt).

1 Randständiges Bündel von Mikrotubuli
2 α-Granula
3 Serotoninhaltiges Granulum (dense body)

Elektronenmikroskopische Aufnahme von Prof. Dr. Matthias Klinger, Lübeck; Vergr. 27 600fach

313 Thrombozyten – Blutplättchen

Im Äquatorialschnitt erkennt man die Vielfalt der Organellen, Mitochondrien, Lysosomen, Glykogenvertikel; prominent sind die zahllosen **α-Granula** [1] **sowie Anschnitte des offenen kanalikulären Systems** [2]. Dieses besteht aus vielen tubulären und vakuolenförmigen Hohlräumen, die untereinander und mit dem Extrazellularraum in Verbindung stehen. Im Rahmen der Aktivierung spielt dieses System eine wichtige Rolle für die Sekretion des Inhalts von Speichergranula. Ferner ist der äquatoriale Randstreifen auffällig, der aus einem Bündel von **Mikrotubuli** und den etwas dickeren elektronendichten **Tubuli** [3] besteht. Letztere sind für die Aufrechterhaltung der Ca^{++}-Konzentration und für den Prostaglandin-Stoffwechsel zuständig.

Blutplättchen haben eine Lebensdauer von 9–12 Tagen. Sie werden in der Milz abgebaut. Ein Mangel an Blutplättchen (unter 50 000/µl) heißt Thrombozytopenie und bedeutet akute Blutungsgefahr. Ein Überschuss an Blutplättchen (über 50 000/µl) wird Thrombozytose genannt.

1 α-Granula
2 Offenes kanalikuläres System
3 Randständiges Bündel von Mikrotubuli und elektronendichten Tubuli
4 Mitochondrium
5 Golgi-Feld
6 Pseudopodium

Elektronenmikroskopische Aufnahme von Prof. Dr. Matthias Klinger, Lübeck; Vergr. 27 600fach

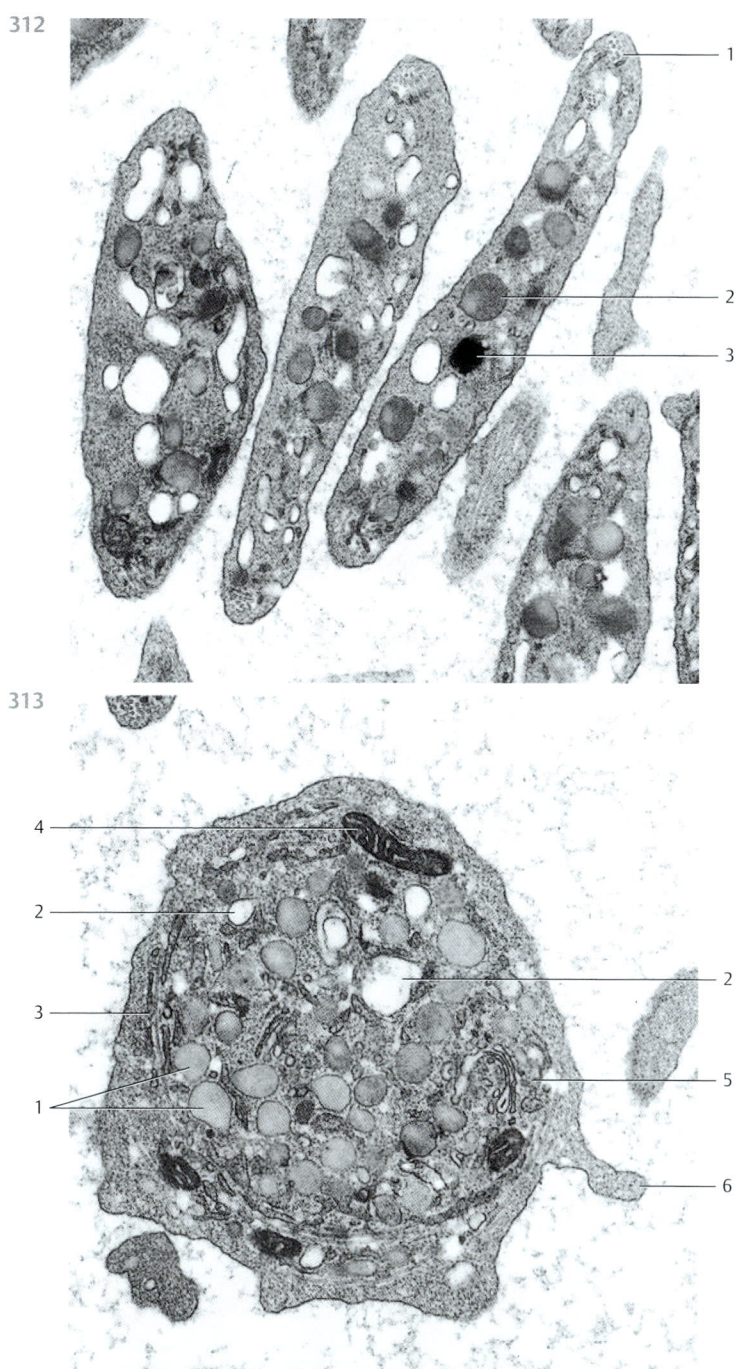

314 Thymus – Bries

Der Thymus, ein **Schlundtaschenabkömmling**, nimmt für die anderen lymphatischen Organe eine zentrale, übergeordnete Stellung ein. Er ist das primäre lymphatische Organ des T-Zell-Systems. Auf einem histologischen Querschnitt durch den kindlichen Thymus erkennt man eine scheinbar in Läppchen gegliederte Bauweise. Jedes „Läppchen" besteht aus der blauviolett gefärbten lymphozytenreichen Rinde (**Cortex**) 1 und dem helleren, zellärmeren, hier eher rötlich gefärbten Mark (**Medulla**) 2. Zwischen den „Läppchen" breitet sich gefäßführendes Bindegewebe 3, 4 aus, das auch in Form von Septen bis zur Rinden-Mark-Grenze vordringt. Das Grundgerüst von Mark und Rinde bilden nicht Fasern, sondern das aus dem endodermalen Epithel (ventrales Endoderm der 3. Schlundtasche) hervorgegangene Maschenwerk der Retikulumzellen (**epitheliales Grundgerüst; epitheliale Retikulumzellen; lymphoepitheliales Organ**). Unter den Zellen der Rinde dominieren die **Thymozyten**, die wie kleine Lymphozyten aussehen, im Mark herrschen Lymphoblasten, Lymphozyten und epitheliale Retikulumzellen vor. Der Thymus enthält aber auch Mastzellen, Makrophagen und sog. **interdigitierende dendritische Zellen**. In der entsprechenden Literatur werden häufig 6 verschiedene epitheliale Zellarten unterschieden. Lymphfollikel mit Reaktionszentren treten im Thymus nicht auf.

1 Rinde (Cortex)　　　　　3 Blutgefäße　　　　　　　　4 Bindegewebe
2 Mark (Medulla)
Färbung: Hämalaun-Eosin; Vergr. 10fach

315 Thymus – Bries

Stärkere Vergrößerung eines sog. Thymusläppchens (**Pseudoläppchen**) mit dunkler gefärbter Rinde 1 und hellerem Mark 2. In der Rinde sind die reifen **T-Lymphozyten** dicht gepackt; im Mark liegen sie sehr viel lockerer. Im Bild rechts erkennt man die bindegewebige Kapsel 3 mit Blutgefäßen (👁 314). Im Mark liegen **Hassall-Körperchen** 4 (👁 316, 317).

1 Rinde (Cortex)　　　　　3 Kapsel　　　　　　　　　4 Hassall-Körperchen
2 Mark (Medulla)
Färbung: Hämalaun-Eosin; Vergr. 80fach

316 Thymus – Bries

Großes eosinophiles **Hassall-Körperchen** 1 im Thymusmark eines Kindes. Die konzentrische zwiebelschalenartige Schichtung der Retikulumzellen ist hier besonders gut zu erkennen (👁 317). Beachte die etwas größeren epithelialen Retikulumzellen des Marks, die über Fortsätze untereinander zusammenhängen und ein Maschennetz bilden. Hier liegen weniger Lymphozyten. Die angeschnittenen Blutgefäße 2 sind mit Erythrozyten gefüllt.
Der Thymus besitzt eine auf die Rindenzone beschränkte **„Blut-Thymus-Schranke"**, d. h. Abschirmung der Rinde gegenüber im Blut zirkulierenden Fremdantigenen.
(Arthur Hill Hassall, 1817–1894, Arzt in London und auf der Isle of Wight).

1 Hassall-Körperchen　　　2 Kapillare
Färbung: Hämalaun-Eosin; Vergr. 400fach

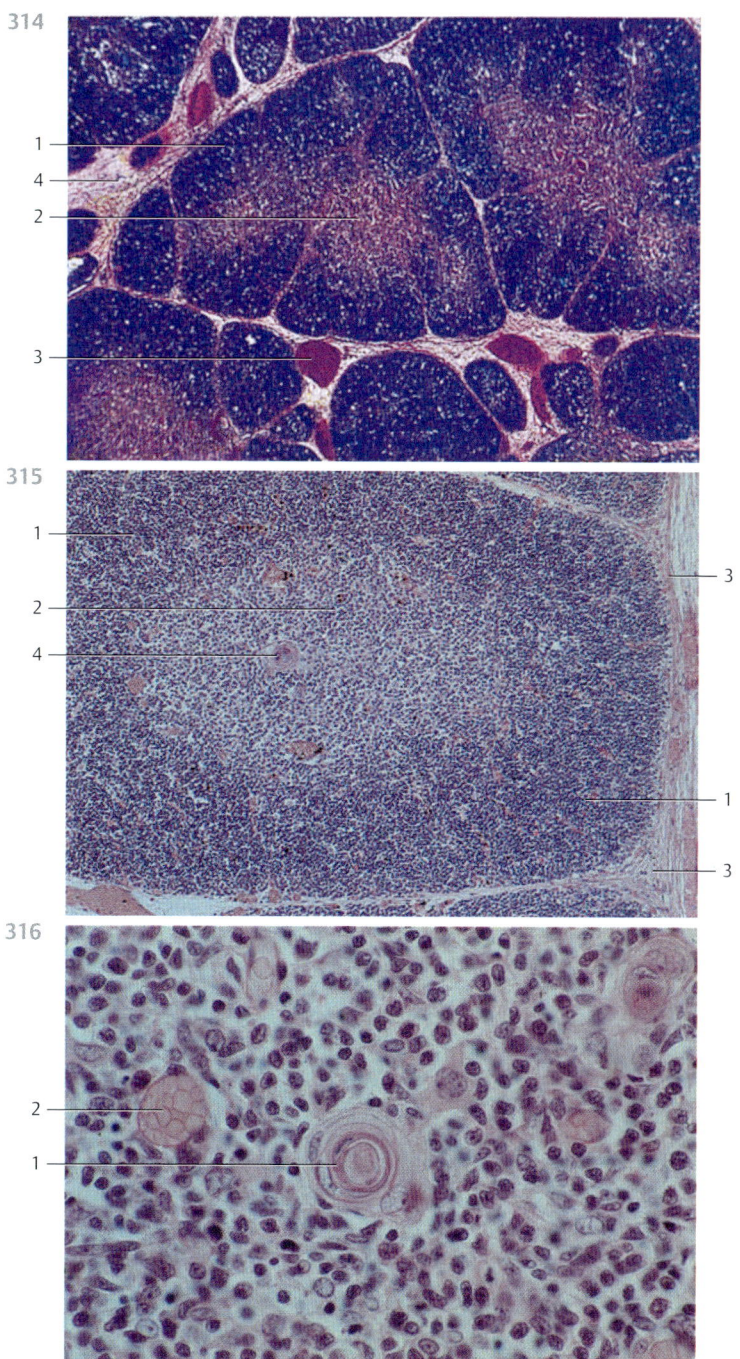

317 Thymus – Bries

Charakteristische Elemente des Thymusmarks sind die sog. **Hassall-Körperchen** 1, die aus meist mehreren konzentrisch, zwiebelschalenartig geschichteten Retikulumzellen bestehen, die häufig hyalin degenerieren. Sie erscheinen deshalb gelegentlich homogen und färben sich mit Eosin kräftig an. Auch Zystenbildungen kommen vor. Im Zentrum der Hassall-Körperchen liegt meistens eine auffällig vergrößerte epitheliale Retikulumzelle, um die sich die benachbarten Markzellen schalenartig herumlagern. Hassall-Körperchen sind im Durchmesser etwa 20–500 µm groß (⊙ 315, 316), ihre Funktion ist nicht bekannt. Möglicherweise sind sie ektodermaler Herkunft, da in ihnen, wie in den Zellen der Epidermis, **Präkeratin** und **Keratin** nachgewiesen werden konnte.

Die Zahl der Hassall-Körperchen beträgt vor der Pubertät ca. 1,5 Millionen, beim Erwachsenen beträgt ihre Zahl nur noch etwa 260 000.

Verschiedene epitheliale Zellen des Thymus produzieren Stoffe, die vermutlich Hormoncharakter besitzen. Bekannte und gut definierte Stoffe sind u. a. **Thymosin, Thymopoetin** und **Thymulin**.

1 Hassall-Körperchen im Mark   2 Rinde
Färbung: Hämalaun-Eosin; Vergr. 240fach

318 Thymus – Bries

In der Pubertät wird das spezifische Thymusgewebe allmählich zurückgebildet (**Pubertätsinvolution**), und beim Erwachsenen geht die „Läppchengliederung" des Thymus verloren; es kommt zur fettigen Involution (**Altersinvolution**), die zunächst die Rinde stärker betrifft als das Mark. Schließlich entsteht der sog. **Thymusrestkörper**, der hauptsächlich aus veränderten Marksträngen besteht. Beachte die enorme Zunahme des Fettgewebes 1 (⊙ 319).

1 Fettgewebe   2 Mark mit Hassall-Körperchen   3 Reste der Rinde
Färbung: Hämalaun-Eosin; Vergr. 30fach

319 Thymus – Bries

Im Laufe des Lebens kommt es infolge struktureller Veränderungen zu einer weitgehenden Rückbildung des Thymus (**Altersinvolution**). Die Rinde 1 verarmt an Lymphozyten. Die Markstränge verschmälern sich. Von außen dringt retikuläres Bindegewebe ein, das sich in Fettgewebe 2 umwandelt. Das Ergebnis dieser Involutionsvorgänge ist ein an Fettgewebe reicher **Thymusrestkörper** (**thymischer Fettkörper**) (⊙ 318), der nur noch geringfügige Reste spezifischen Organgewebes enthält.

1 Reste der Thymusrinde   2 Fettgewebe   3 Hassall-Körperchen
Färbung: Hämalaun-Eosin; Vergr. 10fach

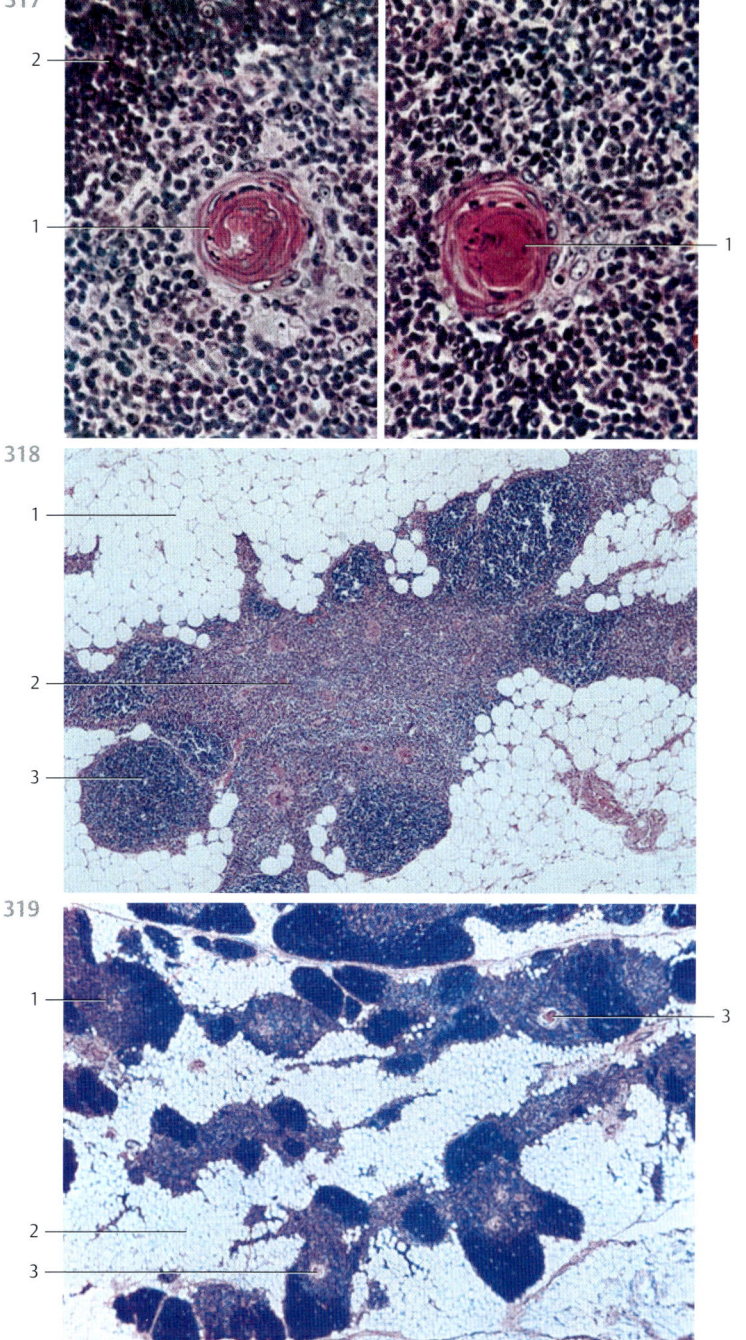

320 Lymphknoten

Lymphknoten, **Nodi lymphatici**, sind ovale oder bohnenförmige Organe, die als biologische Filter in die Strombahn des Lymphgefäßsystems eingeschaltet sind. Ihre Größe beträgt mehrere Millimeter bis über 2 cm. Sie sind von einer kollagenfaserigen Bindegewebskapsel 1 umschlossen, von der Bindegewebssepten, **Trabekel**, radiär ins Knoteninnere ziehen. In der Kapsel kommen vereinzelt auch Myozyten vor. Trabekel bilden das gröbere Organgerüst, dazwischen ist das feine Netzwerk der Retikulumzellen und der argyrophilen Fäserchen (**Retikulinfasern**) untergebracht, das erhebliche Mengen von Lymphozyten und Makrophagen enthält (**lymphoretikuläres Organ**). Man unterscheidet am Lymphknoten **Rinde** (**Cortex, B-Zone, Paracortex, T-Zone**) 2 und **Mark** 3. Am Hilum 4 treten die Blutgefäße ein; die abführenden Lymphgefäße (**Vasa efferentia**) verlassen an dieser Stelle den Lymphknoten. Mehrere zuführende Lymphgefäße (**Vasa afferentia**) durchbrechen die Kapsel und führen Lymphe in den Lymphknoten. Auf unserer Abbildung erkennt man gut die dunkler gefärbte Rinde 2 und das helle Mark 3. In der Rinde liegen zahlreiche knötchenförmige Follikel, sog. **Lymphknötchen**, mit Reaktionszentren (**Noduli lymphatici**). Beachte die zentral gelegenen Marksinus 3 (● 321–326).
Nodus lymphaticus inguinalis, Mensch.

1 Kapsel
2 Rinde mit Noduli lymphatici
3 Mark mit Marksträngen und Marksinus
4 Hilum (Pforte des Lymphknotens)
Färbung: Hämalaun-Eosin; Vergr. 20fach

321 Lymphknoten

Kleiner, mit Tusche injizierter Lymphknoten eines Kaninchens. Man erkennt deutlich die kräftige bindegewebige Kapsel 1, die dunkel gefärbte Rinde 2 mit **Noduli lymphatici** und das hellere Mark 3, ferner die feineren Aufzweigungen der vom Hilus in die Trabekel, durch das Mark und schließlich in die Rinde ziehenden Arterien.

1 Kapsel
2 Rinde
3 Mark
Tuscheinjektion; Färbung: Hämalaun-Eosin; Vergr. 5fach

322 Lymphknoten

Ausschnitt eines Lymphknotens, der an der Oberfläche von einer kräftigen Bindegewebskapsel 1 umschlossen wird. Die dem Lymphknoten zustrebenden Lymphgefäße (**Vasa afferentia**) durchbrechen diese Kapsel und münden in den Randsinus (**Sinus marginalis**) 2, der auf der Abbildung als heller, zwischen Rindensubstanz und Kapsel gelegener lymphozytenarmer Spaltraum deutlich hervortritt. Der Randsinus steht mit den radiär ausgerichteten **Intermediärsinus** in Verbindung, die schließlich in die zentral gelegenen und weitlumigeren **Marksinus** 3 führen. In der Rinde 4 breiten sich lymphozytenreiche Bezirke aus, die man **Primärknötchen** nennt. Die kleinen Häufchen dunkler Granula stellen gespeicherte Kohlepigmente dar.

1 Kapsel
2 Randsinus
3 Marksinus
4 Rinde
Färbung. Hämalaun-Eosin; Vergr. 20fach

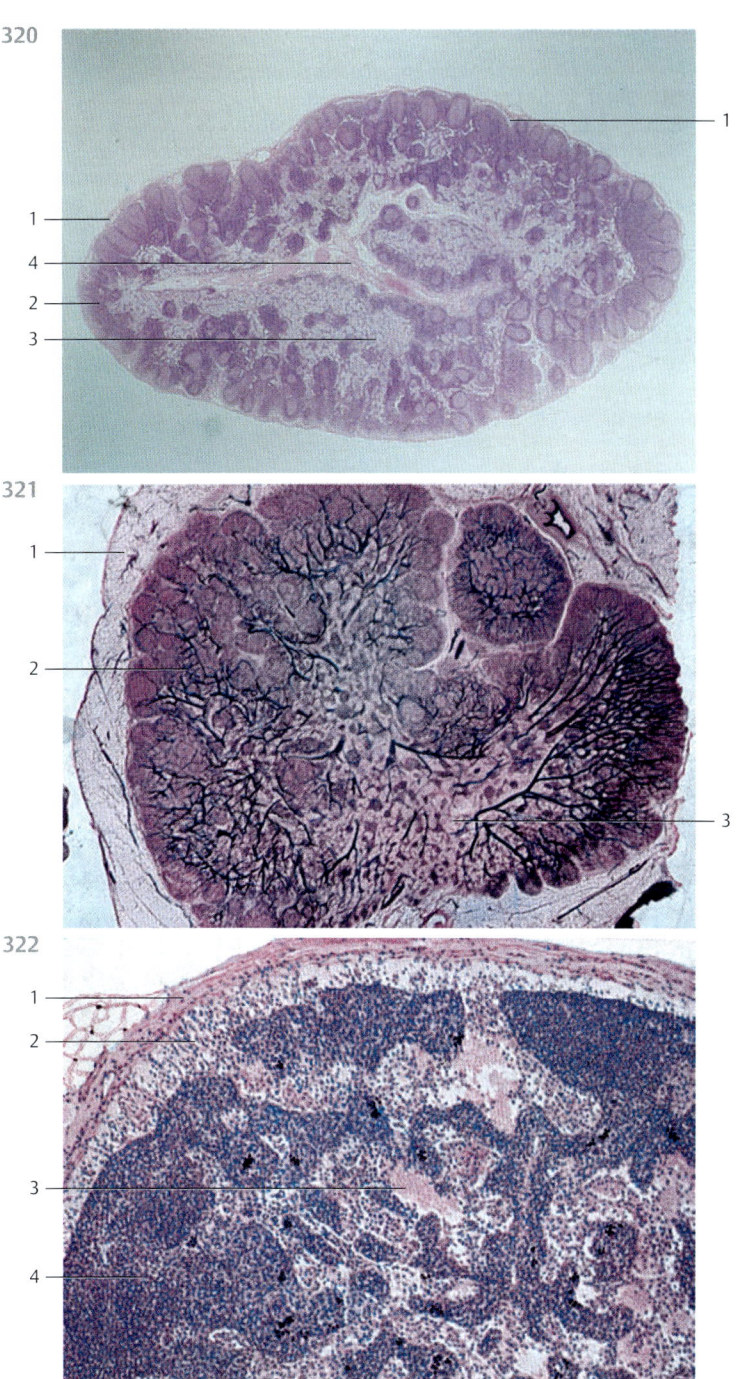

323 Lymphknoten

Randbereich eines Lymphknotens aus einer menschlichen Achselhöhle mit verhältnismäßig derber bindegewebiger Kapsel 1, Randsinus 2 und Rinde 3 (◆ 321, 322, 324). Im Randsinus, **Sinus marginalis**, treten Retikulumzellen (**Sinusretikulum, Sinuswandzellen**) und Retikulumfasern (◆ 324) deutlich hervor. Sie durchqueren den Sinus marginalis und bilden ein lockeres Gitter. Beachte die subkapsulär gelegenen endotheläähnlichen Zellen, die sog. **Uferzellen sive Sinuswandzellen**. Der Randsinus steht mit den weitlumigen Marksinus durch die die kompakte Rindensubstanz durchbrechenden **Intermediärsinus** in Verbindung. Unterhalb vom Randsinus liegen Lymphozyten dicht gepackt, sie bilden einen **Sekundärfollikel** mit einem Lymphozytenwall 4 und einem Keimzentrum 5.

1 Kapsel
2 Randsinus (Sinus marginalis)
3 Rinde
4 Lymphozytenwall des Sekundärfollikels
5 Keimzentrum

Färbung: Hämalaun-Eosin; Vergr. 200fach

324 Lymphknoten

Randbereich eines menschlichen Lymphknotens aus der Leistenregion. Unmittelbar unter der Kapsel 1 breitet sich ein flacher Raum aus, der den Lymphknoten schalenförmig umgibt und als Rand- oder Marginalsinus (**Sinus marginalis**) 2 bezeichnet wird (◆ 320–323). In diesen Marginalsinus münden die zahlreichen zuführenden Lymphgefäße, die **Vasa afferentia**, ein. Der Randsinus wird von fortsatzreichen Retikulumzellen durchzogen. Diese werden wiederum von zarten Kollagen- und Retikulumfasern gestützt (im Präparat zart blau gefärbt). In der unteren Bildhälfte ist ein lymphozytenreiches Knötchen (**Follikel**), ein **Nodulus lymphaticus** 3, angeschnitten (◆ 325).

1 Kapsel
2 Randsinus (Sinus marginalis)
3 Lymphfollikel

Färbung: Azan; Vergr. 400fach

325 Lymphknoten

In der äußeren Rindenschicht sind die Lymphozyten zu ovoiden oder runden Knötchen, den Follikeln, **Noduli lymphatici**, verdichtet (◆ 320). Diese Rindenknötchen stellen die B-Zell-Areale (**B-Region**) im Lymphknoten dar. Bevorzugter Ort für T-Lymphozyten sind die nicht scharf begrenzten parakortikalen Zonen (**T-Region**). Rindenknötchen, die nur aus dicht gelagerten kleinen und mittelgroßen Lymphozyten bestehen, werden als **Primärfollikel** bezeichnet. Unser Präparat demonstriert einen **Sekundärfollikel**, der im Inneren neben kleinen Lymphozyten große Zellen mit basophilem Zytoplasma enthält (**Zentrozyten** und **Zentroblasten**). Diese Areale innerhalb des Follikels werden **Keimzentren** 1 genannt; sie sind während der **Immunogenese** aus Primärfollikeln hervorgegangen. Das Keimzentrum des Sekundärfollikels ist von einem Lymphozytenwall (**Korona**) 2 umgeben, der vornehmlich aus kleinen Lymphozyten besteht (◆ 323). Vereinzelt können im Lymphozytenwall Plasmazellen vorkommen.

1 Keimzentrum
2 Lymphozytenwall (Korona)

Färbung: Azan; Vergr. 200fach

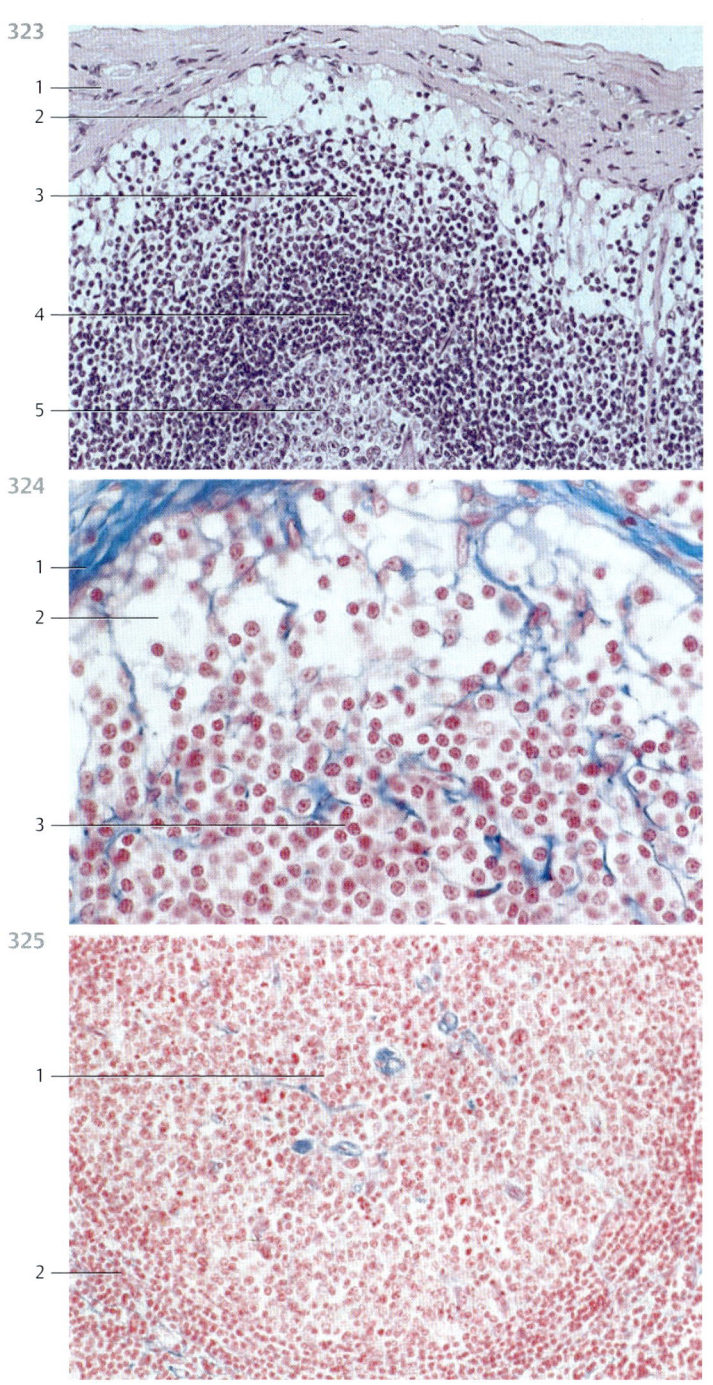

326 Lymphknoten

Ausschnitt aus einem **Marksinus** eines Lymphknotens der Katze. Die Marksinus liegen zwischen den Marksträngen (👁 320, 322). Sie stehen über **Intermediärsinus** mit dem **Randsinus** (👁 323, 324) in Verbindung. Der Marksinus wird, ebenso wie die anderen Lymphsinus des Lymphknotens, von locker gefügten Retikulumzellen durchzogen, wodurch ein **Reusensystem** entsteht. Beachte in unserer Abbildung die zart blau gefärbten Zytoplasmaschleier dieser Retikulumzellen, deren Anordnung mit einem Schwammwerk verglichen werden kann. In den Maschen liegen Lymphozyten, häufig auch Makrophagen, gelegentlich Monozyten und Plasmazellen. Alle Sinus werden von flachen Sinusendothelzellen ausgekleidet.

Färbung: Azan; Vergr. 400fach

327 Lymphgefäße – Lymphkollektoren

Lymphgefäße [1] erinnern an dünnwandige Venen. Sie werden von einem Endothel (**Lymphendothel** [3], 👁 306) ausgekleidet, dem sich außen eine zarte Bindegewebsschicht auflegt. Eine Basallamina fehlt (👁 306). Mit zunehmendem Kaliber kommen in der Wand auch glatte Muskelzellen vor (**Transportgefäße**). Lymphgefäße sind mit Taschen- und Trichterklappen (**Valvulae lymphaticae**) [2] ausgestattet, deren freie Ränder in Richtung des Lymphstroms gerichtet sind (b). Man unterscheidet in Richtung des Lymphstromes folgende Abschnitte: extravasale Saft- oder Lymphbahnen, Lymphkapillaren, die in der Regel Netze bilden und **Rete lymphocapillare** genannt werden, **Präkollektoren** (Durchmesser etwa 100 μm), **Lymphkollektoren** (Sammelgefäße) (Durchmesser 150–600 μm), **Trunci lymphatici** und **Ductus lymphatici**. Unser Präparat stammt aus der Milzkapsel eines Rinderfetus.

1 Lymphgefäße 2 Trichterklappe 3 Lymphendothelzellen
Färbung: Hämalaun-Eosin; a) Vergr. 120fach; b) Vergr. 240fach

328 Milz – Lien – Splen

Die Milz, das größte Lymphorgan des menschlichen Körpers und eine in das Blutgefäßsystem eingeschaltete Filterstation, wird von einer kollagenfaserigen Kapsel [1] umgeben, die außen von **Peritonealepithel** bedeckt ist (in der Abbildung oben). Von der Organkapsel aus durchsetzen grobe, unregelmäßig gestaltete Bindegewebsstränge das Organ, **Milzbalken** oder **Milztrabekel** [2], die in der Abbildung nahezu ungefärbt sind. Sie enthalten die **Balkengefäße**. Die Räume zwischen den Trabekeln und der Kapsel nimmt retikuläres Bindegewebe ein, das von zahlreichen Blutgefäßen durchsetzt wird. Infolge des hohen Blutgehalts wird das retikuläre weiche Gerüstwerk auch **rote Milzpulpa** [3] genannt. In der Pulpa sind dunkler blau gefärbte Knötchen sichtbar, die **Milzknötchen** [4], deren Gesamtheit häufig als **weiße Pulpa** bezeichnet wird. Es handelt sich um lymphozytenreiches Grundgewebe, das die Gefäße scheidenartig umgibt. In der Abbildung sind zahlreiche Gefäße längs geschnitten, die von Lymphscheiden eingehüllt werden.

1 Kapsel
2 Milztrabekel mit Trabekelvene
3 Rote Milzpulpa
4 Milzknötchen mit Zentralarterie
Färbung: Hämalaun; Vergr. 4fach

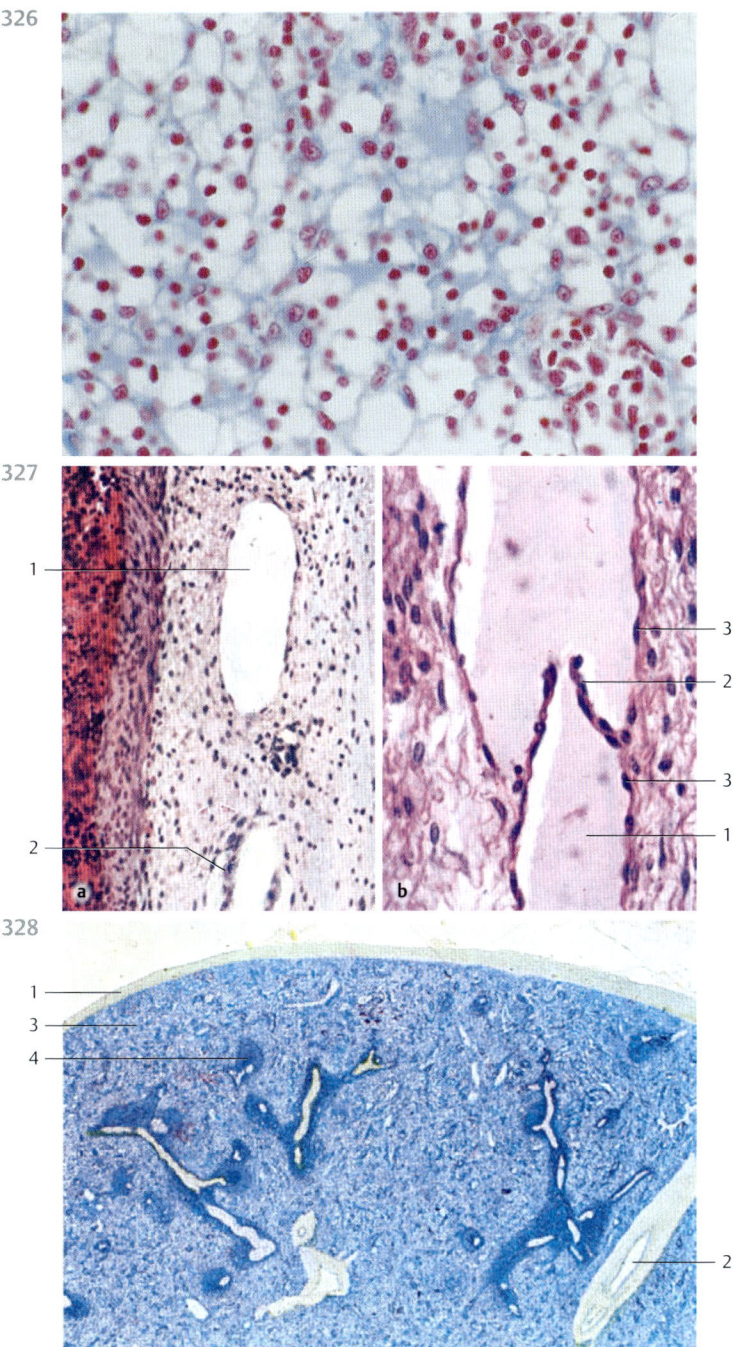

Blutgefäße, Blut und Abwehrsystem

329 Milz – Lien – Splen

Auf diesem Schnitt durch die Milz einer Katze ist ein Milzknötchen (**Milzfollikel; periarterielle Lymphozytenscheide**, PALS) getroffen, in dem die Follikel- oder Zentralarterie verläuft [1]. Noch innerhalb, meist jedoch nach dem Austritt aus dem Follikel splittert sich die Zentralarterie pinselförmig in etwa 25–50 Arteriolen auf (**Pinselarteriolen, Endbäumchen, Penicillus**) [2]. Nach kurzem Verlauf werden diese Penicilli von einer spindelförmigen, hülsenartigen Verdickung [3] (**Schweigger-Seidel-Hülse, Ellipsoid**) umschlossen (**Hülsenarteriolen**). Die hülsenartigen Verdickungen sind in menschlichen Milzen kaum aufzuspüren. In der Katzenmilz dagegen treten sie als umschriebene kleine Knötchen deutlich hervor. Sie bestehen aus verdichtetem retikulärem Bindegewebe und Makrophagen. Die heller gefärbten und locker strukturierten Areale gehören der roten Milzpulpa [4] an. Vor der histologischen Aufarbeitung wurde die Katzenmilz mit physiologischer Kochsalzlösung durchspült.

1 Milzknötchen mit Zentralarterie
2 Pinselarteriole
3 Hülsenartige Verdickung
4 Rote Milzpulpa

Färbung: Methylblau; Vergr. 10fach

330 Milz – Lien – Splen

Das Milzparenchym setzt sich aus der weißen Pulpa (= **Gesamtheit der lymphoretikulären Arterienscheiden, T-Region**) und der roten Pulpa [1] zusammen. In dieser Abbildung ist ein Teil der weißen Pulpa in Form eines kugeligen Lymphfollikels (**Milzknötchen, Folliculus lymphaticus splenicus**) mit einem ausgeprägten Reaktionszentrum (**Keimzentrum**) [2] zu sehen. Das Milzknötchen umfasst die Verzweigungen der Pulpaarterie, die nunmehr als **Follikelarterie** [3] oder **Zentralarterie** bezeichnet werden. In der Regel handelt es sich um zwei bis drei Follikelarterien, die häufig exzentrisch in den lymphoretikulären Arterienscheiden verlaufen, besonders dann, wenn, wie in unserem Falle, Sekundärknötchen mit Reaktionszentren (**B-Region**) ausgebildet sind. Das Keimzentrum [2] wird von einem Wall von kleinen Lymphozyten umgeben, der **Korona** oder **Mantelzone** [4] genannt wird. Außerhalb des Milzknötchens ist die rote Milzpulpa [1] angeschnitten (◉ 329).

1 Rote Milzpulpa
2 Keimzentrum des Milzknötchens
3 Follikelarterie
4 Korona oder Mantelzone

Färbung: Hämalaun-Eosin; Vergr. 100fach

331 Milz – Lien – Splen

Die arteriellen Endkapillaren, die aus den Pinselarteriolen hervorgehen, setzen sich in weite und unterschiedlich lange, den Venen vorgeschaltete **Milzsinus** fort, deren Feinbau nur an der blutleer gespülten Milz studiert werden kann. Die Wandung dieser **Milzsinus** ist gitterartig gebaut und besteht aus lang gestreckten Zellelementen, dem **Sinusendothel**, und ringförmig angeordneten argyrophilen Fasern. In dieser Abbildung ist ein Teil dieses **Flächengitters** in der Aufsicht dargestellt. In der oberen Bildhälfte tritt dem Betrachter das typische Netzwerk des retikulären Bindegewebes entgegen.

Färbung: Eisenhämatoxylin; Vergr. 800fach

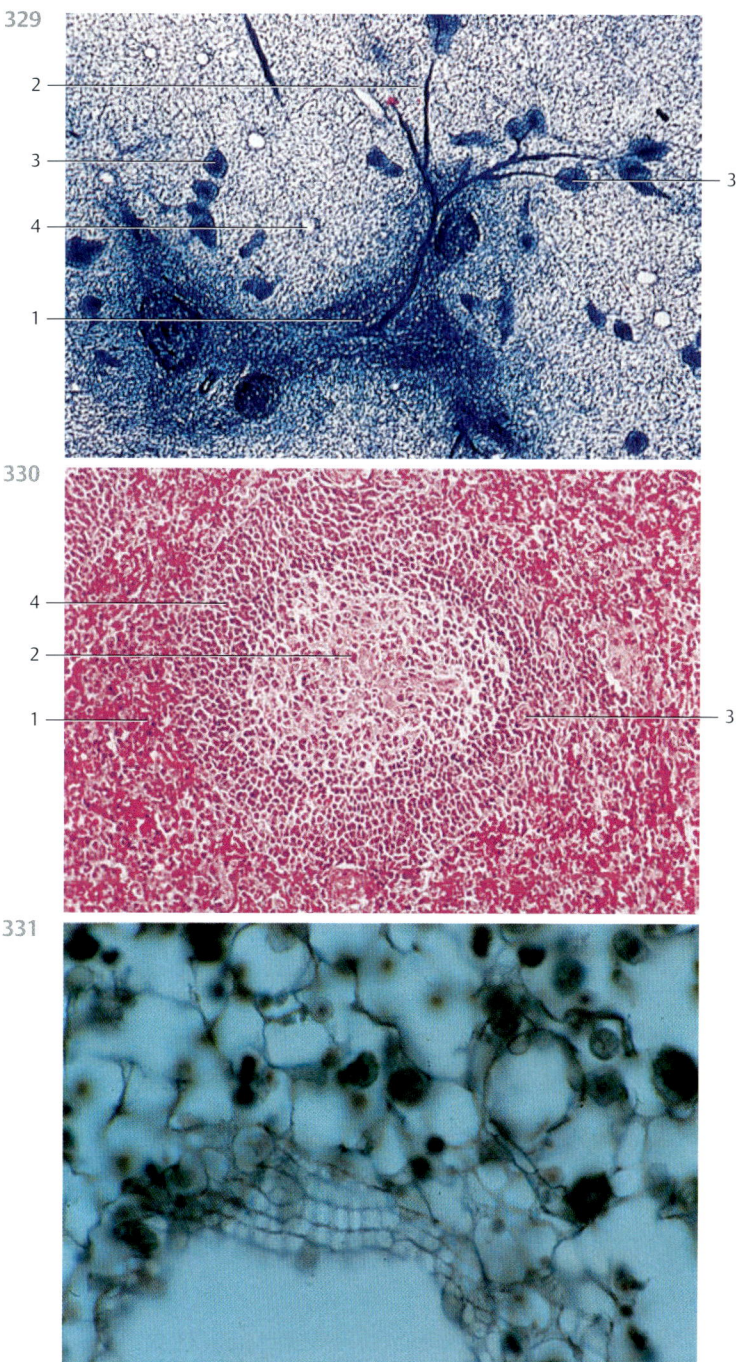

332 Milz – Lien – Splen

Diese Abbildung zeigt die Verteilung von B- und T-Lymphozyten in der Milz.

a) Die immunhistochemische Darstellung von **B-Lymphozyten** (blau) zeigt, dass sie sich vorwiegend in Follikeln 1 und der Marginalzone 2 befinden. Die periarterioläre lymphatische Begleitscheide 3, die sich vorwiegend um die Zentralarterie ⚋ erstreckt, enthält nur wenige B-Lymphozyten.

b) Auf dem Folgeschnitt wurden **T-Lymphozyten** durch den Nachweis des **T-Zell-Rezeptors** dargestellt (rot). Sie werden in großer Zahl in der periarteriolären lymphatischen Begleitscheide 3 gefunden. In der roten Pulpa 4 halten sich neben vielen Makrophagen auch B- und T-Lymphozyten auf.

1 Follikel
2 Marginalzone
3 Periarterioläre lymphatische Begleitscheide; die Pfeile zeigen auf die Zentralarterien
4 Rote Pulpa

Präparat von Prof. Dr. Jürgen Westermann, Lübeck; Vergr. 60fach

333 Lymphknoten

Diese Abbildung zeigt die Verteilung von B- und T-Lymphozyten im Lymphknoten.

a) Die immunhistochemische Darstellung von B-Lymphzyten (blau) zeigt, dass sie sich vorweigend im Cortex 1 und der Medulla 2 befinden. Der **Paracortex** 3 enthält nur wenige B-Lymphozyten, die jedoch wie die T-Lymphozyten über die **hochendothelialen Venulen** 4 in den Lymphknoten einwandern.

b) Auf dem Folgeschnitt wurden T-Lymphozyten durch den Nachweis des **T-Zell Rezeptors** dargestellt (rot). Sie werden in großer Zahl im **Paracortex** 3 **gefunden.**

1 Cortex
2 Medulla
3 Paracortex
4 Hochendotheliale Venule

Präparat von Prof. Dr. Jürgen Westermann, Lübeck; Vergr. 250fach

334 Lymphknoten

B- und T-Lymphozyten wandern über **hochendotheliale Venulen** (HEV) in die Lymphknoten ein. Markierte Lymphozyten wurden intravenös gespritzt und 15 Minuten später immunhistochemisch dargestellt (braun). Außerdem wurden B-Lymphozyten identifiziert (blau). Diese Abbildung zeigt, dass unmittelbar nach Injektion sowohl B-Lymphozyten (braun und blau, Pfeile) als auch T-Lymphozyten (braun) das Blut verlassen und über HEV (Umriss durch die gestrichelte Linie angegeben) in den Lymphknoten einwandern.

Präparat von Prof. Dr. Jürgen Westermann, Lübeck; Vergr. 60fach

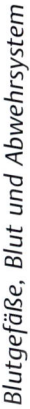

Blutgefäße, Blut und Abwehrsystem

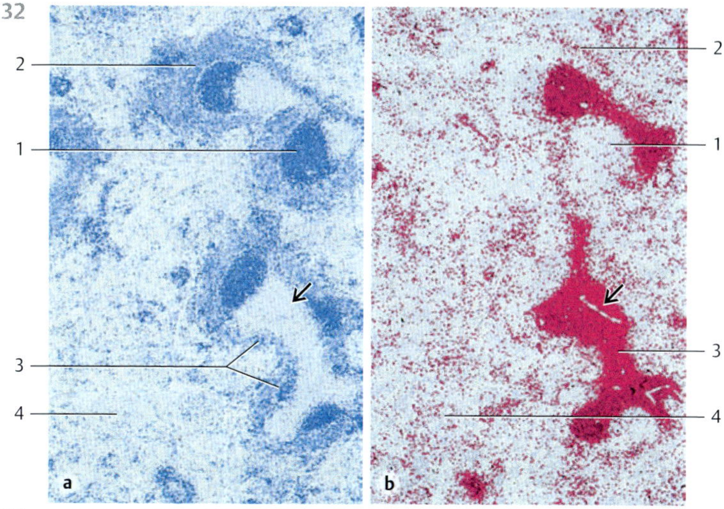

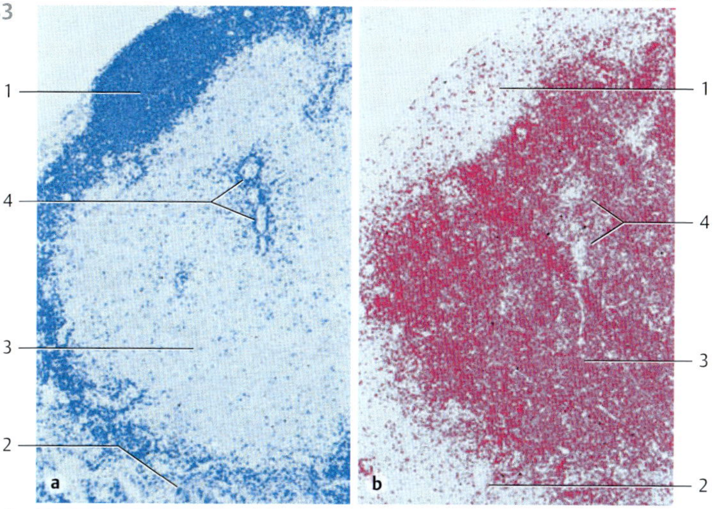

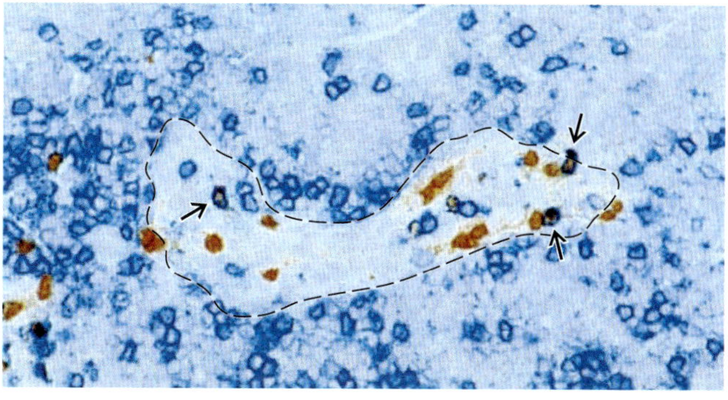

335 Tonsilla palatina – Gaumenmandel

Die Gaumenmandeln sind von der Schleimhaut der Mundhöhle 1 (**mehrschichtiges unverhorntes Plattenepithel**) überzogen, die sich zu etwa 15–20 tiefen, häufig verzweigten Tonsillarkrypten 2, den **Fossulae tonsillares**, mit schlitzartigen Öffnungen in das lymphoretikuläre Gewebe einsenkt. Jede Krypte wird von einem Wall aus lymphoretikulärem Gewebe umgeben; es enthält **Sekundärknötchen** (👁 336). Eine Bindegewebskapsel 4 schließt die Gaumenmandel nach außen ab und trennt sie von der Rachenwand. Im Bild links und rechts ist die Muskulatur der Gaumenbögen 3 angeschnitten.

1 Mundhöhlenepithel
2 Tonsillarkrypten
3 Muskulatur der Gaumenbögen
4 Bindegewebskapsel
Färbung: Azan; Vergr. 10fach

336 Tonsilla palatina – Gaumenmandel

Längsschnitt durch eine Krypte mit dem angrenzenden lymphoretikulären Gewebe, das in der Lamina propria der Schleimhaut liegt. Am Eingang in die Krypte (**Fossula tonsillaris**) und an der Oberfläche der Tonsille ist das mehrschichtige unverhornte Plattenepithel 1 kaum von Lymphozyten durchsetzt. Erst in der Tiefe der Tonsillarkrypte 2 wird das Plattenepithel von Lymphozyten, teilweise auch von Granulozyten infiltriert und dabei netzartig aufgelockert, so dass der epitheliale Verband oft nicht mehr erkennbar ist (👁 337). Den Reaktionszentren 3 sitzen kryptenwärts kappenförmige Zonen 4 von kleinen Lymphozyten auf (**B-Lymphozyten**). In den interfollikulären Zonen 5 befindet sich die **T-Zellregion**. In den Lichtungen der Krypten liegen oft Reste von abgeschilferten Epithelzellen und Abwehrzellen, Material, das unter dem Begriff **Detritus** (Abrieb) zusammengefasst wird.

1 Mundhöhlenepithel
2 Krypte
3 Reaktionszentrum
4 Randwall, Lymphozytenkappe
5 Interfolliculäre Areale
Färbung: Hämalaun-Eosin; Vergr. 75fach

337 Tonsilla palatina – Gaumenmandel

Auf diesem Längsschnitt durch eine **Tonsillarkrypte** 1 erkennt man, dass das mehrschichtige unverhornte Plattenepithel 2 der Mundschleimhaut in der Mitte des Bildes vollständig von Lymphozyten durchsetzt wird 3. Dadurch erscheint es zu einem Schwammkörper aufgelockert, dem sich, in der Abbildung unten, ohne scharfe Grenze das lymphoretikuläre Gewebe 4 anschließt. Links und rechts ist der mehrschichtige Plattenepithelverband noch weitgehend intakt; nur vereinzelt sind kleine, dunkel gefärbte Lymphozyten erkennbar. Auch das Epithel der gegenüberliegenden Kryptenwand (im Bild oben) erscheint kaum verändert. Bei entzündlichen Vorgängen (**Tonsillitis**) können infolge einer vermehrten Abschilferung von Epithelzellen zusammen mit ausgewanderten Leukozyten und Mikroorganismen der Mundhöhle sog. Tonsillarpfröpfe (**Detrituspfröpfe**) entstehen, die gelegentlich verkalken und dann Mandelsteine bilden.

1 Tonsillarkrypte
2 Mundhöhlenepithel
3 Leukozyteneinwanderung und Leukodiapedese
4 Lymphoretikuläres Gewebe
Färbung: Azan; Vergr. 200fach

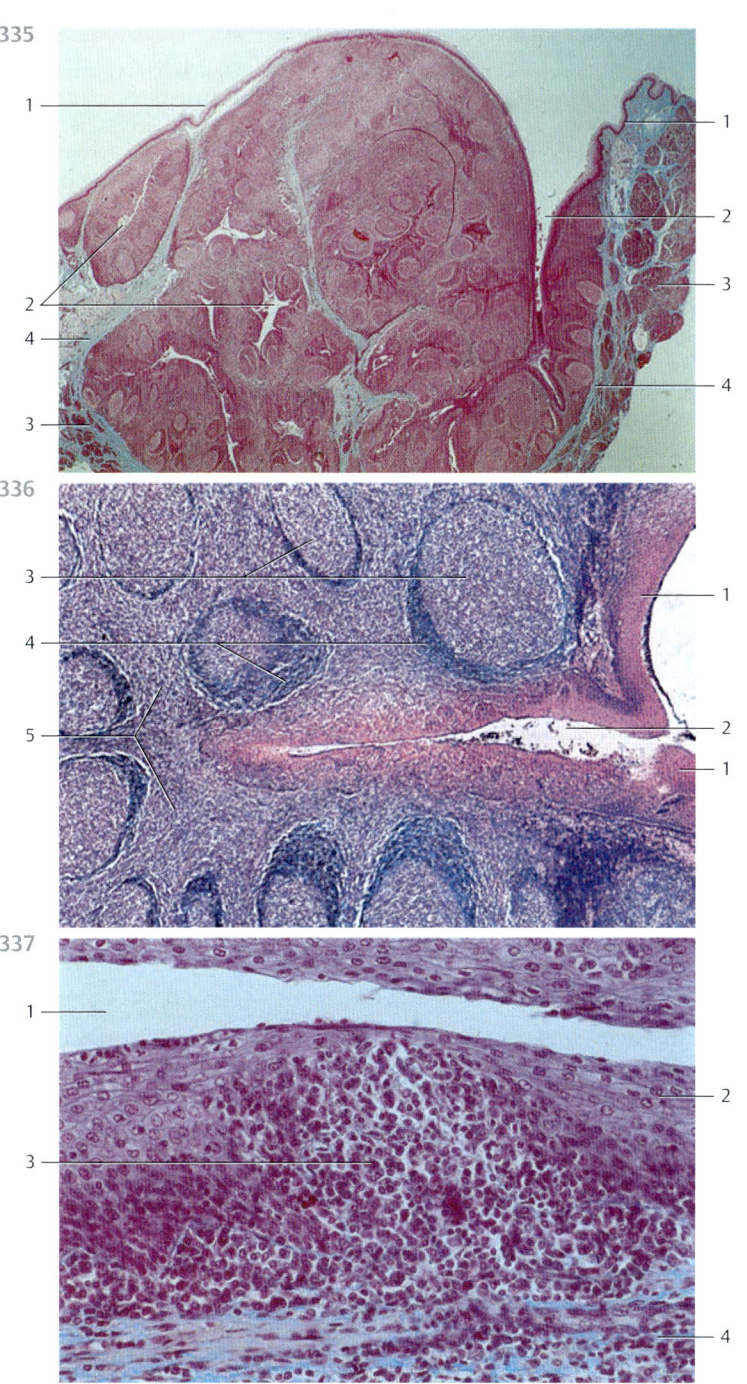

Blutgefäße, Blut und Abwehrsystem

338 Tonsilla lingualis – Zungenmandel

Die Schleimhaut des Zungengrundes dringt zwischen **Sulcus terminalis** und **Epiglottis** in Form kurzer, enger Kanälchen oder Spalten in die Tiefe. Diese **Tonsillarkrypten** 1 endigen blind. In der Tiefe der Krypten münden Schleimdrüsen 2 (→ 339). Die Krypten sind von einem nicht verhornenden, mehrschichtigen Plattenepithel ausgekleidet und ringsum von lymphatischem Gewebe umgeben.

In unserer Abbildung erkennt man das mehrschichtige Plattenepithel 3 des Zungengrundes, das auch die Krypte 1 auskleidet. Unter dem Epithel ist lymphoretikuläres Gewebe 4 angehäuft (tiefblau), es liegt in der Lamina propria der Zungenwurzel. Innerhalb des lymphoretikulären Gewebes sind zahlreiche helle Areale, **Sekundärknötchen**, zu erkennen. Ein solches Areal mit einer zentralen Krypte wird **Zungenbalg** genannt. Das lymphoretikuläre Gewebe wird nach außen durch eine mehr oder weniger geschlossene kapselartige Bindegewebsschale 5 begrenzt.

1 Tonsillarkrypten
2 Muköse Drüsen des Zungengrundes, Gll. linguales posteriores
3 Epithel der Zungenschleimhaut
4 Lymphoretikuläres Gewebe mit Reaktionszentren (B-Zone)
5 Bindegewebsschale

Färbung: Hämalaun-Eosin; Vergr. 14fach

339 Tonsilla lingualis – Zungenmandel

Senkrechter Durchschnitt durch den Zungengrund zur Darstellung der **Folliculi linguales (Zungenbälge)** 1 (→ 338). Im Bild oben ist das mehrschichtige unverhornte Plattenepithel der Zungenwurzel 2, darunter das knötchenförmige lymphoretikuläre Gewebe 1 angeschnitten. In der unteren Bildhälfte Anschnitte quergestreifter Muskelfasern der Zungenmuskulatur 4, dazwischen Läppchen der mukösen **Glandulae linguales posteriores** 5. – Das Bindegewebe ist blau gefärbt.

1 Lymphoretikuläres Gewebe
2 Epithel der Zungenwurzel
3 Balghöhle mit Detritus (Abrieb)
4 Zungenmuskulatur
5 Muköse Drüsen, Gll. linguales posteriores

Färbung: Azan; Vergr. 12fach

340 Tonsilla pharyngea – Rachenmandel

Die im **Epipharynx** gelegene Rachenmandel trägt – im Gegensatz zur Tonsilla palatina und zur Tonsilla lingualis (→ 335–339) – ein **mehrreihiges Flimmerepithel** 1 mit Becherzellen, in das inselartig Bezirke von mehrschichtigem Plattenepithel eingestreut sein können. Auch das **mehrreihige Flimmerepithel** kann von Lymphozyten durchsetzt werden (→ 337). Die Schleimhaut bildet sagittal gestellte plumpe Aufwerfungen aus, d. h. die Oberflächenvergrößerung wird durch Faltung und nicht durch Einsenkungen zu Krypten erreicht. Unmittelbar unter dem Epithel breitet sich lymphoretikuläres Gewebe 2 mit Reaktionszentren aus, das dem der Gaumenmandeln entspricht. Das spärliche Bindegewebe ist blau gefärbt.

1 Mehrreihiges Flimmerepithel mit Becherzellen
2 Lymphoretikuläres Gewebe
3 Krypte zwischen zwei Aufwerfungen der Schleimhaut

Färbung: Azan; Vergr. 25fach

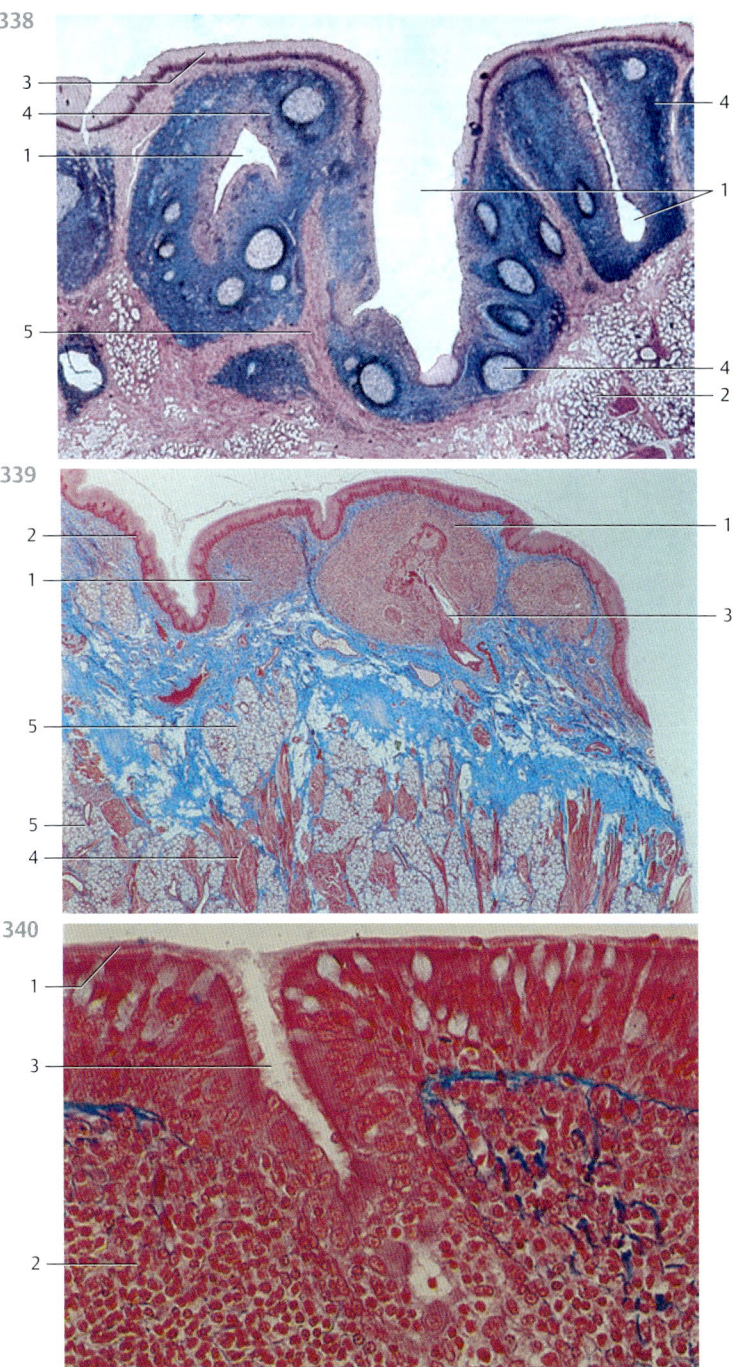

341 Darm-assoziiertes lymphatisches Gewebe – Dom-Areale

In der Wand des Magen-Darm-Traktes kommt organisiertes lymphatisches Gewebe in mannigfaltiger Form vor. Derartige lymphatische Zellansammlungen in der Darmwand werden als GALT (**Gut Associated Lymphoid Tissue**) zusammengefasst.

In dieser Abbildung, einem Querschnitt durch den Wurmfortsatz, erkennt man in der Lamina propria mucosae und in der Tela submucosa reichlich lymphatisches Gewebe mit Sekundärfollikeln 1. Über jeden Follikel wölben sich Ansammlungen von T- und B-Lymphozyten zum Darmlumen vor. Diese Region wird als **Dom** oder **Dom-Areal** 2 bezeichnet. Zwischen den Dom-Arealen liegt normale Dickdarmschleimhaut 3 mit Krypten (☞ 342, 343). Das Areal zwischen den Follikeln mit dichtliegenden kleinen Lymphozyten und postkapillaren Venulen mit hohem Endothel wird **Interfollikularregion** 4 genannt. – Appendix vermiformis eines Hundes.

1 Sekundärfollikel (B-Zone)
2 Dom-Areale
3 Dickdarmschleimhaut
4 Interfollikularregion (T-Zone)
5 Tunica muscularis
6 Tela submucosa
7 Tunica serosa

Färbung: Azan; Präparat und Aufnahme von Prof. Dr. Andreas Gebert, Jena; Vergr. 18fach

342 Darm-assoziiertes lymphatisches Gewebe – Dom-Areale

Über dem lymphatischen Gewebe 1 der Tela submucosa wölben sich **Dom-Areale** 2 gegen das Lumen vor. Das den Dom bedeckende Epithel weist im Vergleich zum Epithel der Dickdarmschleimhaut 3 Besonderheiten auf: Es fehlen **Zotten, Krypten** und **schleimproduzierende Becherzellen**. Die spezialisierten Epithelzellen tragen keine Mikrovilli, sondern lediglich stummelförmige membranartige Falten (☞ 343); sie werden deshalb **M-Zellen** (microfold cells) genannt. M-Zellen können antigenes Material aus dem Lumen aufnehmen und es zum lymphatischen Gewebe transportieren.

M-Zellen sind in den üblichen histologischen Präparaten lichtmikroskopisch nicht zu identifizieren. Da M-Zellen des Kaninchens große Mengen an **Vimentin** enthalten, wurde dieses Intermediärfilament hier als Markersubstanz für ihren immunhistochemischen Nachweis verwendet (schwarze Niederschläge im Epithel). – Appendix vermiformis des Kaninchens.

1 Lymphfollikel
2 Dom-Areale
3 Dickdarmschleimhaut
4 Tunica muscularis

Färbung: Immunhistochemischer Nachweis von Vimentin; differenzielle Interferenzkontrastaufnahme; Präparat und Aufnahme von Prof. Dr. Andreas Gebert, Jena; Vergr. 80fach

343 Darm-assoziiertes lymphatisches Gewebe – M-Zelle

Dom-Epithel aus den **Peyer-Plaques** des Dünndarms. Die **M-Zellen** 1 liegen eingestreut zwischen den Enterozyten 2; ihre basolateralen Oberflächen sind taschenförmig eingebuchtet. In diesen Taschen liegen Lymphozyten 3, zuweilen auch Makrophagen. Im Unterschied zu den Enterozyten 2 mit ihren regelmäßigen Mikrovilli 4 (Bürstensaum) (☞ 73, 75–77) besitzen **M-Zellen** eine unregelmäßige apikale Oberfläche, die keinen Schleimfilm trägt. M-Zellen initiieren Immunantworten. – Dünndarm des Schweines.

1 M-Zelle
2 Enterozyten
3 Lymphozyt
4 Mikrovilli der Enterozyten

Elektronenmikroskopische Aufnahme von Prof. Dr. Andreas Gebert, Jena; Vergr. 10000fach

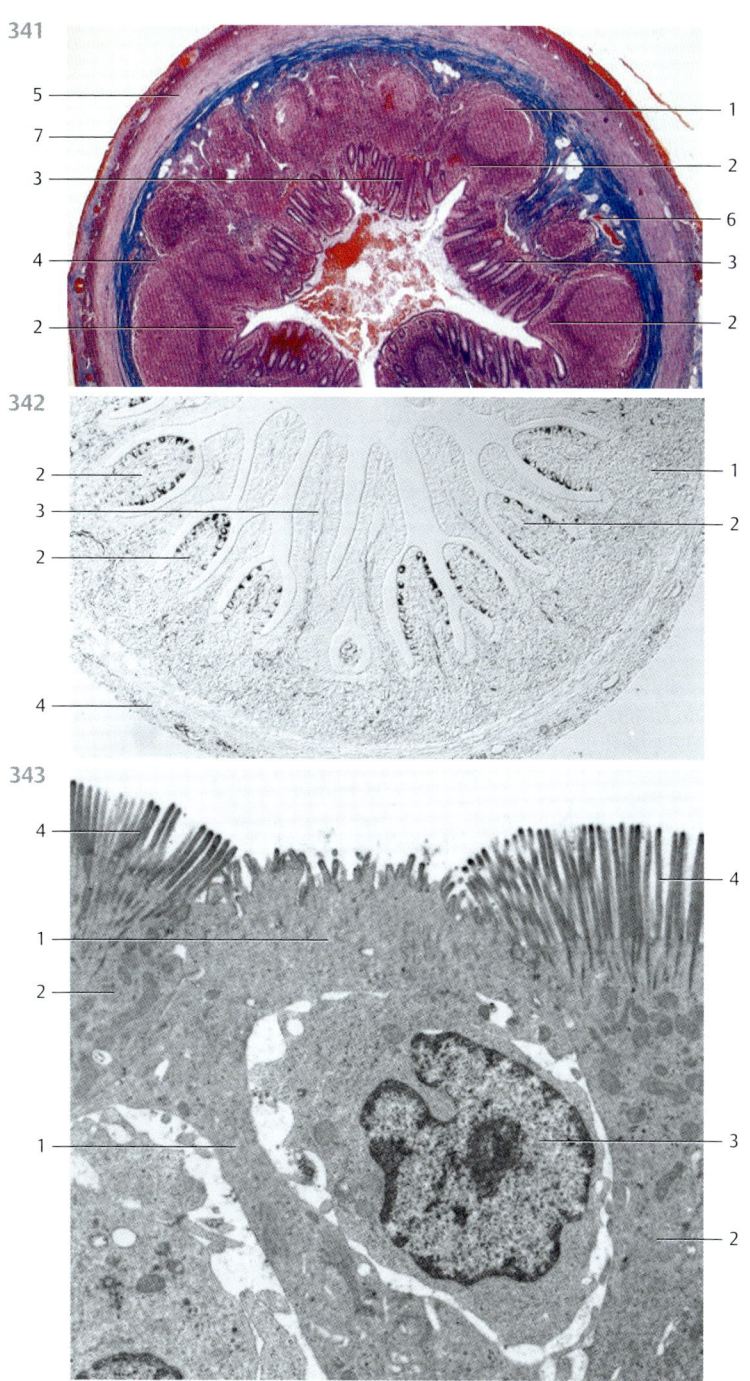

344 Hypophyse – Glandula pituitaria – Hirnanhangsdrüse

Die etwa 600–900 mg schwere Hypophyse (**Hirnanhangsdrüse**) ist von einer dünnen Bindegewebskapsel 1 umhüllt. Nach Herkunft und Feinbau unterscheidet man den größeren Drüsenteil, **Adenohypophyse** 2, und den kleineren Hirnteil, **Neurohypophyse** 3. Die Adenohypophyse (**Hypophysenvorderlappen, Lobus anterior, Pars distalis**) setzt sich kranialwärts in die Pars tuberalis (**Pars infundibularis, Trichterlappen**) 4 fort. Die Neurohypophyse (**Hypophysenhinterlappen, Lobus posterior, Pars nervosa**) 3 hängt durch den Hypophysenstiel, dem **Infundibulum** 5, mit dem Zwischenhirn zusammen. Zwischen Vorder- und Hinterlappen liegt die **Pars intermedia**, der **Mittellappen** 6, der zur Adenohypophyse gehört. Auf diesem Sagittalschnitt sind alle Anteile deutlich voneinander abgrenzbar.

1 Kapsel
2 Vorderlappen, Pars distalis
3 Hinterlappen, Pars nervosa
4 Pars infundibularis
5 Infundibulum, Hypophysenstiel
6 Pars intermedia mit Kolloidzysten (Adenohypophyse)

Färbung: Azan; Vergr. 7fach

345 Adenohypophyse – Pars distalis

Die Pars distalis der Adenohypophyse (**Vorderlappen**) besteht aus Strängen und Nestern verschiedener Epithelzellen, die von retikulären Fäserchen und weiten Blutsinus umgeben sind und die entsprechend ihrer Affinität zu Farbstoffen in azidophile 1, basophile 2 und chromophobe Zellen 3 unterteilt werden.

In unserer Abbildung lassen sich mühelos drei Zelltypen, d. h. **azidophile, basophile** und **chromophobe Zellen**, unterscheiden. Die großen, überwiegend rundlichen azidophilen Zellen 1 enthalten eine dichte azidophile Zytoplasmagranulation. Man unterscheidet dabei **somatotrope azidophile Zellen**, deren Granula ca. 300 nm messen, und mammatrope azidophile Zellen mit Granula, die etwa 600–900 nm groß sind. Der basophile Zelltyp 2 ist unterschiedlich groß und ebenfalls granuliert. Zu unterscheiden sind **gonadotrope basophile Zellen** (Granulagröße: 300–400 nm), **thyrotrope basophile Zellen** (Granulagröße: 60–160 nm), **adrenotrope basophile Zellen** (Granulagröße: 200–500 nm), **lipotrope basophile Zellen** (Granulagröße: 200–500 nm) und **melanotrope basophile Zellen** (Granulagröße: 200–400 nm). Die chromophoben Zellen 3 sind nach aktueller Auffassung nicht an der Hormonbildung beteiligt.

1 Azidophile Zellen
2 Basophile Zellen
3 Chromophobe Zellen
4 Kapillare

Färbung: Hämatoxylin-(Carrazi-)Eosin; Präparat von Prof. Dr. Humio Mizoguti, Kobe, Japan; Vergr. 320fach

346 Adenohypophyse – Pars distalis

Ausschnitt aus der Pars distalis der Adenohypophyse. Vergleiche dieses Fotogramm mit der 👁 345. Angegeben sind hier auch noch die älteren Zellbezeichnungen.
Die Steuerung der Vorderlappenzellen erfolgt durch hypothalamische Steuerhormone.

1 Azidophile (α-)Zellen
2 Basophile (β-)Zellen
3 δ-Zellen
4 Chromophobe (γ-)Zellen
5 ϵ-Zellen

Färbung: Azan; Vergr. 400fach

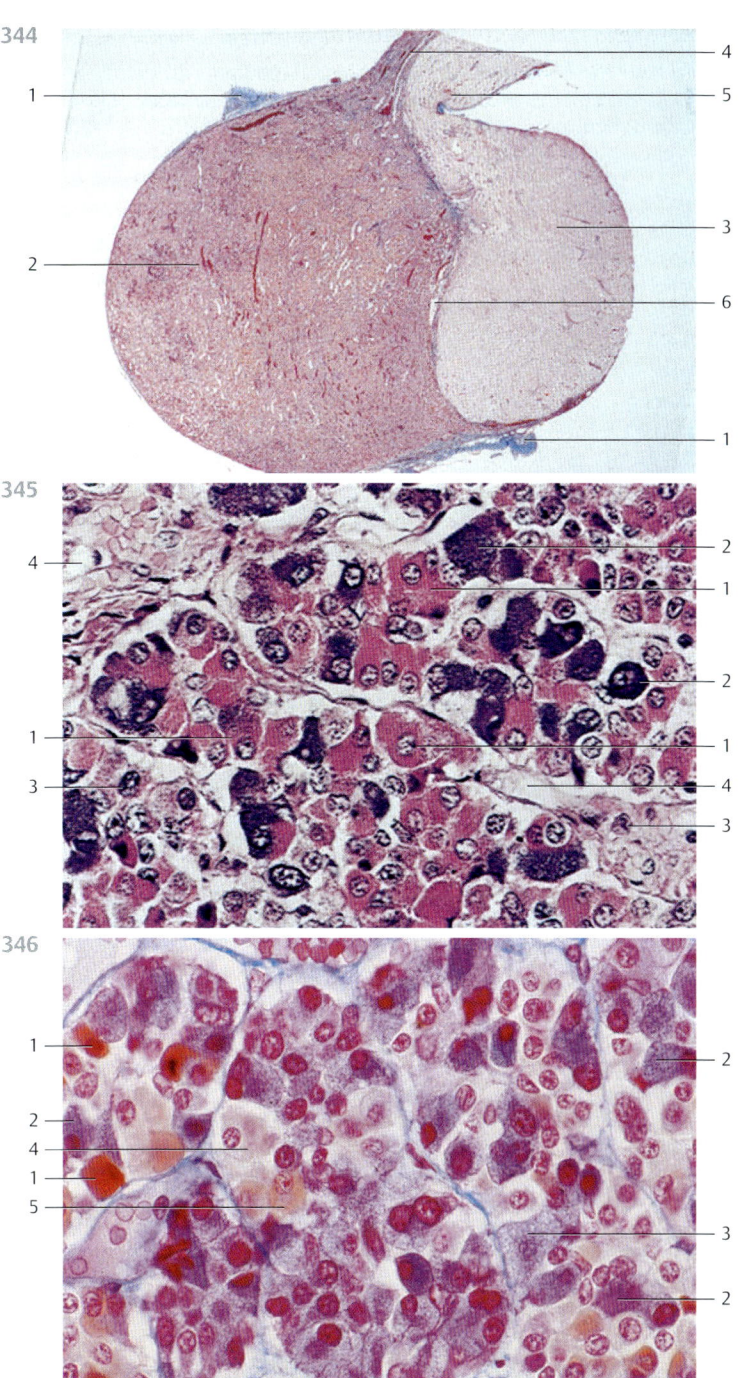

347 Adenohypophyse – Pars intermedia

Zwischen Vorder- und Hinterlappen der Hypophyse ist die entwicklungsgeschichtlich zur Adenohypophyse gehörige Zwischenzone (**Pars intermedia, Zwischen- oder Mittellappen**) (👁 344) eingeschaltet; sie nimmt etwa 3 % der Adenohypophyse ein. Die Pars intermedia ist sehr verwickelt gebaut. Am unteren Bildrand sind noch Zellgruppen des Vorderlappens 3 sichtbar. Dorsal können basophile Zellen in die Neurohypophyse einwandern (**Basophileninvasion**). Auffällige Bildungen der Pars intermedia sind die von der Hypophysenhöhle (**Reste der Rathke-Tasche**) abstammenden, mit Kolloid gefüllten Zysten, die sog. **Kolloidzysten** 2. Sie sind von einem einschichtigen, gelegentlich auch von einem mehrreihigen Epithel unterschiedlicher Differenzierung ausgekleidet. In den Zellen der Pars intermedia wird **Melanotropin**, das melanozytenstimulierende Hormon (MSH), gebildet.

1 Pars nervosa, Hinterlappen   2 Kolloidzysten   3 Zellen der Adenohypophyse
Färbung: Azan; 80fach

348 Neurohypophyse

Die Neurohypophyse umfasst den Hinterlappen (**Pars nervosa**) und das Infundibulum, über den sie direkt mit dem Hypothalamus verbunden ist (👁 344). Die Neurohypophyse enthält keine Nervenzellperikarien.
Am Aufbau der Neurohypophyse beteiligen sich Neuroglia (**Pituizyten, protoplasmatische Gliazellen**), zahlreiche marklose Nervenfasern, die aus neurosekretorischen Kernen im Hypothalamus stammen, Axonenden, Bindegewebe und Gefäße. Bei Anwendung einfacher Routinefärbungen erkennt man einen dichten Faserfilz (a) oder längs bzw. quer geschnittene, sich durchflechtende Züge feiner markloser Nervenfaserbündel 1, zwischen denen, außer weiten Kapillaren, **Pituizyten** liegen. In Abbildung b erkennt man zahlreiche, aus der Pars intermedia invadierte basophile Zellen 2 (**Basophileninvasion**). Morphologisch und biochemisch werden zwei große Systeme neurosekretorischer Neurone unterschieden.

1 Bündel markloser   2 Aus der Pars intermedia   3 Vene
  Nervenfasern   invadierte basophile Zellen
Färbung: Hämalaun-Eosin; a) Vergr. 40fach; b) Vergr. 100fach

349 Pinealorpan – Corpus pineale – Epiphysis cerebri – Zirbeldrüse

Die Zirbeldrüse ist ein ca. 0,6 cm langes, zapfenförmiges Organ, dessen Oberfläche von **Pia mater** überzogen ist. Von der Pia gehen Bindegewebssepten 1 aus, welche das Parenchym in unvollständig voneinander getrennte und unterschiedlich große Läppchen aufteilen. Das Baumaterial der Zirbeldrüse besteht aus **Pinealozyten** (**modifizierte Photorezeptorzellen**) und interstitiellen Zellen, die häufig in epithelähnlichen Formationen zusammenliegen, sowie Gliazellen (**Astrozyten**). Rückbildungsprozesse, die sich in allen Altersstufen abspielen, führen zur Bildung von Hirnsand (**Azervulus**). In dieser Abbildung tritt der Hirnsand 2 in Form rot und blau gefärbter, lamellär geschichteter, beerenförmiger Konkremente in Erscheinung. Die Konkremente bestehen aus einem organischen Substrat, das mit Kalzium- und Magnesiumsalzen imprägniert ist.

1 Bindegewebsseptum   2 Azervulus, Hirnsand
Färbung: Azan; Vergr. 150fach

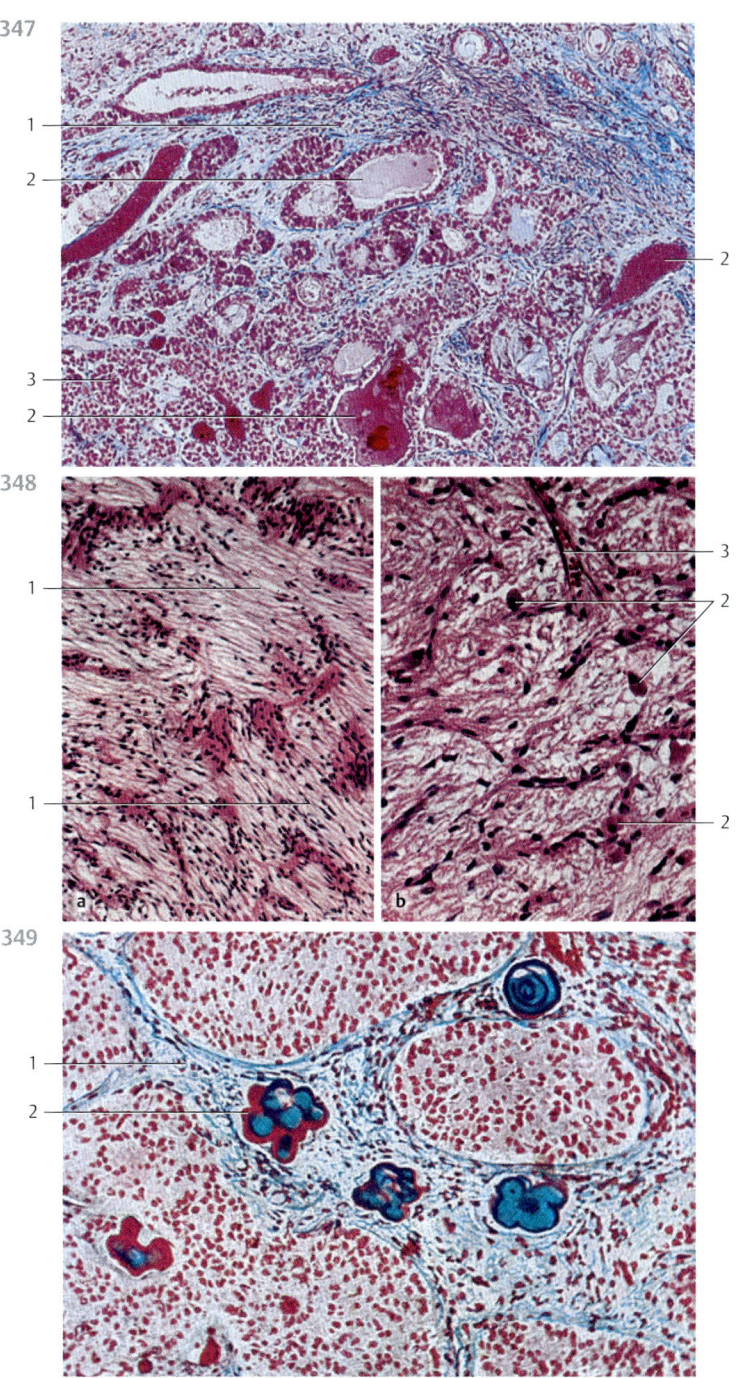

350 Pinealorgan – Corpus pineale – Epiphysis cerebri – Zirbeldrüse

Die spezifischen Zellelemente des Zirbelgewebes, die **Pinealzellen** oder **Pinealozyten** 1, sind gut abgrenzbar, mitunter abgerundete, mitunter polygonale, in der Regel jedoch bizarr gestaltete blasse Zellen mit chromatinarmen Kernen und zahlreichen Ausläufern. Diese häufig verzweigten Fortsätze gehen enge Beziehungen mit den Blutgefäßen ein. Ähnlich wie in der Neurohypophyse sind hier neuro-hämale Kontaktzonen ausgebildet. Die Epiphyse besitzt außerdem im **Recessus pinealis** sog. **Liquorkontaktneurone**. Unsere Abbildung zeigt mehrere Pinealozyten 1, die in ein Gliafilzwerk 2 (Astrozytenfortsätze) eingebettet sind.

Pinealozyten sezernieren bei Dunkelheit das Hormon Melatonin ins Blut und in den Liquor; Licht hemmt die Sekretion. Biochemisch gehört Melatonin zu den lipophilen Indolaminen.

1 Pinealzellen 2 Gliafilz
Färbung: Azan; Vergr. 400fach.

351 Nebenniere – Glandula suprarenalis

Die Nebenniere, deren gefaltete Oberfläche von einer gefäßhaltigen Bindegewebskapsel 1 umschlossen wird, besteht aus Rinde (**Cortex**) 2 und Mark (**Medulla**) 3. Die Grenze zwischen Rinde und Mark wird auf unserem Präparat dadurch besonders deutlich, dass die **Zona reticularis** 4 der Rinde als breiter dunkler Streifen erscheint. Im Mark ist eine große muskelstarke Vene 6 angeschnitten (👁 357).

Rinde und Mark sind unterschiedlicher phylogenetischer Herkunft und mit verschiedenartiger Funktion zu einem einheitlichen Organ vereinigt.

1 Organkapsel 3 Mark 5 Fettgewebe
2 Rinde 4 Zona reticularis 6 Markvenen
Färbung: Hämalaun-Eosin; Vergr. 4fach

352 Nebenniere – Glandula suprarenalis

Die Nebennierenrinde wird an der Oberfläche von einer faserreichen Bindegewebskapsel 1 überzogen; darüber liegt lockeres Bindegewebe, von Blutgefäßen und reichlich Fettzellen durchsetzt 7. In der äußersten schmalen Zone der Rinde sind die Epithelzellen zu rundlichen Ballen oder Nestern, der **Zona glomerulosa** 2, zusammengefasst. Darunter folgt die breite **Zona fasciculata** 3, in der die Zellen zu langen, helleren Strängen und Säulen radiär geordnet sind. Diese Schicht setzt sich in die locker gebaute, netzartige **Zona reticularis** 4 fort (👁 353c). Am rechten Bildrand ist das ektodermale Nebennierenmark 5 angeschnitten.

Die Zellen der Nebennierenrinde bilden Steroidhormone: die lebenswichtigen **Mineralocorticoide** (Zona glomerulosa) und **Glucocorticoide** (Zona fasciculata) sowie **Androgene** (Zona reticularis).

1 Kapsel 4 Zona reticularis 6 Markvene
2 Zona glomerulosa 5 Nebennierenmark 7 Fettzellen
3 Zona fasciculata
Färbung: Azan; Vergr. 25fach

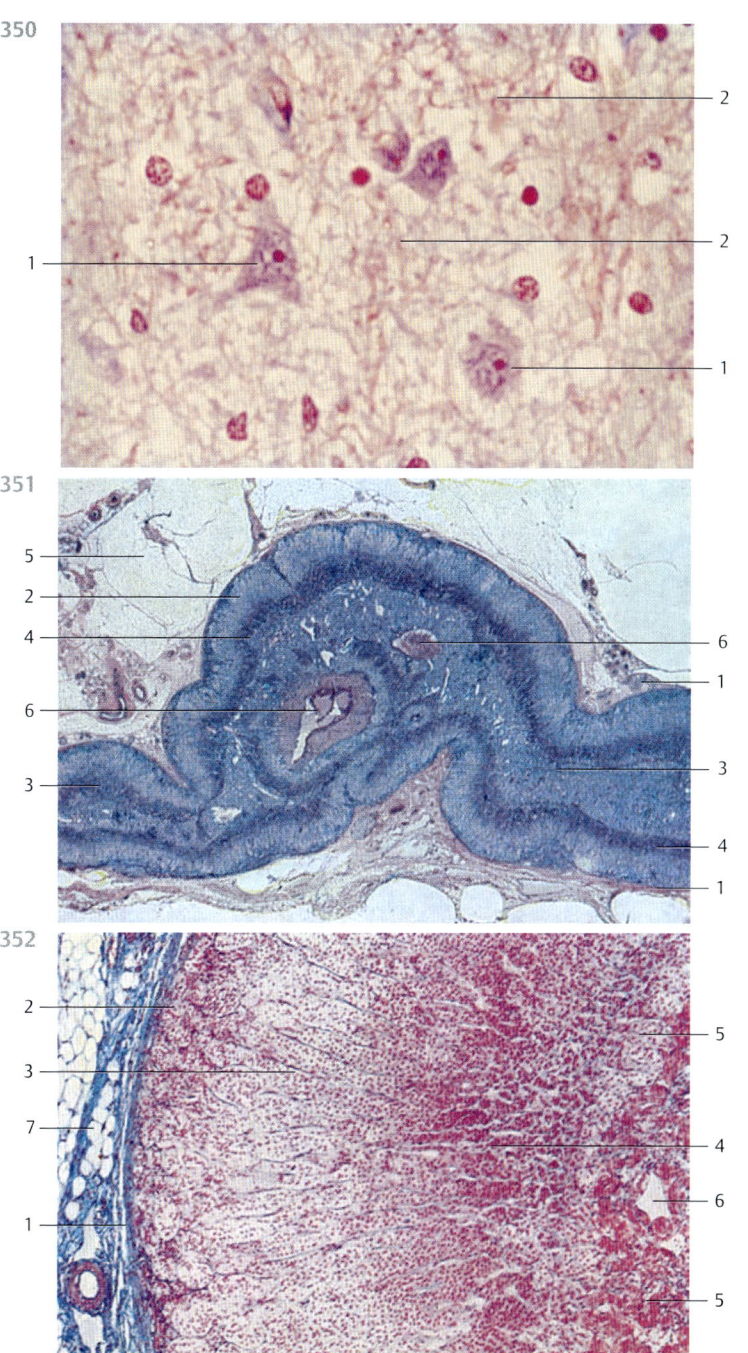

353 Nebenniere – Glandula suprarenalis

a) **Zona glomerulosa sive multiformis.**
Am linken Bildrand ist die faserreiche Organkapsel getroffen; darunter liegen die Glomeruli, d. h. runde und ovale Zellgruppen und Zellnester. In der rechten Bildhälfte erkennt man bereits die Zona fasciculata.

b) **Zona fasciculata.**
In der oberen Bildhälfte sind die Zellsäulen aus hellen, großen, gleichmäßig mit kleinen Lipidtröpfchen gefüllten Zellen (Wabenstruktur, Spongiozyten) aufgebaut. In der unteren Bildhälfte sind die Zellstränge etwas aufgelockert; ihre Zellen sind kleiner und infolge Einlagerungen von Pigmenten dunkler gefärbt.

c) **Zona reticularis.**
In dieser an Umfang sehr variablen Schicht sind die Zellstränge lockerer und netzig angeordnet. Zwischen ihnen liegen sinusartige Blutgefäße und kräftigere Bindegewebssepten.
Abbildung b und c sind gegenüber a um 90° gedreht.

Färbung: Azan; Vergr. 100fach; ⬬ 351, 352

354 Nebenniere – Glandula suprarenalis

Unter der Bindegewebskapsel [1], in der Blutgefäße und Nerven vorkommen, liegen die kleinen Zellballen, welche die **Zona glomerulosa** aufbauen (⬬ 353a). Die großen runden Kerne der Glomeruluszellen färben sich kräftig an. Das in H.-E.-Präparaten azidophile Zytoplasma ist vakuolisiert, da die dort liegenden feinen Lipidtröpfchen bei der histologischen Aufarbeitung herausgelöst worden sind (⬬ 63). Zwischen den Zellballen verlaufen von der Kapsel ausgehende zarte Bindegewebsstränge, in denen weite Blutgefäße (**Sinusoide**) [2] liegen. Beachte die knopfartig in die Lichtung vorspringenden Endothelzellen [3].

In der Zona glomerulosa werden hauptsächlich Mineralokortikoide mit vorwiegender Wirkung auf den Kalium- und Natriumhaushalt gebildet. Die wichtigsten Mineralokortikoide sind das Aldosteron und das Desoxycorticosteron.

1 Bindegewebskapsel   2 Sinusoide   3 Endothelzellen
Semidünnschnitt; Färbung: Methylenblau-Azur II; Vergr. 800fach

355 Nebennierenmark – Medulla glandulae suprarenalis

Das Nebennierenmark, **Medulla glandulae suprarenalis**, ist als Abkömmling von **Sympathikoblasten** ein **sympathisches Paraganglion** und besteht aus feingranulierten polygonalen Zellen [1], die strangförmig angeordnet sind. Wegen ihrer Affinität zu Chromsalzen werden sie auch **chromaffine** oder **phäochrome** Zellen genannt. Sie besitzen Granula, die Adrenalin und Noradrenalin (Katecholamine) enthalten. Die Nester der Markzellen [1] werden von großen, muskelstarken Venen durchsetzt [2] (⬬ 357). Alle Zellen des Nebennierenmarks haben enge Beziehungen zu Kapillaren und Venolen. Im Mark kommen regelmäßig einzelne oder in Gruppen liegende, multipolare autonome (**sympathische**) Ganglienzellen [3] vor. Am linken Bildrand oben sind Bündel markloser Nervenfasern [5] angeschnitten.

1 Stränge aus chromaffinen Markzellen   2 Markvenen   3 Multipolare Ganglienzellen   4 Polster aus glatten Muskelzellen   5 Nervenfasern
Färbung: Hämalaun-Eosin; Vergr. 40fach

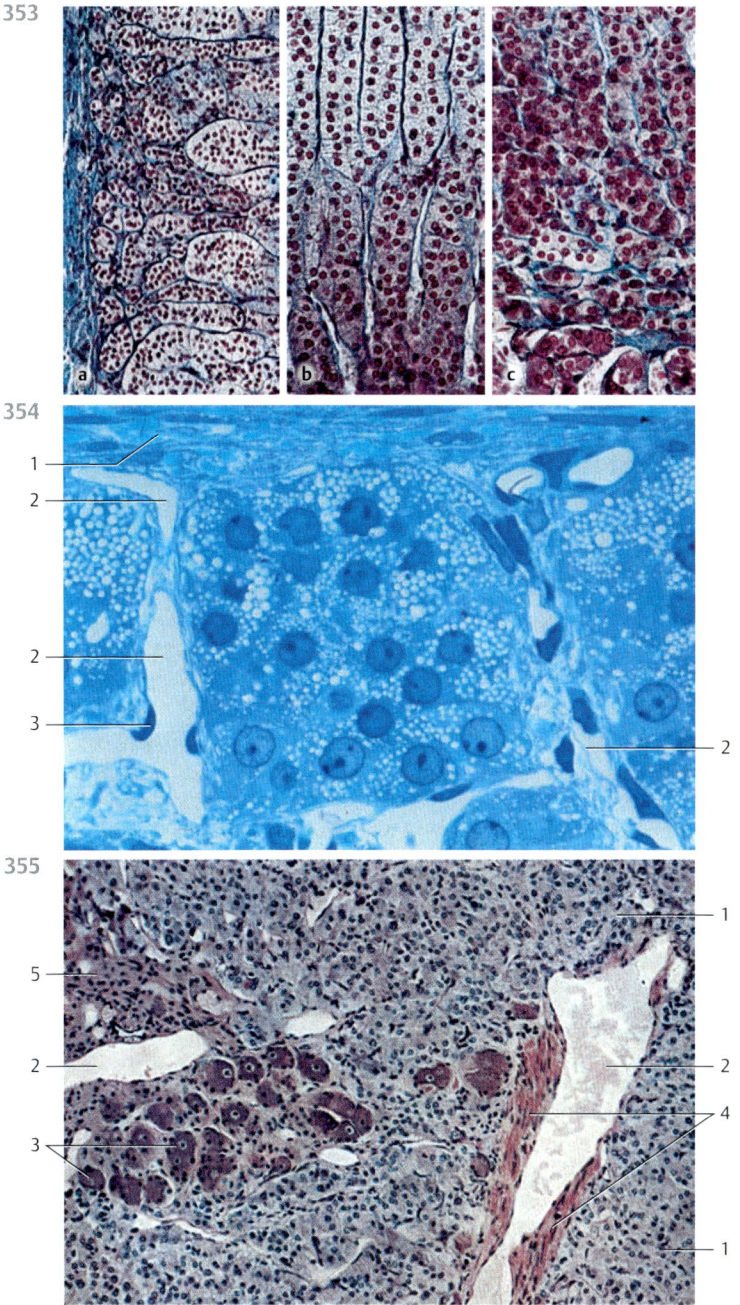

356 Nebennierenmark – Medulla glandulae suprarenalis

Der bei weitem größte Anteil der Parenchymzellen des Nebennierenmarkes besteht aus **chromaffinen** oder **phäochromen Zellen**. Daneben gibt es multipolare sympathische Ganglienzellen 1 mit langen Fortsätzen und Satellitenzellen. Ganglienzellen liegen verstreut oder in kleinen Gruppen (→ 355).

Färbung: Azan; Vergr. 400fach; Präparat von Prof. Dr. Jochen Staubesand (†), Freiburg

357 Nebennierenmark – Medulla glandulae suprarenalis

Die Nebenniere ist ein stark durchblutetes Organ, wobei das Gefäßnetz der Rinde an jenes des Marks angeschlossen ist. Das venöse Blut sammelt sich nach Passieren der Marksinus in den sog. **Drosselvenen**, die durch unregelmäßig angeordnete, subendotheliale Längsmuskelwülste gekennzeichnet sind. Stellenweise wird dabei die Venenwand durch die unterlagernden Bündel von glatten Muskelzellen so stark vorgewölbt, dass sie wie ein **Polster** in das Lumen ragt. Vermutlich kann infolge Kontraktion der unter der Intima gelegenen Muskulatur die Blutströmung des vorgeschalteten Kapillargebietes gedrosselt werden.

Unsere Abbildung zeigt eine **Drosselvene** im Nebennierenmark mit teils mächtigen Muskelpolstern 1. Beachte, dass die glatten Muskelzellen quer geschnitten sind; die Muskelzellen sind demnach parallel zur Längsachse des Gefäßes angeordnet (longitudinale Muskulatur) (→ 284, 285).

1 Muskelpolster   2 Markzellen
Färbung: Hämatoxylin-Eosin; Vergr. 80fach

358 Schilddrüse – Glandula thyroidea

Im Gegensatz zu anderen endokrinen Drüsen werden in der Schilddrüse große Mengen eines hormonhaltigen Sekrets extrazellulär gespeichert. Dementsprechend erinnert der Feinbau – unregelmäßige Läppchen und Follikel – an eine exokrine Drüse.

Die Schilddrüsenbläschen, **Follikel**, sind kugelige, ovoide oder schlauchförmige Hohlorgane (Durchmesser 0,1–0,8 mm), deren Wandung von einem einschichtigen Epithel gebildet wird (→ 362). Die Höhe des Epithels ist vom Funktionszustand abhängig. In der inaktiven Schilddrüse ist das Epithel isoprismatisch; die Hohlräume sind mit Sekret (**Kolloid**) gefüllt (Stapeldrüse) (a). Dieses Sekret enthält die **Schilddrüsenhormone T_4 (Thyroxin)** und **T_3 (Trijodthyroxin)** in einer an ein Glykoprotein gebundenen, inaktiven Form. Mit zunehmender Aktivität nimmt die Höhe des Epithels zu (b). Die Follikel sind hier kolloidfrei.

Die Follikelepithelzellen der Schilddrüse sind polar gebaut. Die apikale Zelloberfläche, von der aus Sekret in die Lichtung des Follikels abgegeben bzw. wieder in die Zelle aufgenommen wird, ist mit unterschiedlich langen Mikrovilli besetzt (→ 361, 362). Beachte, dass die Schilddrüsenbläschen von gefäßführendem Bindegewebe (blau) umhüllt werden (→ 160, 362). Im Epithelverband, aber ohne Kontakt zum Kolloid, liegen parafollikuläre Zellen (**C-Zellen**) (→ 361).

Färbung: Azan; Vergr. 300fach

356

1

357

2
1
1
2

358

a b

359 Schilddrüse – Glandula thyroidea

Schilddrüsenfollikel, die von einem einschichtigen isoprismatischen Epithel ausgekleidet sind und deren Lichtungen **homogenes Kolloid** enthalten (Stapeldrüse) (👁 358a, 360). Die hellen, gut abgrenzbaren Epithelzellen enthalten runde Kerne. Die Schilddrüsenfollikel sind von einer Basalmembran umgeben und von einem dichten Netz fenestrierter Kapillaren und sympathischer Nervenfasern umsponnen.

Auch die Schilddrüse ist von einer Kapsel umhüllt, an der man ein äußeres und ein inneres Blatt unterscheidet. Von der inneren Kapsel dringen Bindegewebszüge in die Drüse ein, so dass eine Läppchengliederung erfolgt. Beachte in unserem Präparat die äußerst schmalen Bindegewebssepten zwischen den Follikeln.

Färbung: Eisenhämatoxylin; Vergr. 200fach

360 Schilddrüse – Glandula thyroidea

Die Wand der überwiegend kugeligen oder ovoiden Schilddrüsenbläschen wird von einem einschichtigen Epithel [1] von wechselnder Höhe gebildet (👁 358–362). Es sondert ein zunächst dünnflüssiges Sekret in die Bläschenlichtung ab, das **Kolloid** [2], den Träger der Schilddrüsenhormone. Die **Kolloidabsonderung** führt zur Ansammlung eines Sekretvorrates im Inneren des Follikels (**Stapelform**), wobei die Epithelhöhe abnimmt (👁 358, 359). Das Follikelepithel sitzt einer nur elektronenmikroskopisch sichtbaren Basallamina auf. Um die Follikel herum liegt ein dichtes Blut- und Lymphkapillarnetz. Das Endothel der Kapillaren ist, wie in anderen endokrinen Organen auch, gefenstert [3]. Zwischen den Schilddrüsenbläschen liegt lockeres Bindegewebe [4] (👁 160, 359), in dem auch Nerven verlaufen. Inmitten des Epithelzellverbandes liegen die **C-Zellen** [6], auch als **parafollikuläre Zellen** bezeichnet (👁 361).

1 Follikelepithel
2 Kolloid
3 Gefensterte Kapillaren
4 Bindegewebsraum
5 Bindegewebszellen
6 C-Zellen
Elektronenmikroskopische Aufnahme; Vergr. 2300fach

361 Schilddrüse – Glandula thyroidea

Ausschnitt aus der Wand eines Schilddrüsenfollikels; vier Epithelzellen [1] sind angeschnitten. Von der Oberfläche der Epithelzellen ragen kurze Mikrovilli in die mit Kolloid [2] gefüllte Lichtung hinein (👁 359, 360). Das Zytoplasma enthält ausgedehnte Ergastoplasmabezirke [3], Golgi-Apparate [4] und Sekretgranula. In der Zelle rechts ist der Kern in seiner ganzen Ausdehnung getroffen. Die lumenwärtigen seitlichen Oberflächen des Epithels sind mit einem Netzwerk von Schlussleisten ausgestattet. Im Bild unten links liegt eine große C-Zelle (**parafollikuläre Zelle**) [5]. C-Zellen sind Elemente, die aus der Anlage des **Ultimobranchialkörpers** in den Epithelverband der Schilddrüse aufgenommen wurden. Ihr besonderes Merkmal sind zahlreiche kleine, membranumhüllte Sekretgranula; ihr Durchmesser schwankt zwischen 100 und 180 nm. Sie enthalten das aus 32 Aminosäuren bestehende Hormon **Calcitonin**.

1 Follikelepithelzellen
2 Kolloid
3 Ergastoplasma
4 Golgi-Apparate
5 C-Zelle
6 Bindegewebsraum
Elektronenmikroskopische Aufnahme; Vergr. 5520fach

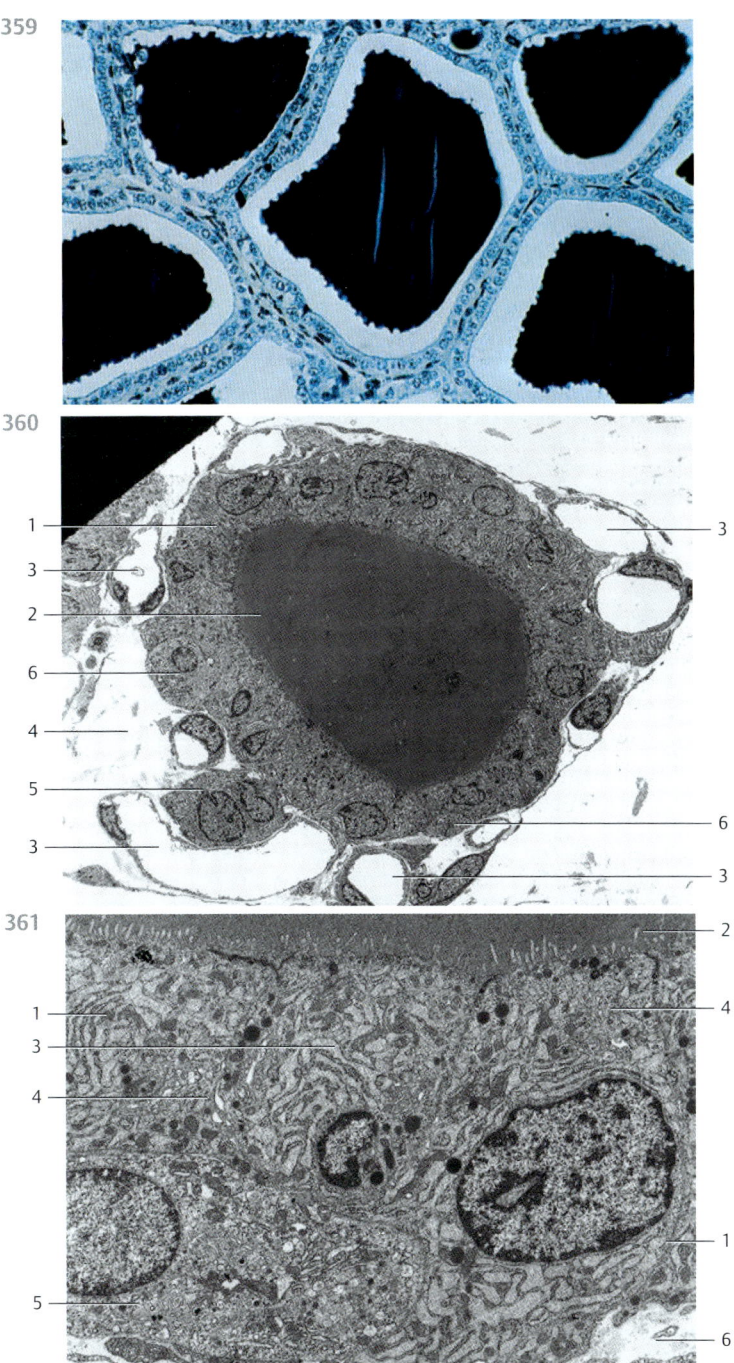

362 Schilddrüse – Glandula thyroidea

Blick in drei aufgeschnittene kugelförmige Schilddrüsenfollikel. Man erkennt die in der Aufsicht polygonalen Follikelepithelzellen; sie sind mit kurzen, stummelförmigen Mikrovilli besetzt. An einigen Stellen liegen noch Sekretreste. Zwischen den Follikeln liegt unterschiedlich dichtes Bindegewebe 2 (👁 160).

1 Schnittkante des Follikelepithels
2 Interfollikuläres, gefäßführendes Bindegewebe

Korrosionspräparat; rasterelektronenmikroskopische Aufnahme von PD Dr. Kalman Szabo, Lübeck; Vergr. 1800fach

363 Schilddrüse – Glandula thyroidea – Kapillarnetz

Gemeinsames Merkmal aller endokrinen Organe ist deren außerordentlich reiche Gefäßversorgung. Auch die Schilddrüsenfollikel (👁 360) sind von einem dichten **Kapillarnetz** umgeben. Diese Abbildung demonstriert die Kapillaren an den Oberflächen der Schilddrüsenfollikel einer Katze. Im Bild unten eine interlobuläre Arterie, die sich in interfollikuläre Gefäße fortsetzt. Das Gefäßsystem der Schilddrüse ist bei diesem Versuch nur unvollständig mit dem Kunststoff gefüllt worden; tatsächlich dürfte das Kapillarnetz sehr viel dichter und engmaschiger sein.

Korrosionspräparat (👁 303, 304); rasterelektronenmikroskopische Aufnahme von PD Dr. Kalman Szabo, Lübeck;
Vergr. 1600fach

364 Nebenschilddrüse – Glandulae parathyroideae – Epithelkörperchen

Die Glandulae parathyroideae bestehen aus weizenkorngroßen Komplexen dicht gelagerter Epithelzellen, die von zahlreichen Blutkapillaren durchsetzt werden. Das Organgefüge wird häufig durch Fettzellen und gelegentlich durch kolloidhaltige Follikel aufgelockert. Aufgrund ihres färberischen Verhaltens unterscheidet man lichtmikroskopisch drei Zelltypen: 1. wasserhelle Zellen (**helle Hauptzellen**), 2. **dunkle Hauptzellen** und 3. oxyphile Zellen (**chromophile oder Welsh-Zellen**).

Das Parenchym besteht aus auffallend kleinen Epithelzellen, den Hauptzellen, die die Hormonbildner sind, und den seltenen **oxyphilen Zellen**. Die Hauptzellen (Durchmesser 4–8 μm) sind polygonal und besitzen einen runden Kern. Das Zytoplasma kann schwach oder stärker gefärbt sein: deshalb helle und dunkle Hauptzellen. Die hellen Hauptzellen sind reich an Glykogen und wahrscheinlich inaktiv. Die recht großen oxyphilen Zellen verdanken ihre Oxyphilie (Azidophilie) dem Reichtum an Mitochondrien. Über ihre Funktion ist nichts bekannt.

Die Epithelkörperchen produzieren das **Parathormon** (**PTH**), das auf den Kalzium- und Phosphatstoffwechsel einwirkt und den Kalziumspiegel des Blutes reguliert (Erhöhung der Kalziumkonzentration im Blut).

1 Oxyphile Zelle   2 Helle Hauptzellen   3 Bindegewebe
Färbung: Azan; Vergr. 400fach

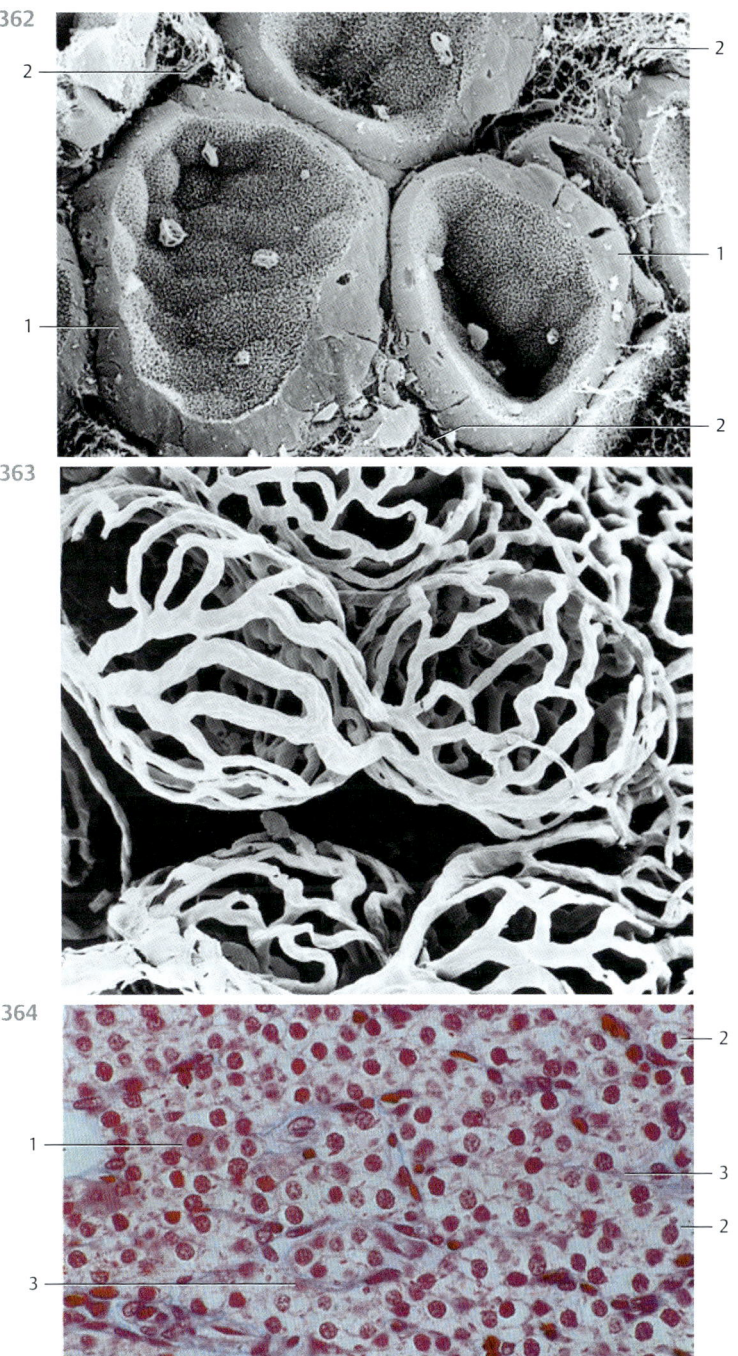

365 Langerhans-Inseln des Pankreas – Inselorgan

Der endokrine Anteil des Pankreas wird von der Gesamtheit der **Langerhans Inseln** (Paul Langerhans, 1847–1888; Pathologe in Freiburg und Madeira) gebildet. Inmitten des exokrinen Pankreasgewebes 1 liegen etwa 70–200 µm große inselartige Zellhaufen, insgesamt über eine Million, die sich nicht nur strukturell, sondern auch färberisch vom exokrinen Pankreasgewebe deutlich unterscheiden (455–459). Jede Insel besteht aus einem netzartigen Verband von Epithelzellen, der von einem dichten Kapillarplexus (Endothel fenestriert) durchzogen wird, so dass praktisch jede Inselzelle an den Blutstrom angeschlossen ist. Aufgrund der unterschiedlichen Anfärbbarkeit der Epithelzellen (366, 367) und der spezifischen Ultrastruktur der Hormonspeichergranula (368, 369) können vier Zelltypen unterschieden werden: **A-Zellen (ca. 15 %, Glukagon)**, **B-Zellen (ca. 80 %, Insulin)**, **D-Zellen (ca. 5 %, Somatostatin)** und **pp-Zellen (ca. 1–2 %, Pankreatisches Polypeptid)**. In den üblichen histologischen Kurspräparaten sind diese Zelltypen allerdings kaum zu unterscheiden. Unsere Abbildung ist ein Schnitt durch das menschliche Pankreas mit einer Insel, die sich färberisch (heller) deutlich vom exokrinen Pankreasgewebe abhebt.

1 Azini des exokrinen Pankreas
2 Inselkapillaren
3 Gefäße im exokrinen Pankreas

Semidünnschnitt; Färbung: Methylenblau-Azur II; Vergr. 400fach

366 Langerhans-Inseln des Pankreas – Inselorgan

Mit Hilfe immunhistochemischer Methoden können die verschiedenen Zelltypen der Langerhans Inseln dargestellt werden. In dieser Abbildung sind die A-Zellen mit einem Antikörper gegen Glukagon und die B-Zellen mit einem Antikörper gegen Insulin selektiv hervorgehoben. Die B-Zellen (**Insulin-Zellen, blaugrün**) sind fast gleichmäßig über die Insel verteilt, wobei gleichzeitig die strangförmige bzw. netzartige Anordnung der B-Zellen sichtbar wird. Die A-Zellen (**Glukagon-Zellen, rotbraun**) liegen bevorzugt in der Peripherie der Inseln und am Rande der Inselzellbalken. Sie sind kleiner als die B-Zellen. In den kleinen hellen Arealen zwischen den Inselzellen liegen Fibrozyten, retikuläre Fäserchen und Kapillaren. Das exokrine Pankreasgewebe ist blass rosa gefärbt. Pankreas vom Schwein.

Doppelimmunhistochemie; Präparat und Aufnahme von
Prof. Dr. Werner M. Amselgruber, Stuttgart-Hohenheim; Vergr. 400fach

367 Langerhans-Inseln des Pankreas – Inselorgan

Immunhistochemische selektive Darstellung der D-Zellen (**Somatostatin-Zellen, braun**) mit einem Antikörper gegen Somatostatin. Diese Zellen machen etwa 5 % der Inselzellen aus; sie liegen fast ausschließlich in der Periperie der Inseln. Somatostatin hemmt die Sekretion von Insulin und Glukagon.
PP-Zellen (nicht dargestellt) kommen hauptsächlich im Pankreaskopf vor und produzieren das **pankreatische Polypeptid** (**PP**), das die Motilität des Dünndarms steigert. Immunhistochemische Darstellung des Chromogranins in D-Zellen; Pankreas vom Schwein.

Präparat und Aufnahme von
Prof. Dr. Werner M. Amselgruber, Stuttgart-Hohenheim; Vergr. 400fach

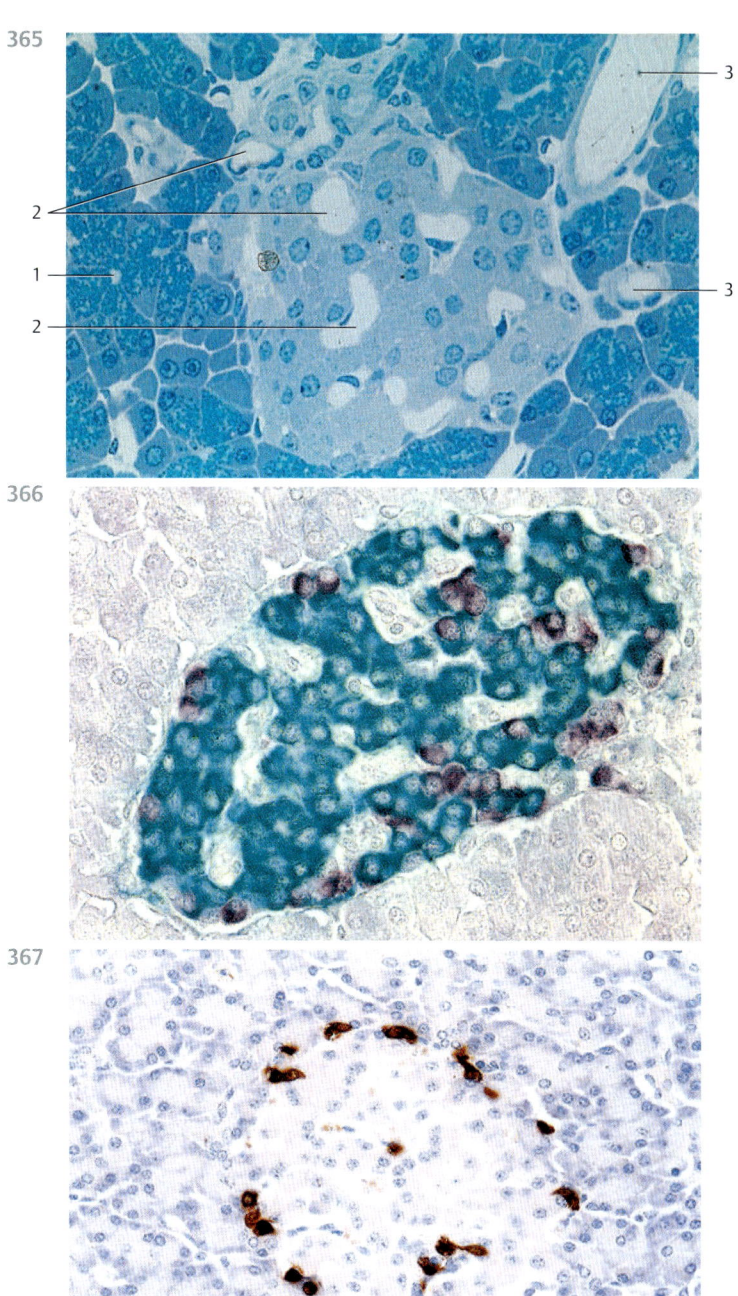

368 Langerhans-Inseln des Pankreas – Inselorgan

Die Langerhans-Inseln enthalten mindestens vier unterschiedliche Zelltypen, die verschiedene Hormone produzieren (👁 366, 367). In dieser Pankreasinsel sind drei verschiedene Zelltypen angeschnitten: **A-, B- und D-Zellen**. Die A-Zellen 1 produzieren **Glukagon**. Die durchschnittlich 300 nm messenden Hormongranula (**α-Granula**) der A-Zellen zeigen elektronenmikroskopisch ein dichtes Zentrum, das von einem schmalen, weniger dichten Hof umgeben ist. In den B-Zellen 2, den **Insulinproduzenten**, etwa 80 % aller Inselzellen, sind die membranumhüllten Hormongranula (**β-Granula**) unterschiedlich groß, vielgestaltig (**polygonale Kristalloide**) und immer von einem hellen Hof umgeben. D-Zellen 3 werden bevorzugt in der Peripherie der Insel angetroffen (👁 367). Sie bilden das Hormon **Somatostatin**. Ihre rundlichen, etwa 320 nm messenden Sekretgranula sind elektronenmikroskopisch weniger dicht als jene der B-Zellen. Beachte die engen Lagebeziehungen der Inselzellen zu Kapillaren 4, deren Endothel fenestriert ist.

1 A-Zellen
2 B-Zellen
3 D-Zellen
4 Kapillaren
5 Fibrozyt

Elektronenmikroskopische Aufnahme von Prof. Dr. Wolf G. Forssmann, Hannover, und Dr. B. Brühl, Heidelberg; Vergr. 3100fach

369 Langerhans-Inseln des Pankreas – Inselorgan

D-Zelle (**Somatostatin-Zelle**) 1 aus dem Inselorgan einer Maus. D-Zellen machen etwa 5 % der Inselzellen aus und liegen bevorzugt in der Inselperipherie und am Ende von Inselzellbalken. Ihre etwa 320 nm großen Granula 2 sind nicht so elektronendicht wie die der A- und B-Zellen; ihnen fehlt der helle Hof, der für die B-Zellen charakteristisch ist (👁 368). Der Granuluminhalt ist entweder homogen oder staubförmig fein granuliert.
Somatostatin hemmt die Ausschüttung von Insulin und Glukagon und wirkt auch auf das exokrine Pankreas. Glukagon stimuliert seinerseits die Freisetzung von pankreatischem Somatostatin. Insulin hemmt dagegen die Somatostatin-Zellen.

1 D-Zelle
2 D-Zell-Granula
3 Anschnitte von B-Zellen
4 Kern

Elektronenmikroskopische Aufnahme; Vergr. 10 000fach

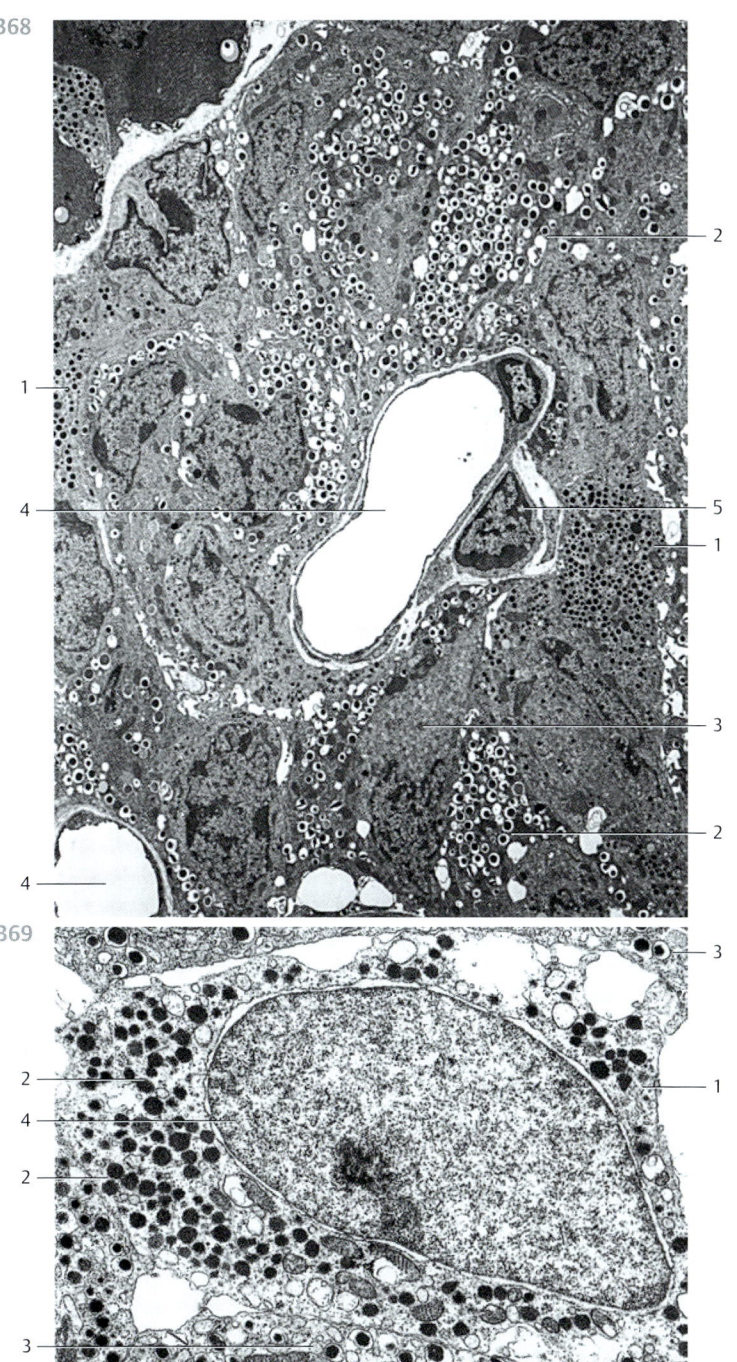

370 Mundhöhle – Nasenhöhle

Frontalschnitt durch den Kopf eines menschlichen Embryos von 80 mm Scheitel-Steiß-Länge. Der Gaumen ist geschlossen. Die schwach grün gefärbten Areale sind Knochenanlagen.

1 Telenzephalon	5 Concha nasalis superior	9 Zunge
2 Auge	6 Concha nasalis media	10 Vestibulum bzw. Cavitas oris
3 Septum nasi	7 Concha nasalis inferior	11 Zahnanlagen – Mandibula
4 Cavitas nasi	8 Gaumen	(⊙ 388–391)
		12 Orbita

Färbung: Trichrom nach Masson-Goldner; Vergr. 10fach

371 Lippen – Labia

Die Lippen sind außen mit Haut [1] (**Pars cutanea, mehrschichtiges verhorntes Plattenepithel**), Haaren, Talg- und Schweißdrüsen, innen mit der Schleimhaut [2] des Vestibulum oris (**Pars mucosa, mehrschichtiges unverhorntes Plattenepithel, seromuköse Speicheldrüsen**) überzogen. Der Übergang von der einen in die andere Epithelart erfolgt im **Lippenrot** [3] (**Pas intermedia**). Auf diesem Sagittalschnitt durch die Lippe eines erwachsenen Menschen erkennt man diesen charakteristischen Epithelüberzug: äußere Haut oben, Schleimhaut unten, Lippenrot rechts. Den Mittelteil der Weichteilfalte Lippe bildet eine aus Bindegewebe und quergestreiften Skelettmuskelfasern [4] (**M. orbicularis oris**) bestehende Platte. Der M. orbicularis oris, dessen Fasern auf dem Sagittalschnitt quer getroffen sind, schlägt im Bereich des Lippenrots hakenförmig nach außen um (**Pars marginalis des Ringmuskels**) [5]. Beachte die deutlich abgegrenzten Komplexe der seromukösen **Glandulae labiales** [6]. Da im Lippenrot Verhornung und Pigmentierung des Epithels gering sind, schimmert die Farbe des Blutes durch das Epithel hindurch. Beachte, dass die Schleimhautseite der Lippen ein dickes mehrschichtiges, unverhorntes Epithel aufweist. Auf der Hautseite [1] sind Haarwurzeln und Talgdrüsen [8] angeschnitten.

1 Haut, Par cutanea	5 M. orbicularis oris, Pars marginalis	8 Talgdrüse
2 Schleimhaut, Pars mucosa	6 Glandulae labiales	9 Arteria labialis
3 Lippenrot	7 Submukosa	10 Lamina propria
4 M. orbicularis oris		

Färbung: Hämatoxylin-Eosin; Vergr. 15fach

372 Zunge – Lingua

Frontalschnitt durch die Zunge eines menschlichen Neugeborenen zur Darstellung des Muskelgefüges (⊙ 233). **Dorsum linguae** oben. Am Zungenrücken ist die Schleimhaut durch Vermittlung der Aponeurosis linguae [7] verschieblich mit der Zungenmuskulatur verbunden. Die größeren Gefäße [1] sind mit Tusche gefüllt. Das Zentrum dieser Abbildung lässt das dreidimensionale Gitter der **Binnenmuskulatur** gut erkennen. Man unterscheidet longitudinal [2], transversal [8] und vertikal [9] verlaufende Muskelfasern (**M. longitudinalis, verticalis und transversus linguae**; ⊙ 373).

1 A. lingualis	4 Ductus submandibularis	7 Aponeurosis linguae
2 M. longitudinalis inferior	5 M. geniohyoideus	8 M. transversus linguae
3 M. genioglossus	6 Schleimhaut des Zungenrückens mit Papillae linguales	9 M. verticalis linguae

Tuscheinjektion; Färbung: Pikrinsäure nach van Gieson; Vergr. 12fach

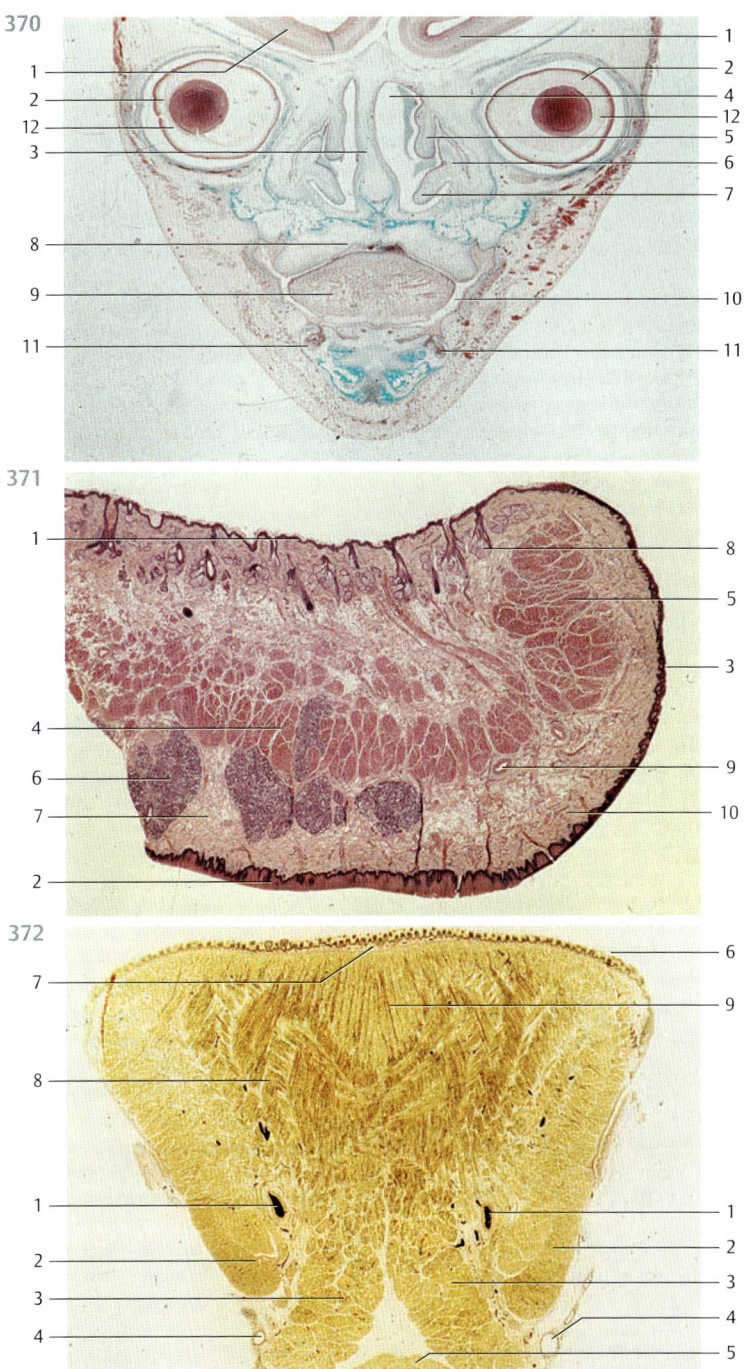

Verdauungsapparat

373 Zungenpapillen – Papillae filiformes

Das Epithel der vielfältig modellierten Zungenschleimhaut ist überall ein mehrschichtiges Plattenepithel. Auf dem Zungenrücken bildet die Schleimhaut makroskopisch sichtbare Erhebungen, **Zungenpapillen**, aus, die sehr verschieden geformt und strukturiert sind. Auf dieser Abbildung erkennt man, dass sich die von der Lamina propria mucosae gebildeten Papillenstöcke in Sekundärpapillen aufteilen, denen im Epithel rachenwärts gekrümmte, teilweise ausgefranste Zipfel entsprechen. Diese verhornten Epithelspitzen von **Fadenpapillen** (**Papillae filiformes**) [1] werden ständig abgestoßen und erneuert. Sie verleihen der Zunge das samtartige Aussehen. Abgeschilferte Epithelzellen zusammen mit den Myzelfäden des Pilzes **Leptothrix buccalis** bilden den Zungenbelag.

In der unteren Bildhälfte ist das regelmäßig gebaute Gefüge der Zungenmuskulatur (**Binnenmuskulatur**) angeschnitten. Zwischen der Schleimhaut und der Zungenmuskulatur liegt die kollagenfaserige, derbe **Aponeurosis linguae** [2], mit der die Schleimhaut unverschieblich verbunden ist (→ 372). Zunge einer Katze.

1 Papilla filiformis 3 M. verticalis linguae 4 M. transversus linguae
2 Aponeurosis linguae
Färbung: Hämalaun-Eosin; Vergr. 10fach

374 Zungenpapillen – Papillae filiformes et vallatae

Schlundwärts gerichtete **Papillae filiformes** [1] mit intakten Hornspitzen einer Katzenzunge. Die fadenförmigen Papillen sind bei vielen Tieren sehr stark entwickelt und verleihen der Zungenoberfläche eine reibeisenartige Beschaffenheit (→ 373).

Auf der Katzenzunge (hinteres Drittel) sind die **Papillae vallatae** (Wallpapillen) [2] unregelmäßiger verteilt als auf der menschlichen Zunge. Sie liegen zwischen den meist parallel verlaufenden Reihen der Papillae filiformes und werden gelegentlich von diesen überragt. Wallpapillen sind von einem Wallgraben [4] umgeben.

1 Papillae filiformes 3 Ringwall 4 Wallgraben
2 Papilla vallata
Rasterelektronenmikroskopische Aufnahme von Prof. Dr. Lüder C. Busch, Lübeck; Vergr. 4,5fach

375 Zungenpapillen – Papillae vallatae

An der Grenze zum Zungengrund liegen vor dem **Sulcus terminalis** 6–12 warzenförmige Wallpapillen (**Papillae vallatae**), die das Niveau der Zungenschleimhaut nur unwesentlich überragen (→ 374). Die **umwallten Papillen** sind durch einen engen, tiefen Graben [1] von dem Wall abgesetzt. Am Grund der Wallgräben münden die Ausführungsgänge [2] seröser Spüldrüsen [3] (von Ebner-Spüldrüsen), deren Läppchengliederung in der Abbildung deutlich wird. Auf beiden Seiten des Papillenstocks stehen die Ausführungsgänge mit dem Wallgraben in Verbindung. Im mehrschichtigen Plattenepithel der Wallgräben sind auch Aufhellungen sichtbar, die den **Geschmacksknospen** (→ 662) entsprechen.

(Viktor Ebner, Ritter von Rosenstein, 1842–1925, Histologe in Innsbruck, Graz und Wien).

1 Wallgraben 3 von Ebner-Spüldrüsen 4 Papillenstock
2 Drüsenausführungsgänge
Färbung: Hämalaun-Eosin; Vergr. 10fach

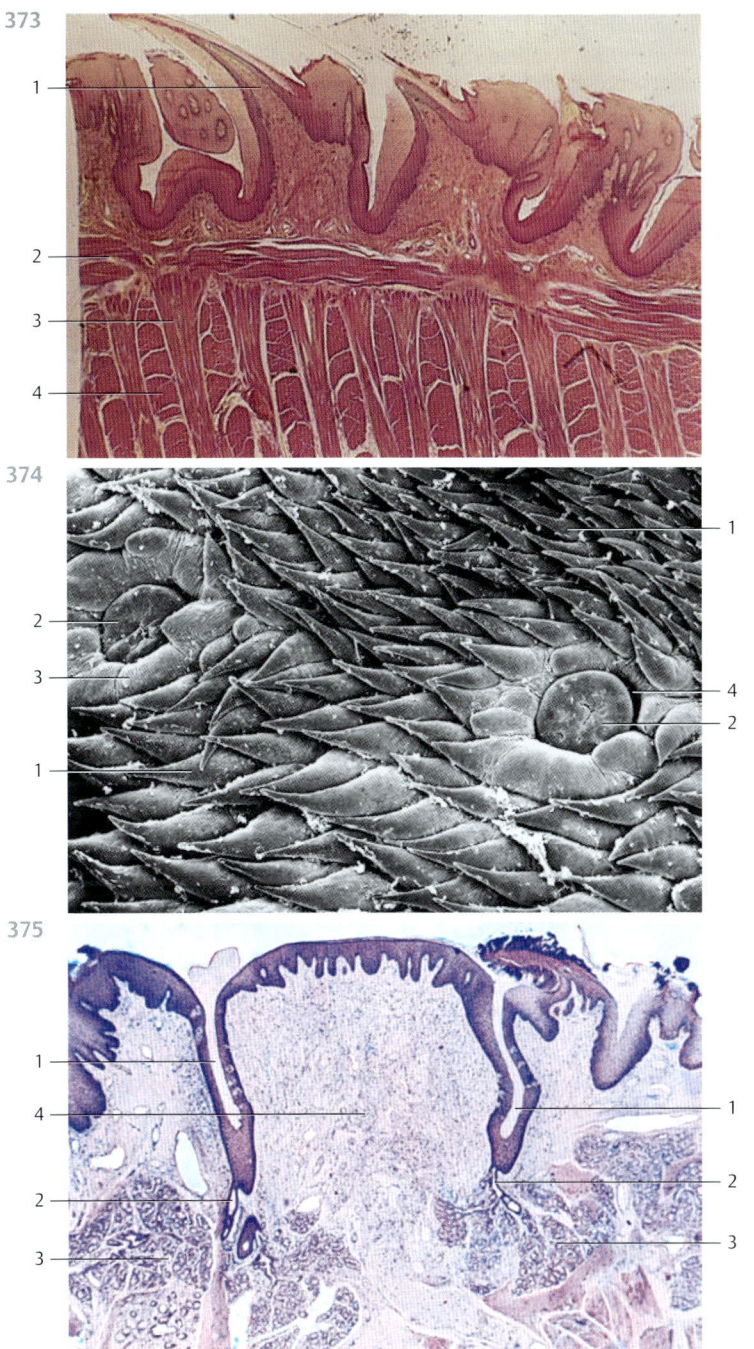

376 Zungenpapillen – Papillae foliatae

Blätterpapillen, **Papillae foliatae**, sind beim Menschen nur im Kindesalter gut entwickelt. Dichte Felder von Blätterpapillen findet man indessen an den seitlichen hinteren Zungenrändern des Kaninchens, von dem dieses Präparat stammt. Die stark gefaltete Oberfläche, die **Blätter**, sind durch tiefe Gräben voneinander geschieden (👁 377). Die Schleimhautfalten der **Papillae foliatae** werden von mehreren nebeneinander liegenden Bindegewebsleisten 1 getragen. Das mehrschichtige Epithel der Seitenflächen trägt **Geschmacksknospen** 2 (👁 662). Am Grund der Gräben münden die Ausführungsgänge seröser Spüldrüsen 3. Zwei kleine Drüsenpakete 3 liegen im subepithelialen Bindegewebe 4 in unmittelbarer Nachbarschaft von quergestreifen Skelettmuskelfasern 5 der Zunge. Geschmacksknospen tragende Zungenpapillen werden auch als **Geschmackspapillen** bezeichnet.

1 Bindegewebsleisten
2 Geschmacksknospen
3 Seröse Spüldrüsen
4 Lamina propria
5 Quergestreifte Zungenmuskulatur
Färbung: Eisenhämatoxylin-Pikrofuchsin nach van Gieson; Vergr. 80fach

377 Zungenpapillen – Papillae foliatae

Die Zungengefäße, die zunächst dem Verlaufe der **Binnenmuskulatur** folgen, breiten sich nach Durchtritt durch die straff gebaute **Aponeurosis linguae** in der Schleimhaut flächenhaft aus. Die Endäste bilden ein dichtes Geflecht und lösen sich in ein Kapillarnetz auf. In jede Sekundärpapille (👁 376) tritt eine Kapillarschlinge 3 ein.
Im Bild unten quergestreifte Zungenmuskulatur 2. Seröse Spüldrüsen sind nicht angeschnitten.

1 Mehrschichtiges Plattenepithel
2 Zungenmuskulatur
3 Kapillarschlingen
4 Gefäße im Papillenstock
Färbung: Hämalaun-Eosin nach Tuscheinjektion; Vergr. 15fach

378 Zungendrüsen – Glandulae lingualis posteriores

Im Bereich des Zungengrundes, der **Zungenwurzel, Radix linguae**, ist in der Tiefe, unter der Zungenmandel (**Tonsilla lingualis**, 👁 338, 339), ein umfangreiches Paket von mukösen Zungendrüsen, **Glandulae radicis linguae sive Glandulae linguales posteriores**, untergebracht. Die Drüsenpakete sind in ihrer Lage nicht auf die Tunica mucosa beschränkt; sie sind vielmehr zwischen die Muskelfaserbündel 1 in die Tiefe vorgedrungen. Ihre Ausführungsgänge münden in die Kanäle der Zungenbälge. Zwischen den Drüsenläppchen liegen gefäßhaltige Bindegewebssepten (blau) und Anschnitte von quergestreiften Muskelfasern 1. Charakteristische Merkmale der mukösen Drüsenzellen sind basalständige Kerne (rot) und helles, wabenartiges Zytoplasma (👁 130). Die Drüsenschläuche besitzen weite Lichtungen.
Nahe der Zungenspitze liegt die paarige, seromuköse Glandula lingualis anterior (**Nuhn-Drüse**).

1 Quergestreifte Skelettmuskulatur der Zunge
2 Arterie
Färbung: Azan; Vergr. 100fach

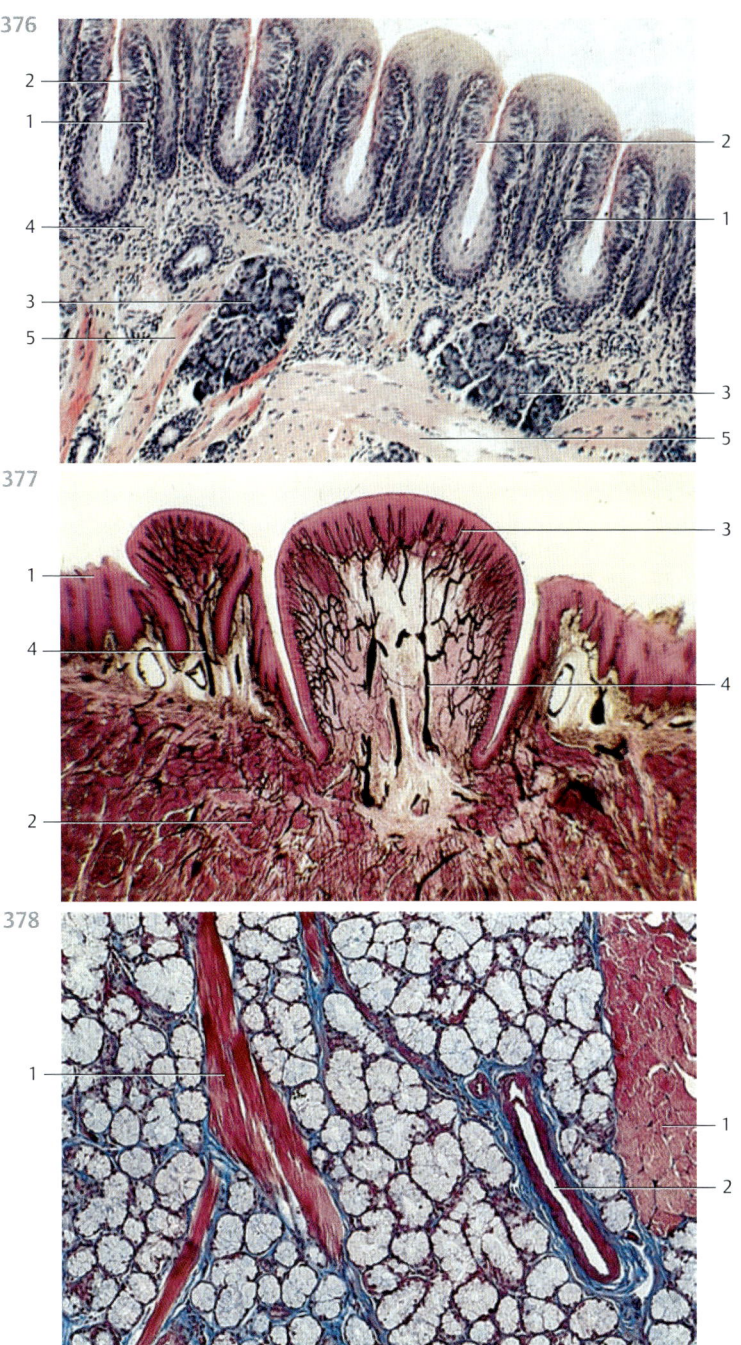

379 Ohrspeicheldrüse – Glandula parotidea

Die Glandula parotidea (kurz: **Parotis**), die größte Speicheldrüse des Menschen, ist eine **azinöse, rein seröse Drüse** mit langen, verzweigten Schaltstücken, die sich zu Sekretrohren oder Streifenstücken vereinigen. **Schalt- und Streifenstücke** liegen stets innerhalb eines Drüsenläppchens. Zwischen den ausschließlich serösen Endstücken (**Azini**) 1 mit enger Lichtung kommen Gruppen von Fettzellen 2 vor. Die Kerne der serösen Endstückzellen sind rund und stehen in basaler Position; das Zytoplasma ist zart gekörnt (👁 129). In Bildmitte zieht von links oben nach rechts unten ein langes Schaltstück 3. Auch quer angeschnittene Schaltstücke 4 kommen vor; sie sind die dünnsten Zweige des Drüsenbaumes und tragen ein einschichtiges isoprismatisches Epithel (👁 380, 381).

1 Seröse Azini
2 Fettzellen
3 Schaltstück, längs angeschnitten
4 Schaltstück, quer getroffen
Färbung: Hämalaun-Eosin; Vergr. 200fach

380 Ohrspeicheldrüse – Glandula parotidea

Auch im nach Masson-Goldner gefärbten Paraffinschnitt sind die kegel- oder pyramidenförmigen Zellen der serösen Azini 1 mit ihren engen Lichtungen klar zu erkennen. Ihr Zytoplasma enthält schwach azidophile Granula (👁 379, 381). In der unteren Bildhälfte rechts ist ein Sekretrohr (**Streifenstück**) 2 angeschnitten. Streifenstücke sind die größten Rohrsegmente innerhalb eines Drüsenläppchens. In den hochprismatischen Epithelzellen liegen die ovalen Kerne im mittleren oder apikalen Zelldrittel; unterhalb der Kerne tritt die basale Streifung hervor (👁 90). Diese Streifung wird durch dicht gelagerte Mitochondrien und tiefe Einstülpungen des basalen Plasmalemms hervorgerufen (auch 👁 91). Im Bild rechts ist ein Schaltstück 3 längs angeschnitten, bei 4 ist es quer getroffen (👁 379, 381). Beachte das spärliche, hier grün gefärbte Bindegewebe und die zahlreichen Fettzellen 5.

1 Seröse Azini
2 Streifenstück (Sekretrohr), quer getroffen
3 Schaltstück, längs angeschnitten
4 Schaltstück, quer getroffen
5 Fettzellen
Färbung: Trichrom nach Masson-Goldner; Vergr. 200fach

381 Ohrspeicheldrüse – Glandula parotidea

Das Epithel 2 der serösen Azini 1 besteht aus annähernd pyramidenförmigen Zellen mit mittel- oder basalständigen Kernen. Der supranukleäre und apikale Teil der serösen Endstückzellen ist je nach Funktionszustand mit einer unterschiedlichen Menge von Sekretkörnchen (blau) gefüllt. In Bildmitte ist ein **Schaltstück** 3 quer angeschnitten, das von flachen, spindelförmigen **Myoepithelzellen** umgeben ist (👁 379, 380). Das lockere Bindegewebe zwischen den Azini enthält Fibrozyten und Kapillaren 4. Vergleiche auch mit 👁 127 und 129.

1 Seröses Endstück
2 Epithelzellen
3 Schaltstück mit Myoepithelzellen
4 Kapillaren
Semidünnschnitt; Färbung: Methylenblau-Azur II; Vergr. 200fach

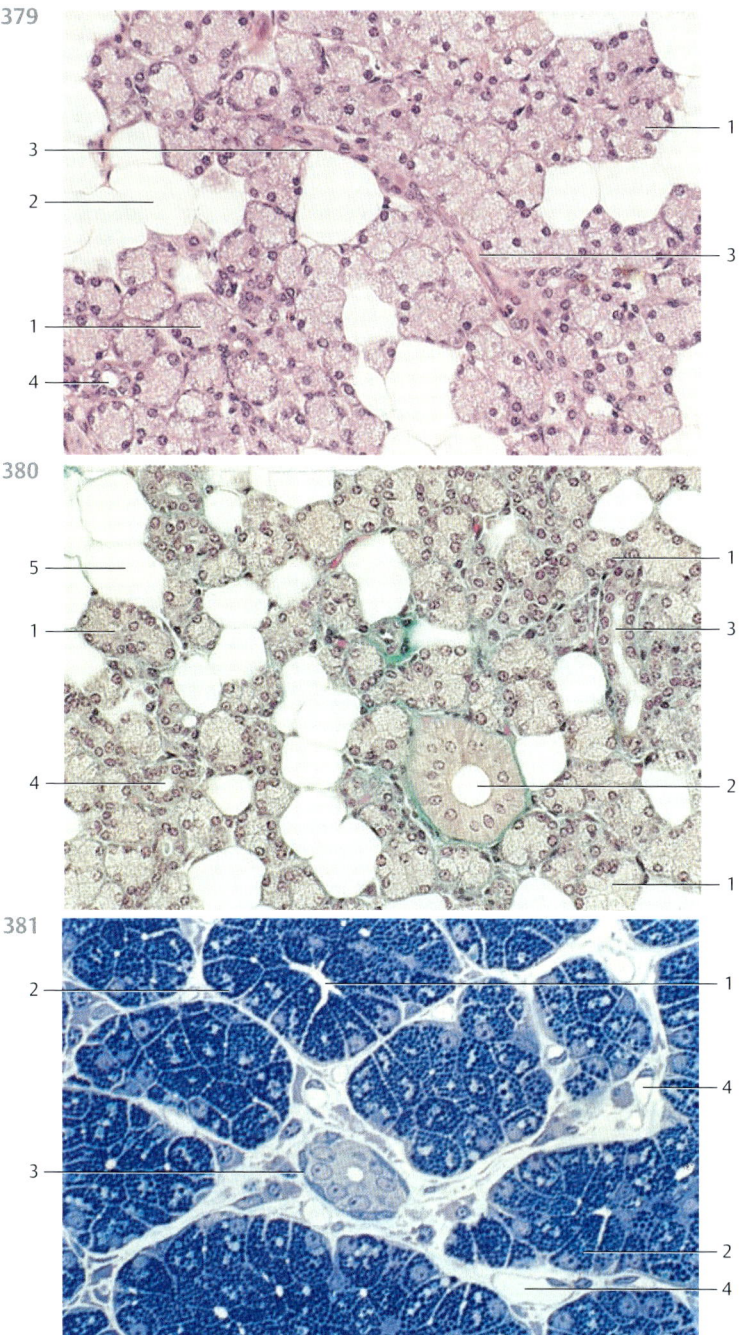

382 Unterkieferdrüse – Glandula submandibularis

Die Unterkieferdrüse, **Glandula submandibularis**, ist eine **gemischte, seromuköse Drüse**. Diese Abbildung zeigt mehrere durch Bindegewebssepten voneinander getrennte Läppchen. Im lockeren interlobulären Bindegewebe ❶ verlaufen die größeren Ausführungsgänge, Blut- und Lymphgefäße und vegetative Nerven. Das faserige interlobuläre Bindegewebe setzt sich in das intralobuläre retikuläre Bindegewebe fort. Das oben gelegene Läppchen enthält mehrere völlig verschleimte Schaltstücke, sog. **Schleimschläuche, mit serösen Halbmonden** ❷ (⊚ 132, 383, 384, 386, 387). Die kräftig rot gefärbten Epithelrohre sind Anschnitte von Streifenstücken ❸, die in der Glandula submandibularis besonders lang und reich verzweigt sind. Das Präparat ist mit Eosin überfärbt. Beachte, dass die Glandula submandibularis überwiegend seröse Endstücke ❹ enthält. Die dunklen Kerne liegen flach an der Basis der Drüsenzellen.

1 Interlobuläres Bindegewebe
2 Muköses Endstück mit serösem Halbmond (von Ebner- oder Gianuzzi-Halbmond)
3 Streifenstücke (Sekretrohre)
4 Seröse Endstücke

Färbung: Hämalaun-Eosin; Vergr. 40fach

383 Unterkieferdrüse – Glandula submandibularis

Die Unterkieferdrüse ist eine gemischte, überwiegend **seröse, zusammengesetzte Speicheldrüse**. Die sezernierenden Endstücke sind teils rein **seröse Azini** ❶, teils **muköse Tubuli** ❷ mit serösen Endkappen ❸, die im Schnittpräparat an Halbmonde oder Mondsicheln erinnern (**von Ebner- oder Gianuzzi-Halbmonde**, ⊚ 132, 382, 384, 386, 387). Die serösen Endstückzellen färben sich wie jene in der Ohrspeicheldrüse azidophil an; ihre runden Kerne stehen in basaler Position. Die rein mukösen Drüsenzellen der Schleimtubuli unterscheiden sich von den serösen Drüsenzellen durch ihre wesentlich hellere Färbung. Ihre dichten und abgeflachten Kerne stehen in basaler oder basolateraler Position (⊚ 131, 132). Beachte noch einmal, dass den Enden der Schleimtubuli seröse Drüsenzellen als Spüleinrichtungen halbmondförmig aufsitzen.

1 Seröse Endstücke
2 Muköse Endstücke (Schleimtubuli)
3 Seröser Halbmond (von Ebner- oder Gianuzzi-Halbmond)

Färbung: Hämalaun-Eosin; Vergr. 240fach

384 Unterkieferdrüse – Glandula submandibularis

Die mukösen Drüsenabschnitte können mit histochemischen Färbungen deutlich hervorgehoben werden. In diesem Schnitt sind die mukösen Drüsentubuli ❶ (**Schleimschläuche**) mit dem Farbstoff Alcianblau angefärbt. Dadurch heben sie sich von den serösen Drüsenendstücken ❷ ab. Die Kerne sind mit Kernechtrot gefärbt. Das interlobuläre Bindegewebe, das in den hellen Spalten zu suchen ist, wird bei dieser Farbstoffkombination nicht angefärbt.

1 Muköse Tubuli
2 Seröse Azini
Färbung: Alcianblau pH 2,5-Kernechtrot; Vergr. 120fach

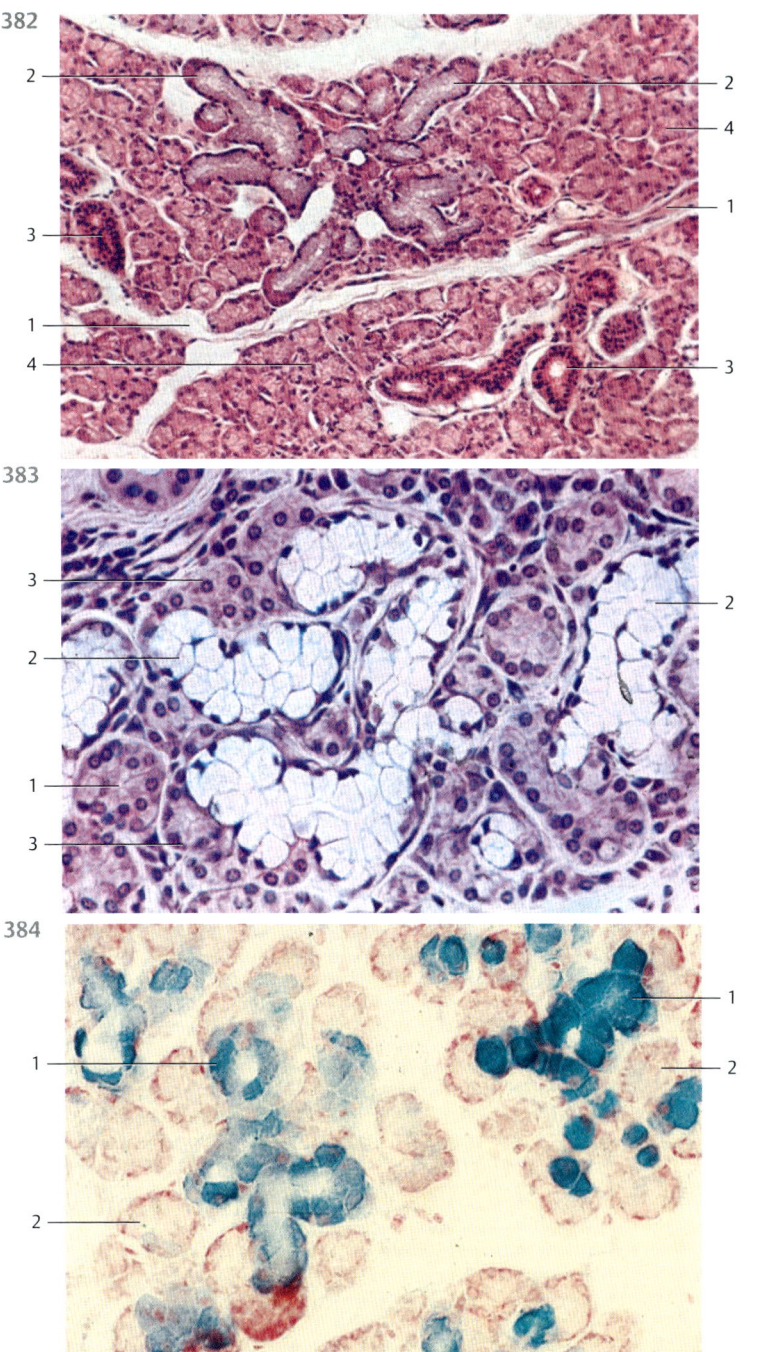

385 Unterzungendrüse – Glandula sublingualis

Die Glandula sublingualis ist ebenfalls eine **gemischte, seromuköse Drüse**, aber überwiegend mukös. Schalt- und Streifenstücke (**Sekretrohre**) sind außerordentlich kurz; gelegentlich sind Streifenstücke überhaupt nicht ausgebildet. Deshalb sind diese Rohrsegmente in histologischen Schnittpräparaten nur selten zu finden.

Unser Präparat zeigt ein Drüsenläppchen mit den typischen Schleimtubuli 1, die überwiegend quer angeschnitten sind (⬤ 383, 384, 386, 387), und faseriges, relativ derbes interlobuläres Bindegewebe 2, in dem mehrere Ausführungsgänge 3 liegen. Diese werden von einem zweireihigen hochprismatischen Epithel ausgekleidet (⬤ 386).

1 Schleimtubuli
2 Interlobuläres Bindegewebe
3 Interlobuläre Ausführungsgänge
4 Schaltstück

Färbung: Azan; Vergr. 80fach

386 Unterzungendrüse – Glandula sublingualis

In der gemischten, zusammengesetzten **Unterzungendrüse** herrschen die mukösen Drüsenschläuche 1 vor, die sich – wie hier in der Abbildung – häufig verzweigen und ebenfalls **seröse Halbmonde** 2 als Spüleinrichtungen tragen (⬤ 382–384). Die oft ausgebuchteten mukösen Tubuli werden als **verschleimte Schaltstücke** aufgefasst. Beachte die unterschiedlichen Kernformen: in den mukösen Drüsenzellen 1 sind die Kerne klein und meistens spindelförmig, in den serösen Drüsenzellen 3 sind sie groß und rund. In beiden Fällen stehen sie in basaler Position (⬤ 387). Am linken Bildrand liegt, in derbes Bindegewebe 4 eingebettet, ein interlobulärer Ausführungsgang (**Ductus interlobaris**) 5, darunter eine Vene 6. Schaltstücke sind nicht angeschnitten.

1 Muköse Drüsenschläuche
2 Seröser Halbmond
3 Seröse Endstücke
4 Interlobuläres Bindegewebe
5 Ausführungsgang
6 Vene

Färbung: Hämalaun-Eosin; Vergr. 120fach

387 Unterzungendrüse – Glandula sublingualis

Die Glandula sublingualis besteht aus einem Komplex von etwa 50 Einzeldrüsen, die eigene Ausführungsgänge besitzen. 10–12 Ausführungsgänge, **Ductus sublinguales**, münden einzeln auf einer Schleimhautfalte, der **Plica sublingualis**.

Unsere Abbildung zeigt einen Ausschnitt aus der überwiegend mukösen Glandula sublingualis. Die mukösen Tubuli 1 sind verzweigt und tragen an ihren blinden Enden seröse Endkappen 2 (**von Ebner- oder Gianuzzi-Halbmonde**) (⬤ 132, 382–384, 386). Die mukösen Drüsenzellen der Tubuli sind hell und wabig strukturiert; ihre spindelförmigen Kerne liegen basal. Im Gegensatz dazu färbt sich das Zytoplasma der serösen Endkappenzellen rötlich an; ihre Kerne sind rund.

Die Speicheldrüsen der Mundhöhle sind durch parasympathische und sympathische Fasern innverviert.

1 Muköse Tubuli
2 Seröse Halbmonde

Färbung: Hämalaun-Eosin; Vergr. 400fach

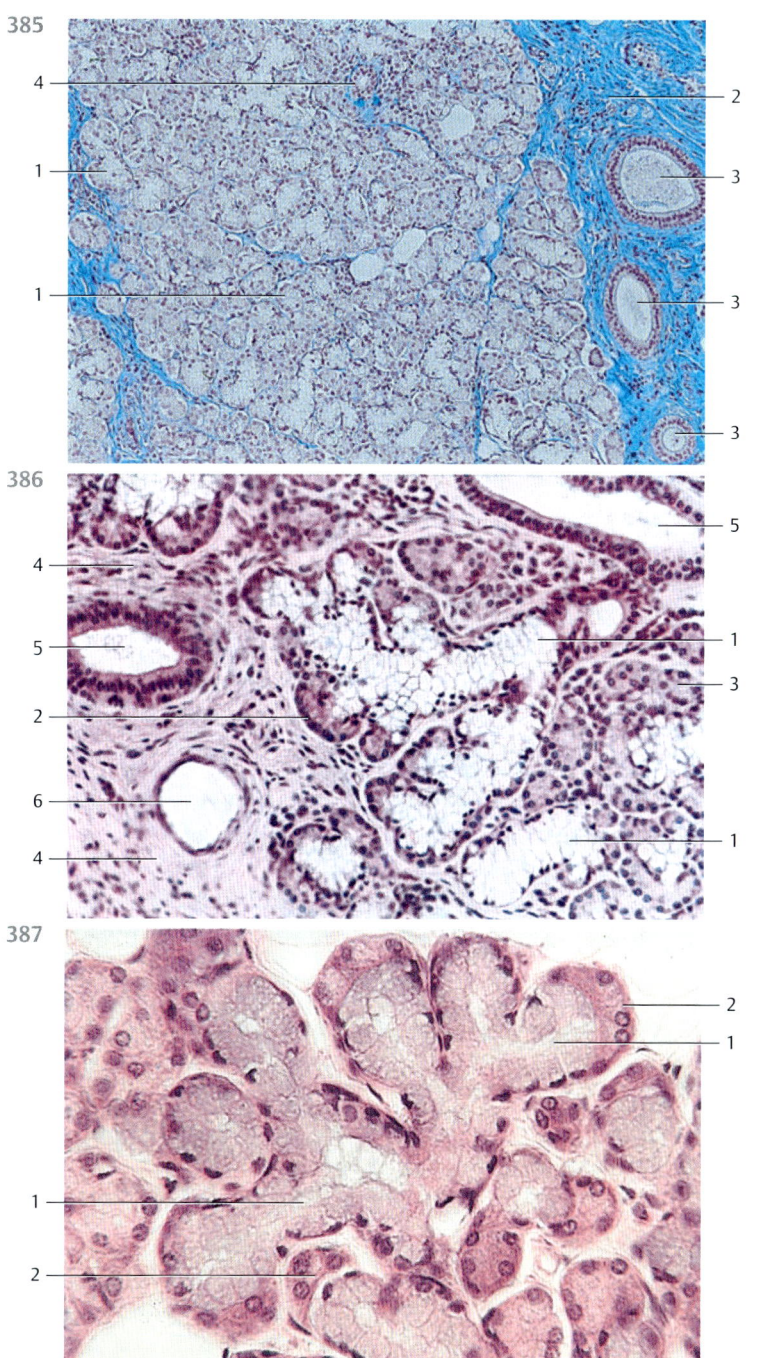

Verdauungsapparat

388 Zahnentwicklung I – Zahnleiste

An der Bildung der Zähne sind **Ektoderm** und **Mesoderm** beteiligt. Die Entwicklung des Gebisses beginnt in der 5. Schwangerschaftswoche bei einer Scheitel-Steiß-Länge von etwa 7–10 mm. In dieser Zeit proliferiert das mehrschichtige unverhornte odontogene Plattenepithel 1 der ektodermalen Mundbucht (**Mundschleimhaut**) in einer Linie, die den späteren Kieferrändern entspricht. Gleichzeitig wächst es in das darunterliegende Kiefermesenchym ein. Diese Abbildung zeigt ein frühes Stadium der Zahnanlage in Form der Zahnleiste 2 (**Dentalleiste**), daneben die ebenfalls nach innen gerichtete **Ersatzzahnleiste** 3. Fetus, 2,8 cm Scheitel-Steiß-Länge.

1 Proliferiertes Mundhöhlenepithel
2 Zahnleiste
3 Ersatzzahnleiste
4 Ektodermales Schmelzorgan
5 Kiefermesenchym (Ektomesenchym)
6 Mundhöhle

Färbung: Eisenhämatoxylin; Vergr. 80fach

389 Zahnentwicklung II – Zahnglocke

Um die **Zahnknospe**, die nun Kappenform angenommen hat, hat sich das angrenzende Mesenchym zur **Zahnpapille** 1 verdichtet. Man erkennt jedoch bereits die beginnende Abgrenzung der zelldichten Zahnpapille vom sog. **Zahnsäckchen** 2. An der Innenfläche der Kappe liegt das mehrschichtige **innere Schmelzepithel** 3. An der äußeren Oberfläche der epithelialen Zahnkappe bildet die Zellschicht das **äußere Schmelzepithel** 4, das an das umgebende Mesenchym 5 grenzt (👁 390). Fetus, 3,2 cm Scheitel-Steiß-Länge.

1 Zahnpapille
2 Zahnsäckchen
3 Inneres Schmelzepithel
4 Äußeres Schmelzepithel
5 Kiefermesenchym
6 Proliferiertes Mundhöhlenepithel
7 Zahnleiste
8 Ersatzzahnleiste
9 Schmelzpulpa

Färbung: Eisenhämatoxylin; Vergr. 80fach

390 Zahnentwicklung III – Zahnglocke

Stadium des glockenförmigen Schmelzorgans. Die **Zahnglocke** besteht aus dem äußeren 1 und dem inneren 2 Schmelzepithel. Im Inneren des gefäßfreien Schmelzorgans liegt die Schmelzpulpa (**Pulpa enamelea**) 3, die an der äußeren konvexen Oberfläche der Zahnglocke durch das äußere Schmelzepithel 1 vom angrenzenden Bindegewebe des Zahnsäckchens 4 getrennt wird. Das innere Schmelzepithel 2 überzieht den eingedellten Teil der Glocke und liefert die hochprismatischen, bis zu 70 µm hohen Enameloblasten (**Ameloblasten, Adamantoblasten**). Die Mesenchymverdichtung im Bereich der Eindellung ist die **Zahnpapille** 5. Aus den an das innere Schmelzepithel angrenzenden Mesenchymzellen, der Zahnpapille, gehen die **Odontoblasten** hervor, denen die Dentinbildung obliegt. Sie lagern zunächst die organische Dentinmatrix (Kollagenfibrillen) ab: **Prädentin**. Die kräftige Epithelleiste oberhalb der Glocke stellt die Ersatzzahnleiste dar 6. Fetus, 8 cm Scheitel-Steiß-Länge.

1 Äußeres Schmelzepithel
2 Inneres Schmelzepithel
3 Schmelzpulpa
4 Zahnsäckchen
5 Zahnpapille
6 Ersatzzahnleiste
7 Mehrschichtiges unverhorntes Plattenepithel

Färbung: Hämalaun-Eosin (schwach gefärbt); Vergr. 20fach

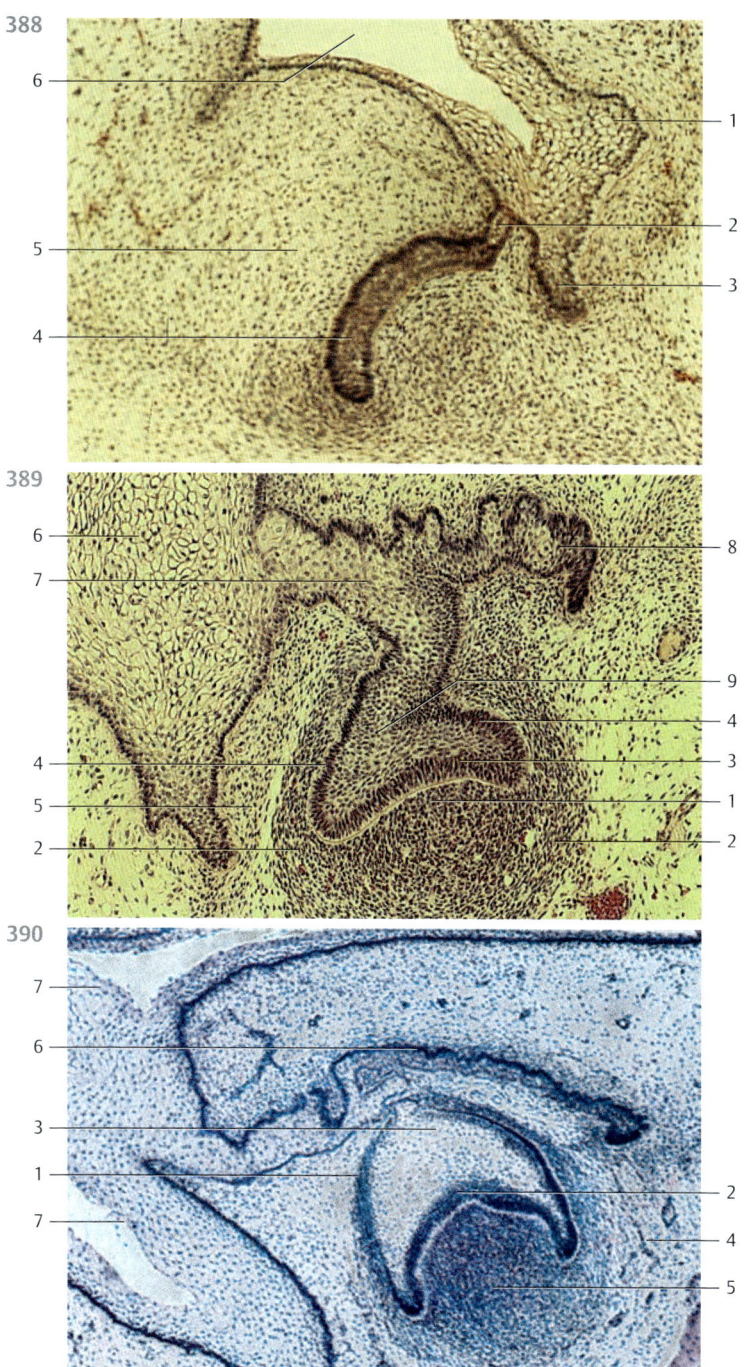

391 Zahnentwicklung III – Glockenstadium

Frontalschnitt durch den Kopf eines Hamsterfeten am Tag 15 der Gravidität. Im Ober- und Unterkiefer sind die **glockenförmigen Schmelzorgane** 5 voll ausgebildet (● 390). Beachte die mit schwarzer Tusche gefüllten Gefäße.

1 Mundhöhle
2 Zunge
3 Gaumen
4 Nasenhöhle
5 Glockenförmige Schmelzorgane
6 Unterkiefer (Mandibula)
7 Anlage des Oberkiefers

Tuscheinjektion; Färbung: Eisenhämatoxylin-Molybdänsäure; Vergr. 20fach

392 Zahnentwicklung – Schmelzpulpa

Zahnanlage eines menschlichen Fetus, 5. Schwangerschaftsmonat. Im Innern der gefäßfreien **Schmelzorgane** hat die metachromatische Interzellularsubstanz zugenommen, so dass die Epithelzellen auseinander gedrängt werden. Auf diese Weise entsteht die Schmelzpulpa (**Pulpa enamelea**) 1, in der die retikulumartigen Epithelzellen 4 netzartig zusammenhängen (Schmelzretikulum). Die Schmelzpulpa, die in Stratum reticulare und Stratum intermedium unterteilt wird, wird an der äußeren, konvexen Oberfläche des Schmelzorgans durch das äußere Schmelzepithel 2 vom angrenzenden Bindegewebe des Zahnsäckchens 3 getrennt (● 390, 395).

1 Schmelzpulpa
2 Äußeres Schmelzepithel
3 Bindegewebe des Zahnsäckchens
4 Epithelzellen der Schmelzpulpa

Färbung: Eisenhämatoxylin; Vergr. 200fach

393 Zahnschliffe

In ● a sind die mit langen Fortsätzen ausgestatteten **Osteozyten** im Faserknochen des Zements dargestellt. Bei ● b handelt es sich um den Schliff einer Zahnkrone mit Schmelz (oben) und Dentin (unten). Die Grenze zwischen beiden Hartsubstanzen tritt deutlich hervor. Im Dentin erkennt man luftgefüllte, parallel ausgerichtete **Dentinkanälchen** 1, welche sich an ihren Enden noch büschelartig aufzweigen können. Die Dentinkanälchen rufen eine radiäre Streifung des Dentins hervor. In den Zahnbeinkanälchen liegen die langen Fortsätze der **Odontoblasten**; sie werden auch **Tomes-Fasern** genannt. Die Odontoblastenfortsätze reichen bis zur Schmelz- bzw. Zementgrenze. Im Gegensatz zum Schmelz ist Dentin ein lebendes Gewebe. Die Odontoblasten sind zeitlebens in der Lage, neues Dentin zu bilden. Die Schmelzoberfläche wird von dem faserig strukturierten, etwa 1 μm dicken **Schmelzoberhäutchen** 2 bedeckt. Unverkalkte Bezirke des Dentins nennt man **Interglobularräume** 4 bzw. **Interglobulardentin**. Schmelz wird nur während der Zahnentwicklung angelegt, Schmelz regeneriert nicht.

1 Dentinkanälchen
2 Schmelzoberhäutchen
3 Schmelzprismen
4 Interglobularraum

Zahnschliffe; a) Vergr. 250fach; b) Vergr. 50fach

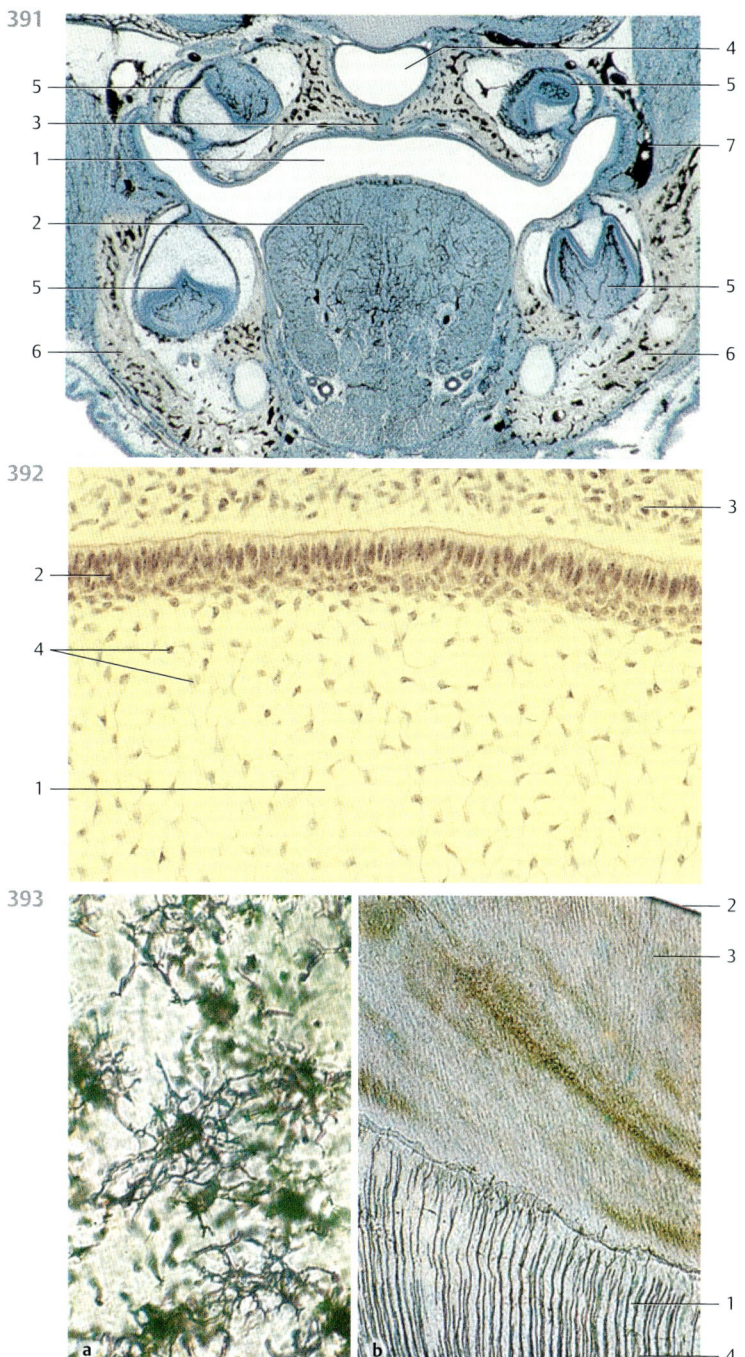

394 Zahnentwicklung

Senkrechter Durchschnitt durch eine Zahnanlage im Unterkiefer einer Katze (◉ 395) zur Darstellung der Zahnbein- und Schmelzbildung. Folgende Schichten lassen sich unterscheiden:

1 **Schmelzpulpa**, bei der das ursprünglich massive Epithel des Schmelzorgans durch interstitielle Flüssigkeitsansammlung auseinander gedrängt worden ist und jetzt mit seinen sternförmigen Zellen an ein retikuläres Bindegewebe erinnert (Schmelzretikulum), daran anschließend das Stratum intermedium (◉ 392)
2 **Inneres Schmelzepithel**, das ursprünglich an das Mesenchym der Zahnpapille grenzte (◉ 390) und aus hochprismatischen Zellen, den Ameloblasten (Adamantoblasten) (◉ 395), besteht
3 **Schmelz**, eine schmale, hier dunkelrote Kappe, von den Ameloblasten gebildet
4 **Dentin** (rot), bereits mineralisiertes Prädentin
5 **Prädentin** (blau), eine weiche, fibrillenreiche Interzellularsubstanz, mit dem Osteoid vergleichbar
6 Schicht der **Odontoblasten**, hochprismatische Zellen, denen die Dentinbildung obliegt
7 **Zahnpapille** bzw. **Zahnpulpa**, die aus einem sehr feinfaserigen Bindegewebe mit sternförmig verzweigten Zellen, vermutlich Fibroblasten, besteht und Blutgefäße und Nerven enthält

Schmelz ist 1–2,2 mm dick und besteht ausschließlich aus Hydroxyapatit. Seine Bauelemente sind die Schmelzprismen.
Färbung: Azan; Vergr. 200fach

395 Zahnentwicklung

Schmelz- und Dentinentwicklung können an einem Schneidezahn gegen Ende des 5. Fetalmonats besonders gut studiert werden. Das Zahnbein, **Dentin**, ist am Ende der Entwicklung eine 1–5 mm breite Schicht zwischen Pulpa und Schmelz (**Kronendentin**), und Pulpa und Zement (**Wurzeldentin**). In der Abbildung sind von oben nach unten folgende Gewebsformationen dargestellt:

1 Locker angeordnete Mesenchymzellen und Bindegewebsfasern des **Zahnsäckchens**
2 Eine Schicht dicht liegender Zellen der Schmelzpulpa (**Stratum intermedium**) (◉ 392, 394)
3 Die einschichtige Lage der hochprismatischen **Ameloblasten** (Adamantoblasten, inneres Schmelzepithel)
4 Der hellrote Streifen stellt den von den Ameloblasten gelieferte Schmelz dar
5 Es folgt die breite violette Zone, **Dentin**, in der feine helle Linien hervortreten. Es handelt sich um die sog. **Dentinkanälchen**, in denen die Fortsätze der Odontoblasten, die sog. **Tomes-Fasern**, stecken (◉ 393b)
6 Die unmittelbar angrenzende blaue Zone ist noch nicht mineralisiertes Dentin, sog. **Prädentin** (◉ 394)
7 Es folgt die Schicht der Dentinbildner, **Odontoblasten**, deren Fortsätze (**Tomes-Fasern**) als feine dunkle Linien hervortreten
8 Zahnpulpa

Die Odontoblasten können zeitlebens neues Dentin anbauen (Sekundärdentin).
Färbung: Azan; Vergr. 500fach

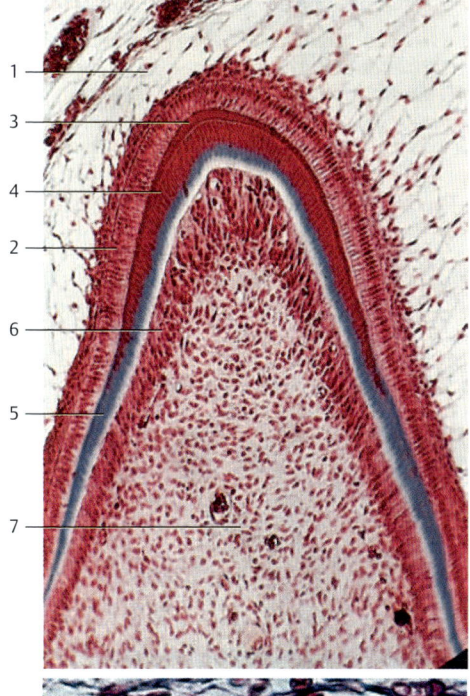

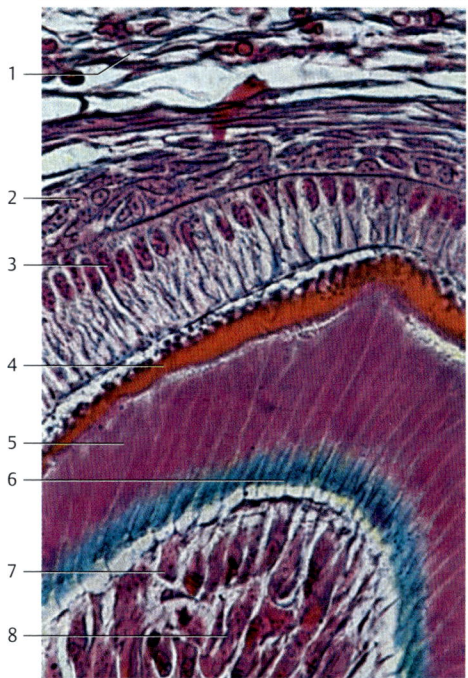

Verdauungsapparat

396 Zähne – Zahnhalteapparat

Querschnitt durch zwei Zahnwurzeln und deren Alveolen. Die außen von **Zement** 1 überzogenen **Zahnwurzeln** stecken in den **Alveolen** der Kiefer. Die Wurzelhaut, **Desmodontium** 2, verbindet Zement und Alveolenwand. Die morphologische und funktionelle Einheit von Zement, Wurzelhaut und Alveolenknochen 3 wird **Parodontium** oder **Periodontium** (**Zahnhalteapparat**) genannt. Die Wurzelhaut 2 besteht aus straffen kollagenen Fasern, den **Sharpey-Fasern**, die auf der einen Seite in den Zement, auf der anderen Seite in den Alveolarknochen einstrahlen. Sharpey-Fasern enthalten als straffes Bindegewebe auch Fibrozyten. Im Bild oben erkennt man das der **Pars alveolaris mandibulae** anliegende Zahnfleisch, **Gingiva** 4. Die Gingiva ist der drüsenfreie Teil der Mundhöhlenschleimhaut; sie besteht aus einem außerordentlich straffen Bindegewebe, das vom mehrschichtigen, meist verhornten Plattenepithel 5 überzogen wird.

Die Hauptmasse des Zahns besteht aus Dentin (**Zahnbein**) 6, das die Pulpahöhle 7 umschließt. Diese enthält die Zahnpulpa, **Zahnmark**, die aus feinfaserigem Bindegewebe mit sternförmig verzweigten Zellen (**Pulpafibrozyten**) besteht.

1 Zement
2 Wurzelhaut (Desmodontium)
3 Knochen der Alveolenwand
4 Straffes Bindegewebe der Gingiva
5 Mehrschichtiges Plattenepithel der Gingiva
6 Dentin
7 Zahnpulpa

Färbung: Hämatoxylin-Eosin; Vergr. 10fach

397 Palatum molle und Uvula

Die Schleimhaut des harten Gaumens setzt sich rachenwärts in die des weichen Gaumens, **Palatum molle**, mit dem Gaumensegel, **Velum palatinum**, und dem Zäpfchen, **Uvula**, fort. Die Mundhöhlenseite des Gaumensegels und des Zäpfchens wird von einem mehrschichtigen unverhornten Plattenepithel überzogen, das auf die Nasenhöhlenseite umschlägt.

Unsere Abbildung zeigt den Ausschnitt eines Längsschnittes durch die Uvula in Höhe ihrer Wurzel, also in Nähe des Gaumensegels. Man erkennt das mehrreihige, hochprismatische respiratorische Epithel 1 der Luftwege mit Becherzellen (blau), das einer kräftigen Basalmembran 2 aufsitzt. Im subepithelialen Bindegewebe liegen muköse Drüsen 3, deren Ausführungsgänge 4 Zylinderepithel auskleidet.

1 Respiratorisches Epithel
2 Basalmembran
3 Muköse Drüsen
4 Ausführungsgänge

Färbung: Azan; Vergr. 400fach

398 Palatum molle und Uvula

In der **Uvula** liegen die mukösen Drüsenpakete teilweise innerhalb des aus dem Gaumensegel einstrahlenden Muskelgeflechts. In seltenen Fällen kommen im Zäpfchen auch kleinere tonsillenartige Bildungen vor. In der quergestreiften Muskulatur (**M. uvulae**) findet man fast regelmäßig verzweigte Muskelfasern und sog. **Ringbinden** (👁 237).

Längsschnitt durch die Uvula mit quergestreiften Muskelfasern 1 und mukösen Drüsenendstücken 2, das Bindegewebe 3 ist blau gefärbt.

Färbung: Azan; Vergr. 400fach

Verdauungsapparat

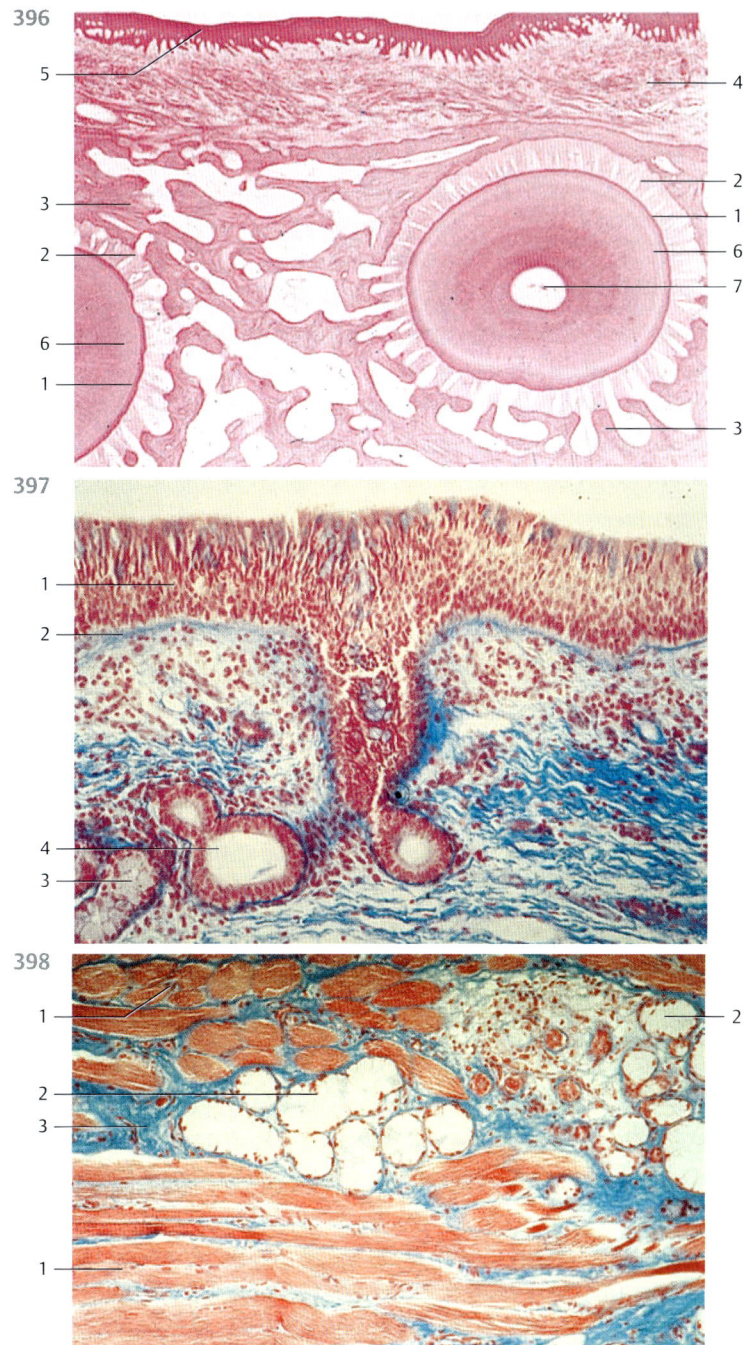

399 Speiseröhre – Ösophagus

Auf diesem Querschnitt durch die **Pars thoracica** der Speiseröhre sind alle Wandschichten des Rumpfdarms (**Speiseröhre, Magen, Dünndarm und Dickdarm**) getroffen. Von innen nach außen handelt es sich um folgende Schichten:

1 **Lamina epithelialis mucosae:** mehrschichtiges, unverhorntes Plattenepithel
2 **Lamina propria mucosae:** feinfaseriges, vorwiegend retikuläres Bindegewebe
3 **Lamina muscularis mucosae:** die glatten Muskelzellen dieser Schicht verlaufen schraubenförmig; in dieser Abbildung erkennt man fast ausschließlich quer getroffene Muskelbündel, welche der sternförmigen Lichtung folgen
4 **Tela submucosa:** diese breite Schicht ist aus locker angeordneten kollagenen Faserbündeln und elastischen Netzen gebaut; sie enthält Drüsenkomplexe (◉ 400, 401) und ein funktionell wichtiges Venengeflecht
5 **Tunica muscularis:** mit innerem **Stratum circulare** und äußerem **Stratum longitudinale**. Die Tunica muscularis lässt sich im gesamten Rumpfdarm in eine innere Ringmuskelschicht und eine äußere Längsmuskelschicht unterteilen
6 **Tunica adventitia:** diese aus lockerem, faserigem Bindegewebe bestehende Schicht übernimmt den Einbau der Speiseröhre in ihre Umgebung

Die Schichten 1, 2 und 3 bilden die Tunica mucosa (Schleimhaut). Die Lamina muscularis mucosae kommt nur im Rumpfdarm vor.

Färbung: Hämalaun-Eosin; Vergr. 5fach

400 Speiseröhre – Ösophagus

Dieser Querschnitt durch die Wand der Speiseröhre zeigt im Bild links das hohe, mehrschichtige, nicht verhornende Plattenepithel **1**. Es erreicht mit 300–400 μm Dicke eine ansehnliche Stärke. Es folgt die an kollagenen Fasern und elastischen Netzen reiche **Lamina propria mucosae** **2**, in der ein Lymphfollikel **3** liegt. Die kräftige **Lamina muscularis mucosae** **4** setzt sich aus unterschiedlich großen Bündeln glatter Muskelzellen zusammen. Diese sind quer geschnitten. In der breiten und gefäßreichen **Tela submucosa** **5** liegen zwei Drüsenpakete, **Glandulae oesophageae** **6**. In der unteren Bildhälfte ist ein Ausführungsgang angeschnitten, der zwischen den Schleimhautpapillen mündet. In der rechten Bildhälfte folgt die bis zu 2 mm dicke **Tunica muscularis** **7** mit innerem **Stratum circulare** und äußerem **Stratum longitudinale**. In der unteren rechten Bildecke ist die **Tunica adventitia** **8** mit Blutgefäßen getroffen.

1 Lamina epithelialis mucosae
2 Lamina propria mucosae
3 Solitärfollikel
4 Lamina muscularis mucosae
5 Tela submucosa
6 Glandulae oesophageae
7 Tunica muscularis
8 Tunica adventitia

Färbung: Hämalaun-Eosin; Vergr. 30fach

401 Speiseröhre – Ösophagus

In dieser Abbildung ist die Schleimhaut, **Tunica mucosa**, der Speiseröhre bei höherer Vergrößerung dargestellt (◉ 399, 400). Die oberen Epithelzellen sind sehr glykogenreich.

1 Lamina epithelialis mucosae: mehrschichtiges, unverhorntes Plattenepithel
2 Lamina propria mucosae: feinfaseriges Bindegewebe
3 Lamina muscularis mucosae (Anschnitte)
4 Glandulae oesophageae in der Submukosa

Färbung: Azan; Vergr. 80fach

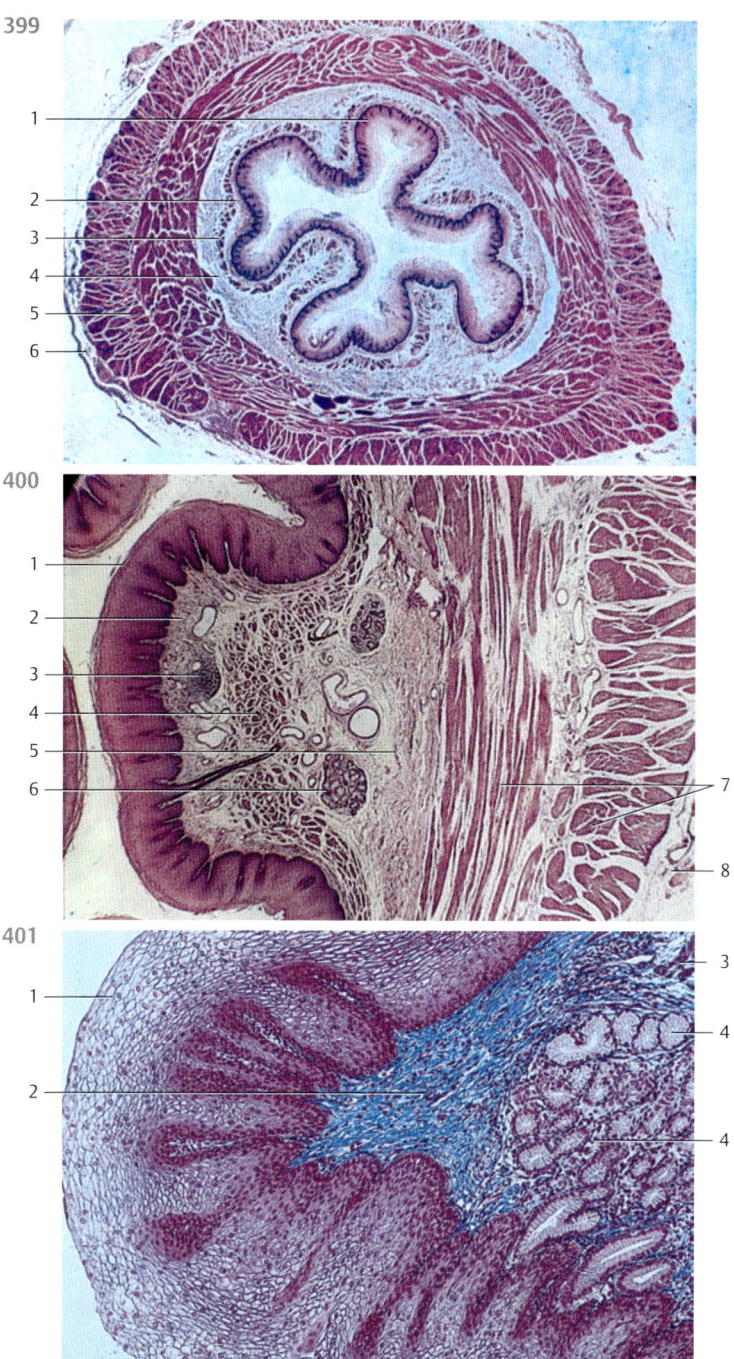

Verdauungsapparat

402 Speiseröhre – Magen – Kardia

Übergangsbereich von Ösophagus (rechts) und Kardia (Mageneingang) des Magens (links); die Schleimhaut der Speiseröhre wird von der des Magens abgelöst. Das mehrschichtige, unverhornte Plattenepithel [1] des Ösophagus hört abrupt auf, und es beginnt das einschichtige hochprismatische Epithel der Magenschleimhaut. Die Pars cardiaca (kurz: **Cardia**) des Magens ist durch die **Glandulae cardiacae** [2] ausgezeichnet, bei denen es sich der Form nach um stark verzweigte Tubuli mit unregelmäßigem Aussehen und Verlauf handelt. Gelegentlich kommen auch ampulläre Erweiterungen [3] vor. Die mukösen Glandulae cardiacae besitzen nur eine Zellart, die Schleim produzieren. Sie münden in die Foveolae gastricae. Parietalzellen und Hauptzellen fehlen. Am unteren Bildrand ist die **Lamina muscularis mucosa** [4] angeschnitten.

1 Mehrschichtiges, unverhorntes Plattenepithel der Speiseröhre
2 Glandulae cardiacae
3 Ampulläre Erweiterung
4 Lamina muscularis mucosae
5 Magengrübchen, Foveolae gastricae

Färbung: Azan; Vergr. 40fach

403 Magen – Pars cardiaca – Kardiadrüsen

Die **Pars cardiaca** des Magens ist ein ringförmiger, etwa 2–3 cm breiter Schleimhautstreifen am Mageneingang (← 402). Die Oberfläche der Schleimhaut einschließlich der Grübchen, der **Foveolae gastricae** [1], wird von einem einschichtigen hochprismatischen Epithel überzogen (← 407). Die Foveolae setzen sich in die tiefer gelegenen mukösen Drüsenschläuche, die **Glandulae cardiacae** [2], der Schleimhaut fort, die häufig stark gewunden sind. Am rechten Bildrand ist die **Lamina muscularis mucosae** [3] getroffen. Beachte den großen Lymphfollikel [4]. Die Glandulae cardiacae enthalten nur einen Typ von mukösen Zellen; sie produzieren einen alkalischen Schleim und das Enzym **Lysozym** (Muramidase). Lysozym dient der lokalen bakteriellen Abwehr.

1 Foveolae gastricae
2 Glandulae cardiacae
3 Lamina muscularis mucosae
4 Lymphfollikel
5 Lamina propria mucosae

Färbung: Azan; Vergr. 80fach

404 Corpus gastricum sive ventriculi – Hauptdrüsen

Im **Corpus gastricum** und **Fundus gastricus** (**Corpus und Fundus ventriculi**) sind die **Glandulae gastricae propriae** (**Hauptdrüsen, Corpus-Fundus-Drüsen**) [1] untergebracht: etwa 1,5–2 mm lange, weitgehend gestreckte und wenig verzweigte Tubuli, die vor allem am Grunde, unmittelbar vor der Lamina muscularis mucosae, gegabelt sind. Die Tubuli sind eng zusammengedrängt; ihre Lichtung misst nur 3–6 µm. An der Auskleidung der Tubuli sind **Stammzellen, Nebenzellen, Hauptzellen** und **Belegzellen** beteiligt (← 405–410). Außerdem kommen endokrine Zellen vor. In unserer Abbildung treten die rot gefärbten **Belegzellen** deutlich hervor. Achte auf die kurzen Magengrübchen, **Foveolae gastricae** [2], von deren Grund die Hauptdrüsen ausgehen, an denen man einen Drüsenisthmus, einen Drüsenhals und einen Hauptteil mit dem Drüsengrund unterscheidet.

1 Glandulae gastricae propriae (Hauptdrüsen)
2 Foveolae gastricae

Färbung: Hämalaun-Eosin; Vergr. 80fach

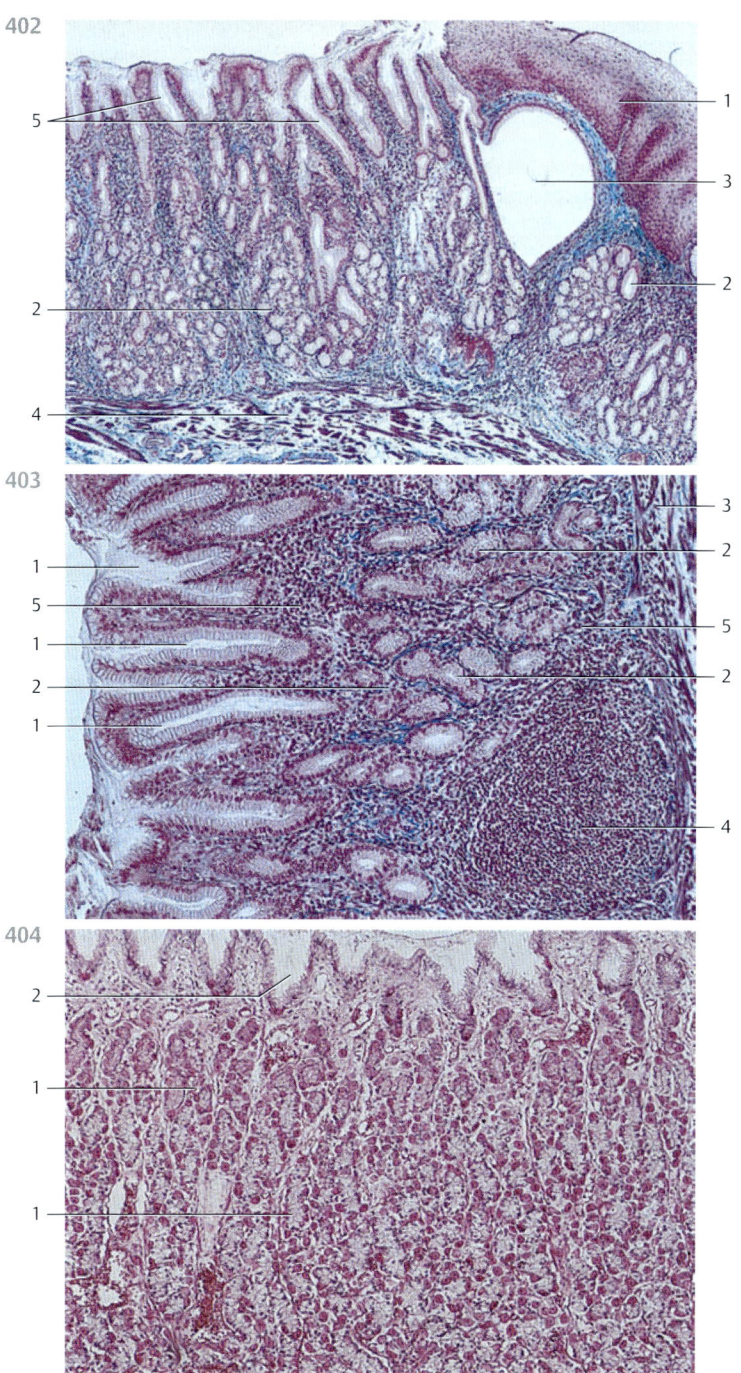

405 Corpus gastricum sive ventriculi – Hauptdrüsen

Dieser senkrechte Durchschnitt durch die Mukosa und Submukosa der Korpusregion zeigt, dass die Oberfläche der Schleimhaut einschließlich der **Foveolae gastricae** von einem einschichtigen, hochprismatischen Epithel 1 überzogen wird, das den **alkalischen Magenschleim** absondert (→ 407). In die Magengrübchen münden die tubulösen Magendrüsen, **Glandulae gastricae propriae** 2, die aus dicht beisammenliegenden, mäßig verzweigten Tubuli mit endständigen Auftreibungen bestehen. Sie sind etwa 1,5 µm lang, erstrecken sich bis zur **Lamina muscularis mucosae** 3 und lassen für die **Lamina propria** nur wenig Raum übrig. Parallel zum unteren Bildrand verläuft die gefäßreiche **Tela submucosa** 4.

1 Lamina epithelialis mucosae 3 Lamina muscularis mucosae 4 Tela submucosa
2 Glandulae gastricae propriae,
  Hauptdrüsen
Färbung: Hämalaun-Eosin; Vergr. 50fach

406 Corpus gastricum sive ventriculi – Hauptdrüsen

Die großen Belegzellen (**Parietalzellen**) sind reich an cristareichen Mitochondrien und sind deshalb azidophil (→ 404, 409). Mit histotopochemischen Methoden zum Nachweis mitochondrialer Enzyme, hier am Beispiel der **Sukzinatdehydrogenase** (SDH), gelingt es, die mitochondrienreichen Belegzellen selektiv hervorzuheben. SDH ist ein einörtiges, mitochondriales Enzym.
Auf dieser Abbildung erkennt man gleichzeitig, dass sich die Belegzellen innerhalb der Magendrüsen zahlenmäßig unterschiedlich verhalten. Man beachte die dichte Lagerung im Bereich des Drüsenhalses. Das quer verlaufende schmale Band am unteren Bildrand ist die Lamina muscularis mucosae 1.

1 Lamina muscularis mucosae
Histotopochemische Reaktion auf das Enzym Sukzinatdehydrogenase; Vergr. 65fach

407 Fundus gastricus sive ventriculi – Foveolae gastricae

Dieser Flachschnitt parallel zur Schleimhautoberfläche durch die Foveolae gastricae zeigt, dass die Magengrübchen von einem hochprismatischen Epithel 1 ausgekleidet sind. Die Kerne stehen basal. Zwischen den Flachschnitten durch die Foveolae liegt die **Lamina propria mucosae** 2. Das einschichtige, hochprismatische Oberflächenepithel 1 besteht aus schleimsezernierenden PAS-positiven Zellen. Das Sekret bildet eine **viskose Schleimbarriere** gegen Salzsäure und Enzyme des Magens, wodurch eine Selbstandauung der Schleimhaut verhindert wird. Merke: Das einschichtige, hochprismatische Epithel überzieht die gesamte innere Oberfläche des Magens einschließlich der Foveolae gastricae (**Magengrübchen**) (→ 402–405).

1 Hochprismatisches Epithel   2 Lamina propria mucosae   3 Lumina der Foveolae
                                                             gastricae
Färbung: Hämalaun-Orzein; Vergr. 300fach

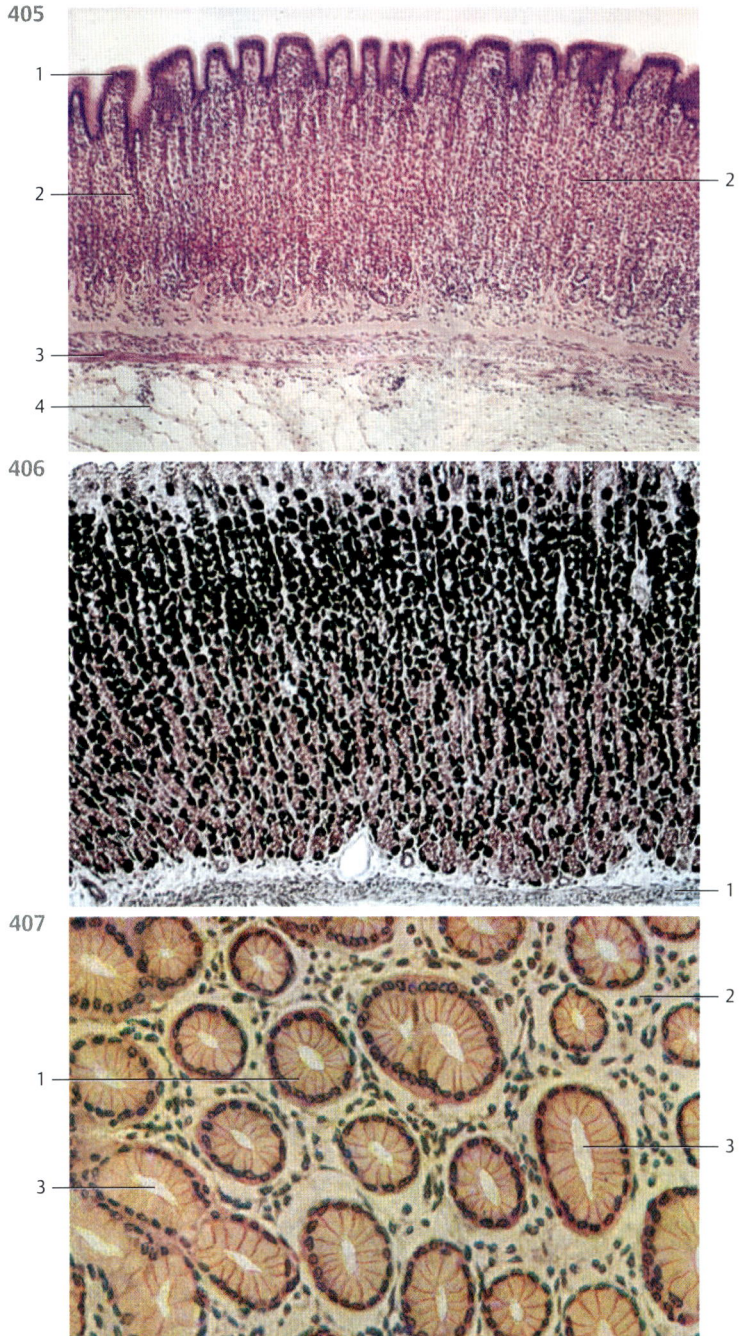

408 Fundus gastricus sive ventriculi – Hauptdrüsen

Am Aufbau der englumigen Magendrüsen beteiligen sich – neben dem Oberflächenepithel der Foveola – drei verschiedene Arten von merokrinen Drüsenzellen.

1. **Hauptzellen**, die am leichtesten im Hauptteil und am Drüsengrund zu finden sind;
2. **Belegzellen** (**Parietalzellen**), die am Drüsenhals besonders zahlreich sind;
3. **Nebenzellen**, die ebenfalls vorwiegend in den Drüsenhälsen vorkommen.

In dieser Abbildung erkennt man dunkelblau gefärbte Nebenzellen 1 (**Schleimproduzenten**), grau-blau gefärbte Hauptzellen 2 (**Pepsinogenbildner**) und hellblaue, nahezu homogene Belegzellen 3 (**Säurebildner**), welche die anderen Zellarten vielfach erheblich an Umfang übertreffen. Sie enthalten große abgerundete Kerne. Zwischen den Drüsen breiten sich Zellen, Kapillaren und Fasern der **Lamina propria mucosae** aus 4.
Parallel zur Schleimhautoberfläche geführter Semidünnschnitt (<> 409).

1 Nebenzellen
2 Hauptzellen
3 Belegzellen
4 Lamina propria mucosae

Semidünnschnitt; Färbung: Methylenblau-Azur II; Vergr. 400fach

409 Fundus gastricus sive ventriculi – Hauptdrüsen

Mit sauren Farbstoffen, beispielsweise Eosin, Kongorot oder Aurantia, färben sich die Belegzellen 1 wegen ihres Mitochondrienreichtums kräftig an (**Azidophilie der Belegzellen**). In dem Querschnitt durch die Magendrüsen heben sich die leuchtend rot gefärbten Belegzellen deutlich von den übrigen, stark basophilen Drüsenzellen ab (<> 408). Diese großen, pyramidenförmigen Zellen sind im Querschnitt häufig dreieckig. Die Hauptzellen 2 haben den Feinbau von proteinsynthetisierenden Zellen. Sie bilden **Pepsinogen** und **Lipase**. Die Nebenzellen 3 sind bei dieser Färbung kaum von den Hautzellen zu unterscheiden. Parallel zur Schleimhautoberfläche geführter Paraffinschnitt.

1 Belegzelle
2 Hauptzelle
3 Nebenzelle
4 Drüsenlumen

Färbung: Hämalaun-Eosin; Vergr. 400fach

410 Pars pylorica ventriculi – Pylorusdrüsen

Im Gegensatz zu den Magendrüsen der Fundus- und Korpusregion verzweigen sich in der Pars pylorica ventriculi (kurz: **Pylorus**) die Drüsenschläuche erst in der Tiefe der Schleimhaut, wo sie sich aufknäueln 6 (<> 405). Die **Foveolae gastricae** 1 sind daher wesentlich länger (tiefer) als in der **Fundus-Corpus-Schleimhaut**. Die Drüsenschläuche verlaufen häufig stark geschlängelt, so dass sie auch quer und schräg angeschnitten werden. Das hochprismatische Oberflächenepithel setzt sich auch hier in die trichterförmigen Magengrübchen 1 fort. Die **Glandulae pyloricae** setzen sich aus hell gefärbten, rein mukösen Zellen zusammen (**muköse Pylorusdrüsen**). Ihr Zytoplasma weist in den üblichen Kurspräparaten meistens eine Wabenstruktur auf; die Kerne liegen basal. Beachte noch einmal die Schichten der Magenwand.

1 Foveolae gastricae
2 Lamina muscularis mucosae
3 Tela submucosa
4 Tunica muscularis
5 Lamina propria mucosae
6 Drüsengrund

Färbung: Hämalaun-Eosin; Vergr. 16fach

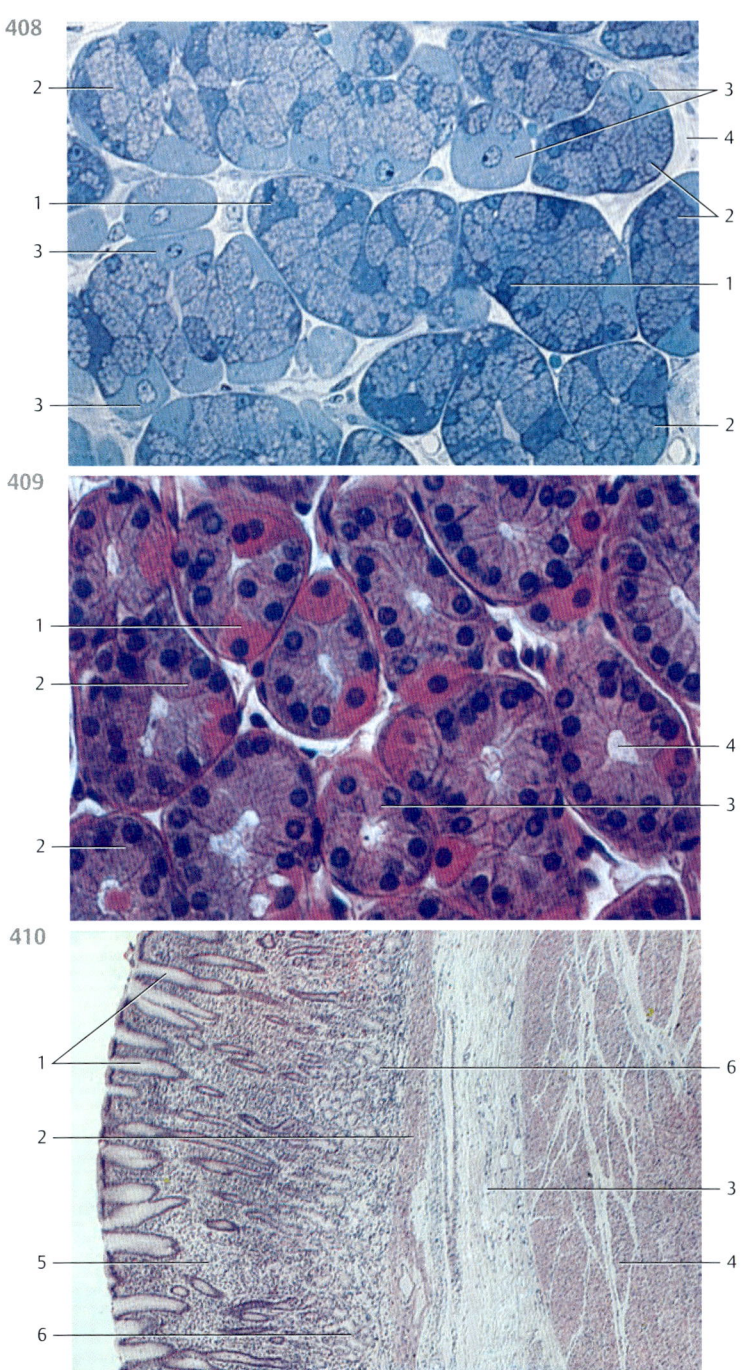

Verdauungsapparat

411 Duodenum – Zwölffingerdarm

Im gesamten oberen Dünndarm, also auch im Duodenum, findet man zirkuläre Falten, **Plicae circulares** oder **Kerckring-Falten** 1, die im Zwölffingerdarm besonders ausgeprägt sind und das Grobrelief bilden. Plicae circulares sind bis 8 mm hohe Falten der Schleimhaut und der Tela submucosa 2. Die Tunica muscularis tritt nicht in die Falten ein. Auf dieser Abbildung sind 2 Ringfalten 1 angeschnitten; in der linken unteren Ecke erkennt man die **Tunica muscularis** 3 und die **Tunica serosa** 4. Von den Kerckring-Falten erheben sich 0,5–1,5 mm hohe und etwa 0,15 mm dicke, sehr verschieden geformte Zotten, **Villi intestinales** 5 (**Feinrelief**). Sie sind von einem hochprismatischen Epithel überzogen (**Enterozyten, Saumzellen**) (👁 73). In die **Lamina propria** der Zotten ziehen auch glatte Muskelzellen der Lamina muscularis mucosae hinein; die fingerförmigen Zotten sind also Erhebungen der Schleimhaut. In den Tälern zwischen den Zotten senken sich schlauchförmige Kanälchen, die **Lieberkühn-Krypten** (**Glandulae intestinales**), bis zur Lamina muscularis mucosae in die Tiefe. Für das Duodenum charakteristisch sind die in der Submukosa gelegenen **Glandulae duodenales** oder **Brunner-Drüsen** 6 (👁 412–414). Sie bestehen aus gewundenen Schläuchen und ähneln den Pylorusdrüsen. (Johann Konrad Brunner, 1653–1727, Anatom in Heidelberg).

1 Kerckring Falten
2 Tela submucosa
3 Tunica muscularis
4 Tunica serosa
5 Zotten
6 Brunner-Drüsen, Glandulae duodenales

Färbung: Hämalaun-Eosin; Vergr. 5fach

412 Duodenum – Zwölffingerdarm

Längsschnitt durch die Wandung des Duodenums eines erwachsenen Menschen zur Demonstration der **Plicae circulares** (**Kerckring-Falten**) und der **Brunner-Drüsen** 1, die in der Tela submucosa 2 liegen. Die Plicae circulares sind dicht mit verhältnismäßig plumpen, teilweise zungen- oder blattförmigen Zotten besetzt 3. Die typischen morphologischen Merkmale des Zwölffingerdarms sind indessen die **Glandulae duodenales** 1 (**Brunner-Drüsen**) der Submukosa. Parallel zum unteren Bildrand verläuft die **Tunica muscularis** mit innerer zirkulärer und äußerer längs verlaufender Muskelschicht 4.

1 Brunner-Drüsen
2 Tela submucosa
3 Zottenbesatz der Plicae circulares
4 Tunica muscularis mit Stratum circulare (innen) und Stratum longitudinale (außen)
5 Tela subserosa und Tunica serosa

Färbung: Azan; Vergr. 15fach

413 Duodenum – Zwölffingerdarm

Ausschnitt aus einer **Kerckring-Falte** mit Tunica mucosa und Tela submucosa 1. Im Verband des Saumepithels sind Becherzellen eingestreut (👁 108, 415). In der Submukosa liegt ein Drüsenkomplex, die **Brunner-Drüsen** 2, deren Zellen basalständige Kerne beherbergen. Ihr Zytoplasma erscheint auffallend hell. Zwischen den Drüsenquerschnitten verlaufen kräftige Kollagenfaserbündel (blau) (👁 411, 412, 415).

1 Tela submucosa
2 Glandulae duodenales (Brunner-Drüsen)
3 Lamina propria mucosae

Färbung: Azan; Vergr. 80fach

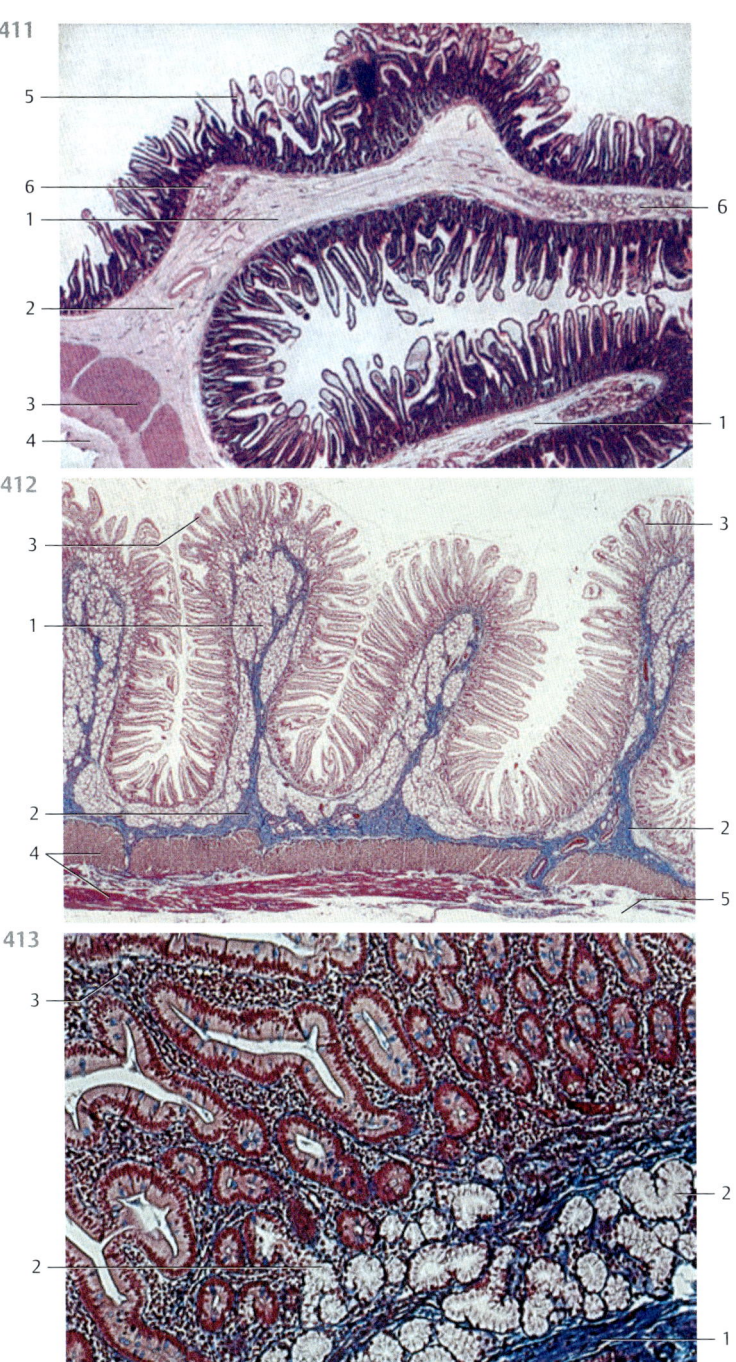

414 Duodenum – Zwölffingerdarm

Vergrößerung eines Ausschnitts aus 👁 412 zur Darstellung der Zotten einer Kerckring-Falte. Die hohen **Plicae circulares** tragen einen dichten Besatz teils langer schlanker, teils grober blattförmiger Zotten 1, die das Feinrelief der Oberfläche bilden. Sie sind von einem einschichtigen, hochprismatischen Epithel, dem Saumepithel 7 (**Saumzellen, Enterozyten**), überzogen, in das auch Becherzellen eingelagert sind (👁 415, 416). In den Tälern zwischen den Zotten senken sich schlauchförmige Kanälchen, die **Glandulae intestinales** (**Lieberkühn-Krypten**) 2, bis zur Lamina muscularis mucosae 3 in die Tiefe. Es handelt sich demnach um schlauchartige, teilweise verzweigte Einsenkungen des Darmepithels (Tiefe etwa 200–400 µm), die auch quer und schräg angeschnitten sein können. Am rechten Bildrand ist die **Tela submucosa** 4 mit **Brunner-Drüsen** 5 und Gefäßen getroffen. Brunner-Drüsen sind verzweigte, gewundene, tubuloalveoläre Drüsen.

1 Zotten mit Zottenbindegewebe und glatten Muskelzellen
2 Lieberkühn-Krypten
3 Lamina muscularis mucosae
4 Tela submucosa
5 Brunner-Drüsen
6 Lamina propria mucosae (Zottenbindegewebe)
7 Saumzellen, Enterozyten

Färbung: Azan; Vergr. 80fach

415 Duodenum – Zwölffingerdarm

Saumepithel 1 zweier benachbarter Zotten im Längsschnitt. Die schlanken, hochprismatischen Saumepithelzellen (**Enterozyten**) tragen am luminalen (apikalen) Zellpol einen deutlichen **Bürstensaum** (👁 73, 75–78, 108, 109). Der Bürstensaum besteht aus 1,2–1,5 µm langen und 0,1 µm dicken **Mikrovilli** (etwa 2500–3000 auf einer Saumzelle). Sie bilden das **Mikrorelief**. Die längsovalen Kerne der Saumepithelzellen stehen im unteren Zelldrittel. Im Epithelverband kommen vereinzelt Becherzellen vor, deren Sekret (Schleim) blau gefärbt ist. Beachte, dass im Bereich der Becherzellen der Bürstensaum unterbrochen ist (👁 108).
Saumzellen sind 20–30 µm hoch und 5–10 µm dick. Beachte, dass die Lamina propria mucosae 2 glatte Muskelzellen der Lamina muscularis mucosae enthält.

1 Enterozyten (Saumzellen)
2 Lamina propria mucosae (Zottenbindegewebe)
3 Darmlichtung

Färbung: Azan; Vergr. 400fach

416 Duodenum – Zwölffingerdarm

Flachschnitt durch die Duodenalschleimhaut zur Darstellung der **Lieberkühn-Darmkrypten**, deren Durchmesser kleiner ist als jener der Zotten. Zwischen den quer getroffenen, etwa 200–400 µm tiefen tubulösen Epitheleinsenkungen liegt die zellreiche **Lamina propria mucosae** 1. Das Epithel der Krypten enthält neben Saumzellen typische Becherzellen, deren Sekret blau gefärbt ist. Beachte die entleerten hellen Zellen. Im Oberflächenepithel des gesamten Dünndarms kommen neben Enterozyten und Becherzellen auch noch **Paneth-Zellen** (👁 417) und **endokrine Zellen** (👁 422) vor. Beachte die ovalen, basal stehenden Kerne der Enterozyten (👁 414, 415).

1 Lamina propria mucosae
2 Kryptenlichtung

Färbung: Azan; Vergr. 250fach

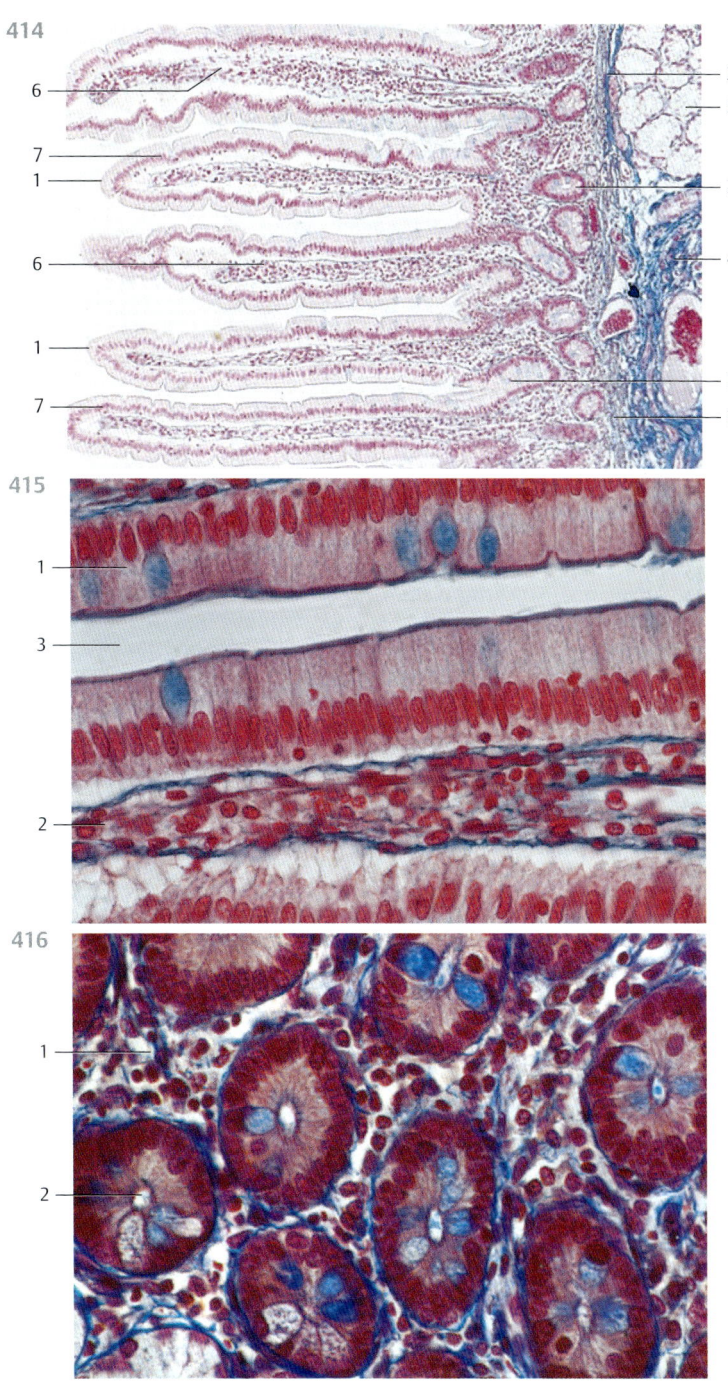

417 Duodenum – Zwölffingerdarm – Paneth-Zellen

In der Tiefe der Krypten (👁 414) liegen im Epithelverband der Darmschleimhaut Gruppen von Zellen, deren apikales Zytoplasma granuliert ist (**apikal gekörnte Zellen**). Diese Zellen werden nach ihrem Erstbeschreiber, Joseph Paneth (1857–1890, Physiologie in Wien), **Paneth-Zellen** (**Paneth-Zelldrüse**) oder nach ihrem färberischen Verhalten **oxyphile Körnchenzellen** genannt [1]. Die Paneth-Zellen sind exokrine Drüsenzellen. Ihre Granulierung kommt durch azidophile Sekretgranula zu Stande, die u. a. **Lysozym**, ein bakteriolytisches Enzym und verschiedene antimikrobielle Peptide enthalten und sezernieren. Auch die Glandulae jejunales enthalten Paneth-Zellen, vermehrt kommen sie im unteren Ileum und in der Appendix vermiformis vor. In unserer Abbildung sind am Grunde der beiden Krypten je zwei Paneth-Zellen deutlich sichtbar. Parallel zum unteren Bildrand verläuft die **Lamina muscularis mucosae** [4].

1 Paneth-Zellen
2 Lamina propria mucosae
3 Becherzellen
4 Lamina muscularis mucosae
Färbung: Azan; Vergr. 400fach

418 Jejunum – Leerdarm

Längsschnitt durch die Wandung des Jejunums eines Erwachsenen mit sechs Plicae circulares (**Kerckring-Falten**) [1]. Vergleiche die Form dieser Plicae mit jenen des Duodenums und beachte, dass in der Tela submucosa [2] die **Brunner-Drüsen** fehlen (👁 411–414). Unser Präparat stammt aus dem oberen Abschnitt des Jejunums, die Plicae sind deshalb noch hoch und besitzen einen dichten Zottenbesatz (**Villi intestinales**) [3]. Dünndarmzotten (0,5–1,5 mm hoch) sind **Aufwerfungen der Tunica mucosa** und bestehen deshalb aus dem Oberflächenepithel, der Lamina propria mucosae und vereinzelten Muskelzellen der Lamina muscularis mucosae. Zum Ileum hin werden die Plicae circulares niedriger und stehen weiter auseinander; auch die Dichte des Zottenbesatzes nimmt ileumwärts ab (👁 423, 424).

1 Plica circularis
2 Tela submucosa
3 Dünndarmzotten, Villi intestinales
4 Tunica muscularis mit innerer Ring- und äußerer Längsmuskelschicht

Färbung: Hämatoxylin-Eosin; Vergr. 14fach

419 Jejunum – Leerdarm

Längsschnitt durch die Wandung des Jejunums eines Erwachsenen. Abgebildet ist jener Darmabschnitt, der zwischen zwei Plicae circulares liegt; **Kerckring-Falten** sind also nicht angeschnitten (👁 418, 420). Ileumwärts nehmen die Abstände zwischen benachbarten Falten zu. Beachte die Zottenform [1]. Zwischen den insgesamt kürzeren Zotten liegen die Öffnungen der unverzweigten tubulösen Drüsen, der **Glandulae intestinales** (**Lieberkühn-Krypten**) [2]. Parallel zum unteren Bildrand verläuft die Tunica muscularis [4]. Im Stratum circulare erkennt man senkrecht verlaufende, kräftig rot gefärbte Streifen. Es handelt sich um feine Stauchungen des Gewebes, die bei der Schnittherstellung auftreten, Artefakte also.

1 Dünndarmzotten, Villi Intestinales
2 Lieberkühn-Krypten
3 Tela submucosa
4 Tunica muscularis

Färbung: Azan; Vergr. 25fach

Verdauungsapparat

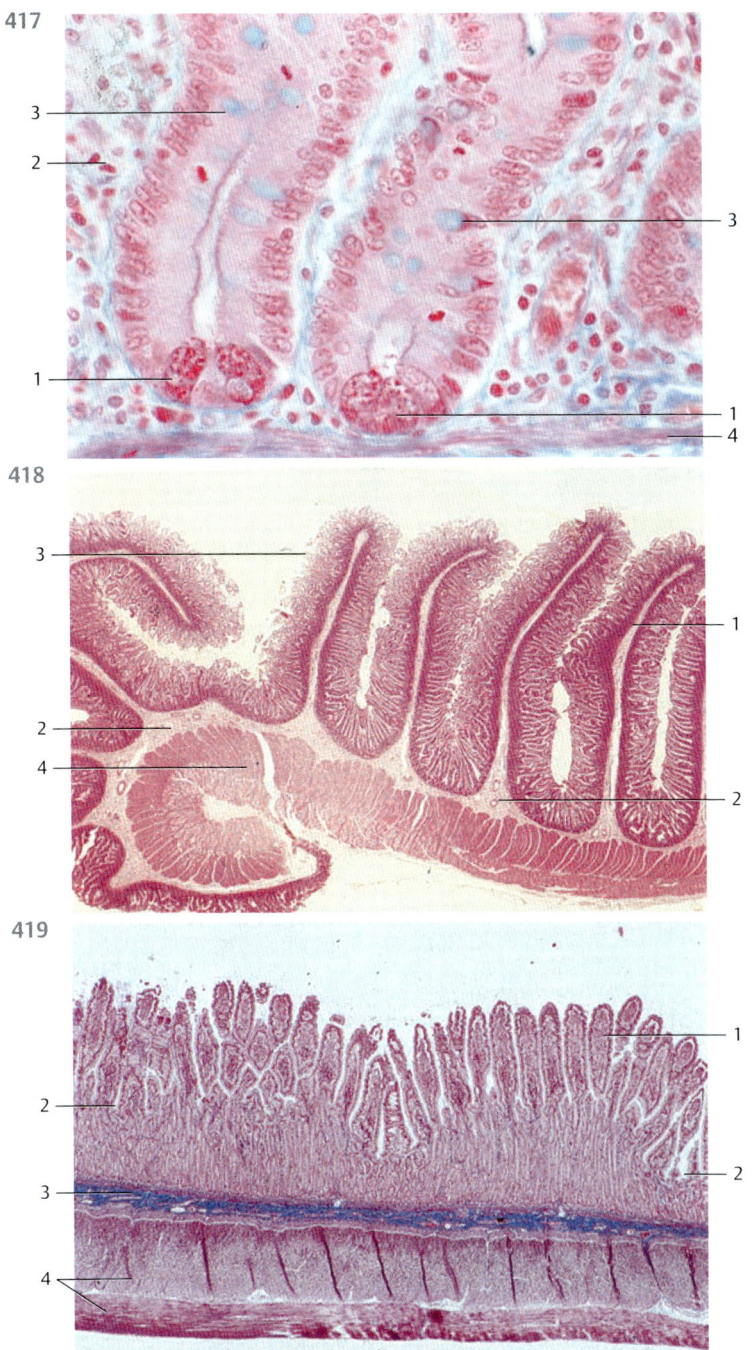

420 Jejunum – Leerdarm

Das Jejunum besitzt hohe Plicae circulares (**Kerckring-Falten**), deren bindegewebige Grundlage eine kräftige **Submukosalamelle** ist. In dieser Abbildung verläuft die **Tela submucosa** 1 der Ringfalte parallel zum unteren Bildrand. Der dichte Zottenbesatz nimmt zum Ileum hin ab. Die Zotten 2 sind lang, häufig abgeplattet, finger- oder keulenförmig. Distalwärts nimmt die Zahl der Becherzellen zu. Beachte die kurzen Krypten 3, in denen reichlich **Paneth-Zellen** (→ 417) vorkommen. Brunner-Drüsen sind im Jejunum nicht ausgebildet (→ 419). Die Lamina propria mucosae (Zottenbindegewebe) 4 beherbergt freie Zellen, Lymphozyten und Plasmazellen, Makrophagen, eosinophile Granulozyten, Mastzellen und vereinzelt glatte Muskelzellen der Lamina muscularis mucosae (→ 413–416, 421).

1 Tela submucosa
2 Zotten
3 Anschnitte von Krypten
4 Lamina propria mucosae (Zottenbindegewebe)
Färbung: Azan; Vergr. 80fach

421 Jejunum – Leerdarm

Zotten der Jejunumschleimhaut im Längsschnitt (→ 418, 420). Das die Zotten überziehende Epithel ist wie das der gesamten Darmschleimhaut ein einschichtiges, hochprismatisches Epithel (**Saumepithel**). Die ovalen Kerne der **Enterozyten** nehmen auch hier den basalen Zellabschnitt ein (→ 415). Das Zotteninnere wird von dem der Lamina propria angehörenden retikulären Bindegewebe eingenommen, in dessen Lücken freie Zellen, u. a. Lymphozyten, Plasmazellen und eosinophile Granulozyten vorkommen. Das Zottenstroma enthält ferner ein dichtes Kapillarnetz, Lymphgefäße und **glatte Muskelzellen** 1, welche die Darmzotten der Länge nach durchziehen. Sie stammen von der **Lamina muscularis mucosae** ab und dienen der rhythmischen Zottenkontraktion.

1 Glatte Muskelzellen 2 Saumepithel
Färbung: Hämalaun-Eosin; Vergr. 100fach

422 Jejunum – Leerdarm – enteroendokrine Zellen

Im Epithel der Magen-Darm-Schleimhaut kommen Zellen vor, die lichtmikroskopisch durch helles Zytoplasma (**helle Zellen**) und durch basal gelegene Sekretgranula auffallen. Da sie sich durch Chromsilbersalze hervorheben lassen, werden sie als **enterochromaffine** oder **basal gekörnte Zellen** bezeichnet (vgl. hierzu die Paneth-Zellen der → 417). Dabei handelt es sich um hormonbildende Epithelzellen, die zusammen mit anderen das **gastroenteropankreatische (GEP) endokrine System** bilden. Heute sind etwa 19 verschiedene Zelltypen bekannt, die 18 Peptidhormone und biogene Amine, z. B. Serotonin bilden.

In dieser Abbildung erkennt man im Epithelverband des Jejunums eine basal intensiv braun gefärbte Zelle, eine **gastrin-inhibitory polypeptid** (GIP) enthaltende Zelle. Die Darstellung erfolgte durch die Peroxidase-Antiperoxidase-Reaktion mit Antikörpern gegen GIP. In der basalen, hier braun angefärbten Zellregion lassen sich elektronenmikroskopisch Sekretgranula nachweisen. GIP erhöht die Insulinfreisetzung.

Präparat von Prof. Dr. Wolf G. Forssmann, Hannover, und Dr. B. Herbold, Heidelberg; Vergr. 400fach

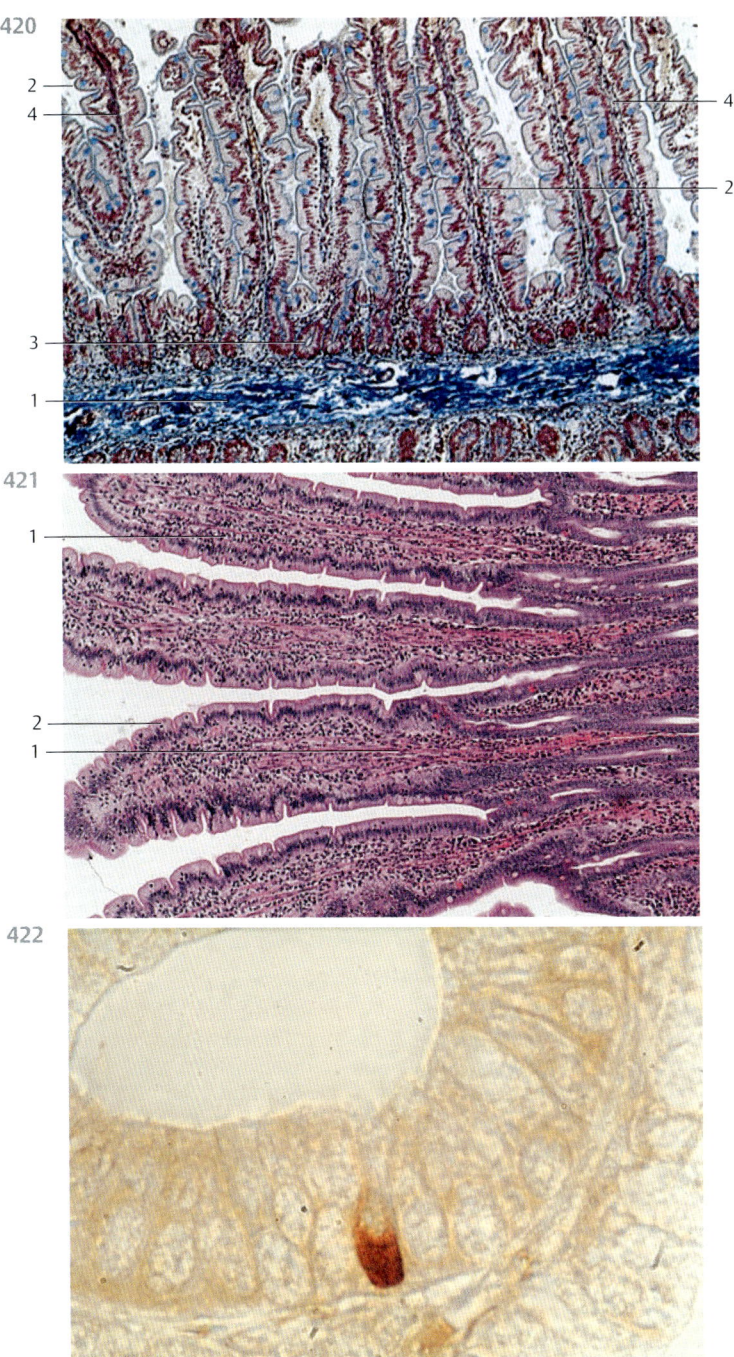

423 Ileum – Krummdarm

Das Ileum, der terminale Dünndarmabschnitt, unterscheidet sich von den proximalen Abschnitten des Mitteldarms in erster Linie durch seine geringere Oberflächenvergrößerung. Die **Plicae circulares** nehmen an Höhe ab; sie stehen weiter auseinander und fehlen am Ende völlig. Gleichzeitig werden die Zotten kürzer; sie stehen weniger dicht als im Jejunum.
In dieser Abbildung, einem Längsschnitt durch das Ileum, sind keine Ringfalten getroffen. Beachte die teils verzweigten, teils unförmigen Zotten 1, zwischen denen kurze Krypten liegen. Auffallend ist die starke Entwicklung der lymphoretikulären Organe in Gestalt der **Noduli lymphoidei aggregati** 2 (**Peyer-Platten**). Sie durchsetzen das Schleimhautbindegewebe und die gesamte Tela submucosa. Beachte, dass in der Schleimhaut über den Peyer-Platten die Zotten fehlen. Nur an diesen Stellen kommen im Epithel die sog. **M-Zellen** vor (☞ 341–343). Am unteren Rand ist die dünne Tunica muscularis 3 abgebildet (☞ 419, 424).
(Johann Konrad Peyer, 1653–1712, Arzt in Schaffhausen).

1 Zotten
2 Noduli lymphoidei aggregati
3 Tunica muscularis
4 Parafollikuläres Gewebe
Färbung: Trichrom nach Masson-Goldner; Vergr. 20fach

424 Ileum – Krummdarm

Querschnitt durch das Ileum mit Schleimhautzotten 1 und **Folliculi lymphatici solitarii** 2, welche vorwiegend in der Tela submucosa 3 gegenüber dem Mesenterialansatz in Gestalt der sog. **Peyer-Platten** auftreten. Die Tunica muscularis 4 ist grau-gelb gefärbt.
Einzelne und aggregierte Lymphfollikel bilden insgesamt das darmassoziierte lymphatische Gewebe, **gut associated lymphoid tissue** (GALT). Auch hier fehlen über den Folliculi lymphatici in den sog. **Domarealen** 5 die Schleimhautzotten (☞ 341–343, 431).

1 Zotten
2 Lymphfollikel
3 Tela submucosa
4 Tunica muscularis
5 Dom-Areale
Färbung: Hämatoxylin-Pikrinsäure; Vergr. 8fach

425 Jejunum – Leerdarm – Zotten

Normale Jejunumschleimhaut eines Beagle-Hundes. Fingerförmige und überwiegend eher **blattförmige Zotten** mit Felderung der Zottenoberfläche durch quer verlaufende Furchen. An einigen Stellen sind kleine grübchenförmige Einziehungen zu sehen, die vermutlich durch Becherzellen hervorgerufen werden.
Durch die Zotten und Krypten wird die Oberfläche der menschlichen Dünndarmschleimhaut um etwa das 7- bis 14fache vergrößert. Die gesamte Oberfläche der Dünndarmschleimhaut erreicht damit einen Wert von etwa 4,5 m^2.

Rasterelektronenmikroskopische Aufnahme von Frau Prof. Dr. Uda Schramm, Lübeck; Vergr. 80fach

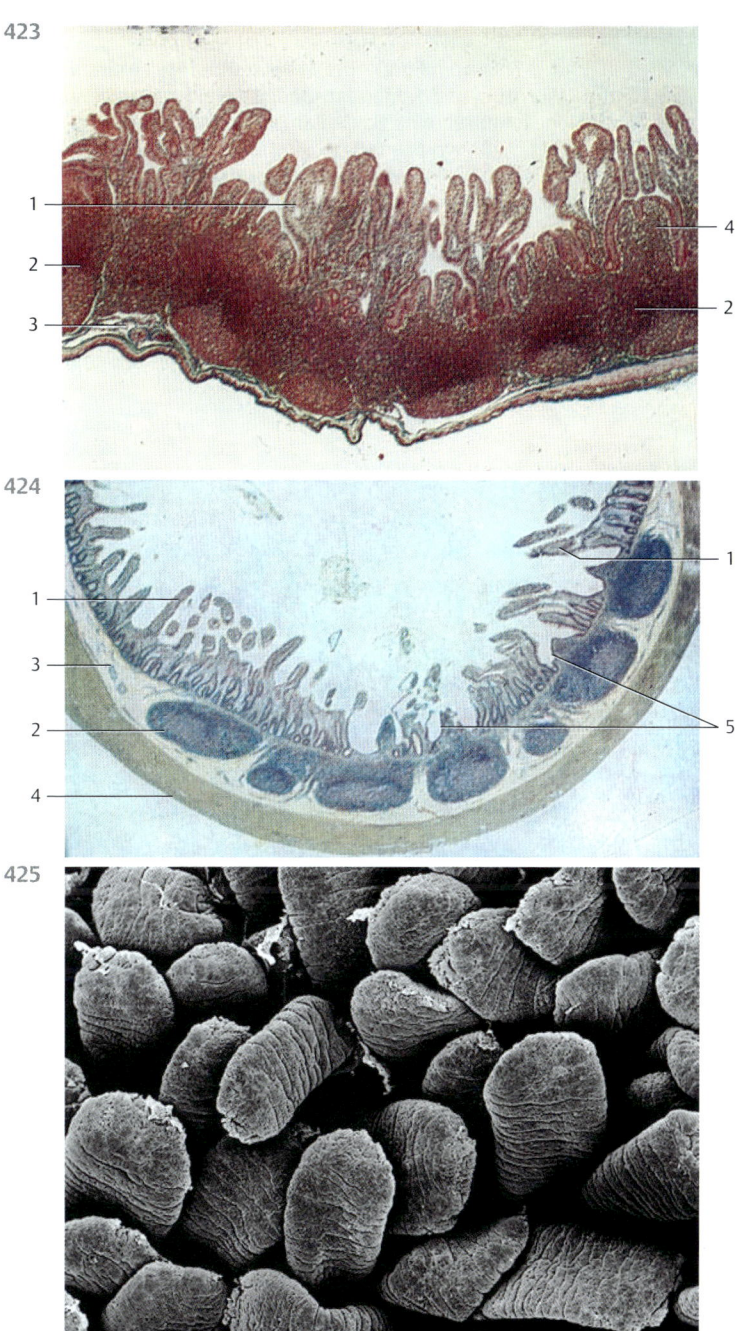

Verdauungsapparat

426 Dickdarm – Kolon

Die Schleimhaut des gesamten Enddarms ist **zottenlos**; Plicae circulares fehlen. Die für die Resorption und Schleimabsonderung erforderliche Vergrößerung der Oberfläche ist durch eine große Zahl eng nebeneinander stehender, reagenzglasförmiger, tiefer **Krypten** (0,4–0,6 mm lang) 1 gewährleistet. Das hochprismatische Epithel (Colonozyten) ist außerordentlich reich an Becherzellen, die den **Gleitschleim** bilden. Die Becherzellen sind in dieser Abbildung nur als rote Punkte sichtbar. Die übrigen Epithelzellen, die Saumzellen der Schleimhaut, tragen einen **Bürstensaum**. Außerdem kommen in der Wand der Krypten **enteroendokrine** Zellen und undifferenzierte Stammzellen vor. In der Lamina propria mucosae 2 liegen hier stellenweise bräunliche **Hämosiderinanhäufungen**. Unterhalb der Kryptenenden verläuft die Lamina muscularis mucosae 3, darunter ist die Tela submucosa 4 angeschnitten (👁 427).

1 Krypten
2 Lamina propria mucosae
3 Lamina muscularis mucosae
4 Tela submucosa
Färbung: Hämalaun-Muzikarmin; Vergr. 120fach

427 Dickdarm – Kolon

Auch dieser Durchschnitt durch die Schleimhaut des **Colon sigmoideum** zeigt längs und tangential getroffene tubulöse Einzeldrüsen 1. Die Becherzellen erscheinen als heller gefärbte ovale oder kugelige Elemente. Beachte die zell- und gefäßreiche Lamina propria mucosae 2 und die dicke Schleimhautmuskulatur 3, welche stärker ist als diejenige des Dünndarms. In der Tela submucosa 4 liegen zwei größere Gefäße 5 (👁 426, 428, 429).

1 Krypten
2 Lamina propria mucosae
3 Lamina muscularis mucosae
4 Tela submucosa
5 Gefäße in der Submucosa
6 Kapillaren in der Lamina propria mucosae
Semidünnschnitt; Färbung: Methylenblau-Azur II; Vergr. 100fach

428 Dickdarm – Kolon

Diese beiden Flachschnitte durch die Dickdarmschleimhaut, d. h. parallel zur Schleimhautoberfläche geführte Schnitte, zeigen die **Krypten im Querschnitt** 1. Um die zentralen Lichtungen dieser tubulösen Drüsen (**Lieberkühn-Krypten**) gruppieren sich Saum- und Becherzellen 3 (👁 123, 429). Die Becherzellen färben sich mit Muzikarmin rot an; im HE-Präparat erscheinen sie hell. Zwischen den Tubulusquerschnitten liegt das zell- und gefäßreiche Bindegewebe der Lamina propria mucosae 2 mit Anhäufungen von gelbbraun gefärbten Hämosiderinpigmenten (👁 426).

Die Hauptfunktion der Dickdarmschleimhaut besteht in der Resorption von Wasser und der Absonderung von Schleim, der das Weitergleiten des eingedickten Darminhaltes erleichtert. Es soll ein etwa 800 µm dicker Schleimteppich entstehen. Die Lebensdauer der reifen Colonozyten beträgt höchstens 6 Tage, für die Zellerneuerung sind Stammzellen in der Kryptenbasis verantwortlich.

1 Kryptenlichtung
2 Lamina propria mucosae
3 Becherzellen
Färbung: a) Hämalaun-Eosin; b) Hämalaun-Muzikarmin; beide Vergr. 250fach

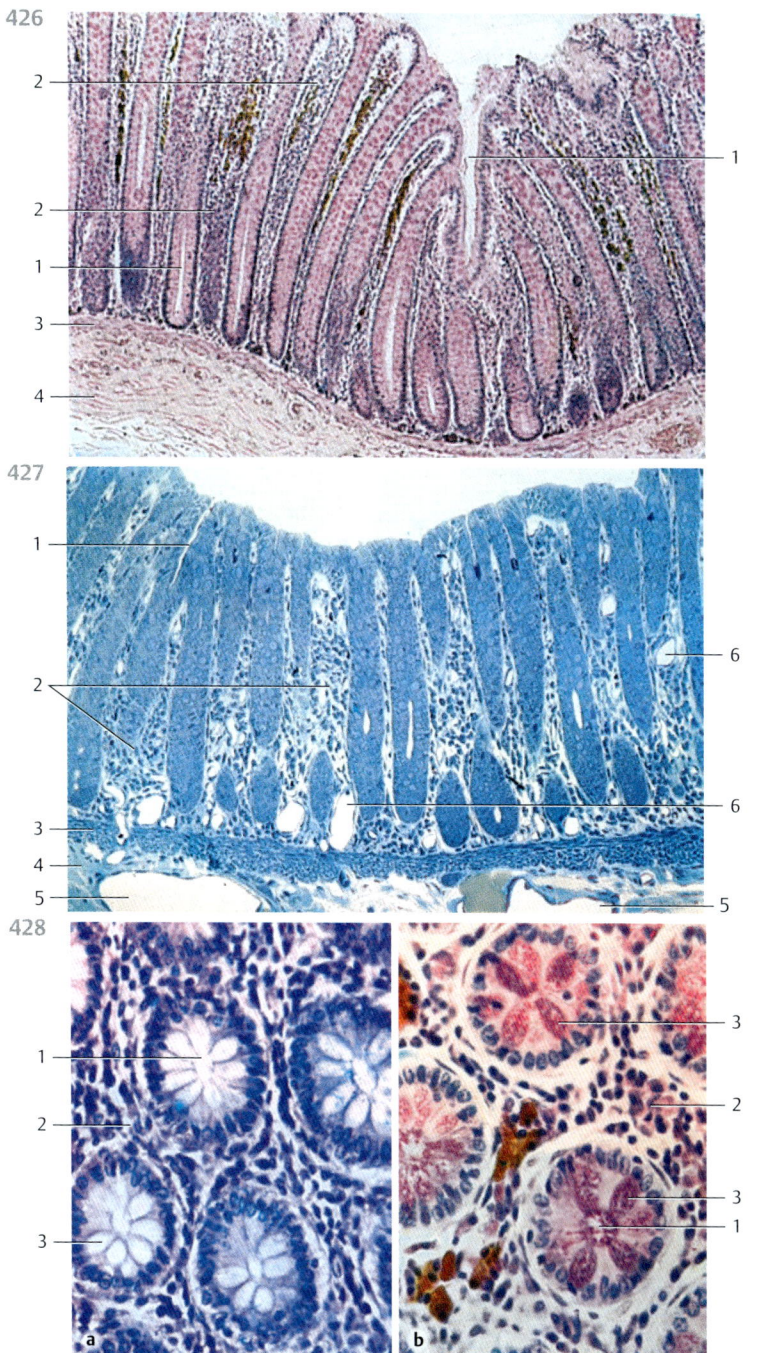

429 Dickdarm – Kolon

Parallel zur Schleimhautoberfläche geführter Schnitt, sog. Flachschnitt, durch die **Tunica mucosa** des Dickdarms (👁 123, 428). Die Krypten besitzen hier nur schlitzförmige Lichtungen [1]. Die Becherzellen [2] färben sich intensiv blau an, die Saumzellen (Colonozyten) hellblau. Zwischen den quer geschnittenen tubulösen Drüsen liegt das gefäßhaltige Bindegewebe der **Lamina propria mucosae** [3].
Die etwa 0,4–0,6 mm langen (tiefen) Krypten sind – wie man bei Flächenbetrachtung der Schleimhaut (👁 430) oder an Flachschnitten (👁 428) erkennt – auffallend regelmäßig angeordnet. Vergleiche dazu die senkrechten Durchschnitte durch die Kolonschleimhaut in den Abbildungen 426 und 427. Nur die Krypten des Wurmfortsatzes sind unregelmäßig verteilt (👁 341, 431).

1 Kryptenlichtungen
2 Becherzellen
3 Lamina propria mucosae
4 Kapillaren in der Lamina propria mucosae

Semidünnschnitt; Färbung: Methylenblau-Azur II; Vergr. 400fach

430 Dickdarm – Kolon

Aufsicht auf die Schleimhaut des **Colon ascendens** einer Ratte mit Blick in die kraterförmigen Öffnungen der Krypten. Das Oberflächenepithel dieser Dickdarmschleimhaut ist in der Aufsicht sehr unregelmäßig geformt. Der samtartige Belag wird durch kurze Mikrovilli hervorgerufen. Vergleiche mit den Abbildungen 428 und 429. Die Lamina propria mucosae ist zwischen den kraterförmigen Kryptenöffnungen zu suchen.

Rasterelektronenmikroskopische Aufnahme von Frau Prof. Dr. Uda Schramm, Lübeck; Vergr. 750fach

431 Wurmfortsatz – Appendix vermiformis

Vollständiger Querschnitt durch den **Wurmfortsatz** mit **Mesenteriolum** in der Abbildung links unten [1]. Alle Wandschichten des Rumpfdarms sind abgebildet. Man beachte, dass die Schleimhautkrypten [2] wesentlich unregelmäßiger angeordnet sind und streckenweise sogar fehlen (👁 426, 427). Besonders auffallend ist die Massierung lymphatischen Gewebes. Rings um das Lumen findet man große **Lymphfollikel mit Reaktionszentren** [3]. Sie verdrängen stellenweise die Krypten, bleiben aber auf die Schleimhaut beschränkt. Lymphfollikel können allerdings auch die Lamina muscularis mucosae durchbrechen und bis in die Tela submucosa [4] vordringen (👁 341). Epithelkrypten und lymphoretikuläres Gewebe stehen miteinander in enger Verbindung (**„Darmtonsille"**). Die faserigen Anteile der Tela submucosa setzen sich in das Mesenteriolum [1] fort. Es folgt die Tunica muscularis [5]. Das Schleimhautepithel [2] besteht vor allem aus hochprismatischen Zellen mit einem Bürstensaum; sie gleichen den Enterozyten des Dünn- und des Dickdarms. Nur an den Epithelzellen der Krypten nimmt die Höhe der Mikrovilli ab. Im Kryptengrund kommen nur noch stummelförmige Mikrovilli vor.
Im Lumen des Appendix befinden sich oft Reste vom Darminhalt.

1 Mesenteriolum
2 Schleimhaut mit Krypten
3 Lymphfollikel mit Reaktionszentren
4 Tela submucosa
5 Tunica muscularis
6 Serosa

Färbung: Hämatoxylin-Eosin; Vergr. 3fach

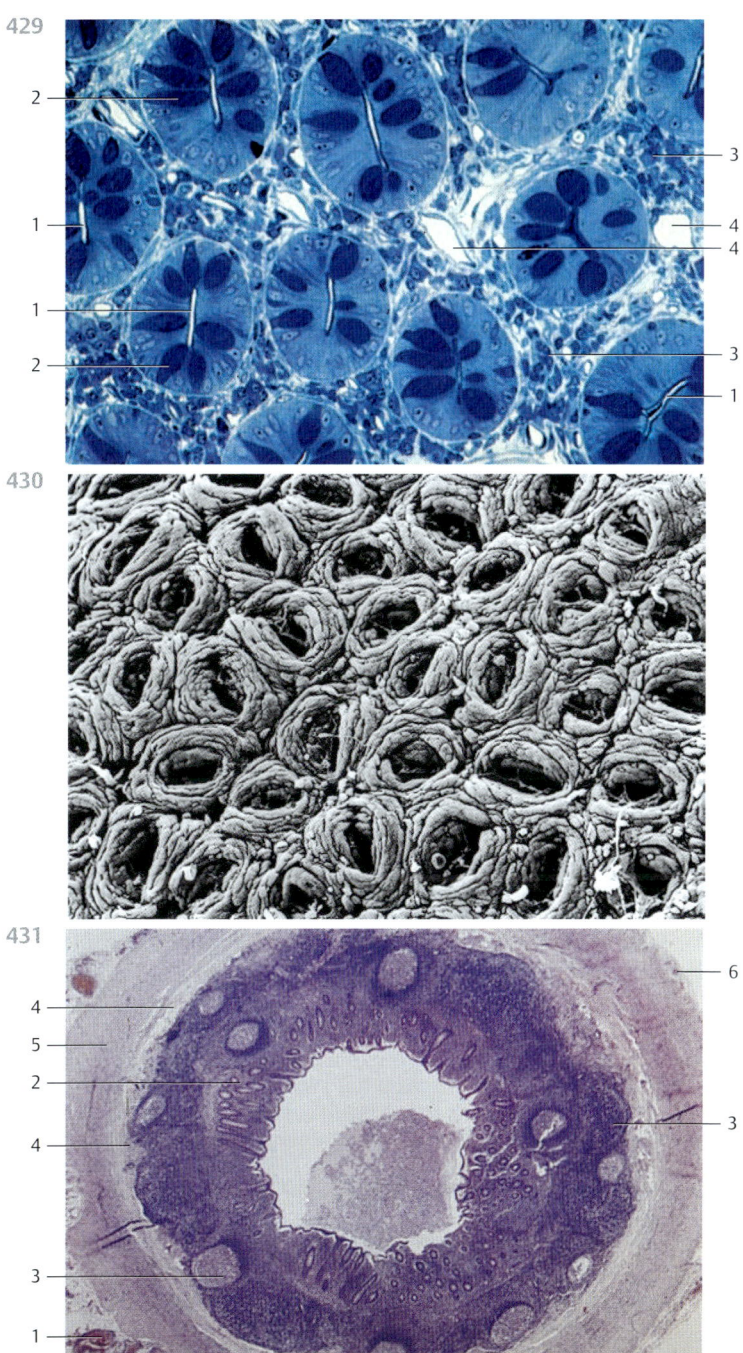

432 Enterisches Nervensystem (ENS) – Plexus myentericus (Auerbach)

Dieser Längsschnitt durch die **Tunica muscularis** des Jejunums zeigt oben das **Stratum circulare** (innen) 1, unten das **Stratum longitudinale** 2 mit der außen aufliegenden **Tunica serosa** (Peritoneum viscerale) 3. Im lockeren Bindegewebe zwischen den beiden Muskelschichten liegen voluminöse Ganglienzellen des **Plexus myentericus (Auerbach)** 4 (vgl. diesen Schnitt mit 220, 433, 434). Der Plexus myentericus Auerbachii besteht im übrigen aus einem regional unterschiedlich dichten Netzwerk aus autonomen Nervenfasern (437) und gehört zum intrinsischen intramuralen Nervensystem (**organeigenes Nervensystem, enterisches Nervensystem, ENS**). Der Plexus myentericus innerviert die Tunica muscularis. Für die Motorik des Verdauungskanals sind auch die fibroblastenähnlichen interstitiellen Zellen von Cajal (ICC) wichtig.

1 Stratum circulare der Tunica muscularis
2 Stratum longitudinale der Tunica muscularis
3 Tunica serosa
4 Ganglienzellen des Plexus myentericus

Färbung: Hämalaun-Eosin; Vergr. 180fach

433 Enterisches Nervensystem (ENS) – Plexus myentericus (Auerbach)

Der Plexus myentericus (**Auerbach**) besteht aus **Ganglienzellen**, die von **Gliazellen** umgeben sind, und aus einem weitmaschigen Geflecht von **Nervenfasern** (437). Auf diesem senkrechten Durchschnitt durch die Magenwand in der Fundusregion erkennt man Ganglienzellen 1 mit hellen großen Kernen, Gliazellen 2 mit kleinen, intensiver angefärbten Kernen und gewellt verlaufende Nervenfasern 3 (434). Im Bild oben ist das **Stratum circulare** 4, unten das **Stratum longitudinale** 5 der Tunica muscularis angeschnitten.

1 Ganglienzellen des Plexus myentericus
2 Kern einer Schwann-Zelle
3 Nervenfasern
4 Stratum circulare der Tunica muscularis
5 Stratum longitudinale der Tunica muscularis
6 Kapillaren

Semidünnschnitt; Färbung: Methylenblau-Azur II; Vergr. 240fach

434 Enterisches Nervensystem (ENS) – Plexus myentericus (Auerbach)

In der Tunica muscularis des Rumpfdarms, die sich bekanntlich in ein inneres Stratum circulare (**Ringmuskelschicht**) 1 und ein äußeres Stratum longitudinale (**Längsmuskelschicht**) 2 unterteilen lässt (399, 400, 432, 433), kommt der Plexus myentericus (**Auerbach-Plexus**) 3 vor; er liegt in einem wechselnd breiten Bindegewebsraum zwischen diesen beiden Muskelschichten. Der Plexus myentericus besteht aus einem Netz von Nervenfasern, Ganglienzellen und Gliazellen. Das Nervenfasernetz lässt sich auch lichtmikroskopisch darstellen (437).

In unserem Querschnittspräparat vom Jejunum sind in der Bindegewebsloge zwischen den beiden Muskelschichten einige Ganglienzellen und viele marklose Nervenfaserquerschnitte 4 zu sehen.

1 Ringmuskelschicht
2 Längsmuskelschicht
3 Ganglienzellen
4 Marklose Nervenfasern

Elektronenmikroskopische Aufnahme; Vergr. 4600fach

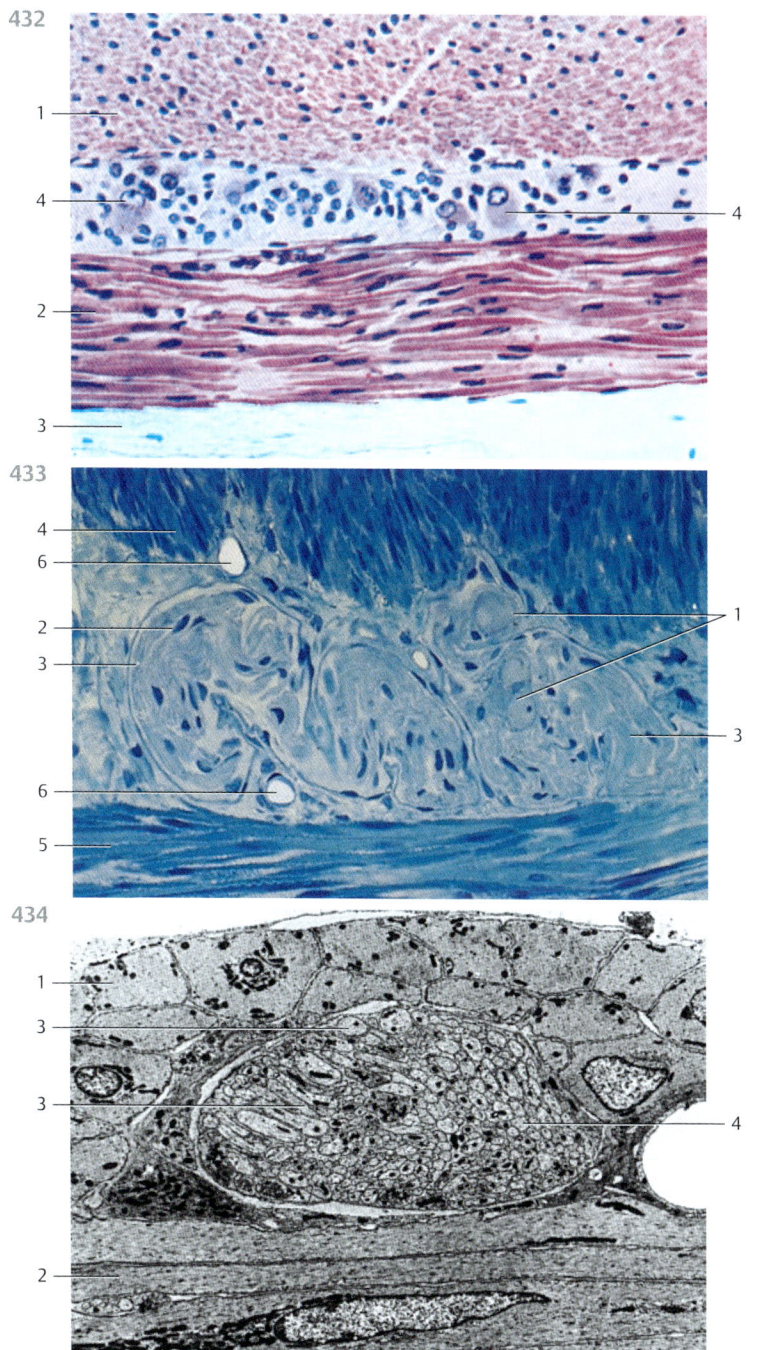

435 Enterisches Nervensystem (ENS) – Plexus mucosus

Zum enterischen Nervensystem (**ENS, Darmwandnervensystem, intramurales Nervensystem**) gehören alle neuronalen und glialen Elemente innerhalb des gastrointestinalen Traktes vom Ösophagus bis zum Sphincter ani internus einschließlich der Gallenblase, der extrahepatischen Gallenwege und des Pankreas. Die extrinsische Innervation des Magen-Darm-Traktes wird durch **sympathische** und **parasympathische Nerven** vermittelt, d. h. durch afferente und efferente Leitungsbahnen, die das ENS mit dem ZNS verbinden. Das ENS besteht aus mehreren flächenhaft ausgebildeten Nervengeflechten, den **Plexus**, die in verschiedenen Schichten der Darmwand lokalisiert sind. Im wesentlichen unterscheidet man einen **Plexus mucosus** (enthält keine Nervenzellen), einen **Plexus submucosus internus** (Meissner) und **externus** (Schabadasch) sowie einen **Plexus myentericus** (Auerbach). Mit Hilfe geeigneter Präparationsmethoden gelingt es, die verschiedenen Plexus des ENS in der Fläche, d. h. an sog. Häutchenpräparaten, mittels immunhistochemischer Reaktionen räumlich darzustellen (vgl. hierzu die Schnittpräparate der ◉ 432–434). In der nebenstehenden Abbildung ist der muköse Plexus einer Zotte (**villöser Anteil**) des Schweinedünndarms (Jejunum) hervorgehoben.

Färbung: Immunperoxidasereaktion für Protein-Gene Product 9.5 (PGP 9.5);
Präparat von Prof. Dr. Heinz-Jürgen Krammer, Lübeck, Mannheim; Vergr. 250fach

436 Enterisches Nervensystem (ENS) – Plexus submucosus internus und externus (Meissner et Schabadasch)

Die submukösen Nervengeflechte liegen in verschiedenen Ebenen der Tela submucosa. Der **Plexus submucosus internus** (**Meissner**) liegt lumenwärts unterhalb der Lamina muscularis mucosae, der **Plexus submucosus externus** (**Schabadasch**) ist dem Stratum circulare der Tunica muscularis benachbart. Im Vergleich zum **Plexus myentericus** (◉ 437) besitzen die submukösen Plexus zartere Nervenfaserstränge und kleinere Ganglien.
Dickdarm des Menschen.

Färbung: Immunperoxidasereaktion für Protein-Gene Product 9.5 (PGP 9.5);
Präparat von Prof. Dr. Thilo Wedel, Lübeck, Kiel; Vergr. 30fach

437 Enterisches Nervensystem (ENS) – Plexus myentericus (Auerbach)

Der **Plexus myentericus** (**Auerbach**) breitet sich in der dünnen bindegewebigen Loge zwischen Stratum circulare und longitudinale der Tunica muscularis aus. Die Nervenzellen (**Ganglienzellen**) befinden sich überwiegend in den Knotenpunkten (**Ganglien**) des Nervengeflechtes. Die Ganglien werden durch breite interganglionäre Nervenfaserbündel, den sog. **Primärsträngen**, zu einem prominenten **Primärgeflecht** verbunden. Von den Primärsträngen setzen sich schmalere **Sekundärstränge** fort, in denen nur noch vereinzelt Nervenzellen zu finden sind. Die zahlreichen **Tertiärstränge** sind als feine Fortsätze des Primär- und Sekundärgeflechts aufzufassen, die sich in den benachbarten Muskelschichten verzweigen.
Dickdarm des Menschen. Vergleiche hierzu die Schnittpräparate der Abbildungen 432–434.

Färbung: Immunperoxidasereaktion für Protein-Gene Product 9.5 (PGP 9.5);
Präparat von Prof. Dr. Thilo Wedel, Lübeck, Kiel; Vergr. 30fach

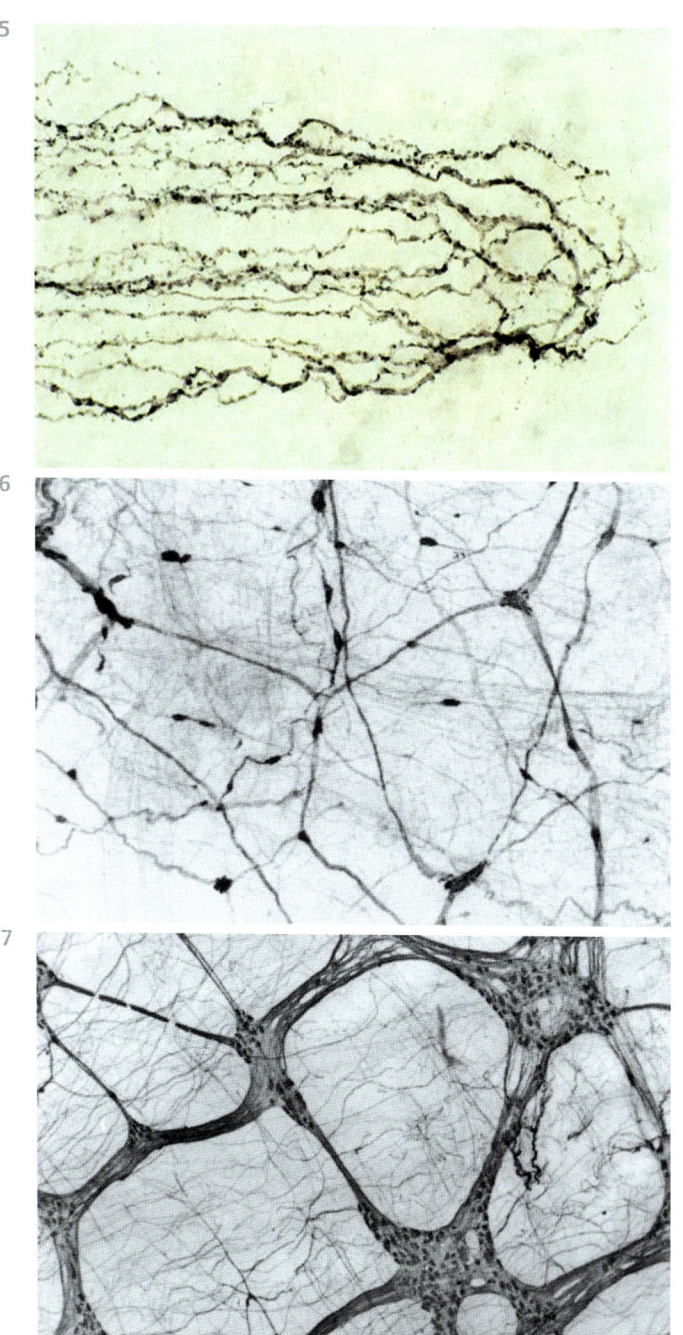

Verdauungsapparat

438 Leber – Hepar – Zentralvenenläppchen

Die morphologische Baueinheit der Leber ist das etwa 1,5–2 mm lange und 1–1,2 mm breite „klassische" **Zentralvenenläppchen** (etwa 2–2,4 mm^3), das uns auf Querschnitten in Form polygonaler Bezirke entgegentritt, die häufig mit Bienenwaben verglichen werden. In der Mitte eines solchen Zentralvenenläppchens verläuft die **Vena centralis** 1. Die Leberzellen, **Hepatozyten**, zu Leberzellbalken bzw. Leberzellplatten angeordnet, verlaufen radiär auf die Zentralvene zu. Zwischen ihnen liegen die buchtenreichen Leberkapillaren, die **Lebersinusoide**, so dass die Leberzellen mindestens an zwei Seiten von Blut umspült werden. In den bindegewebsreichen tierischen Lebern werden die Zentralvenenläppchen allseitig von Bindegewebsfasern (blau) umhüllt, die sich an den Stellen, an denen Läppchen mit ihren Ecken zusammentreffen, zu kräftigen Bindegewebszwickeln, den **Glisson-Dreiecken** (**Trias hepatica, Glisson-Trias**) entfalten. Dieses interlobuläre Bindegewebe hängt mit den Fasersystemen der oberflächlichen Leberkapsel zusammen (**Glisson-Kapsel**). In den Bindegewebszwickeln, den **periportalen Feldern** 2, findet man regelmäßig die Durchschnitte von Ästen der **Vena portae**, der **Arteria hepatica** und der **interlobulären Gallengänge** („**Trias**"). Vergleiche mit den Abbildungen 439 und 441. Schweineleber.
(Francis Glisson, 1597–1677, Anatom und Arzt in London).

1 Vena centralis   2 Periportales Feld
Färbung: Azan; Vergr. 40fach

439 Leber – Hepar – Trias hepatica

Dieser Schnitt durch ein Glisson-Dreieck (**periportales Feld**) zeigt die **Lebertrias**: Die große Lichtung im Bild oben ist der Querschnitt durch eine **Vena interlobularis** 1 (**Pfortaderast**); im Bindegewebe darunter liegt eine **Arteria interlobularis** 2 (**Ast der Arteria hepatica propria**), links davon ein **Gallengang** (**Ductus interlobularis**) 3 mit isoprismatischem Epithel. In der Umgebung dieser Trias erkennt man die Leberzellplatten, zwischen ihnen die Lebersinusoide (👁 442). Beachte das Lymphgefäß 4.

1 Ast der Vena portae   2 Ast der Arteria hepatica   3 Interlobulärer Gallengang
  (V. interlobularis)   (A. interlobularis)   4 Lymphgefäß
                                                         5 Leberzellplatten

Färbung: Hämalaun-Eosin; Vergr. 120fach

440 Leber – Hepar – Kupffer-Zellen

Der Innenfläche der Lebersinusoide 1, dem gefensterten Endothel (👁 447–449), liegen weit in das Lumen der Sinusoide hineinragende, formveränderliche, mit Fortsätzen versehene Zellen an, die zur Phagozytose befähigt sind, sog. von **Kupffer-Zellen** 2 (früher: **von Kupffer-Sternzellen**) (Karl Wilhelm von Kupffer, 1829–1902; Anatom in Kiel und München). Es handelt sich um einen eigenständigen Zelltyp, um **leberspezifische Makrophagen**, die dem **mononukleären Phagozytensystem (MPS)** angehören. In dieser Abbildung treten die Makrophagen nach Darstellung des Vitamin C als dunkle Gebilde zu Tage. Rechts oben ist eine Vena centralis 3 angeschnitten. Von Kupffer-Zellen dürfen nicht mit den im Disse-Raum gelegenen **perisinusoidalen Lipozyten** oder **Ito-Zellen** verwechselt werden.

1 Sinusoide   2 Von Kupffer-Zellen   3 Vena centralis
                  (Makrophagen)
Färbung: Giroud-Leblond, Kernfärbung mit Karmin; Vergr. 300fach

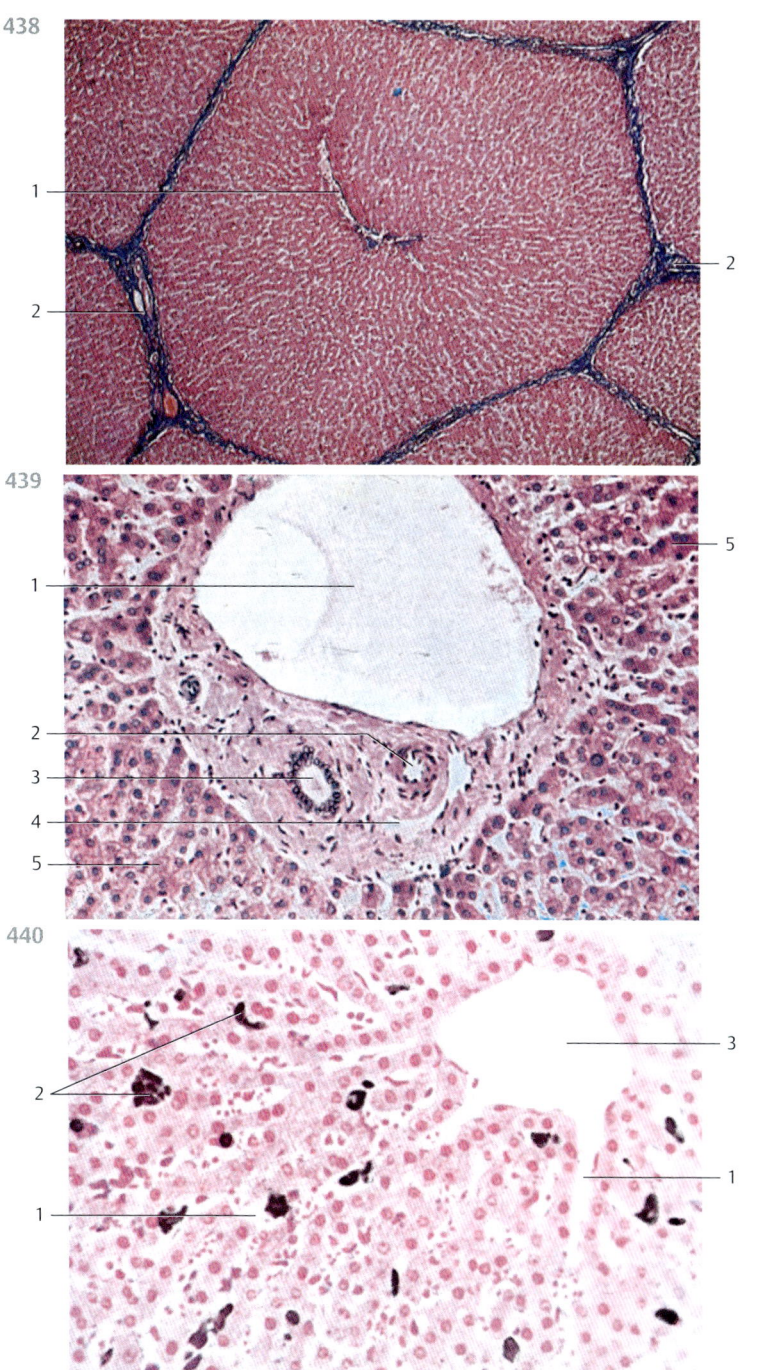

441 Leber – Hepar – Trias hepatica

Die Lebersinusoide werden von Gefäßen gespeist, die von den Endästen der **Vena portae** (terminale Venolen) und der **Arteria hepatica** (terminale Arteriolen) ausgehen. Diese Endäste verlaufen gemeinsam mit den interlobulären Gallengängen, den **Ductuli biliferi** [1], als **Trias hepatica** (**Glisson-Trias**) in den **Portalfeldern** oder auch **periportalen Feldern**. Die **periportalen Felder** stellen jene Zwickel dar, die dort entstehen, wo mehrere Zentralvenenläppchen aneinander stoßen (● 438). In dieser Abbildung ist die **Trias hepatica** dargestellt (● 439). Das große Gefäß in der Mitte ist ein Ast der **Vena portae** [2]. Daneben liegt ein Endast der **Arteria hepatica** [3]; er enthält einige Erythrozyten. Im periportalen Bindegewebe werden mehrere **interlobuläre Gallengänge** [1] angetroffen, die ein isoprismatisches Epithel tragen. Rings um die Trias hepatica erkennt man Leberzellplatten und Lebersinusoide [4], die ab und zu Erythrozyten enthalten. Viele Leberzellen enthalten tiefblau gefärbte Granula unterschiedlicher Größe. Es handelt sich um Fetttröpfchen. Rattenleber.

1 Gallengänge
2 Vena interlobularis
3 Arteria interlobularis
4 Lebersinusoide
Semidünnschnitt: Färbung: Methylenblau-Azur II; Vergr. 400fach

442 Leber – Hepar – Zentralvenenläppchen

Semidünnschnitt durch ein **Zentralvenenläppchen** einer Rattenleber. In der Mitte dieser Abbildung liegt die **Vena centralis**. An mehreren Stellen [2] sieht man die Einmündungen der **Lebersinusoide** in die Zentralvene. Beachte das dünne Endothel der Vena centralis. In einigen Lebersinusoiden liegen Erythrozyten. Die Leberzellkerne mit deutlichen Nukleoli treten klar hervor; das Zytoplasma erscheint fein granuliert (● 441, 443).

Semidünnschnitt; Färbung: Methylenblau-Azur II; Vergr. 200fach

443 Leber – Hepar – Lebersinusoide

Semidünnschnitt durch den zentralen Bereich eines **Zentralvenenläppchens**. Im Bild oben ist noch die Lichtung der Zentralvene [1] und ihre endotheliale Auskleidung zu sehen. Einmündungen von Lebersinusoiden in die Zentralvene [2]. Zwischen den Leberzellplatten, die im Schnitt als Zellbalken imponieren, breiten sich die weiten **Lebersinusoide** aus. Sie sind etwa 400–500 μm lang und unregelmäßig weit (6–15 μm). Ihre Wände werden von Endothelzellen und von **von Kupffer-Zellen** [2] gebildet. Die Endothelzellen sind flach. Sie besitzen Öffnungen und Poren, **Endothel vom fenestrierten Typ** (● 302). Ihnen fehlt indessen die Basalmembran. Zwischen der Leberzelloberfläche und den Endothelzellen der Sinuswände breitet sich der **Disse-Raum** aus (● 446–449). Er enthält retikuläre Fäserchen, vereinzelt Bindegewebszellen und fettspeichernde Zellen. Die von Kupffer-Zellen sind teilweise Bestandteile der Lebersinuswände; häufiger jedoch liegen sie den Endothelzellen auf. Von Kupffer-Zellen sind Makrophagen und zur Phagozytose befähigt, sie gehören zum **mononukleären Phagozytensystem** (● 440). (Joseph Disse 1852–1912; Anatom in Göttingen und Marburg).

1 Zentralvene 2 Von Kupffer-Zellen in den Lebersinusoiden
Semidünnschnitt; Färbung: Methylenblau-Azur II; Vergr. 400fach

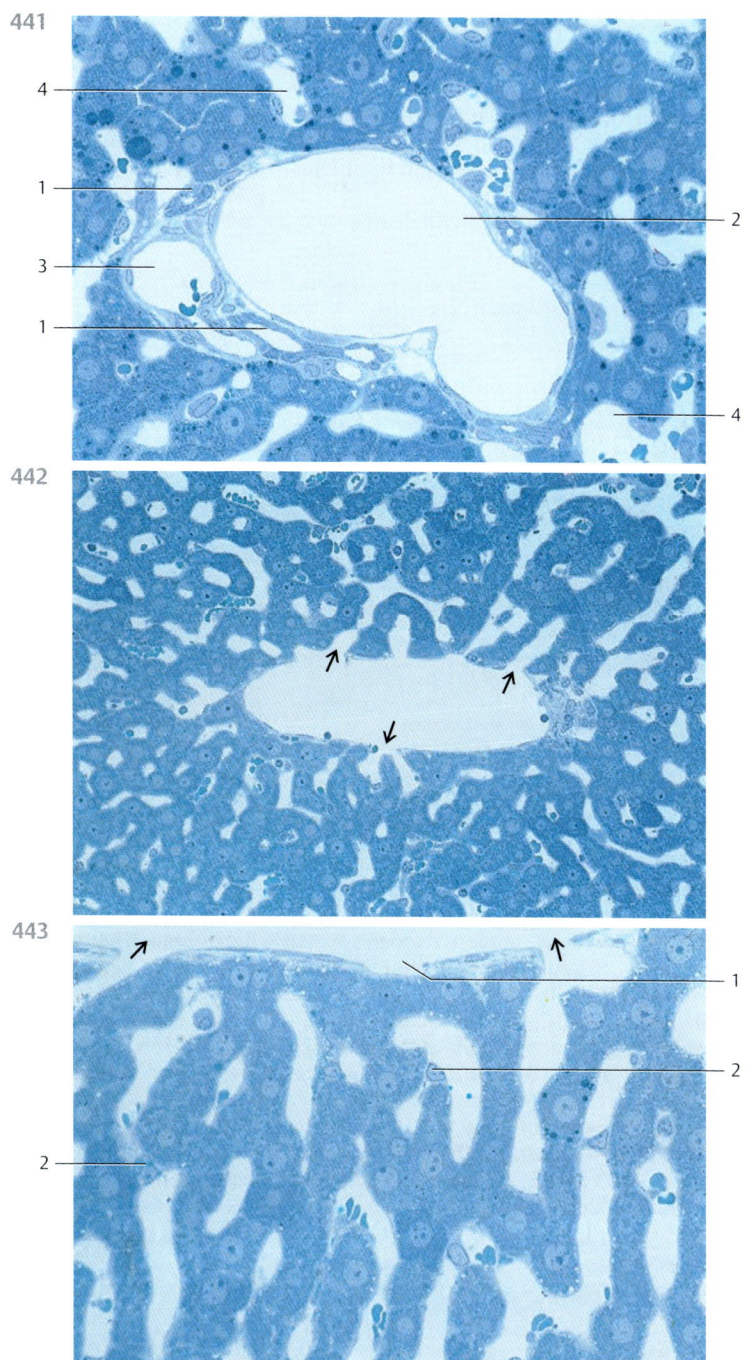

444 Leber – Hepar – Retikuläre Fasern

An der Oberfläche der Leberzellplatten verlaufen im **Disse-Raum** argyrophile Fasern (**retikuläre Fasern; Kollagen I, III, V**), welche enge Netze bilden und in Form von Gitterfaserhüllen 2 die Lebersinusoide und die Vena centralis umspinnen. Sie stehen mit dem Bindegewebe der **Glisson-Kapsel** in Verbindung. Auf diese Weise entsteht ein zusammenhängendes Bindegewebsgerüst der Leber.
Bei dieser histologischen Methode kommen die Leberzellgrenzen nicht zur Darstellung.

1 Leberzellen
2 Gitterfasernetz in der Flächenansicht
Färbung: Silberimprägnation nach Hortega; Vergr. 500fach

445 Leber – Hepar – Gallenkanälchen

Die von den Hepatozyten produzierte Gallenflüssigkeit wird in interzelluläre Kanälchen (**Gallenkanälchen, Canaliculi biliferi**) ausgeschieden. Gallenkanälchen können u. a. mit Metallimprägnationsmethoden dargestellt werden. Die **Canaliculi biliferi** verlaufen infolge alternierender Stellung der Leberzellen und Abzweigungen interzellulärer Kanälchen im Zickzack, wobei sie zahlreiche kurze, blinde Seitenäste abgeben. Die Gallenkanälchen gehen in die von einem isoprismatischen Epithel ausgekleideten Hering-Kanäle (**Schaltstücke**) über. Diese wiederum setzen sich in den Gallengang im periportalen Feld fort (→ 339, 441). Im Bild unten ist eine **Vena interlobularis** 1 angeschnitten. Gallencanaliculi sind nicht von einem eigenen Epithel ausgekleidet (→ 446).

1 Vena interlobularis (Ast der Vena portae)
Silberimprägnation nach Golgi, Kernfärbung mit Karmin; Vergr. 150fach

446 Leber – Hepar – Gallenkanälchen und Disse-Raum

Gallenkanälchen 1 und benachbartes Zytoplasma von zwei Hepatozyten aus einer Rattenleber. Gallenkanälchen beginnen als größere Spalten zwischen den Hepatozyten; sie liegen also **interzellulär**. Sie besitzen keine eigene epitheliale Auskleidung, sondern werden von den Zellmembranen benachbarter Leberzellen begrenzt, deren kurze Mikrovilli in die Lichtung der Kanälchen hineinragen. Die Interzellularspalten in unmittelbarer Nachbarschaft der Gallenkanälchen (**Canaliculi biliferi**) sind durch einen **Schlussleistenkomplex**, bestehend aus **Zonula occludens, Zonula adhaerens** und **Macula adhaerens**, abgedichtet. Auf der rechten Seite der Abbildung sieht man, dass sich der Interzellularspalt in den Disse-Raum 2 hinein öffnet. Die Sinuslichtung 3 wird von den schlanken Fortsätzen der gefensterten Endothelzellen 4 begrenzt. Im Disse-Raum kommen retikuläre Fäserchen 5 vor (→ 444, 449). Im Zytoplasma der Hepatozyten liegen zahlreiche Mitochondrien 6 und kleine osmiophile Glykogengranula (→ 447, 448).

1 Gallenkanälchen, Canaliculus biliferus
2 Disse-Raum
3 Sinuslichtung
4 Gefenstertes Sinusendothel
5 Retikuläre Fäserchen, quer geschnitten
6 Mitochondrien
7 Schlussleistenkomplex

Elektronenmikroskopische Aufnahme; Vergr. 10 600fach

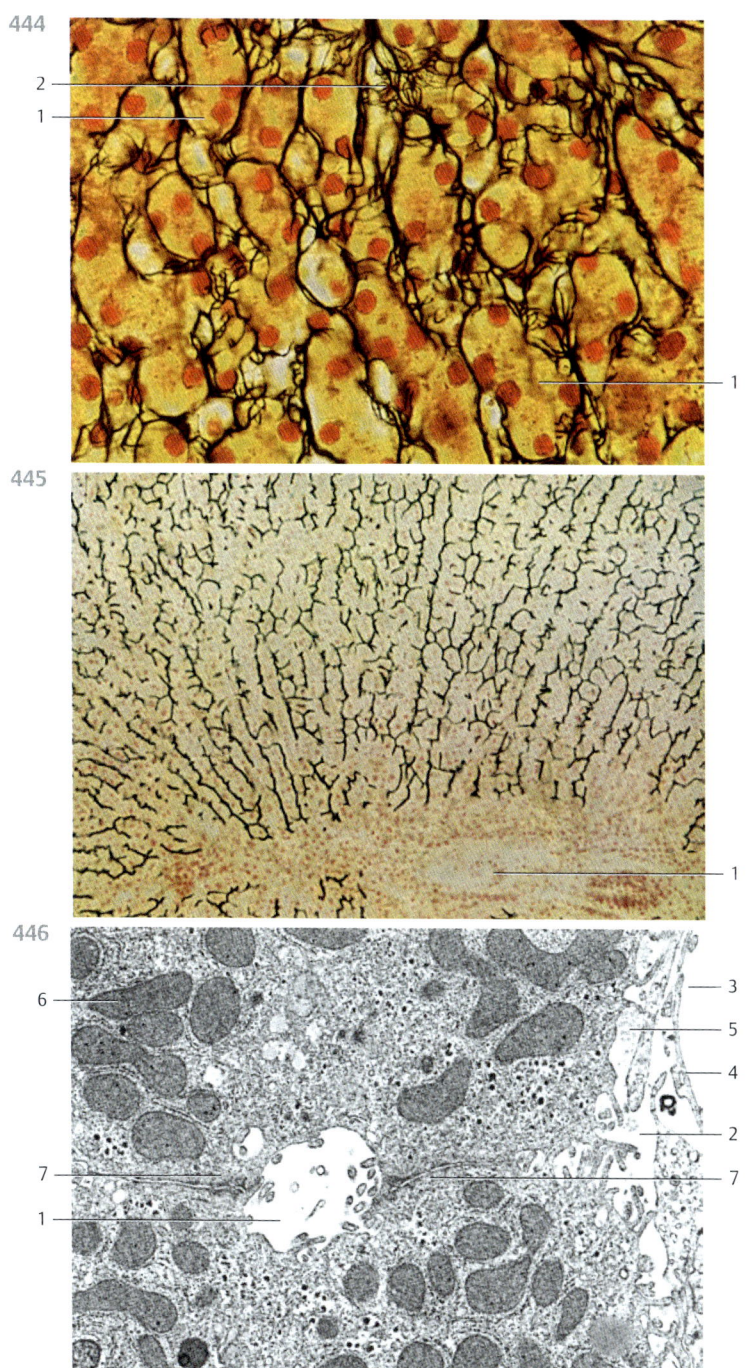

Verdauungsapparat

447 Leber – Hepar – Hepatozyten

Die Leberzellen, **Hepatozyten**, sind große (20–30 µm im Durchmesser), polyedrische Elemente, die entsprechend ihrer Anordnung in den radiär eingestellten Zellsträngen der Leberläppchen mindestens mit einer Oberfläche an einen Sinus [1] grenzen (Blutpol). Dort, wo Hepatozyten den Sinusoiden zugewandt sind, bilden sie unterschiedlich lange Mikrovilli aus, die in den **Disse-Raum** [4] hineinragen. Sie tragen zur Oberflächenvergrößerung der Leberzelle bei. Da das Sinusendothel fenestriert ist, gelangt das strömende Blut auch in den Disse-Raum (446, 448, 449) und damit in Kontakt mit den Hepatozyten, wodurch der Stoffaustausch erleichtert wird. Zwischen aneinander stoßenden Leberzellen liegen die feinen **Gallenkanälchen** [2], die keine eigene epitheliale Auskleidung besitzen (Gallepol). Ihre Wand wird vielmehr von spezialisierten Strecken der Plasmamembranen zweier gegenüberliegender Hepatozyten gebildet. Auch hier stülpen die Plasmalemmata der Hepatozyten kurze Mirkovilli aus, die in die Gallenkanälchen hineinragen (446, 448). Beiderseits des Gallenkanälchens verlaufen die Zellmembranen der benachbarten Hepatozyten überwiegend gerade gestreckt. Der Interzellularraum ist nur etwa 20 nm weit; er öffnet sich in den Disse-Raum. Gegen die Gallenkanälchen ist der Interzellularspalt durch einen **Schlussleistenkomplex** abgedichtet (446). Die **Zonula occludens** des Schlussleistenkomplexes verhindert einen Übertritt von Gallenflüssigkeit in das Blut.

Die Leberzellen haben große kugelige, im Zellzentrum liegende Zellkerne [3]; sie sind in vielen Fällen polyploid und infolgedessen unterschiedlich groß. Im Elektronenmikroskop sind sie gewöhnlich hell und lassen Chromatinkörnchen und ein oder zwei Nukleoli erkennen. Das Zytoplasma der Hepatozyten enthält zahlreiche Mitochondrien vom Crista-Typ, viele Membranen des glatten und des rauen endoplasmatischen Retikulums, Golgi-Apparate, Lysosomen, Peroxysomen, Fetttröpfchen, Glykogengranula und Lipofuszingranula (Telolysosomen).

Im Disse-Raum kommen perisinusoidale Zellen vor, die nach ihrem Erstbeschreiber auch **Ito-Zellen** genannt werden (Toshio Ito, 1904–1991, Histologe in Tokio).

1 Lebersinuoide mit gefenstertem Endothel
2 Gallenkanälchen
3 Zellkerne
4 Disse-Raum
5 Ito-Zelle

Elektronenmikroskopische Aufnahme; Vergr. 4000fach

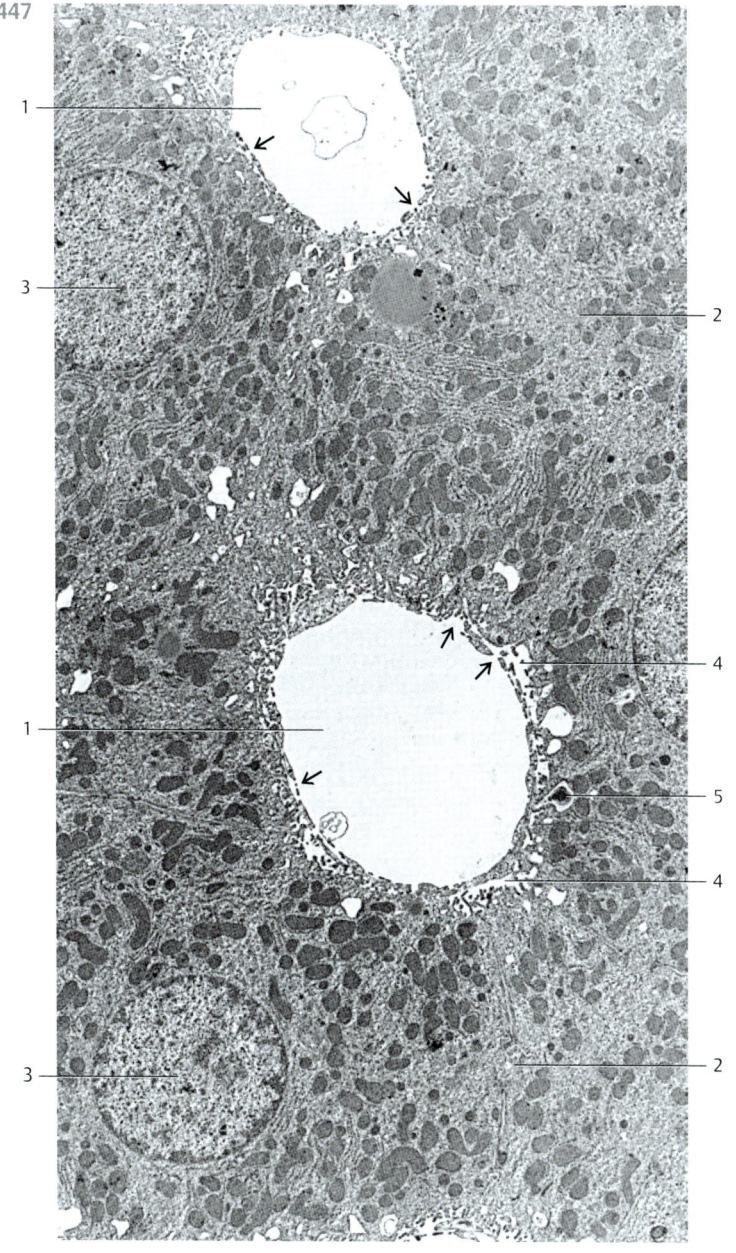

448 Leber – Hepar – Hepatozyten

Leberzellen (**Leberparenchymzellen, Hepatozyten**) sind im Durchmesser etwa 20–30 μm groß und besitzen mehrere Oberflächen. An der Seite, die dem Disse-Raum ③ zugewandt ist, bilden Hepatozyten Mikrovilli aus, die in den perisinusoidalen Raum hineinragen (◉ 449). Auf den Seiten, an denen Leberzellen eng aneinander grenzen, erweitert sich der enge Interzellularraum zum **Gallenkanälchen, Ductulus biliferi** ④ (◉ 446). Auch hier ragen kurze, meist stummelförmige Mikrovilli in die Lichtung des Gallenkanälchens hinein. Die Plasmamembranen dieser Region enthalten eine Mg^{2+}-ATPase, die ihrerseits an den übrigen Plasmalemmanteilen der Hepatozyten nicht vorkommt. Die Leberzellkerne sind groß, rund und haben 1–2 Nukleoli. Beachte in unserer Abbildung die zahlreichen Kernporen. Das Zytoplasma enthält viele Mitochondrien (etwa 2000 pro Zelle) und reichlich glattes (**agranuläres**) endoplasmatisches Retikulum, das überall in der Zelle verteilt ist und Netzwerke anastomosierender Tubuli bildet. Außerdem kommt raues (**granuläres**) endoplasmatisches Retikulum (rER) vor, ferner freie Ribosomen, sekretorische Vesikel und Lipidtröpfchen. Nicht selten sind kürzere oder längere Ergastoplasmamembranen in Gruppen gelagert und bilden Schollen, die bei entsprechender Färbung schon lichtmikroskopisch als basophile Körperchen (Ergastoplasma) in Erscheinung treten. Golgi-Apparate liegen häufig in auffälliger Nachbarschaft der Gallenkanälchen ④; sie werden mit der Gallebildung in Zusammenhang gebracht. Hepatozyten enthalten auch **Lysosomen** und **Peroxysomen**. Ebenso ist Glykogen typischer Bestandteil von Leberzellen. Es liegt in Form von Granula vor. In den Leberzellen älterer Menschen kommen auch **Lipofuszingranula** vor.

Raues endoplasmatisches Retikulum und Golgi-Apparat dienen der Synthese von Serumproteinen. Das glatte endoplasmatische Retikulum ist z. B. Syntheseort von Gallensäuren und Lipiden und erfüllt Entgiftungsfunktionen der Leber.

1 Lumen des Lebersinusoids
2 Endothel vom fenestrierten Typ
3 Disse-Raum mit Mikrovilli
4 Gallenkanälchen (◉ 446)

Elektronenmikroskopische Aufnahme; Vergr. 8300fach

Hinweise:
Leberglykogen ◉ 64, 65
Leber-Peroxysomen ◉ 48
Leber-Multivesikäre Körperchen ◉ 50

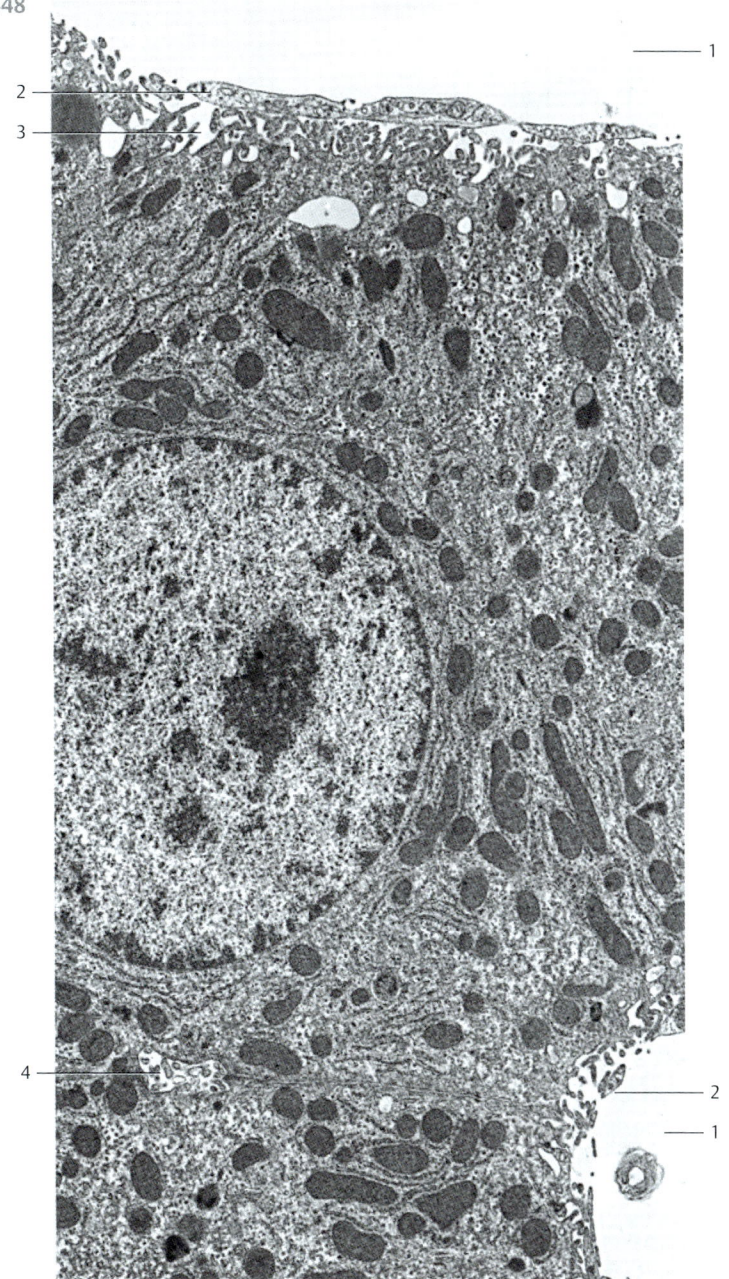

Verdauungsapparat

449 Leber – Hepar – Disse-Raum

Ausschnitt aus einer Leberzelle, dem Lebersinusoid [1] zugewandt. Die Oberfläche bildet unregelmäßig gestaltete Mikrovilli [2] aus, die in den **Disse-Raum** [3], das **Spatium perisinusoideum**, hineinragen (● 446–448). Auf diese Weise wird die Oberfläche der Hepatozyten erheblich vergrößert. Im etwa 0,3–0,5 µm breiten **Disse-Raum** werden die Hepatozyten unmittelbar vom Blut umspült. Hier ist der Ort des Stoffaustausches. Hier liegen auch feine kollagene Fibrillen [3], quer geschnitten; sie lassen sich als Retikulinfasern lichtmikroskopisch darstellen (● 444). Dem fenestrierten Sinusendothel [4] fehlt die Basallamina, obwohl die Basalmembranproteine **Laminin** und **Fibronektin** sowie verschiedene Proteoglykane im Disse-Raum enthalten sind und histochemisch dargestellt werden können. Beachte die großen Mitochondrien [5] und die multivesikulären Körperchen im Endothel der Lebersinusoide [6]. Ito-Zellen sind nicht getroffen.

1 Lebersinus
2 Mikrovilli
3 Disse-Raum mit Fibrillen
4 Fenestriertes Endothel
5 Mitochondrien
6 Multivesikuläre Körperchen

Elektronenmikroskopische Aufnahme; Vergr. 23 000fach

450 Leber – Hepar – Injektionspräparat

Injektionspräparat einer Kaninchenleber zur Darstellung des Gefäßbettes. Die Leber wurde über die **Vena portae** mit einer rot gefärbten Gelatinelösung gefüllt. Gleichzeitig wurden die **Venae hepaticae** von der Vena cava inferior aus mit einer blau gefärbten Gelatinelösung durchspült.

Auf dieser Abbildung erkennt man zwei mit rotem Farbstoff gefüllte größere Gefäße – **Äste der Vena portae** [1] (V. interlobularis). Die großen blauen Gefäße am linken Bildrand sind **Zentralvenen** [2]. Die Farbstoffe treffen in der Mitte zwischen Zentralvene und periportalem Feld aufeinander. Das mit Farbstoffen markierte feine Gefäßnetz gibt das Ausmaß der Lebersinusoide wieder (● 451). Die Leberzellen müssen in die Maschen dieses Gefäßplexus hineinprojiziert werden.

1 Äste der Vena portae
2 Zentralvenen

Farbstoff-Doppelinjektion; Vergr. 80fach

451 Leber – Hepar – Korrosionspräparat

Die Leber einer Ratte wurde von der Vena portae aus mit einem Kunststoff, Mercox, gefüllt und nach dessen Aushärtung mazeriert. Dieses **Korrosionspräparat** demonstriert die gefüllte **Vena centralis** [1] und die von ihr radiär ausgehenden **Lebersinusoide** (● 442, 443). Die Leberzellen müssen in die Spalten zwischen den Sinusoiden hineinprojiziert werden (● 450). Die Portalfelder mit den darin enthaltenen Leitungsbahnen der Glisson-Trias sind hier nicht getroffen.

1 Vena centralis

Rasterelektronenmikroskopische Aufnahme; Präparat von Frau Prof. Dr. Uda Schramm, Lübeck; Vergr. 250fach

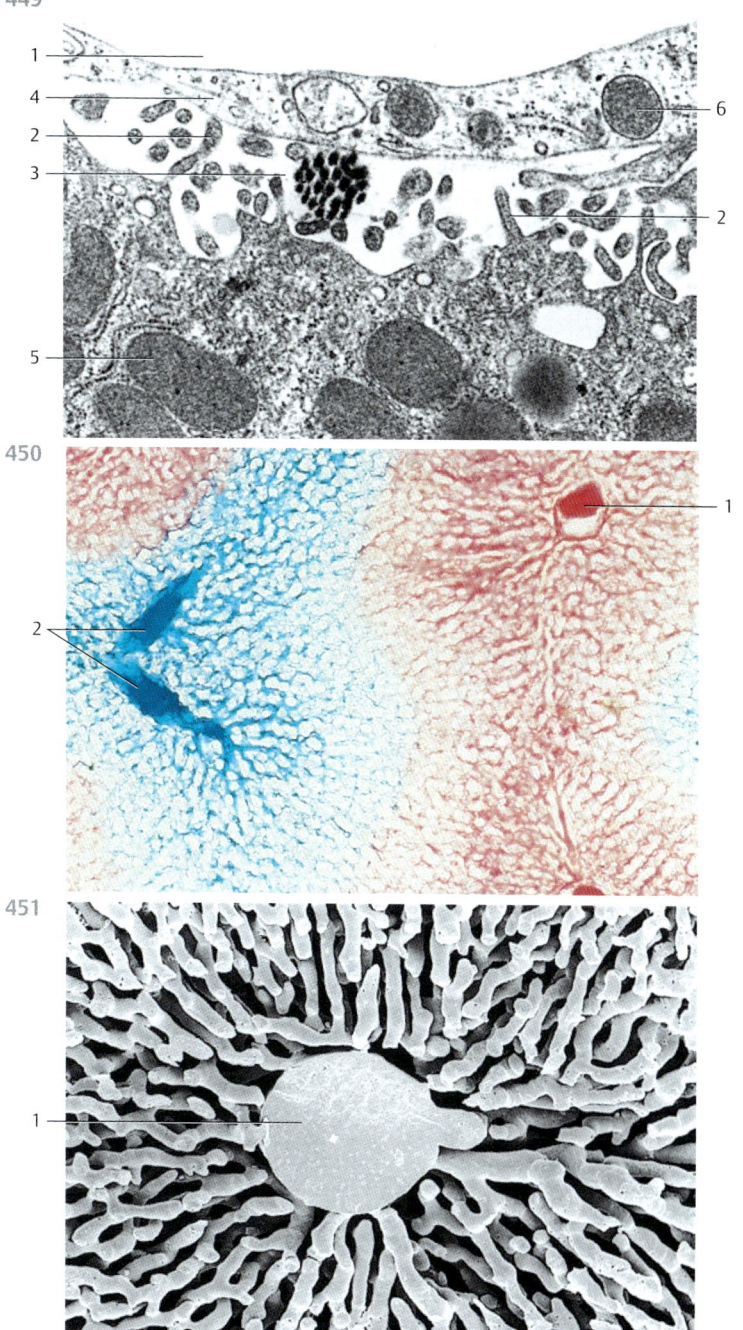

452 Gallenblase – Vesica fellea sive biliaris

Schnitt durch die Tunica mucosa 1 einer menschlichen Gallenblase. Charakteristisch sind wechselnd geformte, teils verzweigte **Schleimhautfalten** 2, zwischen denen Grübchen oder weite Buchten liegen. An manchen Stellen kommen tiefe Schleimhautkrypten 3 vor (**Cryptae tunicae mucosae, Rokitansky-Aschoff-Krypten**). Die Schleimhaut trägt ein einschichtiges, hochprismatisches Epithel mit kurzen Mikrovilli. Die ellipsoidalen Zellkerne liegen in der basalen Zellhälfte. Die Epithelzellen sind durch einen dichten Schlussleistenkomplex, Fleckdesmosomen und Nexus miteinander verbunden (👁 99). Die locker gebaute und feinfaserige Lamina propria 4 enthält neben Fibrozyten reichlich freie Zellen. Eine Lamina muscularis mucosae fehlt. Die Tunica muscularis, die aus einem Flechtwerk von Bindegewebsfasern und spiralig verlaufenden glatten Muskelzellen besteht, und die Tunica serosa (Peritonealepithel und subepitheliales Bindegewebe) sind hier nicht angeschnitten.

Gelegentlich kommen auch kleine muköse Drüsen, **Glandulae tunicae mucosae**, vor, vorwiegend in der Halsregion der Gallenblase.

1 Tunica mucosa
2 Schleimhautfalten
3 Schleimhautkrypten
4 Lamina propria mucosae
5 Hochprismatisches Epithel

Färbung: Trichrom nach Masson-Goldner; Vergr. 80fach

453 Gallenblase – Vesica fellea sive biliaris

Aufsicht auf die Gallenblasenschleimhat einer Katze.
Die Schleimhaut wird durch netzartige Bindegewebsleisten zu unregelmäßig gestalteten und unterschiedlich hohen **Falten** 1 aufgeworfen (👁 452), die ein einschichtiges, zylindrisches Epithel tragen. Bei dieser Vergrößerung erkennt man gerade noch das Oberflächenmuster der Epithelzellen, die einen feinen Bürstensaum tragen. Beachte die Eingänge zu den Schleimhautkrypten 2 (👁 452).

1 Schleimhautfalten 2 Eingänge in Schleimhautkrypten
Rasterelektronenmikroskopische Aufnahme; Präparat von Frau Prof. Dr. Uda Schramm, Lübeck; Vergr. 110fach

454 Ductus choledochus

Der etwa 0,5 cm dickwandige **Ductus choledochus** wird von einem einschichtigen, hochprismatischen Epithel (**Cholangiozyten**) ausgekleidet 1, das Muzine sezerniert und Wasser und Kochsalz resorbiert. Das lockere subepitheliale Bindegewebe geht in eine dicke Bindegewebsschicht 2 über, die kräftige kollagene Faserbündel, reichlich elastische Fasern und glatte Muskelzellen enthält. Eine durchgehende und geschlossene Muskelschicht kommt jedoch nicht vor. Erst am duodenalen Ende, d. h. unmittelbar vor der Mündung des Ductus choledochus in das Duodenum, wird eine geschlossene Muskelschicht gefunden. In den locker gebauten äußeren Wandschichten liegen einfache oder verästelte tubulöse muköse Gallengangsdrüsen, **Glandulae biliares** 3, die ihr Sekret in die Gallengangslichtung abgeben. Das Sekret (**Muzin**) bildet vermutlich einen epithelialen Schutzfilm und wird der Galle beigefügt.

1 Gallengangsepithel
2 Bindegewebslager
3 Anschnitte von tubulösen Gallengangsdrüsen

Färbung: Eisenhämatoxylin (Weigert-)Pikrofuchsin; Vergr. 300fach

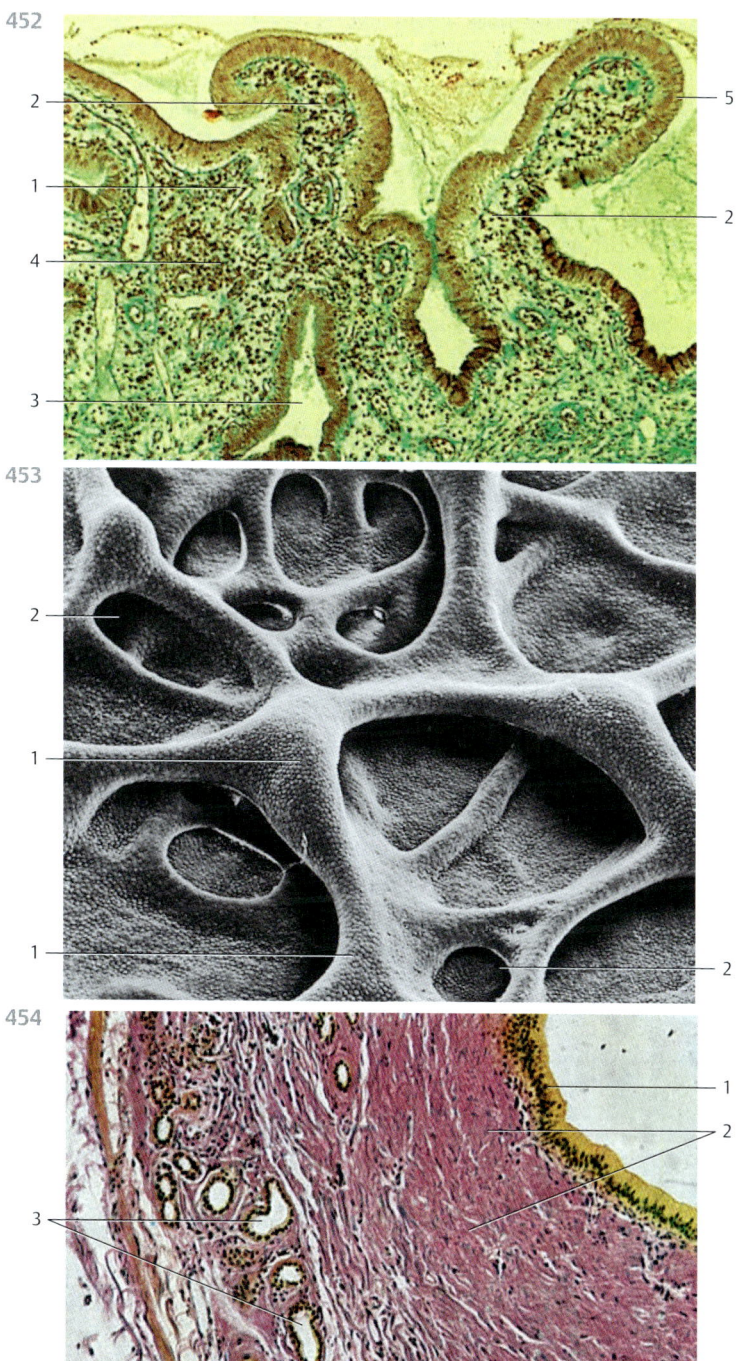

455 Bauchspeicheldrüse – Pankreas

Im Pankreas sind zwei Drüsen, eine exokrine und eine endokrine Drüse vereinigt; der endokrine Anteil tritt uns in Form der **Langerhans-Inseln** (**Inselorgan, Inselapparat**) entgegen (→ 365–369). Der exokrine Pankreasanteil ist eine **ekkrine, rein seröse Drüse**, die in mehrere tausend, locker zusammengefügte Läppchen aufgegliedert ist. Diese haben einen Durchmesser von etwa 3 mm und sind durch dünne Bindegewebssepten voneinander abgegrenzt. Jedes Läppchen enthält eine Gruppe von Gangverzweigungen mit ihren Drüsenendstücken (**Azini**). Gestalt und Größe der Endstücke, der serösen Azini, sind außerordentlich mannigfaltig. Neben einzelnen kugeligen Endstücken von etwa 30 μm Durchmesser findet man gestreckte, keulenförmige, bis 150 μm lange Endkomplexe mit buckeliger Oberfläche (→ 18, 457, 459). 3–5 Azini bilden einen Azinus-Komplex, der an ein gemeinsames Schaltstück (→ 459, 460) angeschlossen ist.

In unserer Abbildung sind mehrere Azini unterschiedlicher Form angeschnitten. Man erkennt pyramidenförmige Drüsenzellen (**Endstückzellen**) mit basalständigen runden Kernen; die supranukleären und apikalen Zellkompartimente sind dicht mit 0,5–1 μm großen Sekretgranula (**Zymogengranula**) gefüllt (→ 18, 456, 457). Die basalen, fast homogen und intensiv blau gefärbten Zytoplasmaareale (**basale Basophilie**) entsprechen den Ergastoplasmabezirken Proteine produzierender Drüsenzellen (→ 18, 19, 22, 23, 456–458).

Deutlich zu sehen sind die großen und hellen Kerne der sog. **zentroazinären Zellen** 1, d. h. der Epithelzellen initialer Schaltstücksegmente, die gleichsam in den Azinus hineingestülpt sind (→ 18, 455). Im interstitiellen Bindegewebe kommen zahlreiche Kapillaren 2 vor.

Der von den Drüsenzellen produzierte Pankreassaft (täglich bis zu 2 l) enthält mehrere Enzyme mit Verdauungsfunktionen.

1 Zentroazinäre Zellen   2 Kapillaren
Semidünnschnitt; Färbung: Methylenblau-Azur II; Vergr. 400fach

456 Bauchspeicheldrüse – Pankreas

Schnitt durch einen Azinus aus dem Pankreas einer Ratte. Angeschnitten sind sechs pyramidenförmige Azinuszellen mit breiter Basis; ihre apikalen schmalen Zellpole umkreisen die Drüsenlichtung 1. Die Drüsenzellen – typisch für seröse Drüsen – besitzen einen runden, 5–7 μm großen Zellkern und enthalten in den basalen zwei Dritteln der Zelle ein reich entfaltetes raues endoplasmatisches Retikulum 2 (**basale Basophilie** der Lichtmikroskopie; → 18, 455, 457). Die etwa 0,5–1 μm großen Sekretgranula liegen im mittleren und apikalen Zelldrittel; sie erscheinen im Elektronenmikroskop homogen dunkel, weil sie viel Osmiumsäure binden. Beachte die mit Sekret gefüllte Drüsenlichtung 1, die kleinen, häufig länglichen Mitochondrien und die Kapillaren 3 im interstitiellen Bindegewebe. Die Azini besitzen keine Myoepithelzellen.

1 Azinuslichtung   2 Granuläres (raues) endoplasmatisches Retikulum, rER, Ergastoplasma   3 Kapillaren
Elektronenmikroskopische Aufnahme; Vergr. 2200fach

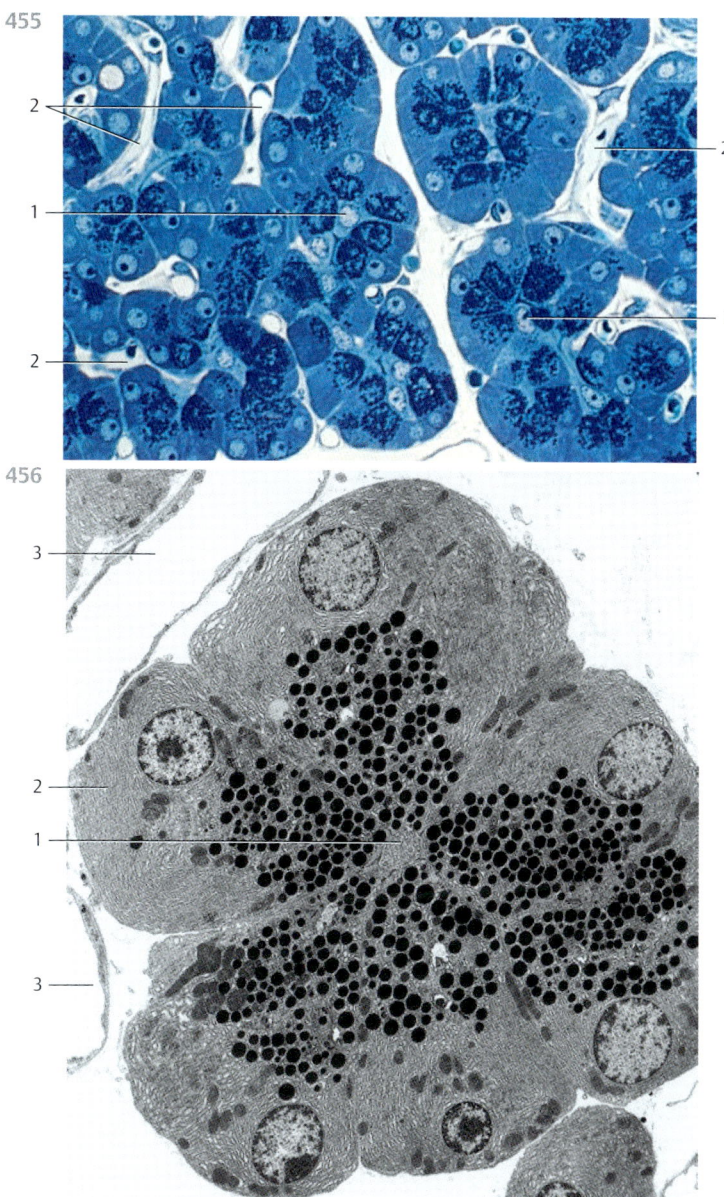

Verdauungsapparat

457 Bauchspeicheldrüse – Pankreas

Paraffinschnitt durch ein menschliches Pankreas mit dicht nebeneinander stehenden Azini.
In den Bindegewebsspalten zwischen den Drüsenendstücken erkennt man zahlreiche, mit Blut gefüllte Gefäße 2 (👁 455, 456, 459). Die Drüsenzellen sind in ihren basalen Arealen blauviolett gefärbt (**basale Basophilie**, 👁 18). Die runden Zellkerne stehen inmitten der blaugefärbten Areale, d. h. sie sind von Lamellen des rauen endoplasmatischen Retikulums umgeben (👁 18, 19, 21–23, 456, 458). Die mittleren und apikalen Zellareale sind hier hell, fast ungefärbt, aber wabig strukturiert. Diese Strukturierung entspricht den in den 👁 366, 455 und 456 sichtbaren Zymogengranula. Beachte die zentroazinären Zellen 1 und vergleiche mit Abbildung 455.
Das exokrine Drüsengewebe macht die Hauptmasse des Pankreas aus und sezerniert einen enzymreichen Verdauungssaft (pH-Optimum im alkalischen Bereich) in das Duodenum.

1 Zentroazinäre Zellen 2 Kapillaren
Färbung: Hämalaun-Eosin; Vergr. 400fach

458 Bauchspeicheldrüse – Pankreas

Azinus mit exokrinen Drüsenzellen, die mit ihren schmalen apikalen Zellpolen die Azinuslichtung 1 begrenzen (👁 456). Beachte das stark entwickelte raue endoplasmatische Retikulum 2 (rER), die Golgi-Apparate 3 und die im Vergleich zur Abbildung 456 nur mäßig osmiophilen Zymogengranula 4 (👁 455). Die Drüsenzellen sind durch einen **Schlussleistenkomplex** im apikalen Zelldrittel, nahe der Lichtung, mechanisch fest miteinander verbunden. Das Zytoplasma enthält ferner längliche Mitochondrien vom Crista-Typ 5, Lysosomen 8 und sog. **kristalloide Körperchen** 6 (vgl. 👁 69). In der linken oberen und in der linken unteren Bildecke ist jeweils ein Zellkern 7 angeschnitten.
Pankreas einer erwachsenen Maus.

1 Azinuslichtung
2 Raues endoplasmatisches Retikulum, rER, Ergastoplasma
3 Golgi-Apparate
4 Zymogengranula
5 Mitochondrien vom Crista-Typ
6 Kristalloider Körper
7 Zellkerne mit Kernporen
8 Lysosom

Elektronenmikroskopische Aufnahme; Vergr. 9600fach

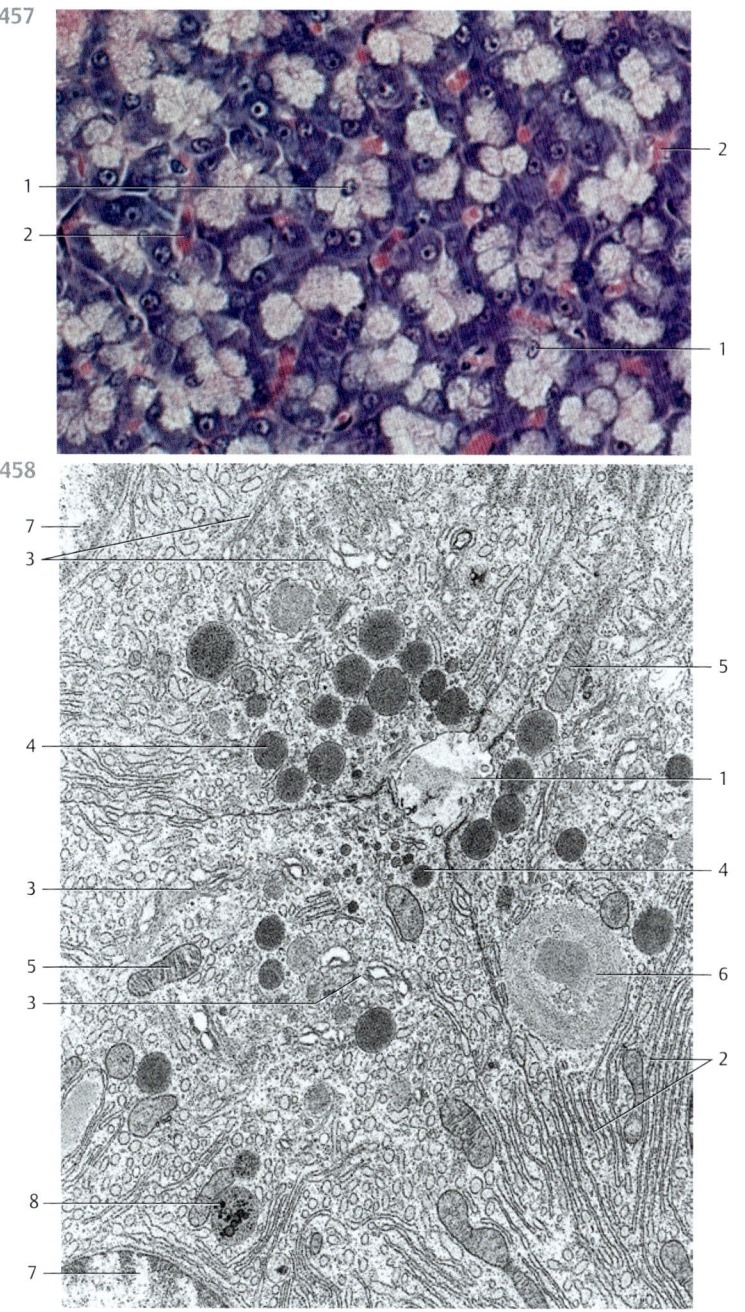

459 Bauchspeicheldrüse – Pankreas

Das Pankreas enthält exokrine und endokrine Drüsenzellen. Der endokrine Drüsenanteil tritt uns in Form von **Langerhans-Inseln** (**Inselapparat, Inselorgan**) entgegen (☞ 365–369). Der exokrine Anteil ist eine ekkrine, rein seröse, zusammengesetzte Drüse, die aus vielen (mehreren tausend) kleinen Drüsenläppchen besteht. Am Drüsenbäumchen werden beerenförmige Endstücke, **Azini, Schaltstücke, intralobuläre** und **interlobuläre Ausführungsgänge** unterschieden. Letztere münden in die Hauptausführungsgänge, den **Ductus pancreaticus major** bzw. **minor** (☞ 461). Die Endstückzellen, deren große Kerne nahe der Zellbasis liegen, besitzen Pyramidenform (☞ 456). Das basale Zytoplasma ist wegen seines Ergastoplasmagehaltes basophil (☞ 18, 457); die apikalen Zellregionen zeigen eine durch Sekretgranula (Zymogengranula) bedingte körnige Struktur (☞ 455, 457). Da die Schaltstücke des Ausführungsgangsystems ein wenig in die Lichtung der Azini hineinragen, findet man lumenwärts von den Endstückzellen hellere Zellelemente, die sog. **zentroazinären Zellen** [1]. Diese gehören dem Epithel der Schaltstücke [2] an. In dieser Abbildung ist ein Schaltstück [2] längs angeschnitten. Streifenstücke kommen nicht vor. Beachte, dass die Azini unterschiedliche Form haben und dicht beieinander liegen. Pankreas des Menschen.
Dieses Präparat ist mit Eosin stark überfärbt.

1 Zentroazinäre Zellen   2 Schaltstück
Färbung: Hämalaun-Eosin; Vergr. 400fach

460 Bauchspeicheldrüse – Pankreas

Querschnitt durch ein Schaltstück aus dem exokrinen Pankreas (☞ 459). Die teils flachen, teils etwa isoprismatischen Epithelzellen sitzen einer lückenlosen Basallamina auf. Die Epithelzellen enthalten vielgestaltige Kerne und, deutlich erkennbar, gut ausgebildete Golgi-Apparate [1]. Benachbarte Epithelzellen tragen apikolateral Desmosomen. Die Schaltstücklichtung enthält granuläres Sekret.

1 Golgi-Apparat   2 Kollagene Fibrillen des Bindegewebsraums   3 Fibrozytenfortsätze
Elektronenmikroskopische Aufnahme; Vergr. 6500fach

461 Bauchspeicheldrüse – Pankreas

Jedes Pankreasläppchen enthält eine Gruppe von Gangverzweigungen mit ihren Schaltstücken (☞ 459) und Azini. Die Schaltstücke münden in kleine, noch intralobulär liegende Ausführungsgänge, die von einem kubischen Epithel ausgekleidet sind. Diese gehen innerhalb der bindegewebigen Läppchensepten in **interlobuläre Gänge** über, die von einem breiten zell- und faserreichen Bindegewebslager [1] umgeben sind. Interlobuläre Gänge tragen ein einschichtiges, hochprismatisches Epithel [2], das sekretorisch aktiv ist. Die Epithelzellen sezernieren Muzine.
Interlobulärer Ausführungsgang einer menschlichen Bauspeicheldrüse.

1 Bindegewebslager   2 Einschichtiges hochprismatisches Epithel
Färbung: Hämatoxylin-Eosin; Präparat von Prof. Dr. H. Mizoguti, Kobe, Japan; Vergr. 80fach

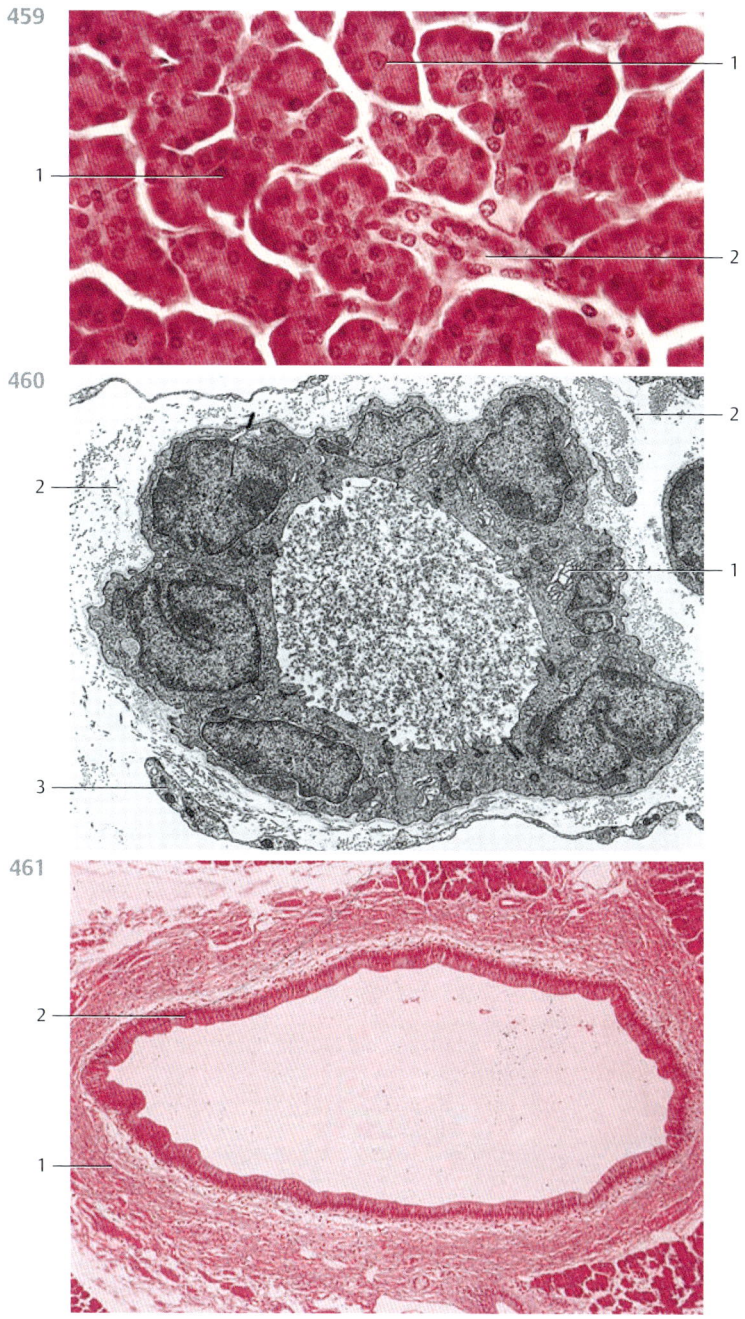

462 Omentum majus – Großes Netz

Die flächenhaft ausgebreiteten Bindegewebsschichten der **Omenta** und **Mesenterien** werden als Sonderformen des lockeren Bindegewebes angesehen. Das Omentum majus ist in der Fetalzeit eine zellreiche, geschlossene Bindegewebsmembran, die auf beiden Seiten mit **Mesothel (Peritonealepithel)** bedeckt wird. Nach der Geburt kommt es zur Durchlöcherung dieser Platte, so dass die Bezeichnung „Netz" gerechtfertigt erscheint (**netzförmiges Bindegewebe**).

Das Bindegewebsgerüst dieser durchbrochenen Platte besteht aus kräftigen, teils gewellten kollagenen Faserbündeln 1, denen sich auch elastische Fasern beigesellen, und aus Gitterfasern. In dem Maschenwerk dieses Fasergerüstes liegen Fibrozyten und verschiedene freie Bindegewebszellen. In dieser Abbildung treten auch die Blutgefäße deutlich hervor, die mit kollagenen Faserzügen verlaufen. Beachte die großen perivaskulären Fettzellen und die Fensterung des Netzes.

1 Kollagene Fasern 2 Fensterung des Netzes
Totalpräparat; Färbung: Hämalaun-Eosin; Vergr. 25fach

463 Omentum majus – Großes Netz – Tuscheinjektion

Flächenansicht vom **Omentum majus** eines Hundes. Die Blutgefäße wurden mit Tusche gefüllt. Sie werden von ausgedehnten Komplexen retikulären Bindegewebes, darunter Fettorganen und Milchflecken (Macula lactae), begleitet, in denen die Kapillaren dichte Netze bilden.
Totales Häutchenpräparat, keine Zell- und Bindegewebsfärbung.

Totales Häutchen, Tuschinjektion; Vergr. 40fach

464 Peritoneum – Bauchfell

Am Peritoneum, der Serosa der Cavitas peritonealis, unterscheidet man das **Peritoneum viscerale** und das **Peritoneum parietale**; beide Peritonealblätter sind strukturell weitgehend identisch. Die Serosa trägt ein einschichtiges Plattenepithel (**Mesothelium**) 1, das auf einer unterschiedlich dicken **Lamina propria serosae** 2 sitzt, die ohne deutliche Grenze in die ebenfalls unterschiedlich stark ausgebildete **Tela subserosa** 3 übergeht. Die Lamina propria enthält Bündel von **Kollagenfibrillen** und **elastische Fasern** 4. Beachte, dass die Peritonealepithelzellen, die eine etwa 0,6–2 µm dicke zelluläre Barriere bilden, knopfartig in die Bauchhöhlenlichtung vorragen.
Peritoneum parietale, Mensch.

1 Einschichtiges Plattenepithel 2 Lamina propria serosae 3 Tela subserosa 4 Elastische Fasern
a) Semidünnschnitt; Färbung: Toluidinblau-Pyronin. Vergr. 1200fach
b) Elektronenmikroskopische Aufnahme; Vergr. 12000fach
Präparate und Aufnahmen von Prof. Dr. Adolf F. Holstein, Hamburg

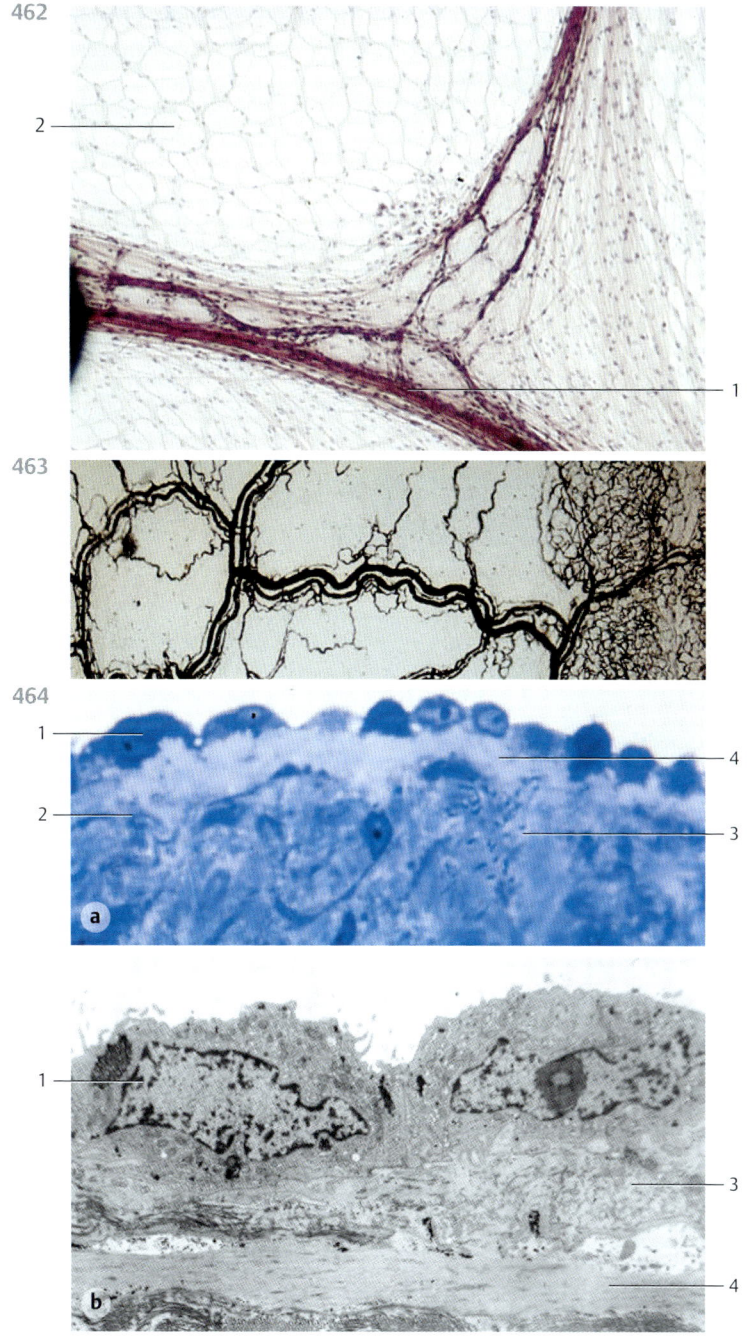

465 Nase

Nahezu parallel zum Nasenrücken geführter Schnitt durch den weichen Teil der äußeren Nase mit folgenden Anteilen:

1 Äußere Oberfläche, Haut, mehrschichtiges, verhorntes Plattenepithel – Epidermis
2 Cartilago septi nasi (Septumknorpel)
3 Cartilago nasi lateralis
4 Apex nasi
5 Halokrine Talgdrüsen
6 Haarfollikel
7 Straffes Bindegwebe

Die Nasenknorpel, unverknöcherte Reste des Chondrocranium, bestehen aus hyalinem Knorpel. Die **Cartilagines nasi laterales sive Processus laterales** 3 beteiligen sich am Aufbau der Seitenflächen der Nase bis zu den Nasenflügeln. Die Nasenspitze, **Apex nasi** 4, enthält kleine **Cartilagines apicis nasi**, die in diesem Schnitt nicht getroffen sind.
Beachte die zahlreichen halokrinen Talgdrüsen 5 im Corium der Nasenhaut. Ist ihre Entleerung behindert, dann staut sich das Sekret (Talg) im Drüsenkörper, Gang und im Haarbalg zusammen mit abgeschilferten verhornten Epithelzellen. Es entstehen die sog. Mitesser (**Komedonen**), die sich wiederum entzündlich verändern können (→ Akne).

Färbung: Eisenhämatoxylin-Pikrinsäure; Vergr. 5fach

466 Nasen- und Nasennebenhöhlen

Frontalschnitt durch den Gesichtsschädel (halbiert) zur Demonstration der Nasenhöhle und der Nasennebenhöhlen (**Sinus paranasales**).

1 Vordere Schädelgrube
2 Crista galli
3 Septum nasi mit respiratorischer Schleimhaut
4 Nasenhöhle, Cavitas nasi
5 Concha nasalis inferior
6 Meatus nasalis inferior
7 Concha nasalis media
8 Meatus nasalis medius
9 Cellulae ethmoidales
10 Orbita
11 Sinus maxillaris
12 Oberkiefer
13 Gaumen
14 Mundhöhle
15 Os ethmoidale, Lamina perpendicularis
16 Os ethmoidale, Lamina orbitalis
17 Os maxillare
18 M. levator palpebrae superioris et M. rectus superior
19 M. obliquus superior
20 M. rectus medialis
21 Corpus adiposum orbitae
22 Anschnitt eines Zahnes

Die Nasenmuscheln, **Conchae nasales**, vergrößern die Oberfläche der respiratorischen Region. Ihr Epithel ist ein mehrreihiges, hochprismatisches Flimmerepithel mit zahlreichen Becherzellen (👁 111, 112). Die Schleimhaut der Nasenhöhle zeichnet sich durch den Besitz eines umfangreichen venösen Schwellkörpers aus, der besonders an der unteren und mittleren Muschel erhebliche Stärke erreicht.
Alle Siebbeinzellen, die die pneumatischen Räume zwischen oberer Nasenhöhle und Orbita bilden, werden unter dem Begriff **Siebbeinlabyrinth** (Labyrinthus ethmoidalis) zusammengefasst.

Färbung: Eisenhämatoxylin; Vergr. 6fach

465

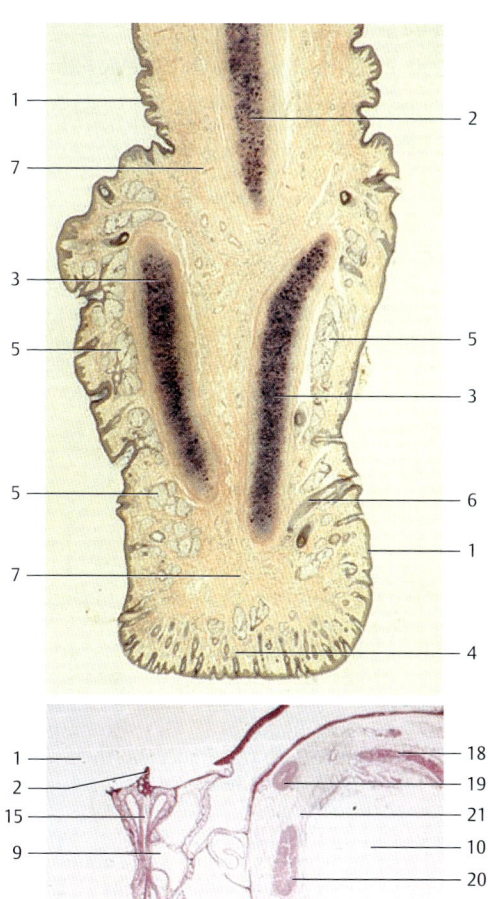

466

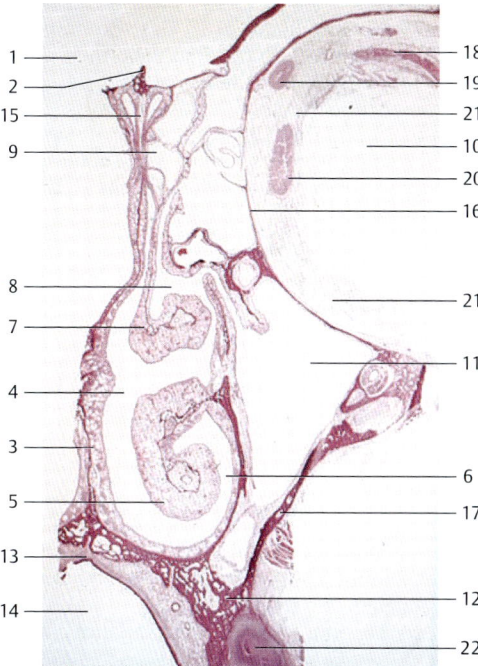

Atmungsapparat

467 Kehlkopf – Larynx

Querschnitt durch die Halseingeweide in Höhe des Ringknorpels.

1 Ringknorpel – Cartilago cricoidea
2 Cornu inferius des Schildknorpels
3 Ösophagus
4 Glandula thyroidea
5 Fettgewebe
6 M. cricoarytaenoideus posterior
7 M. cricothyroideus, Pars obliqua
8 M. sternothyroideus
9 Kehlkopfschleimhaut
10 M. cricothyroideus, Pars recta

Die Schleimhaut, **Tunica mucosa respiratoria**, der luftleitenden Organe (**Atemwege**) trägt ein mehrreihiges, hochprismatisches Flimmerepithel mit schleimbildenden Becherzellen (👁 111, 112). Ausnahmen: **Regio cutanea des Nasenvorhofs, Regio olfactoria** der oberen Nasenmuschel und des Nasenseptums oben, die Schleimhaut der **Stimmfalten** des Kehlkopfs und die Schleimhaut der kleinen **Bronchien**.

Färbung: Azan; Vergr. 12fach

468 Kehlkopf – Larynx

Frontalschnitt durch die **Taschen-** 1 und **Stimmfalte** 2 und **Ventriculus laryngis** 3 eines kindlichen Kehlkopfs.

Das Schleimhautbindegewebe ist im Kehlkopfeingang und im Vestibulum laryngis locker gebaut, an den Stimmfalten dagegen fest mit den Stimmbändern 4 verwachsen. Die Schleimhaut der **Cavitas laryngis** trägt ein mehrschichtiges, unverhorntes Plattenepithel, das sich bis in das **Vestibulum laryngis** fortsetzt. Dort geht es in das mehrreihige Flimmerepithel über. Nur an der Kante der **Stimmfalte** 2 ist das respiratorische Epithel durch ein mehrschichtiges, unverhorntes Plattenepithel unterbrochen. Dieser meist nur 4–5 mm breite, als **Labium vocale** bezeichnete Streifen der Schleimhaut ermöglicht den festen Glottisverschluss.

Die **Plica vocalis** (**Stimmfalte**) 2 ist die in das Lumen vorspringende, die Stimmritze begrenzende Schleimhautfalte. Das **Labium vocale** (**Stimmlippe**) ist der gesamte Gewebskomplex, der **Plica vocalis** 2, **Ligamentum vocale** 4 und **M. vocalis** 5 umfasst.

1 Taschenfalte – Plica ventricularis (vestibularis)
2 Stimmfalte – Plica vocalis
3 Ventriculus laryngis
4 Ligamentum vocale
5 M. vocalis, M. thyreoarytaenoideus, Pars interna
6 M. thyreoarytaenoideus, Pars externa
7 Conus elasticus
8 Plica vestibularis
9 Seromuköse tubuloalveoläre Drüsen, Glandulae laryngeales
10 Linea arcuata superior
11 Reinke'scher Raum
12 M. arytaenoideus

Färbung: Azan; Vergr. 8fach

469 Kehlkopf – Larynx

Unter den Stimmfalten liegt die **Cavitas infraglottica**, die unterhalb des Ringknorpels in das Lumen der Luftröhre übergeht. Die **Pars infraglottica** trägt ein mehrreihiges Flimmerepithel, das die gesamten unteren Atemwege bis in die kleinen Bronchioli auskleidet.

Flimmerepithel der Pars infraglottica eines 76 Jahre alten Mannes.

Rasterelektronenmikroskopische Aufnahme von Prof. Dr. Bernhard Tillmann, Kiel; Vergr. 2500fach

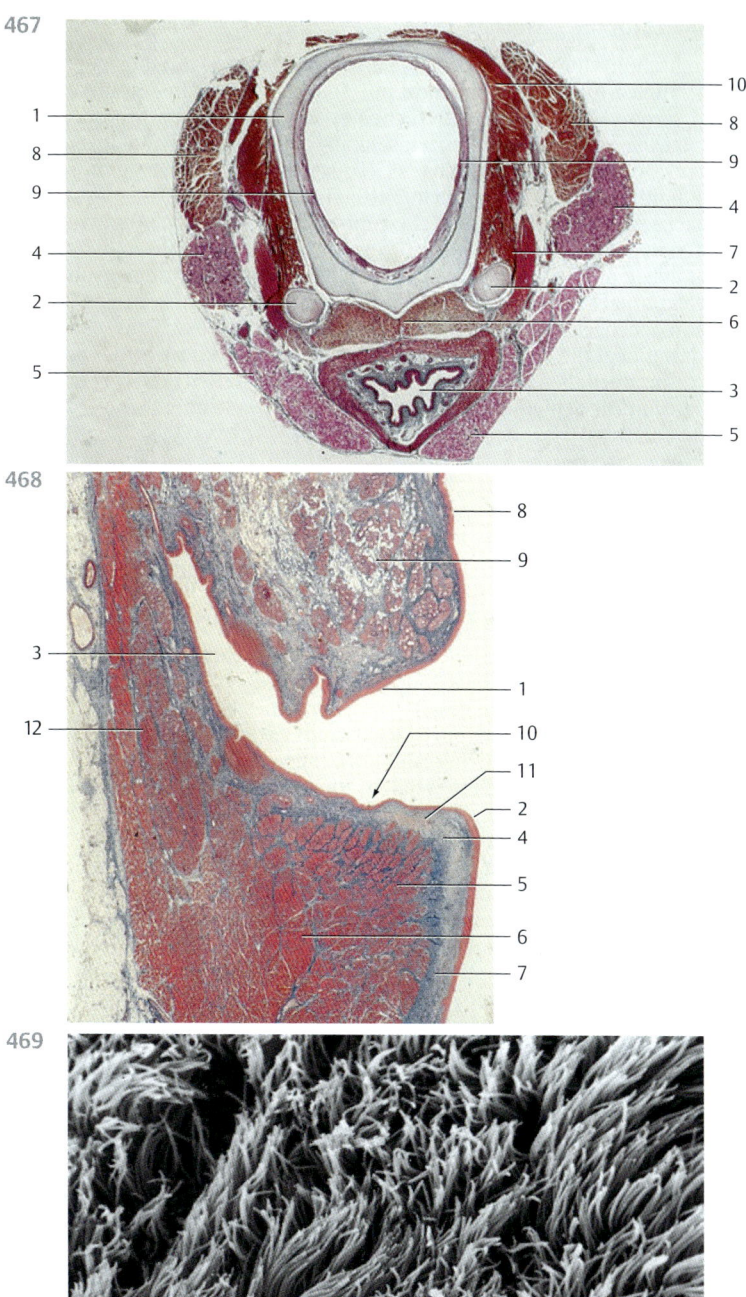

470 Luftröhre – Trachea

Durchschnitt durch die Wand der Luftröhre (**Trachea**) mit folgenden Schichten: **Tunica mucosa respiratoria** mit dem mehrreihigen Flimmerepithel [1] und seromukösen **Glandulae tracheales** [2] in der Lamina propria mucosae [4]. Bei der schlauchförmigen Einsenkung des Epithels handelt es sich um einen Drüsenausführungsgang [3]. Drüsenausführungsgänge durchsetzen das Epithel häufig unter trichterartiger Erweiterung. Eine typische submuköse Verschiebeschicht (**Tela submucosa**) fehlt an den Atemwegen. Die Schleimhaut ist meistens fest mit der Unterlage verwachsen, wodurch die Atemwege offen gehalten werden. Es folgt der Anschnitt des hyalinen Trachealknorpels [5], der auf der Schleimhautseite von einem kräftigen Perichondrium [6] bedeckt ist (orangefarbene derbe Bindegewebsschicht). Am unteren Bildrand liegt die breite, hier rostrot gefärbte **Tunica adventitia** [7].
Im respiratorischen Epithel kommen auch Becherzellen (⚫ 471) und Basalzellen vor. Die Schleimhaut der Trachea enthält viele afferente Nervenfasern (Hustenreflex).

1 Epithel der Tunica mucosa respiratoria
2 Glandulae tracheales
3 Drüsenausführungsgang
4 Lamina propria mucosae
5 Cartilago trachealis
6 Perichondrium
7 Tunica adventitia

Färbung: Hämalaun-Eosin; Vergr. 20fach

471 Luftröhre – Trachea

Senkrechter Durchschnitt durch die Wand der Trachea (Ausschnitt; ⚫ 470).
Die Oberfläche der Tunica mucosa bildet ein typisches respiratorisches Epithel, d. h. ein mehrreihiges, hochprismatisches Flimmerepithel [1], in dessen Verband Becherzellen eingestreut sind (⚫ 112). Diese treten als helle Elemente deutlich hervor. Im respiratorischen Epithel kommen auch **Epithelzellen mit Mikrovilli, Sinneszellen, neuroendokrine Zellen (NEZ)** und **Bürstenzellen** (Chemosensoren?) vor, die nur elektronenmikroskopisch und mit histochemischen Methoden dargestellt werden können.
Dem Epithel, das einer kräftigen Basalmembran aufsitzt, folgt die breite und gefäßreiche **Lamina propria mucosae** [2], die derbe kollagene Fasern, längs orientierte elastische Fasernetze und viele **seromuköse Glandulae tracheales** [3] enthält. Auch Lymphfollikel kommen gelegentlich vor. Die Glandulae tracheales geben ihr Sekret direkt auf die Epitheloberfläche ab, so dass das gesamte Epithel von einem dünnflüssigen Schleimfilm überzogen wird, in den die Kinozilien eintauchen. Im unteren Bilddrittel ist der hyaline Knorpel einer Trachealspange, **Cartilago trachealis** [5] mit dem **Perichondrium** [4] angeschnitten. Beachte die Blutgefäße [6] in der Lamina propria mucosae [2].

1 Mehrreihiges, hochprismatisches Flimmerepithel mit Becherzellen (⚫ 111, 112)
2 Lamina propria mucosae mit Blutgefäßen und Glandulae tracheales
3 Glandulae tracheales
4 Perichondrium
5 Cartilago trachealis (hyaliner Knorpel)
6 Blutgefäße
7 Fettzellen

Färbung: Trichrom nach Masson-Goldner; Vergr. 200fach

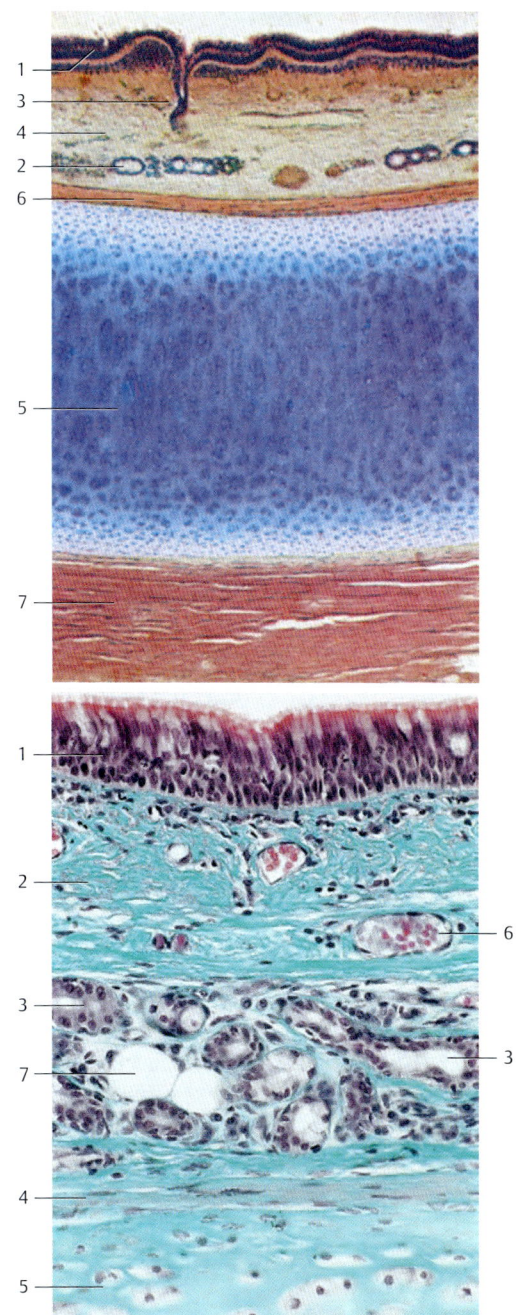

472 Lunge – Pulmo

Schnitt durch eine menschliche Lunge mit Darstellung eines kleinen Bronchus 1, dessen Schleimhaut infolge fixationsbedingter Kontraktion der glatten Muskulatur gefaltet ist (**sternförmige Lichtung**). Die Schleimhaut trägt hier nur noch ein einschichtiges, hochprismatisches Flimmerepithel, in dessen Verband vereinzelt Becherzellen vorkommen. Auf die **Lamina propria** (blau gefärbt) folgt eine dünne Lage zirkulär verlaufender glatter Muskelzellen 2, die von elastischen Fasern umsponnen sind. Im peribronchialen Bindegewebe, d. h. außerhalb der Tunica muscularis 2, liegen **Bronchialdrüsen** 3, die ein seromuköses Sekret produzieren, das die Schleimhautoberfläche mit einem mehr oder weniger dünnen Film überzieht. Am oberen Bildrand rechts und im Bild unten, links vom Bronchus, sind noch Anteile des hyalinknorpeligen Stützgerüstes angeschnitten 4. Sobald Knorpel und Drüsen fehlen, handelt es sich um Bronchiolen. Die linke Bildhälfte wird von **Lungenalveolen** 5 und von **Ductus alveolares** 6 eingenommen. Die vielgestaltigen Knorpelelemente sind in den äußeren Fasermantel, die **Tunica fibromusculocartilaginea**, eingebaut.

1 Bronchus mit gefälteter Schleimhaut
2 Tunica muscularis
3 Bronchialdrüsen
4 Knorpel
5 Alveolen
6 Ductus alveolares

Färbung: Azan; Vergr. 40fach

473 Lunge – Pulmo

Übersichtsvergrößerung eines Schnittes durch das Lungengewebe eines Erwachsenen mit **Ductus alveolares** 1 und **Alveolen** (**Lungenbläschen, Atmungskammern**) 2, die dem Gasaustausch dienen. Die Alveolen haben einen Durchmesser von etwa 100–250 µm; sie werden von 6–12 Kapillarmaschen umsponnen. Die zwei Nachbaralveolen gemeinsame Wand wird als **Septum interalveolare** bezeichnet. Die sog. Basalringe der Alveolargangwandung bilden im Querschnitt den knopfartig verdickten freien Rand der interalveolären Septen. Die Basalringe enthalten glatte Muskelzellen und sind noch von isoprismatischem Epithel überzogen. Rechts oben ein Lungengefäß (● 474–476).

1 Ductus alveolares
2 Alveolen, Alveoli pulmonis, Lungenbläschen
3 Sacculus alveolaris

Färbung: Hämalaun-Eosin; Vergr. 80fach

474 Lunge – Pulmo

Die aus den letzten **Bronchioli respiratorii** hervorgehenden weitlumigen **Ductus alveolares** 1 und **Sacculi alveolares** tragen nebeneinander stehende, bauchige Alveolen 2, die wie Kabinen angeordnet sind. Sie öffnen sich in den lang gestreckten **Alveolengang**. Die Wände der Ductus alveolares 2 verbreitern sich an den Spitzen. Hier liegen glatte Muskelzellen (● 473, 475–477). Zwischen dem Epithel jeweils zwei benachbarter Alveolen liegt ein dünnes Bindegewebsseptum, die **Alveolarwand**. Das Bindegewebe besteht aus einem Netzwerk kollagener und elastischer Fasern, in dessen Maschen die Lungenkapillaren liegen.

1 Ductus alveolaris bzw. Sacculus alveolaris
2 Alveolen

Färbung: Hämalaun-Eosin; mit Eosin überfärbt; Vergr. 200fach

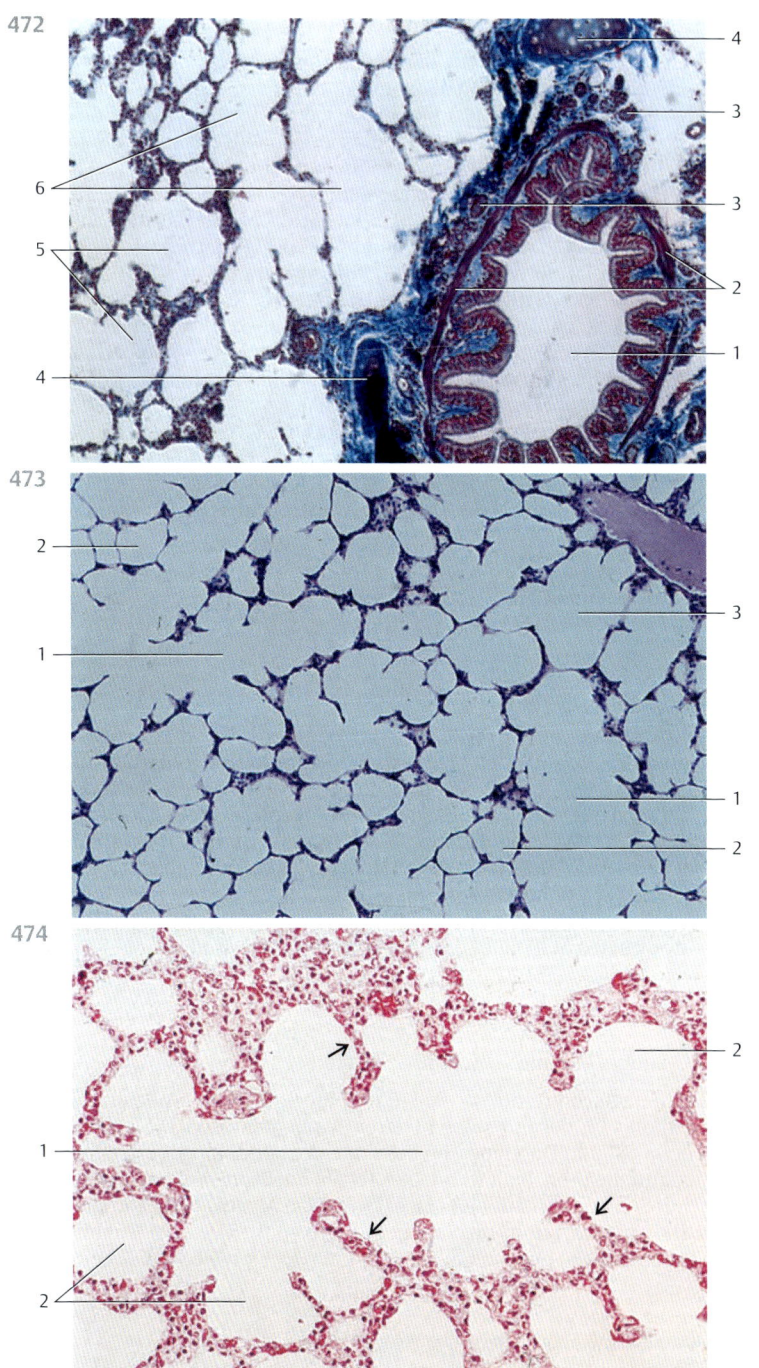

475 Lunge – Pulmo – Blut-Luft-Schranke

Auf diesem Semidünnschnitt durch das Lungengewebe einer Ratte erkennt man deutlich die starke Kapillarisierung der Alveolenwände (**Interalveolarsepten**). In vielen Lungenkapillaren 2 liegen noch Erythrozyten (dunkelblau). Beachte, dass die Blut-Luft-Barriere außerordentlich dünn ist. Sie besteht aus dem nicht fenestrierten Kapillarendothel und der geschlossenen Epithelschicht der Lungenalveolen, dem Alveolarepithel. Im Mittel ist die anatomische Blut-Luft-Schranke 0,6 µm dick. Zwischen beiden liegen zwei Basallaminae (👁 478). Das Alveolarepithel besteht aus zwei Zellarten, den flachen **Alveolarepithelzellen** oder **Pneumozyten Typ I**, die den größten Teil der Alveolaroberfläche ausmachen (ca. 93 %), und den großen **Pneumozyten Typ II** 4, die auch **Nischenzellen** genannt werden (👁 474, 476, 478). Die Pneumozyten Typ II sind die Produzenten eines feinen oberflächenaktiven Phospholipidfilms, des **Surfactant** (**Antiatelektasefaktor**), der die Alveolenoberflächen überzieht und die Oberflächenspannung vermindert. Typ-II-Alveolarepithelzellen werden wegen ihres Gehaltes an Einschlusskörpern (**Lysosomen, Lamellenkörpern**) häufig auch **granulierte Pneumozyten** genannt.

Die Ductus alveolares und Sacculi alveolares sind die Vorräume zu den Alveolen.

1 Alveolen
2 Kapillaren mit Erythrozyten
3 Ductus bzw. Sacculus alveolaris
4 Pneumozyten Typ II
Semidünnschnitt; Färbung: Methylenblau-Azur II; Vergr. 400fach

476 Lunge – Pulmo – Blut-Luft-Schranke

Vibratomschnitt durch die Lunge einer Ratte. Benachbarte Alveolen sind nur durch die Wände der Alveolen, die **Septa interalveolaria**, voneinander getrennt (👁 473, 475). Man blickt auf die Schnittflächen durch die Septen. Diese tragen auf beiden Seiten ein flaches **Alveolarepithel**, das aus den Pneumozyten Typ I und Typ II besteht. In den Septen breitet sich ein dichtes Kapillarnetz aus. Außerdem kommen elastische, retikuläre und kollagene Fasern, ferner Fibrozyten, Leukozyten, Makrophagen, Mastzellen und Nervenfasern vor (in dieser Abbildung nicht sichtbar). Das Alveolarepithel in Aufsicht ist nur an wenigen Stellen erkennbar. Vergleiche mit 👁 475.

Rasterelektronenmikroskopische Aufnahme; Vergr. 560fach

477 Lunge – Pulmo – Blut-Luft-Schranke

Rasiermesserschnitt durch eine Rattenlunge mit der Aufzweigung eines **Bronchiolus** 1, der mit seinen letzten Ästen, den **Bronchioli terminales** 2 mit etwa 0,4 mm Durchmesser, das Ende des konduktiven Bronchialbaumes bildet. Auf die Bronchioli terminales folgen die **Bronchioli respiratorii**, daran anschließend die **Ductus alveolares** 3 und die **Alveolen** 4. Zahlreiche Alveolen sind angeschnitten; man blickt auf ihre epitheliale Auskleidung und auf die Schnittkanten der Interalveolarsepten (👁 475, 476, 478).

1 Bronchiolus
2 Bronchioli terminales
3 Ductus alveolares
4 Alveolen
Rasterelektronenmikroskopische Aufnahme; Vergr. 90fach

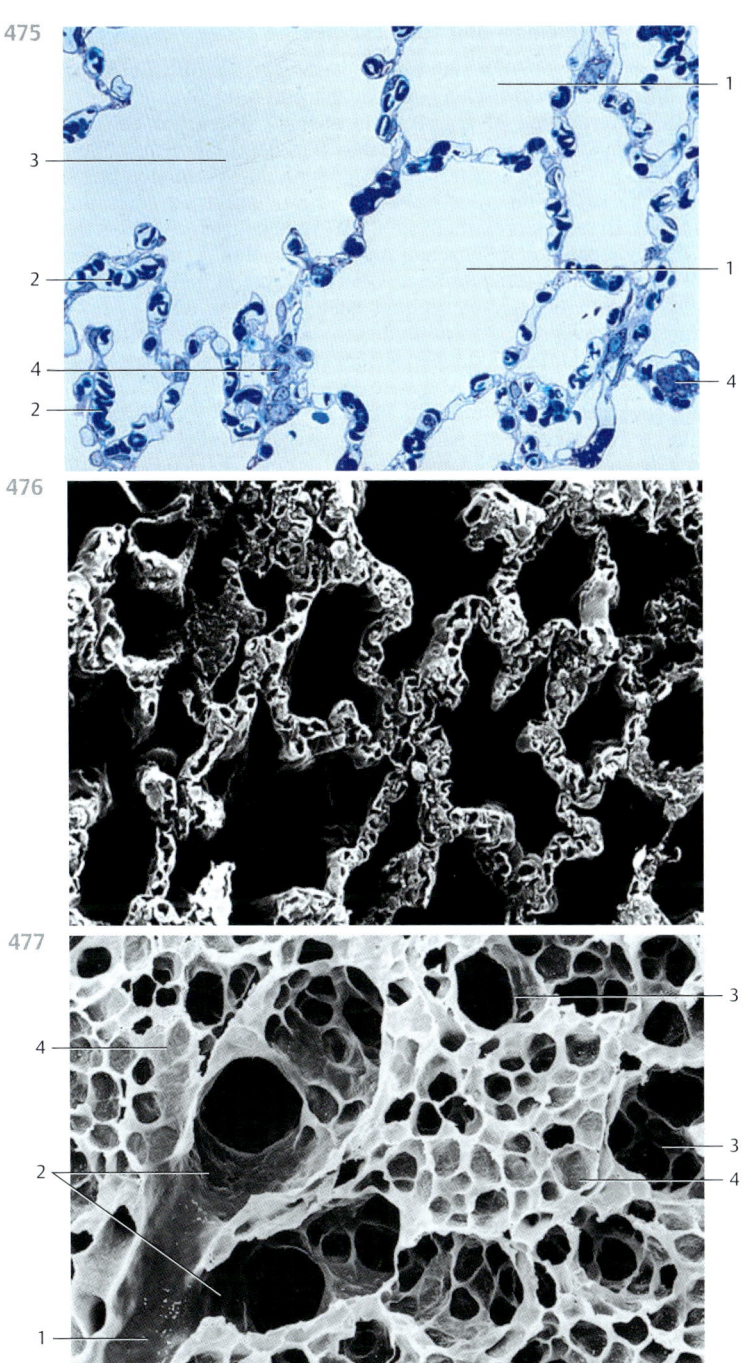

478 Lunge – Pulmo – Blut-Luft-Schranke

Ausschnitt aus einem **Alveolarseptum**, gestaucht. Die **Diffusionsbarriere**, die Blut-Luft-Schranke, zwischen der Alveolarluft und den Erythrozyten des Blutes wird von den **Alveolarepithelzellen** 1 (**Pneumozyten**) Typ I und dem dünnen Endothel 2 der Kapillaren vom kontinuierlichen Typ gebildet. Zwischen den beiden Epithelschichten liegen die vereinigten **Basallaminae** 3, d. h. die Basallamina der Alveolarepithelzellen verschmilzt mit der des Endothels. Die Alveolarepithelzellen Typ I stellen die eigentlichen Deckzellen der Alveolarsepten dar. Zwischen Alveolarepithel und Endothel der Kapillaren kommen auch Fibrozyten und Fasern vor, die in dieser Abbildung nicht getroffen sind. Auch Alveolarepithelzellen (Pneumozyten) Typ II, denen die Surfactantbildung obliegt, sind in diesem Schnitt nicht getroffen.

In unserer Abbildung überlappen sich die Zytoplasmafortsätze benachbarter Endothelzellen dachziegelartig. Die Kapillarendothelien sind nicht fenestriert. Beachte ihre zahlreichen **Pinozytosevesikel**. Der Interzellularspalt ist durch Zellkontakte abgedichtet. Das Alveolarepithel breitet sich in der Fläche tapetenartig aus („**kernlose Platten**" der Lichtmikroskopiker). Das Zytoplasma ist organellenarm. Die funktionelle Blut-Luft-Schranke hat beim Menschen einen harmonischen Mittelwert von 0,6 µm. In manchen Abschnitten kann sie bis auf 0,2 µm ausgedünnt sein.

1 Alveolarepithelzellen Typ I   3 Vereinigte Basallaminae   5 Kapillarlichtung, Blutraum
2 Kapillarendothel   4 Alveole, Luftraum
Elektronenmikroskopische Aufnahme; Vergr. 30 000fach

479 Fetale Lunge – Pulmo

Die Lunge entwickelt sich nach Art einer exokrinen Drüse aus der Ventralwand des Schlunddarms (Vorderdarm).

Die endodermalen Teile der Lungenanlage, die epithelialen Bronchien, wachsen durch **dichotome Teilung** wie die Knospen eines Drüsenbäumchens weiter heran. Das im zellreichen, aber faserarmen **Mesenchym** 1 immer reicher sich verzweigende Bäumchen besteht aus einem Rohr von Zylinderepithel 2. In ihrer Umgebung ist das Mesenchym auffallend verdichtet. Hier beginnt im 3. Embryonalmonat die Differenzierung einer die Bronchien umschließenden Bindegewebshülle von Knorpelelementen und glatten Muskelzellen.

Die Lungenanlage unserer Abbildung ähnelt in diesem Entwicklungsstadium einer verzweigten tubulo-azinösen Drüse.

1 Mesenchymales,   2 Epitheliale Bronchien
  interstitielles Bindegewebe
Färbung: Hämalaun-Eosin; Vergr. 5fach

478

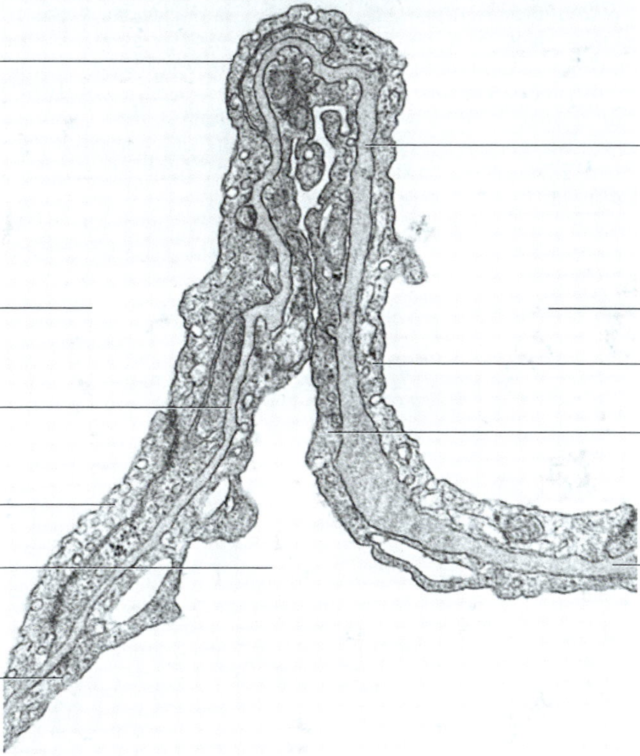

2

3

5 5

3

2

2 1

3

4

1

479

1

2

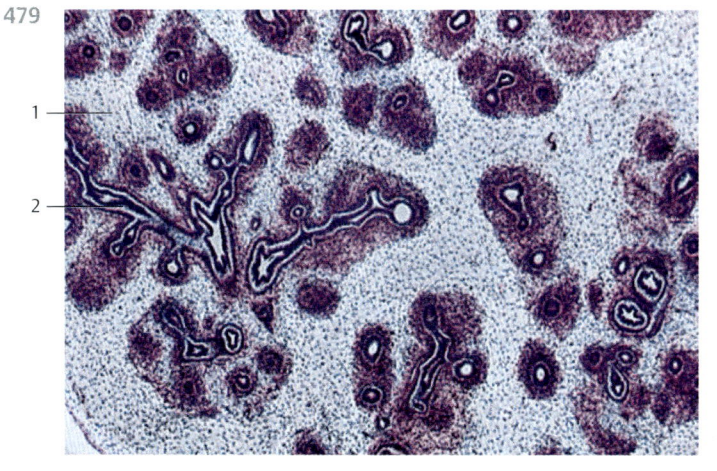

Atmungsapparat

480 Niere – Ren – Nephros – Gliederung

Auf diesem frontal geführten Schnitt durch eine Kaninchenniere tritt die radiäre Organisation des Organs deutlich zu Tage. Von der kegelförmigen Pyramide, **Pyramis renalis** 1, die in das Nierenbecken, **Pelvis renalis** 3, hineinragt, bzw. von der Innenzone der Markpyramide 2, ziehen die gestreckten Sammelrohre gegen die Organoberfläche. Es folgt eine streifige Zone, die der Außenzone der Markpyramide entspricht. Hier verlaufen die radiär angeordneten Nierenkanälchen, **Tubuli renalis**. Oberflächenwärts folgt die Nierenrinde, **Cortex renalis** 5, in der die **Nierenkörperchen**, die Malpighi-Körperchen (**Corpusculum renale**), als dunkle Punkte hervortreten (👁 481–485).

Die Kaninchenniere ist eine **unipapilläre** Niere, die menschliche Niere gehört zu den **multipapillären** Nieren. Die Nieren sind oberflächlich von einer derben bindegewebigen Kapsel, **Capsula fibrosa**, überzogen (👁 499).

(Marcello Malpighi, 1628–1694, Anatom in Pisa, Messina und Bologna).

1 Markpyramide
2 Innenzone des Marks, Medulla renalis
3 Nierenbecken, Pelvis renalis
4 Außenzone des Marks, Medulla renalis
5 Rinde, Cortex renalis
6 Nierenpapille, Papilla renalis
7 Sinus renalis

Färbung: Hämalaun-Eosin; Vergr. 2fach

481 Niere – Rindenlabyrinth

Die Nierenkörperchen und die gewundenen Kanälchenabschnitte, die **Tubuli contorti** der proximalen und distalen Tubuli (**proximales bzw. distales Konvolut**), bilden das sog. **Rindenlabyrinth** 1, also jene Rindengebiete, die zwischen und über den Markstrahlen liegen. Die gestreckten Kanälchen, die **Tubuli recti**, überschreiten teilweise die Basis der Markpyramiden und bilden die **Markstrahlen** 2 der Rinde. Am oberen Bildrand ist die Nierenkapsel, **Capsula fibrosa** 3, angeschnitten.

1 Labyrinth der Rinde
2 Markstrahlen
3 Capsula fibrosa

Färbung: Hämalaun-Eosin; Vergr. 6fach

482 Niere – Intrarenale Blutgefäße

Dieser Ausschnitt aus dem **Cortex renalis** einer Kaninchenniere, in deren Gefäßsystem Karmingelatine injiziert wurde, lässt das Gefäßmuster hervortreten. In jeder **Columna renalis** verläuft eine **Arteria interlobaris** 1, die an der Mark-Rinden-Grenze umbiegt und als **Arteria arcuata** 2 über die Basis der Nierenpyramide zieht (rechte untere Ecke). Von dieser ziehen starke radiäre Äste, die **Arteriae interlobulares** (**Aa. corticales radiatae**), kapselwärts in die Nierenrinde und dünnere Arteriolen, die **Arteriolae rectae** 3, in das Nierenmark (Gefäßbündel am unteren Bildrand). Aus den Arteriae interlobulares gehen die **Arteriolae glomerulares afferentes** hervor, welche die **Glomeruli** 4 (Nierenkörperchen) speisen. Diese treten als schwarze beerenförmige Gebilde deutlich hervor (👁 483–485).

1 Arteria interlobularis
2 Arteria arcuata
3 Arterielle und venöse Vasa recta
4 Nierenkörperchen

Gefäßinjektion mit Karmingelatine; Vergr. 15fach

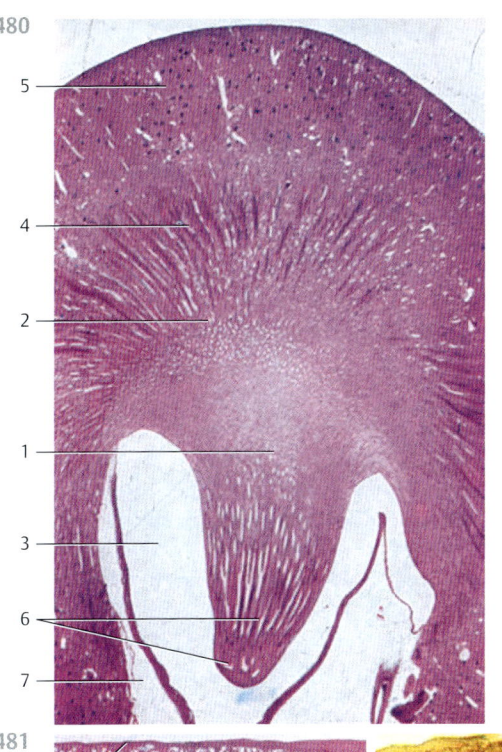
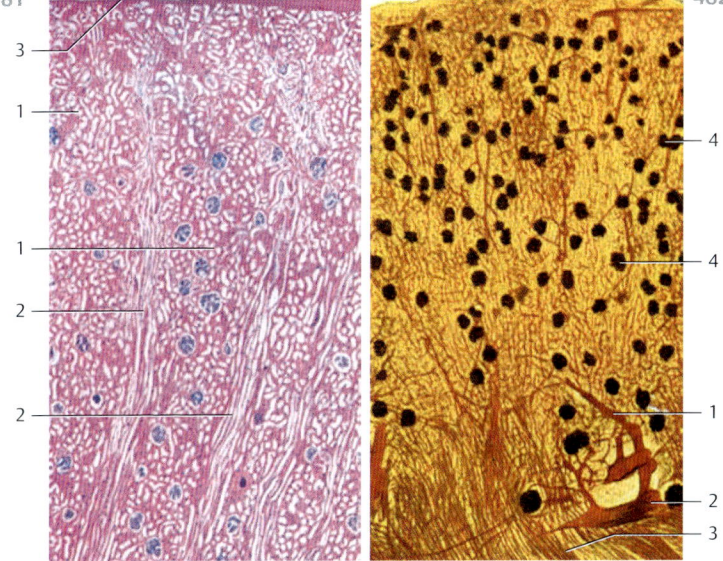

Harnorgane

483 Niere – Intrarenale Blutgefäße

Senkrechter Durchschnitt durch eine Rattenniere, die von der Arteria renalis aus mit Tusche gefüllt worden ist, zur Darstellung des intrarenalen Blutgefäßsystems. Die Rinden-Mark-Grenze, an der die **Arteriae arcuatae** 1 verlaufen, ist deutlich erkennbar. Die schwarzen Punkte in der Rindenschicht 2 sind die gefüllten **Glomeruluskapillaren**, die gebündelten, radiär auf die Nierenpapille zustrebenden Gefäße, die **Vasa recta** 3. Die Nierenpapille 4 ragt in das Nierenbecken 5 (◆ 480).

1 Arteriae arcuatae	3 Medulla renalis, Nierenmark,	4 Papilla renalis, Nierenpapille
2 Cortex renalis, Nierenrinde	mit Vasa recta	5 Pelvis renalis, Nierenbecken
		6 Sinus renalis

Tuscheinjektion; Färbung: Pikrinsäure; Präparat von Prof. Dr. Wilhelm Kriz, Heidelberg; Vergr. 15fach

484 Niere – Intrarenale Blutgefäße

Ausschnitt aus ◆ 483. Von den **Arteriae arcuatae** 1 an der Rinden-Mark-Grenze 2 steigen Arteriae interlobulares (**Aa. corticales radiatae**) zwischen den Markstrahlen senkrecht zur Nierenoberfläche auf. Aus ihnen gehen die **Arteriolae glomerulares afferentes** hervor, die die Glomeruluskapillaren speisen. In der unteren Bildhälfte treten die im Nierenmark gelegenen **Vasa recta** 3 hervor (◆ 482, unterer Bildrand, und ◆ 483, 470).

1 Arteriae arcuatae 3 Vasa recta 4 Rindenlabyrinth
2 Rinden-Mark-Grenze

Tuscheinjektion; Färbung: Pikrinsäure; Präparat von Prof. Dr. Wilhelm Kriz, Heidelberg; Vergr. 40fach

485 Niere – Intrarenale Blutgefäße

Ausschnitt aus ◆ 483. In der Nierenrinde erkennt man deutlich die Arteriae interlobulares (**Aa. corticales radiatae**) 2, aus denen die **Arteriolae glomerulares afferentes** hervorgehen, die wiederum die Glomeruluskapillaren speisen. Die Glomeruli hängen wie Trauben mit kleinen Stielchen an den **Arteriae corticales radiatae**. In der unteren Bildhälfte sind die Anfangsabschnitte der **Vasa recta** 3 zu sehen (◆ 483, 484).
Arteriae arcuatae und **Arteriae corticales radiatae** sind **Endarterien**.
Das venöse Blut aus dem Rindenlabyrinth fließt über Venae corticales radiatae und Venae arcuatae ab.

1 Rinden-Mark-Grenze 3 Vasa recta 4 Rindenlabyrinth
2 Arteria interlobularis

Tuscheinjektion; Färbung: Pikrinsäure; Präparat von Prof. Dr. Wilhelm Kriz, Heidelberg; Vergr. 80fach

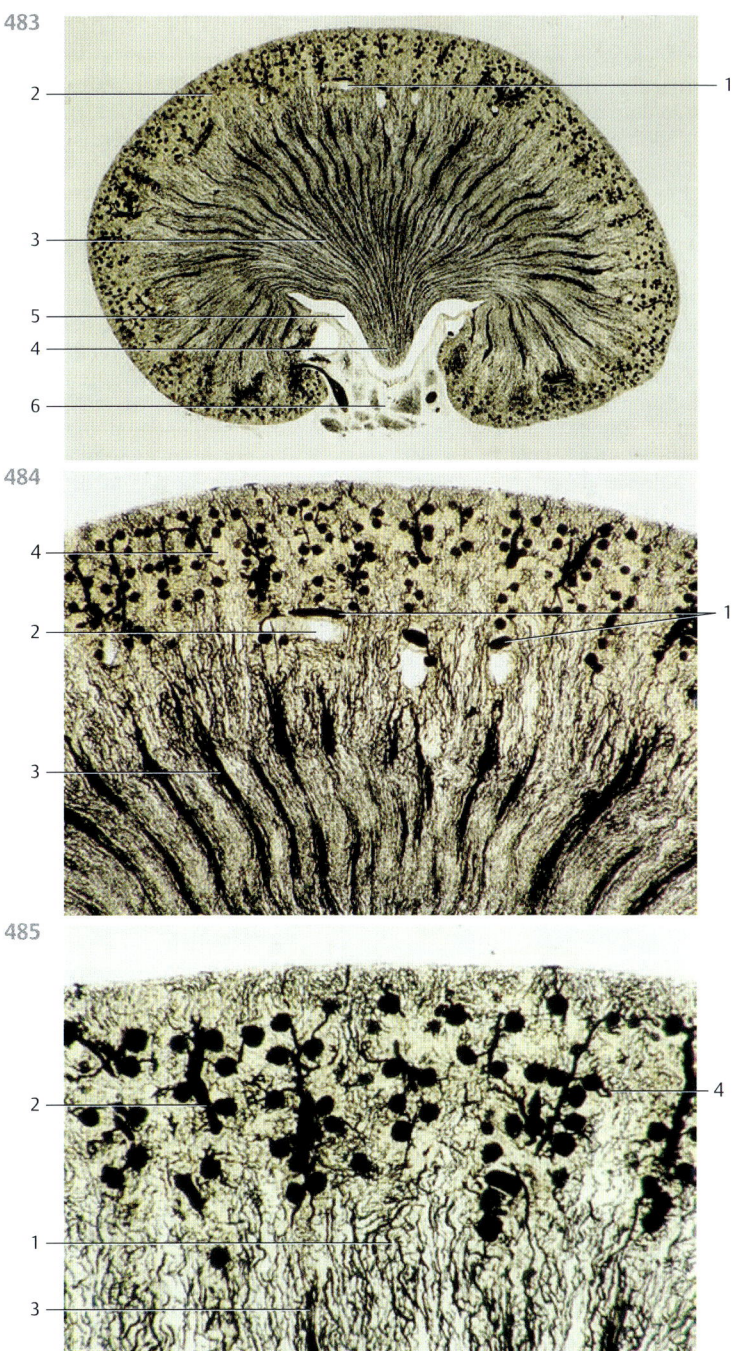

486 Nierenkörperchen – Corpusculum renale

Zum Nierenkörperchen, **Corpusculum renale**, zählt man den Kapillarknäuel, **Glomerulus**, die **Bowman-Kapsel, Capsula glomeruli** 1, ferner den **Gefäßpol**, an dem die Arteriola glomerularis afferens (**Vas afferens**) ein-, die Arteriola glomerularis efferens (**Vas efferens**) austritt, die glomeruläre Basalmembran, die Podozyten und das Mesangium. Gegenüber vom Gefäßpol liegt der **Harnpol**, an dem die Kapselraum 2 in das Lumen des proximalen Tubulus 3, **Pars convoluta**, übergeht (488). Das parietale Blatt der Bowman-Kapsel 1 besteht aus einem flachen, einschichtigen Plattenepithel, das am Gefäßpol in das viszerale Blatt (**Podozyten**) übergeht und die Kapillaren des Glomerulus vom Kapselraum her überzieht (491, 491a). Aus der afferenten Arteriole gehen etwa 30 verzweigte Kapillaren 7 hervor, die untereinander anastomosieren. Die efferenten Kapillaren sammeln sich zur **Arteriola glomerularis efferens**. Die Gloméruluskapillaren unterscheiden sich durch ihren Wandbau von anderen Kapillaren. Dort, wo sich die Pars recta 5 des distalen Tubulus dem Gefäßpol anlegt, entsteht die **Macula densa** 4, eine Zellplatte der Pars recta 5, die mit ihrer Außenfläche dem **extraglomerulären Mesangium** 6 des zugehörigen Nierenkörperchens angelagert ist. Die Macula densa gehört zum **juxtaglomerulären Apparat** (JGA).

1 Bowman-Kapsel, parietales Blatt
2 Bowman-Kapselraum
3 Proximaler Tubulus, Pars convoluta
4 Macula densa
5 Distaler Tubulus, Pars recta
6 Extraglomeruläre Mesangiumzellen
7 Kapillaren

Semidünnschnitt; Färbung: Methylenblau-Azur II; Vergr. 400fach

487 Nierenkörperchen – Corpusculum renale

Nierenkörperchen 1 mit **Arteriola glomerularis afferens** 2. Unmittelbar vor dem Eintritt des Vas afferens 2 in das Nierenkörperchen erkennt man in der Wand dieser Arteriole granulierte Zellen 3. Sie ersetzen in diesem Bereich die glatten Muskelzellen der Tunica media dieses Gefäßes. Granulierte (**epitheloide**) Zellen produzieren die Protease **Renin**; sie werden dem **juxtaglomerulären Apparat** (JGA) zugerechnet. Die Sekretion der Renin haltigen Granula geschieht durch Exozytose in das umgebende Interstitium, nicht in das Gefäßsystem.

1 Glomerulus, Kapillarknäuel
2 Arteriola glomerularis afferens
3 Granulierte Zellen
4 Bowman-Kapsel, parietales Blatt
5 Bowman-Kapselraum
6 Proximaler Tubulus, Pars convoluta
7 Kapillaren

Semidünnschnitt; Färbung: Methylenblau-Azur II; Vergr. 400fach

488 Nierenkörperchen – Corpusculum renale

Vibratomschnitt durch die Rinde einer Kaninchenniere (486, 487). Die rasterelektronenmikroskopische Betrachtung liefert eine räumliche Darstellung des Nierenkörperchens und der benachbarten Tubuli.

1 Bowman-Kapsel, parietales Blatt
2 Bowman-Kapselraum
3 Arteriola glomerularis afferens
4 Distaler Tubulus, Pars recta
5 Macula densa
6 Harnpol
7 Proximaler Tubulus, Pars convoluta
8 Proximale Tubuli

Rasterelektronenmikroskopische Aufnahme von Prof. Dr. Lüder C. Busch, Lübeck; Vergr. 510fach

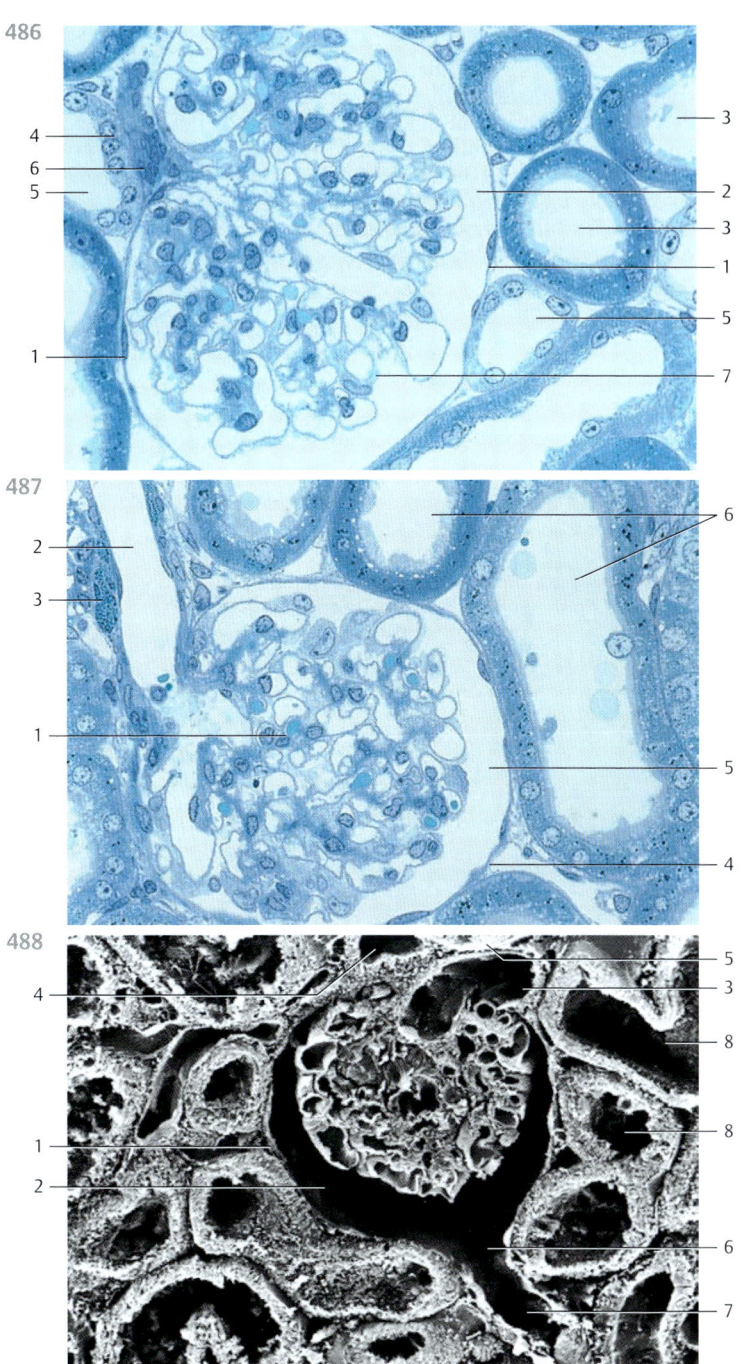

489 Glomerulärer Kapillarknäuel

Ausgusspräparat des Gefäßknäuels, **Glomerulus**, eines Nierenkörperchens. Das übrige Nierenparenchym wurde durch Mazeration entfernt, auch die beiden Blätter der Bowman-Kapsel. Man blickt oben auf den **Gefäßpol** [1]. Aus der Arteriola glomerularis afferens (**Vas afferens**) [2] gehen primär 4–5 kapillare Äste hervor, aus denen jeweils ein **„Lobulus"** aus miteinander anastomosierenden Kapillaren entsteht. Die efferenten Schenkel der Kapillaren sammeln sich schließlich zur Arteriola glomerularis efferens (**Vas efferens**) [3], die den Gefäßknäuel am Gefäßpol [1] verlässt.

1 Gefäßpol
2 Arteriola glomerularis afferens
3 Arteriola glomerularis efferens

Rasterelektronenmikroskopische Aufnahme; Korrosionspräparat von PD Dr. Kalman Szabo, Lübeck; Vergr. 510fach

490 Nierenkörperchen – Corpusculum renale

Elektronenmikroskopische Übersichtsaufnahme (Ausschnitt) eines Nierenkörperchens zur Darstellung des **glomerulären Kapillarknäuels** [1] und des **Harnraums** [2] (👁 486–488, 491).
Bestandteile des glomerulären Kapillarknäuels sind die glomeruläre Basalmembran, die Endothelzellen [4], die Mesangiumzellen und die Podozyten [5] (viszerale Epithelzellen). Einzelheiten siehe 👁 491!

1 Kapillaren
2 Bowman-Kapselraum
3 Bowman-Kapsel, parietales Blatt
4 Kerne von Endothelzellen
5 Kerne von Podozyten

Elektronenmikroskopische Aufnahme; Vergr. 2000fach

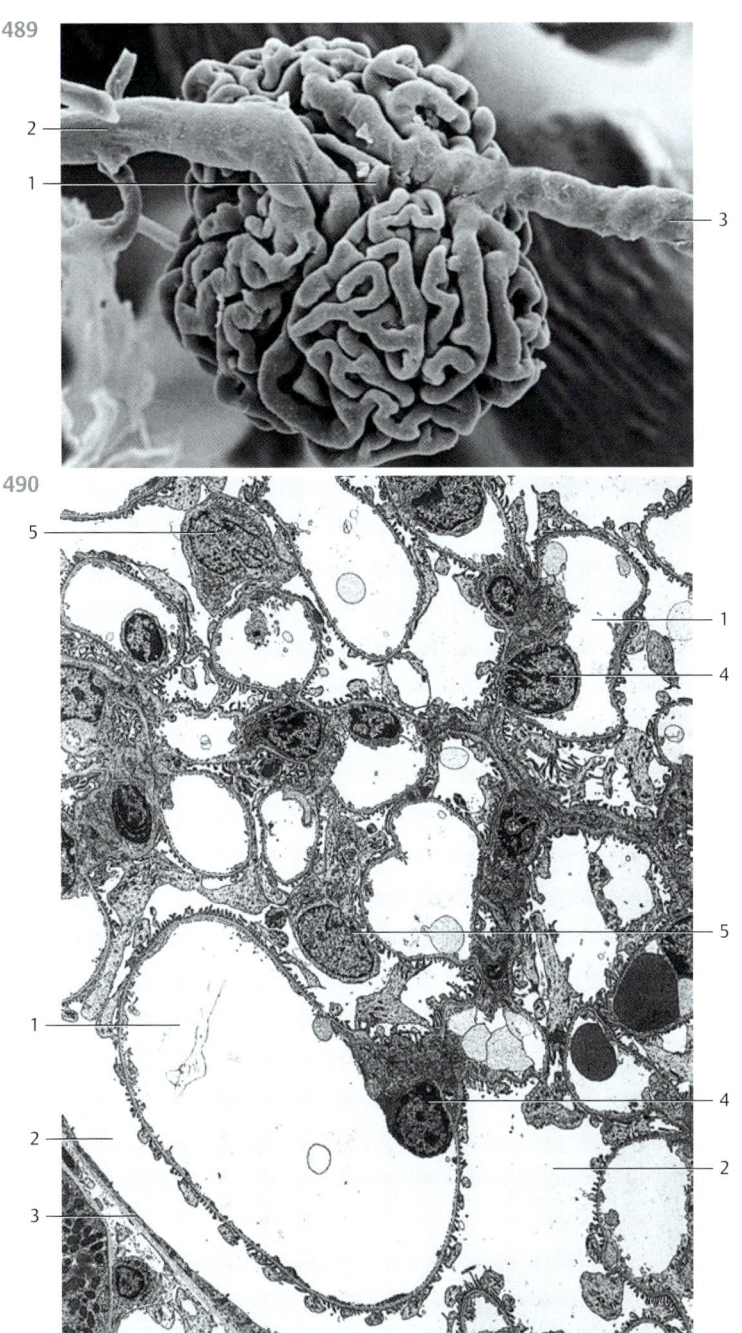

491 Nierenkörperchen – Corpusculum renale

Ausschnitt aus einer Übersichtsaufnahme eines Nierenkörperchens zur Darstellung des **Kapillar-** 1 und des **Harnraums** 2. Die Glomeruluskapillaren unterscheiden sich durch ihren Wandbau von anderen Kapillaren (👁 301). Das Endothel 3 besteht aus großen, flach ausgezogenen Zellen, die echte **Poren** (50–100 nm Durchmesser) enthalten (👁 301, 491a, 496). Die Poren sind nicht durch ein **Diaphragma** verschlossen. Basal sitzt das Endothel der **glomerulären Basalmembran** 4 auf, an der man eine **Lamina rara interna**, eine **Lamina densa** und eine **Lamina rara externa** unterscheidet (👁 491a). Sie ist ewa 250–350 nm dick, ihre Lamina densa enthält überwiegend Kollagen Typ IV und Laminin. Auf der Seite des Kapselraums 2 liegen die sog. **Podozyten** 5. Dieser viszerale epitheliale Zelltyp hat einen großen Zellkörper (**Perikaryon**), der sich in den Kapselraum vorbuckelt 5 (👁 493–495). Das Zytoplasma der Podozyten enthält ausgedehnte Golgi-Apparate 6, reichlich Lamellen des rauen und glatten endoplasmatischen Retikulums und Lysosomen. Von den Zellkörpern gehen dicke **Primärfortsätze** 7 aus, die sich in zahlreiche **Sekundärfortsätze** 8 (**Fußfortsätze, Füßchen**) aufspalten (👁 494, 495). Diese ziehen schließlich zur glomerulären Basalmembran. Auf dem Schnittbild sehen die **Sekundärfortsätze** wie kleine Stempel oder Füßchen aus, die mit jenen benachbarter Podozyten interdigitieren (👁 493–495). Zwischen den Fußfortsätzen bleiben Spalten offen, sog. **Filtrationsschlitze** oder **Schlitzporen**, die etwa 300–500 nm tief und 35–40 nm breit sind. Der Boden dieser Schlitze wird von 4 nm dicken Schlitzmembranen (Schlitzdiaphragmen) gebildet (👁 491a).

1 Kapillarlichtung
2 Kapselraum
3 Endothel mit Poren ↗
4 Glomeruläre Basalmembran
5 Podozyt
6 Golgi-Apparat
7 Primärfortsatz
8 Sekundärfortsätze, dazwischen Filtrationsschlitze
9 Parietales Blatt der Bowman-Kapsel, einschichtiges Plattenepithel
10 Subepitheliale Bindegewebsfasern
11 Erythrozyt

Elektronenmikroskopische Aufnahme; Vergr. 7200fach

491a Nierenkörperchen – Filtrationsbarriere

Auf dieser elektronenmikroskopischen Aufnahme durch die **Filtrationsbarriere** (Blut-Harn-Schranke) erkennt man oben den Kapselraum (Harnraum) 1, die **Podozytenfüßchen** (Fußfortsätze) 2 und die **Filtrationsschlitze** ↗, die von einem etwa 4 nm dicken **Schlitzdiaphragma** (Schlitzmembran) 3 überbrückt werden. Es folgt die Basalmembran mir **Lamina rara interna** 4, **Lamina densa** 5, und **Lamina rara externa** 6. Das **Kapillarendothel** 7 besitzt 50–100 nm breite Fenster ohne Diaphragma. Kapillarlumen 8.
Die Podozyten ragen mit ihrem Zellleib in den Harnraum (👁 491). Ihre fingerförmigen Sekundärfortsätze (Füßchen) bilden eine fast vollständige Abdeckung der Kapillaren gegenüber dem Harnraum (👁 493–495). Die zum Harnraum 1 gewandte Plasmamembran der Podozytenfüßchen ist mit einer Glykokalyx bedeckt.

Elektronenmikroskopische Aufnahme von Prof. Dr. Wilhelm Kriz, Heidelberg; Vergr. 40 000fach

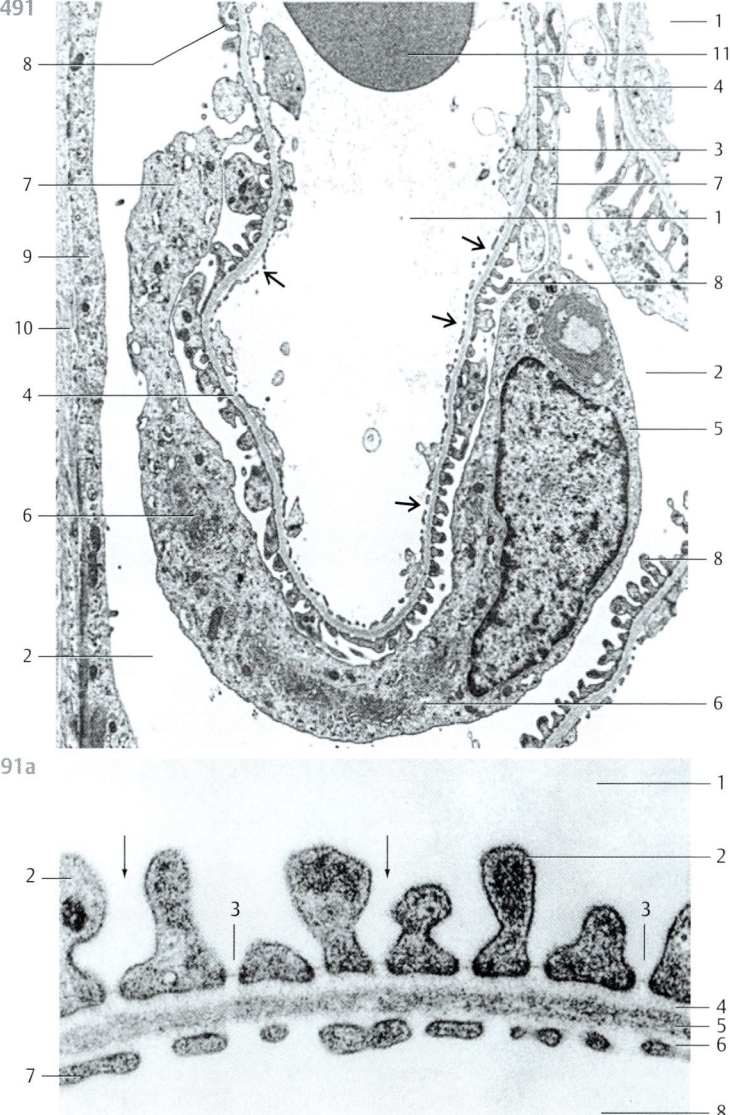

492 Nierenkörperchen – Corpusculum renale

Aufgebrochene Nierenkörperchen und angrenzende Tubuli renales im rasterelektronenmikroskopischen Bild.
Links blickt man in den **Bowman-Kapselraum** 1; das Gefäßknäuel ist entfernt. In der Tiefe des Kapselraums oben sieht man den **Gefäßpol** 2. Man erkennt, dass sich die flachen Epithelzellen des parietalen Blattes der Bowman-Kapsel leicht in den Kapselraum 1 vorwölben; die Zellgenzen sind nur undeutlich zu erkennen. Auf der rechten Seite ist das Kapillarknäuel teilweise aufgebrochen, so dass man auf die Kapillarlumina blickt (👁 488). Oben im Bild ist der **Gefäßpol** 2 mit **Macula densa** 3 zu sehen (👁 486, 487).

1 Bowman-Kapselraum 3 Macula densa 5 Parietales Blatt der
2 Gefäßpol 4 Tubuli renales Bowman-Kapsel
Rasterelektronenmikroskopische Aufnahme von Prof. Dr. Lüder C. Busch, Lübeck; Vergr. 580fach

493 Nierenkörperchen – Podozyten

Räumliche Darstellung mehrerer Kapillarschlingen eines Glomerulus der Rattenniere in der Ansicht vom Kapselraum. Blick auf die **Podozyten** 1 (= **viszerales Blatt der Bowman-Kapsel**) mit ihren Fortsätzen 2, die sich wie die Saugarme einer Krake um die Kapillaren schlingen. Die Vorwölbungen gehören zu den Kernbezirken (**Perikaryen**) der Podozyten (👁 491). Von hier gehen primäre Fortsätze 2 aus, von diesen wiederum sekundäre Fortsätze (**Fußfortsätze, Füßchen**) 4 (👁 491, 494, 495). Zwischen den benachbarten mit Podozyten bedeckten Kapillarschlingen blickt man in den Bowman-Kapselraum 3.

1 Podozytenkörper, Perikaryon 3 Bowman-Kapselraum 4 Sekundäre Fortsätze
2 Primärfortsätze
Rasterelektronenmikroskopische Aufnahme von Prof. Dr. Lüder C. Busch, Lübeck; Vergr. 3400fach

494 Nierenkörperchen – Podozyten

Aufsicht auf einen **Podozyten** 1 mit dessen Primär- 2 und Sekundärfortsätzen 3 (**Fußfortsätze, Füßchen**). Beachte den großen Zellkörper (**Perikaryon**) 1, der sich in den Bowman-Kapselraum 4 vorbuckelt. Er berührt die glomeruläre Basalmembran nicht, sondern kommt nur mit dem Filtrat im Kapselraum in Berührung (👁 491). Zwischen den Fußfortsätzen liegen die **Filtrationsschlitze** 5 (👁 491, 491a, 493, 495).
Die Fußfortsätze sind von einer Glykokalyx (Podocalyxin) bedeckt. Die Podozyten besitzen überdies ein kompliziertes Zytoskelett: Mikrotubuli und Intermediärfilamente in den Primärfortsätzen, in den Füßchen kommen Aktinfilamente vor.

1 Podozytenkörper, Perikaryon 3 Sekundärfortsätze oder 4 Bowman-Kapselraum
2 Primärfortsätze Fußfortsätze 5 Filtrationsschlitze
Rasterelektronenmikroskopische Aufnahme von Prof. Dr. Lüder C. Busch, Lübeck; Vergr. 7850fach

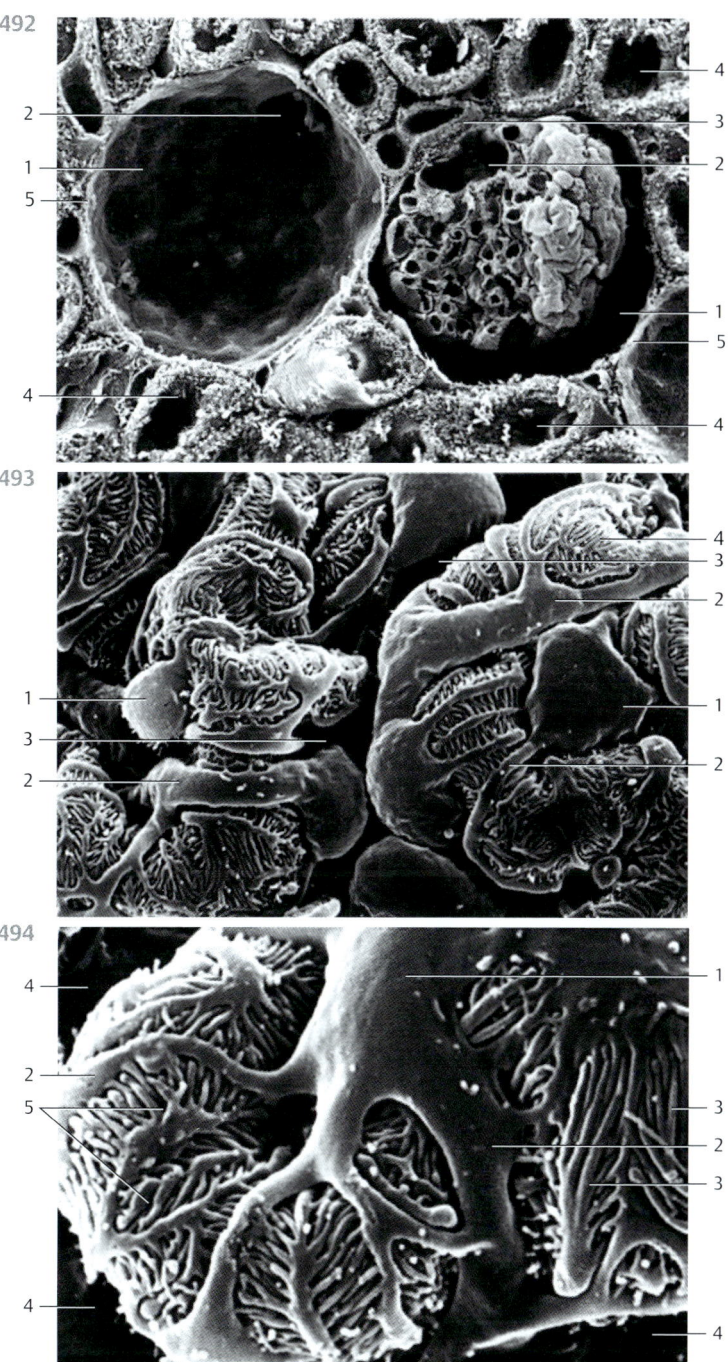

495 Nierenkörperchen – Podozyten

Aufsicht auf die Primär- [1] und Sekundärfortsätze [2] (**Fußfortsätze, Füßchen**) von Podozyten im Glomerulus einer Kaninchenniere. Die schlanken Fußfortsätze gleichen eher fingerförmigen Fortsätzen – die Bezeichnung Fußfortsatz oder Füßchen bezieht sich auf das Schnittbild (👁 491, 491a). Die Fußfortsätze interdigitieren regelmäßig mit jenen benachbarter Primärfortsätze, aber auch Primär- und Sekundärfortsätze verschiedener Podozyten können fingerförmig ineinander greifen. Zwischen den Fußfortsätzen liegen die **Filtrationsschlitze** [3] (s. Schnittbild 491, 491a), die eine Tiefe von 300–500 nm und eine Breite von 35–40 nm haben.

In dieser Abbildung wird besonders deutlich, dass die Fußfortsätze eine fast vollständige Abdeckung der Kapillaren bilden. Zwischen den Füßchen verbleiben lediglich die engen Filtrationsschlitze (👁 491, 491a).

1 Primärfortsätze 2 Sekundär- oder Fußfortsätze 3 Filtrationsschlitze
Rasterelektronenmikroskopische Aufnahme von Prof. Dr. Lüder C. Busch, Lübeck; Vergr. 12 000fach

496 Nierenkörperchen – Glomeruluskapillare

Innenansicht einer Glomeruluskapillare, Aufsicht auf das Endothel mit Poren (**echte Löcher**) ohne Diaphragmen (👁 301, 491, 491a). Der Endothelverband besteht aus großen, nach allen Seiten hin flach ausgezogenen Zellen, die in der Aufsicht an ein **Sieb** erinnern. Die Poren messen 50–100 nm im Durchmesser. Zwischen den tapetenartig dünn ausgezogenen Endothelzellfortsätzen bleiben balkenähnliche Zytoplasmaverdickungen bestehen.

Rasterelektronenmikroskopische Aufnahme von Prof. Dr. Lüder C. Busch, Lübeck; Vergr. 23 000fach

497 Nierenkanälchen – Tubuli renales

Parallel zur Mark-Rinden-Grenze (👁 483–485) geführter Schnitt durch den Außenstreifen der Außenzone des Nierenmarks. Querschnitte durch **proximale Tubuli** [1] (**Pars recta, Hauptstück**) und durch **distale Tubuli** [2] (**Pars recta, Mittelstück, aufsteigende Schenkel der Henle-Schleife**).

Das isoprismatische Epithel der proximalen Tubuli trägt einen hohen Bürstensaum aus dicht stehenden Mikrovilli, der oft wie ausgefranst erscheint und hier grün gefärbt ist (👁 74, 498). Die Zellgrenzen der Hauptstückepithelien sind nicht zu sehen. Das Zytoplasma färbt sich mit sauren Farbstoffen kräftig an, oft erscheint es körnig, trüb, verwaschen. Auch die basale Streifung der Epithelzellen ist in diesem Präparat kaum zu erkennen (👁 91). Zwischen den proximalen Tubuli liegen **distale Tubuli** (**Mittelstücke, aufsteigende Schleifenschenkel, Pars recta der Henle-Schleife**). Der äußere Durchmesser dieser Tubulusabschnitte ist oft kleiner als jener der proximalen Tubuli; dagegen ist ihre lichte Weite kaum vermindert. Die Epithelzellen der distalen Tubuli sind nämlich stark abgeplattet, sie sind nur etwa 0,5–2 µm hoch; ihre Kerne sind linsenförmig. Ihnen fehlen die Lysosomen und der Bürstensaum.

1 Proximale Tubuli 2 Distale Tubuli
Färbung: Trichrom nach Masson-Goldner; Vergr. 400fach

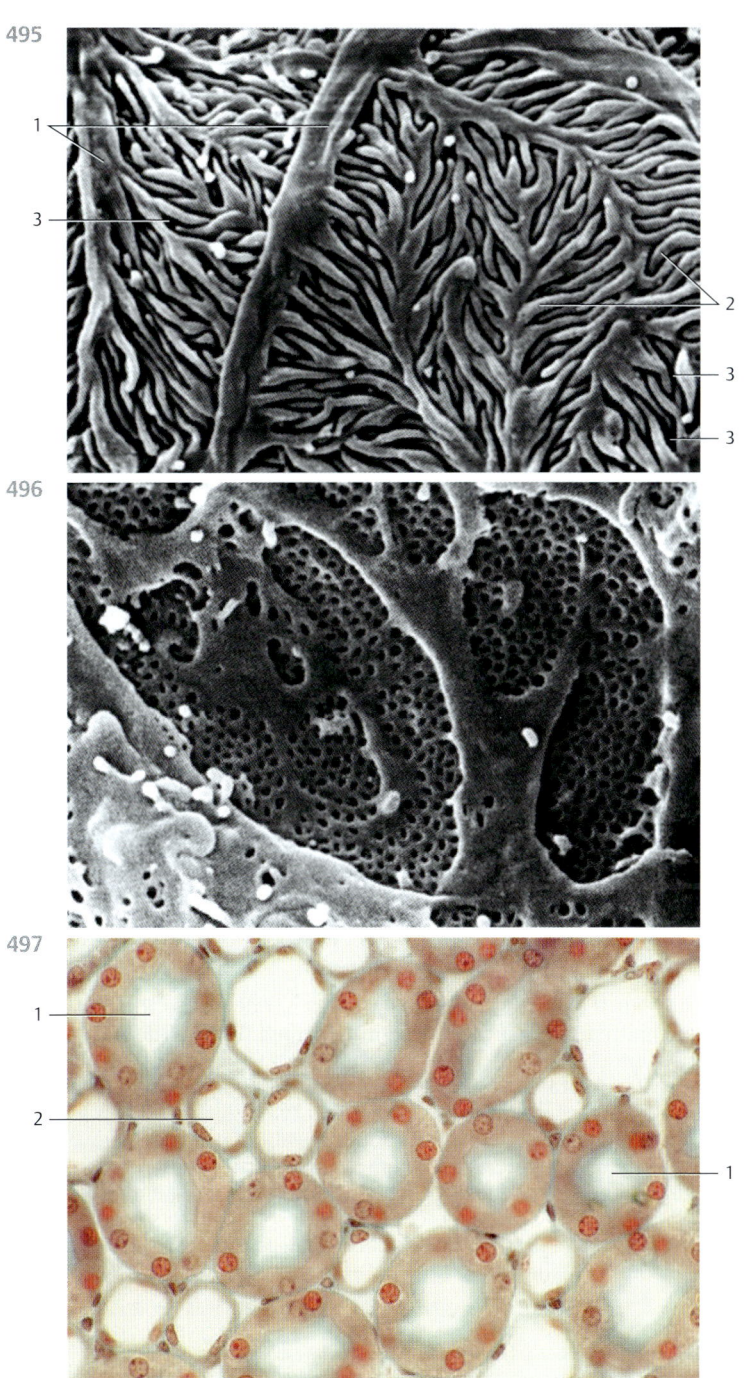

498 Nierenkanälchen – Tubuli renales

Querschnitt durch einen **proximalen Tubulus, Pars recta (Hauptstück)** 1, und durch mehrere **distale Tubuli** 2, Pars recta (**dicker aufsteigender Schenkel der Henle-Schleife**). Das Zytoplasma der proximalen Tubulusepithelzellen färbt sich mit sauren Farbstoffen besonders gut an und lässt dann eine granuläre oder streifige Strukturierung erkennen. Bezeichnendes morphologisches Merkmal des proximalen Tubulus ist der hohe **Bürstensaum** aus dicht stehenden, langen Mikrovilli, hier zart blaugrau angefärbt (← 497, 500). Beachte die voluminösen Kerne. Zellgrenzen sind kaum auszumachen. Das Epithel der **distalen Tubuli** (**Mittelstücke**) 2 im Bereich der geraden, aufsteigenden Schleifenschenkel ist deutlich niedriger, und es fehlt der Bürstensaum, oder er ist nur schwach entwickelt.

1 Proximaler Tubulus, Pars recta
2 Distale Tubuli
3 Kapillaren

Färbung: Azan; Präparat von Prof. Dr. Wilhelm Kriz, Heidelberg; Vergr. 800fach

499 Nierenkanälchen – Tubuli renales

Senkrechter Schnitt durch **Rindenlabyrinth** und Nierenkapsel, **Capsula fibrosa** 1 und **Capsula subfibrosa** 2. Die retikulären Fasern der inneren Kapselschicht setzen sich in das Organinnere hinein fort und bilden dort ein feines Gitterfasernetz (← 159). In der subkapsulären Rindenzone sind zahlreiche **proximale Tubuli** (**Hauptstücke, Pars convoluta**) 3 und zwei **distale Tubuli** (**Mittelstücke, Pars convoluta**) 4 angeschnitten. Das isoprismatische Epithel der proximalen Tubuli fällt durch trübes Aussehen auf. Der Bürstensaum (← 495, 498) ist zerstört; die freie Epitheloberfläche ist vielmehr undeutlich gegen das Lumen abgegrenzt. Auch die Zellgrenzen sind hier nicht zu erkennen. Im Gegensatz hierzu sind die Epithelzellen der distalen Tubuli 4 (**Pars convoluta**) scharf gegen das Lumen begrenzt; die Kerne liegen enger beieinander.

1 Capsula fibrosa
2 Capsula subfibrosa
3 Proximaler Tubulus, Pars convoluta
4 Distaler Tubulus, Pars convoluta

Färbung: Eisenhämatoxylin-Pikrofuchsin nach van Gieson; Vergr. 120fach

500 Nierenkanälchen – Tubuli renales

Parallel zur Nierenoberfläche geführter Schnitt durch das **Rindenlabyrinth**. Angeschnitten sind mehrere **proximale Tubuli** 1, zwei **distale Tubuli** 2, drei größere Gefäße 3 und Kapillaren. Die Epithelzellen der proximalen Tubuli (**Pars recta**) sind dunkelblau gefärbt. Sie tragen einen Bürstensaum, hier zart blau angefärbt (← 497, 498). Das Zytoplasma erscheint granuliert. Es enthält teilweise tiefblaue Granula (**Lysosomen**) und helle Bläschen; beide Strukturelemente werden zum „**vakuolären Apparat**" des proximalen Tubulusepithels gerechnet. In der rechten oberen Ecke ist ein **distaler Tubulus** (**Pars recta**) 2 längs angeschnitten. Beachte die unterschiedlichen Zellhöhen (← 498, 499). Das interstitielle Bindegewebe 4 enthält Fibrozyten und mehrere Kapillaren.

1 Proximale Tubuli
2 Distaler Tubulus
3 Gefäße
4 Interstitielles Bindegewebe

Semidünnschnitt; Färbung: Methylenblau-Azur II; Vergr. 400fach

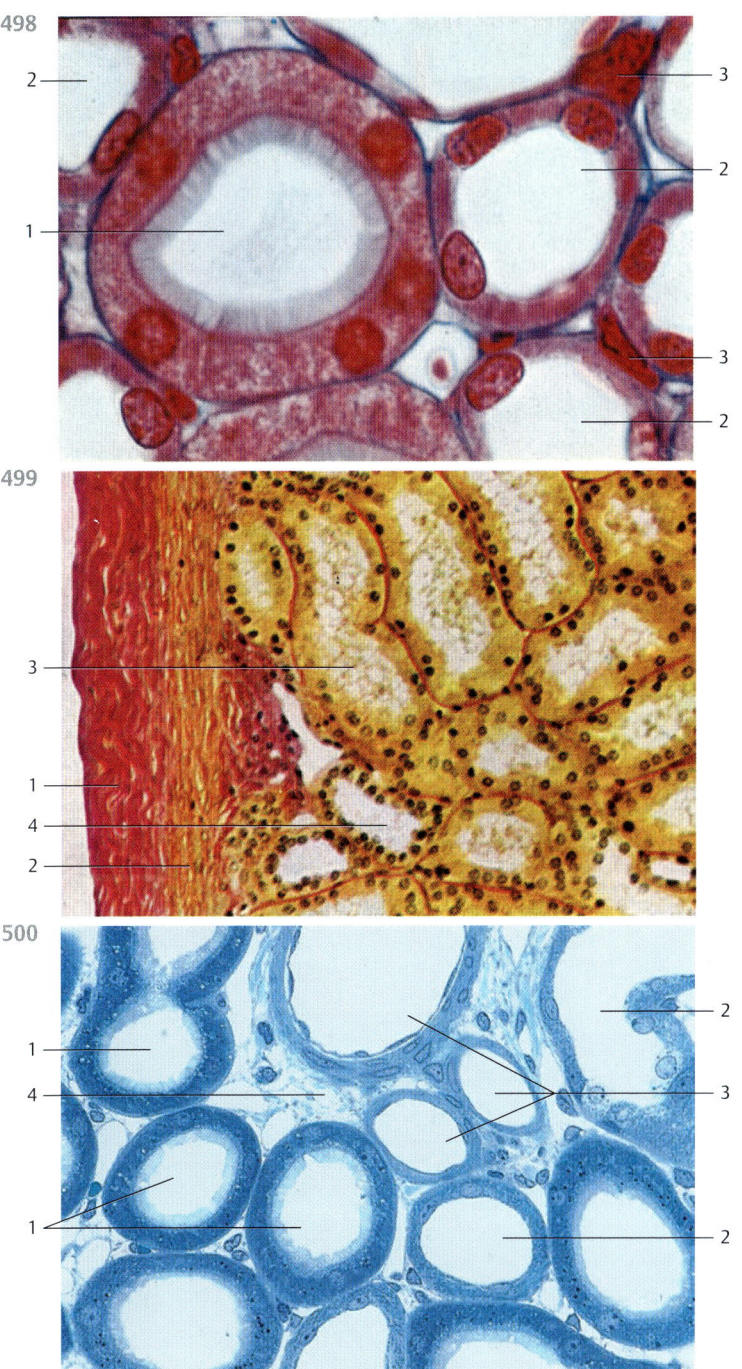

501 Nierenkanälchen – Tubuli renales

Parallel zur Mark-Rinden-Grenze (👁 483–485) geführter Schnitt durch den Innenstreifen der Außenzone des Nierenmarks. Die Gefäßbündel (**Arteriolae rectae**) werden unmittelbar von intermediären Tubuli (**absteigende Schenkel der Überleitungsstücke, dünne Teile der Henle-Schleife**) umlagert. Es folgen die distalen Tubuli (**Mittelstücke**) und schließlich die Sammelrohre, die wie ein Kranz die konzentrische Anordnung der Tubuli um ein Gefäßbündel (**arterielle und venöse Vasa recta**) abschließen. – Rattenniere. Die intermediären Tubuli besitzen ein flaches Epithel mit wenig Zellorganellen. Die distalen Tubuli besitzen dagegen unregelmäßige Mikrovilli und basale Einfaltungen des Plasmalemms.

Färbung: Azan; Präparat von Prof. Dr. Wilhelm Kriz, Heidelberg; Vergr. 40fach

502 Nierenkanälchen – Tubuli renales

Querschnitt durch die Innenzone des Nierenmarks, an der Grenze zum Innenstreifen der Außenzone. Um die Gefäßbündel (**arterielle und venöse Vasa recta**) liegen Sammelrohre, meistens gruppenweise zusammen, dazwischen intermediäre Tubuli (**dünne Teile der Henle-Schleife; Überleitungsstücke**). Die mit Blut gefüllten Gefäßquerschnitte sind venöse Anteile der **Vasa recta**. Beachte das regelmäßige, isoprismatische Epithel der kortikalen Sammelrohre. – Rattenniere.

Färbung: Hämalaun-Eosin; Präparat von Prof. Dr. Wilhelm Kriz, Heidelberg; Vergr. 80fach

503 Nierenkanälchen – Tubuli renales

Querschnitt durch den Außenstreifen der Außenzone des Nierenmarks nahe der Rinden-Mark-Grenze. Um das Gefäßbündel sind die Nierenkanälchen konzentrisch angeordnet. Man erkennt, dass es sich um proximale Tubuli (**Pars recta, Hauptstücke**) und um distale Tubuli (**Pars recta, Mittelstücke**) handelt. Das Epithel der proximalen Tubuli trägt einen Bürstensaum (👁 497–500).

Färbung: Trichrom nach Masson-Goldner; Präparat von Prof. Dr. Wilhelm Kriz, Heidelberg; Vergr. 200fach

501

502

503

Harnorgane

504 Nierenkanälchen – Tubuli renales

Querschnitt durch den Innenstreifen der Außenzone des Nierenmarks nahe der Grenze zur Innenzone. In der linken Bildhälfte sind zwei große **Sammelrohre** 1 mit prismatischen Epithelzellen getroffen (→ 106, 505). Die übrigen Querschnitte gehören den geraden Schenkeln der **distalen Tubuli** (**Mittelstücke**) 2 an (→ 501–503). In der rechten Bildhälfte erkennt man zwei Querschnitte durch intermediäre Tubuli (Überleitungsstücke) 3. Dazwischen liegen vereinzelt Kapillaren, die an ihrer engen Lichtung und an ihren flachen Endothelzellen erkannt werden können.

1 Sammelrohre 2 Gerade Schenkel der distalen 3 Intermediäre Tubuli,
   Tubuli, Mittelstücke Überleitungsstücke
Färbung: Eisenhämatoxylin-Pikrofuchsin nach van Gieson; Vergr. 300fach

505 Nierenkanälchen – Tubuli renales

Querschnitt durch eine Nierenpyramide im Bereich der Innenzone des Nierenmarks nahe der **Papilla renalis**. Abgebildet sind zahlreiche Querschnitte durch **Sammelrohre** 1, **Überleitungsstücke** (dünne Schenkel der Henle-Schleife) 2 und Gefäße. Im Gegensatz zu den in den Markstrahlen des Kortex gelegenen Abschnitten der Sammelrohre (kortikale Sammelrohre) (→ 506) sind die medullären Sammelrohre mit einem einschichtigen, hochprismatischen (zylindrischen) Epithel, das nur noch aus Hauptzellen besteht, ausgekleidet (→ 107). Die zylindrischen Epithelzellen besitzen ein helles Zytoplasma (helle Zellen), deutliche Zellgrenzen und kugelige Zellkerne. Bei der isoprismatischen Epithelauskleidung der kortikalen Sammelrohre (→ 506) werden Hauptzellen von Schaltzellen unterschieden, die sich durch ein dunkles Zytoplasma auszeichnen (dunkle Zellen). Beachte die zahlreichen arteriellen und venösen Vasa recta mit ihren spindelförmigen Endothelzellkernen.

1 Sammelrohre 2 Überleitungsstücke 3 Kapillaren
Färbung: Azan; Vergr. 200fach

506 Nierenkanälchen – Sammelrohr

Vibratomschnitt durch eine Kaninchenniere. Ein kortikales Sammelrohr ist aufgebrochen und man blickt auf die Oberflächen der Epithelzellen, die sich kuppelförmig in die Lichtung vorwölben. Im Epithelverband liegt eine Schaltzelle 1 (dunkle Zelle). Ihr apikales Plasmalemm bildet kurze, stecknadelkopfähnliche Protrusionen oder Mikroplicae aus. Die Hauptzellen 2 besitzen häufig ein einzelnes Zilium. Auf den Schnittflächen durch das Epithel (oberer und unterer Bildrand) sieht man deutlich die großen runden Kerne 3.
Die Hauptzellen spielen für die Harnkonzentrierung eine Rolle, die Schaltzellen für den Säure-Basen-Haushalt.

1 Schaltzelle 2 Hauptzelle mit Zilium 3 Kerne von Hauptzellen
Rasterelektronenmikroskopische Aufnahme von Prof. Dr. Lüder C. Busch, Lübeck; Vergr. 3000fach

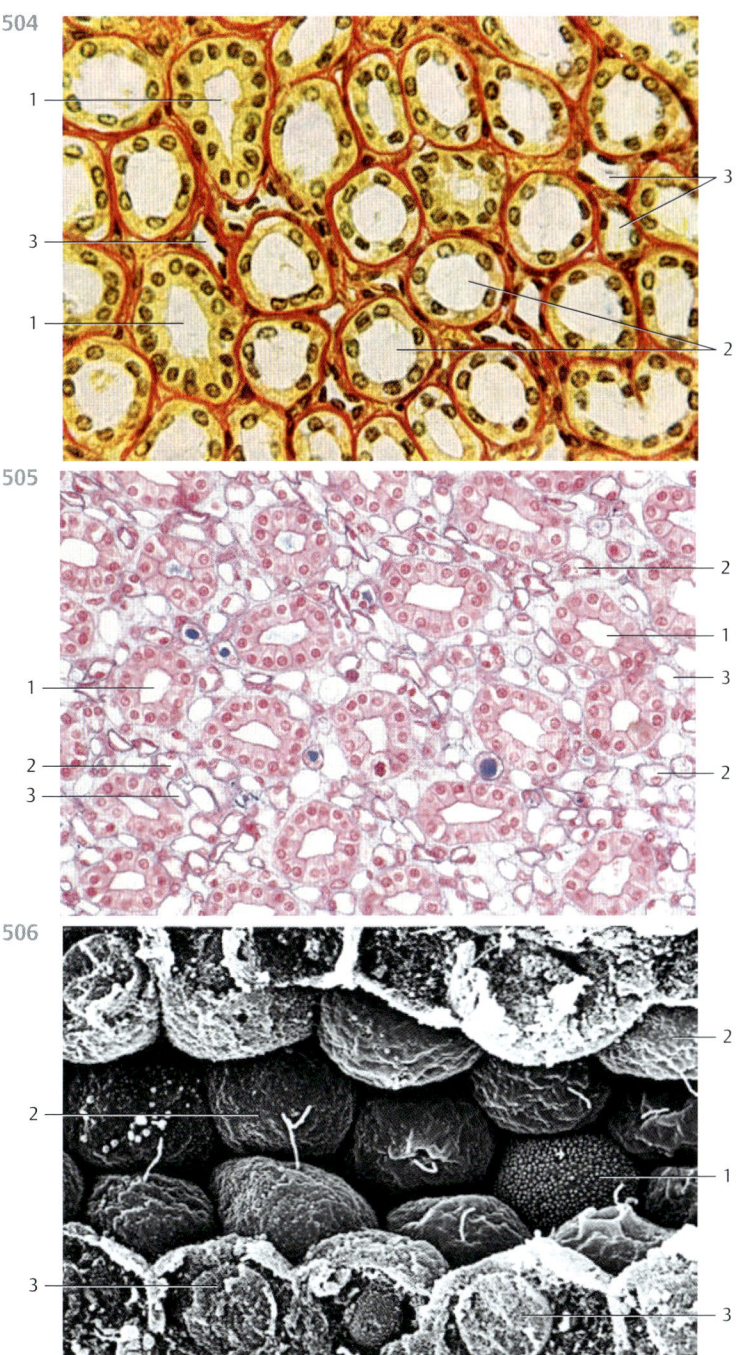

507 Niere – Papilla renalis

Papille einer Rattenniere. Auf der Papillenspitze münden die 100–200 µm weiten **Ductus papillares**, die durch Vereinigung der Sammelrohre entstanden sind. Beachte, dass die Öffnungen der Ductus papillares nicht rund, sondern eher schlitzförmig und unterschiedlich groß sind. An den Mündungsstellen geht das hochprismatische Epithel der Ductus papillares in das Übergangsepithel (**Urothel**) 1 über, das die Papille außen überzieht. Die siebartig durchbohrte Papilla renalis wird **Area cribrosa** genannt. Hier wird der Endharn in das Nierenbecken entleert.

Bei der unipapillären Rattenniere ragt die Nierenpapille in das Nierenbecken, bei der menschlichen multipapillären Niere ragen die Papillen in die Nierenkelche (**Calices renales**).

Rasterelektronenmikroskopische Aufnahme; Vergr. 160fach

508 Harnleiter – Ureter

Der kräftige Muskelschlauch des Ureters, die **Tunica muscularis**, ist zwei- bis dreischichtig. Sie besteht aus inneren longitudinalen 1, mittleren zirkulären 2 und äußeren longitudinalen Muskelbündeln, zwischen denen reichlich Bindegewebe vorkommt. Die Muscularis befördert den Harn durch Peristaltik in die Harnblase. Die Schleimhaut, **Mukosa**, die sich aus einem Übergangsepithel (**Urothel**) 3 (◉ 113–115) und einer an elastischen Fasern reichen **Lamina propria** 4 zusammensetzt, ist bei kontrahierter Wandmuskulatur in 6–8 Längsfalten gelegt. Deshalb weist das Querschnittsbild eine sternförmige Lichtung auf, in der abgestoßene Epithelzellen liegen. Die Längsfalten verstreichen bei Dehnung des Ureters. Die kollagenfaserige **Tunica adventitia** 5, am linken Bildrand oben und unten, führt reichlich Gefäße und Nerven und dient der Verankerung des Harnleiters in der Umgebung. Die Lamina propria (subepitheliales Bindegewebe) ist stark überfärbt.

Der Ureter ist ein ca. 7 mm dickes Rohr und etwa 20 cm lang.

1 Innere Längsmuskelbündel 3 Übergangsepithel (Urothel) 5 Tunica adventitia
2 Ringmuskelschicht 4 Lamina propria
Färbung: Eisenhämatoxylin-Pikrofuchsin nach van Gieson; Vergr. 16fach

509 Harnblase – Vesica urinaria

Auch an der Harnblase lässt sich der für den Harnleiter beschriebene Schichtenbau finden. Im Bild oben ist das **Übergangsepithel** (**Urothel**) (blaue Linie) mit der darunterliegenden **Lamina propria**, einer verhältnismäßig dicken Schleimhautbindegewebsschicht getroffen. Die starken Bündel der **Tunica muscularis** bilden ein komplexes Netzwerk mit einer inneren Längs-, mittleren Ring- und äußeren Längsschicht 1. Am unteren Bildrand liegen Bindegewebszüge der **Tela subserosa**. Übergangsepithel (**Urothel**) ◉ 113–115, 510, 511.

Die kräftige Muskelwand der Harnblase bildet insgesamt den **M. detrusor vesicae** (Austreiber).

Färbung: Hämalaun-Eosin; Vergr. 4fach

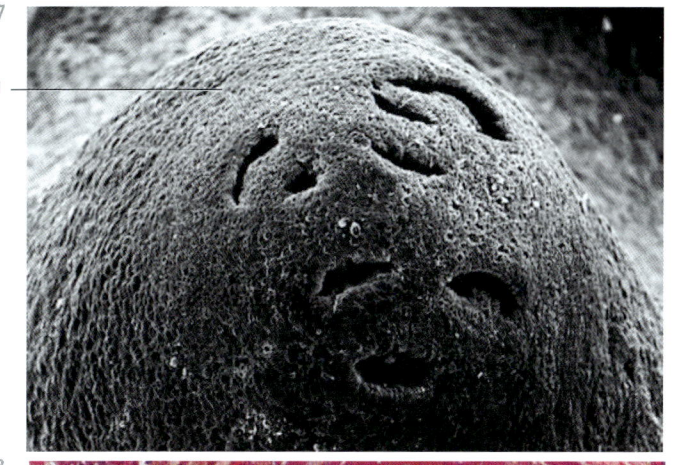

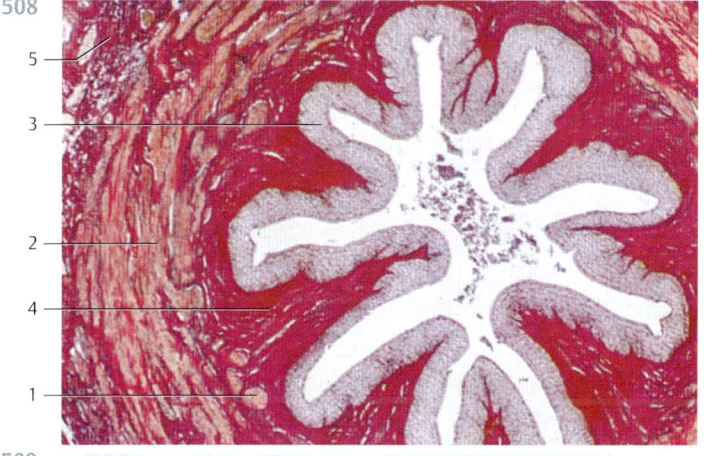

Harnorgane

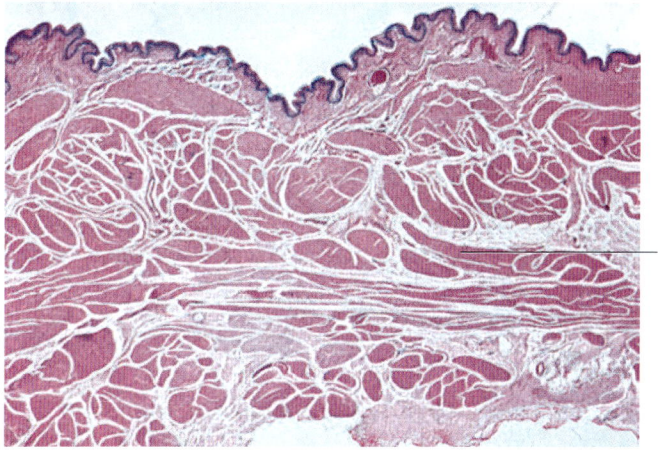

510 Harnleiter – Ureter – Urothel

Die ableitenden Harnwege – dazu gehören das Auffangsystem der Nierenkelche (**Calices renales**), das Nierenbecken (**Pelvis renalis**), der Harnleiter (**Ureter**), die Harnblase (**Vesica urinaria**) und die Harnröhre (**Urethra**) – sind mit Ausnahme von Teilen der Urethra von einem speziellen Epithel ausgekleidet, das dem dauernden Kontakt mit dem Harn standhalten muss. Es ist ein teils mehrschichtiges, teils mehrreihiges Epithel und wird **Übergangsepithel** oder **Urothel** genannt (◐ 113–115). Es ist an den verschiedenen Stellen der harnableitenden Wege unterschiedlich dick. In den kleinen Nierenkelchen sind nur 2–3 Zelllagen vorhanden, im Ureter und in der Harnblase findet man 5–6 Zelllagen.

In Abhägigkeit vom Dehnungszustand des Harnleiters und der Harnblase ändert sich die Form des Epithelverbandes, daher stammt die Bezeichnung „Übergangsepithel". Im ungedehnten Zustand lassen sich **Basalzellen** [1], **Intermediärzellen** [2] und **Superfizialzellen** (**Deckzellen**) [3] besonders gut erkennen. Die Basalzellen sind isoprismatisch, die Intermediärzellen haben eher polygonale Formen, und die Deckzellen sind fast zylindrisch. Sie besitzen stielförmige basale Ausziehungen, die bis zur Basallamina herunterreichen können (◐ 114). Apikal wölben sie sich mit einer konvexen Oberfläche ins Lumen vor. Da sie mehrere Intermediärzellen regenschirmartig überdecken können, werden sie in der angelsächsischen Literatur auch „**umbrella cells**" genannt (◐ 511).

Die Deckzellen bilden die Barriere zum Harn. Ihr apikales Zytoplasma enthält ein dichtes Netz von Intermediär- und Aktinfilamenten, das für die stärkere Anfärbbarkeit dieser Zytoplasmaregion verantwortlich ist und als **Crusta** [4] bezeichnet wurde (◐ 113). Intermediär- und Deckzellen enthalten zahlreiche Lysosomen [5] (◐ 511). In den Interzellularräumen trifft man häufig auf Lymphozyten [6], die das Urothel durchwandern. Urothel aus dem Ureter einer 54-jährigen Frau.

1 Basalzellen
2 Intermediärzellen
3 Deckzellen
4 Crusta
5 Lysosomen
6 Lymphozyten
Färbung nach Laczkó-Lévai (polychromatische Färbung der Lysosomen).
Präparat von Prof. Dr. Adolf F. Holstein, Hamburg; Vergr. 500fach

511 Harnleiter – Ureter – Urothel

Ausschnitt aus dem Übergangsepithel (**Urothel**) im Ureter einer 54-jährigen Frau. Die großen schirmartigen Deckzellen [1] (**umbrella cells**), die gelegentlich zwei Kerne enthalten können, sind vor allem supranukleär mit zahlreichen Lysososmen [2] gefüllt (◐ 11), aber auch die Intermediärzellen [3] enthalten Lysosomen (◐ 510). Der apikale helle Zytoplasmasaum der Deckzellen stellt die **Crusta** dar; hier liegt ein dichtes Netz von **Zytokeratinfilamenten**, das sich histologisch (lichtmikroskopisch) stärker anfärbt (◐ 113, 115). Außerdem enthält diese Zytoplasmazone zahlreiche Vesikel (Reservevesikel), die bei Bedarf, z. B. bei Dehnung des Ureters oder der Harnblase, in das apikale Plasmalemm eingebaut werden (Membranvorräte). Auch in dieser Abbildung sind im Epithelverband Lymphozyten [5] zu erkennen.

1 Deckzellen mit Crusta
2 Lysosomen
3 Intermediärzellen
4 Basalzellen
5 Lymphozyten
Elektronenmikroskopische Aufnahme von Prof. Dr. Adolf F. Holstein, Hamburg; Vergr. 1800fach

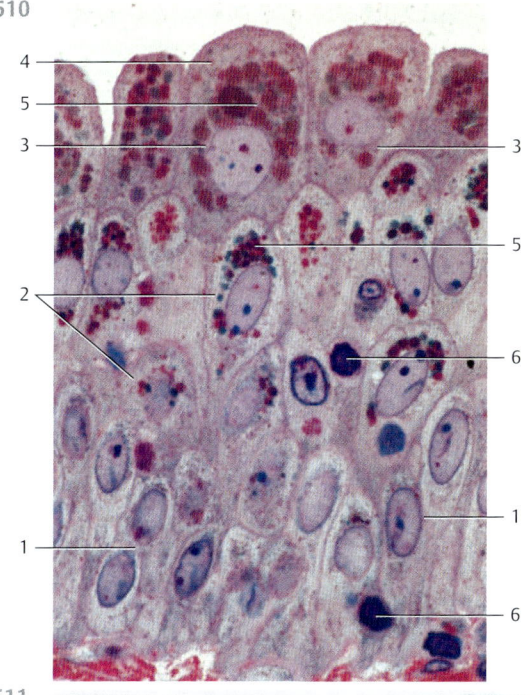

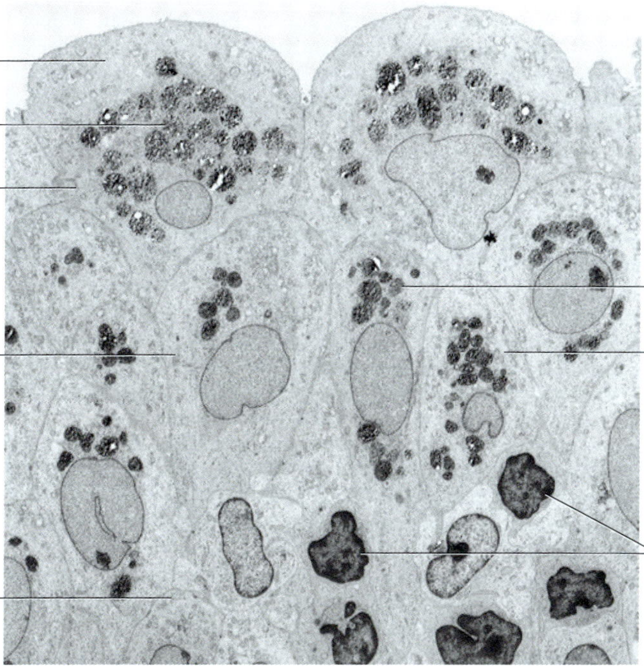

512 Hoden – Testis

Querschnitt durch den Hoden mit **Rete testis** 4 eines 19-jährigen Mannes. Unten rechts ist der Nebenhoden 5 angeschnitten. Das von der **Tunica albuginea** 1 umschlossene Hodengewebe wird durch bindegewebige Septen, **Septula testis** 2, in etwa 370 keilförmige Hodenläppchen, **Lobuli testis** 3, gegliedert. Jeder **Lobulus testis enthält** ein oder mehrere stark aufgeknäulte Hodenkanälchen (Samenkanälchen), **Tubuli seminiferi contorti**. Die Samenkanälchen sind jeweils etwa 20 cm lang und über einen Tubulus rectus an das Rete testis angeschlossen. Die Tunica albuginea ist mit dem viszeralen Blatt (**Epiorchium**) der Tunica vaginalis testis verwachsen. Das Epiorchium trägt ein einschichtiges Plattenepithel.

1 Tunica albuginea
2 Septula testis
3 Lobulus testis
4 Rete testis
5 Anschnitt des Nebenhodens

Färbung: Azan; Präparat von Prof. Dr. Adolf F. Holstein, Hamburg; Vergr. 2,5fach

513 Hoden und Hodennetz – Testis und Rete testis

Querschnitt durch das **Rete testis** 1 mit **Lobuli testis** 2 und **Septula testis** 3. Das Rete testis, **Hodennetz**, liegt auf der Dorsalseite des Hodens der **Tunica albuginea** 4 von innen an. Es besteht aus netzartig miteinander verbundenen Spalträumen und Gängen, die im sog. **Highmore-Körper**, einem länglichen Bindegewebskörper, eingeschlossen sind. Hier kommen auch zahlreiche Blut- und Lymphgefäße, ferner Nerven und glatte Muskelzellen vor. Die Spalträume des Rete testis sind von einem einschichtigen isoprismatischen Epithel ausgekleidet; daneben kommen allerdings auch hochprismatische Epithelzellen vor. Bemerkenswert sind feine, von Epithel überzogene Bindegewebsfäden oder -stränge, sog. **Chordae rete testis**, die durch die Spalträume ziehen. Die gewundenen Samenkanälchen münden entweder direkt in die Retespalten oder durch Vermittlung kurzer gerader Rohrstrecken (**Tubuli seminiferi recti**). Das Rete testis setzt sich in die **Ductuli efferentes des Caput epididymidis** (👁 525, 526) fort.
(Nathaniel Highmore, 1613–1685, Arzt in Sherborne, Süd-England).

1 Rete testis mit Blutgefäßen
2 Lobulus testis mit Samenkanälchen
3 Septulum testis
4 Tunica albuginea

Färbung: Trichrom nach Masson-Goldner; Vergr. 12fach

514 Hodennetz – Rete testis

Ausschnittsvergrößerung aus dem Rete testis (👁 513). Längliche, ovale, oft bizarr geformte Spalträume 1 durchziehen einen länglichen Bindegewebskörper, das **Corpus Highmori** 2. Die spaltförmigen Hohlräume sind von einem einschichtigen isoprismatischen Epithel ausgekleidet, dem auch höhere, zilientragende Zellen angehören. Unter dem Epithel kommen glatte Muskelzellen vor. Das Rete durchsetzt die Tunica albuginea und mündet in die **Ductuli efferentes** des Nebenhodenkopfes.

Die vom Epithel ausgekleideten Retespalten bilden eine große Oberfläche. Dieses Reteepithel nimmt durch Sekretions- bzw. Resorptionsvorgänge Einfluss auf die Zusammensetzung der Reteflüssigkeit.

1 Retespalten
2 Bindegewebskörper

Färbung: Hämalaun-Eosin; Vergr. 20fach

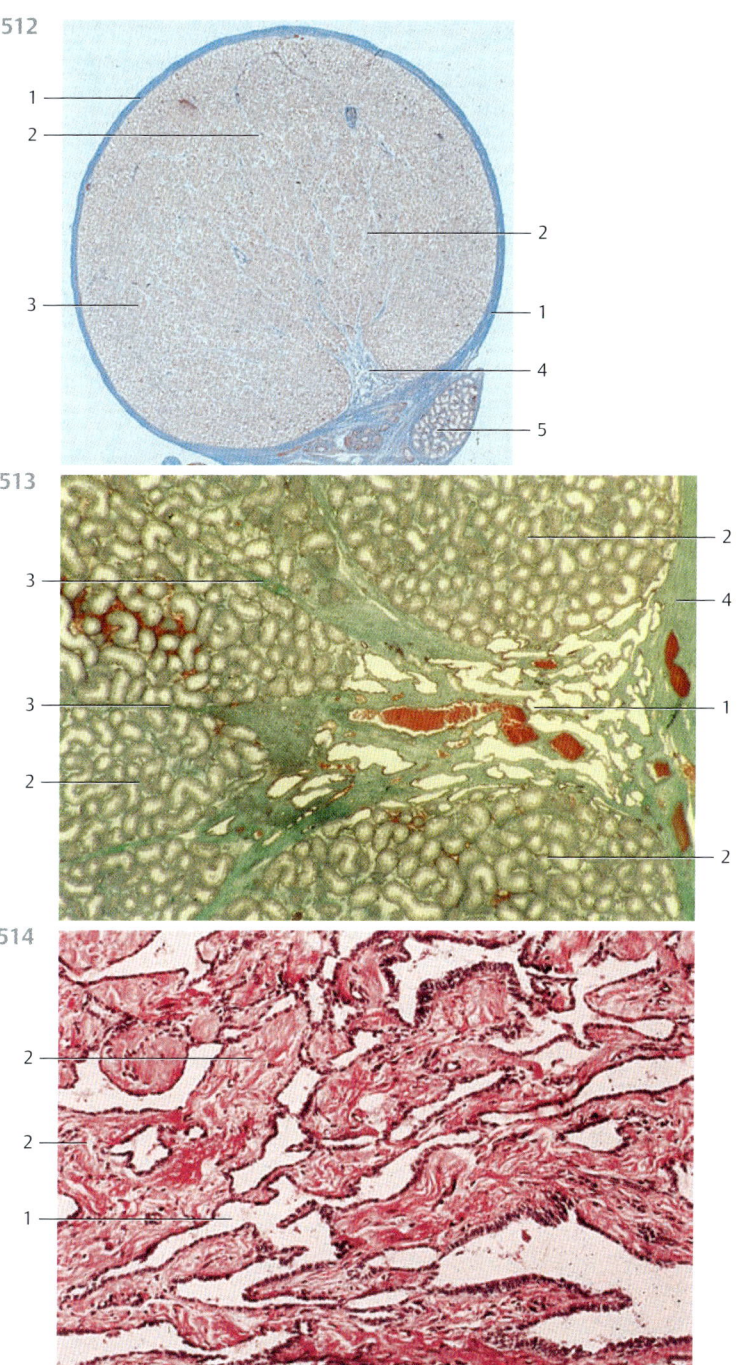

Männliche Geschlechtsorgane

515 Hoden – Testis

Die 180–300 µm dicken Samenkanälchen, **Tubuli seminiferi contorti**, liegen aufgeknäuelt in den Hodenläppchen, **Lobuli testis**, die durch feine Septen, **Septula testis**, voneinander getrennt sind (👁 512). Im interstitiellen Bindegewebe liegen Blutgefäße, Fibrozyten und Histiozyten, ferner die sog. interstitiellen Zellen, **Leydig-Zwischenzellen** 1, die inkretorischen Elemente des Hodens (👁 522). Sie produzieren das männliche Geschlechtshormon **Testosteron**. Die **Tubuli seminiferi contorti** werden von einer myofibrösen Bindegewebshülle, Lamina propria, umhüllt. Die Innenauskleidung besteht aus dem 60–80 µm hohen Keimepithel, d. h. aus den Samen bildenden Zellen in verschiedenen Stadien der **Spermatogenese**, ferner aus den sog. **Sertoli-Zellen** (**Stütz- oder Fußzellen;** somatische Zellen). Der Basalmembran eng angelagert finden sich die **Spermatogonien** (Stamm-Spermatogonien), runde Zellen mit chromatinreichen Kernen. Die Zellen der darüberliegenden Schicht sind etwas größer, **Spermatozyten I. Ordnung** (primäre Spermatozyten). Die **Spermatozyten II. Ordnung** (sekundäre Spermatozyten) und die **Spermatiden** sind in dieser Abbildung schwer zu differenzieren. Die lumennahen kleinen dunklen Elemente sind **Spermien**. Vergleiche mit den 👁 516–521.

1 Leydig-Zwischenzellen 2 Tubuluslichtung
Färbung: Hämatoxylin-Eosin; Vergr. 250fach

516 Hoden – Testis

Tubulus seminiferus eines 42-jährigen Mannes. Im Bild unten ist die myofibröse **Lamina propria limitans** 1 der Kanälchenwand erkennbar. Diese bindegewebige Hülle besteht aus Basalmembran, Fibrozyten, Myofibroblasten und Kollagenfasern (👁 519, 520). Zwischen der Lamina propria und der Parenchymschicht liegt die Basalmembran (**Glashaut**). Die **Spermatogonien** 2 liegen an der Basalmembran, darüber zahlreiche **Spermatozyten I. Ordnung** 3 (**Pachytän**), die an ihren großen Kernen mit deutlicher Chromatinstruktur erkennbar sind (👁 518, 519). Lumennah folgen **Spermatiden** 4 mit dichten runden Kernen, an denen die dunkler gefärbte Akrosomenkappe deutlich hervortritt.

1 Lamina propria limitans 3 Spermatozyten I 4 Spermatide
2 Spermatogonien
Semidünnschnitt; Färbung: Toluidinblau-Pyronin;
Präparat von Prof. Dr. Adolf F. Holstein, Hamburg; Vergr. 800fach

517 Hoden – Testis

Ausschnitt aus der Wand eines **Tubulus seminiferus contortus**. Im Bild rechts ist die **Lamina propria limitans** 1 erkennbar. Eine **Sertoli-Zelle** 2 (**Ammenzelle**) sitzt der Innenfläche der Basalmembran mit fußartig verbreitertem Ende auf und erstreckt sich mit verjüngtem Zellleib durch die ganze Dicke des Keimepithels. Beachte die dunkel gefärbten kleinen **Spermatiden**, von denen drei scheinbar im Zytoplasma der Stützzelle liegen.

1 Lamina propria limitans   2 Sertoli-Zelle mit reifen Spermatiden   3 Tubuluslichtung
4 Spermatiden
5 Spermatozyten I

Semidünnschnitt; Färbung: Toluidinblau-Pyronin;
Präparat von Prof. Dr. Adolf F. Holstein, Hamburg; Vergr. 800fach

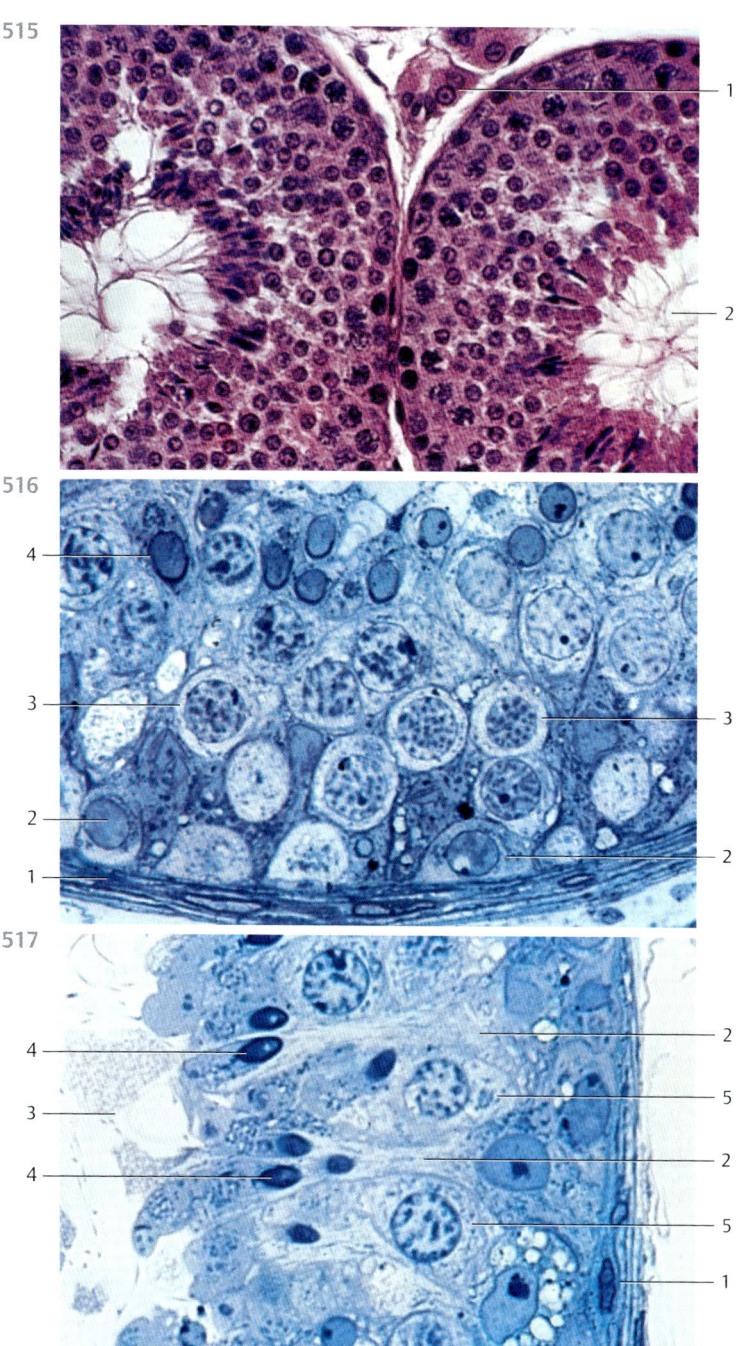

518 Hoden – Testis

Ausschnitt aus einem **Tubulus seminiferus contortus** eins 25-jährigen Mannes mit intakter Spermatogenese (**Samenzellbildung**). Die Keimzellen, die sich im Keimepithel vermehren, differenzieren sich zu Samenzellen.
Die **Spermatogonien**, mit denen die Entwicklung beginnt, bilden die basale Schicht des Keimepithels. Man unterscheidet **Spermatogonien des Typs A** [1] mit abgerundeten Kernen und **Spermatogonien des Typs B** mit Kernen, die mehrere Nukleoli enthalten. Spermatogonien des Typs A zeigen zudem in der lichtmikroskopischen Histologie ein unterschiedliches Verhalten gegenüber Farbstoffen. Die meisten Zellen haben Kerne, die wenig Farbstoff aufnehmen; sie werden als Spermatogonien des **Typs A pale** bezeichnet im Gegensatz zu Spermatogonien des **Typs A dark**, deren Kerne sich stärker anfärben und zudem regelmäßig eine zentrale Aufhellung besitzen.
Das Keimepithel unserer Abbildung enthält außerdem **Spermatozyten I** [2], **Spermatiden** [3] und **Sertoli-Zellen** [4]. Die Spermatiden, die kleinsten Zellen im Keimepithel, liegen meistens in Nähe des Tubuluslumens. Frühe Spermatiden sind abgerundete Zellen mit einem runden Kern, reife Spermatiden sind an der Kernkondensation erkennbar. Sertoli-Zellen sind zylindrische Zellen, die auf der Basalmembran des Samenkanälchens fußen und mit ihren apikalen Polen in das Tubuluslumen ragen (→ 517). Charakteristisch sind ihre gelappten Kerne. In der Abbildung links oben liegen mehrere **Residualkörperchen** [5], die Teile des Spermatiden-Zellleibes und somit auch verschiedene Organellen des Spermatiden-Zytoplasmas enthalten (→ 519). In der rechten unteren Bildecke ist die **Lamina propria limitans** [6] angeschnitten.

1 Spermatogonie Typ A pale 3 Reife Spermatiden 5 Residualkörperchen
2 Spermatozyt I 4 Sertoli-Zelle 6 Lamina propria limitans
Elektronenmikroskopische Aufnahme von Prof. Dr. Adolf F. Holstein, Hamburg; Vergr. 900fach

519 Hoden – Testis

Ausschnitt aus einem **Tubulus seminiferus contortus** eines 25-jährigen Mannes mit intakter Spermatogenese (→ 518). Die Spermatogenese ist im reifen Hoden ein kontinuierlicher Vorgang, bei dem verschiedene Stadien durchlaufen werden.
Die Samenkanälchen mit einem Durchmesser von 180–300 µm sind von einer 7–10 µm dicken **myofibrösen Hülle**, **Lamina propria limitans** [6], umgeben (→ 520). Sie enthält peritubuläre Myofibroblasten. Das Keimepithel ist 60–80 µm hoch; es besteht aus Keimzellen und Stützzellen, den sog. Sertoli-Zellen (→ 521).
Die Sertoli-Zellen sind die eigentlichen Epithelzellen der Samenkanälchen.

1 Residualkörper 3 Spermatozyt I 5 Spermatogonie Typ A pale
2 Spermatozyt in Teilung 4 Sertoli-Zellen 6 Lamina propria limitans
Elektronenmikroskopische Aufnahme von Prof. Dr. Adolf F. Holstein, Hamburg, Vergr. 1500fach

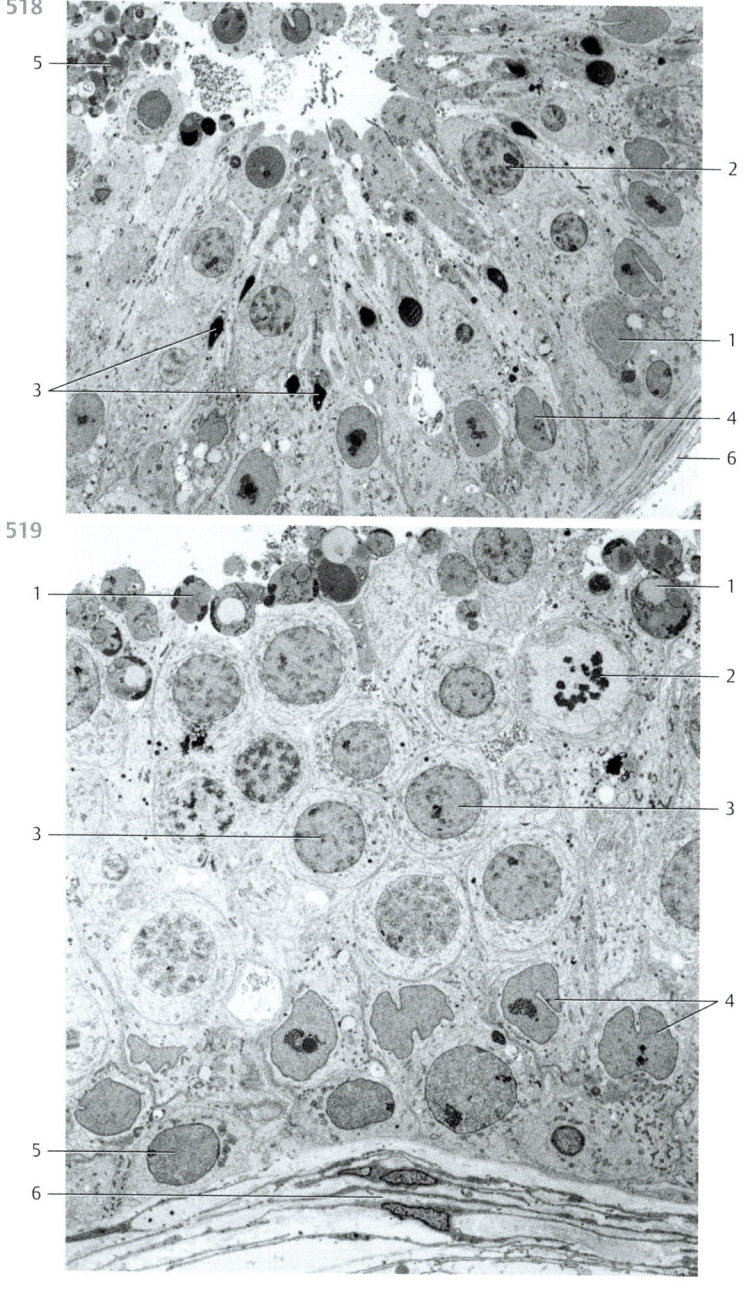

Männliche Geschlechtsorgane

520 Hoden – Testis

Lamina propria eines Tubulus seminiferus aus dem Hoden eines 30-jährigen Mannes mit intakter Spermatogenese.
In der linken Bildhälfte ist die **Lamina propria limitans** eines Samenkanälchens angeschnitten. Das Keimepithel sitzt auf einer hier deutlich erkennbaren Basalmembran [1]. Nach außen folgt ein etwa 8–10 µm dicker Mantel, der aus kollagenen Fibrillen [2], Fibroblasten [3] und Myofibroblasten [4] besteht. Diese Zellen sind lang ausgezogen, entsprechend schlank sind ihre Kerne. Die Myofibroblasten sind kontraktil, so dass die Samenkanälchen peristaltische Bewegungen ausführen können, wodurch die aus dem Keimepithel hervorgehenden Spermatozoen, die noch keine Eigenbeweglichkeit besitzen, in das Rete testis transportiert werden. Beachte, dass die kollagenen Fibrillen zwischen den spindelförmigen Fibroblasten und Myofibroblasten quer und längs angeschnitten sind. Im Bild rechts oben ist eine **Spermatogonie Typ A pale** [5] getroffen.
Vergleiche diese Abbildung mit den lichtmikroskopischen Aufnahmen 516, 517 und mit den elektronenmikroskopischen Abbildungen 518 und 519.

1 Basallamina
2 Kollagene Fibrillen
3 Fibroblast
4 Myofibroblasten
5 Spermatogonie Typ A pale

Elektronenmikroskopische Aufnahme von Prof. Dr. Adolf F. Holstein, Hamburg; Vergr. 4800fach

521 Hoden – Testis

Ausschnitt aus dem basalen Abschnitt eines Tubulus seminiferus eines 37-jährigen Mannes mit intakter Spermatogenese.
Die **Spermatogonien** [1] liegen der Basallamina [2], die in der linken unteren Bildecke zu sehen ist, am nächsten. Auf die Basallamina folgt die Lamina propria [3] (☛ 516, 517, 520). Aus den Spermatogonien [1], die sich wiederholt teilen, gehen die Spermatozyten [4] hervor.
An der Auskleidung der Tubuli seminiferi contorti sind auch die **Sertoli-Zellen** [5] (**Stütz- oder Fußzellen**) beteiligt, die mit Ausnahme der Spermatogonien praktisch alle Keimzellen umgeben. Sertoli-Zellen (Enrico Sertoli, 1842–1910, Histologe in Mailand) sitzen der Innenfläche der Basallamina mit fußartig verbreitertem Zellleib auf und erstrecken sich von hier aus durch die ganze Dicke des Keimepithels. Lumenwärts verjüngt sich ihr Zellleib und der apikale Zellabschnitt spaltet sich vielfach in fingerförmige Fortsätze auf. Lichtmikroskopisch erkennt man die Sertoli-Zellen leicht an ihrem schlanken Zellleib und an ihrem hellen ovalen oder birnenförmigen Kern [5], der häufig gelappt oder eingekerbt ist (☛ 517). Sertoli-Zellkerne haben zudem in der Regel prominente Nukleoli.

1 Spermatogonien
2 Basallamina
3 Lamina propria limitans
4 Spermatozyt I
5 Kern einer Sertoli-Zelle mit Nukleolus

Elektronenmikroskopische Aufnahme von Prof. Dr. Adolf F. Holstein, Hamburg; Vergr. 4000fach

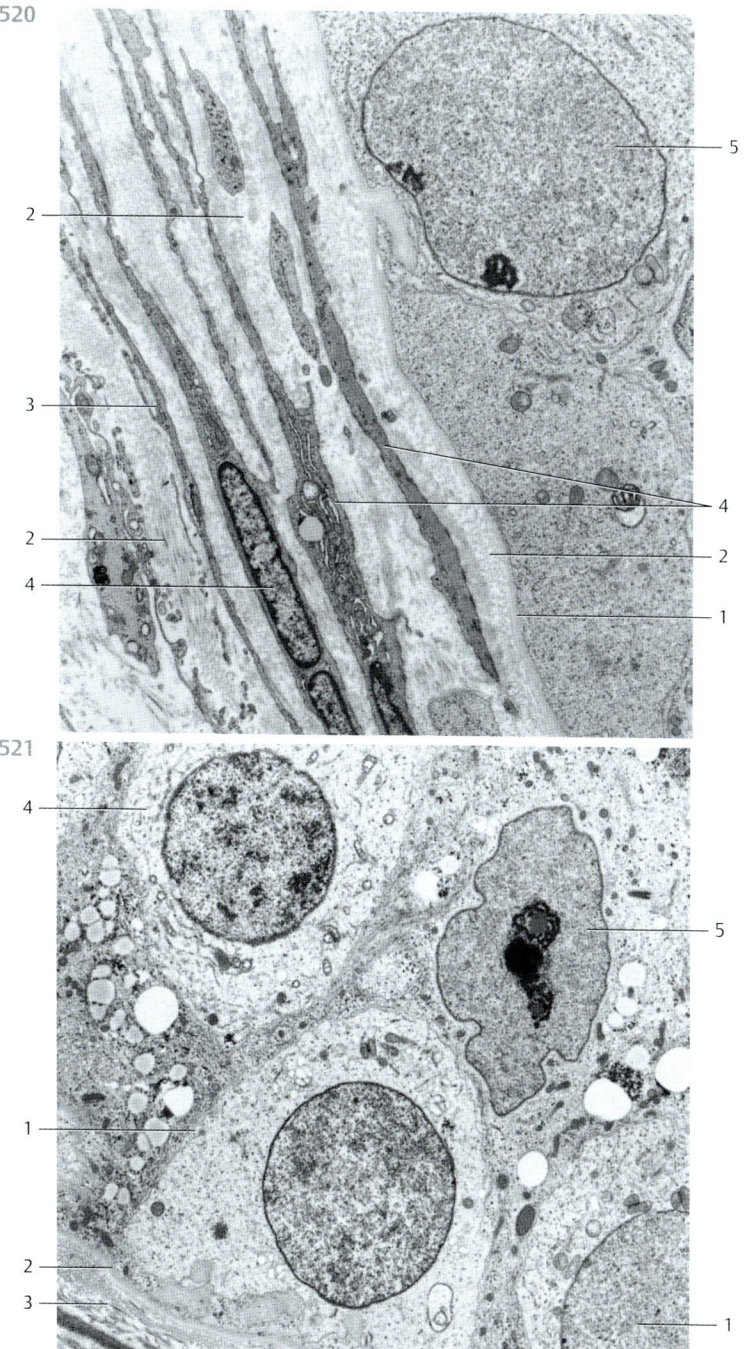

Männliche Geschlechtsorgane

522 Leydig-Zellen

Leydig-Zellen (**Zwischenzellen, interstitielle Zellen**) sind besonders große (Durchmesser 15–20 µm), hervorstechende zytoplasmareiche Elemente, die teils einzeln, teils in Gruppen in dem sehr lockeren intertubulären (**interstitiellen**) Bindegewebe des Hodens (515), gelegentlich auch innerhalb der Tunica albuginea testis und im Funiculus spermaticus vorkommen. Größere Gruppen dicht beisammen liegender Leydig-Zellen haben das Aussehen von Epithelkomplexen. Die Leydig-Zellen haben einen runden Zellkern [1] und einen polygonalen Zellleib, ihr Zytoplasma enthält viel glattes endoplasmatisches Retikulum [2] in Form von Vesikeln und Tubuli, Mitochondrien [3] vom tubulären Typ und zahlreiche Lysosomen, oft auch gelbbraune Lipofuszingranula. Von der Pubertät an treten stäbchen- oder keilförmige, rechteckige oder rautenförmige Eiweißkristalle, **Reinke-Kristalle** [4], im Zellleib vieler Zwischenzellen in wechselnder Anzahl und Größe auf. Elektronenmikroskopische Aufnahmen der Kristalle lassen eine regelmäßige Anordnung von Makromolekülen in Form eines Gitters erkennen (Inset; auch 69). Ihre Bedeutung ist unklar.

Leydig-Zellen schmiegen sich geschlängelten Kapillaren eng an. Zwischen den Zellen kommen reichlich Gitterfasern vor, auch Nerven sind hier gefunden worden. Leydig-Zellen produzieren vor allem männliche Geschlechtshormone (**Androgene**). Das wichtigste ist **Testosteron**. Die Leydig-Zellen entsprechen funktionell den endokrin aktiven interstitiellen Zellen (Hilus-Zellen) des Ovars.

(Franz von Leydig, Anatom in Würzburg und Bonn, 1821–1910; Friedrich B. Reinke, Anatom in Rostock, 1862–1919).

1 Zellkern
2 Glattes endoplasmatisches Retikulum
3 Mitochondrien
4 Reinke-Kristalle

Elektronenmikroskopische Aufnahme von Prof. Dr. Adolf F. Holstein, Hamburg; Vergr. 13 000fach; Inset: 31 500fach

523 Sperma – Samen – Ejakulat

Sperma besteht aus einem korpuskulären und einem flüssigen Anteil. Korpuskuläre Bestandteile sind Spermatozoen, unreife Keimzellen, abgeschilferte Epithelzellen aus den Samenwegen, **Spermatophagen, Zytoplasmatropfen** und vereinzelte Leukozyten. Der flüssige Anteil, das **Seminalplasma**, setzt sich aus den Flüssigkeiten zusammen, die im Hoden, Nebenhoden und in den akzessorischen Geschlechtsdrüsen produziert und sezerniert werden. Das Seminalplasma enthält auch proteolytische Enzyme, vorwiegend aus der Prostata.

Diese Abbildung demonstriert korpuskuläre Elemente, überwiegend Spermatozoen, im Lumen eines Ductulus efferens eines 27-jährigen gesunden Mannes. Das Ejakulat hat ein durchschnittliches Volumen von 4 ml, der pH-Wert beträgt 7,2–7,8.

Elektronenmikroskopische Aufnahme von Prof. Dr. Adolf F. Holstein, Hamburg; Vergr. 1300fach

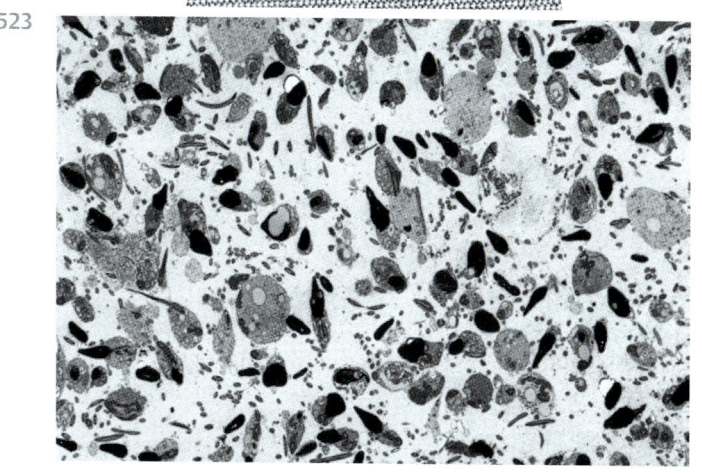

Männliche Geschlechtsorgane

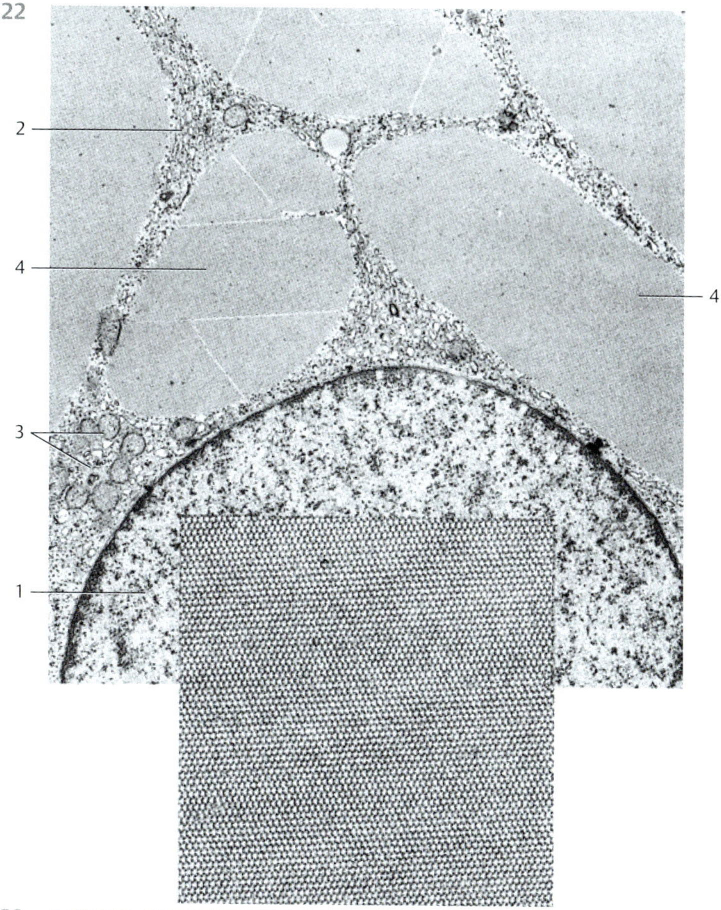

524 Spermatozoon

Spermatozoon aus dem Ejakulat eines 48-jährigen Mannes.

I = Spermatozoonkopf
1 Kernblase
2 Akrosom
3 Kern
4 postakrosomale Region

II = Halsstück
5 Zytoplasmatropfen
6 Verbindungsstück

III = Mittelstück
7 Mitochondrienscheide
8 Anulus

IV = Hauptstück
9 Ringfaserscheide
10 Axonema

Das Hauptstück setzt sich in den Spermatozoonschwanz fort, der in seiner ganzen Länge vom Axonema durchzogen wird.

Das gesamte Spermatozoon ist vom Plasmalemm umschlossen. Das **Akrosom** wird vom Golgi-Apparat der Spermatide gebildet; es enthält das Enzym **Akrosin**, das beim Befruchtungsvorgang eine wichtige Rolle spielt.

Die Achse des Mittelstücks bildet die aus dem distalen Zentriol ausgewachsene Geißel, die aus neun peripheren Doppeltubuli und zwei zentralen Tubuli besteht ($9 \times 2 + 2$-Struktur).

Der ovale Kopf ist ca. 5 µm lang und 3 µm breit; der Schwanz ist etwa 60 µm lang.

Elektronenmikroskopische Aufnahme von Prof. Dr. Adolf F. Holstein, Hamburg; Vergr. 17 000fach

Männliche Geschlechtsorgane

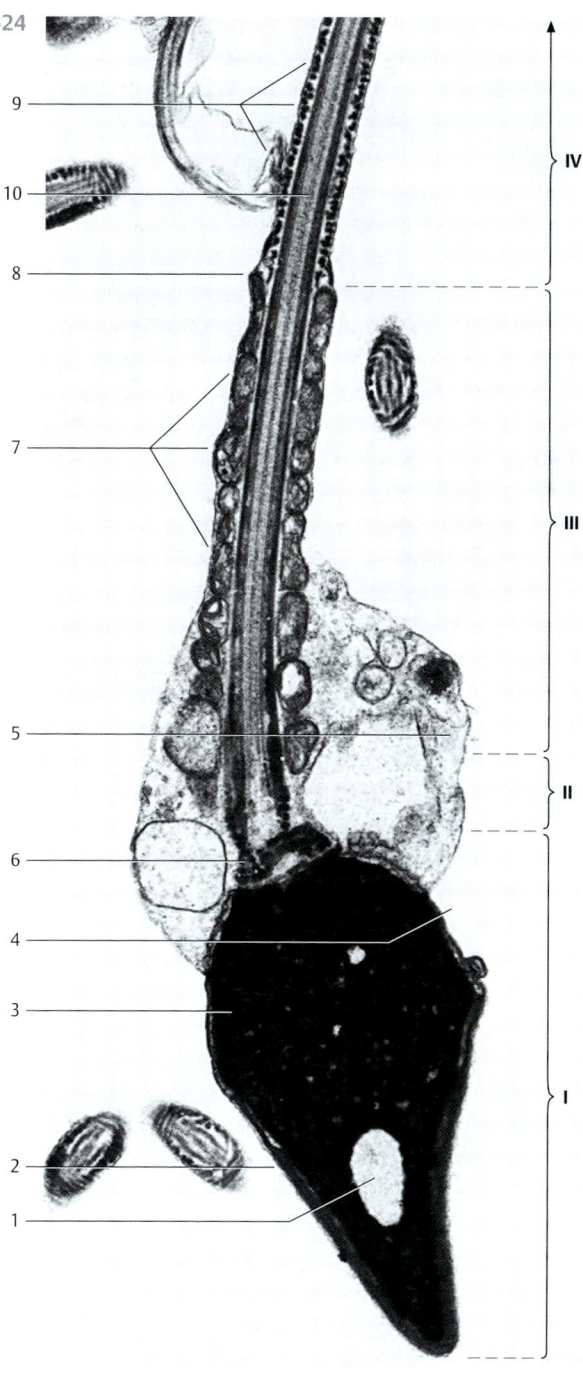

525 Nebenhoden – Epididymis

Am Nebenhoden unterscheidet man den Nebenhodenkopf, **Caput**, den Nebenhodenkörper, **Corpus**, und den Nebenhodenschweif, **Cauda epididymidis**. Die mit dem Rete testis (👁 513, 514) beginnenden Samenwege finden ihre Fortsetzung in etwa 10–16 stark aufgeknäuelten und ca. 10–12 cm langen **Ductuli efferentes** 1, die, durch Bindegewebe 2 voneinander getrennt, den Nebenhodenkopf bilden. Die Ductuli efferentes münden End-zu-Seit in den ebenfalls gewundenen **Ductus epididymidis**, der schließlich in den **Ductus deferens** (👁 534) übergeht. Die Ductuli efferentes zeigen infolge unterschiedlich hoher Epithelzellen unregelmäßige buchtige Lichtungen, die mit Spermien und Samenflüssigkeit gefüllt sind. Die Epithelrohre selbst sind von mehreren Lagen gering differenzierter glatter Muskelzellen 3 (**Myofibroblasten**) umhüllt (👁 526). Auch Lymphgefäße kommen vor 4.
Mehrere Ductuli efferentes aus dem Nebenhodenkopf eines 50-jährigen Mannes.

1 Ductuli efferentes testis   3 Myofibroblasten   4 Lymphgefäß
2 Interstitielles Bindegewebe
Färbung: Hämalaun-Eosin; Vergr. 20fach

526 Nebenhoden – Epididymis

Querschnitt durch einen **Ductulus efferens** bei höherer Vergrößerung zur Demonstration des unterschiedlich hohen mehrreihigen Epithels (👁 525).
In den Buchten herrscht gelegentlich nur eine einschichtige Lage isoprismatischer bis prismatischer Zellen vor, während im Bereich der unterschiedlich geformten Wälle hochprismatische Zellen, mehrreihig angeordnet, vorkommen. Ein Teil der Zellen trägt Kinozilien 1, andere sind mit Mikrovilli besetzt (👁 528). Die hochprismatischen Zellen enthalten zudem in ihrem supranukleären Zytoplasma zahlreiche Lysosomen (👁 528). Der Außenfläche der Basalmembran liegt eine dünne Lage zirkulär verlaufender Myofibroblasten 2 an, die von **adrenergen Nervenfäserchen** versorgt sind. Im interstitiellen Bindegewebe 3 kommen Lymphgefäße 4 vor.

1 Kinozilien   3 Interstitielles Bindegewebe   4 Lymphgefäße
2 Myofibroblasten
Färbung: Hämalaun-Eosin; Vergr. 500fach

527 Nebenhoden – Epididymis

Auch der Nebenhodengang – Gesamtlänge etwa 5–6 m – wird infolge seiner starken Schlängelung auf Präparaten des Nebenhodens mehrmals in mannigfaltigen Durch- und Anschnitten getroffen.
Die Auskleidung des **Ductus epididymidis** besteht aus einem hohen zweireihigen Zylinderepithel (👁 110, 529, 530). Die hochprismatischen Zellen sind mit Stereozilien, den sog. **Samenwegs-Stereozilien** besetzt, die häufig zu Schöpfen verklebt sind (👁 86, 87, 529, 530). Auch der Nebenhodengang ist von glatten Muskelzellen 1 umhüllt (👁 529, 530). Die Lichtungen enthalten Ansammlungen von Spermatozoen (👁 523).

1 Glatte Muskelzellen   2 Interstitielles Bindegewebe
Färbung: Hämatoxylin-Eosin; Vergr. 80fach

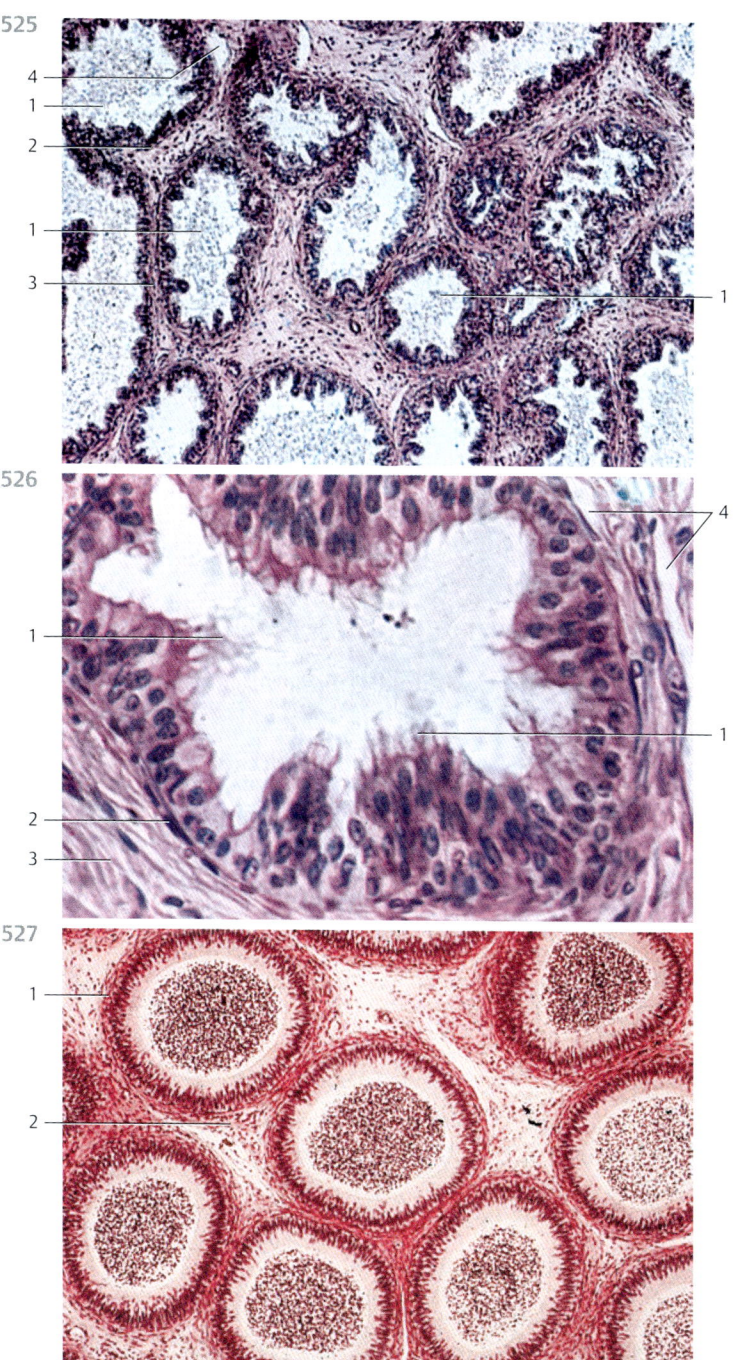

528 Nebenhoden – Epididymis

Senkrechter Durchschnitt durch die Wand eines **Ductulus efferens** mit hochprismatischem Epithel und glatten Muskelzellen [1]. Im Epithelverband kommen hier dunklere Zellen vor, die Kinozilien [2] tragen, deren Bewegungen eine Strömung verursachen, die den Kanälcheninhalt vorantreibt. Die hellere Zelle im Bild rechts trägt kurze Mikrovilli, die mit einer resorptiven Tätigkeit in Verbindung gebracht werden.

Die zilientragenden Zellen enthalten **gelappte Kerne** [3], in Kernnähe ausgedehnte Ergastoplasmabezirke und supranukleär zahlreiche Lysosomen [4]. Im apikalen Zytoplasma kommen längliche Mitochondrien und zahlreiche kleine Golgi-Apparate vor. Im Bild unten sind mehrere Lagen glatter Muskelzellen angeschnitten, die das Epithelrohr zirkulär umgeben [1].
Vergleiche mit den Abbildungen 525 und 526.

1 Glatte Muskelzellen	2 Kinozilien, quer und schräg angeschnitten	3 Gelappte Kerne
		4 Lysosomen

Elektronenmikroskopische Aufnahme; Vergr. 3000fach

529 Nebenhoden – Epididymis

Querschnitt (Ausschnitt) durch den **Ductus epididymidis** eines 65-jährigen Mannes zur Demonstration des hohen zweireihigen Zylinderepithels (👁 86, 87, 527, 530).

Basal liegen abgerundete Zellen mit runden Kernen [1]. Diese **Basalzellen** ruhen auf der Basalmembran und liefern den Nachschub für zu Grunde gegangene Zylinderzellen. Die hohen Zylinderzellen [2] mit schlanken, längsovalen Kernen enthalten supranukleär stark entwickelte Golgi-Apparate, viele Lamellen des rauen endoplasmatischen Retikulums, zahlreiche Mitochondrien und andere Zellbestandteile. Hier liegen auch Vakuolen, Lysosomen und Sekretgranula. Bezeichnend für die hochprismatischen Epithelzellen (Höhe 40–70 µm) ist der hohe Saum unbeweglicher, meist zu Schöpfen verklebter **Stereozilien**, den sog. **Samenwegs-Stereozilien** [3] (👁 86, 87, 530).

Die Lamina propria enthält zirkulär verlaufende **Myofibroblasten** [4]. Das Epithel nimmt von proximal (**Caput**) nach distal (**Cauda**) an Höhe ab, der Muskelmantel hingegen wird dicker.

1 Basale Epithelzellen	2 Hochprismatische Epithelzellen	4 Myofibroblasten in der Lamina propria
	3 Stereozilien	

Semidünnschnitt; Färbung: Methylenblau-Azur II;
Präparat von Prof. Dr. Adolf F. Holstein, Hamburg; Vergr. 400fach

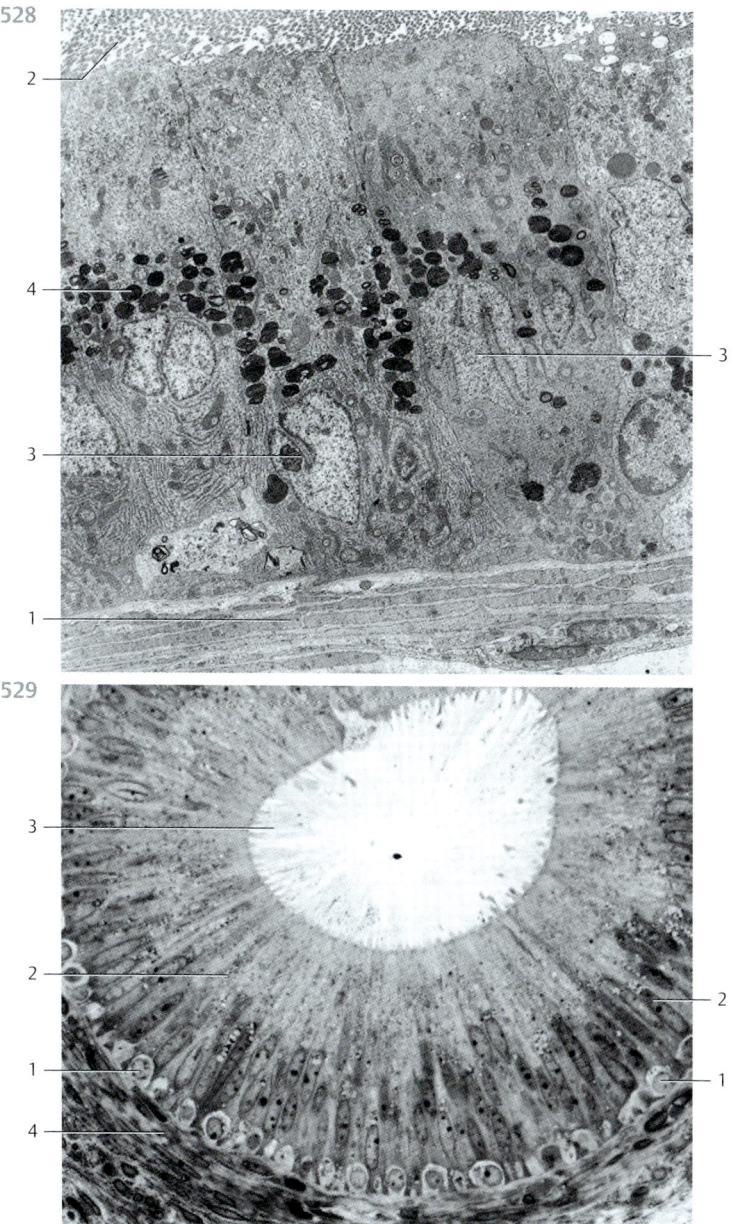

530 Nebenhoden – Epididymis

Querschnitt durch den Nebenhodengang, **Ductus epididymidis** (◉ 529). Beachte das zweireihige hochprismatische Epithel, das mit langen Stereozilien (**Samenwegs-Stereozilien**) 1 besetzt ist, die häufig zu Schöpfen verklebt sind (◉ 86, 87). Basal liegen die runden Basalzellen; sie sitzen der Basalmembran auf (◉ 529). Zum Nebenhodengang gehört auch die Lamina propia 2, die zirkulär verlaufende glatte Muskelzellen, Myofibroblasten und Fibrozyten enthält. Die Lichtung des Ganges enthält Sperma 3. Links im Bild ist eine Vene 4 längs angeschnitten.

1 Stereozilien
2 Lamina propria mit glatten Muskelzellen
3 Sperma
4 Vene
5 Interstitielles Bindegewebe

Färbung: Hämatoxylin-Eosin; Vergr. 180fach

531 Ampulla ductus deferentis

Der Samenleiter erweitert sich unmittelbar vor dem Eintritt in die Prostata zur **Ampulla ductus deferentis**. In dieser spindelförmigen Auftreibung ist die Muskelwand dünner als im Ductus deferens. An die Stelle des typischen Dreischichtenbildes ist das eines **Muskelgeflechtes** 1 getreten. Die glatten Muskelzellbündel verlaufen vorwiegend zirkulär, zwischen denen reichlich Bindegewebe 2 vorkommt. Besonders auffallend ist allerdings das Schleimhautbild, das an dasjenige der Bläschendrüse erinnert (◉ 536, 537). Die Schleimhaut 3 bildet zahlreiche grubige, teils verästelte Aussackungen aus, die auf Querschnitten als isolierte alveoläre Drüsen imponieren. Sie erstrecken sich gelegentlich bis in die Muskelschicht. Das Epithel ist nach wie vor zweireihig und sekretorisch aktiv.

Menschliche Samenleiterampulle. Der durch die Prostata ziehende Abschnitt des Samenleiters heißt **Ductus ejaculatorius**, der sich auf dem **Colliculus seminalis** (◉ 538) in die Urethra öffnet.

1 Tunica muscularis, Muskelgeflecht
2 Lockeres Bindegewebe
3 Drüsenkammern der Schleimhaut
4 Blutgefäße

Färbung: Azan; Vergr. 8fach

532 Ampulla ductus deferentis

Diese rasterelektronenmikroskopische Aufnahme von der Samenleiterampulle eines Kaninchens vermittelt einen besseren Eindruck von der **Schleimhautkammerung**. Um die zentrale Lichtung 1 des Ductus deferens gruppieren sich zahlreiche kleinere und größere Kammern 2, die durch Einstülpungen und Einsenkungen der zentralen Mukosa entstanden sind und mit der zentralen Lichtung kommunizieren. Zentrale Lichtung und Kammern sind von einem zweireihigen Epithel ausgekleidet, an dem man Basal- und Hauptzellen unterscheiden muss. Die Epithelhöhe variiert von isoprismatisch bis hochprismatisch. Am linken Bildrand ist die Tunica muscularis 3 zu sehen.

1 Zentrale Lichtung
2 Drüsenkammern
3 Tunica muscularis

Rasterelektronenmikroskopische Aufnahme; Vergr. 100fach

Männliche Geschlechtsorgane

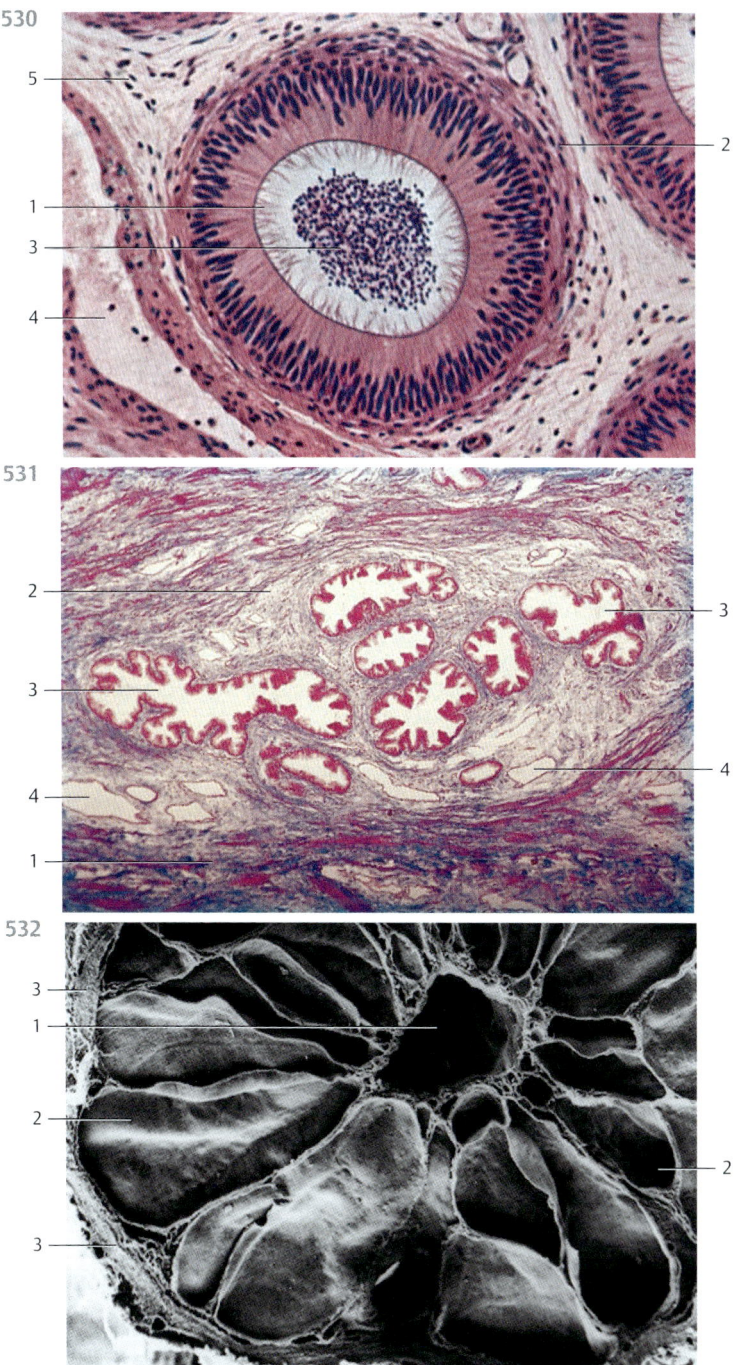

533 Samenleiter – Ductus deferens

Der etwa 3 mm dicke Samenleiter, **Ductus deferens**, geht aus dem Ductus epididymidis hervor und verbindet den Nebenhoden mit der Harnröhre. Er ist ein muskelstarkes, etwa 35–40 cm langes Rohr, das von einer Schleimhaut ausgekleidet und von einer bindegewebigen Tunica adventitia umschlossen wird. Eine Tela submucosa fehlt. Die gefaltete Schleimhaut wird von einem zweireihigen Zylinderepithel überzogen, das einen kurzen **Stereozilienbesatz** trägt. Das Schleimhautbindegewebe, die **Tunica propria mucosae**, ist nur spärlich ausgebildet. Die mächtige **Tunica muscularis** lässt auf dem Querschnitt eine Dreischichtung erkennen, nämlich eine **innere longitudinale** 1, eine **mittlere zirkuläre** 2 und eine **äußere longitudinale** Schicht 3. Die **Tunica adventitia** enthält zahlreiche muskelstarke Gefäße, d. h. **Äste der Arteria testicularis und der Arteria ductus deferentis** 4.
Die Muskulatur ist dicht noradrenerg innerviert.

1 Innere Längsmuskelschicht
2 Mittlere Ringmuskelschicht
3 Äußere Längsmuskelschicht
4 Arterien

Färbung: Azan; Vergr. 20fach

534 Samenstrang – Funiculus spermaticus

Der Samenstrang enthält, in lockeres Bindegewebe eingebettet, den muskelstarken **Samenleiter** (**Ductus deferens**) 1, zahlreiche auffallend weitlumige Venen des **Plexus pampiniformis** 2, muskelstarke Äste der **Arteria testicularis** 3, **Lymphgefäße** 4 und Nerven. Der Samenstrang wird von der **Fascia spermatica interna** 5 umhüllt, der die quergestreiften Muskelfasern des **Musculus cremaster** 6 aufliegen (am linken Bildrand). Auch Äste der Arteria ductus deferentis 7 sind angeschnitten.

1 Ductus deferens
2 Venen des Plexus pampiniformis
3 A. testicularis
4 Lymphgefäße
5 Fascia spermatica interna
6 M. cremaster (Skelettmuskulatur)
7 Äste der A. ductus deferentis

Färbung: Hämalaun-Eosin; Vergr. 4fach

535 Männliches Glied – Penis

Der Penis besteht aus den paarigen Penisschwellkörpern, **Corpora cavernosa penis** 1, und dem Schwellkörper der Harn-Samen-Röhre, **Corpus spongiosum urethrae** 2, dem von ihr die Eichel, **Glans penis**, aufsitzt. Die Corpora cavernosa penis, von Endothel ausgekleidete anastomosierende Hohlräume (**Cavernae**), sind von einer derben bindegewebigen Hülle, **Tunica albuginea** 5, umgeben. Zwischen den Schwellkörpern befindet sich das **Septum pectiniforme penis** 4. Auch der Harnröhrenschwellkörper ist von einer dünnen **Tunica albuginea** 10 überzogen. **Corpora cavernosa** und **Corpus spongiosum** sind zusammen von der **Fascia penis** umgeben. Das Corpus spongiosum umgibt die Urethra und besteht aus einem dichten Venengeflecht, das sich bis in die Glans fortsetzt.
Querschnitt durch den Penisschaft, vorderes Drittel.

1 Corpora cavernosa penis
2 Corpus spongiosum urethrae
3 Urethra
4 Septum pectiniforme penis
5 Tunica albuginea und Fascia penis
6 Äußere Haut
7 V. dorsalis penis (hier paarig)
8 A. dorsalis penis
9 A. profunda penis
10 Tunica albuginea des Harnröhrenschwellkörpers

Färbung: Hämatoxylin-Eosin; Vergr. 4fach

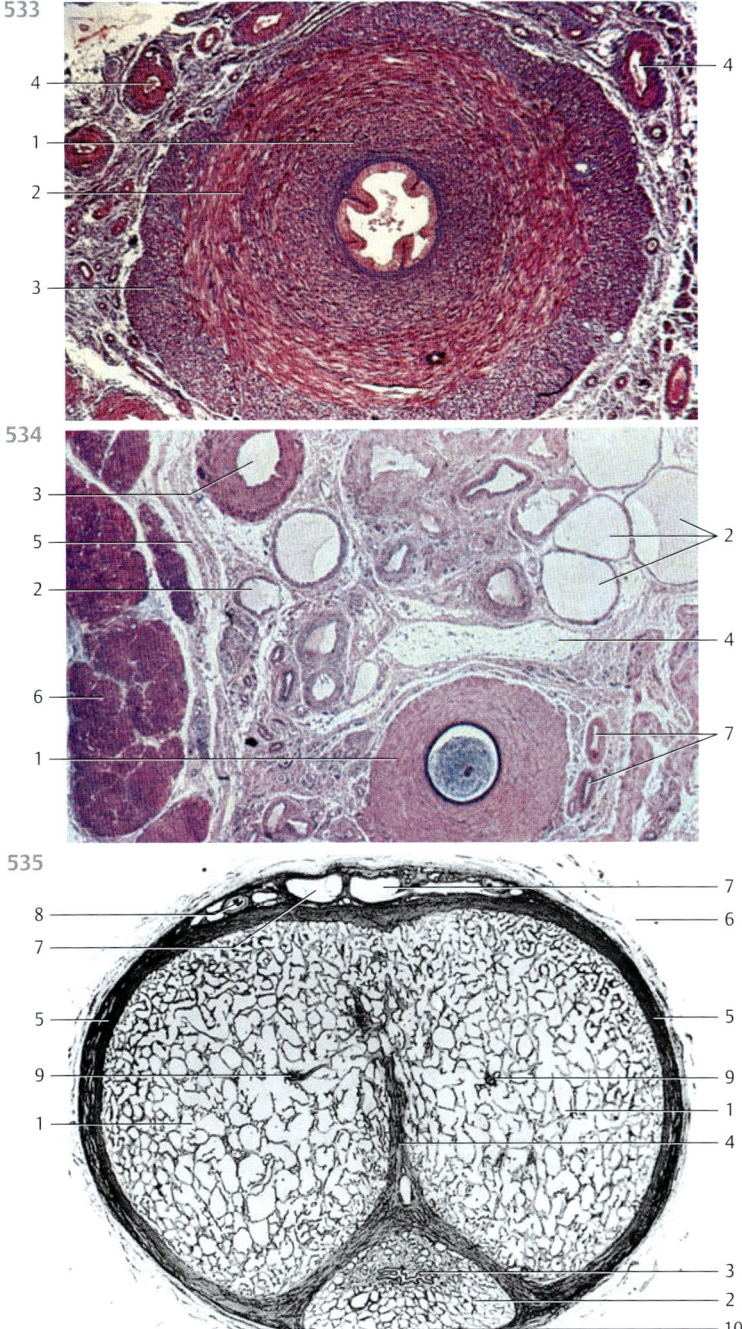

Männliche Geschlechtsorgane

536 Bläschendrüsen – Glandulae vesiculosae

Die paarigen Bläschendrüsen, häufig auch fälschlich als Samenblase, **Vesicula seminalis**, bezeichnet, bestehen aus je einem 15–20 cm langen, unverzweigten und stark aufgewundenen Drüsenschlauch, der auf Durchschnitten meist mehrfach getroffen wird. Der Gang hat eine kräftige Wand aus glatten Muskelzellen 1, die ein gegensinnig orientiertes Spiralsystem bilden. Außen wird der Schlauch von einer bindegewebigen Hülle (**Kapsel**) umgeben.

Die Schleimhaut besteht aus einer **fibroelastischen Lamina propria**, die zu hohen schmalen und komplizierten Falten 2 aufgeworfen ist. Es werden Primär-, Sekundär- und Tertiärfalten unterschieden; zwischen ihnen kommen weitlumige Aussackungen und viele enge Nischen vor, die insgesamt als tubulo-alveoläre Drüsen bezeichnet werden. Falten und Aussackungen sind von einem einschichtigen bis zweireihigen hochprismatischen Epithel überzogen. Beachte das bizarre Faltenrelief (→ 537). Die geräumige Lichtung dieses Schlauches enthält unregelmäßig verdichtete Sekretmassen, Pigmentkörnchen und abgestoßene Epithelzellen 3.

Die Epithelzellen produzieren ein fruktosereiches Sekret, das etwa 60–70 % des Ejakulats ausmacht. Diese sekretorische Funktion ist vom Testosteron abhängig. Das Sekret enthält auch das wichtige Protein Semenogelin.

1 Tunica muscularis 2 Faltenrelief 3 Lichtung mit Sekret
Färbung: Hämalaun-Eosin; Vergr. 5fach

537 Bläschendrüsen – Glandulae vesiculosae

Dieser Ausschnitt aus einer Bläschendrüse zeigt das typisch gestaltete Faltenrelief der Schleimhaut mit dem komplizierten System von **Drüsenkammern** 1. Sie sind durch dünne Scheidewände voneinander getrennt. Häufig überragen Schleimhautfalten 2 die Eingänge in die Drüsenkammern. Das prismatische Epithel ist einschichtig, auf den Faltenenden zwei- oder gar mehrreihig. Am linken Bildrand ist ein Teil der kräftigen **Tunica muscularis** 3 getroffen (→ 536), deren gebündelte glatte Muskelzellen entgegengesetzt verlaufenden Systemen angehören. Die Muskelwand wird hier von kräftigen Kollagenfasern (blau) durchsetzt. Die Wand der Bläschendrüsen ist reich an Gefäßen und Nerven; häufig kommen auch sympathische Ganglien vor. Die Drüsenlichtungen enthalten Sekret.

1 Drüsenkammern 2 Schleimhautfalten 3 Tunica muscularis
Färbung: Azan; Vergr. 800fach

538 Vorsteherdrüse – Prostata

Transversalschnitt durch **Prostata** und **Pars prostatica der Urethra** 1 des Menschen in Höhe des **Colliculus seminalis** 2. In das fibromuskuläre Stroma (→ 539–541) sind 30–50 verzweigte tubulo-alveoläre Drüsen eingelagert, die mit etwa 20–30 Öffnungen in die Harnröhre einmünden.

1 Urethra (Pars prostatica urethrae)
2 Colliculus seminalis
3 Ductuli prostatici
4 Mündungen von Ductuli prostatici
5 Innenzone
6 Periurethrale Mantelzone
Färbung: Azan; Vergr. 8fach

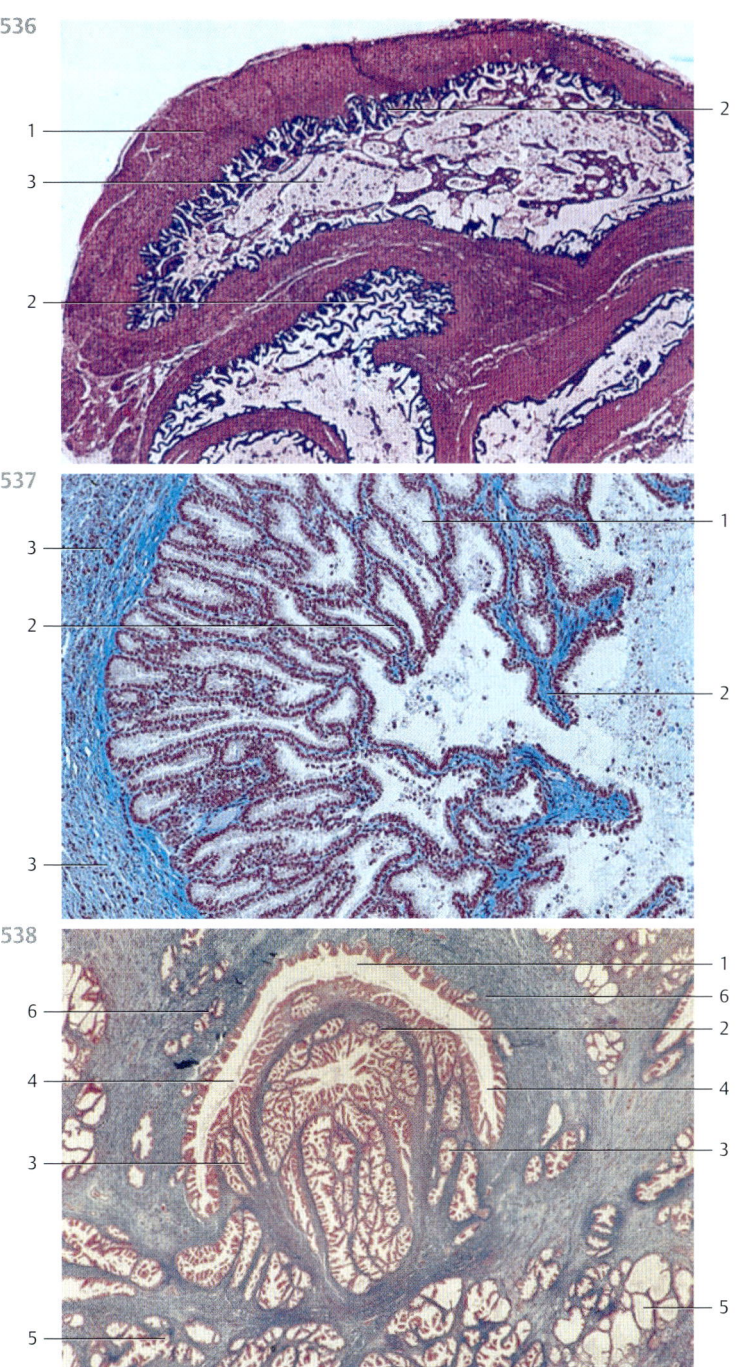

539 Vorsteherdrüse – Prostata

Etwa 30–50 verzweigte **tubulo-alveoläre Einzeldrüsen** 1 sind in ein kollagenfaseriges Bindegewebe eingebettet, das von einem Flechtwerk glatter Muskelzellen (leuchtend rot) 2 durchzogen wird (**fibromuskuläres Stroma**). Die Drüsenschläuche, in deren Lichtungen Epithelfalten 3 hineinragen, werden von prismatischen Epithelzellen ausgekleidet. Die Kerne liegen in wechselnder Höhe. Das Zytoplasma enthält Sekretgranula verschiedener Färbbarkeit oder erscheint – besonders bei den üblichen Routinefärbungen – hell und unstrukturiert (⬤ 540). Aus den Einzeldrüsen gehen 15–30 Ausführungsgänge, Ductli prostatici, hervor, die um den Colliculus seminalis im **Sinus prostaticus** der Urethra münden (⬤ 538).

1 Tubulo-alveoläre Einzeldrüse 2 Glatte Muskelzellen 3 Epithelfalten
Färbung: Hämalaun-Eosin; Vergr. 80fach

540 Vorsteherdrüse – Prostata

Drüsenepithel der Prostata bei stärkerer Vergrößerung. Die verästelten **tubulo-alveolären Drüsenschläuche** werden teils von einem einschichtigen, teils von einem zwei- bis mehrreihigen Epithel ausgekleidet, wobei die Drüsenepithelzellen bald flach bis isoprismatisch, bald hochprismatisch geformt sind. Diese unterschiedliche Form der Drüsenepithelzellen hängt ab von ihrer sekretorischen Aktivität, von der hormonellen Situation und vom Alter des Mannes. Die Drüsenzellen enthalten in ihrer apikalen Region Sekretgranula verschiedener Färbbarkeit, Lipidkörnchen, Glykogengranula und Vakuolen. Nicht selten kommen **apikale Zytoplasmaprotrusionen** vor, die von den Drüsenzellen abgeschnürt werden und als „Sekret" in die Lichtungen gelangen. Zwischen den Drüsenepithelzellen und der Basalmembran liegen abgeflachte, wenig differenzierte Basalzellen, die als Vorläufer der Drüsenzellen aufzufassen sind. Die Bindegewebsfasern sind rot gefärbt, das Muskelgewebe gelb (⬤ 539, 541).

Das Sekret der Vorsteherdrüse, etwa 20–30 % des Ejakulats, ist dünnflüssig und schwach sauer (pH 6,4).

Färbung: Eisenhämatoxylin-Pikrofuchsin nach van Gieson; Vergr. 400fach

541 Vorsteherdrüse – Prostata

Die etwa kastaniengroße Prostata wird von einer venenreichen Kapsel umhüllt, an deren Aufbau auch eine Muskelschicht beteiligt ist, die mit der reich entwickelten Muskulatur des Zwischengewebes zusammenhängt.
Diese Abbildung stammt aus einem kapselnahen Areal der Prostata eines Erwachsenen. Im Zentrum ist ein Drüsenschlauch getroffen, in dessen Lichtung ein rundliches, konzentrisch geschichtetes Körperchen, ein sog. **Prostatasteinchen** 1, liegt. Es handelt sich um eingedicktes **Prostatasekret**, vermischt mit abgeschilferten Epithelzellen, das bei älteren Männern gelegentlich verkalkt. Die kräftigen Muskelbündel 2 sind gelb gefärbt; Bindegewebsfasern 3 stellen sich rot dar (⬤ 539).
Eine gutartige knotenförmige Vergrößerung der Prostata nennt man Prostataadenom.

1 Prostatasteinchen 2 Glatte Muskelzellen 3 Kollagene Fasern
Färbung: Eisenhämatoxylin-Pikrofuchsin nach van Gieson; Vergr. 200fach

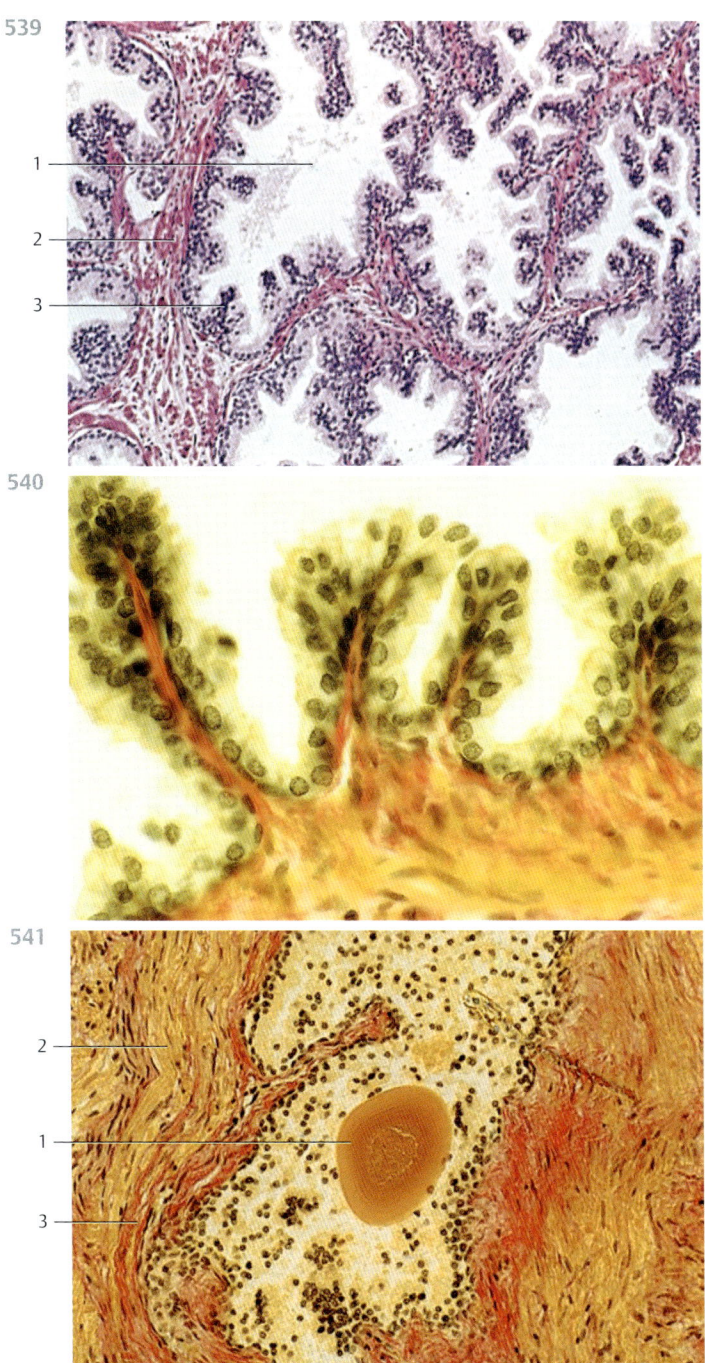

542 Eierstock – Ovar – Primordialfollikel

Am Ovar unterscheidet man eine äußere Rindenzone, **Cortex ovarii**, und eine innere Markzone, **Medulla ovarii** (**Zona vasculosa**) 2, die Bindegewebs- und glatte Muskelzellen, ferner elastische und retikuläre Fasern und Gefäße, jedoch keine Follikel enthält.

Diese Abbildung demonstriert die Rindenzone eines Katzenovars, die aus dem **Oberflächenepithel** (**Peritonealepithel, Mesothel, Müller-Epithel**) 3, der **Tunica albuginea** 4 und dem **Rindenstroma** 1 besteht. Das Oberflächenepithel 3 ist ein einschichtiges kubisches bis niedrig-zylindrisches Epithel. Unter dem Oberflächenepithel liegt eine follikelfreie, zell- und faserreiche Schicht, die **Tunica albuginea** 4. Es folgt das Rindenstroma (**Zona parenchymatosa**) 1, das aus Bindegewebszellen, Myofibroblasten und interstitiellen Drüsenzellen (ISZ) besteht und **Primordial-** und **Primärfollikel** enthält. Das Rindenstroma ist ein zellreiches **spinozelluläres Bindegewebe** (👁 180, 544, 546).

1 Rindenstroma mit zahlreichen Primordial- und Primärfollikeln
2 Medulla ovarii (Zona vasculosa)
3 Oberflächenepithel (Peritonealepithel)
4 Tunica albuginea

Semidünnschnitt; Färbung: Methylenblau-Azur II; Vergr. 200fach

543 Eierstock – Ovar – Primordialfollikel

Jeder Follikel besteht aus einer Keimzelle (**Oozyte, Ovozyte**) und somatischen Begleitzellen (**Follikelepithel = Granulosazellen**). Hier liegt ein **Primordialfollikel** im kortikalen Stroma. Die Eizelle mit großem Kern und prominentem Nukleolus ist von einer Schicht platter Follikelepithelzellen 1 umgeben. Das Ooplasma ist nicht angefärbt (👁 542).

Färbung: Hämatoxylin-Eosin; Vergr. 500fach

544 Eierstock – Ovar – Primärfollikel – Sekundärfollikel

Ausschnitt aus dem Rindenstroma eines Katzenovars mit Ovarialfollikeln in verschiedenen Stadien der Entwicklung und Rückbildung.

a) und b) **Primärfollikel** (Durchmesser bis 200 µm). Das einschichtige Follikelepithel ist kubisch bis prismatisch. Zwischen dem **Oolemm** (= **Zellmembran der Oozyte**) und dem Follikelepithel befindet sich eine Glashaut, die **Zona pellucida**. Der Primärfollikel ist von einer Basalmembran und einer bindegewebigen Hüllschicht, **Theca folliculi**, umgeben, die in diesem Stadium nur schwach entwickelt ist.

c) Bei der weiteren Entwicklung (**Follikelreifung**) entsteht ein mehrschichtiges Follikelepithel:

Sekundärfollikel (**präantraler Follikel**, Durchmesser bis 300 µm). Dieses Epithel wird auch Granulosazellepithel (**Stratum granulosum**) genannt. Deutlich ausgebildet: die **Zona pellucida**, eine homogene Schicht aus Glykoproteinen. Außen folgt eine bindegewebige Hüllschicht, die **Theca folliculi**, die den um den Follikel konzentrisch angeordneten Zellen entspricht.

d) **Atresierender Sekundärfollikel** mit Resten des Follikelepithels. Die Eizelle ist vollständig resorbiert. Das gefaltete rötliche Band ist die hyalinisierte Zona pellucida.

a) und b) Färbung: Hämalaun-Eosin, c) und d) Hämalaun-Chromotrop 2R; Vergr. jeweils 240fach

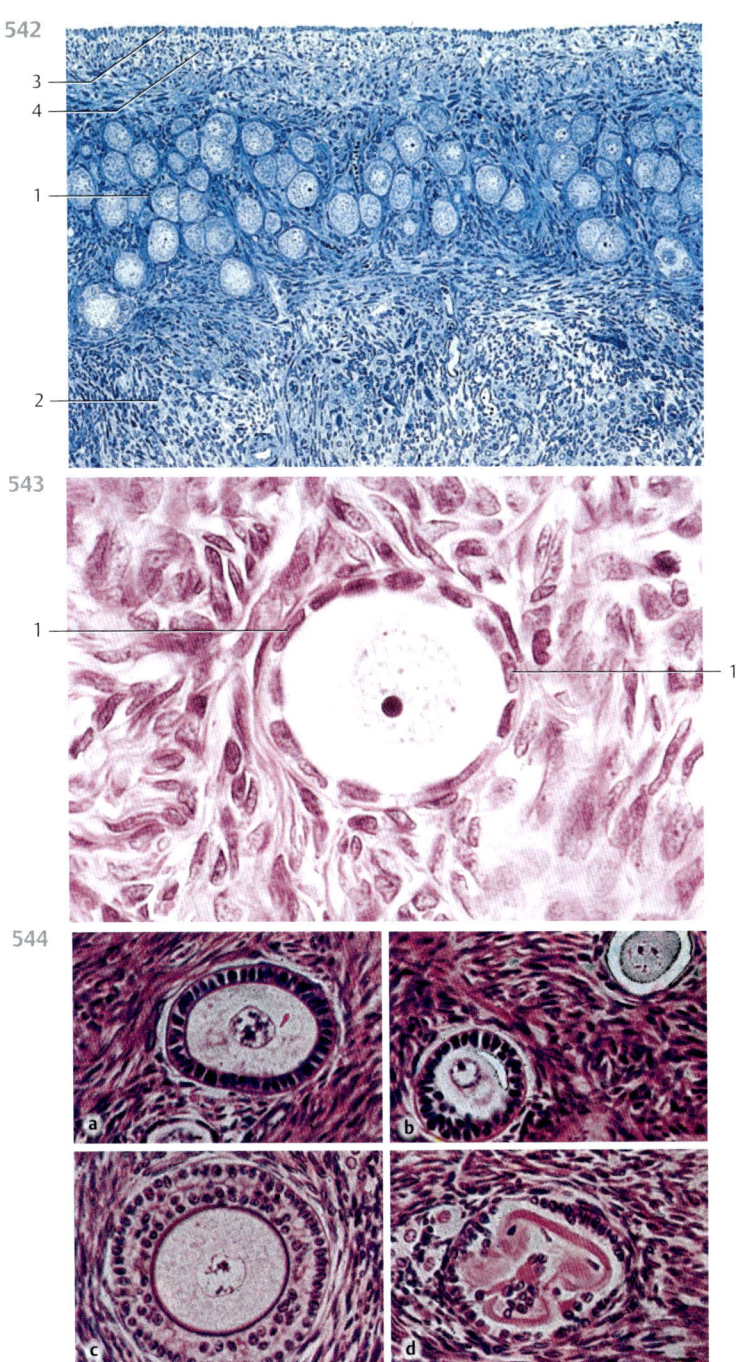

545 Eierstock – Ovar – Sekundärfollikel oder präantraler Follikel

Sekundärfollikel oder **präantraler Follikel** aus dem Ovar einer 30-jährigen Frau. Das Follikelepithel 1 ist mehrschichtig geworden und wird nun **Granulosazellepithel** (**Stratum granulosum**) genannt. Sekundärfollikel können bis zu 300 µm dick werden. Beachte die **Zona pellucida** 2 zwischen Oolemm und Granulosaepithel, ferner die Basalmembran 3 zwischen Granulosaepithel und der **Theca folliculi** 4, der bindegewebigen zirkulären Hüllschicht des Follikels (👁 543, 544c, 546–549). Das **Ooplasma** ist zart granuliert, der große Kern enthält einen hervorstechenden Nukleolus (👁 543).
Die Zona pellucida ist eine Hülle aus Glykoproteinen.

1 Follikelepithel (Granulosazellepithel)
2 Zona pellucida
3 Basalmembran
4 Theca folliculi
Färbung: Hämatoxylin-Eosin; Vergr. 300fach

546 Eierstock – Ovar – Sekundärfollikel oder präantraler Follikel

Großer Sekundärfollkel mit beginnender **Antrumbildung**. Im Zentrum liegt die Eizelle, an der die **Zona** (**Membrana**) **pellucida** und der Kern mit deutlichem Nukleolus erkennbar sind. Die Granulosaepithelzellen des heranwachsenden Follikels werden durch die Sekretion des **Liquor folliculi** auseinander gedrängt, so dass mit Flüssigkeit gefüllte Spalten entstehen, die schließlich zu größeren Höhlen konfluieren. Bei diesem Sekundärfollikel ist bereits ein größerer Hohlraum entstanden 1, der eosinophiles Material enthält. Dabei handelt es sich um filtriertes Serum, dem Sekretionsprodukte der Granulosazellen beigemischt sind (**Liquor follicularis**). Die **Theca folliculi** lässt nun zwei Schichten erkennen: eine gefäß- und zellreiche Innenzone, die **Theca folliculi interna** 2, und eine faserreiche äußere Schicht, die **Theca folliculi externa** 3.
In der rechten Bildhälfte liegen im spinozellulären Rindenstroma 4 vier Primordialfollikel 5 (👁 542, 543).

1 Beginn eines Antrum folliculi
2 Theca folliculi interna
3 Theca folliculi externa
4 Rindenstroma
5 Primordialfollikel
Färbung: Hämalaun-Chromotrop 2R; Vergr. 100fach

547 Eierstock – Ovar – Sekundärfollikel oder präantraler Follikel

Großer Sekundärfollikel mit fortgeschrittener Antrumbildung, Übergang zum **Tertiärfollikel** (**Bläschenfollikel, antraler Follikel**) aus dem Ovar eines Kaninchens.
Im **Granulosazellepithel** kommen interzellulär bläschenförmige Gebilde vor, sog. **Call-Exner-Körperchen** 1, deren Material in Konsistenz und Anfärbbarkeit dem der Zona pellucida ähnelt. Auch an diesem Schnitt ist die **Theca folliculi interna** 2 und die **Theca folliculi externa** 3 zu erkennen (👁 546).
(Emma Louise Call, 1847–1937, Ärztin aus Massachusetts; Siegmund Exner, 1846–1926, Physiologe in Wien).

1 Call-Exner-Körperchen
2 Theca folliculi interna
3 Theca folliculi externa
Färbung: Hämatoxylin-Orange G-Phosphormolybdänsäure – Anilinblau;
Präparat von Frau Prof. Dr. Katharina Spanel-Borowski, Leipzig; Vergr. 120fach

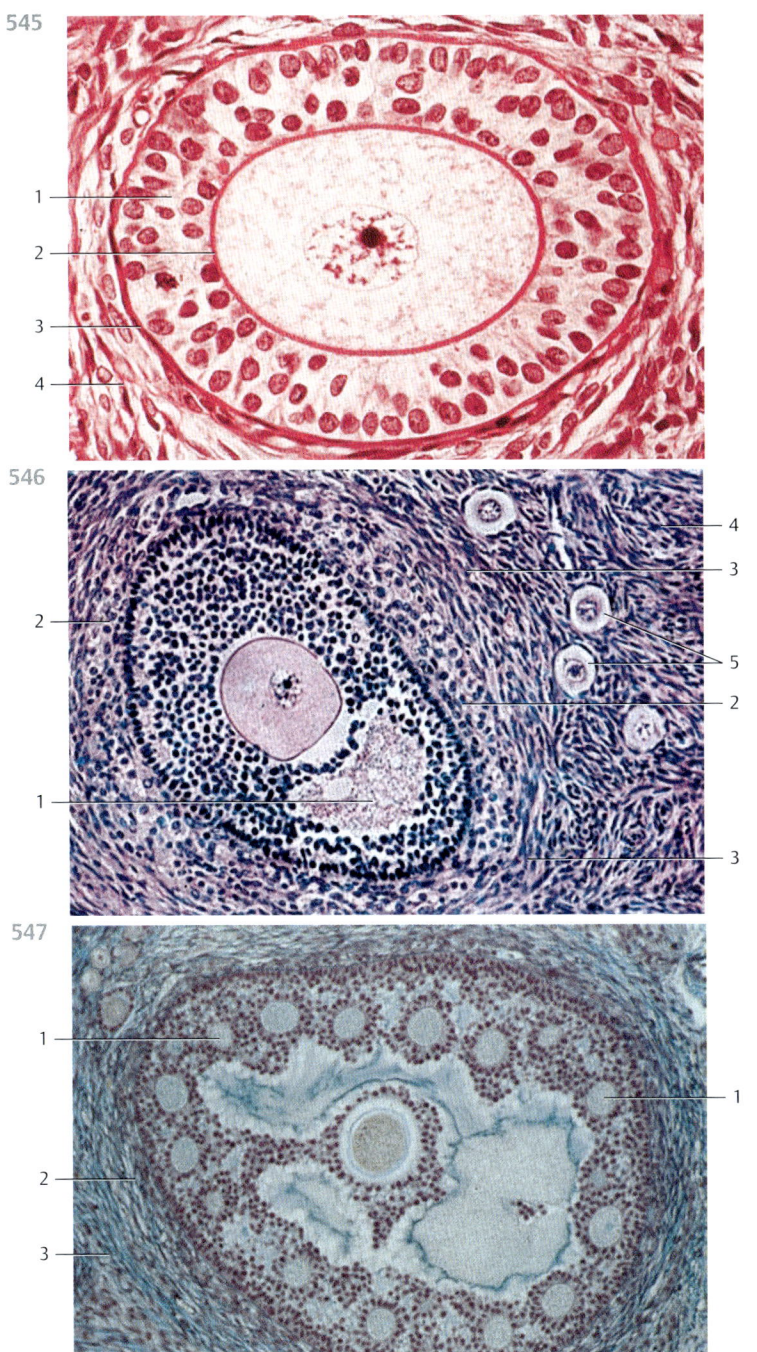

Weibliche Geschlechtsorgane

548 Eierstock – Ovar – Sekundärfollikel oder präantraler Follikel

Sekundärfollikel (**präantraler Follikel**) im Ovar eines Kaninchens. Das **Ooplasma** 1 enthält kleine Vakuolen und Dotterplättchen; der Kern ist nicht getroffen. Die Eizelle ist von einer dicken **Membrana (Zona) pellucida** 2 umhüllt. In die Membrana pellucida tauchen sowohl kurze Fortsätze der Eizelle als auch Fortsätze der Follikelepithelzellen ein (● 558). Es folgt das mehrschichtige **Granulosazellepithel** 3, in dessen Verband bereits größere, unregelmäßige, mit Follikelflüssigkeit gefüllte Räume vorkommen (**beginnende Antrumbildung, Übergang zum Tertiärfollikel**). Der Sekundärfollikel ist von einer reich vaskularisierten **Theca folliculi interna** 4 umgeben. Beachte die lipidhaltigen **interstitiellen Drüsenzellen** 5 (● 551).

1 Oozyte
2 Membrana (Zona) pellucida
3 Mehrschichtiges Granulosazellepithel
4 Theca folliculi interna
5 Interstitielle Drüsenzellen

Semidünnschnitt; Färbung: Methylenblau-Azur II; Vergr. 200fach

549 Eierstock – Ovar – Tertiärfollikel oder antraler Follikel

Ovarialfollikel mit einem deutlichen Antrum heißen **Tertiärfollikel** (**antrale Follikel oder Bläschenfollikel**). Das die Follikelhöhle, **Antrum folliculi** 1, auskleidende mehrschichtige und völlig gefäßfreie **Granulosazellepithel** wölbt sich an einer Stelle in Form eines exzentrisch gelegenen Hügels, **Cumulus oophorus** 2, in die Follikelhöhle vor. Der Eihügel enthält die Eizelle, die von einer kräftigen **Zona pellucida** umgeben ist. Der gesamte Follikel wird von Stromazellen, die eine Follikelhülle, **Theca folliculi** 3, 4, bilden, umgeben.

1 Antrum folliculi
2 Cumulus oophorus mit Oozyte
3 Theca folliculi interna
4 Theca folliculi externa (Myofibroblasten)

Färbung: Hämatoxylin-Eosin; Vergr. 220fach

550 Eierstock – Ovar – Graaf-Follikel

Follikel kurz vor der Ovulation erreichen beim Menschen einen Durchmesser von 20–25 mm; sie werden auch als sprungreife, präovulatorische oder **Graaf-Follikel** bezeichnet. In dieser Abbildung sind der **Cumulus oophorus** 2 mit der Eizelle, das mehrschichtige **Granulosaepithel** 3 und die **Theca folliculi** 4 eines Graaf-Follikels angeschnitten. Die in unmittelbarer Umgebung der Eizelle liegenden Granulosaepithelzellen richten sich radiär aus. Dieser dichte, radiär gestaltete Kranz von Granulosazellen entpricht den **Corona-radiata-Zellen** 5. Die angrenzenden, locker angeordneten Zellen sind die **Cumulus-Zellen**. Unterhalb des Eihügels liegt die breite, gefäßfreie **Granulosazellepithelschicht** 3, darunter folgt, parallel zum unteren Bildrand, die **Theca folliculi** 4. Das mehrschichtige Follikelepithel sieht, insbesondere bei schwächeren Mikroskopvergrößerungen, infolge der dicht nebeneinander stehenden Zellkerne granuliert aus. Deshalb die Bezeichnung „**Granulosazellen**" oder „**Granulosaepithelzellen**". Menschliches Ovar. (Reinier de Graaf, 1641–1673, niederländischer Arzt und Forscher in Delft und Paris).

1 Antrum folliculi
2 Cumulus oophorus
3 Granulosaepithelzellen
4 Theca folliculi
5 Corona-radiata-Zellen

Färbung: Hämalaun-Eosin; Vergr. 25fach

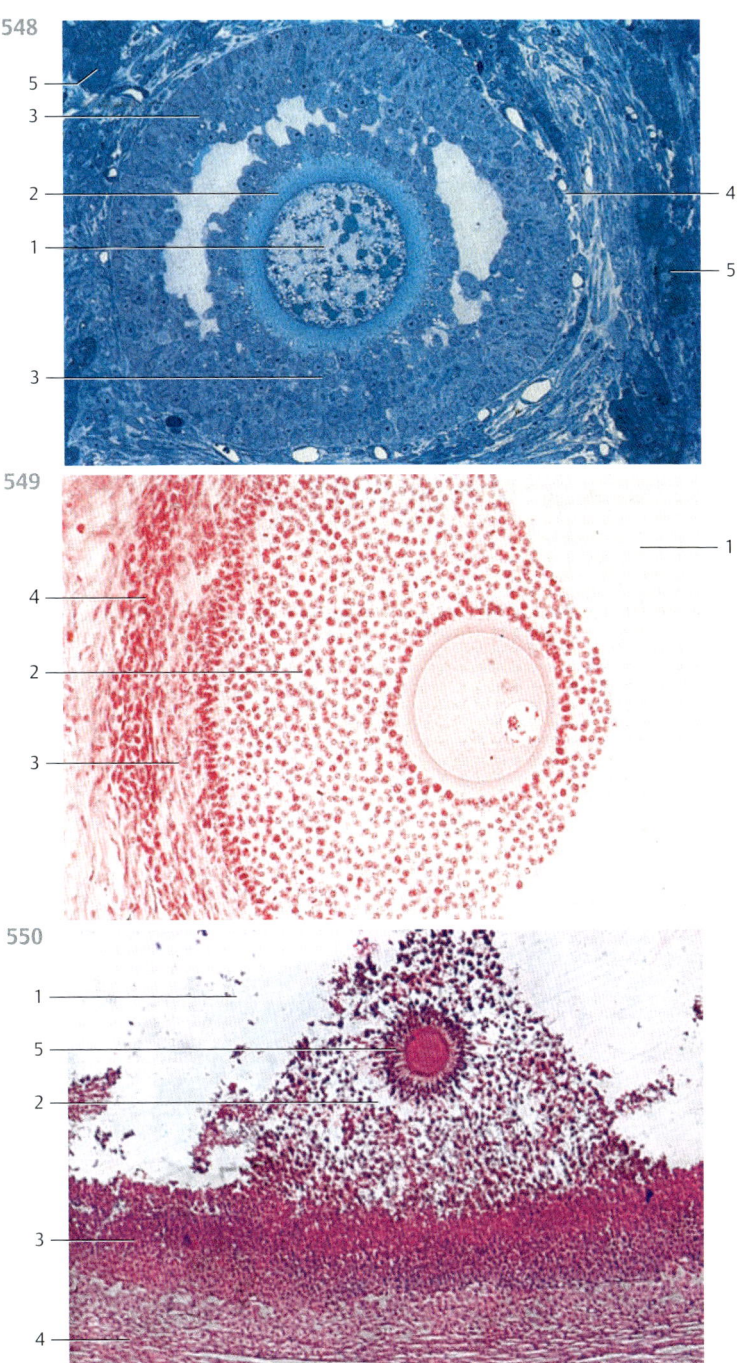

Weibliche Geschlechtsorgane

551 Eierstock – Ovar – Interstitielle Zellen

Ausschnitt aus der Rindenzone des Ovars eines Kaninchens zur Darstellung der sog. interstitiellen Zellen (**Zwischenzellen**) 1, die von der Theca folliculi interna abstammen. In ihrer Gesamtheit bilden sie die **interstitielle endokrine Drüse** des Ovars, das sog. **Thekaorgan**. Diese epitheloiden, lipidhaltigen Zellen besitzen eine feinwabige Zytoplasmastruktur und ähneln damit den Thekaluteinzellen. In diesem Präparat sind die Zwischenzellen dicht mit Lipidtröpfchen, der Speichersubstanz für die Androgensynthese, gefüllt. Zwischen den interstitiellen Zellkomplexen liegt das feinfaserige, spinozelluläre Bindegewebe 2, das zahlreiche Blutgefäße enthält (👁 180). Die interstitiellen Zellen und die Thekazellen bilden Androgene, die an Granulosazellen weitergegeben werden. Diese besitzen eine **Aromatase**, die Androgene in Östrogene umwandelt. Die interstitiellen Zellen sind im menschlichen Ovar außerhalb der Gravidität inaktiver als jene im Kaninchenovar. Im menschlichen Ovar sehen die interstitiellen Drüsenzellen eher wie Fibroblasten aus.

Semidünnschnitt; Färbung: Methylenblau-Azur II; Vergr. 400fach

552 Eierstock – Ovar – Corpus luteum

Der Freisetzung der Eizelle während der Ovulation folgen dramatische Veränderungen des Follikels. Innerhalb von 2–3 Tagen findet ein komplizierter Umbau der im Ovar zurückbleibenden Follikelhülle statt, die in eine endokrine Drüse, das **Corpus luteum, Gelbkörper**, überführt wird. Die Membrana (**Zona**) granulosa wird hochgefaltet, ihre Zellen hypertrophieren, lagern Lipide ein und werden in **Granulosaluteinzellen** 1 (👁 553, 554) mit allen morphologischen Kriterien hormonproduzierender Zellen umgewandelt. Kapillaren und größere Blutgefäße aus den Theka-Schichten wachsen in dieses transformierte Gewebe ein und bilden dort ein dichtes Kapillarnetz. Im histologischen Schnitt tritt uns ein 15–20 Zellschichten breites, gewelltes Band entgegen. Damit ist die Bildung des Gelbkörpers abgeschlossen. Diese Abbildung zeigt oben die Follikelhöhle 3 mit Resten eines Fibringerinnsels, unmittelbar darunter frisches, aus der Theca folliculi eingesprosstes Bindegewebe. Das breite, gewellte, bereits vaskularisierte Band der Granulosaluteinzellen wird außen von der Theca folliculi 2 umhüllt.

1 Granulosaluteinzellen 2 Theca folliculi 3 Ehemalige Follikelhöhle
Färbung: Azan; Vergr. 10fach

553 Eierstock – Ovar – Corpus luteum

Im **Blütestadium** des Gelbkörpers treten in den **Granulosaluteinzellen** 1 Lipidtröpfchen auf. Gleichzeitig vermehren und vergrößern sich die an der äußeren Oberfläche liegenden Theca-interna-Zellen. Auch sie lagern Lipidtröpfchen ein und werden so zu **Thekaluteinzellen** 2. Sie füllen schließlich alle Lücken und Nischen aus, wodurch Stränge und Inseln auch innerhalb der Granulosaluteinzellen entstehen. Die großen hellen Zellhaufen der Thekaluteinzellen sind deutlich zu erkennen. Sie werden von gefäßführendem Bindegewebe 3 durchsetzt, das auch in das Corpus luteum eindringt. Lutein ist ein gelber Farbstoff aus der Gruppe der Carotinoide.

1 Granulosaluteinzellen 2 Thekaluteinzellen 3 Bindegewebe der Theca folliculi
Färbung: Azan; Vergr. 90fach

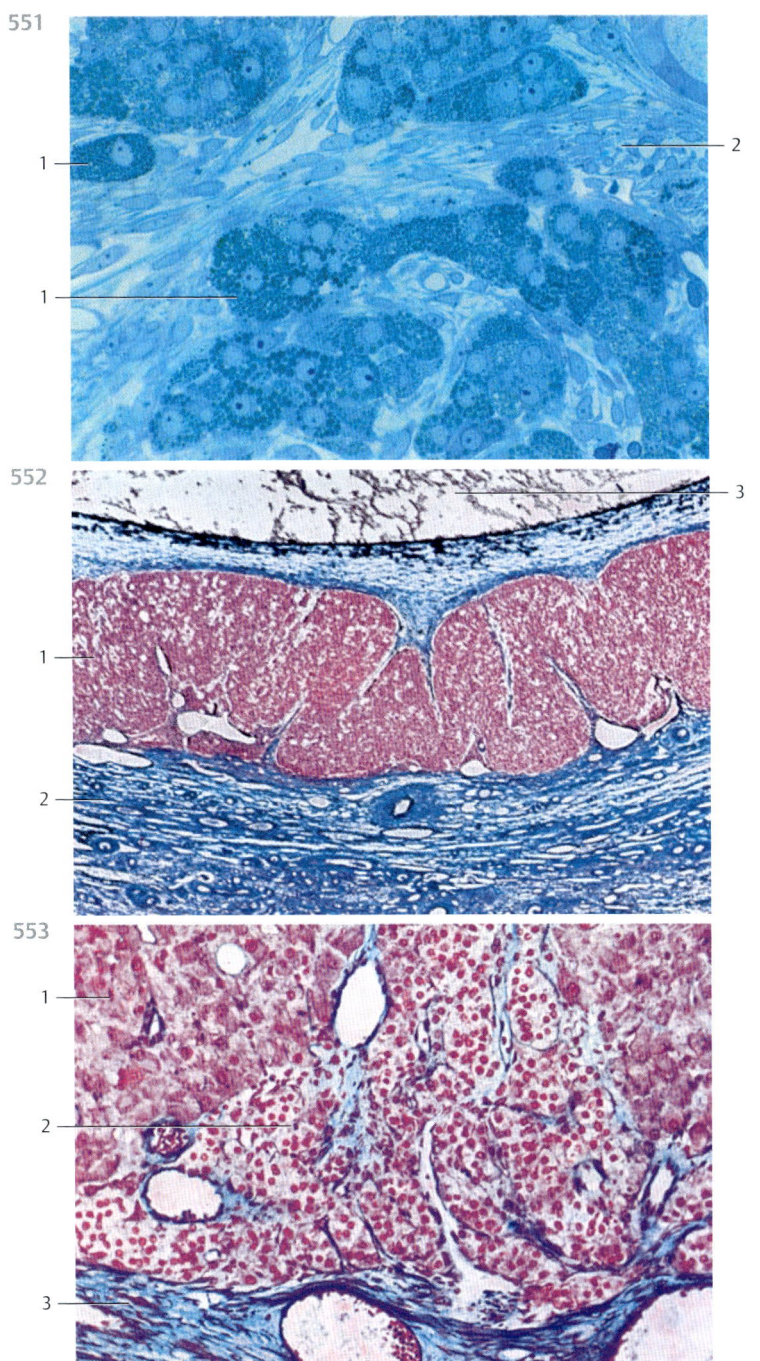

554 Eierstock – Ovar – Corpus luteum

Ausschnitt aus einem **Corpus luteum** im Blütestadium, dessen sekretorische Tätigkeit durch Hormone des Hypophysenvorderlappens gesteuert wird. Die polyedrischen **Granulosazellen** sind um das Zwei- bis Dreifache größer geworden und erreichen Durchmesser bis zu 30 µm. Sie werden nun, nach Einlagerung von Lipiden und dem gelben Lipochrom, einem Pigment, **Granulosaluteinzellen** genannt (**Gelbkörper**). Bei der üblichen histologischen Technik werden die feinen Fetttröpfchen in den Entwässerungsmedien (Alkohol) herausgelöst, wodurch die Zellen ein vakuoliges oder wabiges Aussehen bekommen. In unserem Präparat erkennt man zwischen den Granulosaluteinzellen zahlreiche spindelförmige oder längliche Endothelzellen. Der Gelbkörper, dessen Wirksamkeit sich im Falle der Nichtbefruchtung der Eizelle über 8–10 Tage erstreckt (**Lutealphase**), ist zu einer zyklischen endokrinen Drüse geworden, **Corpus luteum cyclicum sive menstruationis**. Die Granulosaluteinzellen produzieren Gestagene, hauptsächlich Progesteron.

Färbung: Hämatoxylin-Eosin;
Präparat von Frau Prof. Dr. Katharina Spanel-Borowski, Leipzig; Vergr. 120fach

555 Eierstock – Ovar – Corpus luteum

Der Gelbkörper entwickelt sich zum **Corpus luteum graviditatis**, wenn sich eine befruchtete Eizelle im Endometrium implantiert hat. Tritt dagegen keine Schwangerschaft ein, dann unterliegt das **Corpus luteum menstruationis sive cyclicum** einer raschen Rückbildung. In den Gelbkörper im Stadium der Regression wachsen Fibrozyten und Makrophagen ein, und es treten **Apoptosen** auf. Spätere Stadien der Rückbildung sind durch Schrumpfung und Verfettung der Granulosaluteinzellen gekennzeichnet (**Luteolyse**). Von außen wächst vermehrt Bindegewebe in die Wandung des Corpus luteum ein. Auch die Thekaluteinzellen verfetten in hohem Maße.

Die nebenstehende Abbildung demonstriert ein Corpus luteum in Regression. Die Granulosaluteinzellen sind erheblich kleiner geworden. In den nun erweiterten Interzellularräumen liegen Fibrozyten, Makrophagen und Zelltrümmer (◐ 554). In dieser Phase der Rückbildung kann durch Einbluten in den Gelbkörper ein Hämatom entstehen.

Färbung: Hämatoxylin-Eosin;
Präparat von Frau Prof. Dr. Katherina Spanel-Borowski, Leipzig; Vergr. 120fach

556 Eierstock – Ovar – Corpus albicans

Während im Regressionsstadium des **Corpus luteum cyclicum** sowohl die Granulosaluteinzellen als auch die Thekaluteinzellen nach und nach zerfallen und abgeräumt werden (◐ 555), gewinnt das einsprossende Bindegewebe die Oberhand. Auf diese Weise entsteht ein weiß glänzender Körper, **Corpus albicans sive fibrosum** [1]. Das Corpus albicans ähnelt einer derben und knotigen bindegewebigen Narbe; es kann mehrere Monate bestehen bleiben und wird nur sehr langsam abgebaut. Häufig sind in dem sehnig glänzenden Corpus albicans Hämosiderinablagerungen anzutreffen.

1 Corpus albicans   2 Markzone des Ovars
Färbung: Hämalaun-Eosin; Vergr. 14fach

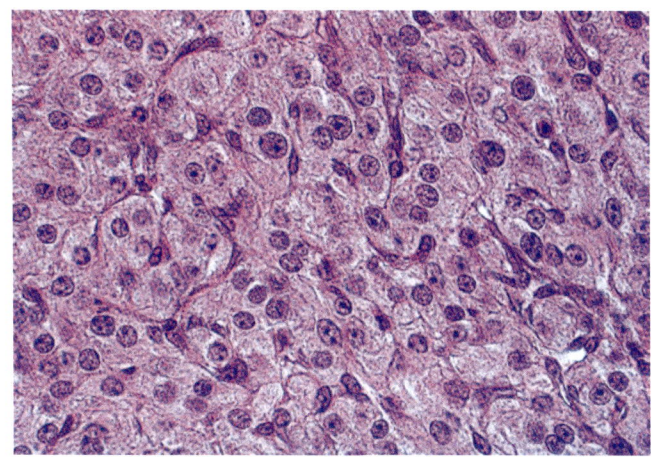

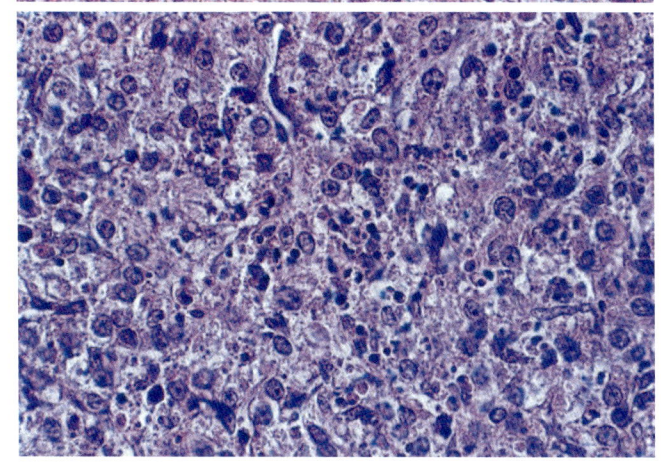

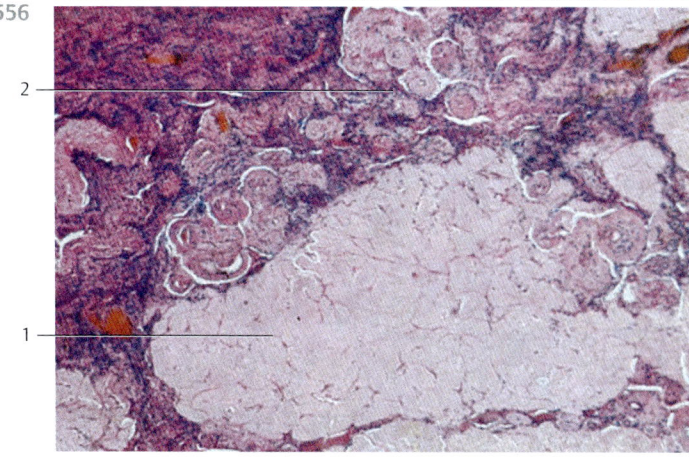

557 Eizelle – Oozyte – Ovozyte

Menschliche Eizelle, gewonnen bei einer **assistierten Fertilisierung durch intrazytoplasmatische Spermatozoeninjektion** (**ICSI**), bei der die letzte Barriere zum Zytoplasma der Eizelle, das **Oolemma**, überwunden wird. Bei dieser Technik wird mit einer Mikropipette unter lichtmikroskopischen Bedingungen ein einzelnes Spermatozoon direkt in das Zytoplasma der Eizelle injiziert.

Bei dieser elektronenmikroskopischen Aufnahme erkennt man im Zentrum den **Spermienkopf** 1. Das Zytoplasma enthält zahlreiche, in der ganzen Zelle verteilte elektronendichte Granula und vorwiegend zentral kleine Bläschen 2. Der Zellkern ist nicht angeschnitten. Die Eizelle ist von der **Zona pellucida** (**Glashaut**) 3 umgeben, einer extrazellulären Matrix, die aus Glykoproteinen besteht. Die dann folgenden Follikelepithelzellen des Cumulus oophorus sind hier strukturell nicht mehr zu beurteilen 4 (👁 558).

Die zytoplasmareiche Eizelle hat zum Zeitpunkt der Ovulation einen Durchmesser von 120–130 µm und ist damit eine der größten Zellen des menschlichen Körpers.

1 Spermienkopf
2 Bläschen
3 Zona pellucida
4 Reste des Follikelepithels
Elektronenmikroskopische Aufnahme; Vergr. 1000fach

558 Eizelle – Oozyte – Ovozyte

Ausschnitt aus einem **präantralen Follikel** mit Darstellung eines Randbereiches der Oozyte 1 im Bild unten (👁 559). Das Zytoplasma enthält hier Vesikel und kleine Vakuolen mit unterschiedlich dichtem Inhalt. Von der Eizellmembran gehen kurze, stummelförmige Mikrovilli aus, die in das feingranuläre Material der **Zona pellucida** 2 eintauchen. Nach außen, im Bild oben, folgen die **Follikelepithelzellen** 3, die ebenfalls Fortsätze ausbilden, die durch die Zona pellucida ziehen und Kontakte mit der Eizellmembran eingehen (in unserer Abbildung nicht dargestellt). In unserer Abbildung enthält die Zona pellucida nur kurze Bruchstücke der verschiedenen Fortsätze 4. Die Follikelepithelzellen haben große Kerne. Ihr Zytoplasma enthält längliche Mitochondrien, kurze Lamellen des rauen endoplasmatischen Retikulums (rER) und Vesikel.

Die Zona pellucida wird überwiegend von der Oozyte gebildet.

1 Eizelle
2 Zona pellucida
3 Follikelepithel
4 Fortsätze der Follikelepithelzellen
Elektronenmikroskopische Aufnahme; Vergr. 6400fach

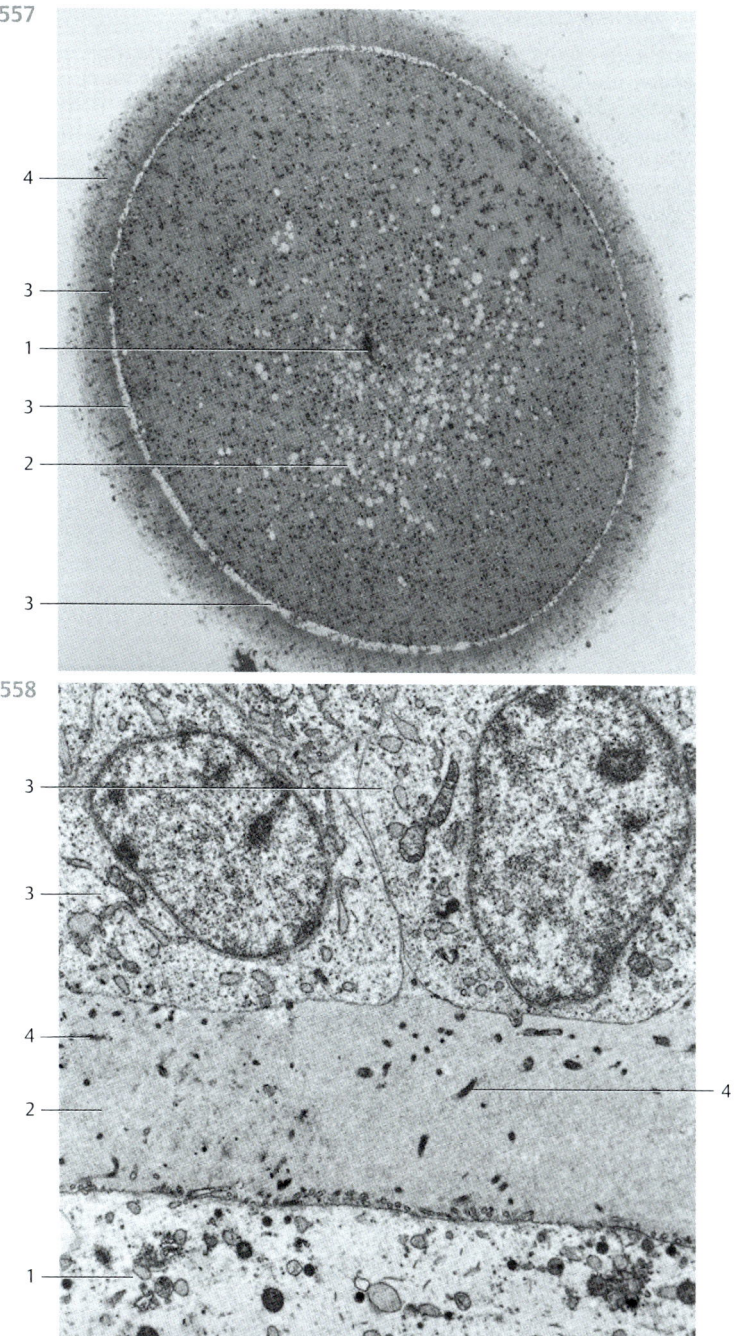

559 Eizelle – Oozyte – Ovozyte

Die mit 120–130 μm große menschliche Eizelle übertrifft das Spermatozoon erheblich an Volumen. Der locker strukturierte blasige Kern ① – Durchmesser etwa 25 μm – wurde früher als **Keimbläschen** bezeichnet. Das im Zytoplasma ② lichtmikroskopisch erkennbare granuläre Material (👁 544, 545) entpuppt sich unter dem Elektronenmikroskop als ein Gemenge aus osmiophilen Granula, Golgi-Apparaten, Vakuolen, Vesikeln, kleinen Mitochondrien und kurzen Profilen des rauen endoplasmatischen Retikulums (rER).
Ovulierte menschliche Eizelle, Ausschnitt.

1 Kern 2 Zytoplasma
Elektronenmikroskopische Aufnahme; Vergr. 8000fach

560 Eileiter – Tuba uterina – Ampulla tubae uterinae

An der etwa 10–15 cm langen Tuba uterina (**Salpinx oder Ovidukt**) lassen sich **Tunica mucosa, Tunica muscularis**, gefäßführende **Tela subserosa** und **Tunica serosa** unterscheiden. Alle Schichten sind auf unserem Schnittpräparat getroffen. Im ampullären Abschnitt der Tube erhebt sich die Schleimhaut zu hohen Längsfalten ①, welche stark verzweigte **Sekundär- und Tertiärfalten** tragen (Faltenlabyrinth). Dadurch wird die Lichtung stark eingeengt. Die Tunica muscularis (**tubeneigene Muskulatur**) ② besteht aus drei Schichten, die sehr unregelmäßig ausgebildet sind und spiralförmig verlaufen. Man unterscheidet **äußere Längsmuskelzüge**, eine **mittlere Lage zirkulär verlaufender Muskelbündel** und eine **innere Längsmuskelschicht**. Die breite Subserosa enthält zahlreiche Gefäße ③ ④, ferner unterschiedlich dichte Züge glatter Muskelzellen, die als sog. **subperitoneale Muskelschicht** mit dem **Uterus**, der **Mesosalpinx** ⑤ und dem **Lig. latum uteri** zusammenhängen. Sie ermöglicht Lageveränderungen der Tube. Das spiegelnd glatte, platte einschichtige Peritonealepithel, die **Tunica serosa** ⑥, bedeckt die **Tela subserosa**.

1 Schleimhautfalte 3 Arterie 5 Mesosalpinx
2 Subperitoneale Muskulatur 4 Vene 6 Tunica serosa
Färbung: Eisenhämatoxylin-Eosin; Vergr. 10fach

561 Eileiter – Tuba uterina – Isthmus tubae uterinae

Gegen das **Ostium uterinum tubae** nimmt die Weite der Lichtung stetig ab; die Dicke der Muskelhaut ① nimmt zu. Die relativ breiten und bindegewebsreichen Schleimhautfalten ② verzweigen sich nur noch selten und verstreichen schließlich am Beginn der **Pars uterina tubae** (**Pars intramuralis sive Pars interstitialis**) völlig (👁 562).
In der linken unteren Ecke ist die **Tunica serosa** ③ im Schnitt getroffen. Vergleiche dieses Querschnittsbild mit dem labyrinthartigen Querschnittsprofil der Ampulla tubae uterinae. In der Tela subserosa ④ kommen Blutgefäße ⑤ vor. Auch die Lamina propria der Falten ② enthält reichlich Blut- und Lymphgefäße.

1 Tunica muscularis 3 Tunica serosa 5 Arterien
2 Schleimhautfalten 4 Tela subserosa
Färbung: Hämalaun-Eosin; Vergr. 40fach

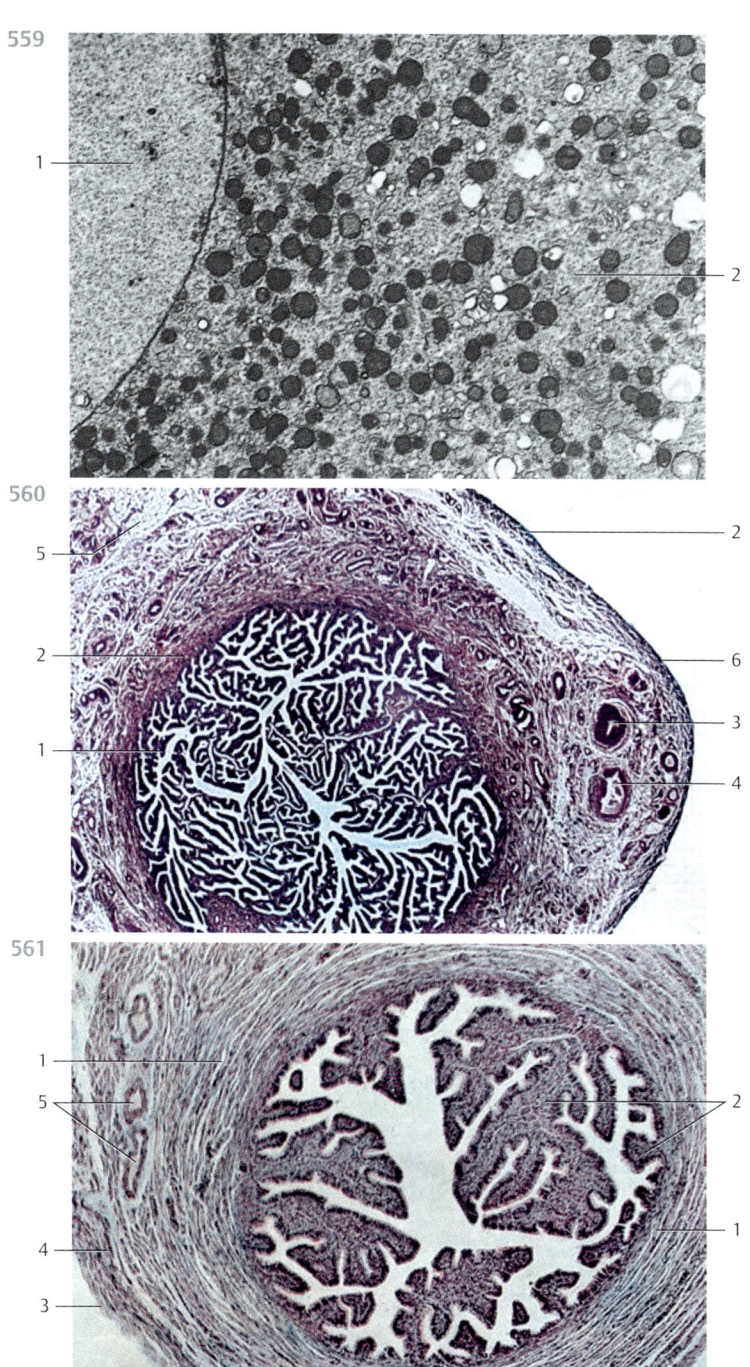

562 Eileiter – Tuba uterina – Pars uterina tubae

An den **Isthmus tubae uterinae** schließt sich die innerhalb der Gebärmutterwand verlaufende Eileiterstrecke, die **Pars uterina tubae** (**Pars intramuralis**), an, die mit sehr enger Lichtung, **Ostium uterinum**, in den Fundus uteri (**Cavum uteri**) mündet. Die enge Tubenlichtung wird von einer dicken, zirkulär angeordneten Muskelschicht [1] umhüllt (**Sphinktermechanismus?**). Beachte, dass Schleimhautfalten hier völlig fehlen. Die weiter außen liegenden Muskelschichten sind bereits Anteile der Uteruswand [2]. Beachte die mit Blut gefüllten Gefäße [3].

1 Muskelschichten der Tube   2 Myometrium   3 Blutgefäße
Färbung: Hämatoxylin-Eosin; Vergr. 25fach

563 Eileiter – Tuba uterina – Ampulla tubae uterinae

Dieser mit Methylenblau-Azur II gefärbte Semidünnschnitt durch Schleimhautfalten der Ampulle zeigt, dass die Schleimhaut, **Tunica mucosa**, ein einschichtiges iso- bis hochprismatisches Epithel besitzt, das aus kinozilientragenden Zellen [1] (**Flimmerzellen**) (👁 82–85) und **sezernierenden Zellen** (**Drüsenzellen**) [2] besteht. Die Drüsenzellen zeichnen sich durch einen schlanken basalen, aber erweiterten apikalen Zellteil aus und enthalten, vorwiegend in den apikalen Protrusionen, Sekretgranula. Unmittelbar unter dem Epithel, in der dünnen, locker gebauten Lamina propria [3], liegen zahlreiche Blutgefäße [4].

1 Zilienzellen   3 Lamina propria mucosae   4 Kapillaren
2 Drüsenzellen   5 Arteriole
Semidünnschnitt; Färbung: Methylenblau-Azur II; Vergr. 400fach

564 Eileiter – Tuba uterina – Isthmus tubae uterinae

Schleimhautfalten aus dem **Isthmus tubae uterinae** eines Kaninchens.
In diesem Abschnitt der Tube enthält der Epithelverband der Eileiterschleimhaut vermehrt **Sekretzellen** [1], zwischen denen nur noch vereinzelt **Zilienzellen** [2] eingestreut sind. Die **Sekretzellen** wölben sich kuppelförmig in die Lichtung vor (👁 563); sie sind supranukleär mit kleinen Sekretgranula beladen. Die länglichen, dunklen Kerne der Drüsenzellen liegen basal.
Das Sekret der Drüsenzellen, das **Tubensekret**, dient der Ernährung der befruchteten Eizelle während der Tubenwanderung; es enthält tubenspezifische Proteine, ferner verschiedene Ionen, Zucker, Aminosäuren, Enzyme und aus dem Blut stammende Globuline und Albumin. Allerdings unterliegen die sezernierenden Zellen und die quantitative Zusammensetzung des Tubensekrets starken zyklischen Schwankungen. Außerdem werden sog. **Stiftchenzellen** beschrieben, bei denen es sich vermutlich um erschöpfte Drüsenzellen handelt. Beachte die zahlreichen Kapillaren [4] in der Lamina propria mucosae [3].
Der Zilienschlag der Zilienzellen ist uteruswärts gerichtet und dient dem Keimtransport.

1 Sezernierende Zellen,   2 Zilienzellen   4 Kapillaren
  Drüsenzellen   3 Lamina propria mucosae
Semidünnschnitt; Färbung: Methylenblau-Azur II; Vergr. 400fach

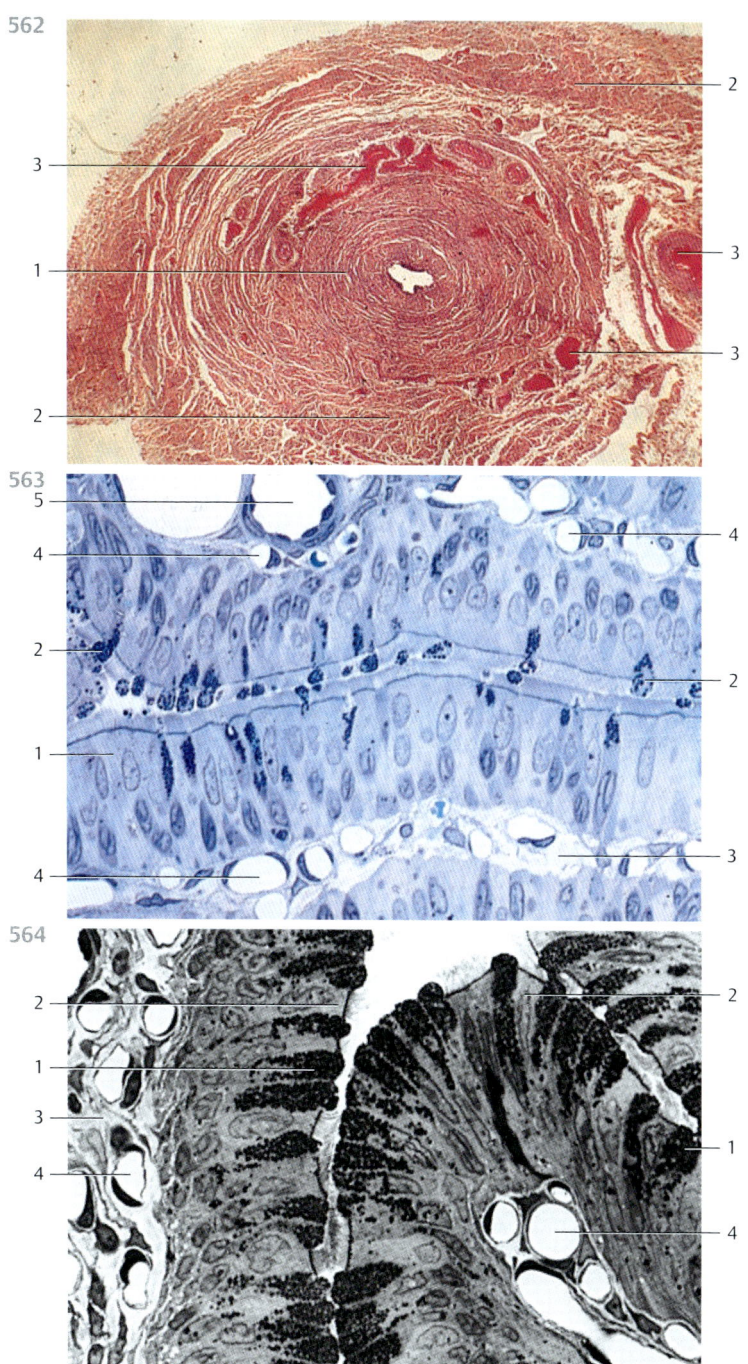

Weibliche Geschlechtsorgane

565 Eileiter – Tuba uterina – Ampulla tubae uterinae

Die Schleimhautfalten der Ampulle werden dagegen von dicht stehenden **Zilienzellen** überzogen, zwischen denen sezernierende Zellen (**Drüsenzellen**) [1] vorkommen (👁 563). Die Kinozilien, 7–15 µm lang, überragen die Oberflächen der Sekretzellen beträchtlich. Zwei Zilien sind an ihren Enden keulenförmig aufgetrieben. Vergleiche mit den Abbildungen 82–85.
Die Flimmerzellen erzeugen eine uteruswärts gerichtete Flüssigkeitsströmung, die der Unterstützung des Eitransports dient.
Auf dieser Abbildung wird zudem deutlich, dass das apikale Plasmalemm der Drüsenzellen kurze, stummelförmige Mikrovilli ausgebildet hat [1].

1 Drüsenzellen
Rasterelektronenmikroskopische Aufnahme; Vergr. 4800fach

566 Gebärmutter – Uterus – Cervix uteri

Medianer Sagittalschnitt durch **Vagina** und **Cervix uteri**. Der Gebärmutterhals, **Cervix oder Collum uteri**, ist das verengte kaudale Drittel des Uterus. Die Cervix uteri ist konusförmig; ihre Spitze, die **Portio vaginalis cervicis** (Portio der Kliniker), ragt frei in die Scheide [1] hinein. Sie ist von den Scheidengewölben [2] umgeben. In ihrer Mitte weist sie ein kleines Grübchen auf, den äußeren Muttermund, **Ostium externum uteri** [3], der zwischen der vorderen [4] und der hinteren [5] Muttermundslippe, **Labium anterius et posterius**, liegt. Am äußeren Muttermund (Mündung des Zervikalkanals) geht das einschichtige prismatische Epithel der Zervixschleimhaut in das unverhornte mehrschichtige Plattenepithel der **Portio vaginalis** über, das auch die Vagina [1] (👁 567) bedeckt. Der Zervikalkanal ist spindelförmig und bildet parallele Schleimhautfalten, **Plicae palmatae** [6], aus (👁 567). Sie erinnern an tubuläre Drüsen. Eine Tela submucosa fehlt, die Mukosa sitzt also unmittelbar der Muskulatur [7] auf.

1 Vagina
2 Hinteres Scheidengewölbe
3 Äußerer Muttermund
4 Vordere Muttermundslippe
5 Hintere Muttermundslippe
6 Zervikalkanal mit Plicae palmatae
7 Glatte Muskulatur der Cervix uteri

Färbung: Hämatoxylin-Eosin; Vergr. 12fach

567 Gebärmutter – Uterus – Cervix uteri

Das Schleimhautbild der **Cervix uteri**, deren Tunica mucosa 2–5 mm dick ist, unterscheidet sich wesentlich von dem des **Corpus uteri**. Die gefaltete Mukosa, **Plicae palmatae** [1], und dazwischen liegende tiefe Täler (**Krypten**) [3], lassen die Oberfläche stark zerklüftet erscheinen (👁 566). Das hochprismatische Epithel, in dem zahlreiche Flimmerzellen vorkommen, setzt sich in unregelmäßig verzweigte Drüsen fort, die ein muzinhaltiges Sekret absondern. An der Basis des Epithels kommen gelegentlich Reservezellen vor. Die Tunica propria [2] der Zervikalschleimhaut ist faserreicher und derber als jene des Endometriums und grenzt direkt an die Muskulatur.
Sagittalschnitt durch den Zervikalkanal, Ausschnitt aus Abbildung 566.

1 Plicae palmatae   2 Tunica propria   3 Krypten
Färbung: Hämatoxylin-Eosin; Vergr. 40fach

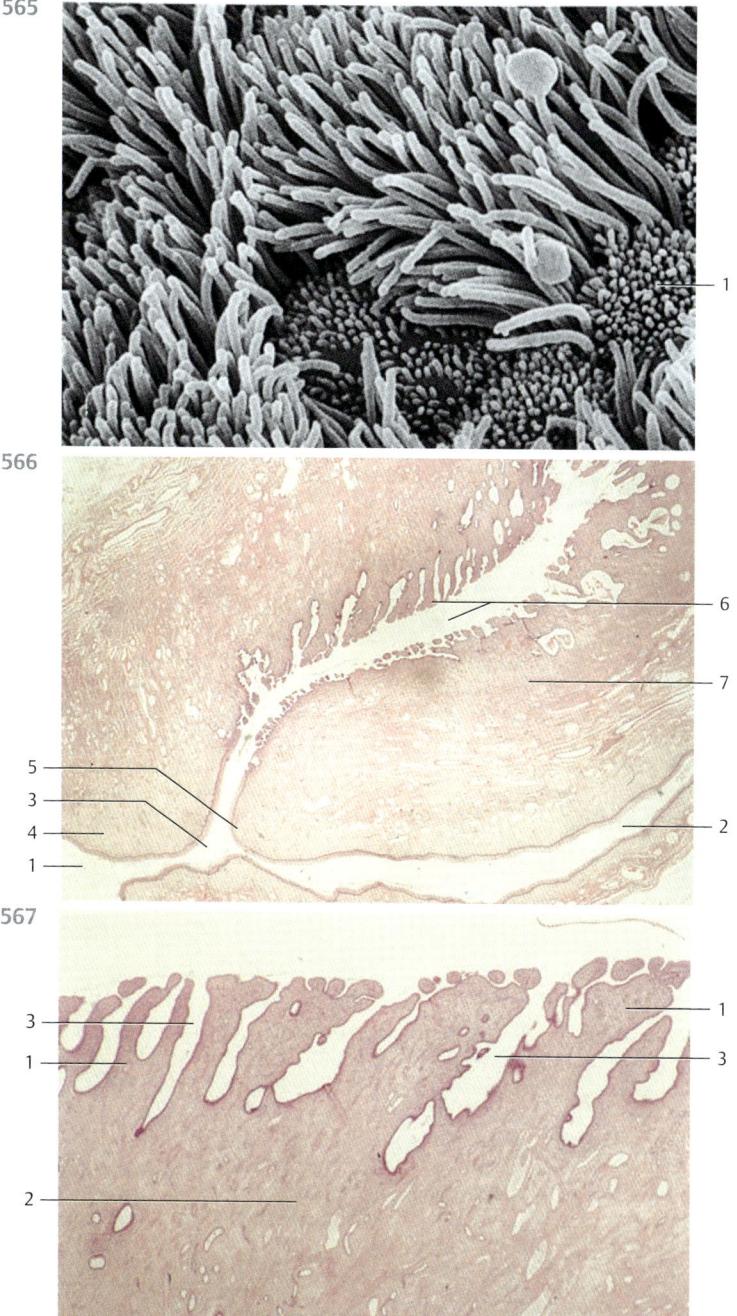

Weibliche Geschlechtsorgane

568 Gebärmutter – Uterus

Der **Uterus**, ein birnenförmiges Hohlorgan (etwa 7–9 cm lang, 3–4 cm breit, 2–3 cm dick und etwa 100–120 g schwer), liegt in einer Bauchfellduplikatur, dem **Lig. latum uteri**. Man unterscheidet den Gebärmutterkörper, **Corpus uteri**, dessen oberer Abschnitt als Gebärmuttergrund, **Fundus uteri**, bezeichnet wird, und den zylindrischen Halsteil, **Cervix uteri**. Ein Teil der Cervix uteri ragt in die Vagina vor und bildet dort die **Portio vaginalis** (☞ 566). Die Lichtung des Corpus uteri, **Cavitas** oder **Cavum uteri** 1, ist spaltförmig und bei Ansicht von vorn dreieckig. Die Wand des Uterus ist 1,5–2 cm dick; von außen nach innen werden folgende Schichten unterschieden: **Perimetrium** 2 oder Tunica serosa (**Peritonealepithel**), **Myometrium** 3 oder Tunica muscularis, an dem vier Schichten beschrieben werden (**Stratum submucosum sive subvasculare, Stratum vasculosum, Stratum supravasculosum, Stratum subserosum**) und **Endometrium** 4 oder Tunica mucosa. Auf dem nebenstehenden, fast medio-sagittal geführten Schnitt sind alle Schichten zu erkennen.

1 Cavum (Cavitas) uteri
2 Perimetrium
3 Myometrium
4 Endometrium
5 Fundus uteri
Färbung: Hämatoxylin-Eosin; Vergr. 5fach

569 Gebärmutter – Uterus

Ausschnitt aus der Wandung des menschlichen Uterus mit **Myometrium** 1 und **Endometrium** 2. Beachte die Drüsenschläuche im **Stratum functionale** (**Functionalis**) des Endometriums (**späte Proliferationsphase**). Die blauviolett gefärbte Zone 3 entspricht dem **Stratum basale endometrii** (**Basalis**). Das Myometrium, etwa 1 cm dick, erscheint wie ein von gefäßhaltigem Bindegewebe durchsetztes Geflecht glatter Muskulatur (☞ 568). Im Myometrium werden vier Schichten unterschieden: Stratum submucosum, Stratum vasculosum, Stratum supravasculosum und Stratum subserosum.
Ausschnitt aus Abbildung 568.

1 Myometrium mit Stratum submucosum und Stratum vasculosum
2 Endometrium, Stratum functionale
3 Endometrium, Stratum basale
4 Uteruslichtung, Cavum uteri
Färbung: Hämatoxylin-Eosin; Vergr. 15fach

570 Gebärmutter – Uterus

Ausschnitt aus der Wandung der menschlichen Gebärmutter mit **Endometrium** 1 und **Myometrium** 2 (☞ 569, 571b). Die Schleimhaut befindet sich in der späten **Proliferationsphase** (**Follikelphase**). Die Drüsen des Endometriums wachsen nach der **Desquamationsphase** zu gestreckten Tubuli heran, die in der späten Proliferationsphase, wie auf dieser Abbildung zu erkennen, geschlängelt verlaufen. Beachte die im **Stratum basale** 3 gelegenen queren Durchschnitte durch die tubulösen Drüsen. Das Kavumepithel ist ein einschichtiges hochprismatisches Epithel. Die untere Bildhälfte wird vom **Myometrium** 2 eingenommen.

1 Endometrium, Functionalis
2 Myometrium
3 Endometrium, Basalis
Färbung: Hämatoxylin-Eosin; Vergr. 25fach

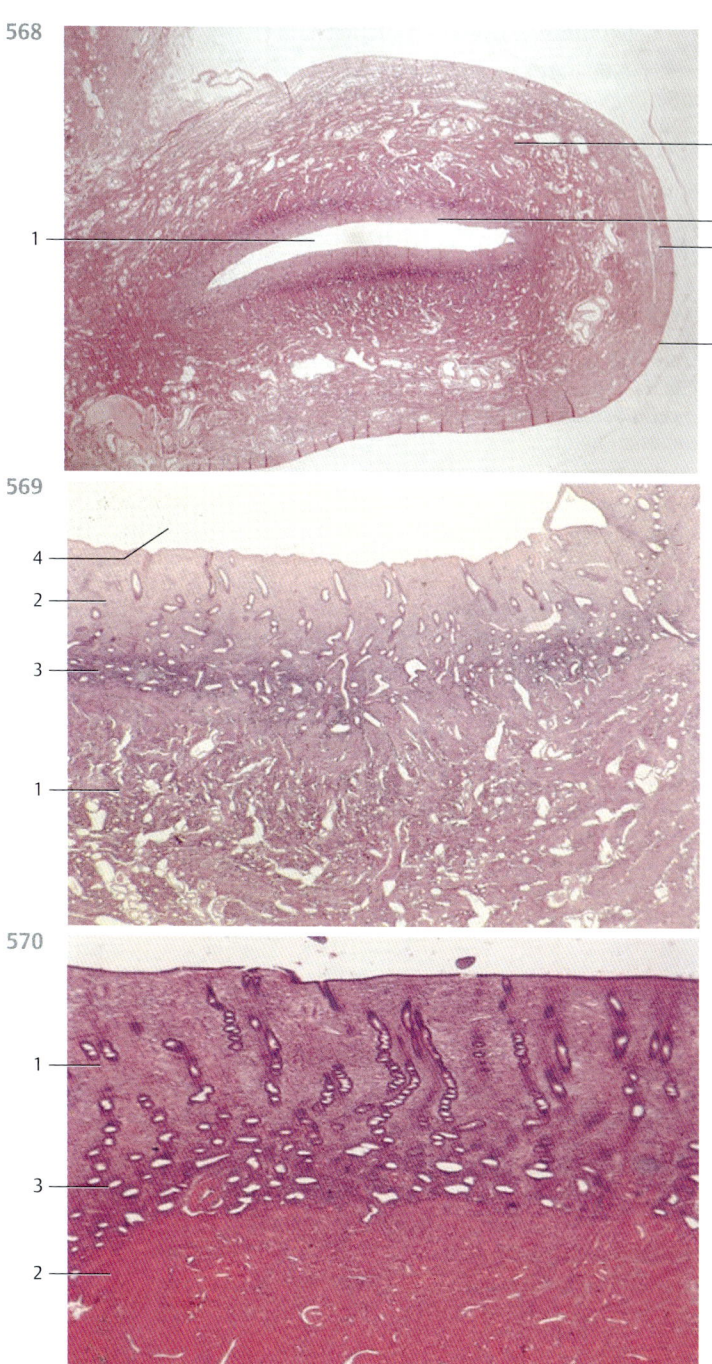

571 Gebärmutter – Uterus – Endometrium

Alle vier Präparate sind bei gleicher Vergrößerung aufgenommen und so montiert worden, dass die Grenze zwischen der Tunica mucosa (**Endometrium**) und der Tunica muscularis (**Myometrium**) auf gleicher Höhe liegt. Die Abbildungen zeigen die zyklischen Veränderungen der Uterusschleimhaut.

a) **Frühe Proliferationsphase** (9. Zyklustag).

b) **Späte Proliferationsphase** (14. Zyklustag).

In beiden Abbildungen ist eine Zonierung der Uterusschleimhaut erkennbar. Das Stratum basale endometrii [1] (**Basalis**) ist die dem Myometrium unmittelbar benachbarte tiefe Lage des Endometriums mit englumigen und unregelmäßig angeordneten Drüsentubuli. An dem lumenwärts befindlichen **Stratum functionale endometrii** (**Funktionalis**) sind als gröbere morphologische Merkmale senkrecht zur Oberfläche orientierte lange Düsenschläuche, **tubulöse Glandulae uterinae**, und eine Verdichtung des Propriabindegewebes zu nennen.

c) **Sekretionsphase**, Teil der **Lutealphase** (25. Zyklustag).

Unter dem Einfluss des vom Corpus luteum gebildeten Hormons **Progesteron** setzt eine starke Sekretion der Düsen und eine ödematöse Durchtränkung und Auflockerung der Funktionalis ein. Damit nimmt die Schleimhautdicke weiter zu und erreicht eine Höhe von etwa 6–8 mm. Das Schnittbild des Endometriums zeigt nun dichte, stark geschlängelte, gewundene und ausgezackte Drüsen (**Sägeblattkontur**), die besonders in der an das Stratum basale angrenzenden Schicht augenfällig hervortreten (**Zona spongiosa**) [2]. Die lumennahe Schicht ist dichter strukturiert, weil hier infolge Größenzunahme der Bindegewebszellen der Tunica propria die Drüsenschläuche auseinander gedrängt werden (**Zona compacta**). [3]

d) **Desquamationsphase**, Menstruation (1. Zyklustag).

Das gesamte Stratum functionale ist abgestoßen (**Menstruationsblutung, Abbruchblutung**). Das durch die Desquamation aufgerissene Wundbett besteht aus dem Stratum basale mit aufgebrochenen Drüsenschläuchen, von denen die Epithelialisierung und die Schließung der Wunde ausgeht (**Regenerationsphase**).

1 Basalis   2 Zona spongiosa   3 Zona compacta
Färbung: Eisenhämatoxylin-Pikrofuchsin nach van Gieson; Vergr. 5fach

572 Gebärmutter – Uterus – Endometrium

Flachschnitt durch das Endometrium in Höhe der **Zona compacta** des **Stratum functionale endometrii** mit quer getroffenen **tubulösen Glandulae uterinae**. Diese sind von einem hochprismatischen Epithel ausgekleidet, in dem häufig Mitosen vorkommen. Das Bindegewebe der Schleimhaut, die **Lamina propria mucosae** [1], besteht aus sehr zellreichem, faserarmem Bindegewebe, dessen Zellen fischzugähnlich geordnet sind. Zwischen den verästelten Retikulumzellen liegen Lymphozyten und Granulozyten.

1 Lamina propria mucosae des Endometriums
Färbung: Hämalaun-Eosin; Vergr. 240fach

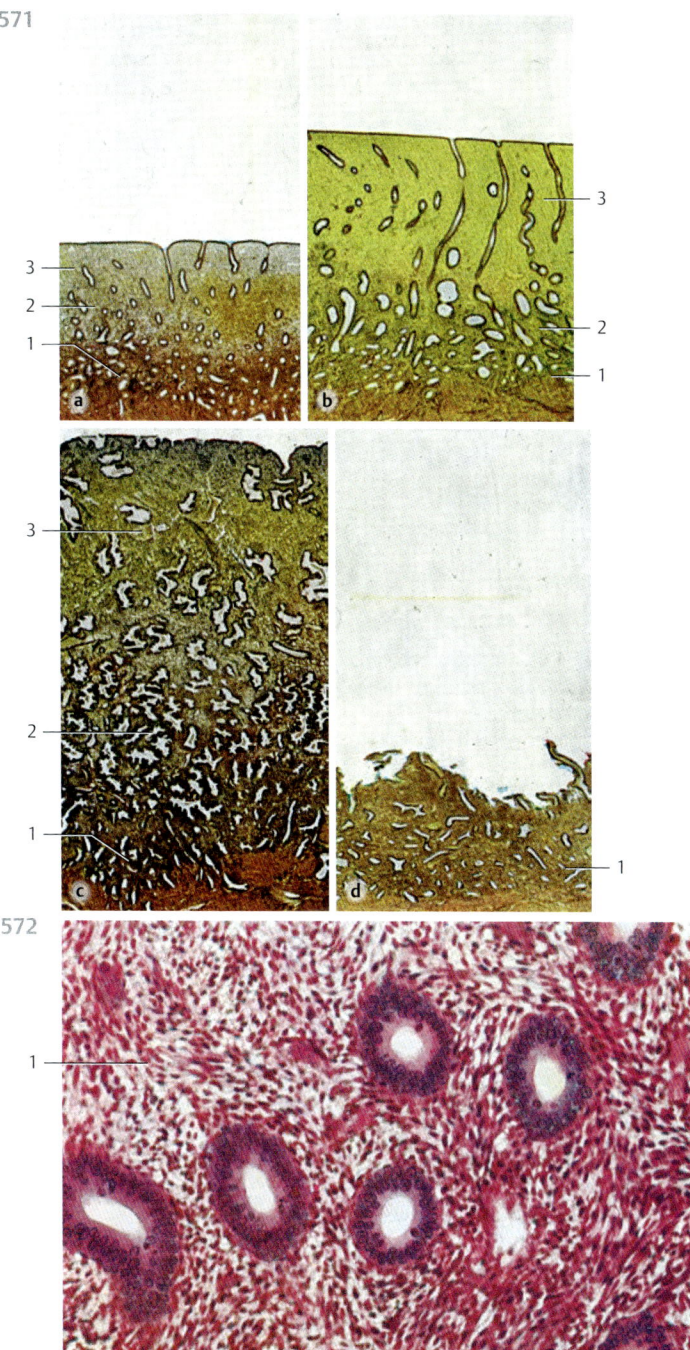

573 Gebärmutter – Uterus – Endometrium

Das Endometrium gliedert sich in das **Kavumepithel**, in das **Stratum functionale endometrii** und in das **Stratum basale endometrii**, kurz **Funktionalis** und **Basalis** genannt (👁 570, 571). Das Kavum-(Oberflächen-)Epithel ist einschichtig hochprismatisch; vereinzelt kommen Flimmerzellen vor. Das **Stratum functionale** ist jene Schicht des Endometriums, die während des zyklischen Geschehens die stärksten Veränderungen erfährt und während der **Menstruation** (**Desquamationsphase**) abgestoßen wird. Diese Abbildung zeigt ein Stadium der späten Proliferationsphase (Tag 12). Das Stratum functionale lässt ein zellreiches, faserarmes Bindegewebe, **Stroma endometrii**, erkennen; es enthält eine tubulöse Drüse, die vom Kavumepithel ihren Ausgang nimmt (Zusammenhang nicht angeschnitten). Die **Glandulae uterinae** tragen ein hochprismatisches Epithel (höher als die Kavumepithelzellen) mit basalständigen längsovalen Kernen. Das Stroma endometrii ähnelt einem Mesenchym und wird häufig als **Lamina propria mucosae** bezeichnet; es enthält zahlreiche Gefäße, darunter geschlängelt verlaufende Arterien (**Spiralarterien**) und Nerven. Die Arteriolen bilden oberflächlich ein dichtes Kapillarnetz. Die Bindegewebszellen zeigen in der frühen Wachstumsphase häufig Mitosen.

Färbung: Hämalaun-Eosin; Vergr. 130fach

574 Gebärmutter – Uterus – Endometrium

In den tieferen Schichten des etwa 5 mm dicken **Stratum functionale endometrii** verlaufen die **Glandulae uterinae** in der späten Proliferationsphase (Tag 14) **korkenzieherartig geschlängelt**, so dass sie auf senkrechten Durchschnitten mehrfach getroffen werden (👁 570). Die Drüsenlichtungen sind leer; eine Sekretion ist noch nicht in Gang gekommen. Die Bindegewebszellen liegen nun dichter zusammen, wodurch das Stroma ein kompaktes Aussehen erhält (**Zona compacta**).

Färbung: Hämalaun-Eosin; Vergr. 130fach

575 Gebärmutter – Uterus – Endometrium

Stratum basale endometrii (**Basalis**) der menschlichen Uterusschleimhaut vom 25. Tag des **Menstruationszyklus**, d. h. gegen Ende der **Sekretionsphase**. Die etwa 1,5 mm hohe Basalis ist die dem Myometrium (**Stratum submucosum**) [1] unmittelbar benachbarte tiefe Schicht des Endometriums, die während der Menstruation nicht abgestoßen wird. Hier liegt faserreiches Bindegewebe [2], in das Teile der tubulösen Drüsen [3] eingebettet sind. Die Drüsen dringen häufig auch in das **Myometrium** ein. An den in der Basalis gelegenen Drüsenenden spielen sich nur geringgradige zyklische Sekretionsprozesse ab. Von der Basalis nimmt in der Proliferationsphase die **Regeneration** der während der Menstruation abgestoßenen Schleimhautpartien ihren Ausgang (👁 571d).

1 Myometrium   2 Faserreiches Bindegewebe   3 Anschnitte von tubulösen Drüsen

Färbung: Hämatoxylin-Eosin; Vergr. 80fach

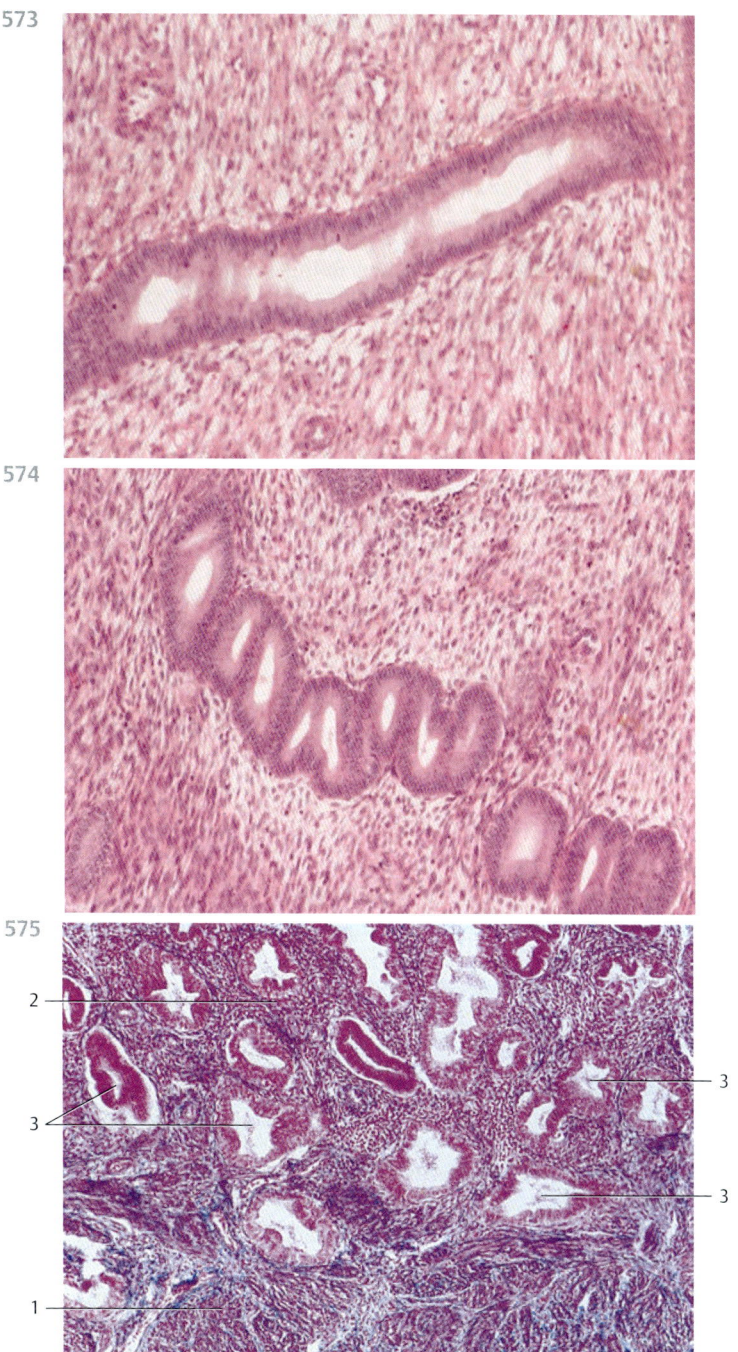

Weibliche Geschlechtsorgane

576 Gebärmutter – Uterus – Endometrium

Ausschnitt aus dem Stratum functionale endometrii (**Funktionalis**) der menschlichen Uterusschleimhaut vom 25. Tag des Menstruationszyklus, d. h. gegen Ende der Sekretionsphase. Die **Glandulae uterinae** 1 sind voluminöser geworden und verlaufen auf dem Schnittbild häufig geschlängelt. Charakteristisch sind die Aussackungen der Drüsenschläuche, weshalb häufig von einer **Sägeblattkontur** 1 oder von einer **akkordeonartigen Fältelung** gesprochen wird. Die Drüsenlichtungen enthalten ein glykogenreiches Sekret, das unter dem Einfluss des Progesterons in den Drüsenzellen gebildet wurde. Auch die Bindegewebszellen in der Lamina propria mucosae 2 der Funktionalis nehmen infolge Stapelung von Glykogen und Lipiden an Größe zu (👁 571, 572, 577, 578).

1 Tubulöse Drüsen mit Säge- 2 Lamina propria mucosae
 blattkontur
Färbung: Hämatoxylin-Eosin; Vergr. 40fach

577 Gebärmutter – Uterus – Endometrium

Ausschnitt aus dem Stratum functionale endometrii (**Funktionalis**) der menschlichen Uterusschleimhaut vom 25. Tag des Menstruationszyklus, d. h. gegen Ende der Sekretionsphase (dasselbe Präparat wie 👁 576, jedoch stärker vergrößert). Man erkennt die bauchig aufgetriebenen **Drüsenschläuche** 1 mit dem unruhigen Epithel. Das häufig kuppelförmig vorgewölbte supranukleäre Zytoplasma hat eine schaumige Struktur. Bei der Abgabe des Sekrets werden auch apikale Zellkuppen abgeschnürt, die damit in das Uterussekret gelangen. Beachte die lockere Struktur der Lamina propria mucosae 2 (👁 571, 576, 578). Bei 3 ist eine typische Spiralarterie angeschnitten.

1 Drüsenlichtungen 2 Lamina propria mucosae 3 Spiralarterie
Färbung: Hämatoxylin-Eosin; Vergr. 200fach

578 Gebärmutter – Uterus – Endometrium

Während der Menstruation, der **Desquamationsphase**, wird das Stratum functionale endometrii abgestoßen (**Abbruchblutung**); nur das etwa 1,5 mm dicke **Stratum basale endometrii** 1 bleibt erhalten. Von ihm aus wird in der folgenden Proliferationsphase das Stratum functionale wieder aufgebaut (**Regenerationsphase**). Das bindegewebsreichere Stratum basale enthält die verzweigten und gewundenen Endabschnitte der Glandulae uterinae; es setzt sich kontinuierlich in das Bindegewebe des Myometriums 2 (im Bild unten) fort. Im Zustand der Desquamation fehlt das Kavumepithel. Es liegt also ein aufgerissenes **Wundbett** vor. Die Regeneration der Schleimhaut setzt unmittelbar nach der Menstruation ein, die Schleimhautwunde wird durch Epithel- und Bindegewebszellen geschlossen. Diese **Epithelialisierung** der Basalis beginnt also am 3. und 4. Zyklustag von den Drüsenstümpfen der Basalis aus.
Cavitas uteri im Bild oben (👁 571d).

1 Stratum basale endometrii (Basalis) 2 Myometrium
Färbung: Hämatoxylin-Eosin; Vergr. 80fach

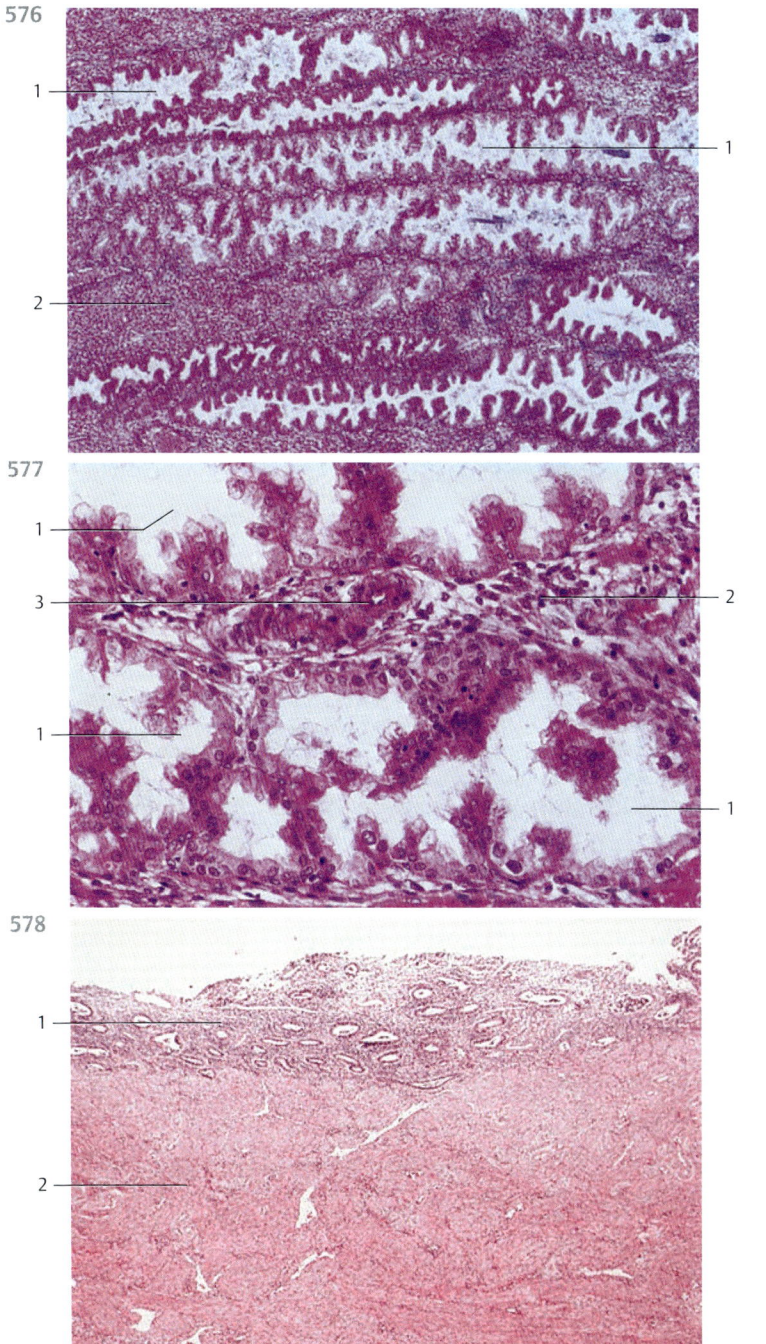

Weibliche Geschlechtsorgane

579 Gebärmutter – Uterus – Endometrium

a) Abrasiomaterial vom 17. Zyklustag.
Die basale, durch reichliche Einlagerung von Glykogen und Glykoproteinen bedingte Vakuolisierung der Epithelzellen der Uterindrüsen, wodurch die Zellkerne nach apikal verlagert werden, besteht vorübergehend am 3. und 4. Tag nach der Ovulation, d. h. in der **frühen Sekretionsphase**. Diese charakteristische Umwandlung ist als Früheffekt der **Progesteronwirkung** aufzufassen. Die Vakuolen unterhalb der Kerne werden auch **retronukleäre Vakuolen** genannt. Es sind keine echten Vakuolen, sondern Glykogenansammlungen, die sich bei den üblichen Färbungen nicht darstellen.
b) Abrasiomaterial vom 27. Zyklustag.
In der späten Sekretionsphase erfahren die Uterindrüsen eine starke Schlängelung und Ausweitung ihrer Lichtungen (◉ 574, 576–578). Das spezifische Sekret wird reichlich in die Schlauchlichtungen abgeschieden und vermischt sich mit abgestoßenen apikalen Zellkuppen. Gleichzeitig schwellen die Bindegewebszellen in der Lamina propria des Stratum functionale infolge Stapelung von Glykogen und Lipiden stark an und runden sich zu sog. **Menstruationsdeziduazellen** ab. Diese sog. **deziduale Reaktion** gilt als Späteffekt der Progesteronwirkung.

Färbung: Hämalaun-Orange G – Phosphormolybdänsäure-Anilinblau (HOPA) nach Tonutti; Vergr. 160fach

580 Gebärmutter – Uterus – Myometrium

Das **Myometrium**, mit 1,5–2 cm Dicke die dickste Schicht der Uteruswand, ist ein Gefüge aus eng durchflochtenen Bündeln glatter Muskelzellen, die von gefäßhaltigem Bindegewebe durchsetzt werden. In diesem Präparat sind die Muskelbündel teils quer, teils längs und tangential angeschnitten (◉ 221, 568–570, 581). Während der Schwangerschaft hypertrophieren die gewöhnlich 50 μm langen und 5 μm dicken glatten Muskelzellen, sie können dann bis zu einer Länge von **800 μm** heranwachsen; ihre Dicke nimmt auf 12–18 μm zu. Gleichzeitig findet eine Zellvermehrung, Hyperplasie, statt. Insgesamt lässt das Myometrium vier unscharf abgrenzbare Schichten erkennen. In der mittleren, dicksten Schicht überwiegen zirkuläre Muskelzüge, außerdem enthält sie große Blut- und Lymphgefäße. Diese Schicht wird deshalb als **Stratum vasculosum** bezeichnet. Die innere, dünne Schicht, **Stratum submucosum**, unter der Schleimhaut gelegen, heißt auch **Stratum subvasculosum**. Die äußere, ebenfalls dünne Schicht, **Stratum supravasculosum**, ist aus mehreren Lamellen von glatten Muskelzügen aufgebaut. Ihr folgt das dünne **Stratum subserosum**.

Färbung: Hämatoxylin-Eosin; Vergr. 200fach

581 Gebärmutter – Uterus – Myometrium

Ausschnitt aus dem **Stratum supravasculosum** des Myometriums eines menschlichen Uterus (◉ 580). In der oberen Hälfte der Abbildung sind die glatten Muskelzellen überwiegend längs und tangential angeschnitten, in der unteren Bildhälfte quer. Beachte die Gefäße [1]; sie liegen im Bindegewebe zwischen benachbarten Muskelbündeln (◉ 221).

1 Blutgefäße
Färbung: Hämatoxylin-Eosin; Vergr. 400fach

Weibliche Geschlechtsorgane

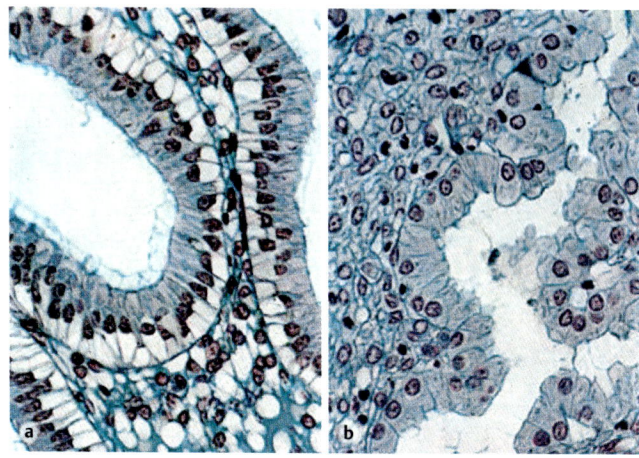

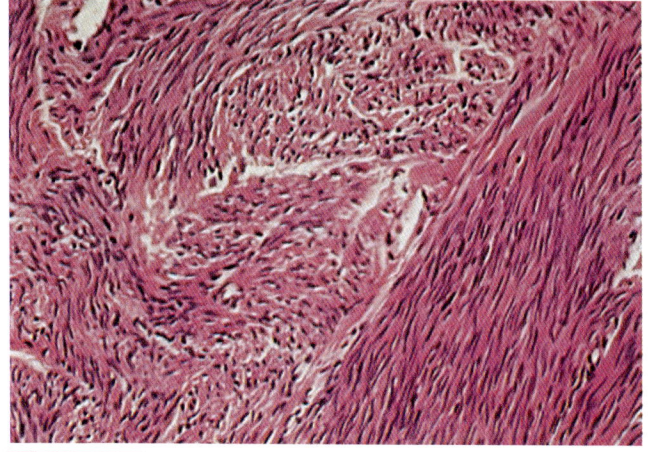

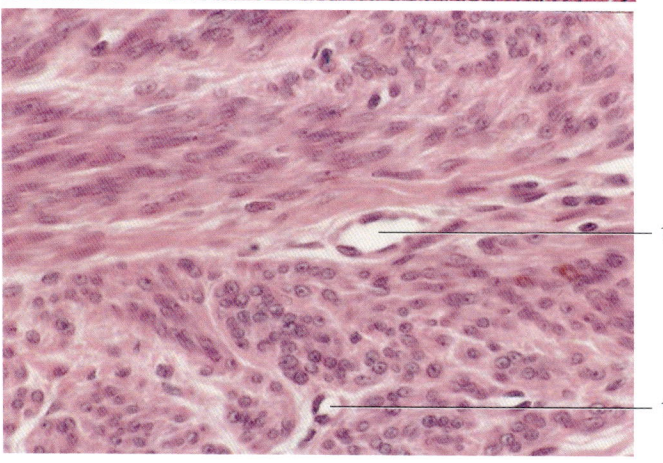

1
1

582 Scheide – Vagina

Die Scheide, **Vagina** (gr.: **kolpos**), ist ein etwa 10 cm langer dehnbarer und dünnwandiger, fibromuskulärer Schlauch.
Die bindegewebig-muskuläre, etwa 3–4 mm dicke Vaginalwand gliedert sich in eine völlig **drüsenfreie Tunica mucosa**, eine **Tunica muscularis** und eine **Tunica adventitia**. Die gefaltete Vaginalhaut (Mukosa) besitzt ein glykogenreiches, mehrschichtiges, nicht verhornendes hohes Plattenepithel 1 (◉ 116) und eine breite subepitheliale Lamina propria 2, in der elastische Fasern und Venenplexus vorkommen. Das Epithel ist mit Papillen des Schleimhautbindegewebes verzahnt. Es besteht aus **Basal-, Parabasal-, Intermediär-** und **Superfizialzellen**; es steht unter hormonellem Einfluss und ist folglich zyklischen Veränderungen unterworfen. In der unmittelbar subepithelialen Schicht der Lamina propria kommen zahlreiche freie Zellen, dendritische Zellen und vor allem Lymphozyten vor.

1 Mehrschichtiges unverhorntes Plattenepithel   2 Lamina propria
Färbung: Eisenhämatoxylin-Pikrinsäure nach van Gieson; Vergr. 90fach

583 Scheide – Vagina

Senkrechter Durchschnitt durch die drüsenfreie Vaginalwand einer erwachsenen Frau. Das Epithel der Vaginalhaut ist ein mehrschichtiges, unverhorntes Plattenepithel; es werden 20 bis 30 Zelllagen gezählt. Die Superfizialzellen und die Intermediärzellen lagern zyklusabhängig unterschiedliche Mengen Glykogen ein, das bei der histologischen Technik herausgelöst wird. Deshalb sehen die Zellen dieser beiden Schichten hell (leer) aus. Beachte dagegen die kräftige Anfärbung der Basalzellen 1 und der Parabasalzellen 2. Unter dem Epithel ist die Lamina propria mit Anschnitten des Venenplexus zu sehen 3.
Das Scheidensekret entsteht durch Transsudation aus den Blutkapillaren der Vaginalwand. Die physiologische Scheidenflora enthält zudem grampositive Bakterien (**Döderlein-Milchsäurebakterien**, *Lactobacillus acidophilus*), die Glucose aus den glykogenreichen Superfizialzellen zu Milchsäure abbauen. Das Scheidenmilieu ist deshalb sauer (pH 4–5).

Färbung: Azan; Vergr. 200fach

584 Kleine Schamlippen – Labia minora pudendi

Die kleinen Schamlippen sind von mehrschichtigem Plattenepithel 1 überzogene Hautfalten, der Haut des Penis homolog. Sie werden von den großen Schamlippen, **Labia majora pudendi**, teilweise oder ganz bedeckt. Am mehrschichtigen Plattenepithel spielen sich besonders auf der Außenfläche Verhornungsvorgänge ab. Seine Basalschicht ist häufig stark pigmentiert. Das lockere Bindegewebe 2 der Labien, das sowohl kollagene als auch elastische Fasern enthält, bildet hohe Papillen aus. Fettzellen kommen kaum vor, wohl aber zahlreiche Gefäße, die für die rötliche Färbung der Haut verantwortlich sind. Haare sind nicht ausgebildet, doch ist auf beiden Lippenseiten eine große Zahl von **freien Talgdrüsen** 3 vorhanden. Unsere Abbildung demonstriert die vestibuläre Seite einer Schamlippe, **Labium minus pudendi**, einer erwachsenen Frau.

1 Mehrschichtiges verhorntes Plattenepithel	2 Lockeres Bindegewebe	4 Blutgefäße
	3 Freie Talgdrüsen	

Färbung: Azan; Vergr. 40fach

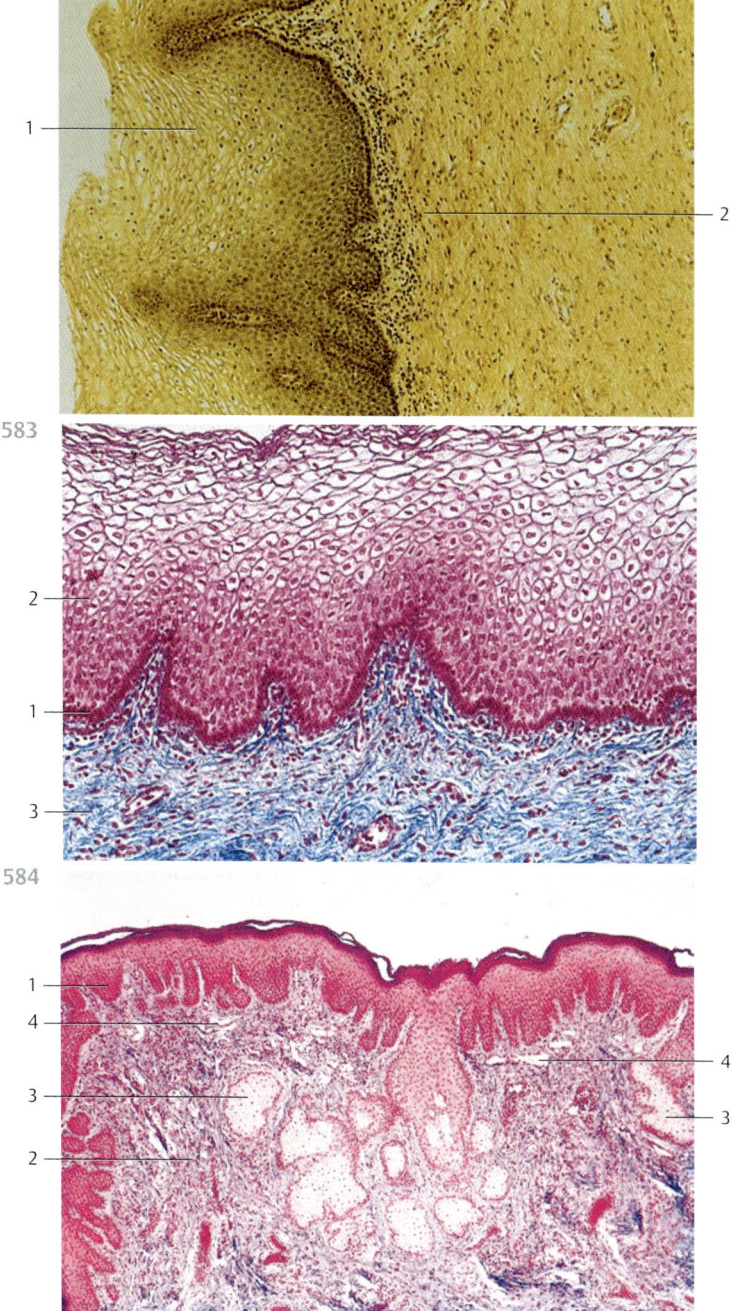

585 Plazenta

Senkrechter Durchschnitt durch eine geburtsreife **Plazenta**, die sich in die **Chorionplatte** (**Membrana chorii**) [1], die **Zottenbäume** und die **Basalplatte** (hier nicht angeschnitten) gliedert. Zwischen den Zotten befindet sich der von mütterlichem Blut durchströmte **intervillöse Raum** [2]. Auf dieser Abbildung sieht man oben die Chorionplatte [1], die aus extraembryonalem Mesenchym besteht und die an ihrer Oberfläche von einem einschichtigen iso- bis hochprismatischen **Amnionepithel** [3] bedeckt ist (👁 590). Die Chorionplatte wird zum intervillösen Raum hin vom **Synzytiotrophoblasten** bedeckt. Unter der Chorionplatte sind zahlreiche Verzweigungen von Primär-, Sekundär- und Tertiärzotten [4] angeschnitten. Sie sind gleichfalls vom Synzytiotrophoblasten bedeckt (👁 587). Zwischen den Zotten und subchorial liegt **Fibrinoid** (Langhans) [5], das sich durch Azidophilie auszeichnet.

1 Chorionplatte, Membrana chorii
2 Intervillöse Räume
3 Amnionepithel, fetale Plazentaseite
4 Plazentazotten
5 Subchoriales Fibrinoid
6 Chorionhöhle

Färbung: Hämalaun-Eosin; Vergr. 65fach

586 Plazenta

Ausschnitt aus dem **Labyrinth** einer Plazenta (40. Schwangerschaftswoche) mit mannigfachen Zottendurchschnitten (Übersicht). Die **Zytotrophoblastschicht** ist bis auf wenige einzelne Zellen geschwunden, so dass die Zotten [1] nur noch vom **Synzytiotrophoblasten** umgeben sind. Stellenweise sind an der Oberfläche dunklere **Synzytialknoten** zu erkennen. Das Innere der Zotten besteht aus dem lockeren **Chorionmesoderm** und fetalen, mit Erythrozyten gefüllten Kapillaren. Im intervillösen Raum [2] (**mütterliches Milieu**) trifft man auf mütterliche Blutzellen.

1 Plazentazotten
2 Intervillöse Räume

Färbung: Trichrom nach Masson-Goldner; Vergr. 65fach

587 Plazenta

Querschnitt durch drei Terminalzotten [1] einer Plazenta im 6. Schwangerschaftsmonat. In der Mitte ist eine Terminalzotte vollständig quer getroffen. Die Zottenoberfläche wird vom villösen Trophoblast gebildet, der aus dem **Synzytiotrophoblasten** und dem **Zytotrophoblasten** besteht. Der **Synzytiotrophoblast** [2] bildet eine kontinuierliche Zellschicht (👁 588), die direkt vom mütterlichen Blut des intervillösen Raumes [3] umspült wird. Unter dem **Synzytiotrophoblasten** folgt als zweite Schicht des Zottenepithels der **Zytotrophoblast** (**Langhans-Zellen**), der in diesem Schwangerschaftsstadium bereits auf wenige Einzelzellen [4] reduziert ist (👁 588). Unter der Terminalzotte liegt ein plasmalemmumgebener Kernhaufen, sog. **Synzytioalknoten** [5] (früher: Proliferationsknoten); sie gehen aus gealterten und apoptotischen Synzytiumkernen hervor und werden in das mütterliche Blut abgegeben. Der intervillöse Raum (IVR) [3] enthält mütterliche Blutbestandteile.

1 Terminalzotten
2 Synzytiotrophoblast
3 Intervillöser Raum (IVR)
4 Zytotrophoblast
5 Synzytialknoten
6 Embryonale Gefäße

Färbung: Hämalaun-Eosin; Vergr. 400fach

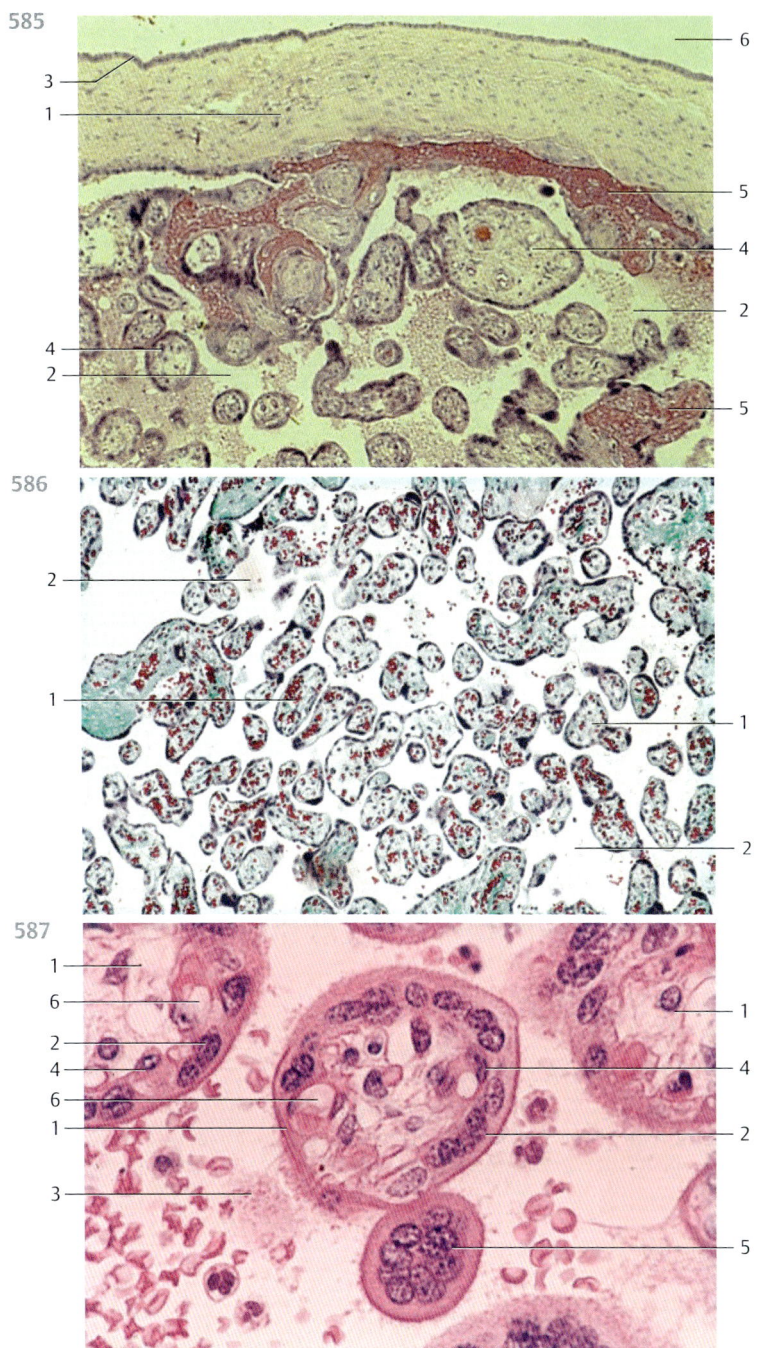

588 Plazenta

Querschnitt durch eine **Terminalzotte** aus der reifen Plazenta (👁 585–587) mit vier zu **Sinusoiden** [1] dilatierten fetalen Kapillaren, die sich gegen den intervillösen Raum vorwölben. Ihr Trophoblastüberzug ist extrem verdünnt, wodurch die **materno-fetale Diffusionsstrecke** erheblich reduziert wird. Links und rechts oben zwei nichtdilatierte Kapillaren [2]. Alle fetalen Gefäße enthalten Erythrozyten. Im lockeren Chorionmesoderm liegen Makrophagen (**Hofbauer-Zellen**) [3] und Fibroblasten [4]. Der **Synzytiotrophoblast** [5], der die Zotten außen bedeckt und direkt vom mütterlichen Blut im intervillösen Raum umspült wird, trägt unterschiedlich lange Mikrovilli. Im Bild links oben ist noch eine Zytotrophoblastzelle (**Langhans-Zelle**) [6] erhalten. Bei [7] ein sog. **Synzytialknoten**, hervorgegangen aus apoptotischen Synzytiumkernen.
(Theodor Langhans, 1839–1915, Pathologe in Gießen und Bern).

1 Fetale Sinusoide
2 Fetale Kapillaren
3 Makrophage, Hofbauer-Zelle
4 Fibroblast
5 Synzytiotrophoblast
6 Zytotrophoblast, Langhans-Zelle
7 Synzytialknoten

Elektronenmikroskopische Aufnahme von Prof. Dr. Peter Kaufmann (†), Aachen; Vergr. 1200fach

589 Plazenta

Mit der Implantation einer befruchteten Eizelle treten mütterliche Uterusschleimhaut, die jetzt **Dezidua** heißt, und **Chorion** des Embryos in enge gewebliche Beziehung. Es entsteht ein kompliziert gebautes Organ, die Plazenta. Bereits vor der Implantation kommt es zu sehr deutlichen Strukturveränderungen des Endometriums, die sowohl die Uterindrüsen als auch die endometrialen Bindegewebszellen betreffen. Diese werden größer und nehmen polygonale, epitheloide Gestalt an, **Deziduazellen** [1]. Sie lagern Lipide und Glykogen ein.
In dieser Abbildung der Basalplatte (**Decidua basalis**) einer Plazenta aus dem 5. Schwangerschaftsmonat erkennt man deutlich die eng gelagerten und gequollenen Deziduazellen [1], die von leuchtend rot gefärbten Fibrinablagerungen (Nitabuch-Fibrinoid) [2] umgeben sind. Im Bild rechts ist eine Uterindrüse [3] angeschnitten.

1 Deziduazellen
2 Fibrinoid
3 Glandula uterina

Färbung: Hämalaun-Chromotrop 2R; Vergr. 90fach

590 Plazenta – Amnionepithel

Die fetale Seite der Plazenta wird von der mesenchymalen Chorionplatte, **Membrana chorii**, gebildet, die von dem einschichtigen hochprismatischen Amnionepithel [2] überzogen wird (👁 585). Beachte die apikal stehenden runden Zellkerne.

1 Chorionplatte

Färbung: Hämatoxylin-Eosin; Präparat von Prof. Dr. Jochen Staubesand (†), Freiburg; Vergr. 400fach

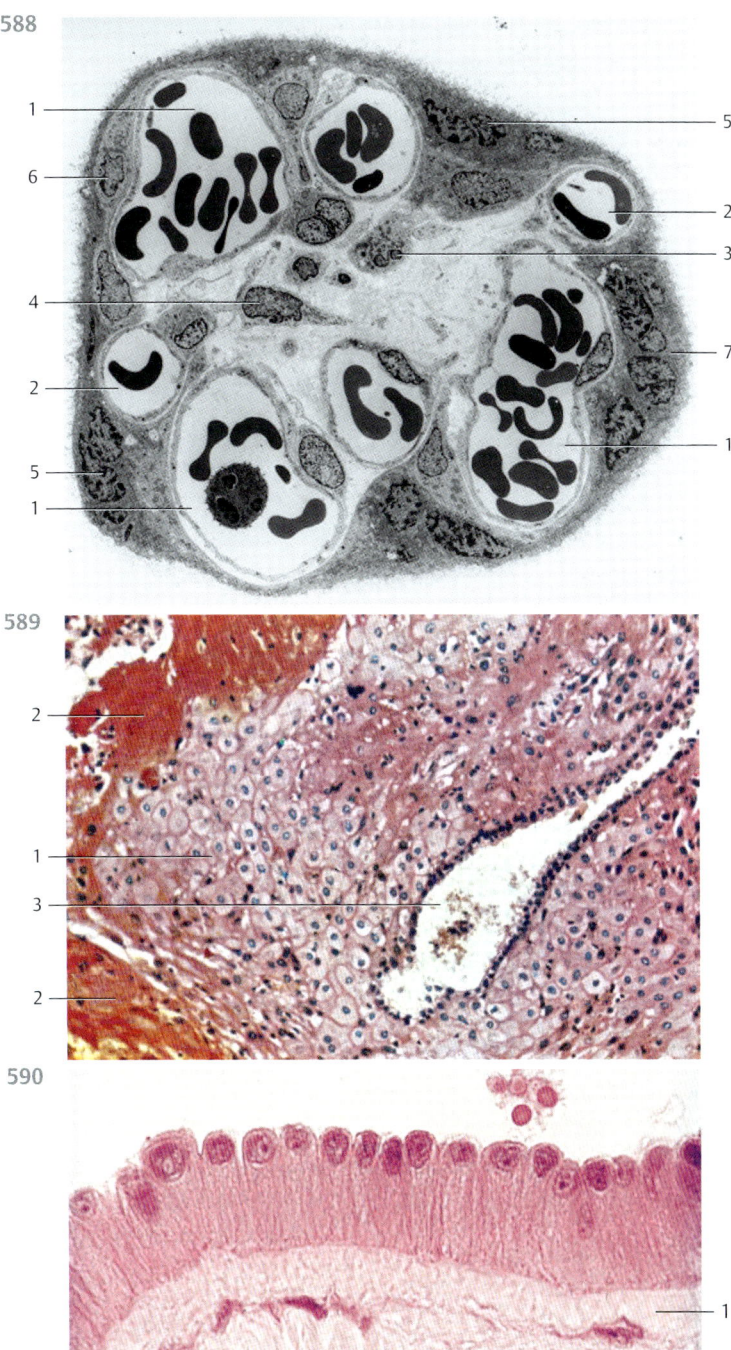

591 Brustdrüse – Nichtlaktierende Mamma

Die Brustdrüse, **Glandula mammaria**, besteht aus 15–25 verzweigten tubulo-alveolären Einzeldrüsen, den **Lobi glandulae mammariae**, die durch Binde- und Fettgewebe voneinander getrennt sind. Ihre Endstücke gelangen erst im Verlauf der Schwangerschaft und der Laktationsperiode zur vollen Entfaltung. In der ruhenden, nichtlaktierenden Drüse, vor allem bei **Nullipara**, sind Endstücke nur selten vorhanden.

In dieser Abbildung erkennt man eine zentrale Ganglichtung, den **Sinus lactiferi** 1, von dem blind endende und nur unvollkommen kanalisierte Tubuli, **Ductus lactiferi**, ihren Ausgang nehmen. Beachte das lockere, zellreiche **Mantelbindegewebe** 2, das sich deutlich von dem zellarmen, grobfaserigen kollagenen Bindegewebsstroma 3 abhebt. Das Mantelbindegewebe enthält Abwehrzellen.

Ruhende, nichtlaktierende menschliche Brustdrüse.

1 Sinus lactiferi   2 Mantelbindegewebe   3 Grobfaseriges kollagenes Bindegewebe

Färbung: Hämalaun-Eosin; Vergr. 80fach

592 Brustdrüse – Laktierende Mamma

Im Verlauf der Schwangerschaft beginnen die Milchgänge, **Ductus lactiferi**, zu sprossen, Endstücke bilden sich aus, und es zeichnet sich eine Läppchengliederung ab. Das Bindegewebe wird zurückgedrängt, das Drüsenparenchym nimmt enorm zu. Auf der Höhe der **Laktation** (unsere Abbildung) liegen unterschiedlich geformte Endstücke (Tubuli) dicht beieinander, zwischen denen zarte Bindegewebsfasern verlaufen. Das Epithel der einzelnen Drüsenendstücke 1 ist in Abhängigkeit vom jeweiligen Sekretionszustand unterschiedlich hoch.

Laktierende Brustdrüse. In einigen Drüsenlichtungen liegt Sekret (→ 593).

1 Drüsenendstücke   2 Bindegewebsseptum
Färbung: Azan; Vergr. 80fach

593 Brustdrüse – Laktierende Mamma

In der aktiven, **laktierenden Brustdrüse** zeichnen sich die unterschiedlich hohen Epithelzellen der weiten alveolären Endstücke u. a. durch Ergastoplasmareichtum und apikal gelegene Fetttröpfchen aus, an deren Stelle man in den üblichen Kurspräparaten leere Vakuolen 1 findet (→ 594, 595). Stellenweise ist die apikale Zellmembran rupturiert, oder apikale Zellareale wölben sich kuppelförmig in die Drüsenlichtung hinein vor: Erscheinungsbilder, die für die sog. **apokrinen Drüsen** charakteristisch sind (→ 133).

In den Drüsenlichtungen liegen Sekretpfützen 2, gelegentlich auch abgestoßene Epithelzellen (im Bild oben). Die Wand der Alveolen wird von stark verzweigten Myoepithelzellen 3 unvollständig umgeben.

1 Sekret in den Drüsenzellen   2 Sekret   3 Myoepithelzellen
  (Vakuolen)
Färbung: Hämalaun-Eosin; Vergr. 300fach

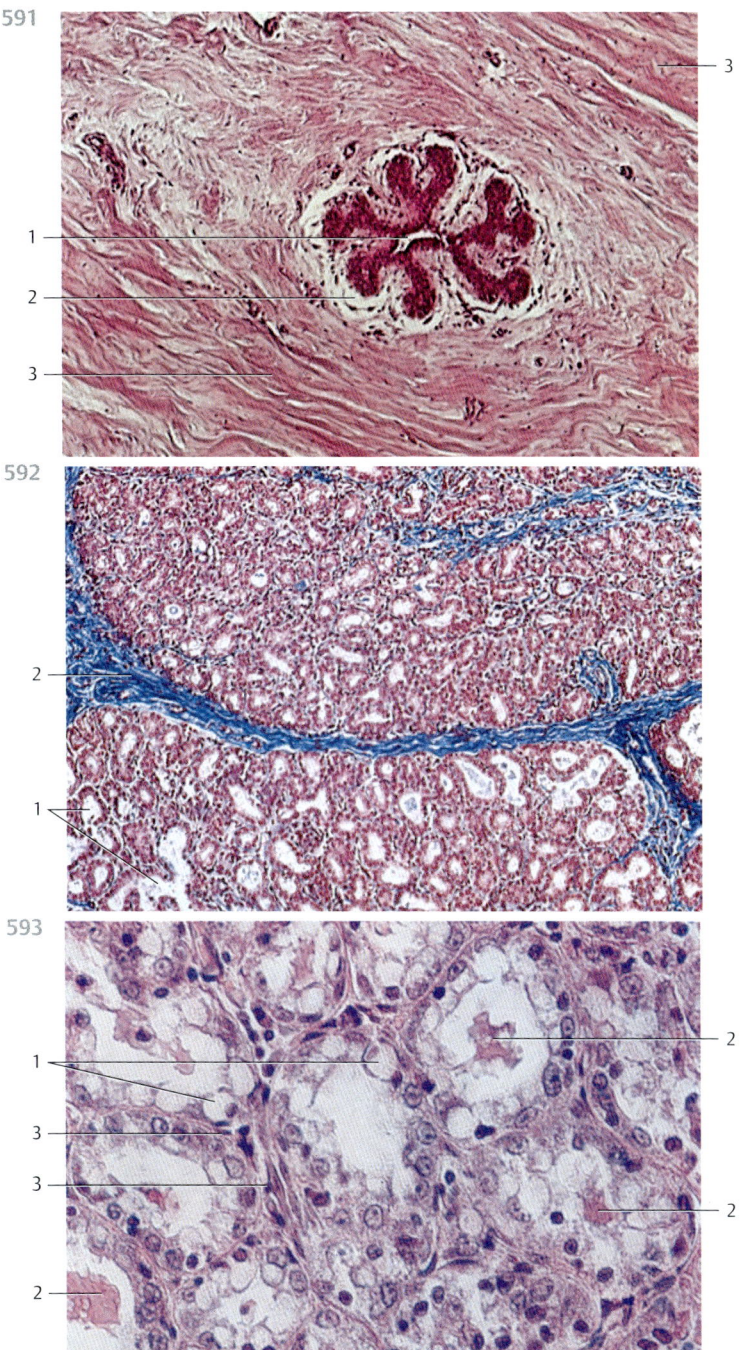

594 Brustdrüse – Laktierende Mamma

In diesem Schnitt durch eine laktierende Brustdrüse sind die **Milchfetttröpfchen** (Triglyzeride) durch Osmiumsäure geschwärzt. Sie entsprechen den Vakuolen, die in Abbildung 593 deutlich hervortreten. Beachte, dass an einigen Stellen benachbarte kleine Fetttröpfchen zu großen Kugeln konfluieren. Die Drüsenzellen selbst und das Bindegewebe sind gelblich-braun gefärbt.

Färbung: Osmiumsäure; Vergr. 300fach

595 Brustdrüse – Laktierende Mamma

In der laktierenden Milchdrüse werden gleichzeitig und nebeneinander verschiedene Stoffe gebildet, die in das Lumen der Drüsalveolen abgegeben werden. In der Laktationsperiode werden in den Drüsenzellen Fetttröpfchen gebildet (👁 594), die zu größeren Fetttropfen konfluieren, nach apikal wandern und schließlich unter Ausstülpung der Plasmamembran (= **apikale Protrusionen**) als Milchkügelchen abgenabelt werden.

In der nebenstehenden Abbildung liegen drei **membranumhüllte Milch-Fetttröpfchen** [1] in der Alveolenlichtung, das große Fettkügelchen in der Mitte, gleichfalls membranumhüllt, steht noch mit der apikalen Plasmamembran in Verbindung, offenbar aber kurz vor der Abschnürung. Gleichzeitig werden im Ergastoplasma [2] der Drüsenzellen unter Mitwirkung des Golgi-Apparates [3] Proteine, insbesondere **Kasein, Laktoferrin** und **α-Laktalbumin**, gebildet und in Vesikel bzw. Vakuolen verpackt. Die kleinen **Kaseingranula** [4] sind auf Grund ihrer dichten Struktur im Elektronenmikroskop als osmiophile Granula gut zu erkennen. Auch diese Proteinvesikel gelangen zum apikalen Plasmalemm, fusionieren mit diesem und entleeren ihren Inhalt durch **Exozytose**. Unsere Abbildung zeigt in allen vier angeschnittenen Drüsenzellen zahlreiche Proteinvesikel [4], ein ausgedehntes granuläres endoplasmatisches Retikulum [2] (**Ergastoplasma**), Golgi-Apparate [3] und Mitochondrien. Vereinzelte Kaseingranula liegen bereits im Lumen der Düsenalveole [5].

Laktierende Milchdrüse eines Meerschweinchens.

1 Fettkügelchen, membranumhüllt
2 Ergastoplasma
3 Golgi-Apparate
4 Proteinvakuolen mit Kaseingranula
5 Kaseingranula in der Lichtung

Elektronenmikroskopische Aufnahme; Vergr. 6000fach

596 Brustdrüse – Nichtlaktierende Mamma

Totalpräparat einer nichtlaktierenden Brustdrüse einer Ratte. Dargestellt sind die verzweigten Drüsengänge (**Milchgänge, Ductus lactiferi**), an deren Enden kleine knospenförmige Verdickungen erkennbar sind. Dabei handelt es sich um die Anlagen der Drüsenendstücke, der **Alveolen**, die erst während der Gravidität eine Entfaltung erfahren. In den hellen, ungefärbten Räumen zwischen den verzweigten Gängen liegt Fettgewebe, der sog. **Fettgewebskörper der Brustdrüse**, der erst mit dem Drüsenwachstum zurückgedrängt wird.

Färbung: Hämatoxylin; Präparat von Prof. Dr. Dr. Horst Michna (†), Lübeck; Vergr. 25fach

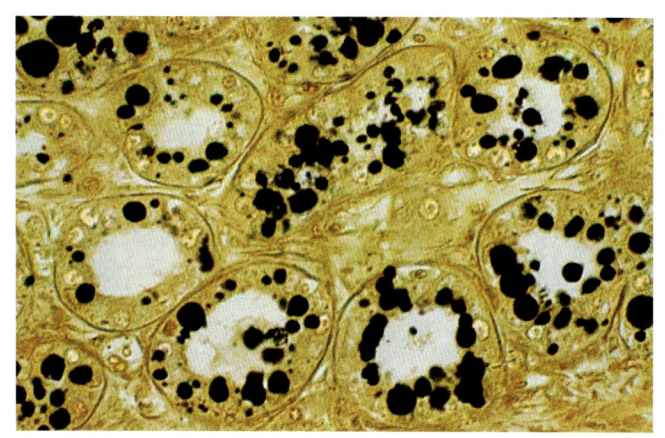

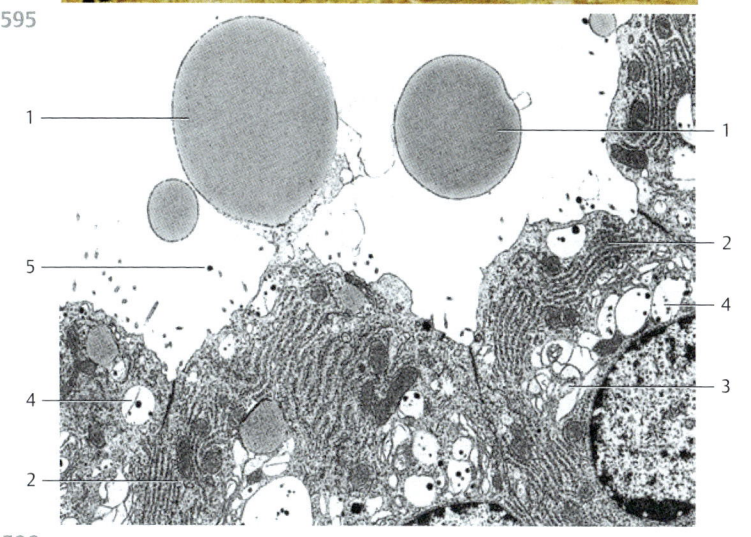

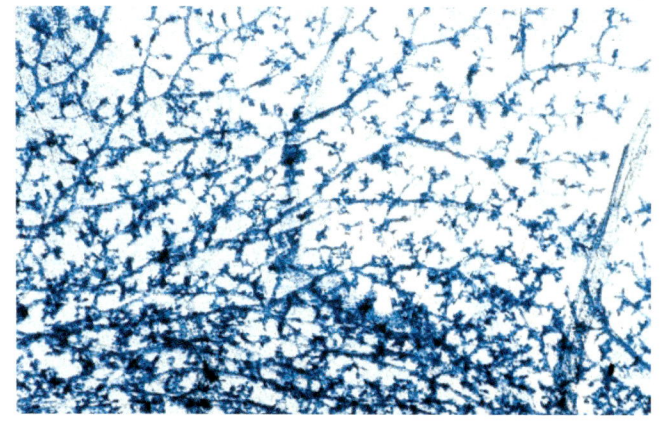

597 Hautdecke – Leistenhaut

Die Haut, **Cutis**, besteht aus einer epithelialen Oberhaut, **Epidermis** 1, und einer bindegewebigen Schicht, der Lederhaut, **Corium, Dermis** 2 3. Unter ihr liegt die **Subcutis**, Unterhaut (Tela subcutanea) 4. Die Epidermis ist ein mehrschichtiges, verhornendes Plattenepithel (⊛ 119–121, 598–601), das Corium ein fibroelastisches Bindegewebe. Die Oberfläche der Epidermis weist eine durch Furchen bedingte Felderung auf (**Felderhaut**, ⊛ 602). An den unbehaarten Hautflächen (**Volarfläche der Hand, Plantarfläche des Fußes**) dagegen erheben sich, durch Parallelfurchen begrenzt, niedrige Leisten: **Leistenhaut** (⊛ 598). Diese Abbildung demonstriert den Schichtenbau der Leistenhaut einer Fingerbeere. Am bindegewebigen Corium (**Lederhaut, Dermis**) unterscheidet man ein **Stratum papillare** 2 und ein **Stratum reticulare** 3. Es folgt die Unterhaut, die **Tela subcutanea** (kurz: **Subcutis**) 4. An der Grenze zwischen Haut und Unterhaut findet man die meisten Drüsen 5. Die Unterhaut enthält reichlich Fettgewebsläppchen.

Die Epithelzellen der Epidermis werden auch **Keratinozyten** genannt, die der Hornschicht **Korneozyten**.

1 Epidermis mit Leisten
2 Stratum papillare } Corium
3 Stratum reticulare
4 Subcutis mit Fettgewebsläppchen
5 Ekkrine Schweißdrüsen

Färbung: Benzopurin; Vergr. 16fach

598 Hautdecke – Leistenhaut

Aufsicht auf die Leistenhaut der Fingerbeere an Hand eines Kunststoffabdrucks. Man blickt auf die **Epidermisleisten**, auf denen in Form kleiner blumenkohlartiger Gebilde die Mündungsstellen der Schweißdrüsenausführungsgänge zu sehen sind. Zwischen den Leisten verlaufen Furchen (⊛ 597, 599, 600). Das Muster der Hautleisten ist erblich festgelegt und bleibt zeitlebens bestehen.

Rasterelektronenmikroskopische Aufnahme von Frau Prof. Dr. Uda Schramm, Lübeck; Vergr. 50fach

599 Hautdecke – Leistenhaut

Senkrechter Durchschnitt durch die Haut der Fingerbeere mit Darstellung der Epidermis und des Stratum papillare 5 der Dermis (⊛ 597, 598, 600). Die vier Schichten der Epidermis sind klar zu erkennen: **Stratum corneum** 1 mit den Korneozyten (Hornzellen), **Stratum lucidum** 2, **Stratum granulosum** 3 mit den basophilen **Keratohyalinkörnchen**, dem Vorläufer der Matrixsubstanz des Keratins, und das **Stratum germinativum** 4 (⊛ 600, 601). Die zapfenartig in das Corium vorspringenden Teile der Epidermis werden als **Reteleisten** oder **Kämme** bezeichnet, die dazwischenliegenden Bindegewebsportionen als dermale Papillen (**Coriumpapillen**) 5.

Auf unserer Abbildung sieht man, dass zwei Leisten von den korkenzieherartig gewundenen Abschnitten der Ausführungsgänge von ekkrinen Schweißdrüsen durchbohrt werden (⊛ 600).

1 Stratum corneum
2 Stratum lucidum
3 Stratum granulosum
4 Stratum germinativum
5 Stratum papillare des Coriums

Färbung: Hämatoxylin-Eosin-Pikrinsäure, Vergr. 40fach

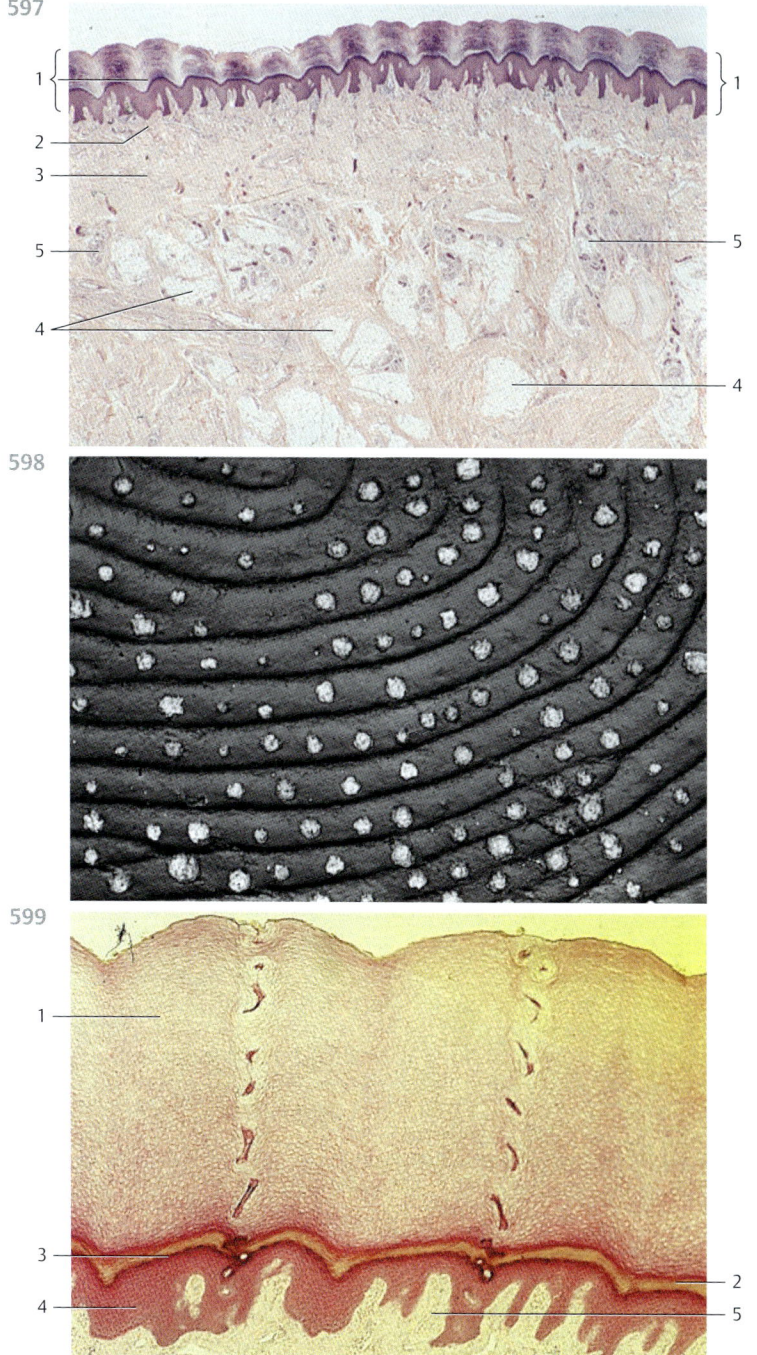

600 Hautdecke – Leistenhaut

Diese Abbildung gibt den senkrechten Durchschnitt durch die Haut einer menschlichen Fußsohle wider; die breite Unterhaut, **Subcutis**, ist nicht abgebildet. Die Epidermis wird von einem mehrschichtigen verhornenden Plattenepithel gebildet. Die oberflächliche Hornschicht, das **Stratum corneum** 1, ist an der Plantarfläche des Fußes mit 0,75–1,5 mm besonders dick (👁 599, Fingerbeere). Es besteht aus den kernlosen toten Korneozyten (**Hornzellen**), die mit **Keratin**, einem filamentösen Protein, gefüllt sind. Die basale Schicht, das **Stratum germinativum** 2, bildet Epithelzapfen (**Reteleisten**) 3 aus, die sich mit den dermalen Papillen 4 (👁 597, 599, 601) verzahnen. Die Keimschicht, das **Stratum germinativum** 2, besteht aus dem **Stratum basale** (Basalzellschicht) (👁 93, 118) und dem **Stratum spinosum** (Stachelzellschicht) (👁 93, 94, 601). An der Grenze zur Hornschicht erkennt man eine dünne, granulierte, dunkelblau gefärbte Schicht, das **Stratum granulosum** 5. In den Zellen dieser Schicht treten bereits Kernveränderungen auf; ihr Zytoplasma enthält basophile **Keratohyalinkörnchen**, die mit dem Verhornungsprozess in Zusammenhang stehen. Unmittelbar über der körnerhaltigen Schicht liegt die Glanzschicht, das **Stratum lucidum** (in dieser Abbildung nicht eindeutig erkennbar, 👁 599, 601). In der linken Hautleiste unserer Abbildung durchsetzt ein spiralisierter Drüsenausführungsgang 6 die untere Hälfte des Stratum corneum. Die lockere subepitheliale Schicht des Coriums bildet dermale Papillen aus und wird deshalb **Stratum papillare** genannt (👁 597, 599). Die Epidermis enthält zudem Melanozyten, Langerhans-Zellen, Merkel-Tastscheiben und Meissner-Körperchen (hier nicht abgebildet, 👁 614, 615).

1 Stratum corneum
2 Stratum germinativum
3 Epithelzapfen
4 Dermale Papillen
5 Stratum granulosum
6 Intraepidermaler Ausführungsgang einer Schweißdrüse
7 Stratum papillare der Dermis (Corium)

Färbung: Hämalaun-Eosin; Vergr. 12fach

601 Hautdecke – Leistenhaut

Epidermis der Fingerhaut und Stratum papillare der Dermis bei stärkerer Vergrößerung (👁 597, 599, 600).
Von oben nach unten sind folgende Schichten erkennbar:
Stratum corneum 1, **Stratum lucidum** 2, **Stratum granulosum** 3, **Stratum spinosum** 4 (👁 93–95, 120, 603) und das **Stratum basale** 5. Stratum spinosum und Stratum basale stellen die Keimschicht, **Stratum germinativum**, dar. Es folgen das **Stratum papillare** 6 und das **Stratum reticulare** 7 der Dermis (Corium). Beachte: Die Korneozyten des Stratum corneum sind kernlos und sie besitzen auch keine Zellorganellen. Das Stratum granulosum besteht nur aus 2–3 Zellschichten.
Die Keratinozyten der gesammten Epidermis werden durch zahlreiche Desmosomen zusammengehalten (👁 94, 95).

1 Stratum corneum
2 Stratum lucidum
3 Stratum granulosum
4 Stratum spinosum
5 Stratum basale sive cylindricum
6 Stratum papillare
7 Stratum reticulare

Färbung: Hämalaun-Eosin; Vergr. 300fach

600
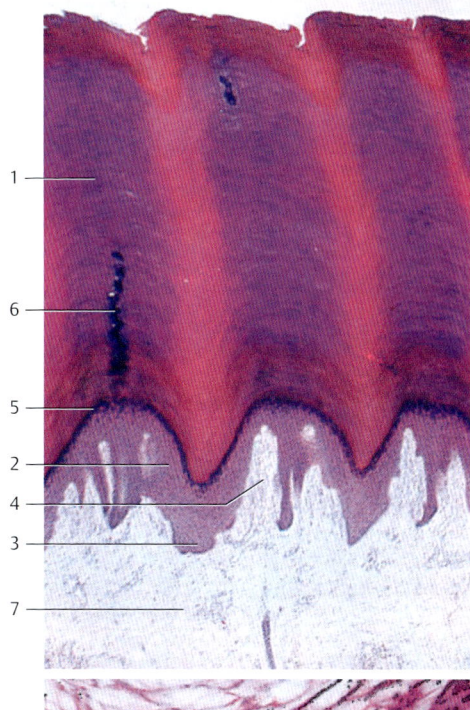

601
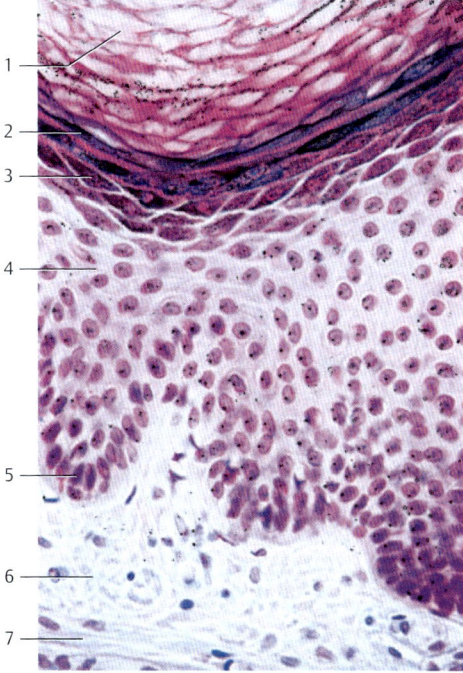

Haut und Hautanhangsgebilde

602 Hautdecke – Felderhaut

Im Gegensatz zur **Leistenhaut** (☞ 597–601) weist die Oberfläche der **Felderhaut** eine durch Furchen bedingte Felderung (rhombische Felderung) auf. Die Haare stehen in den Furchen, besonders an deren Kreuzungsstellen benachbarter Felder. Auf dieser Abbildung erkennt man tiefe Furchen, die diagonal durch das Bild ziehen. Dazwischen liegen weniger tiefe Furchen, die unterschiedlich geformte Areale, Felder, hervortreten lassen. Gesichtshaut.

Beachte: Die Felderhaut trägt Haare und besitzt Schweiß- und Talgdrüsen; die Leistenhaut ist unbehaart und es fehlen die Talgdrüsen.

Rasterelektronenmikroskopische Aufnahme von Frau Prof. Dr. Uda Schramm, Lübeck; Vergr. 30fach

603 Hautdecke – Felderhaut

Senkrechter Durchschnitt durch die Haut der lateralen Thoraxwand (**Felderhaut**). Beachte das dünne **Stratum corneum** [1] (☞ 597, 599, 600), ferner das **Stratum granulosum** [2], das nur aus einer Zellschicht besteht. Im **Stratum germinativum** tritt die Stachelzellschicht, das **Stratum spinosum** [3] mit den Interzellularbrücken, deutlich hervor (☞ 93, 94, 95, 118, 601). Die Zellen der untersten Zellschicht, des **Stratum basale** [4], bilden basal feine Fortsätze aus, sog. **Wurzelfüßchen** (☞ 93), so dass eine ausgedehnte **dermoepidermale Verbindungsfläche** entsteht. Die **Coriumpapillen** [5] sind mit den Epidermiszapfen (**Reteleisten**) verzahnt. Das **Stratum papillare** [6] bildet an der Grenze zur Epidermis einen dichten Faserfilz aus, der vereinzelt Fibroblasten enthält.

1 Stratum corneum
2 Stratum granulosum
3 Stratum spinosum
4 Stratum basale sive cylindricum
5 Dermale Papille
6 Stratum papillare der Dermis

Semidünnschnitt; Färbung: Methylenblau-Azur II; Vergr. 400fach

604 Hautdecke – Kopfhaut

Auch an der Kopfhaut unterscheidet man Epidermis, Corium und Subcutis, die in die **Galea aponeurotica** [5] übergeht. Auf diesem senkrechten Schnitt durch die Kopfhaut erkennt man, dass die Haarwurzeln schräg in trichterförmigen Einsenkungen der Haut, den **Haartrichtern**, stecken. Die normalerweise über das Epithel hinausragenden Haarschäfte, **Scapus pili**, sind abgebrochen. Die Haarzwiebeln (**Haarfollikel**) [1] liegen in der Subcutis [2] (☞ 605). Achte auf die Bündel glatter Muskelzellen, die **Mm. arrectores pilorum** [3], die in der Papillarschicht des Coriums entspringen und an die bindegewebigen Scheiden der Haarfollikel ziehen („**Gänsehaut**"). Jeder Haarfollikel besitzt eine oder mehrere **Talgdrüsen** [4]. Zur Histologie des Haares ☞ 605, 606. Parallel zum unteren Bildrand verlaufen die derben Sehnenfaserbündel der Galea aponeurotica, **Aponeurosis epicranialis** [5].

1 Haarzwiebel (Bulbus)
2 Fettgewebe, Subcutis
3 Musculus arrector pili
4 Talgdrüsen
5 Galea aponeurotica

Färbung: Benzopurpurin; Vergr. 15fach

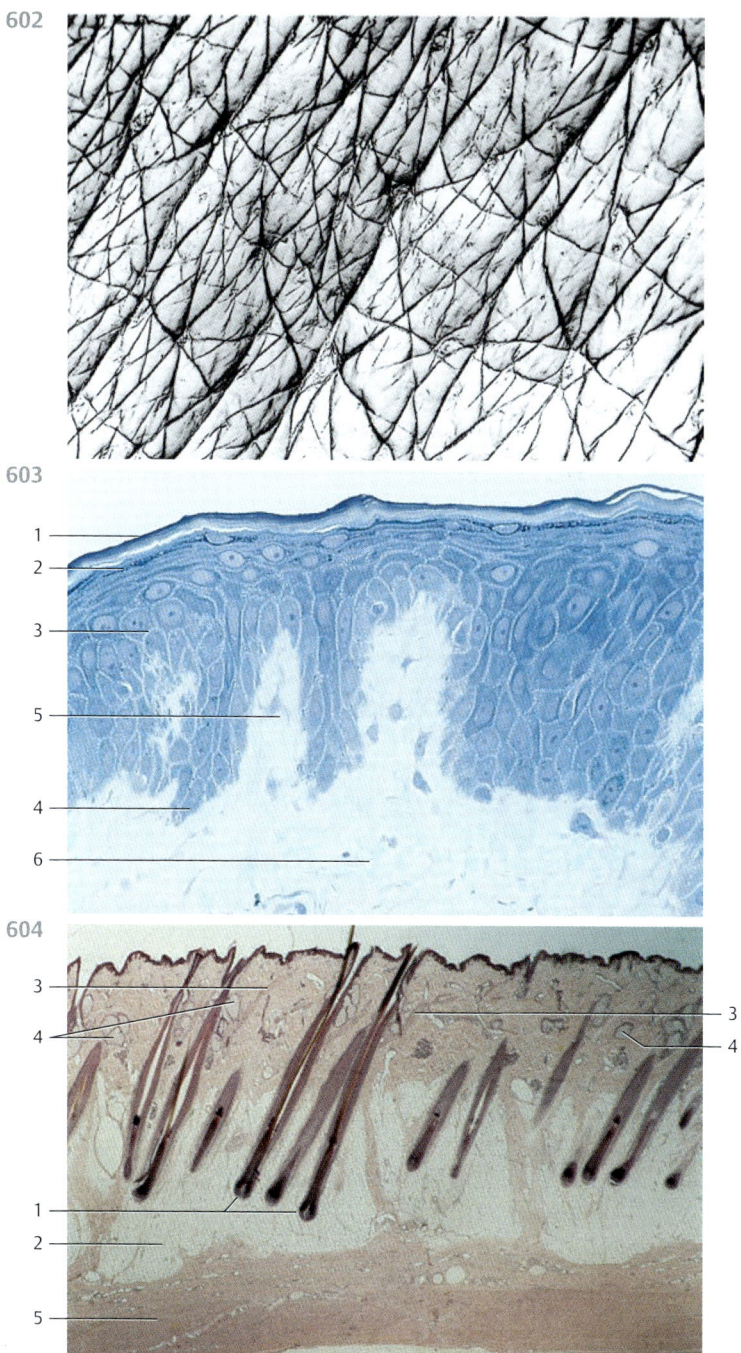

605 Haare – Pili

Haare sind biegsame Hornfäden, die wie die Nägel von der Epidermis hervorgebracht werden. Man unterscheidet **Terminalhaare** (**Langhaare**) und **Lanugohaare** (**Flaumhaare**). Dicke und Anordnung der Haare sind je nach Haargeneration und Körperregion verschieden. Am dichtesten stehen die Haare auf der Kopfhaut, wo eine Gesamtzahl von über 100 000 erreicht werden kann; ihre Lebensdauer beträgt 3–5 Jahre.

Diese Abbildung ist eine Bildmontage von Längsschnitten durch die Haarwurzel eines Kopfhaares (**Terminalhaar**) (auch ☜ 604).

1 Fettgewebe
2 Haarzwiebel (Bulbus pili) mit Haarmatrix
3 Haarrinde (Cortex)
4 Äußere Wurzelscheide
5 Marklose Nervenfasern
6 Glashaut
7 Haarbalg (bindegewebige Wurzelscheide)
8 Musculus arrector pili
9 Talgdrüse (Glandula sebacea)
10 Haarschaft (Scapus pili), verhornt
11 Ende der inneren Wurzelscheide
12 Innere Wurzelscheide
13 Haarmark (Medulla)
14 Gefäß
15 Henle-Schicht der inneren Wurzelscheide
16 Huxley-Schicht der inneren Wurzelscheide
17 Scheidenkutikula und Haarkutikula
18 Bindegewebige Haarpapille (Papilla pili)

Färbung: Hämatoxylin-Eosin; Vergr. 64fach

606 Haare – Pili

Haarschaft, **Scapus pili**, eines blonden Kopfhaares, Ausschnitt. Die äußerste Hülle des Haarschaftes wird durch die **Cuticula pili** gebildet; ihre Oberfläche besteht aus hartem **Keratin**. Die Keratinschuppen sind dachziegelartig angeordnet; ihre freien Ränder weisen in Richtung Follikelostium und sind beim gesunden Haar glatt begrenzt.

Rasterelektronenmikroskopische Aufnahme von Frau Prof. Dr. Uda Schramm, Lübeck; Vergr. 1900fach

607 Nagel – Unguis

Die Finger- und Zehennägel (**Ungues**, dicht gepackte Hornschuppen) sind gewölbte, etwa 0,5 mm dicke Hornplatten 1 (**Nagelplatten**) der Epidermis. Sie liegen dem Nagelbett, **Hyponychium** 2 auf, seitlich und proximal vom **Nagelwall** umgeben. Der seitliche **Nagelrand** ist in den Nagelfalz, **Eponychium** 3 eingelassen. Auf diesem senkrechten Durchschnitt durch Nagel und Endphalanx eines menschlichen Fingers erkennt man unterhalb der gebogenen Nagelplatte die spongiöse Knochenstruktur der Endphalanx 4. Beachte die ekkrinen Schweißdrüsen 5, die Fettläppchen 6 und die gezähnte Kontur der Fingerbeere 7 (Leistenhaut) (☜ 597–600). Das Nagelwachstum beträgt 0,5–1,0 mm pro Woche.

1 Nagelplatte
2 Nagelbett
3 Nagelfalz
4 Knochen der Endphalanx
5 Ekkrine Schweißdrüsen
6 Fettläppchen
7 Haut der Fingerbeere (Leistenhaut)

Färbung: Hämalaun-Eosin; Vergr. 10fach

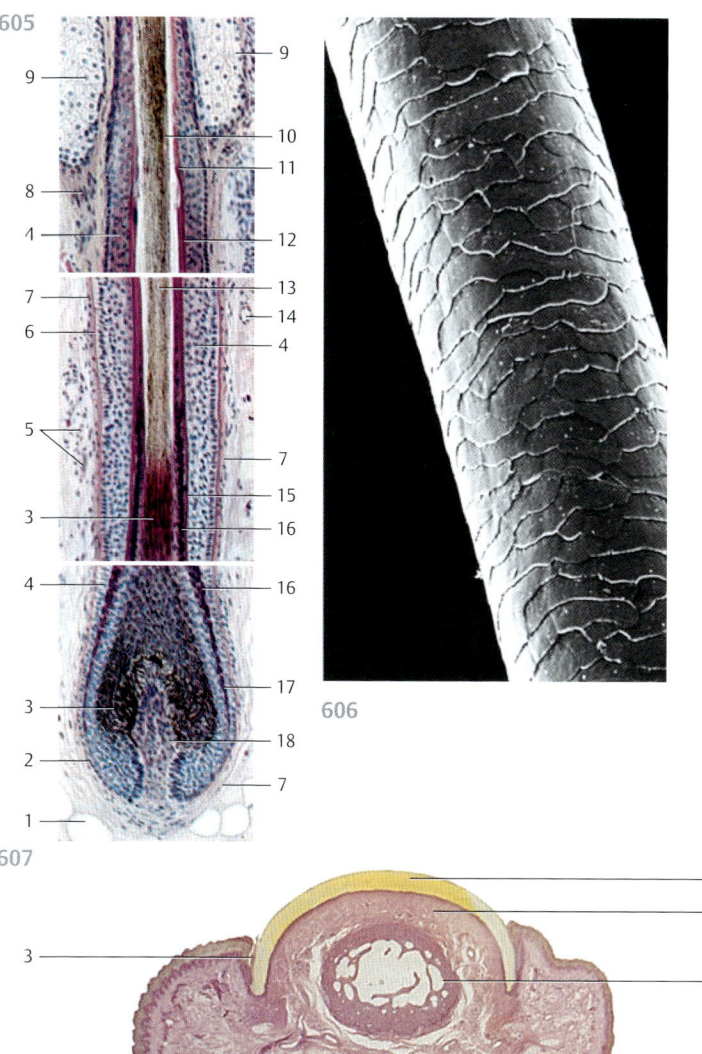

608 Ekkrine Schweißdrüsen – Glandulae sudoriferae eccrinae

Ekkrine (**merokrine**) Schweißdrüsen sind unverzweigte, lange tubuläre Einzeldrüsen, deren Endabschnitte an der Grenze von Dermis und Subcutis zu einem etwa 0,5 mm großen Knäuel aufgewickelt sind (**Knäueldrüsen**). Ihre Ausführungsgänge 1 verlaufen stark geschlängelt und münden auf den Kämmen der Hautleisten (👁 598, 600). Die Wandung der schweißbereitenden, d. h. sekretorischen Schlauchabschnitte 2 wird von einem einschichtigen isoprismatisch-prismatischen Epithel gebildet. Es erscheint im gefärbten Präparat stets heller als das der Ausführungsgänge, die in dieser Abbildung in Form kurzer Schläuche besonders deutlich hervortreten. Für die Gangabschnitte 1 ist ein zweischichtiges isoprismatisches Epithel mit Myoepithelzellen charakteristisch. Beachte die großen Fettzellen 3, ferner die Anschnitte von apokrinen Schweißdrüsen 4 in der linken unteren Ecke.

1 Ausführungsgang
2 Sezernierendes Endstück
3 Fettzellen
4 Apokrine Schweißdrüse
Färbung: Trichrom nach Masson-Goldner; Vergr. 130fach

609 Apokrine Schweißdrüsen – Glandulae sudoriferae apocrinae – Duftdrüsen

Duftdrüsen kommen nur an bestimmten Partien der menschlichen Haut vor. Sie münden, ihrer Entwicklung entsprechend, in die Haarbälge. Die **tubulo-alveolären Endstücke** mit weiten Lichtungen sind wie die der ekkrinen Schweißdrüsen aufgeknäuelt und tragen ein einschichtiges Epithel. Die sezernierenden Epithelzellen sind indessen, je nach ihrem Funktionszustand, abwechselnd gestaltet. Auf dieser Abbildung sind mehrere Endstücke mit einem abgeflachten Epithel angeschnitten: **erschöpfte Drüsenzellen** 1. Der in Bildmitte gelegene Drüsenabschnitt trägt ein hohes Epithel mit Zytoplasmakuppen 2, die in die Lichtung hinein vorragen und abgeschnürt werden: **apokrine Extrusion**, Apozytose (👁 133). Zwischen Epithel und Basalmembran liegen spindelförmige **Myoepithelzellen** 3, deren Form am Flachschnitt beurteilt werden kann (👁 610).

1 Endstücke mit erschöpften Drüsenzellen
2 Endstücke mit hochprismatischen Drüsenzellen und Zytoplasmakuppen
3 Myoepithelzellen
Färbung: Trichrom nach Masson-Goldner; Vergr. 130fach

610 Apokrine Schweißdrüsen – Glandulae sudoriferae apocrinae – Duftdrüsen

An den Endstücken der **apokrinen Duftdrüsen** sind Myoepithelzellen 1 besonders zahlreich und infolgedessen hier leicht aufzufinden (👁 611). Die stabförmigen **Myoepithelzellen** liegen zwischen Epithel und Basalmembran, sie sind überwiegend in Längsrichtung der Drüsenschläuche angeordnet. Auf Querschnitten erkennt man daher nur punktförmige Gebilde an der Zellbasis (👁 609, 611); erst auf Flachschnitten wird ihr Ausmaß deutlich. Myoepithelzellen enthalten Aktin- und Myosinfilamente.

1 Myoepithelzellen
2 Zytoplasmakuppe
3 Drüsenlichtung
Färbung: Trichrom nach Masson-Goldner; Vergr. 130fach

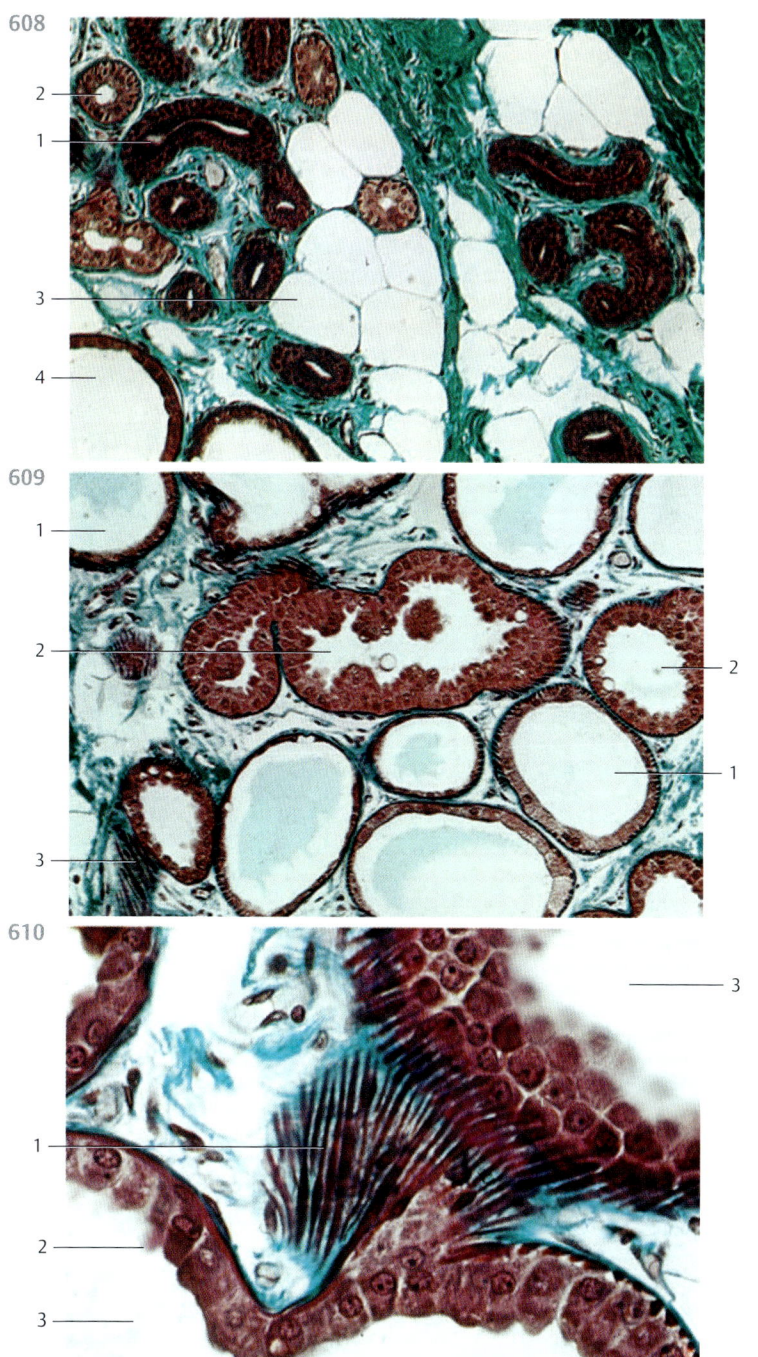

611 Apokrine Schweißdrüsen – Glandulae sudoriferae apocrinae – Duftdrüsen

Duftdrüsen sind verzweigte, tubulo-alveoläre Drüsen mit apokrinem Extrusionsmodus (**Apozytose**). Sie liegen in der Subcutis in enger Nachbarschaft zu Haaren, aus deren Anlagen sie hervorgegangen sind. Ihr weites Lumen und die unterschiedlich hohen Epithelzellen sind charakteristisch. Die Drüsenepithelzellen enthalten zahlreiche Sekretgranula. Ihre mit Sekret beladenen Zellkuppen 1 sind membranumhüllt und werden durch **Apozytose** in das Drüsenlumen abgegeben (**„apokrine Sekretion"**). An der Basis der Drüsenschläuche erkennt man kleine homogene Anschnitte von **Myoepithelzellen** 2, die hier besonders gut entwickelt sind (👁 133, 609, 610). Sie liegen innerhalb der Basalmembran. Die Höhe des Epithels wechselt mit dem Funktionszustand; nach Abschnürung bzw. Abknospung der apikalen Zellkuppen sind die Drüsenzellen niedriger (👁 609). Achselhöhlenhaut einer erwachsenen Frau.

1 Apikale Sekretkuppen 2 Myoepithelzellen 3 Kapillaren
Semidünnschnitt; Färbung: Methylenblau-Azur II; Vergr. 400fach

612 Holokrine Talgdrüsen – Glandulae sebaceae

Die **Glandulae sebaceae**, multilobuläre, etwa 1 mm große alveoläre Einzeldrüsen, sind an Haare gebunden; sie münden in der Tiefe der Haartrichter 2. An wenigen Stellen des Körpers kommen auch freie, d. h. nicht an Haare gebundene Talgdrüsen vor. Auf unserer Abbildung erkennt man mehrere, nur unvollständig gegeneinander abgegrenzte Endstücke, die sog. **Talgkolben**. Talgdrüsen sind **mehrschichtige Drüsen**, denen eine eigene Lichtung fehlt (👁 134). Die Drüsenzellen (**Sebozyten**) gehen mit der Sekretion zu Grunde (**Apoptose**), d. h. sie werden in Sekret (**Talg, Sebum**) umgewandelt (**Holozytose**). Der Ersatz dieser Zellen geht von den äußeren, der Basalmembran aufsitzenden Basalzellen (**Matrixzellen**) 1 aus. Sie sind basophil und repräsentieren in ihrer Gesamtheit die Keimschicht der Talgdrüsen. Im Inneren des Talgkolbens erkennt man helle Zellen mit pyknotischen Kernen. Links oben im Bild der Haartrichter 2, tangential angeschnitten.

1 Basale Ersatzzellen 2 Haartrichter 3 Bindegewebe der Dermis
Färbung: Trichrom nach Masson-Goldner; Vergr. 80fach

613 Holokrine Talgdrüsen – Glandulae sebaceae

Mehrere Endkolben einer Talgdrüse in der Haut eines Nasenflügels sind flach angeschnitten. In der Peripherie dieser Talgkolben liegen **Basal- oder Ersatzzellen** 1, die sich homogen basophil anfärben, vereinzelt jedoch auch kleine Granula enthalten. Bei der Sekretbereitung nehmen die Zellen an Größe zu; gleichzeitig treten immer mehr Fetttröpfchen auf, so dass daraus in Routinepräparaten eine vakuoläre Struktur resultiert. Die Kerne werden pyknotisch und lösen sich auf; sie sind hier bereits bizarr verformt. Schließlich platzen die Zellen und werden damit selbst zum Sekret, dem **Talg** (👁 134, 612). Wachstum und Talgbildung werden durch Androgene stimuliert.

1 Basale Ersatzzellen (Matrixzellen)
Semidünnschnitt; Färbung: Methylenblau-Azur II; Vergr. 200fach

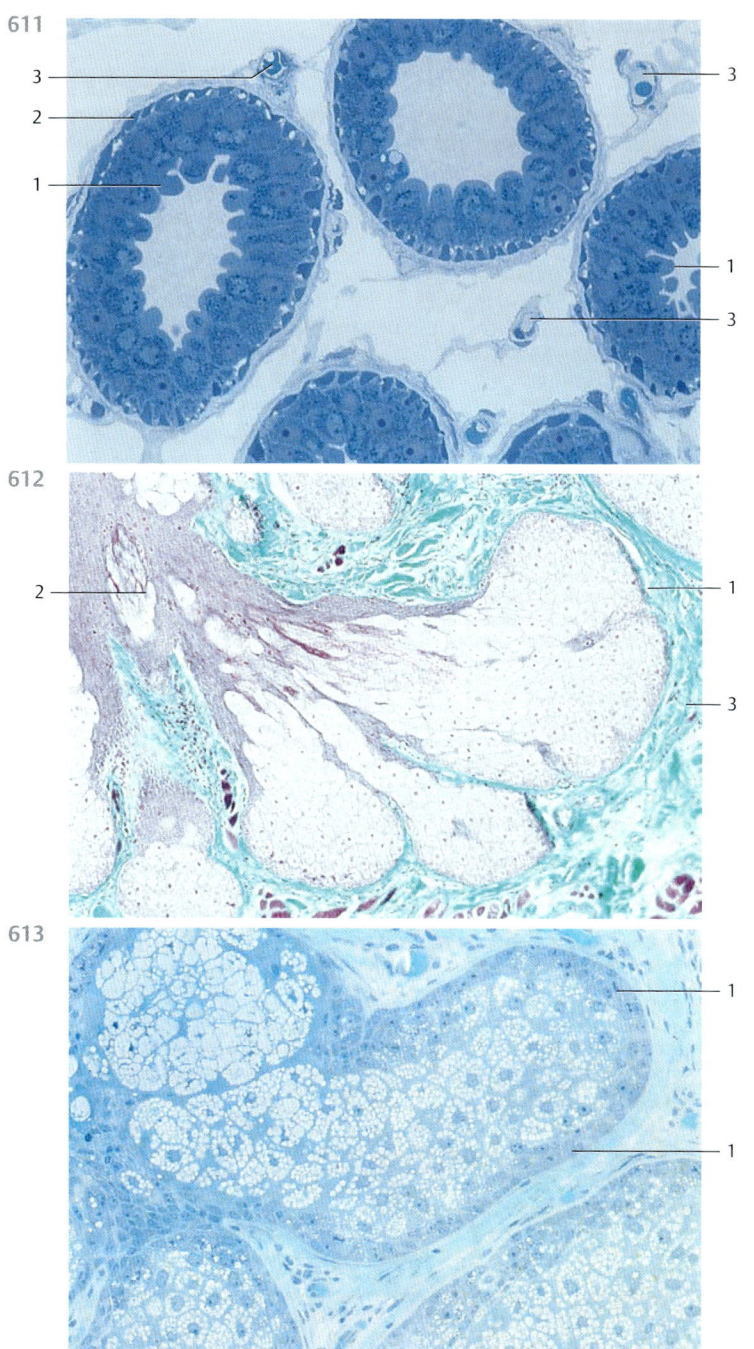

Sensible Nervenendigungen

614 Merkel-Nervenendigung

Neben freien Nervenendigungen in der Epidermis, der Dermis, im Bewegungsapparat und in der Wand von Hohlorganen kommen in der Haut spezialisierte, verschieden gebaute Nervenendigungen vor. Die **Merkel-Nervenendigungen** (**Merkel-Zell-Axon-Komplex**) sind auf statischen Druck reagierende **Mechanorezeptoren**; sie liegen u. a. im Stratum basale und im unteren Stratum spinosum der Epidermis (Leistenhaut), ferner in der äußeren epithelialen Wurzelscheide von Haarfollikeln.

Unsere Abbildung demonstriert eine Merkel-Nervenendigung in der Epidermis des Planum nasale einer Hauskatze. Sie besteht aus einer **ellipsoiden Merkel-Zelle** 1 (Längsdurchmesser etwa 9–20 µm) und der Endverzweigung einer afferenten Faser in Form eines sog. **Nervendiskus** 2. Ihr Zellkern ist groß und gelappt. Merkel-Zellen sind durch Desmosomen 4 mit benachbarten **Keratinozyten** 3 des Stratum basale der Epidermis verbunden. Außerdem gelangen fingerförmige Fortsätze bis in die interzellulären Räume des Stratum spinosum. Das Zytoplasma ist hell, beherbergt Mikrofilamente und eine große Anzahl osmiophiler Granula mit einem Durchmesser von 80–120 nm. Diese typischen Granula, die verschiedene Neuropeptide enthalten, befinden sich in dem Teil des Zytoplasmas, der in Kontakt mit der Nervenendigung steht. Die **afferente Nervenfaser** bildet eine diskusähnliche Verdickung 2 aus, die sich der basalen Fläche der Merkel-Zelle anlegt. Hier können synapsenähnliche Verbindungen vorkommen. Die rechte Seite dieser Abbildung ist die basale Seite der Merkel-Nervenendigung.
(Johann Friedrich Merkel, 1845–1919, Anatom in Rostock, Königsberg und Göttingen).

1 Merkel-Zelle
2 Nervendiskus mit Mitochondrien
3 Keratinozyten des Stratum basale der Epidermis
4 Desmosomen

Elektronenmikroskopische Aufnahme von Prof. Dr. Zdenek Halata, Hamburg; Vergr. 10 000fach

615 Meissner-Körperchen

Die **Meissner-Körperchen** (**Tastkörperchen**) sind ovale Gebilde und gehören in die Gruppe der **Lamellenkörperchen**; man unterscheidet Lamellenkörperchen ohne und mit perineuraler Kapsel. Meissner-Körperchen 1 liegen einzeln oder zu mehreren unmittelbar unter der Epidermis 2 in den Bindegewebspapillen (**dermale Papillen**) des Stratum papillare der unbehaarten Haut (Fingerspitzen). Die eiförmigen, etwa 100–200 µm langen und ca. 40–70 µm breiten Gebilde sind von einer locker gebauten Bindegewebskapsel umhüllt. Mehrere (bis zu sieben) **afferente Nervenfasern** 3 treten an das Tastkörperchen heran, verlieren ihre Markscheiden und verzweigen sich innerhalb des Körperchens mehrfach. Sie verlaufen dann spiralig, häufig in queren Windungen, und enden in Form von Auftreibungen (**Nerventerminalen**) (◂ 616). Die kernhaltigen Abschnitte der keilförmigen Schwann-Zellen (**Lamellarzellen**) und deren übereinander geschichteten Zytoplasmalamellen treten in diesem Präparat nicht hervor.
(Georg Meissner, 1829–1905, Anatom und Physiologe in Basel, Freiburg und Göttingen).

1 Meissner-Körperchen
2 Epidermis
3 Afferente Nervenfasern
4 Bindegewebspapille der Dermis
5 Stratum reticulare der Dermis

Färbung: Silberimprägnation nach Bodian; Vergr. 500fach

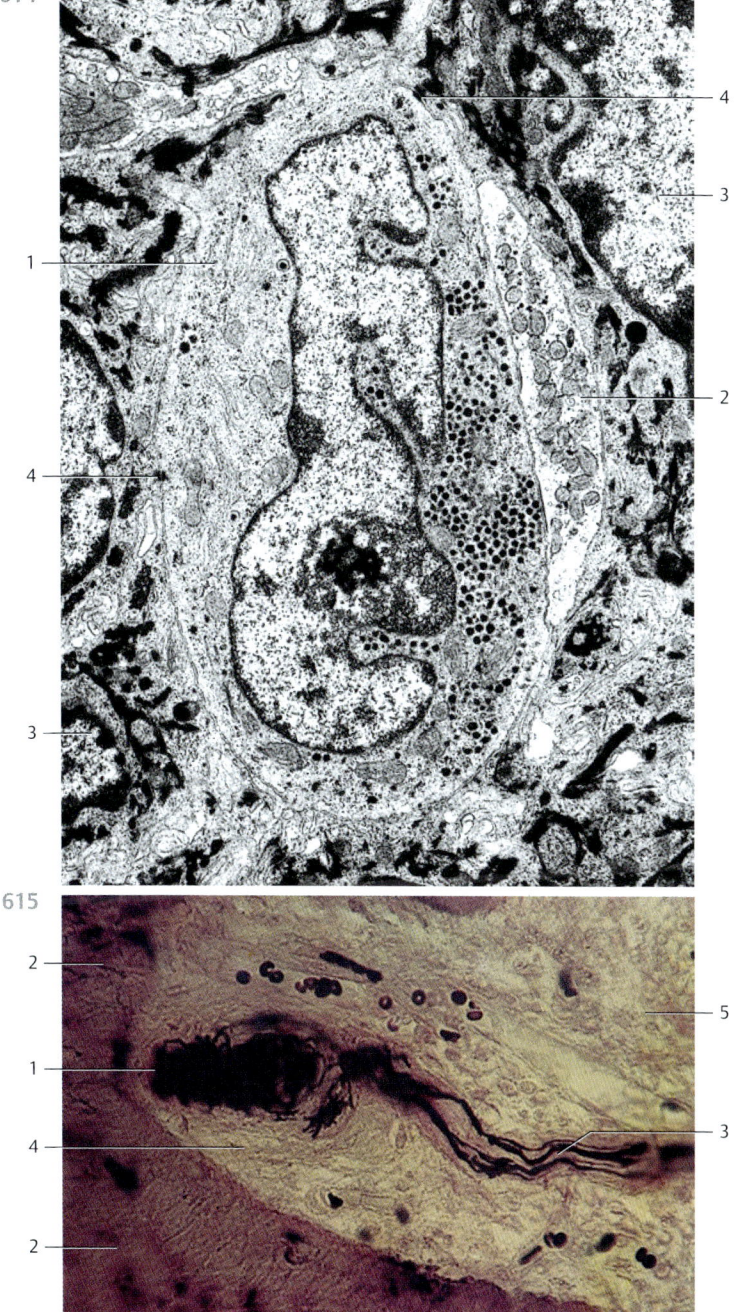

Sensible Nervenendigungen

616 Meissner-Körperchen

Meissner-Tastkörperchen, die einzeln oder zu mehreren unmittelbar unter der Epidermis in den Coriumpapillen vorkommen, haben eine längliche ovale Form und stehen senkrecht zur Hautoberfläche. Sie sind ca. 40–70 μm breit und 100–200 μm lang. Sie bestehen aus markhaltigen afferenten Nervenfasern mit ihren plattenförmig verdickten **Nerventerminalen** [1], die von zytoplasmatischen Lamellen [2] der terminalen Schwann-Zellen (**Lamellarzellen**) umhüllt sind, und aus einer Bindegewebskapsel. Die markhaltigen **afferenten Axone**, etwa sieben pro Körperchen, verlieren erst nach Eintritt in das Körperchen ihre Markscheide. Innerhalb des Körperchens verzweigen sich die nunmehr marklosen Axone mehrfach, verlaufen schraubenförmig und enden mit den bereits erwähnten plattenförmigen Auftreibungen. Diese Auftreibungen liegen mit ihrer Längsachse parallel zur Oberfläche der Haut. Die kernhaltigen Abschnitte der Schwann-Zellen [3] liegen in der Peripherie des Körperchens. Von ihnen gelangen schmale, abgeplattete zytoplasmatische Lamellen in das Innere, die die Nerventerminalen umhüllen. Die Abbildung zeigt, dass diese Hülle aus mehreren Schichten von **Schwann-Zell-Lamellen** [2] besteht, zwischen denen kollagene Fibrillen liegen. Diese wiederum gehen kontinuierlich über in das Bindegewebe der Papillarschicht der Dermis [5].

Diese Abbildung demonstriert ein Meissner-Körperchen aus der Fingerbeere eines Rhesusaffen. Das Tastkörperchen liegt in einer dermalen Papille, dicht unter der Basalmembran des Stratum basale [4] der Epidermis (→ 600). Beachte die Zellen der Basalschicht, die mit feinen Ausläufern (**Wurzelfüßchen**, vgl. → 93) in das Bindegewebe des Stratum papillare [5] eintauchen. Meissner-Tastkörperchen sind mittelschnell **adaptierende Mechanorezeptoren**, die auf Druck reagieren.

1 Nerventerminalen
2 Zytoplasmalamellen der Schwann-Zellen
3 Kerne von Schwann-Zellen
4 Zellen des Stratum basale mit Wurzelfüßchen
5 Stratum papillare der Dermis

Elektronenmikroskopische Aufnahme von Prof. Dr. Zdenek Halata, Hamburg; Vergr. 3800fach

617 Vater-Pacini-Körperchen

Vater-Pacini-Lamellenkörperchen sind infolge ihrer Größe (bis zu 4 mm lang und 2 mm dick) leicht im Unterhautbindegewebe von Handflächen, Fußsohlen und proximalen Phalangen, ferner in der Nähe von Faszien, Periost, Sehnen sowie in Mesenterien, im Peritoneum parietale und in der Pleura parietalis aufzufinden. Typisches Merkmal dieser nervösen Endapparate ist die Hülle, die aus 40–60 zwiebelschalenartig geschichteten Zelllamellen (**Perineurallamellen, modifizierte Perineuralzellen**) besteht [1]. Im Zentrum liegt die Nervenfaser, der sog. **Innenkolben** (**afferentes Axon, rezeptive Endigung**) [2], an der Oberfläche des Körperchens eine Bindegewebskapsel [3], die auch elastische Netze enthält.

Dieses Präparat stammt aus einer menschlichen Fingerbeere. Vater-Pacini-Körperchen gelten als **Druck- und Vibrationsrezeptoren**.
(Abraham Vater, 1648–1751, Professor der Anatomie in Wittenberg; Filippo Pacini, 1812–1883, Anatom in Pisa und Florenz).

1 Lamellen der perineuralen Kapsel
2 Zentrale Nervenfaser, Innenkolben
3 Straffe Bindegewebskapsel
4 Fettgewebe

Färbung: Hämalaun-Eosin; Vergr. 30fach

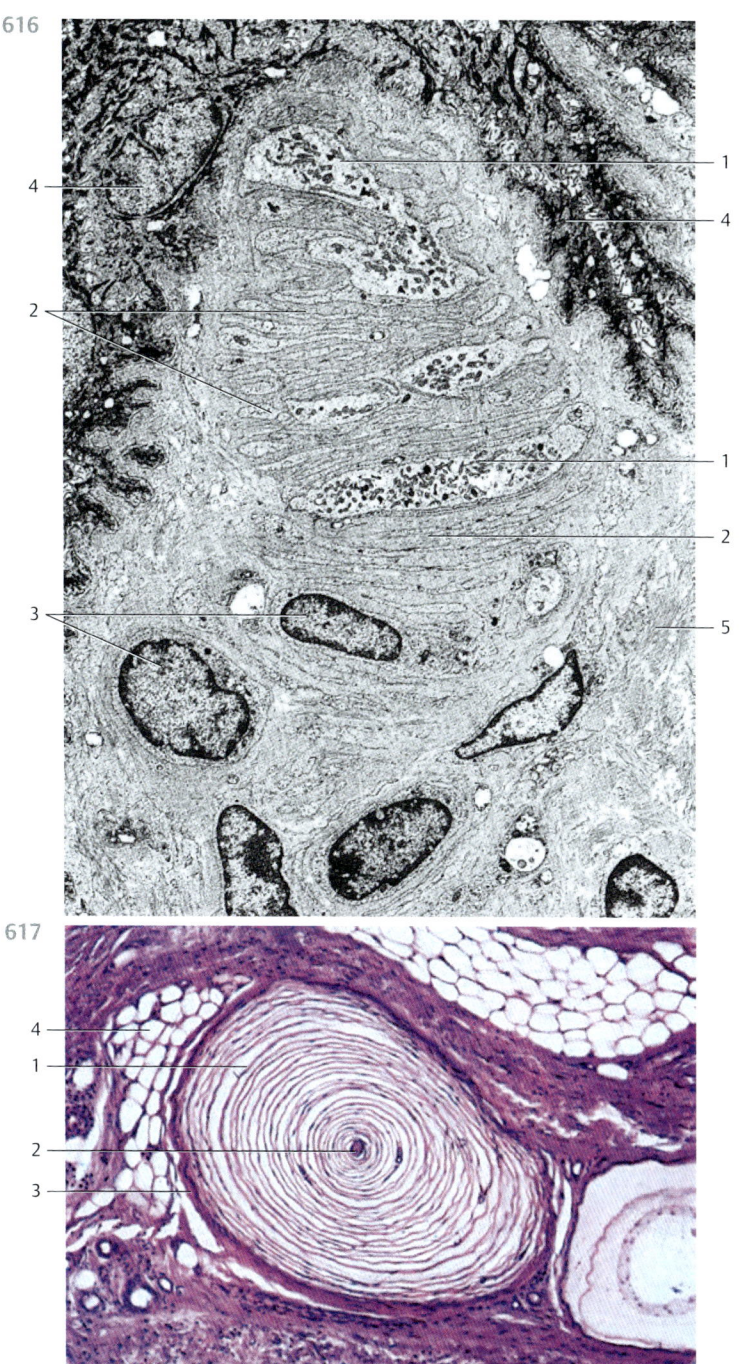

618 Vater-Pacini-Körperchen

Vater-Pacini-Lamellenkörperchen aus der Fingerbeere eines Rhesusäffchens. Man erkennt im Zentrum das nichtmyelinisierte **afferente Axon** 1, die eigentliche **rezeptive Endigung**, und die Zytoplasmalamellen der terminalen Schwann-Zellen, die den sog. **Innenkolben** (**Bulbus internus**), ein Lamellensystem, bilden, und die Schichten der **perineuralen Kapsel** 2 (👁 617). In den interlamellären Räumen (Kammern) verlaufen feinste Bindegewebsfäserchen. In der rechten unteren Ecke schmiegt sich eine markhaltige Nervenfaser 3 dem Lamellenkörperchen an, in der rechten oberen Ecke erkennt man noch Anschnitte von ekkrinen Schweißdrüsen 5. **Vater-Pacini-Körperchen** sind für die Wahrnehmung von **Vibrationen** verantwortlich.

1 Innenkolben mit afferentem Axon
2 Schichten der perineuralen Kapsel
3 Markhaltige Nervenfaser
4 Kapillare
5 Ekkrine Schweißdrüsen

Elektronenmikroskopische Aufnahme von Prof. Dr. Zdenek Halata, Hamburg; Vergr. 500fach

619 Vater-Pacini-Körperchen

Mehrere ovale **Vater-Pacini-Lamellenkörperchen** im Mesenterium der Katze, dargestellt an Hand eines Totalpräparates (kein Schnitt). Das totale Häutchen wurde mit Methylenblau gefärbt und dann aufgehellt. Man erkennt im Zentrum jeweils das **Axon** und den **Innenkolben**, gefolgt von den Schichten der **perineuralen Kapsel**. Auch die zarte Bindegewebskapsel an der Oberfläche der Lamellenkörperchen ist zu erkennen. Alle Lamellenkörperchen dieser Abbildung sind um ein Mesenterialgefäß 1 gruppiert.

1 Mesenterialgefäß
Färbung: Methylenblau; Vergr. 500fach

620 Golgi-Mazzoni-Körperchen

Diese nervösen Endkörperchen ähneln den Vater-Pacini-Lamellenkörperchen (👁 617–619), jedoch sind die **Perineurallamellen** spärlicher. Auch hier liegt im Zentrum eine **afferente Nervenfaser** 1 zusammen mit den terminalen Schwann-Zytoplasma-Lamellen (**Innenkolben**). Häufig findet man aber zwei oder mehrere Axone und dementsprechend auch mehrere Innenkolben. Es folgen die Lamellen der **Perineuralscheide** 2.
In der Abbildung sind ferner Arteriolen 3 und oben rechts eine Vene 4 angeschnitten. **Golgi-Mazzoni-Körperchen** werden in der Fingerhaut, im Nagelbett, in der Kniegelenkkapsel und in der Haut der äußeren Geschlechtsorgane als sog. **Genitalnervenkörperchen** gefunden und sind vermutlich auch als Mechanorezeptoren tätig; sie reagieren auf mechanische Verformung durch Druck und Berührung.
Golgi-Mazzoni-Körperchen in der menschlichen Fingerhaut.
(Vittorio Mazzoni, 1880–1940, Arzt und Histologe in Pavia).

1 Zentrales Axon und Innenkolben
2 Lamellen der Perineuralscheide
3 Kapillaren
4 Vene

Färbung: Hämalaun-Eosin; Vergr. 300fach

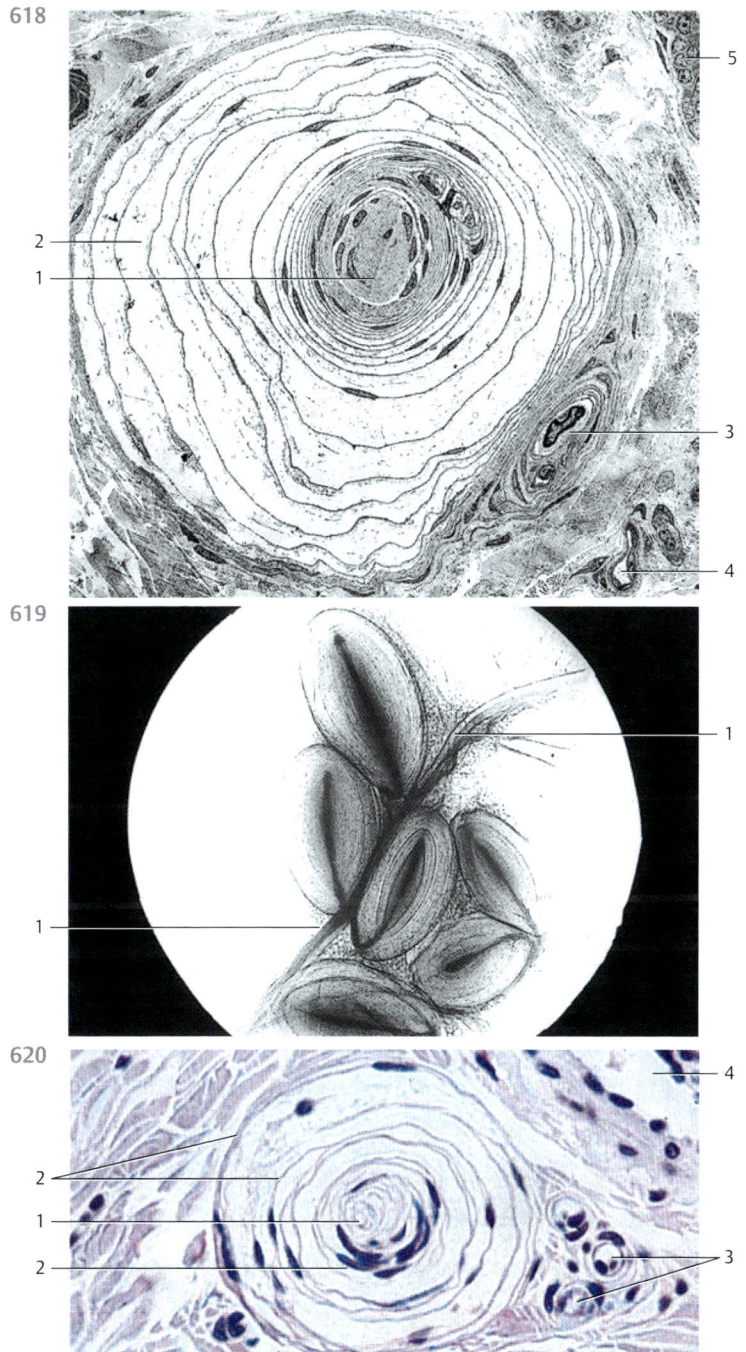

Sensible Nervenendigungen

621 Ruffini-Körperchen

Ruffini-Körperchen sind **Dehnungsrezeptoren** und kommen u. a. in der Dermis der Leisten- und Felderhaut, in Gelenkkapseln und im Periodontium der Zähne vor. Das Körperchen hat eine **perineurale Kapsel** 1, die einen offenen Zylinder bildet. Die beiden Enden des Zylinders sind abgerundet oder zugespitzt, durch die Öffnungen treten Bündel kollagener Fasern der Dermis in das Körperchen hinein und am anderen Ende des Zylinders wieder heraus. Die **Nerventerminalen** 2 sind spiralförmig zwischen den kollagenen Faserbündeln angeordnet. Das **afferente Axon** ist myelinisiert und hat einen Durchmesser von etwa 5 µm. In dieser Abbildung sind die kollagenen Faserbündel 3 schwach braun gefärbt, die Nerventerminalen schwarz.
(Angelo Ruffini, 1874–1929, Histologe in Bologna, Florenz und Siena).

1 Perineurale Kapsel 3 Kollagene Faserbündel 4 Bindegewebe der Glans penis
2 Nervenfaserbündel
Färbung: Versilberung nach Bodian; Präparat von Prof. Dr. Zdenek Halata, Hamburg; Vergr. 170fach

622 Ruffini-Körperchen

Querschnitt durch den Zylinder eines **Ruffini-Körperchens** aus der Kniegelenkkapsel mit **perineuraler Kapsel** 1 (**perineurales Neurothel**). Innerhalb des Zylinders liegen zwischen den kollagenen Fibrillenbündeln 2 mehrere Nerventerminalen 3, ferner terminale Schwann-Zellen 4.

1 Perineurale Kapsel 3 Nerventerminalen 5 Kollagene Fibrillenbündel
2 Kollagene Fibrillenbündel 4 Terminale Schwann-Zelle außerhalb des Zylinders
  innerhalb des Zylinders
Elektronenmikroskopische Aufnahme von Prof. Dr. Zdenek Halata, Hamburg; Vergr. 2000fach

623 Muskelspindel – Fusus neuromuscularis

Muskelspindeln (**Dehnungsrezeptoren**) sind 2–10 mm lange, ca. 0,2–0,5 mm dicke spindelförmige Gebilde, die im Muskelbindegewebe, dem **Perimysium internum**, eingelagert sind. An der Spindel unterscheidet man eine mittlere **äquatoriale Region** und zwei zugespitzte Enden, die **Polregionen**. Kräftige, konzentrisch angeordnete Bindegewebsfasern (**Perineurium**) bilden eine Kapsel 1. Im Zentrum liegen 5–10 dünne, fibrillenärmere, sog. **intrafusale Muskelfasern** 2, die von Zellen des Endomysiums umgeben sind. Intrafusale Muskelfasern werden nach der Anordnung ihrer Kerne in der Äquatorialebene (**Zentralsegment**) in kürzere, dünnere **Kernkettenfasern** und längere, dickere **Kernsackfasern** unterteilt, in denen die Kerne nicht in Reihen angeordnet sind, sondern häufchenförmig zusammenliegen (**Kernhaufenfasern**). Durch die Kapsel hindurch treten sensorische, motorische und vegetative Nervenfasern 3, welche die zentral liegenden intrafusalen Muskelfasern spiralig umkreisen und diese innervieren. Es sind also **Nerventerminalen** ausgebildet. Man sieht im Zentrum mehrere kleine, eher rundliche Zellkerne; sie gehören dem Neurolemm an. Muskelspindel der Katze in einem Querschnitt.

1 Perineurale Kapsel 3 Terminale Axone 4 Skelettmuskelfasern
2 Intrafusale Muskelfasern
Färbung: Eisenhämatoxylin nach Heidenhain; Vergr. 500fach

Sensible Nervenendigungen

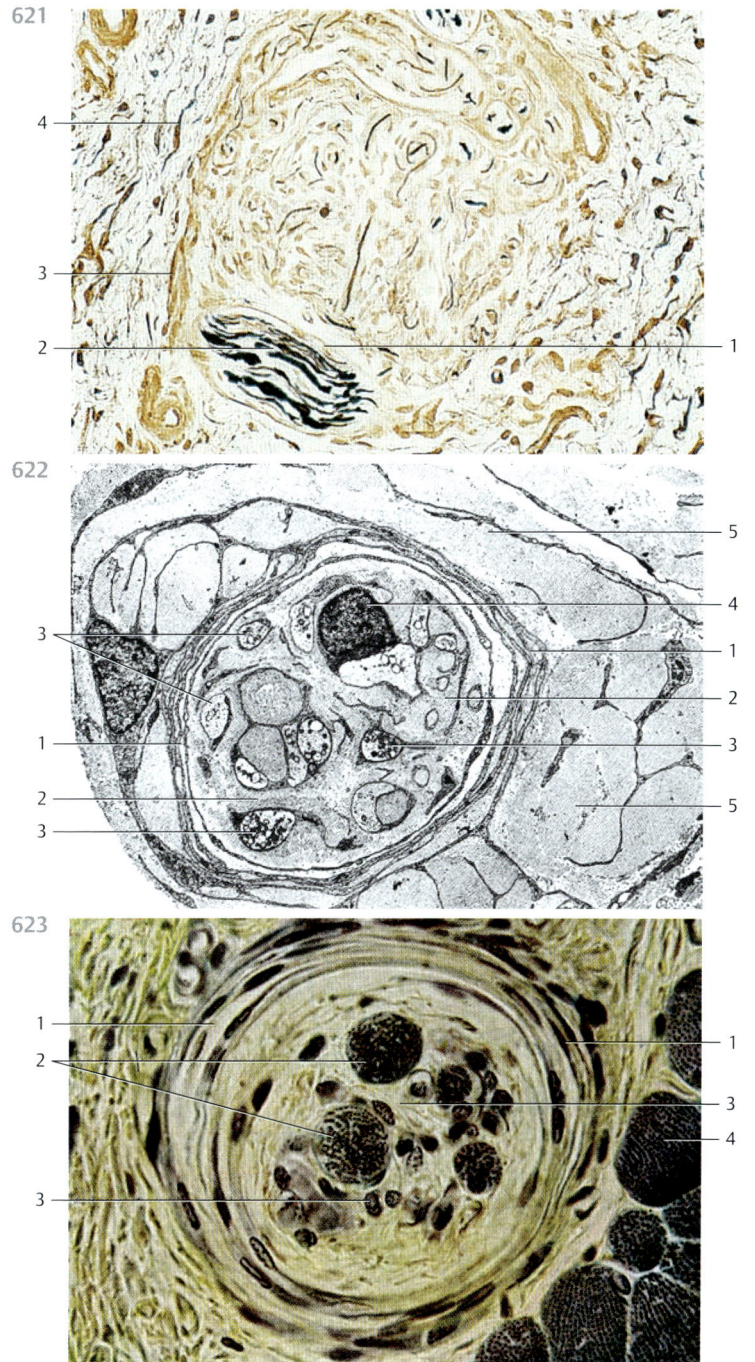

Sensible Nervenendigungen

624 Augapfel – Bulbus oculi

Sagittalschnitt meridional durch den linken Augapfel, **Bulbus oculi**. Der Augapfel ist annähernd kugelig und hat einen Durchmesser von etwa 2,5 cm.

1 Cornea, Hornhaut
2 Camera anterior bulbi, vordere Augenkammer
3 Iris, Regenbogenhaut
4 Linse, Lens
5 Camera posterior bulbi, hintere Augenkammer
6 Corpus ciliare, Ziliarkörper
7 Sklera, Tunica fibrosa bulbi, äußere Augenhaut, Lederhaut
8 Corpus vitreum, Glaskörper
9 Retina
10 Nervus opticus, Sehnerv
11 Konjunktiva

Färbung: Hämatoxylin-Eosin; Lupenvergrößerung

625 Augenlider – Palpebrae

Die Augenlider sind aktiv bewegliche Hautfalten. Sie bestehen aus einem derben Bindegewebsskelett, dem **Tarsus** [1] (**Tarsus superior** und **Tarsus inferior**), dem außen die **Pars palpebralis** des **Musculus orbicularis oculi** [2] anliegt. Außen sind die Lider von einem mehrschichtigen verhornten Plattenepithel [3] mit spärlichen Lanugohaaren überzogen. Das Epithel der äußeren Haut [3] überzieht auch den etwa 2 mm breiten Lidrand, an dem man einen stumpfen **Limbus palpebralis anterior** [4] und einen scharfkantigen **Limbus palpebralis posterior** [5] unterscheidet. Hier geht das mehrschichtige verhornte Plattenepithel in das mehrschichtige unverhornte Plattenepithel der **Conjunctiva tarsi** [6] über. Erst in Höhe des **Fornix conjunctivae** findet man ein mehrreihiges prismatisches Epithel mit eingelagerten Becherzellen. Am vorderen Lidrand sind die **Wimpernhaare** [7], lange Zilien, eingepflanzt, deren Wurzeln im Bereich der Lidplatte liegen (👁 626). In den Haarbalg der Wimpern münden die Ausführungsgänge von Talgdrüsen, **Glandulae sebaceae** (**Zeis-Drüsen**), ebenso apokrine Duftdrüsen, **Glandulae ciliares** (**Moll-Drüsen**; 👁 629). Auf der rechten Seite dieser Abbildung sieht man, im Tarsus gelegen, zahlreiche holokrin sezernierende Talgdrüsen, **Glandulae tarsales** (**Meibom-Drüsen**) [8], die mit langen Ausführungsgängen an der inneren Lidkante, dem Limbus posterior, münden. Der Faserfilz des Tarsus umschließt die gelappten Drüsenbeeren. Vor und hinter den Gängen der Meibom-Drüsen am Lidrand verlaufen glatte Muskelzellen. Vor dem Tarsus liegt die **Pars palpebralis des Musculus orbicularis oculi** [2]. Die Subcutis der Lider besteht aus lockerem, zellreichem, gewöhnlich fettfreiem Bindegewebe [9]. Das Epithel auf der Vorderseite der Augenlider ist dünn. Im Epithel kommen zahlreiche **Melanozyten** vor, so dass die Haut der Lider insgesamt stark pigmentiert erscheint.

Sagittalschnitt durch das Oberlid eines 80-jährigen Mannes.
(Heinrich Meibom, 1638–1700, Professor der Medizin, Geschichte und Dichtkunst in Helmstedt).

1 Tarsus
2 Pars palpebralis des M. orbicularis oculi
3 Äußere Haut
4 Limbus palpebralis anterior
5 Limbus palpebralis posterior
6 Conjunctiva tarsi mit Epithel der Conjunctiva palpebrarum
7 Wimpern
8 Glandulae tarsales, Meibom-Drüsen
9 Lockeres subkutanes Bindegewebe
10 Tiefe Hautfalte des Oberlides
11 Hagelkorn, Chalazion (= Entzündung der Meibom-Drüse)
12 Glandula lacrimalis accessoria (Krause-Drüse)

Färbung: Hämatoxylin-Eosin; Lupenvergrößerung

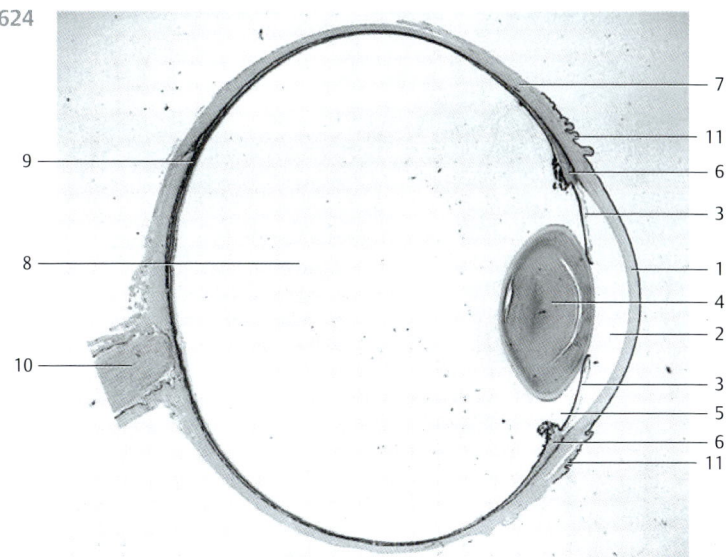
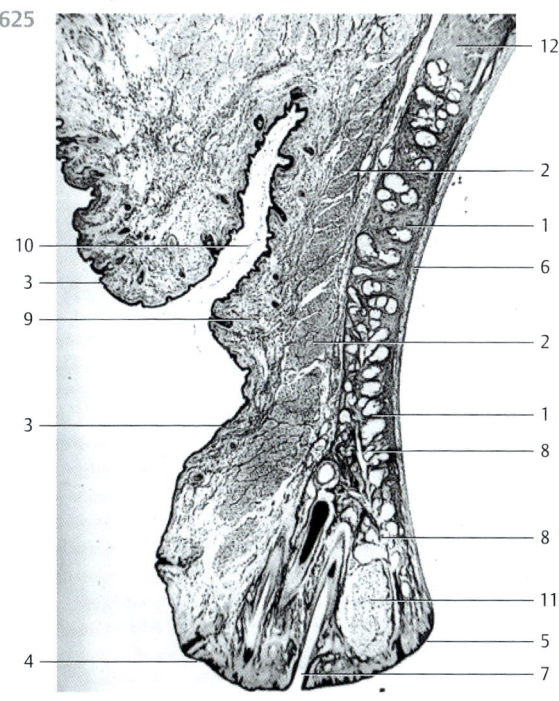

626 Augenlider – Palpebrae

Ausschnittsvergrößerung eines Oberlides mit Lidrand und Wimper. Folgende Anteile sind abgebildet:

1 Vorderer Lidrand
2 Haartrichter
3 Haarschaft, Scapus pili der Wimper
4 Äußere Wurzelscheide
5 Hinterer Lidrand, mehrschichtiges verhorntes Plattenepithel
6 In die Haarbalglichtung mündender Ausführungsgang einer Meibom-Drüse
7 Glandulae tarsales, Meibom-Drüsen
8 Tarsus superior
9 Bulbus pili, Haarzwiebel
10 Papilla pili, Haarpapille
11 Subcutis der Lider
12 Blutgefäße

Vergleiche mit Abbildung 625.
(Heinrich J. Meibom, geb. Lübeck 1638 – gest. Universität Helmstedt 1700).

Färbung: Hämalaun-Eosin; Vergr. 10fach

627 Augenlider – Palpebrae

Ausschnittsvergrößerung aus einem Sagittalschnitt durch das Augenlid eines Erwachsenen (👁 625). Die Außenfläche der Lider wird von sehr dünner, meist fettgewebsfreier Haut überzogen ①. Sie ist dehnbar und verschieblich. Das mehrschichtige Plattenepithel der Epidermis ② ist nur schwach verhornt. Corium und subkutanes Bindegewebe ③ sind dünn. Das Corium der Lidhaut enthält verästelte **Chromatophoren**. In der rechten unteren Bildecke ist die **Pars palpebralis** des quergestreiften **Musculus orbicularis oculi** ④, am rechten oberen Bildrand ein Talgkolben der holokrinen Meibom-Drüsen ⑤ angeschnitten.

1 Lidhaut
2 Mehrschichtiges verhorntes Plattenepithel
3 Subcutis
4 Pars palpebralis des M. orbicularis oculi
5 Meibom-Drüse

Färbung: Hämalaun-Eosin; Präparat von Prof. Dr. Jochen Staubesand (†), Freiburg; Vergr. 20fach

628 Augenlider – Palpebrae

Die Rückfläche der Lider wird von einer Schleimhaut, der feuchten **Tunica conjunctiva palpebrarum**, überzogen, die einen Teil des Konjunktivalsackes darstellt. Am **Limbus palpebralis posterior** geht das verhornte Plattenepithel der Lidhaut in das unverhornte geschichtete Plattenepithel der **Conjunctiva tarsi** über (👁 625). Erst im **Fornix conjunctivae** findet sich ein teils zwei-, teils mehrschichtiges hochprismatisches Epithel mit eingelagerten Becherzellen.
Sagittalschnitt durch das Augenlid in Nähe des Fornix conjunctivae mit Konjunktivalepithel ①, das von Lymphozytenansammlungen ② unterlagert wird. Die **Tunica propria** und die **Tela subconjunctivalis** ③ enthalten Fettzellen ④, reichlich Plasmazellen, Makrophagen und kleine Lymphfollikel.

1 Konjunktivalepithel
2 Lymphozytenansammlungen
3 Tunica propria
4 Fettzellen
5 Gefäße

Färbung: Hämalaun-Eosin; Präparat von Prof. Dr. Jochen Staubesand (†), Freiburg; Vergr. 20fach

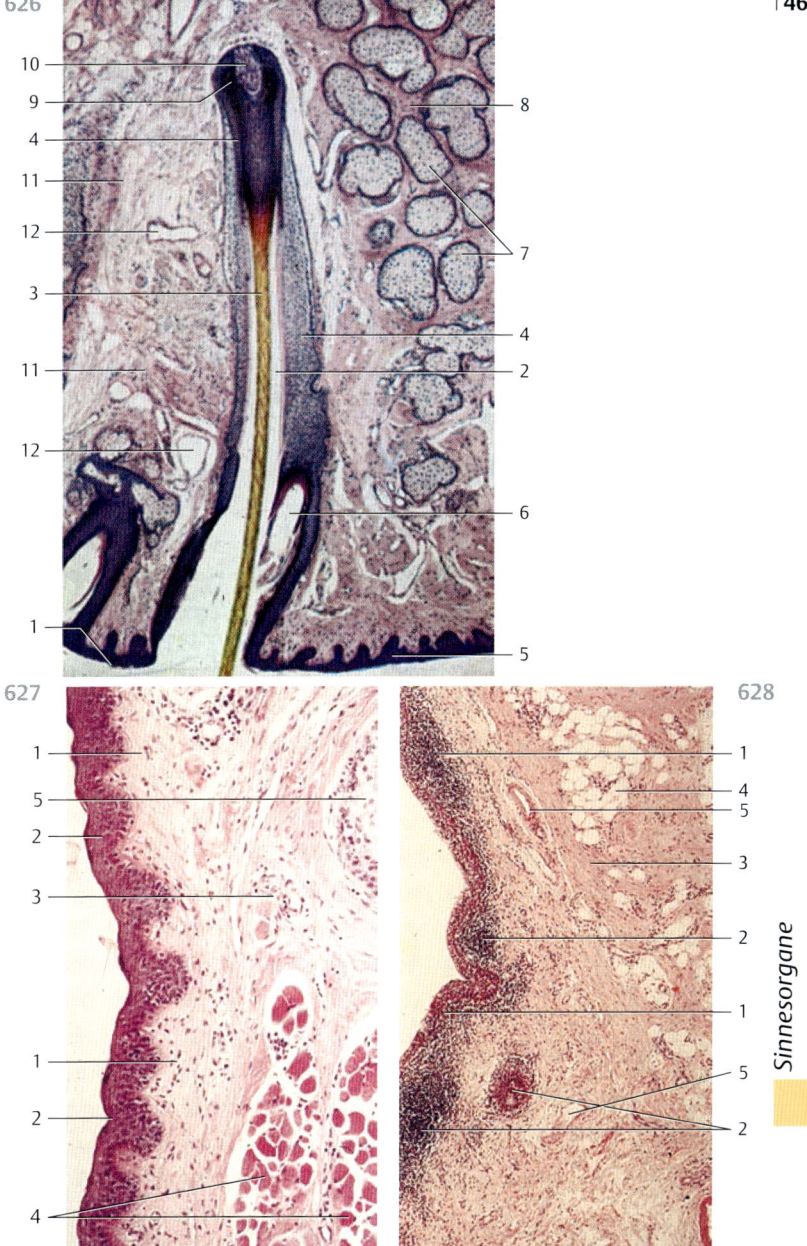

629 Augenlider – Palpebrae

Ausschnittsvergrößerung aus einem Sagittalschnitt durch das Augenlid in der Nähe des Lidrandes zur Darstellung der **apokrinen Glandulae ciliares**, den sog. **Moll-Drüsen** [1]. Sie liegen in Nachbarschaft der Haarwurzeln der Wimpern und münden entweder selbstständig am Lidrand oder in die Haarbälge. Die Moll-Drüsen entsprechen Schweißdrüsen.

In der Nähe dieser Drüsenendstücke liegen noch quergestreifte Muskelfaserbündel des **Musculus orbicularis oculi** [2], die den Lidrand an den Bulbus ziehen können (👁 625).

(Jacob Antonius Moll, 1832–1914, niederländischer Augenarzt in Utrecht und Den Haag).

1 Moll-Drüsen, apokrine Schweißdrüse
2 M. orbicularis oculi

Färbung: Hämalaun-Eosin; Präparat von Prof. Dr. Jochen Staubesand (†), Freiburg; Vergr. 20fach

630 Tränendrüse – Glandula lacrimalis

Die annähernd mandelförmige **Tränendrüse** besteht aus einzelnen, durch Bindegewebssepten getrennten Drüsenläppchen und ist eine **verästelte tubulo-alveoläre, rein seröse Drüse**, der Schalt- und Streifenstücke fehlen. Die Drüsentubuli münden in intralobuläre Ausführungsgänge [1], die sich zu größeren Gängen vereinigen. Etwa 8–12 Gänge leiten die Tränenflüssigkeit in den **Fornix conjunctivae** ab. In Querschnitten ähneln die Drüsenendstücke den Acini der Glandula parotidea; sie weisen alle morphologischen Kriterien einer serösen Drüse auf (👁 129, 379–381). Häufig lassen die Drüsenzellen eine feine Granulation ihres Zytoplasmas erkennen (👁 632). Das interstitielle Bindegewebe kann reich an Lymphozyten und Plasmazellen sein. Mit zunehmendem Alter treten auch vermehrt Fettzellen auf [2]. In der Nähe des Fornix kommen noch kleine akzessorische Tränendrüsen vor (Krause-Drüsen) (👁 625).

1 Intralobuläre Ausführungsgänge
2 Fettzellen
3 Arterie

Färbung: Azan; Vergr. 80fach

631 Tränendrüse – Glandula lacrimalis

Für die Drüsenendstücke der Glandula lacrimalis sind häufig weite Lichtungen bezeichnend, weshalb von **tubulo-alveolären Drüsen** gesprochen wird. Die unregelmäßig geformten Anschnitte der Drüsenendstücke treten bei stärkerer Vergrößerung deutlich hervor. Beachte die Form der Drüsenzellen (👁 630). Die meist runden Kerne stehen basal, das Zytoplasma ist hell, und stellenweise sind Zellgrenzen deutlich erkennbar. Zwischen Drüsenepithel und Basalmembran kommen **Myoepithelzellen** vor. Beachte das zarte, hier blau gefärbte Bindegewebe zwischen den Drüsenendstücken.

Das Sekret der Tränendrüse, die Tränenflüssigkeit, bespült die Cornea sowie die Konjunktiva des Augapfels und der Augenlider.

Die Tränenflüssigkeit (**Lacrima**) ist isoton.

Färbung: Azan; Vergr. 200fach

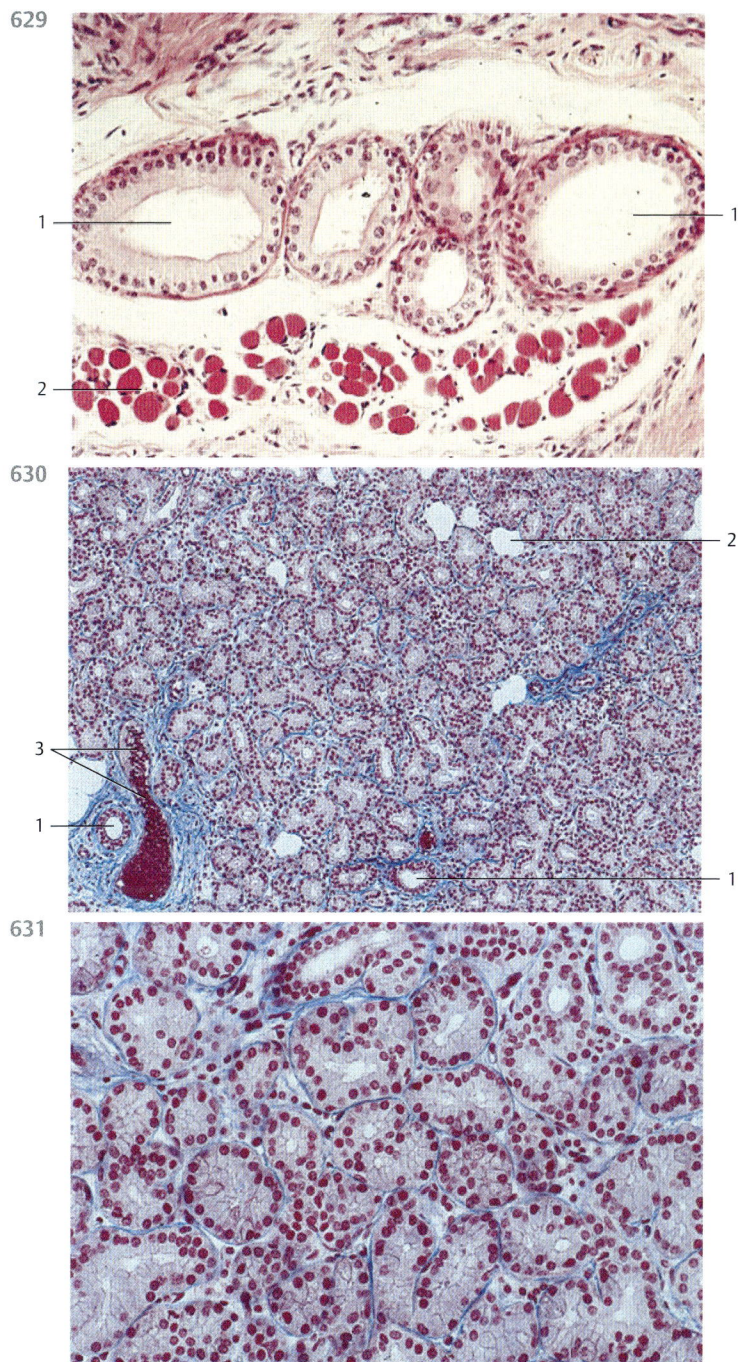

Sinnesorgane

632 Tränendrüse – Glandula lacrimalis

Die mannigfaltigen Sekrete der exokrinen und endokrinen Drüsenzellen werden als Sekretvorstufen in Gestalt von **Sekretgranula** oder **Sekrettröpfchen** in der Zelle gespeichert. Diese intrazellulären Sekretvorstufen können sowohl licht- als auch elektronenmikroskopisch ein sehr unterschiedliches Aussehen besitzen. In dieser Aufnahme von drei Azinuszellen aus der Tränendrüse sind die Sekretgranula entweder homogen osmiophil 1 oder von geringerer elektronenmikroskopischer Dichte. Diese enthalten feinste, staubartige Körnchen. Die Sekretgranula werden – wie die Abbildung zeigt – einzeln freigesetzt. In die Endstücklichtung ragen Mikrovilli 3 hinein. Beachte das in der Lichtung liegende Sekrettröpfchen 7, das bereits Teile seiner Hüllmembran verloren hat. Die lateralen Oberflächen der Drüsenzellen sind im apikalen Bereich mit Kontaktstrukturen 4 5 6 ausgestattet. Vergleiche mit den lichtmikroskopischen Abbildungen 630 und 631.

1 Sekretgranula
2 Mitochondrium
3 Mikrovilli
4 Zonula occludens
5 Zonula adhaerens
6 Desmosom
7 Sekretgranulum in der Azinuslichtung („Tränenvorstufe")
8 Sekretgranulum vor der Extrusion

Elektronenmikroskopische Aufnahme; Vergr. 25 000fach

633 Hornhaut – Cornea

Aufsicht auf die oberflächliche Zelllage des vorderen Korneaepithels, das **Stratum superficiale**. Superfizialzellen sind abgeflachte, nur etwa 5 µm dicke und bis zu 50 µm große polygonale Elemente, deren Kerne 1 sich leicht vorwölben. Ihre äußeren Zelloberflächen tragen niedrige Microplicae und kurze, stummelförmige Mikrovilli, die von einer 250–300 nm dicken Glykokalyx bedeckt sind, an der der Tränenfilm haftet. Superfizialzellen werden kontinuierlich abgestoßen und durch nachrückende Zellen der **Intermediärschicht** (👁 635, 636) ersetzt. Die große Zelle in Bildmitte ist im Begriff, sich abzulösen. Die Zellen der nächsttieferen Schicht sind oberflächlich auch mit dicht stehenden, sehr feinen **Plicae** 2 ausgestattet, die der Haftung untereinander dienen. Es werden Desmosomen, Nexus und Adhärenskontakte beschrieben. Vergleiche dieses Aufsichtspräparat mit den Schnittpräparaten der Abbildungen 117, 634–636. Das Epithel wird von der Basalschicht innerhalb von sieben Tagen erneuert.

Die Cornea besteht aus fünf Schichten. 1. Epithelium anterius (vorderes Hornhautepithel), 2. Lamina limitans anterior (Bowman-Membran), 3. Substantia propria (Stroma), 4. Lamina limitans posterior (Deszemet-Membran) und 5. Epithelium posterius (Hornhautendothel) (👁 634–636).

Rasterelektronenmikroskopische Aufnahme von Prof. Dr. Lüder C. Busch, Lübeck; Vergr. 2000fach

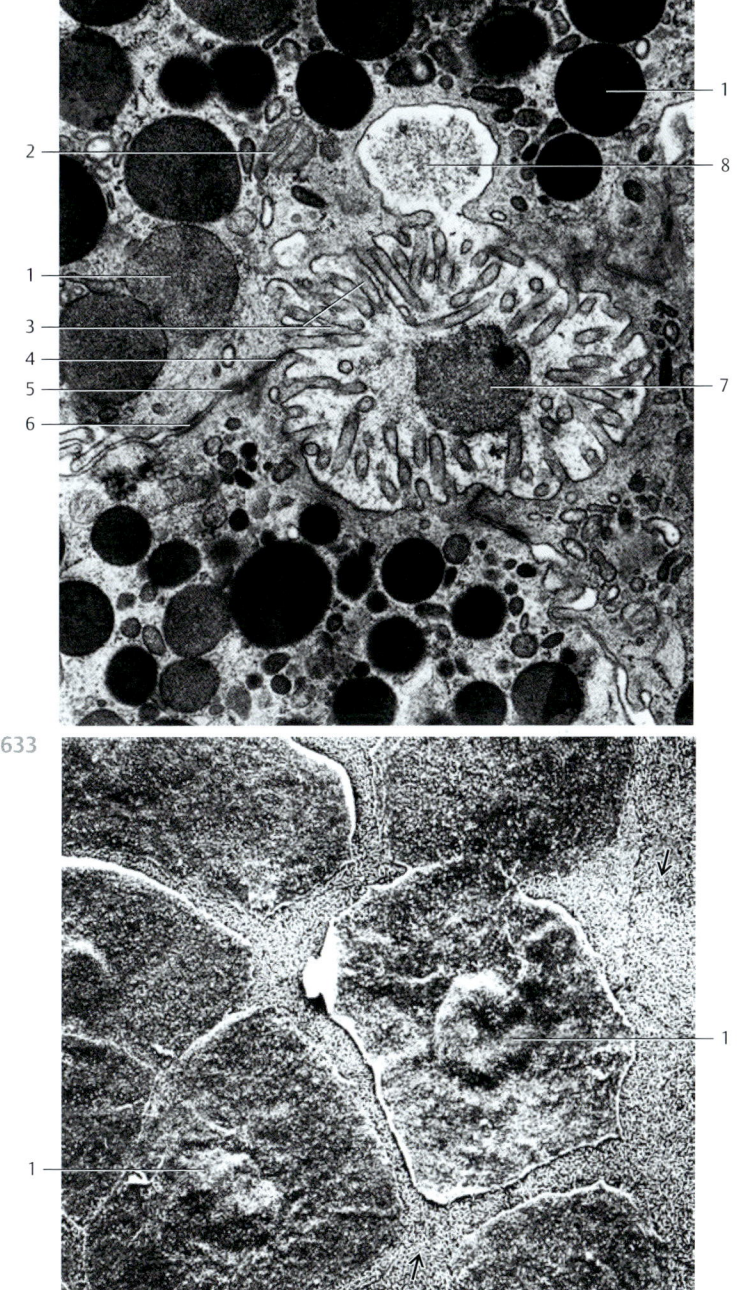

634 Hornhaut – Cornea

Senkrechter Durchschnitt durch die Cornea mit klarer Schichtengliederung. Der äußere Überzug besteht aus einer fünf- bis sechsschichtigen Lage von unverhornten Zellen: **mehrschichtiges unverhorntes Plattenepithel** 1 (👁 117, 635, 636). Es ist etwa 70 µm hoch und sitzt einer Basalmembran auf. Ihr folgt eine relativ breite Grenzschicht, die **Lamina limitans anterior** oder **Bowman-Membran** 2 (👁 635–637). Das dicke Stroma corneae, die **Substantia propria corneae** 3, besteht aus 200–250 übereinanderliegenden, etwa 2 µm dicken Lamellen, in denen 20–60 nm dicke kollagene Fibrillen dicht gepackt und parallel orientiert gelagert sind (👁 638). Zwischen den kollagenen Fibrillen liegen Fibrozyten (**Keratozyten**) mit ihren Zellausläufern (**„verzweigte Fibrozyten"**; 👁 639). Im senkrechten Durchschnitt sind die Corneafibrozyten spindelförmig (👁 103, 117, 635, 636). Eine dünnere Membran, die **Lamina limitans posterior** oder **Deszemet-Membran**, trennt das Stroma corneae von dem einschichtigen, etwa 5 µm dicken hinteren Corneaepithel (**„Hornhautendothel"**) 4 (👁 103, 104, 640).
(William Bowman, 1816–1892, Londoner Anatom und Augenchirurg).

1 Vorderes Hornhautepithel
2 Lamina limitans anterior, Bowman-Membran
3 Stroma corneae, Substantia propria corneae mit Fibrozyten (Keratozyten)
4 Hinteres Hornhautepithel („Hornhautendothel")

Färbung: Hämalaun-Eosin; Vergr. 50fach

635 Hornhaut – Cornea

Das vordere Hornhautepithel ist ein mehrschichtiges unverhorntes Plattenepithel. Man unterscheidet **Superfizialzellen** 1, **Intermediärzellen** 2 und **Basalzellen** 3. Vergleiche auch mit den Abbildungen 633 und 636.

1 Superfizialzellen
2 Intermediärzellen
3 Basalzellen
4 Lamina limitans anterior, Bowman-Membran
5 Stroma corneae
6 Keratozyt

Färbung: Hämatoxylin-Eosin, Vergr. 500fach

636 Hornhaut – Cornea

Senkrechter Durchschnitt durch die Cornea mit Darstellung des **Hornhautepithels**, der **Bowman-Membran** und des **Stroma corneae** an einem Semidünnschnitt. Beachte die unterschiedlich geformten Basalzellen 3 und vergleiche mit Abbildung 635. Häufig überspannt eine Intermediärzelle 2 zwei Basalzellen schirm- oder pilzförmig. Die maximal zwei oberflächlichen Lagen bestehen aus extrem abgeflachten, etwa 5 µm dicken und bis zu 50 µm langen platten Zellen, Superfizialzellen 1 (👁 633). Unter dem Epithel liegt die zellfreie Lamina limitans anterior, **Bowman-Membran** 4; im Bild unten ist das **Stroma corneae** 5 mit langen, im Schnitt spindelförmigen Fibrozyten (**Keratozyten**) angeschnitten (👁 639).

1 Superfizialzellen
2 Intermediärzellen
3 Basalzellen
4 Bowman-Membran
5 Stroma corneae mit Keratozyten

Semidünnschnitt; Färbung: Methylenblau-Azur II; Vergr. 80fach

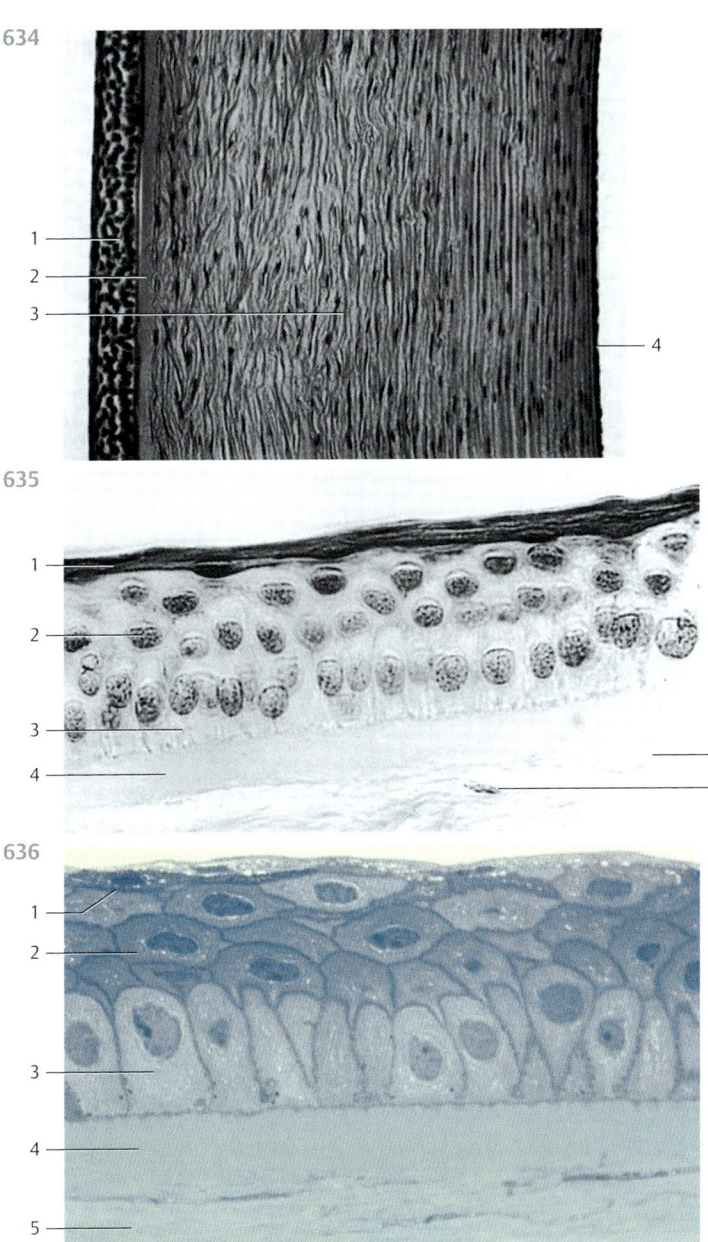

637 Hornhaut – Cornea – Bowman-Membran

Unter der subepithelialen Basallamina breitet sich die lichtmikroskopisch homogen erscheinende, 8–14 µm dicke **Lamina limitans anterior** oder **Bowman-Membran** (Bowman-Lamelle) aus (👁 634–636). Sie stellt eine modifizierte Verdichtung der Substantia propria corneae dar, ist zellfrei und reagiert schwach PAS-positiv. Sie besteht aus feinen, etwa 14–27 nm dicken kollagenen Fibrillen, die dünner sind als jene der Substantia propria, und einer proteoglykanreichen Grundsubstanz (👁 103, 117, 634, 636). Die Kollagenfibrillen sind überwiegend vom Typ I und Typ V. Lichtmikroskopisch erscheint die Bowman-Membran homogen und strukturlos (👁 634, 635, 638).

Elektronenmikroskopische Aufnahme; Vergr. 42 500fach

638 Hornhaut – Cornea – Stroma corneae

Während die Sklera aus derben, gewellten Kollagenfasern geflochten, verformbar und bis zu einem gewissen Grad dehnbar ist, sind die Kollagenfasern des Stroma corneae (**Substantia propria corneae**) gestreckt (👁 634). Das **Stroma corneae**, etwa 500 µm dick, ist als modifiziertes Bindegewebe aufzufassen, mit den Eigenschaften Festigkeit und Durchsichtigkeit. Seine kollagenen Fibrillen (**Kollagen vom Typ I, III, V und VII**) mit einer Querstreifungsperiodik von 21 bzw. 64 nm sind parallel gebündelt und bilden Lamellen, die sich parallel zur Korneaoberfläche überlagern. Die Höhe einer Lamelle schwankt zwischen 1 und 6 µm, so dass einmal weniger, einmal mehr Fibrillen innerhalb einer Lamelle übereinander geordnet sind. Es werden bis zu 250 Lamellen gezählt, wobei die Fibrillen benachbarter Lamellen verschiedene Winkel zueinander bilden. Innerhalb einer Lamelle aber liegen die Fibrillen exakt parallel und in gleichen Abständen zueinander. Die Grundsubstanz, hauptsächlich **Glykosaminoglykane**, füllt die Zwischenräume innerhalb der Lamellen und auch zwischen ihnen aus (**interfibrilläre Substanz**). Eingebettet in die Grundsubstanz finden sich verzweigte Fibrozyten (**Keratozyten**) mit ihren Ausläufern (hier nicht dargestellt, 👁 636, 639). Gelegentlich kommen auch Makrophagen vor.

Unsere Abbildung zeigt einen Vibratomschnitt durch die Substantia propria corneae zur Demonstration dieser Lamellenstruktur. Das Stroma macht etwa 90 % der Hornhautdicke aus.

Rasterelektronenmikroskopische Aufnahme; Vergr. 700fach

639 Hornhaut – Cornea – Stroma corneae

Flachschnitt durch das Stroma corneae zur Darstellung der verzweigten, mit langen Fortsätzen ausgestatteten Fibrozyten (**Keratozyten**), deren tatsächliche Form auf senkrechten Durchschnitten durch die Cornea nicht beurteilt werden kann (👁 636, 640). Sie bilden ein zweidimensionales Netz, das zwischen den Kollagenlamellen (👁 638) liegt. Bei dieser Imprägnationstechnik werden die Kollagenlamellen nicht dargestellt.

Färbung: Imprägnation mit Goldchlorid; Präparat von Prof. Dr. Jochen Staubesand (†), Freiburg; Vergr. 200fach

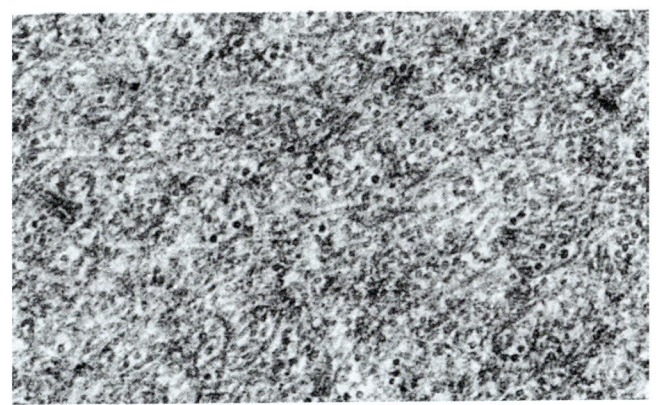

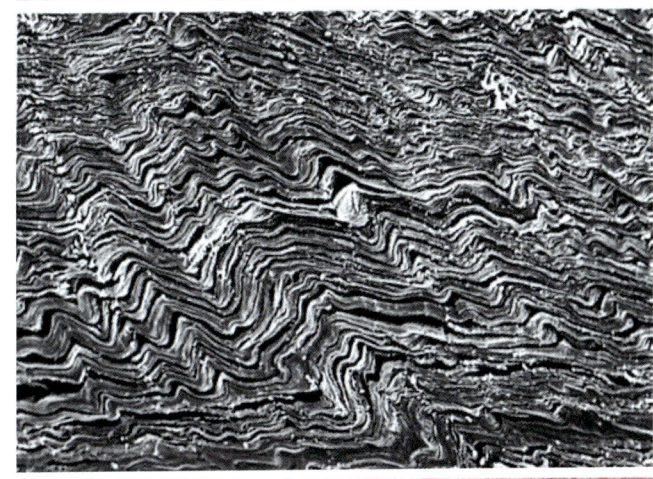

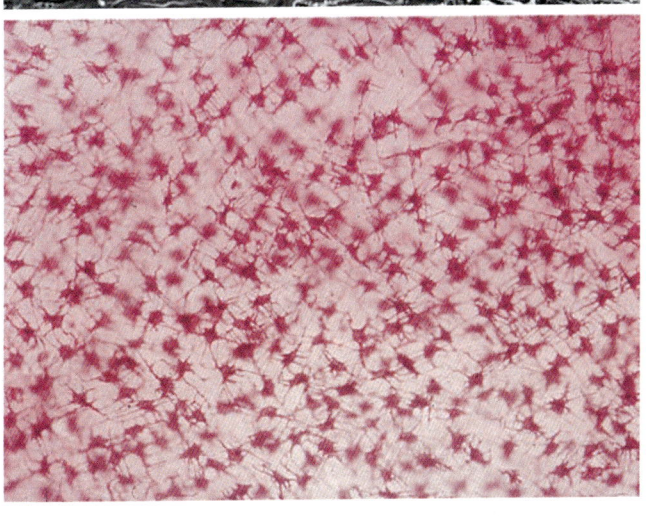

Sinnesorgane

640 Hornhaut – Cornea

Senkrechter Durchschnitt durch die Cornea mit Stroma corneae (**Substantia propria corneae**) 1 mit spindelförmigen **Keratozyten**, Lamina limitans posterior (**Deszemet-Membran**) 2 und hinterem Hornhautepithel 3 (⊛ 103, 636, 639). Die Deszemet-Membran (**Glasmembran**) ist eine PAS-posivite, etwa 10 µm dicke Basallamina der Endothelzellen.

1 Stroma corneae mit Keratozyten
2 Deszemet-Membran, Lamina limitans posterior
3 Hinteres Hornhautepithel (Hornhautendothel)

Semidünnschnitt; Färbung: Methylenblau-Azur II; Vergr. 800fach

641 Regenbogenhaut – Iris

Durchschnitt durch die **Iris** (Ausschnittvergrößerung) mit **Pigmentblatt** (zweischichtiges, stark pigmentiertes Epithel) 1, **Dilatatorschicht** 2 und **Musculus sphincter pupillae** 3. Es folgt das Stroma der Iris, **Stroma iridis** 4, das aus sehr lockerem, kollagenem Bindegewebe besteht. Gegen die Augenvorderkammer ist die Iris durch eine lückenhafte Lage von fibroblastenähnlichen Zellen und Melanozyten 6 abgegrenzt.

1 Pigmentepithel
2 Dilatatorschicht
3 M. sphincter pupillae
4 Stroma iridis
5 Gefäße im Irisstroma
6 Mesothelzellen der Irisvorderfläche
7 Fuchs-Krypten
8 Augenvorderkammer

Färbung: Hämalaun-Eosin; Vergr. 50fach

642 Regenbogenhaut – Iris und Linse – Lens

Schnitt durch die Pupillarzone der **Iris** und durch die anliegende **Linse** 6 (Ausschnittvergrößerung). Das Stroma iridis 4 besteht aus kollagenen Faserbündeln.

1 Pigmentepithel
2 M. sphincter pupillae
3 Dilatatorschicht
4 Stroma iridis
5 Ektropion
6 Linse
7 Vorderwandepithel der Linse

Färbung: Hämalaun-Eosin; Vergr. 50fach

643 Auge – Linse – Lens

Die Linse (⊛ 624), ein rein epitheliales Organ ektodermalen Ursprungs, besteht aus der Linsenkapsel, **Capsula lentis**, dem Linsenepithel, **Epithelium lentis, subkapsuläres Epithel**, und den Linsenfasern, **Fibrae lentes**. Die Linsenfasern gehen aus dem Linsenepithel hervor; sie sind 7-10 mm lang und erscheinen als dünne, etwa 2 µm dicke hexagonale prismatische Strukturen, die ihre Zellkerne verloren haben. Am Äquator sind die bandförmigen Linsenfasern im Querschnitt sechskantig. Sie legen sich mit ihren Breitseiten aufeinander, so dass radiär ausgerichtete Lamellen entstehen, die zu **Linsensternen** zusammentreffen. Die einzelnen Lamellen stehen durch druckknopfartige Haftkomplexe miteinander in Verbindung, und an den Kanten bestehen Interdigitationen benachbarter Lamellen. Beachte das druckknopfartige Ineinandergreifen benachbarter Fortsätze. Beim Erwachsenen sollen etwa 2300 solcher Lamellen vorkommen.

Rasterelektronenmikroskopische Aufnahme von Prof. Dr. Eugen van der Zypen, Bern; Vergr. 4000fach

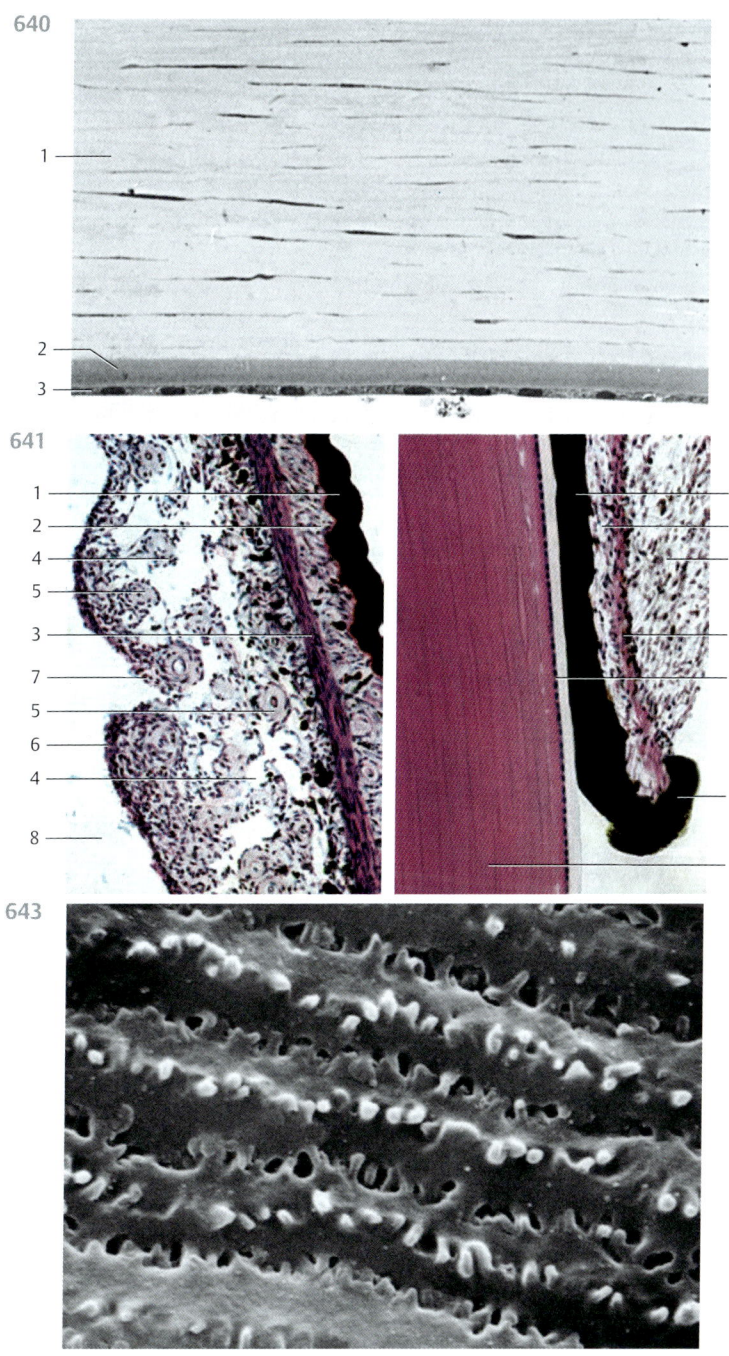

Sinnesorgane

644 Kammerwinkel – Angulus iridocornealis

Am oberen Bildrand sind die **Substantiae propriae sclerae** [1] und **corneae** [2] getroffen. Die schlitzförmigen Erweiterungen in der Sklera stellen den Sinus venosus sclerae, den **Schlemm-Kanal**, dar. Das **Corpus ciliare** mit dem **M. ciliaris** [6] formt zahlreiche leistenartige Erhebungen, die **Processus ciliares** [8], an denen man eine dünne **Pars plana** und eine **Pars plicata** unterscheidet. Diese tragen ein zweischichtiges Epithel, das als Produzent des Kammerwassers angesehen wird. Die Pars plicata [8] besitzt etwa 70 Erhebungen, **Ziliarfortsätze** (645).

1 Substantia propria sclerae	4 Vordere Augenkammer	7 Pigmentblatt der Iris
2 Substantia propria corneae	5 Iris	8 Processus ciliaris
3 Kammerwinkel	6 M. ciliaris	9 Hintere Augenkammer

Färbung: Hämatoxylin-Eosin; Vergr. 40fach

645 Processus ciliares und Zonulafasern

Das **Corpus ciliare** (**Ziliar-** oder **Strahlenkörper**) steht im Dienste der Akkommodation und der Absonderung des Kammerwassers. Beide Abschnitte des Corpus ciliare (644) sind von einem zweischichtigen Epithel bedeckt. Von der Oberfläche der Processus ciliares [1] strahlt das Fasersystem des Aufhängeapparates der Linse, die **Zonulafasern, Zonula lentis** (**Zonula zinnii**) [2], zur Linsenhülle und bringt damit die Linse in Abhängigkeit vom Musculus ciliaris. Es werden dicke Haltefasern und dünnere Spannfasern unterschieden, die nicht im Ziliarepithel verankert sind, sondern zwischen die Ziliarfalten zur Basalmembran des nichtpigmentierten Epithels ziehen, mit der sie eine Einheit bilden.

Die nebenstehende Abbildung zeigt die Verankerung der **Zonulafasern** in den Seitenwänden der Processus ciliares.

1 Processus ciliares   2 Zonula lentis, Zonulafasern
Rasterelektronenmikroskopische Aufnahme von Prof. Dr. Eugen van der Zypen, Bern; Vergr. 660fach

646 Kammerwinkel – Korneosklerales Trabekelwerk

Die vordere Augenkammer wird vorn von der Hornhaut und einem Randbezirk der Sklera, hinten von der Vorderfläche der Iris und dem Pupillenbereich der Linse begrenzt. Vorder- und Hinterwand gehen im Kammerwinkel, **Angulus iridocornealis**, ineinander über (644). Das Korneaepithel setzt sich hier in das Konjunktivalepithel fort, und die Lamellen des Stroma corneae durchflechten sich mit dem Bindegewebe der Sklera. Aus dem Korneaendothel und der Deszemet-Membran entsteht das **korneosklerale Trabekelwerk**, ein aufgelockertes Gewebe, das einem Schwammwerk ähnelt. Durch die Maschen dieses Gerüstes gelangt das Kammerwasser zum **Schlemm-Kanal**. Die Oberfläche der Trabekel ist von Endothelzellen bedeckt. Die Räume des Maschenwerkes (**Fontana-Räume**) stellen also die Verbindung zwischen der Kammerbucht (**Kammerwinkel**) und dem Schlemm-Kanal her. Unsere Abbildung vermittelt einen Eindruck von der Bauweise dieses Trabekelwerkes, das lichtmikroskopisch in dieser Form nicht gesehen werden kann (644).

Rasterelektronenmikroskopische Aufnahme von Prof. Dr. Eugen van der Zypen, Bern; Vergr. 800fach

644

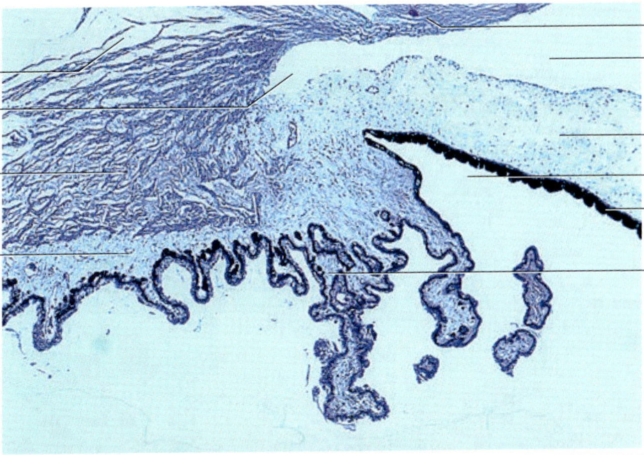

1
2
3
4
5
6
9
7
8
8

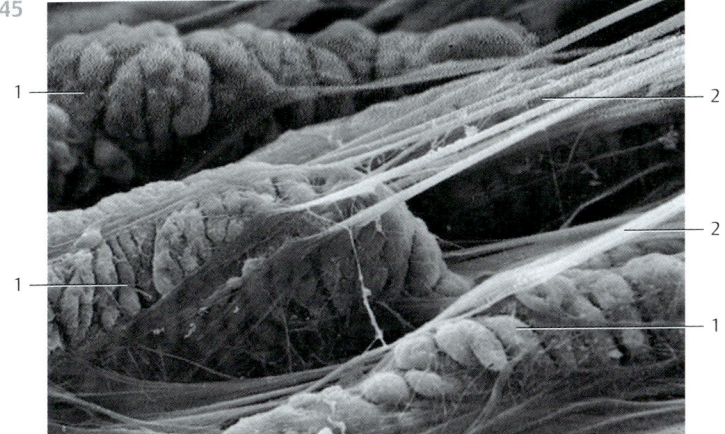

645

1
2
2
1
1

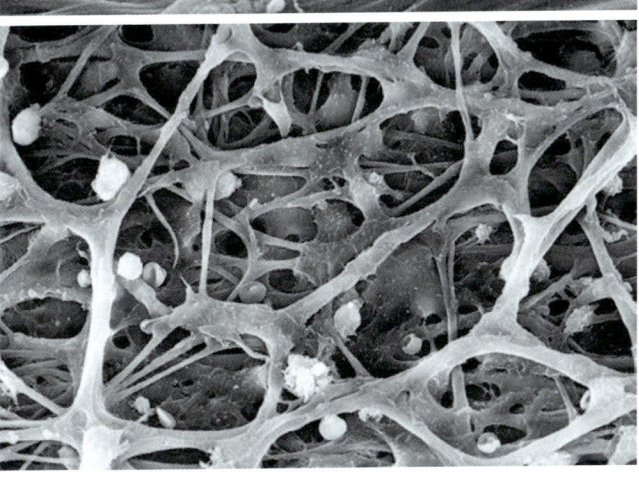

646

Sinnesorgane

647 Netzhaut und Aderhaut – Retina und Choroidea

Senkrechter Durchschnitt durch die **Pars optica retinae** (**innere Augenhaut**) und die **Choroidea** (**Aderhaut**). Beachte: Regenbogenhaut (**Iris**), Strahlenkörper (**Corpus ciliare**) und Aderhaut (**Choroidea**) werden unter dem Begriff **Uvea** (**Gefäßhaut**) zusammengefasst. Die Aderhaut ist der posteriore Anteil der Uvea.

1 Statum limitans internum (innere Gliagrenzschicht, IGS)
2 Stratum neurofibrarum, Optikusnervenfaserschicht mit Fußteilen der Stützfasern (Nervenfaserschicht, NFS)
3 Stratum ganglionicum nervi optici; Perikaryen der Optikusganglienzellen (3. Neuron). Diese Ganglienzellschicht (Optikusnervenfaserschicht) ist einschichtig und erscheint hier nur wegen der Dicke des Schnitts mehrschichtig (Ganglienzellschicht, GZS)
4 Stratum plexiforme internum, innere plexiforme Schicht (IPS) (schwach gefärbt). In dieser Schicht liegen die Synapsen zwischen den bipolaren Ganglienzellen und den multipolaren Ganglienzellen der Optikusganglienzellenschicht
5 Stratum nucleare internum, innere Körnerschicht (IKS) (2. Neuron). Die dunkelblau-violett gefärbten Kerne sind die Kerne der bipolaren Ganglienzellen
6 Stratum plexiforme externum, äußere plexiforme Schicht (ÄPS) (schwach gefärbt), in welcher die synaptische Verbindung zwischen den Rezeptorzellen und den bipolaren Ganglienzellen erfolgt
7 Stratum neuroepitheliale, Schicht der Stäbchen und Zapfen; äußere Körnerschicht (1. Neuron) (AS, IS). Perikaryen der Photorezeptorzellen
8 Die rot gefärbte streifige Zone entspricht den Innen- und Außengliedern der Sehzellen
9 Stratum pigmentosum retinae mit den pigmentgefüllten Zellfortsätzen (Melaningranula), Pigmentepithel (PE)
10 Stratum limitans externum (äußere Grenzschicht, ÄGS)
11 Lamina choroidocapillaris, deren Kapillaren sich einer Lamina basalis (Bruch-Membran) an der Unterseite des Stratum pigmentosum anlagern
12 Das untere Drittel der Abbildung wird von der Choroidea mit der Lamina vasculosa mit stark gefüllten Venen und von der Lamina suprachoroidea mit Pigmentzellen eingenommen (◐ 648)

Färbung: Hämalaun-Eosin; Vergr. 65fach

648 Netzhaut – Retina

An dieser isolierten Netzhaut lassen sich die einzelnen Schichten besonders gut erkennen (◐ 647).

1 Stratum limitans externum
2 Äußere Körnerschicht (1. Neuron)
3 Innere Körnerschicht (2. Neuron)
4 Müller-Stützfasern
5 Kern einer Neurogliazelle
6 Stratum limitans internum
7 Fußteil einer Müller-Stützfaser
8 Ganglienzellen des N. opticus (3. Neuron)
9 Faserbündel des N. opticus
10 Innere plexiforme Schicht
11 Äußere plexiforme Schicht
12 Kern einer Stäbchenzelle
13 Kern einer Zapfenzelle
14 Außenglied einer Stäbchenzelle
15 Innenglied einer Stäbchenzelle
16 Innenglied einer Zapfenzelle
17 Außenglied einer Zapfenzelle

Färbung: Kernechtrot-Eosin-Nigrosin; Vergr. 320fach

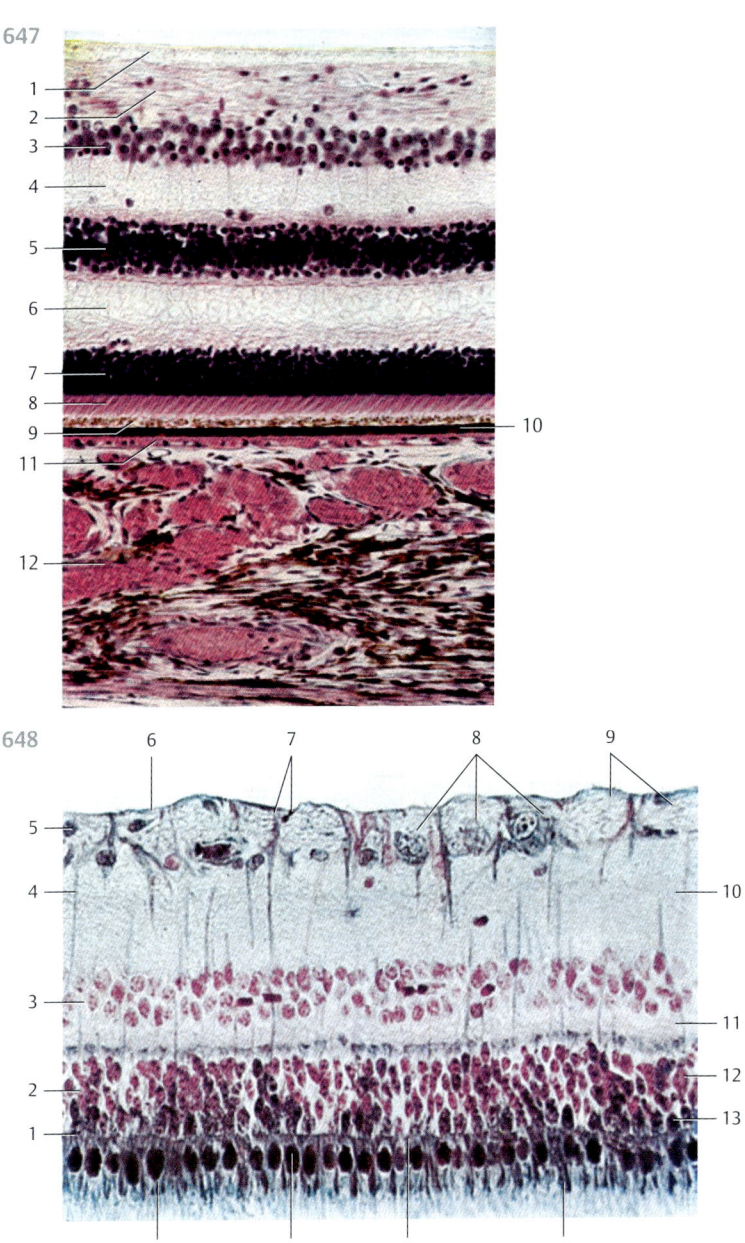

649 Netzhaut – Retina

Unvollständiger Durchschnitt durch die menschliche Retina. Folgende Schichten sind abgebildet:

1 Stratum nucleare externum (äußere Körnerschicht). Hier liegen die Perikaryen der Stäbchen und Zapfen
2 Innensegmente (Innenglieder) der Stäbchen und Zapfen, die sich in einen distalen azidophilen Abschnitt (Ellipsoid) und einen proximalen basophilen Abschnitt (Myoid) untergliedern lassen. Das distale Ellipsoid ist mit Mitochondrien angefüllt, im proximalen Myoid sind glattes endoplasmatisches Retikulum, Golgi-Apparate und freie Ribosomen untergebracht
3 Außensegmente (Außenglieder) der Stäbchen und Zapfen, deren Aufbau prinzipiell ähnlich ist. Die Außensegmente der Stäbchen, etwa von der gleichen Länge wie die Innensegmente, sind zylinderförmig und enthalten Stapel von 600–1000 flachen Scheiben, die an Geldrollen erinnern. Das Plasmalemm umschließt die Membranstapel. Die Außensegmente der Zapfen sind konisch und kürzer als die der Stäbchen; sie werden häufig als flaschenförmige Elemente beschrieben. Die Membranstapel bestehen hier allerdings nicht aus getrennten Scheiben, sondern sie stellen regelmäßige Einfaltungen des Plasmalemms dar. Das äußere Drittel der Außensegmente wird von den Mikrovilli der Pigmentepithelzellen umgeben [7]
4 Pigmentepithel. Das einschichtige, isoprismatische Epithel ist mit der Choroidea verwachsen. Ihr apikales Plasmalemm bildet lange Mikrovilli aus, die sich weit in den Raum zwischen den Außengliedern der Photorezeptoren erstrecken können. Das basale Plasmalemm, das an die Bruch-Membran grenzt, ist stark gefaltet. Pigmentepithelzellen enthalten große runde Kerne [8], im apikalen Zellbereich kommen zahlreiche Melanosomen und Phagosomen vor
5 Lamina choroidocapillaris. Sie liegt dem Pigmentepithel dicht an und besteht aus einem engen Gefäßnetz, das sich aus einzelnen kapillaren Läppchen zusammensetzt. Auf unserer Abbildung ist nur eine Kapillare längs getroffen; sie enthält Erythrozyten
6 Lamina vasculosa. In der rechten Ecke unten ist eine Arteriole getroffen. Die äußere, skleranahe Schicht der großen einstrahlenden Gefäße ist nicht angeschnitten. An der Choroidea (Aderhaut) unterscheidet man also drei Schichten: die äußere skleranahe Schicht (Haller-Schicht), die Lamina vasculosa und die dem Pigmentepithel anliegende Lamina choroidocapillaris. Vergleiche mit den Abbildungen 647 und 648

Elektronenmikroskopische Aufnahme von Prof. Dr. Eugen van der Zypen, Bern; Vergr. 3500fach

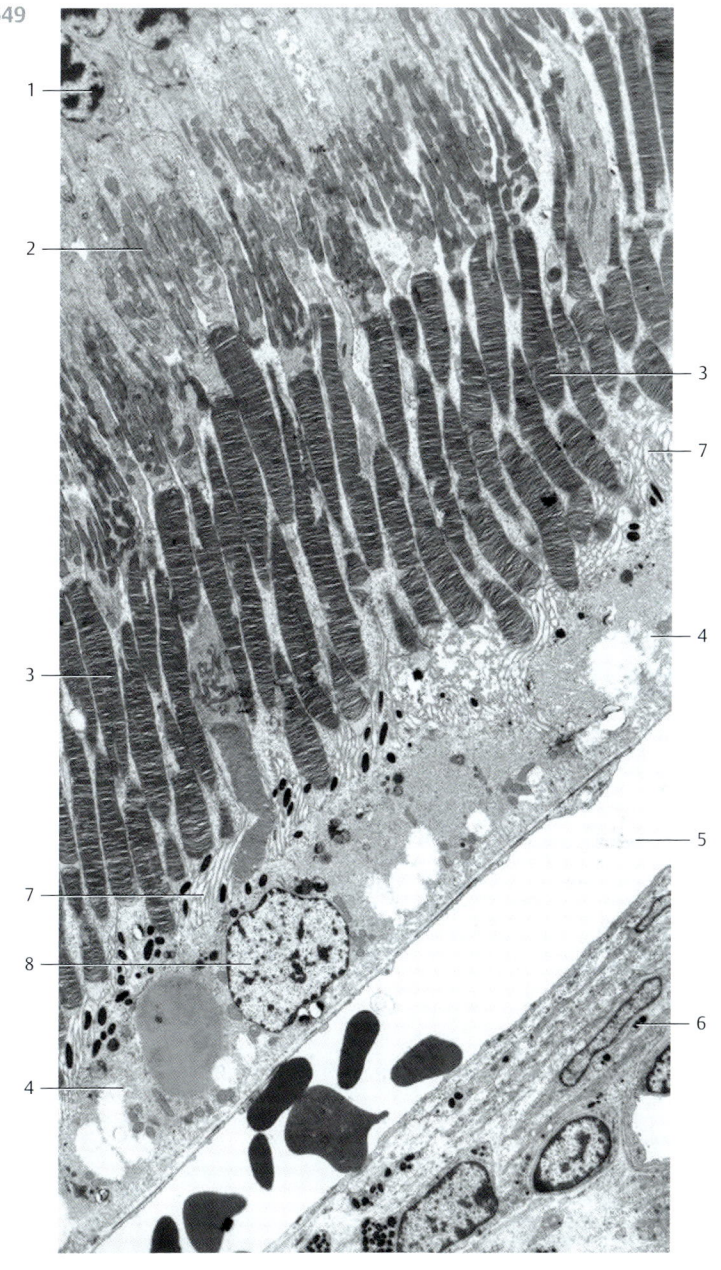

650 Sehnerv – Nervus opticus – Discus nervi optici

Längsschnitt durch die Austrittsstelle des Nervus opticus aus dem Bulbus oculi. Der etwa 40 mm lange N. opticus, eine Hirnbahn, setzt sich aus den Axonen der multipolaren Zellen des Stratum ganglionare zusammen. Am Discus setzt sich die Nervenfaserschicht in den Sehnerven fort. Er besteht aus ca 1 Million Axonen der retinalen Ganglienzellen. Auf diesem Längsschnitt sind folgende Anteile zu erkennen.

1 Retina
2 Choroidea
3 Sklera
4 Nervus opticus
5 Papilla (Discus) nervi optici mit Excavatio disci
6 Dura mater (Vagina externa nervi optici)
7 Arachnoidea
8 Pia mater (Vagina interna nervi optici)
9 Vena centralis retinae
10 Arteria centralis retinae
11 Arteriae ciliares

Färbung: Hämalaun-Eosin; Vergr. 6fach

651 Sehnerv – Nervus opticus

Der Nervus opticus ist hinter der **Lamina cribrosa sclerae** (👁 653) geschnitten. Als Hirnbestandteil wird der Sehnerv von den drei Hirnhäuten umhüllt. Er besitzt demnach eine Dura- und Piascheide. Die Arachnoidea 11 liegt der Innenseite der Durascheide 9 an.
Nach Austritt aus dem Bulbus erhalten die Axone eine Myelinscheide, die von Oligodendrozyten gebildet wird (zentrales Myelin).

1 Nervi ciliares
2 Sklera
3 Pigmentzellen der Lamina suprachoroidea
4 Faserbündel des Nervus opticus
5 Arteria centralis retinae
6 Piasepten
7 Vena centralis retinae
8 Vagina interna nervi optici (Pia mater)
9 Vagina externa nervi optici (Dura mater)
10 Spatium subdurale
11 Arachnoidea
12 Arteriae ciliares posteriores breves

Färbung: Hämatoxylin-Eosin; Vergr. 20fach

652 Sehnerv – Nervus opticus

Querschnitt durch den Nervus opticus hinter der Lamina cribrosa sclerae. Die Axone der Ganglienzellen sind zu Bündeln 1 zusammengefasst, die von feinen Piablättern (**Piasepten**) 2 umhüllt werden; sie begrenzen polygonale Felder (👁 651). Als Bestandteil des Gehirns besitzt der Sehnerv eine Pia-, eine Arachnoidea- und eine Durascheide (**Vagina externa und interna nervi optici**, 👁 650, 651). Die Pia mater liegt dem Sehnerv unmittelbar auf; von ihr gehen die Piasepten aus, die den jetzt markhaltigen Nervenfasern auch Blutgefäße zuführen. Die Nervenfaserbündel enthalten auch Astrozyten und Oligodendrozyten. In der Mitte dieses Schnittes liegen **Arteria** 3 und **Vena centralis retinae** 4, von lockerem Bindegewebe der Pia mater umgeben.
Eine degenerative Erkrankung des Sehnerven wird auch unter dem Sammelbegriff **Glaukom** (grüner Star) geführt.

1 Nervenfaserbündel
2 Piasepten
3 Arteria centralis retinae
4 Vena centralis retinae

Färbung: Hämatoxylin-Eosin; Vergr. 40fach

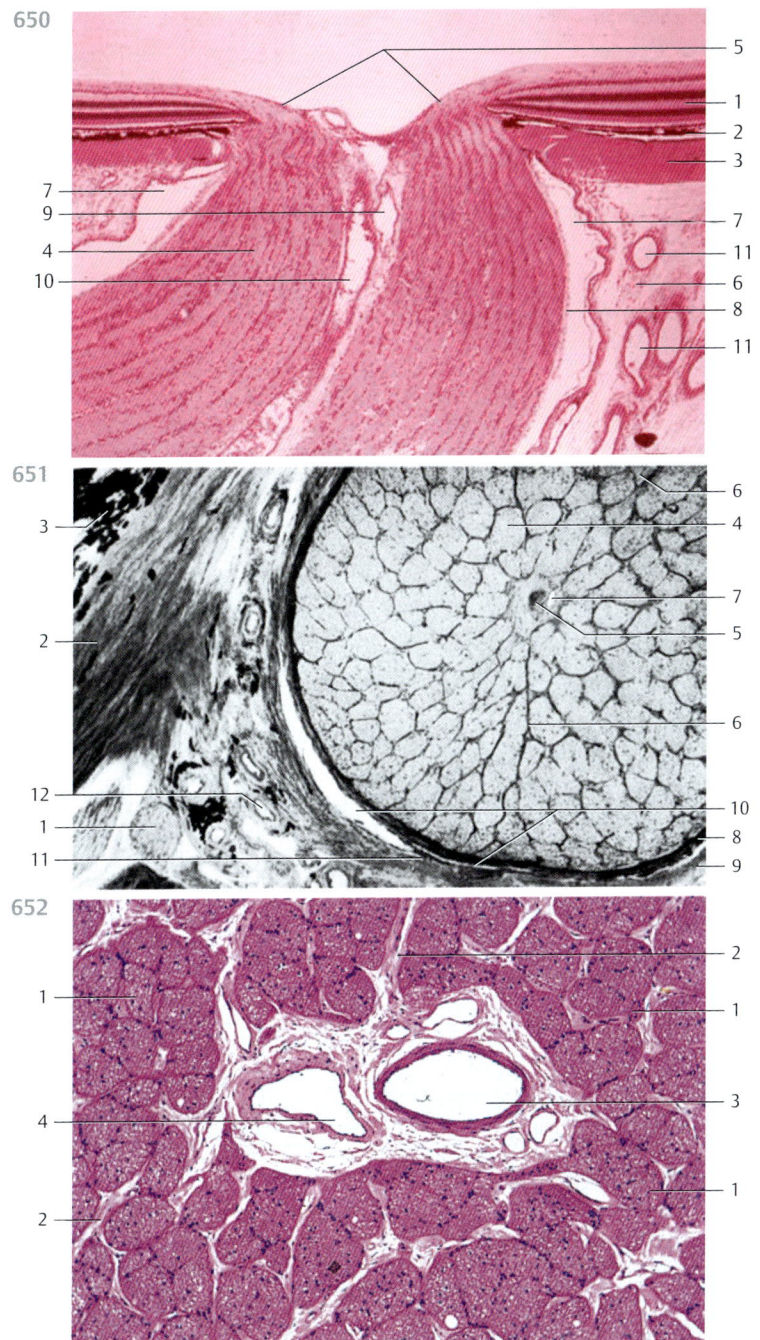

653 Sehnerv – Nervus opticus – Lamina cribrosa sclerae

Am Nervus opticus, einer Hirnbahn, unterscheidet man eine **Pars intraocularis**, eine **Pars orbitalis**, eine **Pars intracanalicularis** und eine **Pars intracranialis**. Die Pars intraocularis, etwa 2 mm lang, entspricht dem Discus nervi optici (**Sehnervenpapille** oder **Sehnervenkopf**, ☞ 650). Die Nervenfasern sind in diesem intraokulären Abschnitt marklos und lassen bei Beobachtung mit dem Augenspiegel die an der Sehnervendurchtrittsstelle siebartig aufgelockerte **Lamina cribrosa sclerae** durchscheinen. Die **Lamina cribrosa** ist eine Fortsetzung der Sklera; erst am Ende der Siebplatte werden die Axone myelinisiert.

Diese Aufnahme demonstriert die **Lamina cribrosa sclerae**. Man blickt auf die Kollagenfasern, die zirkulär oder in Achtertouren um die Durchtrittsstellen der Axone angeordnet sind. Sie wurden durch Mazeration in einer 10%igen NaOH-Lösung freigelegt, wobei die Axone des Nervus opticus entfernt werden. Im Zentrum sind die Durchtrittsstellen der Arteria und Vena centralis retinae sichtbar. Die um die Lamina cribrosa verlaufenden kollagenen Fasern stellen den **Skleralring** dar.

Lamina cribrosa sclerae einer 89-jährigen Frau.

Rasterelektronenmikroskopische Aufnahme von Dr. A. Thale und Prof. Dr. Bernhard Tillmann, Kiel; Vergr. 60fach

654 Plexus choroideus

Der **Plexus choroideus** besteht aus einer gefäßreichen, im Durchschnitt an ein Bäumchenwerk erinnernden Leptomeninxschicht (**Pia mater**), die von einem einschichtigen, annähernd isoprismatischen Epithel (Fortsetzung des Ependyms) überzogen wird [1]. Im kapillarreichen Zottenbindegewebe kommen neben Fibrozyten auch Plasmazellen, Mastzellen und Makrophagen vor; in diesem Präparat sind zahlreiche, mit Erythrozyten gefüllte Gefäße [2] angeschnitten. Die kubischen Plexusepithelzellen färben sich mit Eosin kräftig an. Achte auf ihre mittelständigen, großen runden Zellkerne.

1 Plexusepithel
2 Kapillaren mit Erythrozyten
3 Liquor cerebrospinalis mit Zellen

Färbung: Hämalaun-Eosin; Vergr. 300fach

655 Axodendritische Synapse

Diese **axodendritische Synapse** besteht aus der **präsynaptischen Membran**, dem **synaptischen Spalt** und der **postsynaptischen Membran** [3]. Im Gebiet der präsynaptischen Membran ist das Axolemm verdickt. Der synaptische Endkolben des Axons [1] enthält zahlreiche **synaptische Bläschen** (**Vesikel**) [2], deren Durchmesser zwischen 20 und 65 nm schwanken kann, ferner Mitochondrien und einige kleine granulierte Bläschen (**small dense core vesicle**) [4]. Die synaptischen Bläschen enthalten chemische Überträgerstoffe (**Transmitter**). Synapsen übertragen nicht nur Impulse, sie sind auch die Informationsspeicher des Gehirns.

1 Synaptischer Endkolben (bouton) eines Axons
2 Synaptische Vesikel
3 Synaptischer Membrankomplex
4 Granulierte Vesikel
5 Dendrit
6 Axone

Elektronenmikroskopische Aufnahme; Vergr. 35 800fach

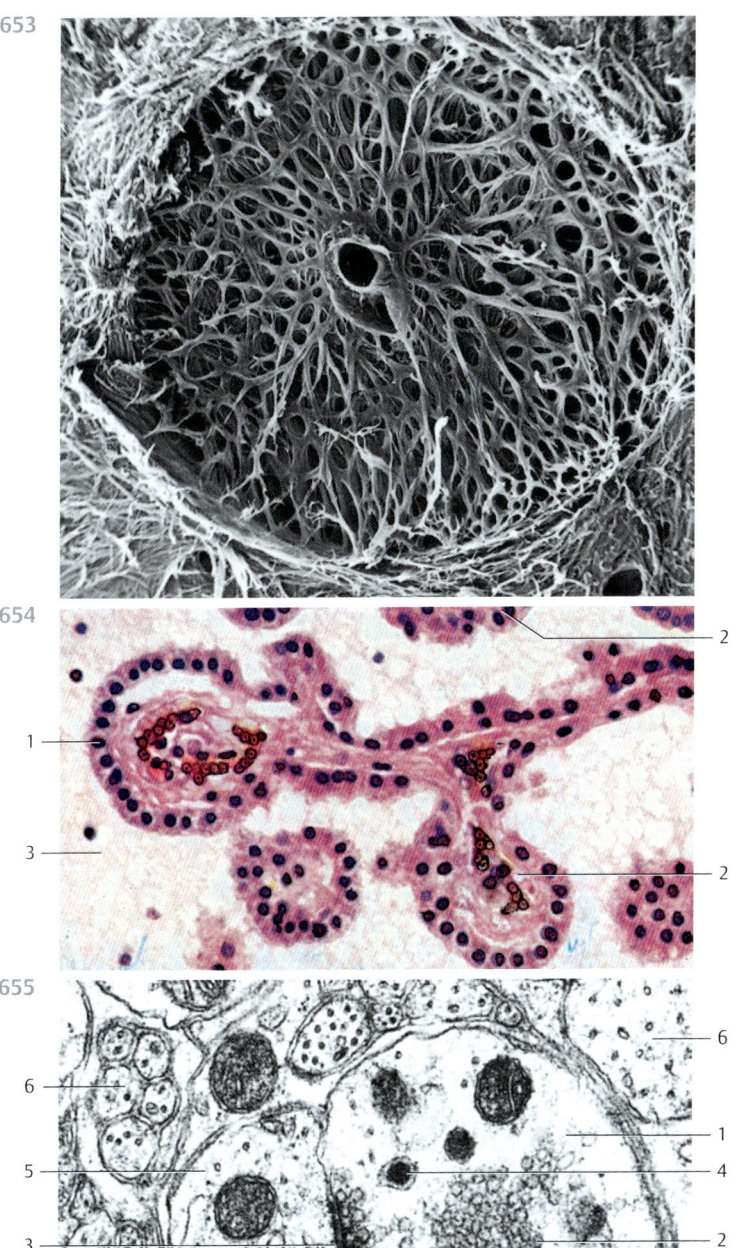

Sinnesorgane

656 Innenohr – Schnecke – Cochlea

Das Hörorgan, **Labyrinthus cochlearis** (Schnecke, **Cochlea**), bildet den vorderen Teil des Labyrinthes. Die Schnecke besteht, ähnlich wie der Vestibularapparat, aus einem knöchernen und einem membranösen Teil.
Auf diesem Axialschnitt durch den Modiolus einer Schnecke des Menschen sind folgende Einzelheiten zu finden.

1 Scala tympani (Paukentreppe), Raum der Perilymphe
2 Ductus cochlearis, Schneckengang, Raum der Endolymphe mit dreieckigem Querschnitt
3 Scala vestibuli (Vorhofstreppe), Raum der Perilymphe
4 Knochenwandung der Cochlea
5 Helikotrema (Schneckenloch). Beide Scalae kommunizieren durch das Schneckenloch miteinander
6 Caecum cupulare (blindes Ende des Ductus cochlearis)
7 Lamina modioli (Ende der Lamina spiralis ossea)
8 Cupula cochleae (Schneckenspitze)
9 Canales longitudinales modioli (zentral gelegene Knochenkanälchen)
10 Canalis spiralis modioli (Kanälchen in der Achsenwand der Lamina spiralis ossea)
11 Nervus facialis im knöchernen Canalis facialis
12 Membrana verstibularis (Reissner-Membran, obere Wand des Schneckenganges)
13 Ligamentum spirale cochleae (Crista spiralis)
14 Lamina (Membrana) basilaris, Basilarmembran (zwischen Ductus cochlearis und Scala tympani liegende Bindegewebsplatte)
15 Lamina spiralis ossea
16 Area nervi facialis des Fundus meatus acustici interni
17 Ganglion spirale cochleae (Ganglion cochleare)
18 Crista transversa
19 Basis modioli (Beginn der Schneckenachse)
20 Nervus cochlearis
21 Fundus meatus acustici interni
22 Canalis spiralis modioli

Färbung: Hämatoxylin-Eosin; Vergr. 10fach

657 Innenohr – Schnecke – Cochlea

Querschnitt durch die Mittelwindung der menschlichen Cochlea.

1 Ductus cochlearis, Raum der Endolymphe
2 Ligamentum spirale cochleae (Crista spiralis)
3 Stria vascularis (vaskularisierter Streifen über der Prominentia spiralis)
4 Membrana vestibularis (Paries vestibularis ductus cochlearis, Reissner-Membran)
5 Scala vestibuli (Vorhofstreppe)
6 Lamina spiralis ossea
7 Ganglion spirale cochleae (Ganglion cochleare)
8 Canalis spiralis modioli (Kanälchen in der Achsenwand der Lamina spiralis ossea)
9 Canalis longitudinalis modioli (zentral gelegenes Knochenkanälchen)
10 Tractus spiralis foraminosus (durchlöchertes Feld für den Durchtritt der Fasern des Ganglion spirale)
11 Nervus cochlearis (Anteil des N. vestibulocochlearis für das in der Schnecke gelegene Hörorgan)
12 Fundus meatus acustici interni
13 Scala tympani (Paukentreppe), Raum der Perilymphe
14 Corti-Organ, Organum spirale
15 Lamina (Membrana) basilaris, Basilarmembran (zwischen Ductus cochlearis und Scala tympani liegende Bindegewebslamelle)

Färbung: Hämatoxylin-Eosin; Vergr. 25fach

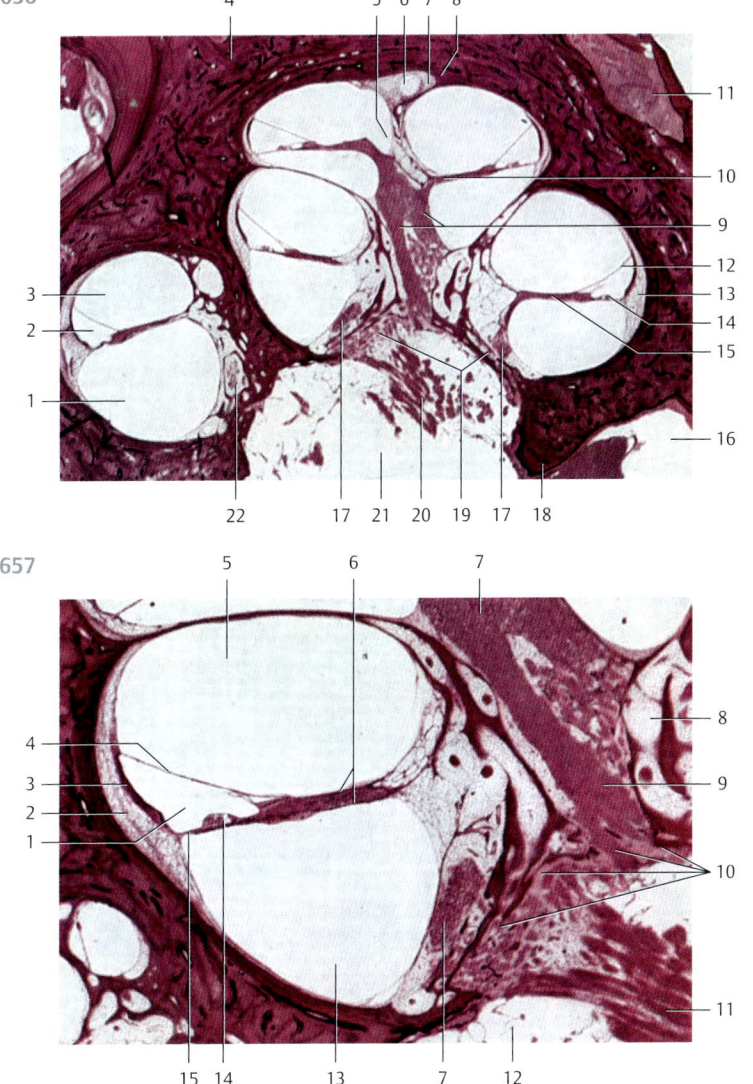

Sinnesorgane

658 Innenohr – Schnecke – Cochlea

Schnitt durch den Ductus cochlearis in der Spitzenwindung der Schnecke eines Menschen, mit dem Corti-Organ, **Organum spirale**, und der **Scala tympani**.

1 Ligamentum spirale cochleae (Crista spiralis)
2 Sulcus spiralis externus des Ductus cochlearis (Furche an der Außenwand des Ductus cochlearis)
3 Prominentia spiralis (Randleiste über dem Sulcus spiralis externus)
4 Stria vascularis
5 Knochenwand der Cochlea
6 Ductus cochlearis, Schneckengang
7 Membrana vestibularis (Paries vestibularis ductus cochlearis, Reissner-Membran)
8 Scala vestibuli (Vorhofstreppe)
9 Nervus cochlearis
10 Scala tympani (Paukentreppe)
11 Membrana tectoria (liegt über dem Corti-Organ und dem Sulcus spiralis cochleae internus)
12 Canalis (Sulcus) spiralis cochleae
13 Innere Haarzellen
14 Innerer Tunnel, Raum der Endolymphe
15 Äußere Haarzellen
16 Hensen-Zellen
17 Claudius-Zellen
18 Lamina (Membrana) basilaris, Basilarmembran

Färbung: Hämatoxylin-Eosin; Vergr. 80fach

659 Innenohr – Schnecke – Cochlea – Corti-Organ

Auf der **Basilarmembran** (👁 658) liegt der zum Sinnesepithel differenzierte Teil des Ductus cochlearis, das **Organum spirale** oder **Corti-Organ** (**Papilla spiralis**). In dieser Epithellage sind zwei Zellgruppen verschiedener Funktion zu unterscheiden. 1. die **Sinnes-** oder **Haarzellen**, an denen die Fasern des Nervus acusticus ihr Ende finden, 2. die **Stützzellen** 3. Beide Zelltypen sind in Reihen angeordnet. Von dieser Reihenstellung kann man sich in Aufsichtsbildern überzeugen.

Unsere Abbildung demonstriert, dass die Sinneszellen (**Haarzellen**) als einfache Reihe innerer Haarzellen 1 und als drei- bis vierfache Reihen äußerer Haarzellen 2 ausgebildet sind. Die Sinneshaare sind morphologisch als Stereozilien (**Innenohr-Stereozilien**) zu bezeichnen. Innere und äußere Haarzellen unterscheiden sich im übrigen durch zahlreiche morphologische und funktionelle Aspekte. Sie alle sind aber der **Endolymphe** zugekehrt.

1 Innere Haarzellen (IHZ)   2 Äußere Haarzellen (AHZ)   3 Phalangenzellen
Rasterelektronenmikrokopische Aufnahme von Prof. Dr. Eugen van der Zypen, Bern; Vergr. 2000fach

660 Bogengänge – Crista ampullaris

Die **Cristae ampullares** sind in den Ampullen der Bogengänge gelegene **Sinnesapparate**, die leistenartig in die Lichtung hineinragen. Die Leisten werden von Sinnesepithel 1 überzogen, dessen Oberfläche von der **Cupula ampullaris** 2, einer Gallertmasse, haubenförmig bedeckt wird. In Bildmitte erkennt man den Bindegewebskern und Faserbündel der **Pars vestibularis** des **Nervus ampullaris** 3, rechts die Knochenkapsel der **Ampulla membranacea** 4.

1 Sinnesepithel (Haarzellen)
2 Cupula ampullaris
3 Nervus ampullaris
4 Knochenkapsel
5 Sinneshaare
6 Lamina propria
7 Perilymphe
8 Endolymphe

Färbung: Hämatoxylin-Eosin; Vergr. 25fach

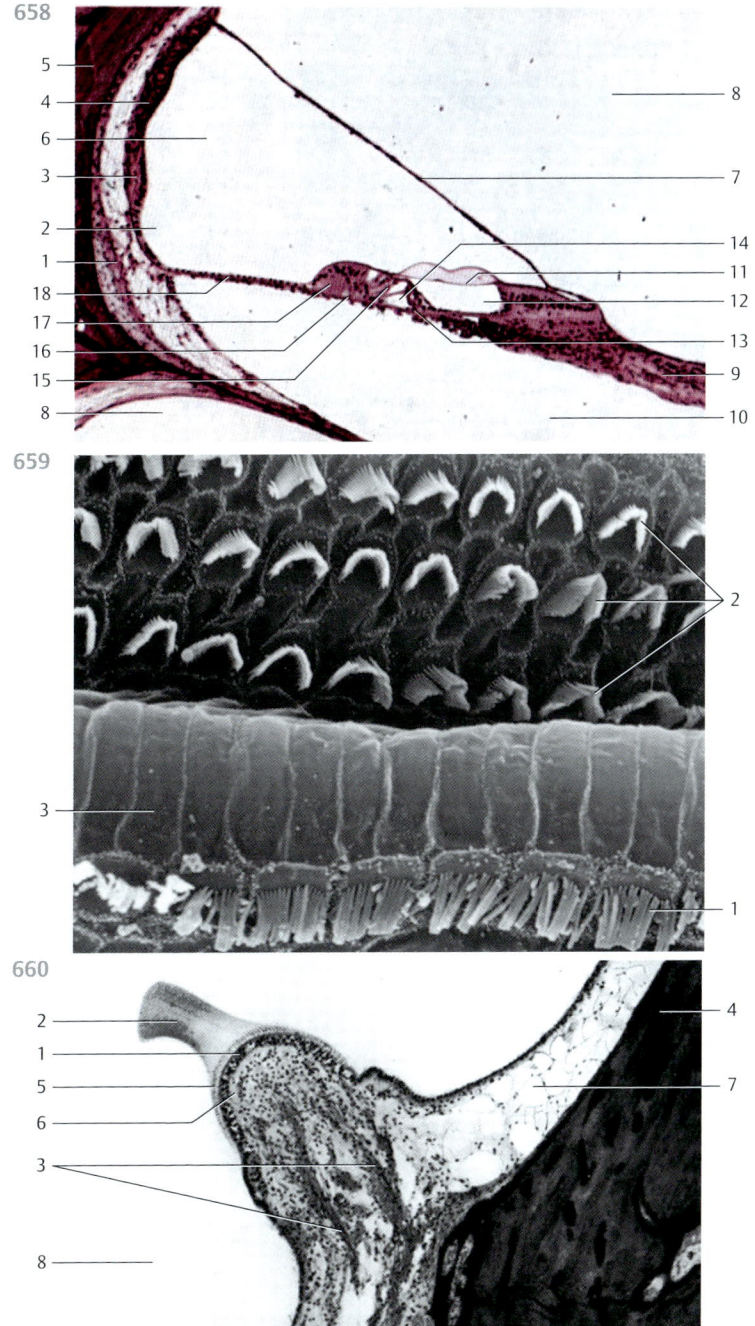

Sinnesorgane

661 Tuba auditiva – Tuba pharyngotympanica Eustachii – Ohrtrompete

Die Ohrtrompete, **Tuba auditiva** 1, verbindet die Pars nasalis pharyngis (**Nasopharynx**) mit der Paukenhöhle. Sie ist ewa 35–40 mm lang. Aufgrund ihres Wandbaus unterscheidet man einen knöchernen Teil, **Pars ossea** 2, und einen knorpeligen Teil, **Pars fibrocartilaginea** 3. Der menschliche elastische Tubenknorpel hat im mittleren Abschnitt der Ohrtrompete Hakenform; er wird durch die Lamina membranacea 4 zum Rohr geschlossen, das auf Querschnitten eine längliche Form hat. Der vom hakenförmigen Tubenknorpel umschlossene Rohrabschnitt wird zum sog. Sicherheitsrohr 5. Das Epithel der Schleimhaut ist ein mehrreihiges Flimmerepithel mit Becherzellen. Die Lamina propria 6 der Tubenschleimhaut enthält gemischte Drüsen, **Glandulae tubariae**, und Lymphozyten. Querschnitt durch die **Pars fibrocartilaginea tubae** des Meerschweinchens.

1 Tuba auditiva
2 Knochen
3 Elastischer Tubenknorpel, hufeisenförmig gebogen
4 Lamina membranacea der Ohrtrompete
5 Sicherheitsrohr, mehrreihiges Flimmerepithel mit Becherzellen
6 Lamina propria mit Lymphozyten

Färbung: Azan; Präparat von Prof. Dr. Jochen Staubesand (†), Freiburg; Vergr. 10fach

662 Geschmacksknospen – Caliculi gustatorii

Anschnitt aus zwei benachbarten Papillae foliatae der Kaninchenzunge. In den Seitenwänden sitzen sechs **Geschmacksknospen**, die aus **Sinneszellen** (**Geschmacksrezeptoren**), **Stützzellen**, **Randzellen** und **Basalzellen** bestehen. Geschmacksknospen sind intraepitheliale Organe mit im Schnitt ovaler Form (**Tönnchen**), d. h. sie verjüngen sich gegen die Lamina propria, insbesondere aber gegen die Epitheloberfläche. Jede Geschmacksknospe besteht aus 40–70 lang gestreckten Zellen, die zentral gerade ausgerichtet sind, peripher aber, entsprechend der Tönnchenform des Gesamtorgans, abgebogen sind. Es resultiert ein zwiebelschalenartiges Muster. Die Sinneszellen reichen bis zum Geschmacksporus, **Porus gustatorius** 3, d. h. bis zur Epitheloberfläche, die von einem kurzen Kanal durchbohrt wird. Beachte, dass das Zytoplasma der Sinneszellen bei den gängigen Übersichtsfärbungen hell erscheint (👁 375, 376).

1 Graben
2 Mehrschichtiges unverhorntes Plattenepithel
3 Geschmacksporus

Färbung: Eisenhämatoxylin nach Heidenhain; Vergr. 400fach

663 Riechschleimhaut – Regio olfactoria

Das Epithel der Riechschleimhaut besteht aus einem mehrreihigen Verband von spezifischen **Sinneszellen** 1, **Stützzellen** 2 und **Basalzellen** 3. An der Epitheloberfläche sind stellenweise die **Riechkegel** 4 der bipolaren Riechzellen erkennbar. In der gefäß- und nervenreichen Lamina propria liegen **Glandulae olfactoriae** 5, die aus gewundenen Schläuchen bestehen und als seröse Spüldrüsen angesehen werden. Sie dienen der Lösung und Entfernung von Riechstoffen. Vergleiche mit den Abbildungen 664 und 665.

1 Sinneszellen
2 Stützzellen
3 Basalzellen
4 Riechkegel
5 Glandulae olfactoriae
6 Angedeutetes Schlussleistengitter der Stützzellen
7 Plasmazelle
8 Kapillaren

Färbung: Hämalaun-Eosin; Vergr. 100fach

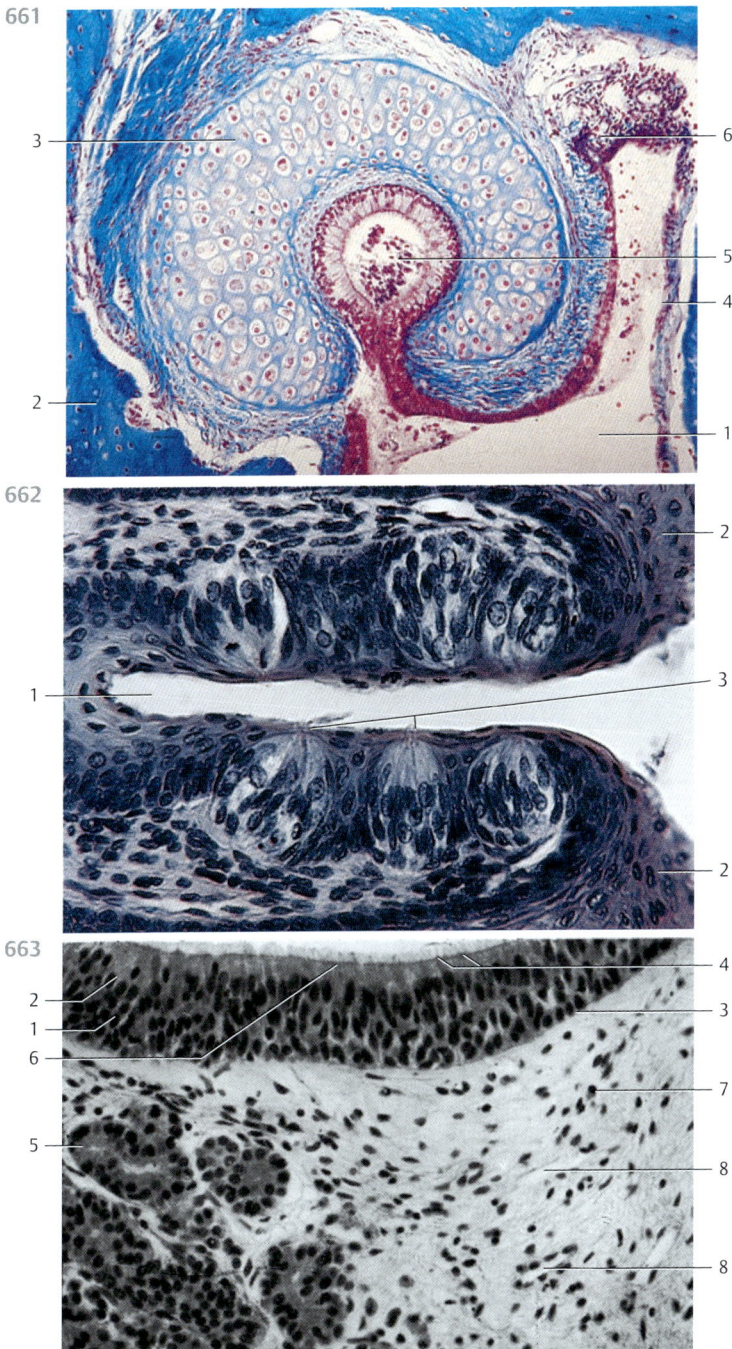

664 Riechschleimhaut – Regio olfactoria

Das mehrreihige hochprismatische Epithel der Riechschleimhaut besteht aus **Basalzellen, Stützzellen** und **Sinneszellen** (**Riechzellen**), deren Kerne in verschiedener Höhe stehen (● 663). Die Stützzellen 1, die zahlenmäßig überwiegen, erstrecken sich, ebenso wie die Riechzellen, von der Basis bis zur Oberfläche des Epithels. Auf dieser Abbildung werden die apikalen Anteile von zwei Stützzellen und zwei Riechzellen demonstriert. Die Stützzellen sind in der Regel apikal breit, basal schmal. Auf ihrer freien Oberfläche tragen sie teils sehr lange Mikrovilli 4. Sie sind organellenreich, besitzen einen großen Golgi-Apparat, ein ausgedehntes agranuläres ER und Sekretgranula. Die Riechzellen – bipolare Nervenzellen – sind apikal verbreitert und ragen mit dem **Riechkolben** (dendritischer Kolben) 2 über die Epitheloberfläche hinaus. Sie tragen 6–8 lange Zilien (**Riechhärchen**) 3, die als die eigentlichen Rezeptoren (**Rezeptorzellen**) angesehen werden. Der Anfangsteil jeder Zilie enthält die typischen $9 \times 2 + 2$ Tubuli; er geht in einen dünnen, tubulusfreien Fortsatz über. Die Zilien ragen in einen Schleimfilm hinein. Riech- und Stützzellen sind durch ein Schlussleistennetz miteinander verbunden. Beachte den Mitochondrienreichtum der Sinneszellen. Die basalen Fortsätze der Sinneszellen sind Axone, die zur Epithelbasis ziehen, die Basalmembran durchsetzen und erst dann als Fila olfactoria von Schwann-Zellen (**olfaktorische Glia**) eingehüllt werden.

Die Riechkolben mit ihren Riechhärchen stellen den apikalen Anteil der dendritischen Fortsätze dieser Sinneszellen dar. Riechzellen repräsentieren primäre Sinneszellen (1. Neuron der afferenten Leitung). In der Regio olfactoria des Menschen sollen 10 bis 20 Millionen Riechzellen vorkommen.

1 Stützzellen mit Mikrovilli
2 Riechkolben mit Zilien
3 Kinozilien
4 Mikrovilli
Elektronenmikroskopische Aufnahme; Vergr. 24 000fach

665 Riechschleimhaut – Regio olfactoria

Aufsicht auf ein Areal der septalen Riechschleimhaut (● 664). Man erkennt die über die Oberfläche des Epithels hinausragenden **Riechkolben**, die lange Zilien, die **Riechhärchen**, tragen. Zwischen den Riechzellen liegen in der Tiefe **Stützzellen**, die mit Mikrovilli besetzt sind. Die Riechkolben sind etwa 4 µm hoch.

Rasterelektronenmikroskopische Aufnahme; Vergr. 17 800fach

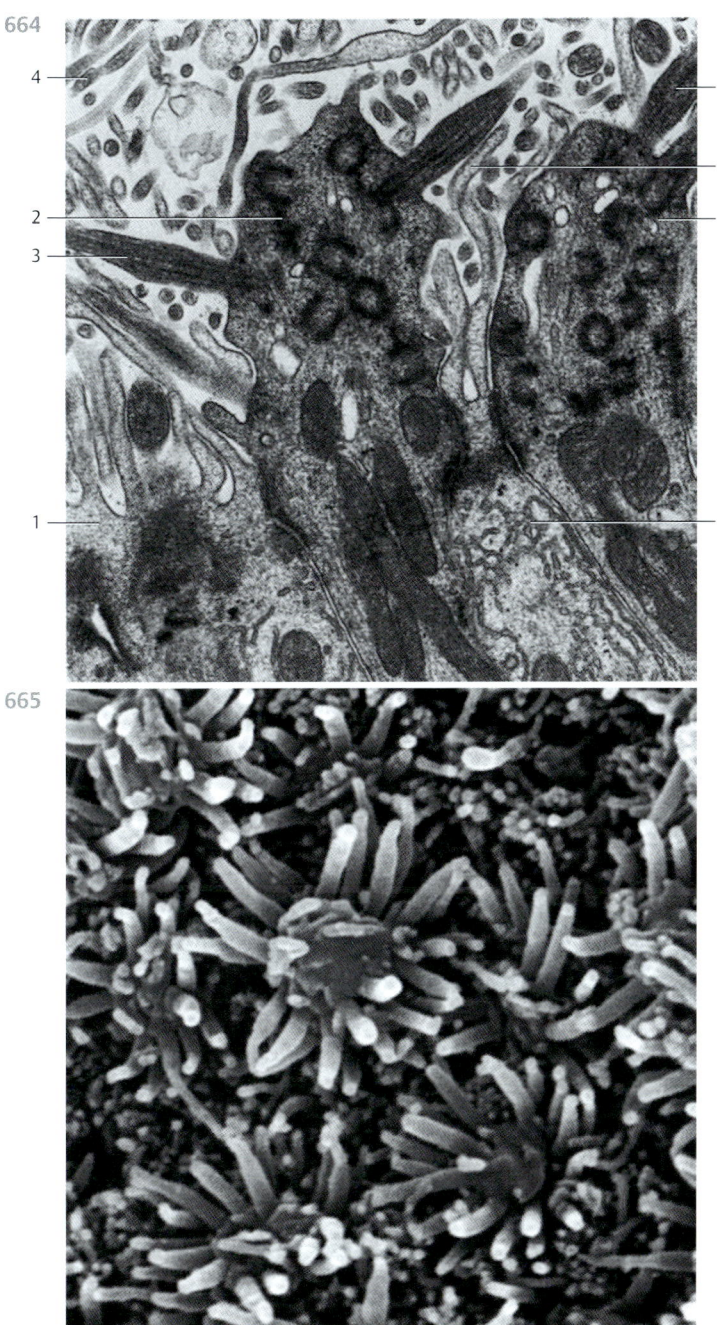

666　Rückenmark – Medulla spinalis

Querschnitt durch die **Pars cervicalis** (C5) – **Intumescentia cervicalis**.
Das Rückenmark wird der Länge nach von der säulenförmigen **Substantia grisea** (graue Substanz) durchzogen. Sie wird allseits von weißer Substanz, **Substantia alba** (**Markmantel**), umgeben. Auf Querschnittsbildern tritt uns die graue Substanz als H- oder schmetterlingsförmiger Komplex entgegen. Ventral schneidet eine tiefe Furche, die **Fissura mediana anterior**, ein; dorsal findet sich nur ein tiefer Graben, der **Sulcus medianus posterior**. Die graue Substanz bildet Vorsprünge aus, die nach ihren Querschnittsprofilen als Hörner (**Cornua**) bezeichnet werden. Man unterscheidet auf beiden Rückenmarkshäften ein plumpes Vorderhorn, **Cornu anterius** (**Columna anterior**), und ein schlankes Hinterhorn, **Cornu posterius** (**Columna posterior**). Beide Seiten stehen über die **Substantia intermedia centralis** miteinander in Verbindung. In ihr liegt die **Commissura grisea** mit dem **Canalis centralis**. Auf der Abbildung erkennt man, dass die Hinterhörner die Oberfläche erreichen. An dieser Stelle tritt die **Radix dorsalis** ein. Bei dem braun gefärbten Gewebsmaterial außerhalb des Rückenmarks handelt es sich um die **Fila radicularia** der Radix dorsalis. Der dunkler gefärbte Markmantel lässt eine deutliche Gliederung erkennen. Hier liegen die längs verlaufenden, überwiegend markhaltigen Nervenfasern der verschiedenen afferenten und efferenten Projektionsbahnen.

Das Rückenmark wird an seiner Oberfläche von der **Pia mater spinalis** überzogen (zartgelb getönt).

Färbung: Markscheidendarstellung – Karmin nach Weigert; Vergr. 8fach

667　Rückenmark – Medulla spinalis

Querschnitt durch die **Pars thoracica** (Th6). Beachte die grazilen Vorder- und Hinterhörner der grauen Substanz. Seitlich wölbt sich das Grau leicht vor (**Cornu laterale**).

Färbung: Markscheidendarstellung – Karmin nach Weigert; Vergr. 8fach

668　Rückenmark – Medulla spinalis

Querschnitt durch die **Pars lumbalis** (L6) – **Intumescentia lumbosacralis**.
Die graue Substanz (Vorder- und Hinterhörner) ist infolge der Abgangsstellen der Extremitätennerven hier am stärksten ausgebildet.

Färbung: Markscheidendarstellung – Karmin nach Weigert; Vergr. 8fach

669　Rückenmark – Medulla spinalis

Querschnitt durch die **Pars sacralis** (S3).
Charakteristisch für das Sakralmark sind plumpe Hintersäulen, die mit den Vordersäulen in breiter Verbindung stehen. Beachte den auf einen schmalen Saum reduzierten Markmantel.

Färbung: Markscheidendarstellung – Karmin nach Weigert; Vergr. 8fach

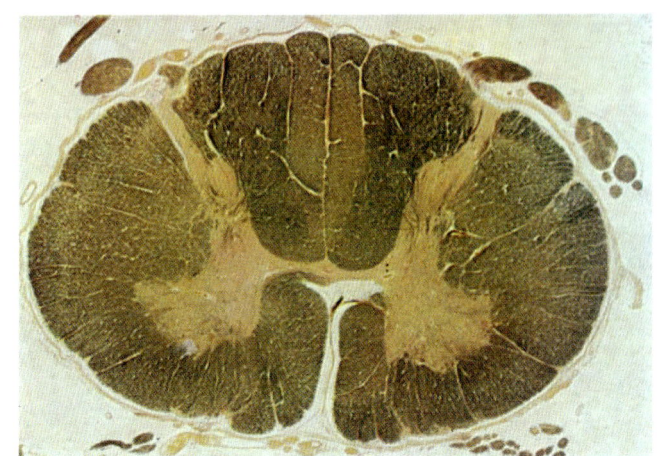

666

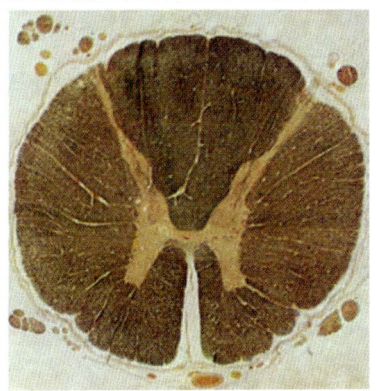

667

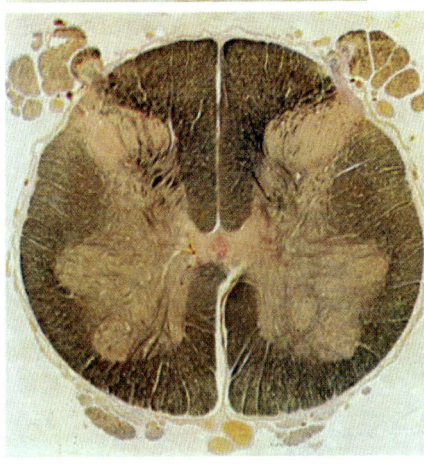

668

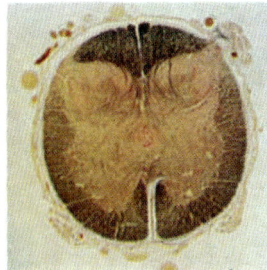

669

Zentralnervensystem

670 Rückenmark – Medulla spinalis

Querschnitt durch die weiße Substanz, **Substantia alba,** des Rückenmarks. Der Markmantel besteht zum größten Teil aus longitudinal verlaufenden markhaltigen Nervenfasern (Rückenmarksbahnen), deren Markscheiden 1 auf der Abbildung farblos sind und unterschiedliche Durchmesser aufweisen. Die dunklen Punkte innerhalb der weißen Areale sind die mit Silbernitrat schwarz imprägnierten **Axone** 2. An vereinzelten Stellen sind markarme und marklose Fasern anzutreffen. Feine gefäßhaltige Bindegewebssepten 3 dringen von der Oberfläche des Rückenmarks in die weiße Substanz ein, wodurch eine Felderung des Markmantels zu Stande kommt. Die weiße Substanz enthält außerdem Oligodendrozyten und reichlich Faserastrozyten.

1 Markscheiden 2 Axone (Neuriten) 3 Bindegewebsseptum mit Gefäßen

Färbung: Silberimprägnation nach Bielschowsky-Gros; Vergr. 500fach

671 Spinalganglion – Ganglion spinale

Spinalganglien sind etwa 5–8 mm große spindelförmige Knötchen, die in den Hinterwurzeln der Spinalnerven, kurz vor deren Vereinigung mit den vorderen Wurzeln, liegen. Jedes **Spinalganglion** ist von einer derben, kollagenfaserigen Kapsel 1 (= **Bestandteile der Rückenmarkshäute**) umschlossen, die sich distal in das **Perineurium** des Spinalnervs fortsetzt. Das Kapselbindegewebe hängt mit dem zarten, blutgefäßreichen Bindegewebe, das jedes Ganglion durchsetzt, zusammen. Es entspricht dem **Endoneurium** des Spinalnervs. In dieses lockere Bindegewebe sind die **pseudounipolaren Nervenzellkörper**, umgeben von Mantelzellen (= **periphere Gliazellen, Satellitenzellen, Lemnozyten**), ferner die Axone dieser primärsensorischen Neurone der Rückenmarksnerven eingebettet (1, 256, 672–674). Beachte, dass die Perikaryen der pseudounipolaren Neurone 3 meist in Gruppen zusammen liegen.

1 Bindegewebige Kapsel 2 Anschnitte der Hinterwurzel, Radix posterior 3 Perikaryen der pseudounipolaren Neurone

Färbung: Azan; Vergr. 12fach

672 Spinalganglion – Ganglion spinale

Längsschnitt durch ein Spinalganglion, das von der hinteren Wurzel, der **Radix posterior**, des Rückenmarks unmittelbar vor dem Zusammenschluss beider Radices zum Spinalnerv gebildet wird. Die vordere Wurzel, die **Radix anterior**, ist nicht angeschnitten. Man erkennt Faserzüge, d. h. Axonbündel verschiedener Kaliber, welche die Radix posterior 1 bzw. den Ramus posterior 2 der Spinalnerven aufbauen. Die schwarzen, unterschiedlich großen Punkte stellen **pseudounipolare Ganglienzellen** 3 dar. Das Spinalganglion ist von einer gefäßführenden Bindegewebskapsel 4 umgeben, die mit den Rückenmarkshäuten zusammenhängt (66, 256, 671, 673, 674).

1 Radix posterior 3 Gruppe von Ganglienzellen 4 Bindegewebskapsel
2 Ramus posterior

Färbung: Silberimprägnation nach Bielschowsky-Gros; Vergr. 7fach

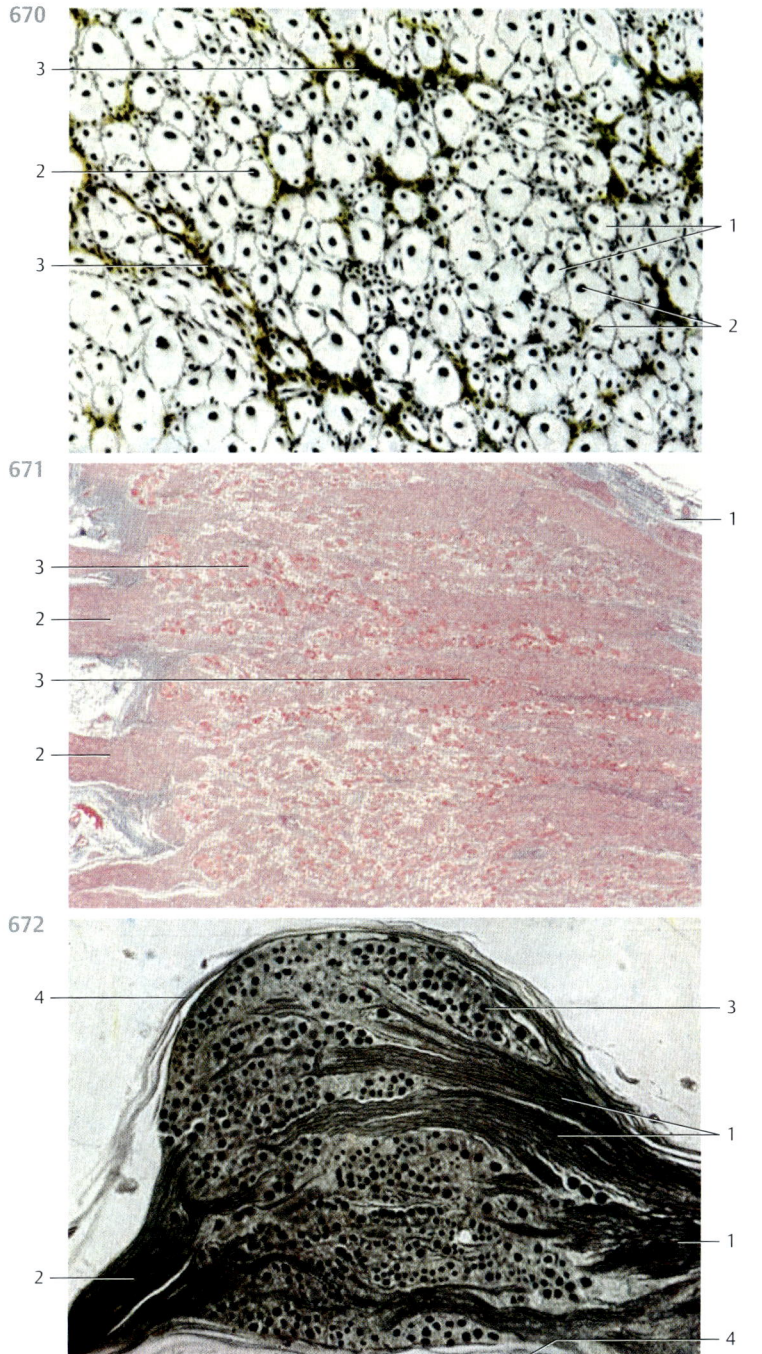

Zentralnervensystem

673 Spinalganglion – Ganglion spinale

Ausschnitt aus 👁 671. Die runden oder ellipsoiden Perikaryen 1 sind unterschiedlich groß. Ihre Durchmesser schwanken zwischen 20 und 120 µm. Spinalganglienzellen gehören somit zu den größten Zellen des Körpers. Sie enthalten einen großen, hellen, bläschenförmigen Kern mit einem kräftig anfärbbaren Nukleolus (👁 1, 66, 256), ferner gleichmäßig und fein verteilte Nissl-Substanz. Beachte die kleinen, gürtelförmig angeordneten Mantelzellen (**Satellitenzellen, Lemnozyten**) und das lockere, gefäßführende Bindegewebe (**Endoneurium**), das nur sehr schwach blau gefärbt ist. Die Fortsätze der **pseudounipolaren Nervenzellen** teilen sich T-förmig in den peripheren (**dendritischen**) und den zentralen (**axonischen**) Fortsatz auf (in dieser Abbildung nicht sichtbar). Das neuritische Axon (**Radix posterior**, 👁 672) endet im Rückenmark an Binnenzellen. In Bildmitte verläuft ein Bündel Markscheiden führender Nervenfasern 2 (👁 674).

1 Spinalganglienzellen (Perikaryen pseudounipolarer Neurone)
2 Markscheiden führende Nervenfasern
3 Kapillare

Färbung: Azan; Vergr. 80fach

674 Spinalganglion – Ganglion spinale

Ausschnitt aus Abbildung 673. Längsschnitt durch Markscheiden führende Nervenfasern der Radix posterior (**Hinterwurzel**), die infolge Behandlung der Präparate mit fettlösenden Mitteln (Alkohol, Xylol) bei der histologischen Technik eine sog. Entmischung der Markscheiden erfahren haben. Dabei sind die Lipide herausgelöst worden, so dass nur eine Art Eiweißgerinnsel, das sog. **Neurokeratingerüst**, übrig bleibt. Beachte das schwach blau gefärbte zarte, lockere Bindegewebe, das dem **Endoneurium** peripherer Nerven entspricht. Die größeren, rot gefärbten Kerne gehören Schwann-Zellen an; die kleineren, spindelförmigen Elemente sind Kerne von Fibrozyten.

Färbung: Azan; Vergr. 200fach

675 Endhirnrinde – Cortex cerebri – Isocortex

Die Nervenzellen des **Cortex cerebri** sind in horizontalen Schichten, **Laminae**, angeordnet. Innerhalb jeder Schicht herrscht eine Nervenzellart vor. In der Vertikalen gehen die Schichten ineinander über. Das zytoarchitektonische Bild (Nissl-Bild) des **Isokortex** des Parietallappens mit seinen Schichten stellt nur Nervenzellperikarya und Gliakerne dar. Die zellarme **molekulare Schicht I** enthält zur wenige kleine Perikaryen von Nervenzellen. Die äußere Schicht II, die **Lamina granularis externa**, besteht aus Körnerzellen. Die **äußere Pyramidenschicht III** enthält Pyramidenzellen, die mit zunehmender Tiefe größer werden (👁 676, 677). In der inneren Körnerschicht, **Lamina granularis interna IV**, liegen wieder Körnerzellen. Die **innere Pyramidenschicht V** und die Spindelschicht VI, die **Lamina multiformis**, sind im Parietallappen relativ schmal. Neben den senkrecht verlaufenden, schräg getroffenen Gefäßen, die kurz erscheinen, sind auch quer verlaufende kleinere Gefäße im Längsschnitt zu erkennen.

Färbung: Kresylviolett; Präparat von Prof. Dr. Herbert Haug (†), Lübeck; Vergr. 30fach

Zentralnervensystem

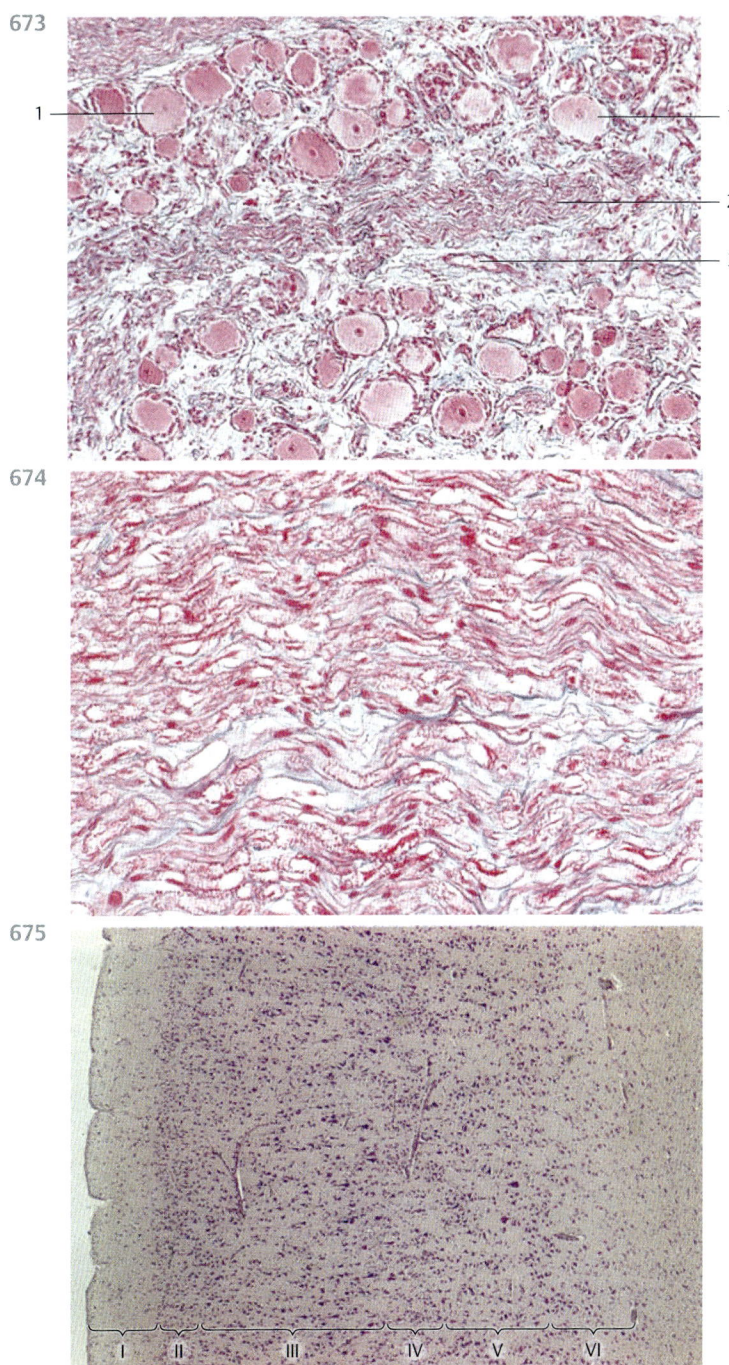

676 Endhirnrinde – Cortex cerebri – Isocortex

Ausschnitt aus einem senkrechten Durchschnitt durch den **Isokortex** mit Darstellung der inneren Pyramidenschicht, **Lamina pyramidalis interna** oder **ganglionaris**, Schicht V, und der inneren Körnerschicht, **Lamina granularis interna**, Schicht IV. Die Pyramidenzellen erreichen eine Höhe von 120 µm und eine Breite von 80 µm; es sind die größten Pyramidenzellen des Isocortex. Ihre Zellleiber 1 sind auf der Abbildung braun gefärbt. Von ihnen gehen die langen aufsteigenden Dendriten 2 ab. An der Pyramidenbasis geht ein langer, kräftiger Neurit (**Axon**) ab. Die Axone dieser **Betz-Riesenzellen** bilden einen Teil der Pyramidenbahn (● 675, 677), es sind efferente Neurone (Projektionsneurone).

1 Zellleiber der Pyramidenzellen
2 Dendriten
3 Schicht IV

Färbung: Silberimprägnation nach Bielschowsky-Gros; Vergr. 300fach

677 Endhirnrinde – Cortex cerebri – Isocortex

Schnitt durch die Endhirnrinde (**Isocortex, Neocortex**), primärer motorischer Cortex, Area 4 nach Brodmann (1909).
Darstellung der Pyramidenzellen der inneren Pyramidenzellschicht (Schicht V) mit Hilfe der Golgi-Versilberung. Mit ihr werden Zellleib und alle Zellausläufer der Nervenzellen dargestellt.

Pyramidenzellen gehören zu den **Golgi-Typ-I-Neuronen**, deren kennzeichnendes Merkmal die extrakortikale Endigung ihrer Axone ist. Die Perikaryen der Pyramidenzellen haben einen Durchmesser zwischen 10 und 70 µm. Am größten sind die **Betz-Riesen-Zellen** und die **Meynert-Zellen**. Ihren Namen verdankt die Pyramidenzelle der Form ihres Perikaryons, das etwa einem gleichschenkeligen Dreieck entspricht, dessen Basis meistens markwärts liegt (● 676). An dessen Spitze entspringt der apikale Dendrit, der vertikal zur Hirnrindenoberfläche verläuft. Längs des apikalen Dendriten zweigen Äste ab, die schräg nach oben ziehen. Auch von der Basis des Zellkörpers gehen basale Dendriten ab, die vorwiegend horizontal verlaufen. An der Basis des Zellkörpers, **Axonhügel**, entspringt auch das Axon, das in Richtung Mark zieht. Apikale und basale Dendriten sind dicht mit Dornen besetzt. Kurz nach dem Abgang des Axons zweigen von diesem zahlreiche rekurrente Kollateralen ab, die entweder senkrecht aufsteigen oder horizontal verlaufen (● 2, 20, 248–253, 675, 676).

(Korbinian Brodmann, 1868–1918, Neuroanatom u. a. in Jena, Frankfurt und Berlin).
(Wladimir Alexandrowitsch Betz, 1834–1894, Anatom in Kiew).
(Theodor Hermann Meynert, 1833–1892, Wiener Psychiater und Neurologe).

Färbung: Golgi-Versilberung; Vergr. 500fach

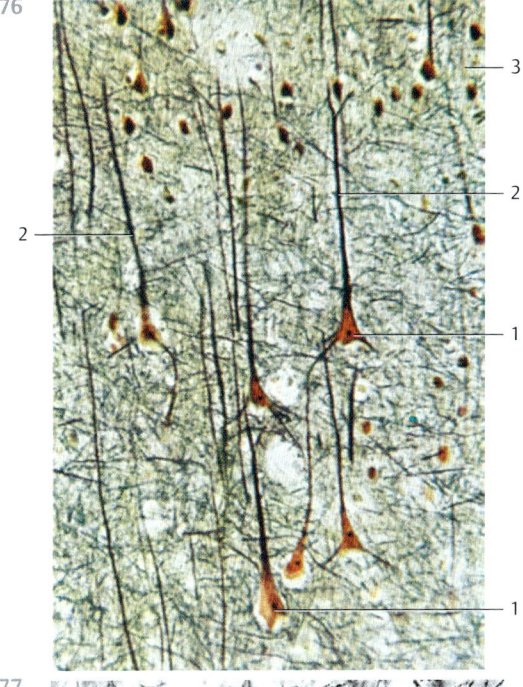

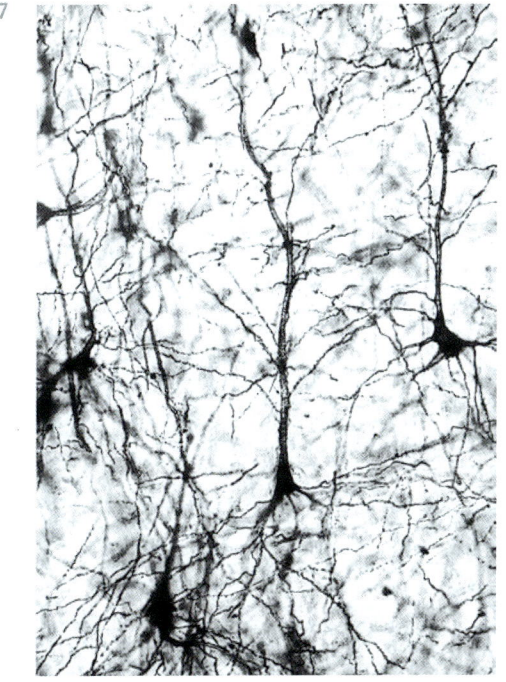

678 Kleinhirnrinde – Cortex cerebelli

Mediosagittalschnitt durch den **Kleinhirnwurm**. Die Oberfläche des Kleinhirns, durch Furchen in eine große Anzahl schmaler blattartiger Strukturen, **Folien**, zerlegt, wird von einer etwa 1 mm dicken Schicht grauer Substanz, der Kleinhirnrinde, **Cortex cerebelli**, gebildet. Die weiße Substanz, das **Marklager**, spaltet sich in dünne Markblätter, **Laminae medullares** 1, auf. An der Rinde des Kleinhirns lässt sich im Markscheidenpräparat eine äußere, gelb gefärbte Schicht, die Molekularschicht, **Stratum moleculare** 2, und eine innere, bräunliche Schicht, die Körnerschicht, **Stratum granulosum** 3, unterscheiden. Zwischen beiden breitet sich das mikroskopisch besonders gut wahrnehmbare **Stratum neuronorum piriformium** (**gangliosum; Stratum purkinjense**) 3, die Schicht der großen **Purkinje-Zellen**, aus (5, 254, 681, 682). An der Oberfläche dieses Schnittes sind noch Reste der weichen Hirnhaut, **Pia mater** 4, erhalten.

1 Laminae medullares
2 Äußere Schicht, Stratum moleculare
3 Innere Schicht, Stratum neuronorum piriformium (ganglionare) et Stratum granulosum
4 Weiche Hirnhaut, Pia mater

Färbung: Markscheidenfärbung (= modifizierte Hämatoxylinfärbung) nach Weigert; Vergr. 5fach

679 Kleinhirnrinde – Cortex cerebelli

Das Stratum granulosum, die **Körnerschicht** 1, hebt sich färberisch deutlich von der außen liegenden blassen, zellarmen Molekularschicht, dem **Stratum moleculare** 2, ab. Das Stratum moleculare ist etwa 430 µm dick; das Stratum granulosum misst an den Windungskuppen etwa 350 µm. In den Furchentälern ist diese Schicht eindeutig dünner. Das Stratum granulosum 1 wird von zahlreichen dicht liegenden Zellen gebildet. Ihre körnige Struktur beruht auf dem dichten Nebeneinander kleiner Zellelemente, von denen bei Übersichtsfärbungen nur die Zellkerne hervortreten (680). An der Grenze des Stratum moleculare zum Stratum granulosum liegt das **Stratum neuronorum piriformium**, die Schicht der **Purkinje-Zellen** (5, 681, 682). Das Marklager 3 enthält die markhaltigen efferenten und afferenten Nervenfasern der Kleinhirnbahnen.

1 Stratum granulosum
2 Stratum moleculare
3 Markblätter, Laminae medullares
4 Weiche Hirnhaut, Pia mater

Färbung: Markscheidenfärbung nach Weigert; Vergr. 10fach

680 Kleinhirnrinde – Cortex cerebelli

Ausschnitt aus einem Mediosagittalschnitt durch den Kleinhirnwurm (678, 679). Mit Hilfe der Nissl-Färbung kommen Nerven- und Gliazellen zur Darstellung (**Nissl-Bild**). Das zellreiche Stratum granulosum 1 tritt jetzt besonders deutlich hervor, während das Stratum moleculare 2 nur schwach grau-blau tingiert ist. Die Markblätter, die **Laminae medullares** 3, bleiben ungefärbt. Die Pia folgt überall den Konturen der Oberfläche.

1 Stratum granulosum
2 Stratum moleculare
3 Markblätter, Laminae medullares
4 Weiche Hirnhaut, Pia mater

Färbung: Nissl-Färbung; Vergr. 10fach

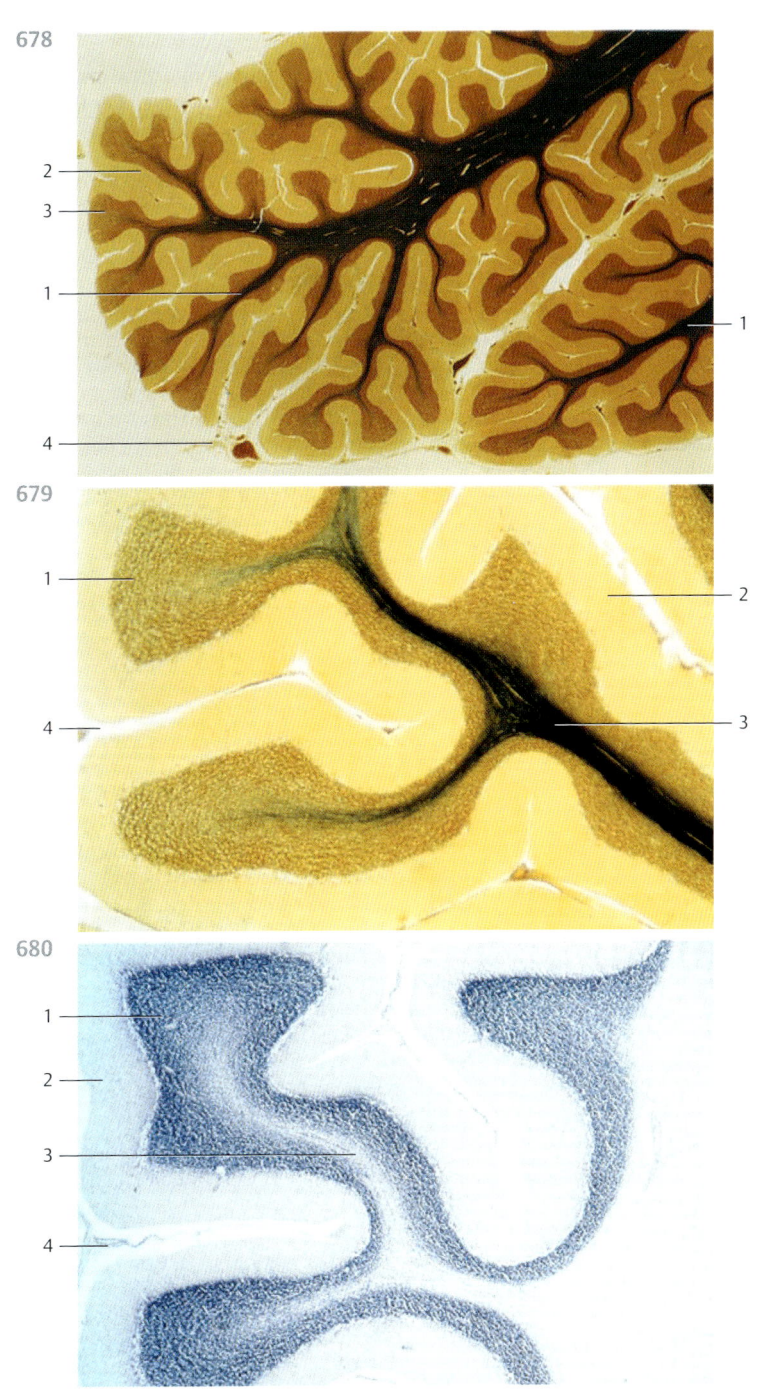

681 Kleinhirnrinde – Cortex cerebelli

In der Purkinje-Zellschicht, dem **Stratum ganglionare** sive **Stratum purkinjense**, sind die etwa 30 µm großen zwiebelförmigen Perikaryen der **Purkinje-Zellen** aufgereiht. Sie sind die weitaus größten und auch in Übersichtsfärbungen auffälligsten Neurone des Kleinhirns (👁 254).
Vom Zellleib der Purkinje-Zellen (in der Abbildung dicke, dunkle, rundliche Zellleiber) steigt ein reich verzweigter **Dendritenbaum** in die Molekularschicht bis zur **Membrana gliae limitans externa** auf. Der meist kräftige Primärdendrit verzweigt sich in Sekundär- und Tertiärdendriten, die in der Molekularschicht einen reich entfalteten Spalierbaum aufbauen. Dabei können sich die Territorien einzelner Purkinje-Zellen überschneiden. Unmittelbar über dem Zellleib der Purkinje-Zellen im unteren Drittel der Molekularschicht erkennt man parallel zur Körnerschicht und senkrecht zum Dendritenbaum der Purkinje-Zellen verlaufende Faserzüge. Dabei handelt es sich um Axone von **Korbzellen**, die auch als **Tangentialfasern** bezeichnet werden. Die zahlreichen kleinen, schwarz gefärbten Elemente in der Molekularschicht sind **Sternzellen** und **Korbzellen**. Am unteren Bildrand ist gerade noch das **Stratum granulosum** angeschnitten, das mit zahllosen, enggepackten kleinen Körnerzellen ausgefüllt ist. Die Axone der Purkinje-Zellen (nicht angeschnitten) endigen als einzige Efferenzen der Kleinhirnrinde an den Neuronen der Kleinhirnkerne.

1 Stratum ganglionare
2 Stratum moleculare
3 Stratum granulosum
4 Kleinhirnoberfläche mit Pia mater
Färbung: Versilberung nach Bielschowsky-Gros;
Präparat von Prof. Dr. Winfried Lange, München; Vergr. 200fach

682 Kleinhirnrinde – Cortex cerebelli

Purkinje-Zelle aus der Kleinhirnrinde eines Rhesusaffen, Lobulus II, vermaler Abschnitt.
Der Hauptdendrit der Purkinje-Zelle [1] steigt in die Molekularschicht auf und verzweigt sich dort in **Sekundär-** und **Tertiärdendriten**. Neben dem Zellleib der Purkinje-Zelle liegen Kerne der **Körnerzellen** [2] aus dem **Stratum granulosum**. Daran schließt sich eine Schicht quer getroffener markhaltiger Nervenfasern [3] im unteren Drittel des Stratum moleculare an. Dabei handelt es sich um **myelinisierte Parallelfasern**, die in einigen Teilen der Kleinhirnrinde sehr zahlreich sind. Nur die großkalibrigen markhaltigen Fasern, die in diesem **Plexus supraganglionaris** anzutreffen sind, stellen rückläufige Kollateralen der Purkinje-Zellaxone dar. In den oberen zwei Dritteln der Molekularschicht sind die Parallelfasern wegen ihrer Feinheit nicht zu erkennen. Neben der auf der unteren Bildseite quer getroffenen Kapillare [5] ist ein **Oligodendrozyt** [4] an seinem sehr dichten Zytoplasma zu erkennen.

1 Perikaryon der Purkinje-Zelle
2 Kern einer Körnerzelle
3 Markhaltige Axone
4 Oligodendrozyt
5 Kapillaren
Semidünnschnitt; Färbung: Methylenblau-Azur II;
Präparat von Prof. Dr. Winfried Lange, München; Vergr. 630fach

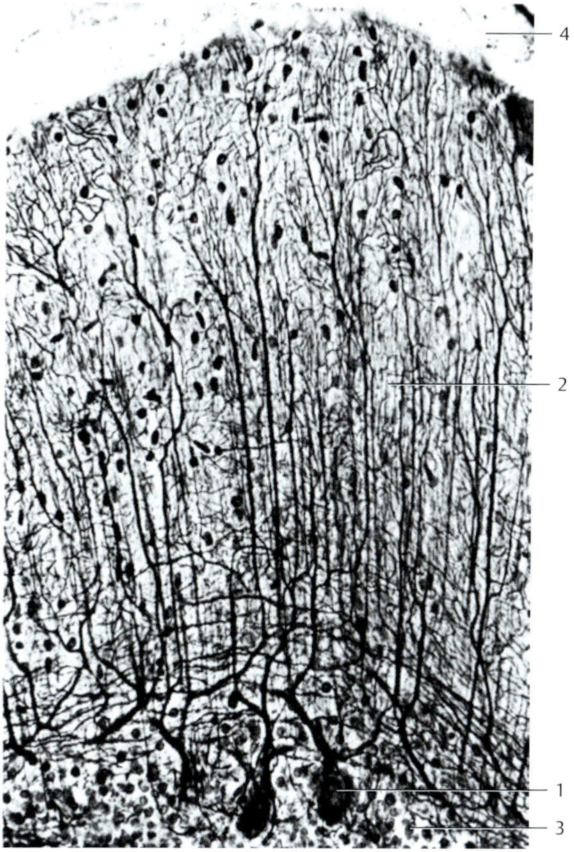

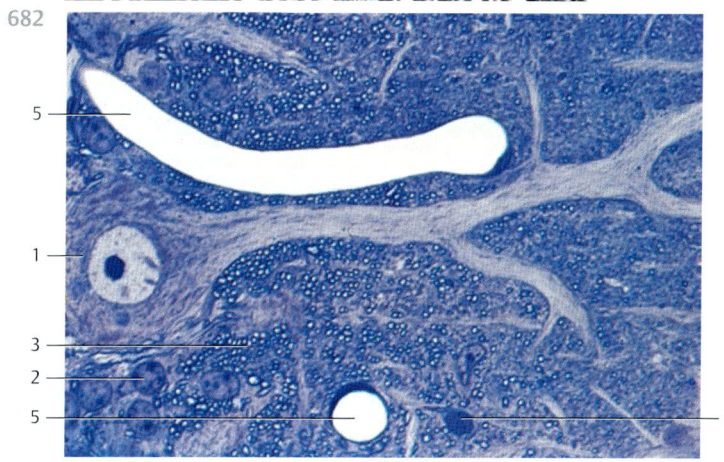

Tab. 1.1 Oberflächenepithelien: Einteilung der verschiedenen Formen

Epithel	Beispiele
einschichtiges Plattenepithel (einschließlich Endothel) (◆ 102ff, ◆ 289ff)	Mesothel (Serosaepithel, Peritoneum [◆ 102, 103, 464], Pleura), Endothel (innere Auskleidung von Herz, Blut- und Lymphgefäßen), Epithel der Lungenalveolen, hinteres Korneaepithel (◆ 105), häutiges Labyrinth, Bowman-Kapsel (◆ 356), Amnionepithel, Epiorchium, Periorchium
einschichtiges isoprismatisches Epithel (kubisches Epithel) (◆ 106)	Drüsengänge, bestimmte Tubulusabschnitte der Niere, Plexus choroideus, vorderes Linsenepithel, kleine Gallengänge, Mesothel auf dem Ovar
einschichtiges hochprismatisches Epithel (Zylinderepithel)	
• ohne Kinozilien (◆ 107ff, ◆ 403ff)	Magen, Dünndarm, Dickdarm, Gallenblase, Ductus hepaticus, Ductus papillares
• mit Kinozilien (◆ 560ff)	Tuba uterina, Uterus, Ventrikelependym
mehrreihiges hochprismatisches Epithel (Zylinderepithel)	
• ohne Kinozilien (◆ 386)	Abschnitte von Drüsenausführungsgängen
• mit Kinozilien (◆ 111f)	Regio respiratoria nasi, Luftwege (◆ 111)
• mit Stereozilien (◆ 527ff)	Ductus epididymidis (◆ 110), Ductus deferens (◆ 534)
mehrschichtiges (= geschichtetes) Plattenepithel	
• unverhornt (◆ 116ff)	Mundhöhle, Ösophagus (◆ 116), vorderes Korneaepithel (◆ 117), Plica vocalis (◆ 118), Vagina, Anus
• verhornt (◆ 119ff)	Epidermis, Vestibulum nasi (◆ 119), Lippenrot, Papillae filiformes (◆ 373)
Übergangsepithel (Urothel) (◆ 113ff)	Nierenkelche, Nierenbecken, Ureter (◆ 115), Harnblase (◆ 508ff), oberer Teil der Urethra

Tab. 1.2 Exokrine Drüsen: Einteilungsprinzipien (nach Sobotta/Hammersen, 2000)

morphologische Kriterien	Klassifizierung	Beispiele
Anzahl der sezernierenden Zellen	• einzellige Drüsen	Becherzellen (122ff)
	• mehrzellige Drüsen	Speicheldrüsen (379ff)
Lage der sezernierenden Zellen	• intraepitheliale (endoepitheliale) Drüsen	
	– einzellige Drüsen	Becherzellen (122ff)
	– mehrzellige Drüsen	Glandulae olfactoriae (663)
	• extraepitheliale (exoepitheliale) Drüsen	alle großen exokrinen Drüsen
Sekretionsmodus	• ekkrin	Speicheldrüsen (378ff), Pankreas (455ff), Tränendrüse (630ff)
	• apokrin	Brustdrüse (592ff), Prostata (538ff), Duftdrüsen (608ff)
	• holokrin	Talgdrüsen (612f)
Art des Sekretes	• serös – seröse Drüsen	Glandula parotidea (379ff), Pankreas (455ff), Tränendrüse (630ff)
	• mukös – muköse Drüsen	Becherzellen (122ff), Glandulae• cardiacae (402f) • pyloricae (410) • duodenales (412f) • vestibulares • bulbourethrales
Form der sezernierenden Endstücke	• tubulöse Drüsen	Glandulae intestinales (meistens verzweigte Tubuli), Dickdarmdrüsen (Colonkrypten) (426ff), Glandulae uterinae (568ff), ekkrine und apokrine Schweißdrüsen (Enden der Tubuli aufgeknäuelt = Knäueldrüsen) (608ff)
	• azinöse Drüsen	Glandula parotidea (379ff), Pankreas (455ff)
	• alveoläre Drüsen	Duftdrüsen (609ff)
	• tubulo-azinöse Drüsen	Glandula lacrimalis (630ff), Glandula submandibularis (382ff), Glandula sublingualis (385ff), Brustdrüse (592ff)
	• tubulo-alveoläre Drüsen	Prostata (539ff)
Vorkommen und Wuchsform des Ausführungsgangsystems	• einfache Drüsen: jedes Endstück mündet selbständig auf einer Epitheloberfläche	Schweißdrüsen (608ff)
	• verzweigte (verästelte) Drüsen: mehrere Endstücke münden in einen unverzweigten Ausführungsgang	Glandulae pyloricae (410)
	• zusammengesetzte Drüsen: die sezernierenden Endstücke münden in ein reich verzweigtes Gangsystem	alle großen Speicheldrüsen (379ff)

Tab. 1.3 Seröse und muköse Drüsenendstücke: Unterscheidungsmerkmale
(nach O. Bucher/H. Wartenberg, 1989)

Merkmal	seröses Endstück (◄● 131)	muköses Endstück (◄● 124)
Gesamtquerschnitt	kleiner	größer
Form	Azinus oder Endkappe	Tubulus
Lumen/Lichtung	sehr eng, sternförmig	relativ weit, rund
Kernform	rund	abgeplattet, sichelförmig
Kernlage	basal	basal, wandständig
Zytoplasma	apikal granuliert (Sekretgranula)	hell, wabig
Zellgrenzen	nicht deutlich	deutlich
Schlussleisten	selten sichtbar	vorhanden, meistens sichtbar
Sekretkanälchen	interzellulär	fehlen

Tab. 1.4 Zusammengesetzte exokrine Drüsen: Beispiele

Drüse	Endstücke	Schaltstücke	Streifenstücke (Sekretrohre)	weitere Merkmale
Glandula parotidea (◄● 379ff)	azinös, rein serös, enges Lumen	200–300 µm lang, mehrfach gegabelt	gut ausgebildet, liegen innerhalb der Lobuli, verzweigt	häufig Fettzellen im Stroma, reichlich Nervenanschnitte
Glandula submandibularis (◄● 382ff)	tubulo-azinös, gemischt sero-mukös, überwiegend serös, Schleimtubuli mit serösen Endkappen	teils kurz, unverzweigt, teils lang, verzweigt	gut ausgebildet, liegen innerhalb der Lobuli, verzweigt	Areale mit rein serösen Endstücken
Glandula sublingualis (◄● 385ff)	tubulo-azinös, gemischt muko-serös, überwiegend mukös, verzweigte Schleimtubuli mit serösen Halbmonden	selten	sehr kurze Sekretrohre	Areale mit rein mukösen Endstücken, ausgebuchtete verschleimte Schaltstücke
Pankreas (◄● 365ff) (◄● 455ff)	azinös, rein serös, mit zentroazinären Zellen (◄● 455), kleine Myoepithelzellen	gut ausgebildet (◄● 459)	fehlen	endokriner Anteil: Langerhans-Inseln, Inselorgan (◄● 365ff, können im Pankreaskopf fehlen), kaum Fettzellen
Glandula lacrimalis (◄● 630ff)	serös, tubulo-alveolär, verzweigt, weites Lumen	fehlen	fehlen	viel Bindegewebsstroma mit reichlich freien Zellen (Lymphozyten und Plasmazellen)

Tab. 1.5 Übersicht über den Begriff „Fasern" – Nomenklatur

Faserart	Beschreibung
Bindegewebsfasern	geformte, spezifische nichtzelluläre Strukturen der Interzellularsubstanz
kollagene Fasern (◀ 151ff, ◀ 186ff)	kollagene Fasern sind im polarisierten Licht doppelbrechend, sie lagern sich zu Bündeln zusammen (Fasciculi collagenosi) und bilden beim Kochen Leim, z. B. Knochenleim; kollagene Fasern kommen in allen Binde- und Stützgeweben vor; „Faser" ist ein Begriff der Lichtmikroskopie; das ultrastrukturelle Äquivalent ist die Fibrille; Durchmesser der Faser: 2–20 μm; Durchmesser der Fibrille: 15–130 nm
retikuläre Fasern (Retikulinfasern) (◀ 157f)	geformte Bestandteile der Interzellularsubstanz des retikulären Bindegewebes, PAS-positiv; retikuläre Fasern bestehen aus Bündeln von dünnen Kollagenfibrillen, sie sind meist gitter- oder netzförmig angeordnet
argyrophile Fasern (Silberfasern) (◀ 156, ◀ 157)	dünnere Retikulinfasern, die sich durch Silberimprägnation schwarz, durch die PAS-Färbung purpurfarben darstellen lassen; sie bilden u. a. zarte Fasergitter („Gitterfasern")
elastische Fasern (◀ 162ff, ◀ 190ff)	im ungefärbten Präparat stark lichtbrechende, etwa 2 μm dicke „glänzende" Fasern; elastische Fasern verzweigen sich und bilden Fasernetze, Netzbalken und elastische Membranen: sie enthalten Elastin und etwa 12 nm dicke Mikrofibrillen
Sharpey-Fasern (◀ 396)	vom Periost in das Knochengewebe einstrahlende kollagene Fasern; sie fixieren Sehnen, Bänder und Periost am Skelett
Tomes-Fasern (◀ 393)	im Dentin (Dentinkanälchen) liegende Fortsätze der Odontoblasten (Dentinfasern), also zelluläre Strukturen
Linsenfasern (Fibrae lentis) (◀ 643)	Linsenepithelzellen, die in die Länge gewachsen sind und die ihre Kerne verloren haben; Linsenfasern werden bis zu 12 mm lang und bilden die Hauptmasse der Linse
Gliafasern (◀ 258f)	Fortsätze von Makrogliazellen
Nervenfasern (◀ 260ff)	Fortsätze von Nervenzellen, d. h. Axone mit ihren Hüllen (Oligodendroyzten bei zentralen Nervenfasern, Schwann-Zellen bei peripheren Nervenfasern)
glatte Muskelfasern (◀ 3, ◀ 219ff)	fälschlicherweise für glatte Muskelzellen oder für aus Einzelzellen bestehende Bündel glatter Muskelzellen verwendet
quergestreifte Muskelfasern (Skelettmuskelfasern) (◀ 225ff)	kleinste Einheiten der Skelettmuskulatur, schlauchförmige vielkernige Zellelemente (Synzytien)
Herzmuskelfasern (◀ 238ff)	fälschlicherweise verwendete Bezeichnung für Herzmuskelzellen (ca. 100 μm lang mit einem Durchmesser von 15–20 μm), heute gelegentlich für einen aus dicht hintereinander gelegenen Herzmuskelzellen bestehenden Zellstrang gebraucht
Purkinje-Fasern (◀ 243)	subendokardial gelegene Endausbreitung des Reizleitungssystems des Herzens, spezifische Muskelzellen

Tab. 1.6 Bindegewebsfasern: Morphologische Eigenschaften

Faserart	kollagene Fasern	elastische Fasern	retikuläre Fasern
Anordnungsweise	Faserbündel, Geflechte unterschiedlicher Webformen, unterschiedliche Maschenweite (◆ 151)	Fasernetze, gefensterte Membranen, isolierte Fasern, sog. Netzbalken (◆ 162ff)	feinste Netze, Fasergitter (Gitterfasern) an Grenzflächen gelegen, z. B. zwischen Parenchymzellen und Bindegewebe, Basalmembran (◆ 157ff)
Dicke	2–20 µm	bis 18 µm	0,2–1 µm
lichtmikroskopische Struktur	wenig lichtbrechende (anisotrope) Fasern mit Längsstreifung; nicht argyrophil	stark lichtbrechende (isotrope) Fasern, homogen; Anisotropie der gedehnten Faser; nicht argyrophil	dünnere Fasern, schwach anisotrop; dünnere Fasern lassen sich nur durch Silberimprägnation gut darstellen (argyrophile Fasern), PAS-positiv
elektronenmikroskopische Struktur	Fibrillen – Mikrofibrillenbündel, Mikrofibrillen zusammengesetzt aus Primärfilamenten; Querstreifung der Mikrofibrillen, Periodizität von 64 nm (◆ 152ff)	Mikrofibrillen mit einem Durchmesser von 10–14 nm und amorphes Elastin; keine Periodizität (◆ 166ff)	wie kollagene Fibrillen; die retikuläre Mikrofibrille ist etwa 50 nm dick
mechanisches Verhalten	zugfest, undehnbar	um 100–150 % reversibel dehnbar	mäßig dehnbar
chemisches Verhalten			
• in schwachen Säuren	Quellung	keine Quellung	geringe Quellung
• in schwachen Laugen	Auflösung	widerstandsfähig	geringe Auflösung
Verhalten in kochendem Wasser	löslich, leimgebend	unlöslich	unlöslich

Tab. 1.7 Bindegewebe (Bgw.): Systematik

Bezeichnung	Bestandteile	Vorkommen
Mesenchym (embryonales Bgw.) (◆ 135, ◆ 168, ◆ 388 ◆ 389)	undifferenzierte Zellen, faserfreie Interzellularsubstanz (◆ 135, ◆ 168)	• **intraembryonal:** zwischen Ektoderm und Entoderm, zwischen den Organanlagen des Keimlings, subepithelial in den Gliedmaßenanlagen (◆ 388, ◆ 389) • **extraembryonal:** auf dem Dottersack, als Amnion- und Chorionbindegewebe
gallertiges Bgw. (Wharton-Sulze) (◆ 169–171)	stern- oder spindelförmige Fibroblasten, vereinzelt freie Zellen, dünne Kollagenfasern, hyaluronanreiche Grundsubstanz	• **extraembryonal:** Nabelschnur (◆ 169) • **intraembryonal:** Zahnpulpa (◆ 394, 395)
retikuläres Bgw. (◆ 172, ◆ 329, ◆ 331, ◆ 336–340)	fibroblastische Retikulumzellen mit langen Ausläufern, retikuläre (argyrophile) Fasern (◆ 156, ◆ 157, ◆ 159–161)	nur im Knochenmark und in den sekundär lymphatischen Organen Milz, Lymphknoten, Tonsillen, MALT (◆ 307, ◆ 320, ◆ 325, ◆ 329)
kollagenes Bgw. (◆ 178, ◆ 179, ◆ 181–189)	ortsständige Fibrozyten, Sehnenzellen (Tendinozyten), freie Zellen, Kollagenfibrillen bzw. Kollagenfasern, Glykosaminoglykane (GAG) und Proteoglykane (PG)	• **locker:** interstitielles Bindegewebe, z. B. Stroma aller epithelialen Organe; um Nerven, Gefäße, Muskeln und Sehnen (◆ 178, ◆ 179) • **straff:** geflechtartig, Sklera, Dermis, Organkapseln, Faszien, Aponeurosen, Dura mater (◆ 181, ◆ 182) • **parallelfaserig:** Sehnen, Bänder (◆ 183–189)
elastisches Bgw. (◆ 163, ◆ 190–192)	Fibrozyten, elastische Fasern (elastische Netze) (◆ 162, ◆ 164–167, ◆ 200, ◆ 275–279)	Ligg. flava zwischen den Wirbelbögen, Lig. stylohyoideum, Lig. vocale (◆ 190–200, ◆ 275–279)
spinozelluläres Bgw. (◆ 180, ◆ 542, ◆ 544, ◆ 546)	spindelförmige Fibrozyten, wenig Kollagenfasern	Ovar

Fettgewebe (◆ 173–177)	Fettzellen (Adipozyten), retikuläre (argyrophile) Fasern, 60–85 % Lipide	• **weißes Fettgewebe:** univakuoläre Fettzellen bis zu 100 μm groß, Bau- und Speicherfett:
		
		• **braunes Fettgewebe:** plurivakuoläre Fettzellen (◆ 176)
		  – **Baufett:** Orbita, Corpora adiposa der Gelenke, Corpus adiposum buccae, Corpus adiposum retrosternale, Nierenkapsel, Epikard
		  – **Speicherfett:** Subkutis, Appendices epiloicae

Tab. 1.8 Knochengewebe: Terminologie (⬥ 202–218)

Begriff	Beschreibung
Osteoblast (Knochenbildner) (⬥ 202, ⬥ 203, ⬥ 210)	große Zellen mit meist exzentrischem kugeligen Kern, basophilem Zytoplasma, konfluierenden Vesikeln; Osteoblasten sind reich an alkalischer Phosphatase und liegen immer einer freien knöchernen Oberfläche an Leistungen: • Synthese von Kollagen • Regulierung der Mineralisation • Regulierung des Osteoklastenhaushaltes
Osteoid (⬥ 202, ⬥ 203)	noch nicht mineralisierte Knochengrundsubstanz, enthält Kollagenfibrillen
Osteozyt (Knochenzelle) (⬥ 202, ⬥ 203, ⬥ 210)	ehemalige Osteoblasten, die „eingemauert" wurden; mandelförmig mit zahlreichen verzweigten Fortsätzen
Osteoklast (⬥ 202, ⬥ 204)	vielkernige Zelle, 50–100 µm groß, baut Osteoid und Knochengrundsubstanz ab; Bürstensaum an der dem Knochengewebe zugewandten Oberfläche (ruffled border) Osteoklasten enthalten viel RNS, viele Enzyme, freie Kalkkristalle, Lysosomen und Vakuolen
Howship-Lakune (Resorptionslakune) (⬥ 204)	Bezeichnung für eine durch Resorption von Knochen entstandene Grube oder Einbuchtung
Osteon (⬥ 214–216)	funktionelle Einheit des Knochens: ein zentimeterlanges System aus 5–20 Knochenlamellen, die konzentrisch um einen **Havers-Kanal** mit den eingemauerten Osteozyten angeordnet sind
Havers-Kanal (Canalis osteoni) (⬥ 214–216)	20–30 µm weite Röhre im Zentrum eines Osteons, ausgekleidet von Zellen des Endosts, enthält Blutgefäße und marklose Nervenfasern
Volkmann-Kanal (⬥ 216b)	perforierender Kanal; senkrecht zu den Havers-Kanälen verlaufende Röhre, durch die Verbindungen zwischen periostalen Gefäßen und Havers-Gefäßen hergestellt werden
Knochenhöhlen (Lacunae osseae) (⬥ 217)	mandelförmige Hohlräume in der Knochengrundsubstanz, enthalten Osteozyten
Knochenkanälchen (Canaliculi ossei) (⬥ 217)	Hohlräume in der Knochengrundsubstanz, die die Ausläufer der Osteozyten enthalten
Foramina nutricia (Canales nutricii) (⬥ 207)	direkt die Knochenoberfläche und Markhöhle verbindende Kanäle, enthalten Gefäße für Spongiosa und Mark
Speziallamelle	synonym mit Osteon
Schaltlamelle (⬥ 214)	Rest einer teilweise abgebauten Speziallamelle
Kittlinie	stärker anfärbbare Abgrenzung eines Lamellensystems gegen Nachbarosteone (hoher Proteoglykan-, niedriger Kollagengehalt)
Generallamellen (⬥ 215, ⬥ 216)	• äußere Generallamellen: subperiostales Lamellen-System der Röhrenknochen • innere Generallamellen: Abschluss der Compacta gegen die Markhöhle
Sharpey-Fasern (⬥ 396)	von Periost und Sehnen in die Compacta einstrahlende kollagene Fasern
Substantia compacta (⬥ 214–216)	makroskopisch einheitlich dicht erscheinender Knochen
Substantia spongiosa (⬥ 211)	bälkchenartiges Knochenmaterial: die etwa 300 µm dicken Bälkchen sind gefäßlos
Endost	bedeckt alle inneren Knochenoberflächen und besteht aus Osteoblastenvorstufen, Osteoblasten und Osteoklasten, die zusammen als **lining cells** bezeichnet werden
Periost (Knochenhaut) (⬥ 206, ⬥ 207)	besteht außen aus dem *Stratum fibrosum* (straffes Bindegewebe), innen aus dem *Stratum osteogenicum* (Zellausstattung wie das Endost)

Tab. 1.9 Muskelgewebe: Morphologische Unterscheidungsmerkmale

Merkmal	glatte Muskulatur	Skelettmuskulatur		Herzmuskulatur
Bauelemente	dünne, spindelförmige Einzelzellen (👁 3, 👁 219)	Typ-I-Fasern (rote Fasern) (👁 234)	Typ-II-Fasern (weiße Fasern) (👁 234)	Zelle (Zellterritorium zwischen Glanzstreifen) (👁 238, 👁 240)
Kerne je Bauelement	1 Kern	viele Hunderte	viele Hunderte	1–2 Kerne
Länge der Kerne	8–25 µm	5–16 µm	5–16 µm	10–12 µm
Form und Lage der Kerne	• länglich, stabförmig bis elliptisch • mittelständig (zentral)	• länglich • randständig, unter dem Sarkolemm gelegen	• länglich • randständig, unter dem Sarkolemm gelegen	• plump, rund bis oval, oft linsenförmig • mittelständig, zentral mit fibrillenfreiem Hof
Länge des Bauelements	40–200 µm, im graviden Uterus bis 800 µm	bis zu 40 cm	bis zu 40 cm	50–150 µm
Durchmesser des Bauelements	5–15 µm	10–50 µm	80–100 µm	10–120 µm
weitere Merkmale	• im Längsschnitt: Zellen oft in leicht gewellten Bündeln • im Querschnitt: Kern in jeder Zelle getroffen, keine Myofibrillenfelderung (👁 220ff)	• im Längsschnitt: Querstreifung • im Querschnitt: Myofibrillenfelderung, dichte Kapillarisierung, zahlreiche Mitochondrien, breite Z-Streifen (👁 224ff)	geringere Kapillarisierung, weniger Mitochondrien, dünne Z-Streifen (👁 224ff)	• netzförmig verbundene Baueinheiten (Herzmuskelfasern) • im Längsschnitt: Querstreifung, Glanzstreifen • im Querschnitt: Myofibrillenfelderung, Endoplasma, fibrillenfreier Hof um die Kerne, Lipofuszinpigmente (👁 238ff)

Tabellen

Tab. 1.10 Blutzellen: Differenzialdiagnose (im nach Pappenheim gefärbten Blutausstrich)

Zellart	Anteil	Anzahl (absolut pro µl)	Größe (Durchmesser in µm)	Charakteristika
Erythrozyten (Normozyten) (Lebensdauer: 120 Tage) (◄● 309 f, ●► 310)		4,8–5,4 Mio.	6,3–7,9	kernlose, bikonkave Scheiben, Rand intensiver gefärbt
Retikulozyten	0,5–2 % der Erythrozyten	0,06 Mio.	8–8,2	leichte Basophilie, Substantia reticulofilamentosa
Leukozyten		4000–9000		
Granulozyten (polymorphkernige Zellen)				
• Neutrophile (Halbwertszeit: 6–7 Std.)				
– Segmentkernige (◄● 308 c–f)	55–70 % der Leukozyten	2200–6300	10–12	gelappter basophiler Kern, 3–4 Segmente über Kernbrücken verbunden; kleine, blassrosa Granula
– Stabkernige (◄● 308 a, b, ●► 311 h)	3–5 % der Leukozyten	120–450	10–12	C-förmige Kerne
• Eosinophile (Halbwertszeit: 8 Std.) (◄● 308 e, f)	2–4 % der Leukozyten	80–360	11–14	zweilappiger Kern mit zentraler Einschnürung (Brillenform); 0,5–1,5 µm große eosinophile Granula
• Basophile (Halbwertszeit: 5–6 Std.) (◄● 308 g, h)	0–1 % der Leukozyten	< 90	8–10	Zellkern mit 2–4 Segmenten; 0,1–1 µm dicke basophile (metachromatische) Granula
Monozyten (mononukleäre Zellen) (Halbwertszeit: 15–20 Std.) (◄● 308 m)	2–6 % der Leukozyten	80–540	16–20	nierenförmig einge buchteter Kern, taubengraues Zytoplasma
Lymphozyten (Lebensdauer: Monate bis Jahre) (◄● 308 i–l)	5–40 % der Leukozyten	1000–3600		
• kleine	80–90 % der Lymphozyten		4–7	rundliche Kerne
• mittelgroße	5–15 % der Lymphozyten		7–11	Kern gebuchtet, breiter, zart rosa gefärbter Zytoplasmasaum
• große	3 % der Lymphozyten		11–15	schwach anfärbarer Zytoplasmasaum
Thrombozyten (Halbwertszeit: 9-12 Tage) (◄● 309 f, ●► 312, ●► 313)		150000–400000	2–4	linsengroße kernlose Korpuskel

Tab. 1.11 Lymphatische Organe: Morphologische Unterscheidungsmerkmale

Organ	Kapsel und Bindegewebssepten	Parenchym	charakteristische Gefäße	weitere Merkmale
Lymphknoten (320ff)	gut ausgebildet, deutliche Trabekel	lymphoretikulär, kompakte Rinde mit Lymphfollikeln; helleres Mark mit Marksträngen	Vasa afferentia, Randsinus, Intermediärsinus, Marksinus, Vas efferens; im Lumen aller Sinus ein Reusensystem aus Retikulumfasern und sog. Uferzellen, keine Blutzellen	umgeben von lockerem Bindegewebe und Fettgewebe; in der Umgebung sind häufig Lymphgefäße mit Klappen zu finden; kein Oberflächenepithel!
Milz (328ff)	sehr gut ausgebildet, kräftig; kräftige Trabekel	Lymphknötchen und lymphoretikuläre Scheiden um die Zentralarterie = weiße Pulpa; die rote Pulpa gehört nicht zum lymphatischen System	charakteristische Blutgefäße (Balkenarterien, Zentralarterien, Pinselarteriolen, Milzsinus mit Lücken, muskelfreie Pulpa- und Balkenvenen); im Lumen der Milzsinus Blut	einschichtiges plattes Peritionealepithel als Kapselüberzug
Tonsillen				
• **Tonsillae palatinae** (335ff)	gut ausgebildet; schwache Trabekel	lymphoretikuläre Knötchen (Lymphfollikel) in 10–15 verzweigte enge Epitheleinsenkungen (Fossulae tonsillares mit Cryptae tonsillares)	–	mehrschichtiges, unverhorntes Plattenepithel, in den Einsenkungen und Krypten von Lymphozyten durchsetzt; in der Umgebung (aber außerhalb der Kapsel) kleine muköse Speicheldrüsen, die in der Regel nicht in die Epitheleinsenkungen münden
• **Tonsilla pharyngealis** (340)	schwach ausgebildet, dünn	lymphoretikuläre Knötchen (Lymphfollikel) um weite Epithelfalten und Epithelbuchten	–	wulstige Form, mehrreihiges Flimmerepithel mit Becherzellen. Gemischte (seromuköse) Drüsen münden in die Epithelbuchten
• **Tonsilla lingualis** (= Gesamtheit der Folliculi linguales) (338f)	schwach ausgebildet, dünn; keine Trabekel	lymphoretikuläre Knötchen (Lymphfollikel) um solitäre Epitheleinsenkungen	–	mehrschichtiges, unverhorntes Plattenepithel; muköse Drüsen münden in die Epitheleinsenkungen; Zungengrundgewebe, quergestreifte Zungenmuskulatur
Thymus (314ff)	gut ausgebildet, Lappung durch Bindegewebssepten	lymphoepithelial; keine Lymphfollikel! Rinde dichter, Mark lockerer mit Lymphozyten durchsetzt; im Mark epitheliale Hassall-Körperchen	–	Involution nach der Pubertät; zunehmend Ersatz des Parenchyms durch Fettgewebe; im Alter Thymusfettkörper mit Parenchyminseln

Tab. 1.12 Endokrine Drüsen: Differenzialdiagnose

Organ	morphologische Typen	Zellformen	Besonderheiten
Hypophysen-Vorderlappen (Adenohypophyse) (◉ 344–346)	Zellstränge, Zellnester, von retikulären Fasern umgeben, Sinusoide (◉ 345, ◉ 346)	buntes Zellbild, 5 eigenständige Zelltypen; azidophile, basophile und chromophobe Zellen (◉ 345, ◉ 346)	Mittellappen (Pars intermedia), Kolloidzysten mit isoprismatischem Epithel, Basophileninvasion (◉ 344, ◉ 347)
Hypophysen-Hinterlappen (Neurohypophyse) (◉ 344, ◉ 348)	Nervengewebe; marklose Axone und Axonenden (◉ 348)	Gliazellen (Pituizyten)	Varikositäten der Axone (Hering-Körper), weitlumige Kapillaren
Schilddrüse (Gl. thyroidea) (◉ 358–363)	zweiblättrige Organkapsel, Läppchengliederung; Follikel (Durchmesser 50–900 μm), dazwischen schmale Bindegewebsstraßen (◉ 358–360, ◉ 362)	Einschichtiges kubisches bis zylindrisches Epithel der Follikel; C-Zellen oder parafollikuläre Zellen (◉ 360, ◉ 361)	In den Follikeln Kolloid mit Randvakuolen; evtl. starke Färbungsunterschiede; weite Kapillaren
Nebenschilddrüse (Epithelkörperchen, Gl. parathyroidea) (◉ 364)	Zellstränge, dazwischen zarte Bindegewebszüge mit Kapillaren	dicht gelagerte kleine Epithelzellen; helle und dunkle Hauptzellen (Durchmesser 4–8 μm); oxyphile Zellen (Durchmesser 10–12 μm) (◉ 364)	zahlreiche vegetative Nerven, Fettzellen; dünne Bindegewebskapsel
Zirbeldrüse (Epiphyse, Corpus pineale, Gl. pinealis, Pinealorgan) (◉ 349)	zapfenartige Form, von weicher Hirnhaut umgeben	Pinealozyten mit langen Fortsätzen und kolbigen Endauftreibungen; interstitielle Zellen; Astrozytenfortsätze (◉ 350)	extrazelluläre Konkremente, sog. Corpora arenacea (Hirnsand)
Nebennieren (Gll. suprarenales) (◉ 351–357)	Rinde und Mark, Zonengliederung; radiäre Stränge und Ballen von Epithelzellen (◉ 351–353)	• *Zona glomerulosa:* kleine Zellen in Nestern angeordnet. • *Zona fasciculata:* große Zellen mit viel Lipidtröpfchen • *Zona reticularis:* netzartige Anordnung von kleinen azidophilen Zellen (◉ 352)	starke Kapsel; Sinusoide zwischen den Rindenzellen. Mark: dicke Bündel von Nervenfasern, Ganglienzellen, chromaffine Zellen, Drosselvenen mit Muskelpolstern (◉ 355, 357)
Inselorgan (Langerhans-Inseln) (◉ 365–369)	kugelige, helle Zellareale, Durchmesser 100–200 μm (◉ 365)	B-, A-, D- und PP-Zellen in netzartigem Verband (◉ 366–369)	Inseln inmitten des stärker gefärbten Pankreas (◉ 365)

Tabellen

Tab. 1.13 Magen: Differenzialdiagnose der verschiedenen Magenabschnitte

Abschnitt	Magendrüsen	Drüsenzellen	morphologische Besonderheiten
Pars cardiaca mit Glandulae cardiacae (Kardiadrüsen) (◀● 402f)	• relativ tiefe Foveolae • stark verzweigte Tubuli von unregelmäßigem Aussehen, oft ampulläre Erweiterungen, locker angeordnet	• homokrine, schleimproduzierende (muköse) Drüsenzellen • vereinzelt endokrine Zellen	• Lamina propria tritt zwischen den Magendrüsen zurück • vereinzelte Lymphfollikel
Corpus und Fundus ventriculi mit Glandulae gastricae (Hauptdrüsen) (◀● 404f)	• kurze Foveolae • lange, ziemlich gestreckte Tubuli, meistens unverzweigt, nur am Grunde gegabelt, enges Lumen	• homokrine (mukoide) Drüsenzellen in den Foveolae, heterokrine Drüsen in den Tubuli • 5 verschiedene Zelltypen: Nebenzellen, Hauptzellen, Belegzellen, endokrine Zellen, Stammzellen	• keine Lymphfollikel, aber viele freie Zellen zwischen den Drüsentubuli
Pars pylorica mit Glandulae pyloricae (Pylorusdrüsen) (◀● 410)	• tiefe Foveolae • kurze, gewundene, weitlumige Tubuli mit verzweigten Endabschnitten, insgesamt weniger dicht gelagert	• homokrine, schleimproduzierende Drüsenzellen • vereinzelt endokrine Zellen	• zellreiche Lamina propria in den oberen zwei Dritteln der Schleimhaut • zwischen Fundus und Pylorus eine etwa 1 cm breite Zwischenzone, in der Übergangsformen von Glandulae gastricae und Glandulae pyloricae vorkommen • Lymphfollikel in der Lamina propria

In allen Magenabschnitten: Areae gastricae und unterschiedlich tiefe Foveolae gastricae mit einheitlichem, bis zu 40 µm hohem prismatischen Epithel, das den Magenschleim bildet (keine Becherzellen!). Glatte Muskulatur in der für das Darmrohr typischen Schichtung und Anordnung, zusätzlich aber Fibrae obliquae (innen).

Tabellen

Tab. 1.14 Darm: Differenzialdiagnose der verschiedenen Darmabschnitte

Abschnitt	Plicae circulares (Ringfalten)	Villi intestinales (Zotten)	Cryptae intestinales (Krypten)	Becherzellen	morphologische Besonderheiten
Duodenum (411ff)	hohe, breite Ringfalten	dicht stehende, große, plumpe Zotten	200–400 μm tiefe tubulöse Epitheleinsenkungen (Lieberkühn-Krypten = Glandulae intestinales)	vorhanden	• mukoide Glandulae duodenales (Brunner-Drüsen) in der Tela submucosa (also auch in den Falten) • am Grund der Krypten kommen Grüppchen von Paneth-Zellen vor
Jejunum (418ff)	hohe, schlanke Ringfalten	lange, schlanke Zotten	wie beim Duodenum	vorhanden	vermehrtes Vorkommen von Paneth-Zellen
Ileum (423f)	niedrige Ringfalten, können fehlen	kurze, weniger dicht stehende Zotten	tiefe Krypten	vorhanden	• vermehrtes Vorkommen von Paneth-Zellen • Noduli lymphatici aggregati gegenüber vom Mesenterialansatz (also nur bei geeigneter Schnittführung getroffen)
Kolon (426ff)	sehr selten, aber Plicae semilunares	fehlen	tiefe, eng nebeneinander liegende Krypten (Dickdarmdrüsen), ihre Länge nimmt analwärts zu	sehr reichlich vorhanden	• kaum noch Paneth-Zellen • am Grunde der Krypten häufig Mitosen • im Kolon bildet die äußere Längsmuskelschicht 3 Tänien • Plicae semilunares • Noduli lymphatici solitarii durchbrechen die Lamina muscularis mucosae • subseröse Fetteinlagerungen
Appendix vermiformis (431)	fehlen	fehlen	vorhanden, können an manchen Stellen fehlen	reichlich vorhanden	• viel geringeres Kaliber als die übrigen Darmabschnitte • zahlreiche Noduli lymphatici solitarii (Darmtonsille) in der Tunica propria, durchbrechen die Lamina muscularis mucosae, dehnen sich oft bis zur inneren Ringmuskelschicht aus • Mesenteriolum
Rektum	fehlen	fehlen	400–800 μm tiefe, weniger dicht nebeneinander liegende Krypten	massenhaft vorhanden	• viele Noduli lymphatici solitarii • meistens fehlt der Peritonealüberzug, an seiner Stelle findet sich eine Tunica adventitia

Tab. 1.15 Trachea und Bronchialbaum: Morphologische Merkmale

Abschnitt	Epithelauskleidung	Drüsen	glatte Muskulatur	Knorpel
Trachea (Durchmesser: 16–21 mm) **und Bronchi principales** (Durchmesser: 12–14 mm) (● 470ff)	mehrreihiges, hochprismatisches Flimmerepithel mit einzelligen endoepithelialen Drüsen (= Becherzellen)	seromuköse Gll. tracheales, vorwiegend zwischen den Knorpelspangen und im Paries membranaceus	im Paries membranaceus transversal verlaufend, M. trachealis	hufeisenförmige hyaline Knorpelspangen
Bronchi lobares (Durchmesser: 8–12 mm) **und Bronchi segmentales** (Durchmesser: 2–6 mm) (● 472)	mehrreihiges, hochprismatisches Flimmerepithel mit vielen Becherzellen	seromuköse Gll. bronchiales, vorwiegend zwischen den Knorpelstücken der Tunica musculo-cartilaginea	Tunica musculo-cartilaginea	zunächst noch hyaline Knorpelspangen, unregelmäßig geformt und angeordnet, dann Knorpelstücke, in den kleineren Bronchi elastischer Knorpel
Bronchioli terminales (Durchmesser: 0,3–0,6 mm) (● 477)	einschichtiges prismatisches Flimmerepithel ohne Becherzellen	noch spärliche seromuköse Drüsen	Tunica muscularis	fehlt
Bronchioli respiratorii (Durchmesser: ≈ 0,4 mm) (● 477)	einschichtiges isoprismatisches Epithel ohne Zilien; keine Becherzellen	fehlen	Tunica muscularis	fehlt
Ductus alveolares (Durchmesser: 0,25–0,5 mm) (● 473ff)	einschichtiges isoprismatisches Epithel, allmählich niedriger werdend	fehlen	glatte Muskelzellen in den Basalringen, die die Alveolaröffnungen umfassen	fehlt
Alveolen (Durchmesser: 0,2–0,4 mm) (● 473ff)	einschichtiges Plattenepithel; Alveolarepithelzellen Typ I und II, Alveolarphagozyten	fehlen	fehlt (nur noch elastische und retikuläre Strukturen)	fehlt

Tabellen

Tab. 1.16 Niere: Lichtmikroskopische Charakteristika der verschiedenen Tubulusabschnitte

Abschnitt[1]	Durchmesser	Epithelzellen	Zellkerne	Anfärbbarkeit	basale Streifung
proximaler Tubulus (Hauptstück)[1] (⬤ 497ff)	50–60 μm	• **Pars convoluta:** isoprismatisch, Oberfläche undeutlich begrenzt, hoher Bürstensaum, Zellgrenzen meist nicht darstellbar • **Pars recta:** sehr hoher Bürstensaum	kugelig, näher an der Zellbasis gelegen, ungleiche Abstände	kräftig azidophil, verwaschen	• **Pars convoluta:** gut ausgebildet • **Pars recta:** gut ausgebildet, nimmt gegen intermediären Tubulus ab
intermediärer Tubulus (Überleitungsstück)[1]: Pars descendens und Pars ascendens (⬤ 504f)	10–15 μm, relativ weites Lumen	stark abgeplattet, Zellkerne buchten die Oberfläche vor, Zellgrenzen nicht scharf darstellbar	linsenförmig, gegen das Lumen vorspringend (kernreicher als in Blutgefäßen)	hell, neutrophil, evtl. Lipofuszinpigmente	fehlt
distaler Tubulus (Mittelstück)[1] (⬤ 497ff)	• **Pars recta:** 25–35 μm • **Pars convoluta:** 40–45 μm	niedriger als im proximalen Tubulus, Oberfläche scharf begrenzt, da kein Bürstensaum, Zellgrenzen undeutlich; auf Macula densa achten!	• **Pars recta:** kugelig bis linsenförmig • **Pars convoluta:** Kerne mehr apikal gelegen	gut angefärbt, azidophil, aber heller als im proximalen Tubulus	gut ausgebildet
Verbindungstubulus	ca. 25 μm	isoprismatisch, Oberfläche scharf begrenzt, deutliche Zellgrenzen	kugelig	hell	fehlt
Sammelrohrsystem: kortikale und medulläre Sammelrohre (⬤ 504f)	40–200 μm	iso- bis hochprismatisch, Oberfläche scharf begrenzt, oft etwas konvex, sehr deutliche und regelmäßige Zellgrenzen	kugelig	hell, neutrophil	fehlt
Ductus papillares (⬤ 507)	200–300 μm	hochprismatisch, scharf begrenzte Oberfläche, deutliche Zellgrenzen	kugelig	hell, neutrophil	fehlt

1 Proximaler Tubulus (Pars recta), Intermediärtubulus und distaler Tubulus (Pars recta), d. h. die geraden Teile des Nephrons, die miteinander eine haarnadelartige Schleife bilden, werden als Henle-Schleife zusammengefasst. Diese besitzt einen absteigenden und einen aufsteigenden Schenkel.

Hautareal	gemeinsame Merkmale	Epidermis	Haare	Drüsen	weitere Merkmale
Palma manus (Handinnenfläche) oder **Planta pedis** (Fußsohle) (● 121)	mit 1,5–4 mm besonders dick; dickes Stratum corneum		keine	nur Schweißdrüsen	Meißner-Tastkörperchen im Stratum papillare, Vater-Pacini-Körperchen in der Subkutis; Planta pedis ist fettgewebsreich (Wasserkissenfunktion)
Fingerbeere (● 597ff)		dick; dickes Stratum corneum	keine	nur Schweißdrüsen	viele Meißner-Tastkörperchen im Stratum papillare, Glomerula digitalia; Nagelbett, evtl. Knochengewebe der Endphalanx
Kopfhaut (● 604)		dünn	Terminalhaare	Schweißdrüsen, Talgdrüsen	Galea aponeurotica
Bauchhaut		dünn	Lanugohaare	Schweißdrüsen, Talgdrüsen	dünnes Corium, dicke Subkutis mit Fettgewebe (Panniculus adiposus)
Achselhaut (● 120)	mehrschichtiges, verhorntes Plattenepithel (Epidermis), das einem Bindegewebskörper (Corium) und subkutanem Bindegewebe (Subkutis) auflagert	mäßig dick; Stratum basale pigmentiert	zahlreiche Terminal- und Lanugohaare	zahlreiche Schweißdrüsen, Talgdrüsen und apokrine Duftdrüsen	dicke, fettreiche Subkutis
Skrotalhaut		dünn, mäßig verhorntes Epithel; Stratum basale stark pigmentiert	wenig	vereinzelte apokrine Duftdrüsen und Schweißdrüsen, große Talgdrüsen	Haut gerunzelt, im Bindegewebe des Stratum reticulare und in der Tela subcutanea glatte Muskelzellen (Tunica dartos); Fettgewebe
Labium minus (kleine Schamlippe) (● 584)		dünn, Übergang in unverhorntes Plattenepithel; spärliche Pigmentierung	keine	vereinzelt Schweiß- und Talgdrüsen	diffuse Lymphozyteninfiltrate im Bereich der kutanen Schleimhaut, keine Subkutis; fettgewebsarm
Labium majus (große Schamlippe)		dünn, mäßig verhorntes Plattenepithel; innen dickes unverhorntes Plattenepithel	nur außen	Talg-, Schweiß- und Duftdrüsen	subkutanes Fettgewebe, glatte Muskelzellen
Augenlid (● 625ff)	mehrschichtiges, verhorntes Plattenepithel (Epidermis), das einem Bindegewebskörper (Corium) und subkutanem Bindegewebe (Subkutis) auflagert	dünn, nur schwach verhornt; Übergang in das unverhornte Plattenepithel der Tunica conjunctiva palpebrae	Wimpernhaare	holokrine Meibom-Drüsen, apokrine Moll-Drüsen, ekkrine Krause-Drüsen	Tarsus, glatte Muskelzellen der Mm. tarsales, quergestreifte Muskulatur des M. levator palpebrae superioris
Lippe (● 371)		mäßig dick, außen mehrschichtiges verhornendes Plattenepithel; Übergangszone: Lippenrot; innen hohes mehrschichtiges unverhorntes Plattenepithel	nur außen	außen Talg- und Schweißdrüsen, innen seromuköse Gll. labiales	Lippenrot; Epithel pigmentlos, vereinzelt kleine Talgdrüsen; quergestreifte Muskulatur des M. orbicularis oris
Nasenflügel		mäßig dick; im Vestibulum nasi Übergang in respiratorisches Epithel	außen; Vibrissae im Vestibulum nasi	außen zahlreiche freie Talgdrüsen, innen Talgdrüsen und apokrine Gll. vestibulares nasi	hyaliner Knorpel; quergestreifte Muskulatur, vor allem des M. nasalis
Wange		mäßig dick; innen dickes unverhorntes Plattenepithel	nur außen	außen freie Talgdrüsen; innen Gll. buccales	quergestreifte Muskelfasern

Tabellen

517

Tab. 1.18 Isocortex (◆ 675): Endhirnschichten im Zellbild und im Markscheidenpräparat

Schicht	Zellbild (Nissl-Färbung)	Markscheidenbild
I: Lamina molecularis (Molekuläre Schicht)	wenige kleine Nervenzellen, dichter Filz von Faserastrozyten mit verbreiterten Endfüßchen (Membrana limitans gliae superficialis – Gliadeckschicht)	1: Lamina zonalis Faserplexus (Exner-Streifen) im mittleren Drittel der Schicht I, vorwiegend tangential angeordnet
II: Lamina granularis externa (Lamina corpuscularis – äußere Körnerschicht)	dicht gedrängt liegende kleine Pyramidenzellen (= Körnerzellen) mit kurzen Apicaldendriten	2: Lamina dysfibrosa nur wenige Markfasern, nahezu frei von Tangentialfasern
III: Lamina pyramidalis externa (Lamina pyramidalis – äußere Pyramidenschicht)	Pyramidenzellen, die von außen nach innen an Größe zunehmen; Lipofuszineinlagerungen	3: Lamina suprastriata unscharf begrenzter Markfaserplexus (Kaes-Bechterew-Streifen) und Radiärfaserbündel (radiäre Markstrahlung)
IV: Lamina granularis interna (Lamina granularis – innere Körnerschicht)	dicht gelagerte und unregelmäßig gestaltete, spärlich pigmentierte Pyramidenzellen mit auf- und absteigenden Neuriten	4: Stria Baillarger externa dichte Tangentialfaserschicht; in der Sehrinde besonders dicht (=Vicq D'Azyr-Streifen)
V: Lamina pyramidalis interna (Lamina ganglionaris – innere Pyramidenschicht) (◆ 676, ◆ 677)	Pyramidenzellen aller Größenklassen. Betz- und Meynert-Pyramidenzellen mit absteigenden, die Pyramidenbahn bildenden Neuriten und aufsteigenden Kollateralen	5: Stria Baillarger interna dichte Tangentialfaserschicht
VI: Lamina multiformis (Spindelzellschicht)	hauptsächlich modifizierte Pyramidenzellen mit dreieckigem Zellleib	6: Lamina substriata und Lamina limitans vorwiegend dichte, radiär ausgerichtete Faserzüge

Die Schichten des Zellbildes **(Zytoarchitektonik)** *werden mit römischen, die des Markscheidenbildes* **(Myeloarchitektonik)** *mit arabischen Ziffern angegeben.*

Tab. 1.19 Hohlorgane: Differenzialdiagnose von Hohlorganen (Gängen) mit im Querschnitt sternförmiger oder rundlicher Lichtung

Organ	Epithel	Drüsen	Muskulatur	besondere Merkmale
Ösophagus (▶ 399ff)	mehrschichtiges, unverhorntes Plattenepithel	verzweigte tubulöse muköse Drüsen (Glandulae oesophageae) in der Tela submucosa	Lamina muscularis mucosae; Tunica muscularis, gegliedert in innere Ring- und äußere Längsmuskelschicht; quergestreifte Muskelfasern im oberen Drittel	Schichtengliederung wie im gesamten Darmtrakt; deutliche Lamina muscularis mucosae
Ureter (▶ 508)	Übergangsepithel (Urothel)	keine	kräftige Tunica muscularis, dreischichtig: innere Längs- und mittlere Ringmuskelschicht (kräftig), äußere schwache Längsmuskelschicht	Muskelschichten sind häufig nicht deutlich gegeneinander abgegrenzt, weniger kompakt, mit reichlich Bindegewebe durchsetzt
Urethra (▶ 535)	• **weibliche Harnröhre:** Übergangsepithel, gegen die vestibuläre Mündung unverhorntes, mehrschichtiges Plattenepithel • **männliche Harnröhre:** Übergangsepithel bis in die Pars prostatica, dann mehrreihiges, prismatisches Epithel; Fossa navicularis mit unverhorntem, mehrschichtigem Plattenepithel	Glandulae urethrales und Lacunae urethrales; endo-epitheliale Schleimdrüsen und Becherzellen	innere Längs- und äußere Ringmuskelschicht, evtl. quergestreifte Muskelfasern des Beckenbodens	• **bei der Frau:** muskelreiches Corpus spongiosum urethrae • **beim Mann:** Tunica muscularis hat Beziehungen zur glatten Muskulatur der Prostata; weite, muskelfreie Venen der Lamina propria
Ductus deferens (▶ 534)	zweireihiges hochprismatisches Epithel mit Stereozilien	keine	Tunica muscularis mit 1–1,5 mm besonders dick. Dreischichtiges Spiralsystem. Innere Längs-, mittlere Ring- und äußere Längsmuskelschicht	Lamina propria reich an elastischen Fasern; häufig ist der gesamte Funiculus spermaticus mitgeschnitten
Tuba uterina (▶ 560ff)	einschichtiges hochprismatisches Epithel; Zilienzellen und Sekretzellen	keine	Tunica muscularis relativ dünn, zweischichtig, äußere Längsschicht, stärkere innere Ringschicht; häufig noch innere Längsmuskelschicht	starke Schleimhautfaltung in der Ampulla; kräftige Muskelschicht im Isthmus, nur noch flache Schleimhauterhebungen
Appendix vermiformis (▶ 431)	einschichtiges hochprismatisches Epithel mit Bürstensaum und Becherzellen	Krypten	dünne Lamina muscularis mucosae; Tunica muscularis, gegliedert in innere Ring- und äußere Längsmuskelschicht	zahlreiche Lymphfollikel in der Lamina propria, durchbrechen die Lamina muscularis mucosae; Serosa und Mesoappendix; Domareale
Gallenblase (▶ 452f)	einschichtiges hochprismatisches Epithel mit schmalem Stäbchensaum und Schlussleisten	nur bei entzündlicher Reizung Becherzellen und mukoide Drüsen	Tunica muscularis aufgelockert, geflechtartig	unregelmäßige Schleimhautfalten, Bildung von Luschka-Gängen
Ductus choledochus (▶ 454)	einschichtiges hochprismatisches Epithel	tubulöse Knäueldrüsen	geflechtartig angeordnete Muskelzellen, vorwiegend zirkulär	kräftige Muskulatur an der Mündung in die Pars descendens duodeni, Sphincter Oddi

Tabellen

Tabellen

Tab. 1.20 Alveoläre Drüsen und „drüsenähnliche" Organe: Differenzialdiagnose

Organ	Läppchengliederung	Endstücke – Schleimhaut Epithel – Gangsystem	Muskulatur	morphologische Besonderheiten
Prostata (Vorsteherdrüse) (● 538ff)	kaum ausgeprägt; periurethrale Mantelzone, Innen- und Außenzone	30–50 weitlumige tubulo-alveoläre Drüsen; Epithelaufwerfungen und Buchten; isoprismatisches und ein- bis zweireihiges hochprismatisches Epithel; 15–30 Ausführungsgänge münden auf dem Colliculus seminalis und in die umgebende Urethra, Ductuli prostatici	viele glatte Muskelzellen im interstitiellen Bindegewebe („fibromuskuläres Stroma")	Kapsel mit glatten Muskelzellen, subkapsulär weite Venenplexus; gelegentlich Prostatasteinchen in den Drüsenkammern; elastische und kollagene Fasern im Stroma; Ganglienzellen
Ductuli efferentes testis (● 525)	8–12 Ductuli efferentes bilden ein kegelförmiges Läppchen	Erhebungen und Grübchen, dadurch wellenförmige Begrenzung des Lumens; in den Tälern isoprismatisches, auf den Erhebungen mehrreihiges prismatisches Epithel mit Kinozilien und/oder Mikrovilli (Bürstensaum); die Ductuli efferentes sind stark gewundene Kanälchen, die in den Nebenhodengang münden	ringförmig angeordnete glatte Muskelzellen in und außerhalb der Lamina propria	zellreiche, aber schmale bindegewebige Lamina propria
Vesicula seminalis sive Glandula vesiculosa (Bläschendrüse) (● 536f)	nur scheinbare Läppchengliederung	etwa 15 cm langer, stark gewundener Gang; bizarres Faltenrelief mit Primär-, Sekundär- und Tertiärfalten, dazwischen weitlumige Aussackungen (Alveolen); ein- bis zweireihiges hochprismatisches Epithel; Drüsenkammern können in die Tunica muscularis eindringen	kräftige Wand aus einem Geflecht glatter Muskelzellen (= Tunica muscularis)	Tunica adventitia verdichtet sich oberflächlich zur Kapsel
Glandulae bulbo-urethrales (Cowper-Drüsen)	kaum ausgeprägt	verzweigte tubulöse, muköse Drüsen mit Aussackungen, teils alveoläre Endstücke; einschichtiges isoprismatisches bis hochprismatisches Epithel; Ausführungsgang	Drüsentubuli sind von glatten Muskelzellen umgeben, dazwischen quergestreifte Muskelfasern des M. transversus perinei profundus	auffallend helle Drüsenzellen, deutliche Zellgrenzen
Glandula mammaria lactans (● 592ff)	sehr deutlich	15–20 verzweigte tubulo-alveoläre Einzeldrüsen, unterschiedlich große alveoläre Endstücke, wechselnd hohe Epithelzellen mit Fetttröpfchen; apikale Protrusionen (apokrine Extrusion); immer Anschnitte größerer Milchgänge (Ductus lactiferi)	–	spärlich ausgebildetes Bindegewebe; in den Drüsenlumina anfärbbares Sekret
Ampulla tubae uterinae (● 560)	–	Tunica mucosa mit starker Faltenbildung (Primär-, Sekundär- und Tertiärfalten); Lichtung in Form enger Spalten; einschichtiges hochprismatisches Epithel, Zilien-, Sekret- und sog. Stiftchenzellen	Tunica muscularis: äußere Längsschicht, stärker entwickelte Ringschicht glatter Muskelzellen, innere, schwach ausgebildete Längsschicht	Lichtung mit hohen, sich verzweigenden Schleimhautfalten fast vollständig ausgefüllt; außen Serosa
Schilddrüse (● 358ff)	deutlich	Follikel (= „alveoläre Endstücke"), in Form und Größe variabel (50–500 µm); einschichtiges, in Abhängigkeit vom Funktionszustand unterschiedlich hohes Epithel; keine Ausführungsgänge, da endokrine Drüse	–	mit Kolloid gefüllte Follikel; bindegewebige Kapsel, Trabekel, parafollikuläre oder C-Zellen
embryonale Lunge (● 479)	deutlich	Endstücke erscheinen oft in Form verzweigter, röhrenförmiger Epithelschläuche oder noch nicht entfalteter Alveolen; isoprismatisches Epithel; deutliches Gangsystem	–	auffallend zellreiches, mesenchymales Bindegewebe

Tab. 1.21 Gebräuchliche histologische Färbungen

Farbstoff, Struktur	H.E. nach Mayer (< 18, < 202)	Azan nach Heidenhain (< 73, < 131)	Trichromfärbung nach Masson-Goldner (< 243, < 609)	Färbung nach van Gieson (< 133, < 156)	Eisenhämatoxylin nach Heidenhain (< 135, < 168)	Elastika-Färbung nach Weigert (< 162, < 163)	Methylblau-Eosin nach Mann (< 172)	Fettfärbung nach Romeis (< 174)
Farbstoffe	Hämatoxylin-Eosin oder Hämalaun-Erythrosin	Azokarmin-Orange G-Anilinblau	Eisenhämatoxylin, Säurefuchsin-Ponceau oder Azophloxin-Orange G, Lichtgrün	Eisenhämatoxylin-Pikrinsäure-Säure-Fuchsin	Beizen mit Eisenalaun-Hämatoxylin	Orcein oder Resorcinfuchsin-Kernechtrot	Eosin-Methylblau	Hämatoxylin-Sudan III
Zellkerne	blau	rot	schwarzbraun	schwarzbraun	Chromatin und Nukleoli schwarz	rot	blau, Nukleoli rot	blau
Zytoplasma	blassrot	rötlich	ziegelrot	gelbbraun	blassgrau – grau	–	violett – rötlich	blassgrau – blau
Bindegewebsfasern								
• retikuläre	–	blau	blassgrün	–	graugrün – gelblich	–	blau	–
• kollagene	rot	blau	grün	rot	graugrün – gelblich	–	blau	–
• elastische	blassrosa	orange – rot	–	gelb	gelblich – grau	braunrot bzw. violett – schwarzblau	orange – rot	–
hyaliner Knorpel	blassblau – blau	blassblau	hellgrün	rot und gelb	grau – graublau	–	violett	–
Interzellularsubstanz	violett	(rötlich)	–	–	–	–	rötlich – blau	–
Muskelgewebe	rot	rot – orange	orange – rot (braun)	gelb	schwarz	–	rot	–
Erythrozyten	rot – orange	rot – orange	orange – gelb	gelb	schwarz	–	rot – orange	–
Fett in Fettzellen	herausgelöst	herausgelöst	herausgelöst	herausgelöst	herausgelöst	herausgelöst	herausgelöst	orange – rot

Halbfette Seitenzahlen = Hauptfundstellen, EM = elektronenmikroskopische Abbildung

A

A-Bande 164, 166
Abbruchblutung 426
Abnutzungspigment, braunes 172
Abrasiomaterial 426
Achselhöhle 88, 98, 442
Achselhöhlenhaut 448
Achsenzylinder 2, 180, 188, 190
Adamantoblasten 284, 288
Adenohypophyse 254 f
Aderhaut **474**
Adipozyten 126 f
Adrenoleukodystrophie 36
Adventitia 200
α-Granula 232, 270
Akrosin 386
Akrosom 386
Akrosomenkappe 378
Aktinfilamente 40, 168
Aktin-Myosin-System 204
Altersinvolution 236
Alveolarepithel 348
Alveolarepithelzellen 350
Alveolen 290, 346 f, 436
Alveolenwand 290
Alveoli pulmonis 346
Ameloblasten 284, 288
Amnion 116, 118
Amnionepithel 430 f
Ampulla ductus deferentis **392**, 393^{EM}
– membranacea 484
– tubae uterinae 412 f, 417^{EM}
Anaphase 12
Anastomosen, arteriovenöse 224
Angulus iridocornealis **472**
Anisozytose 228
Ankerfilamente 224
Antennulae microvillares 54, **58**^{EM}
Antrum folliculi 404
Anulatae lamellae **24**
Anulus 386
Aorta 120 f
– descendens 200 f
– thoracica 122
Apex nasi 340
Aponeurosen 134
Aponeurosis epicranialis 442
– linguae 274
Apoptose **12**, 13^{EM}, 98, 408, 448
Apozytose 446 f
Apparat, vakuolärer 366
Appendix vermiformis 252, **312**

APUD-Zellen 344
Arachnoidea 478
Area cribrosa 372
Arrosionsbuchten 146
Arteria(ae) arcuata 352, 354
– centralis retinae 478
– ciliares posteriores breves 478
– dorsalis penis 394
– ductus deferentis 394
– femoralis 204
– hepatica 318 f
– interlobaris 352
– interlobularis 318
– lienalis 208
– lingualis 272
– profunda penis 394
– radialis 200
– testicularis 205^{EM}, 394
– thoracica 200 f
– umbilicalis 124
Arterien, elastischer Typ 200
– muskulärer Typ 200
– präkapilläre 212
Arterienpolster 206
Arterienscheiden, lymphoretikuläre 244
Arteriola glomerularis afferens 356
Arteriolae glomerulares afferentes 352 f
– rectae 352 f, 368
Arteriolen 212 f, 213^{EM}
Arylsulfatase 106
Asbestfasern 142
Astrozyten **186**, 256
Atmungskammern 346
Atriales Natriuretisches Peptid (ANP) 178
Auerbach-Plexus 158
Augapfel **458**
Auge 272, **458** ff
Augenlider **458** ff
Ausführungsgang, interlobulärer 336
Außenglieder 476
Autophagolysosom 34
Axodendritische Synapse **480**, 481^{EM}
Axolemm 188, 196
Axone, markhaltige 188 f
– marklose 194, 198
Axonema 60, 386
Axonhügel 180
Axoplasma 180, 188, 192, 198
A-Zellen 268 f
Azervulus 256
Azinus 96, 332 f

B

Balghöhle 250
Balkengefäße 242
Band, elastisches **138**
– kollagenes 136

Basalis 420 f
Basalknötchen 62
Basallaminae 350
Basalmembran 402
Basalplatte 430
Basalzellen 86, 374, 428, 448, 466, 486 f
Basilarmembran 482
Basis modioli 482
Basophileninvasion 256
Basophilie, basale 14, 96, 332 f
Bauchspeicheldrüse 332
Becherzellen 90 f, 93[EM], 302, 310
Belegzellen 294, 298
Betz, Wladimir (1834–1894) 496
Betz-Riesen-Zellen 496
β-Granula 270
Bindegewebe, embryonales 124
– lockeres 130
– netzförmiges 338
– retikuläres 126
– straffes, faserreiches 132
– – parallelfaseriges 134, 138
– zellreiches, spinozelluläres **132**
Bindegewebskapsel 238, 254, 258 f
Bindegewebsknochenbildung 146
Bindegewebsknorpel 144
Bindegewebszellen **4**, **100**
Binnenmuskulatur der Zunge 272 ff
Bizzozero-Knötchen 72
Bläschen, synaptische 480
Bläschendrüse **396**
Bläschenfollikel 402 f
Blasenknorpel 152
Blätterpapillen 276
Blut **226**
Blutgefäße **200** f
Blutplättchen 232
Blut-Luft-Schranke 348 ff
Blut-Thymus-Schranke 234
B-Lymphozyten 246 f, 252
Bogengänge 484
Bowman, William (1816–1892) 466
Bowman-Kapsel 356, 362
Bowman-Kapselraum 362
Bowman-Membran 86, 466 f, 468, 469[EM]
B-Region 240, 244
Brodmann, Korbinian (1868–1918) 496
Bronchialdrüsen 346
Broncholi respiratorii 346 f
– terminales 348
Bronchus 346
Brunner-Drüsen 300 f
brush border 52 f
Brustaorta 200
Brustdrüse 434 ff
– laktierende 434
– nichtlaktierende 434
Bulbus oculi **458**

– pili 444, 460
Bürstensaum **52**, 54 f, 55[EM], 56[EM], 366
B-Zell-Areale 240
B-Zellen des Inselorgans 268 f

C

Caecum cupulare 482
Calcitonin 264
Caliculi gustatorii **486**
Call-Exner-Körperchen 402
Calmodulin 56
Camera anterior bulbi 458
– posterior bulbi 458
Canales centrales des Knochengewebes 154
– longitudinales modioli 482
– perforantes des Knochengewebes 154
Canaliculi biliferi 322
– ossei 156
Canalis centralis 490
– (Sulcus) spiralis cochleae 484
– spiralis modioli 482
Capsula fibrosa 352, 366
– glomeruli 346
– lentis 470
– subfibrosa 366
Caput epididymidis 388
Cartilago alaris major 340
– cricoidea 342
– epiglottica 144
– septi nasi 340
– trachealis 44, 344
Cauda epididymidis 388
Caveolae **58**[EM], 204 f, 220
Cavitas infraglottica 342
– laryngis 342
– nasi 272, 340
– oris 272
Cavum subarachnoidale 478
– uteri 418
Cell coat 54
Cellulae ethmoidales 340
Cervix uteri 416 f
Chalazion 458
Cholangiozyten 330
Chondroblasten 140
Chondroitin-4-Sulfat 140
Chondroitin-6-Sulfat 140
Chondrone 140
Chondrozyten 44, 140 f
Chorda dorsalis 144
Chordae rete testis 376
Chordagewebe **144**
Chordazellen 144
Choridea 478
Chorion 432
Chorionmesoderm 430 f
Chorionplatte 430 f

523

Sachverzeichnis

Chorionzotten 430
Choroidea **474**
Chromatiden 10
Chromatidensterne 12
Chromatin 6
Chromosomen **10**, 12
Chromosomenarme 10
cis-Seite 26
Clathrin 58
Claudius-Zellen 484
Coated pits 58
Coated vesicles 58
Cochlea **482**f
Cohnheim-Felderung 164, 172 f
Colliculus seminalis 396 f
Collum uteri 416
Colon ascendens 312
– sigmoideum 310
Colonozyten 310
Columna anterior 180, 490
– posterior 490
– renalis 352
Commissura grisea 490
Concha nasalis inferior 272, 340
– – media 272, 340
– – superior 272
Conchae nasales 340
Conjunctiva tarsi 458
Conus elasticus 342
Corium 116, 120 f, 438
Coriumpapillen 438
Cornea 458, **464**ff
Corneaepithel 466
Cornu anterius 490
– inferius 342
– laterale 490
– posterius 490
Corona-radiata-Zellen 404
Corpora cavernosa penis 394
Corpus adiposum orbitae 340
Corpus albicans 408
– – sive fibrosum 408
– ciliare 458, 472 f
– gastricum sive ventriculi **294**
– Highmori 376
Corpus 388
– luteum 22, 406 f
– – cyclicum sive menstruationis 408
– – graviditatis 408
– pineale **256** f
– spongiosum urethrae 394
– uteri 418
– vitreum 458
Corpus-Fundus-Drüsen 294
Corpusculum renale 352, 356 f, 357^{EM}, **360** ff, 361^{EM}
Cortex 234, 258, 444
– cerebelli 184, **498** f
– cerebri **494** f

– ovarii 400
– renalis 352
Corti-Organ **482** ff, 485^{EM}
Crista ampullaris 484
– galli 340
– transversa 482
Cristae mitochondriales 30 f
Crusta 84, 374
Cryptae tunicae mucosae 330
Cumulus oophorus 404
Cumulus-Zellen 404
Cupula ampullaris 484
– chochleae 482
Cuticula pili 444
Cutis **438** f
C-Zellen der Schilddrüse 262 f

D

Darmassoziiertes lymphatisches Gewebe **252**
Darmtonsille 312
Darmwandnervensystem 316
Decidua basalis 432
Deckzellen 84, 374
Dehnungsrezeptoren 456
Dendriten 2, 4
Dendritenbäume 184
Dense spots 160
Dentalleiste 284
Dentin 286 f
Dentinkanälchen 286 f
Dermis 438
Desminfilamente 40
Desmosomen **72**^{EM}, 176
Desquamationsphase 418 ff, 422, 426
Deszemet-Membran 466, 470
Detrituspfröpfe 248
Dezidua 432
Diaphragma 220, 360
Diaphyse 148
Dickdarm **310**, 313^{EM}
Dickdarmschleimhaut 92
Discus nervi optici **478**
Diffusionsbarriere 350
Diffusionsstrecke, materno-fetal 432
Diktyosom 26 f
Dilatatorschicht 470
Disci intercalares 172, 176
Discus intervertebralis 144
Disse-Raum 320 ff, 329^{EM}
Dom 252
Dom-Areal 252, 308
Dorsum linguae 272
Drainagenetze 224
Drosselvenen 262
Druckrezeptoren 452
Drüsen, alveoläre 434, 436^{EM}
– apokrine 434, 446, 448

- azinöse 14, **276**f, 232^{EM}, 334^{EM}
- endokrine **254**f
- extraepitheliale 94
- – interstitielle 406
- gemischte 96
- intraepitheliale 90
- – einzellige 90
- – mehrzellige 92
- mehrschichtige 448
- muköse **94**f, 95^{EM}
- multizelluläre 92
- seromuköse 280f
- seröse **94**^{EM}, 462
- tubulo-alveolare 398
- tubuloazinöse 96
- tubulöse 310

Drüsenkammern 396
Drüsenschläuche 424
Drüsenzellen, interstitielle 400f,
Ductuli biliferi 320, 326
- efferentes testis 388, 390
- prostatici 396

Ductus alveolaris 346f
- choledochus **330**
- cochlearis 482f
- deferens **394**
- epididymidis 82, 388f
- excretorii 96
- interlobaris 282
- interlobularis 318
- lactiferi 436
- lymphatici 242
- papillares 78, 372
- sublingualis 282

Duftdrüsen 98, **446**f
Duodenum 52ff, 80, 160, **300**f
Dynein 60
D-Zellen des Inselorgans 268f

E

Ebner-Halbmonde 99, 280
Ebner-Spüldrüsen 274
Eichel 394
Eierstock **400**ff
Eihügel 404
Eileiter 222, **412**ff, 417^{EM}
Einzeldrüsen, tubuläre 446
- tubulo-alveoläre 398, 434
Eisenpigmente 48
Eizelle **4**, **410**f, 411^{EM}
Ejakulat **384**
Ellipsoide 244
Eminentia mediana 256
Endbäumchen 244
Endhirnrinde **494**f
Endkappen, seröse 98
Endokard 76

Endometrium 38, 418, **420**ff
Endomysium 162f
Endoneuralscheide 188f
Endoneurium 190ff, 494
Endoplasmatisches Retikulum,
 agranuläres, glattes 22f, 23^{EM}
- – granuläres 14, 16ff, 17^{EM}, 188
Endothel 40f, 76, **204**f, 205^{EM}, 207^{EM}, 360
- diskontinuierliches 220
- fenestriertes 220, 320, 326
- geschlossenes 218
Endothelin 204
Endozytose **58**^{EM}
Endstrombahn 214
Endstücke, tubulo-alveoläre 446
Enterisches Nervensystem 314f
Enterozyten 8, 80, **300**f, 306
Epidermis 72, **438**f
Epidermisleisten 438
Epididymis **388**ff, 391^{EM}
Epiglottis 250
Epineurium 188f
Epiphyse 148
Epiphysenfuge 150
Epiphysenknorpel 150
Epiphysenplatte 150
Epiphysis cerebri **256**
Epitendineum 134
Epithel, einschichtiges hochprismatisches
 (zylindrisches) 78, 81^{EM}
- – isoprismatisches (kubisches) 78
- mehrreihiges hochprismatisches 82
- mehrschichtiges 86f
- respiratorisches 82, 342f
- zweireihiges hochprismatisches 82
Epithelgewebe 76ff
Epithelium lentale 470
Epithelkörperchen **266**
Epithelzapfen 98
Eponychium 444
Ergastoplasma **14**f, 112, 264, 334
Eröffnungszone 152
Ersatzknochen 148
Ersatzzahnleiste 284
Ersatzzellen 448
Erythroblast, orthochromatischer 228
Erythrozyten 229^{EM}
Euchromatin 6
Exozytose 436
Extrazellulärmatrix, interterritoriale 4, 140
Extrusion, apokrine 446
- holokrine 98

F

Fadenpapillen 274
Fascia adhaerens 72, 176
- penis 394

- spermatica interna 394
Faserknochen 146, 154
Faserknorpel **144**
Fasern, aerobe 168
- anaerobe 168
- argyrophile 116 f
- elastische 116, **120**, 123^{EM}, 210
- kollagene 114
Fasern, retikuläre 116, 322
Feld, periportales 318
Felderhaut 442, 443^{EM}
Fenestationen 218
Fette **44**
Fettgewebe 126
- multivakuoläres (braunes) 126 f
- multivakuoläres 128
- plurivakuoläres 128
- univakuoläres (weißes) 126 f, 131^{EM}
Fettgewebskörper 436
Fettkörper, thymischer 236
Fettläppchen 130
Fettorgane 130
Fettzellen, unilokuläre 128
- perivaskuläre 338
- plurivakuoläre 128
- univakuoläre 128
Fibrae lentes 470
Fibrillen, kollagene 114 f
Fibrillenfelderung 164
Fibrillogenese 100
Fibrinoid, subchoriales 430
Fibroblasten 4, **100** f
Fibronektin 328
Fibrozyten 4, **100**, 103^{EM}, 136
Fila olfactoria 488
Fila radicularia 490
Filamente **38** f, 194
Filtrationsschlitze 360 ff
Fimbria tubae 222
Finger 148, 152 f
Fingerbeere 438
Fingernägel 444
Fissura mediana anterior 490
Flaumhaare 444
Flimmerepithel 342 ff
Flimmerzellen 414
Flügelknorpel 340
Flügelzellen 134
Folliculi linguales 250
- lymphatici 308
- - solitarii 308
Folliculus lymphaticus splenicus 244
Follikel 262
- antraler 402 f
- präantraler 400 ff, 410
Follikelarterie 244
Follikelepithelzellen 400, 410
Follikelphase 418
Fontana-Räume 472

Fornix conjunctivae 458 f
Fossulae tonsillares 248 f
Foveolae gastricae 294 f
Fuchs-Krypten 470
Fundus gastricus 407
- meatus acustici interni 482
- uteri 414
Funiculus spermaticus **394**
Funktionalis 420 f, 424
Fußfortsätze 360 ff
Fußsohle 440
Fusus neuromuscularis **456**

G

Galea aponeurotica 442
Gallenblase **330**, 331^{EM}
Gallengänge 318
- interlobuläre 320
Gallenkanälchen 322 ff
Gallertgewebe 124 f
GALT 252
Gammaglobulin 108
Ganglienzellen 4, 49, 158, 314
- multipolare autonome 260
- pseudounipolar 492
- vegetative 4, 184
Ganglion spinale **492** f
- spirale cochleae 482
Ganulosaluteinzellen 406 f
Gastrin-inhibitory-polypeptid (GIP) 306
Gaumen 272
Gaumenmandel 248
Gaumensegel 290
Gebärmutter 416 ff
Gefäßfüßchen 186
Gefäßhaut 474
Gefäßpol 360 f
Geflechtknochen 146
Geißeln 60
Gelbkörper **406** f
Gelenkknorpel **142**
Generallamelle, äußere 156
- innere 156
Genitalnervenkörperchen 454
Geschlechtsorgane
- männliche **376** f
- weibliche **400** f
Geschmacksknospen 274 f, **486**
Geschmacksrezeptoren 486
Gewebe, darmassoziiertes lymphatisches **252**
- lymphoretikuläres 248 f
- präossales 146
Gewebemastzellen 108, 110^{EM}
GFAP (glial fibrillary acidic protein) 186
Gianuzzi-Halbmonde 98, 280
Gingiva 290
GiP (Gastric inhibitory peptide) 306

Gitterfasern 116, 118, 119^{EM}
Glandula lacrimalis **20**, 32, 222, **462**, 465^{EM}
- lingualis anterior 276
- parotidea 14, 96, **278**
- sublingualis 96 f, **282**
- submandibularis 34, 66, **280**
- suprarenalis **258** f
- thyroidea **262**, 264 f, 265^{EM}
- vesiculosa **396**
Glandulae biliares 330
- cardiacae 294
- ciliares 458, 462
- gastricae propriae 294 f
- intestinales 300 f
- labiales, seromuköse 272
- laryngeales 342
- linguales posteriores 250, **276**
- oesophageae 292
- olfactoriae 486
- parathyroideae **266**
- pyloricae 298
- radicis linguae 276
- sebaceae **448**, 458
- sudoriferae apocrinae **446** f
- – eccrinae **446**
- tarsales 458 f
- tracheales 344
- tubariae 486
- tunicae mucosae 330
- uterinae 420 f
Glans penis 394
Glanzstreifen 172, 178^{EM}
Glashaut 378, 400, 444
Glaskörper 458
Glaukom 478
Gliafibrillen 186
Gliafilamente 40
Gliazellen **186**, 314
- periphere 196 f
- protoplasmatische 256
Glisson-Dreiecke 318
- Kapsel 318, 322
- Trias 318 f
Glomerulus(i) 352, 356, 360
Glomeruluskapillaren 356, 358^{EM}, 360^{EM}, 362^{EM}, 365^{EM}
Glukagon 270
Glukagonproduzenten 268
Glykogen 46
Glykogengranula 46^{EM}, 322
Glykokalix **52** ff
Glykolipide 58
Glykoproteine 58
Golgi-Apparat **26** f, 27^{EM}, 264
- Feld 26 f
- Komplex 28
- Mazzoni-Körperchen **454**
- Typ-I-Zellen **496**
- Vesikel 26

- Zisternen 26 f
Graaf-Follikel 404
Granula azidophile 106, 226
- eosinophile 106, 230
- metachromatische 110
- mitochondrialia 30 f
- osmiophile 436^{EM}, 450^{EM}
- serotoninhaltige 232^{EM}
Granulosazellepithel 400 ff
Granulozyten, basophile 226
- eosinophile **106**, 107^{EM}
- segmentkernige, eosinophile 226
- stabkernige, neutrophile 226
- übersegmentierte, neutrophile 226
Grenzfläche, dermoepidermale **70**, 71^{EM}
Großhirnrinde 182, **494** f
Gürteldesmosom 74
Gut associated lymphoid tissue (GALT) 252, 308

H

Haarbalg 442, 444
Haare **444**, 445^{EM}
Haarfollikel 340, 442
Haargefäße 214
Haarkutikula 444
Haarmark 444
Haarpapille 444, 460
Haarrinde 444
Haarschäfte 442, 444, 460
Haartrichter 442, 460
Haarwurzeln 442, 444, 460
Haarzellen, äußere 484
- innere 484
Haarzwiebeln 442 f
Haftkomplexe 74
Hagelkorn 458
Halbdesmosomen 70, 170
Halbmonde, seröse 280 f
Hämoglobin 48
Hämosiderin 48, 50, 310
Harder-Drüse 44
Harnblase 84, 158, **372**
Harnleiter 84, **372** f
Harnpol 356
Harnraum 358
Harnröhre 92
Harn-Samen-Röhre 394
Hassall-Körperchen 234 f
Hauptdrüsen **294**
Hauptzellen 294, 298
- dunkle 266
- helle 266
Haut **438** ff
Havers-Kanäle 154 f
Helikotrema 482
Henle-Schicht der inneren Wurzelscheide 444

Henle-Schleife 366
- dünne Teile 368
Hensen-Zellen 484
Hepar **318**
Heparin 108
Hepatozyten 46, 220, 318, 322 ff, 325^{EM}
Hering-Kanäle 322
Herzmuskelzellen 172
Herzmuskulatur **172**, 175^{EM} f, 179^{EM}
Heterochromatin 6, 8
Heterophagolysosom 34
Highmore-Körper 376
Hinterhorn 490
Hinterlappen 256
Hirnsand 256
Histamin 108
Histiozyten 104
Hoden **376** f, 380^{EM}, 383^{EM}, 385^{EM}
Hodenläppchen 378
Hodennetz 376
Hofbauer-Zellen 430 f
Hohlhand 88
Hohlvene, untere 208
Holozytose 98, 448
Hornhaut **464** f, 469^{EM}
Hornhautendothel 76, 466
Hornhautepithel, hinteres 77^{EM}, 78, 470
- vorderes 466, 470
Hornschicht 88, 438, 440
Hornzellen 440
Hortega-Zellen 186
Howship-Lakunen 146
Hoyer-Grosser-Organe 224
Hülle, myofibröse 380
Hülsenarteriolen 244
Humerus 150
Huxley-Schicht 444
Hyaloplasma 8
Hyaluronan 124
Hyponychium 444
Hypophyse **254** ff
Hypophysenstiel 254

I

I-Bande 164
ICSI (intrazytoplasmatische Spermatozoeninjektion) 410
Ileum **308**
Immunglobuline 112
Infundibulum 254 f
Injektionspräparat 328
Innenglieder der Sehzellen 476
Innenkolben 452 f
Innenohr **482** f
Innenohr-Stereozilien 64
Inselapparat 332, 336
Inselnekrose 268

Inselorgan **268**, 271^{EM}, 332, 336
Inselzellen 268
Insulae pancreaticae 268
Insulin 268
Insulinproduzenten 268 f
Interalveolarsepten 348 f
Interdigitationen **72**, 73^{EM}
- basolaterale **66**, 67^{EM}, 68^{EM}, 70^{EM}
Interfollikularregion 252
Interglobulardentin 286 f
Interglobularräume 286
Intermediärfilamente **40** f, 204
Intermediärsinus 238 ff
Intermediärzellen 86, 374, 428, 466
Intermediate lines 196
Internodien 188
Interphase 10
Interterritorien 140
Interzellularbrücken **72**, 73^{EM}, 442
Intima 200, 204
Intimafalten 212
Intimapolster 206
Intumescentia, cervicalis 490
- lumbosacralis 490
Iris 458, **470** f
Isocortex 494 f
Isthmus tubae uterinae 412 f
Ito-Zellen 318

J

Jacobson-Organ 22 f
Jejunum 54, 158, **304**, 309^{EM}
JGA (juxtaglomerulärer Apparat) **356**

K

Kammerwinkel **472**
Kanälchen, interzelluläre 322
Kapillaren, diskontinuierliche sinusoide 220
- fenestrierte 218 f, 221^{EM}
- kontinuierliche 216^{EM}
- nichtfenestrierte, kontinuierliche 220
Kapillarknäuel, glomeruläre 358, 360, 361^{EM}
Kapillarnetz 223^{EM}, 266
Kapsel 242
- perineurale 456
Kapselraum 356
Kardia **294**
Kardiodilatin (CCD) 178
Kardiomyozyten 172
Karyokinese 12
Karyolyse 12
Karyoplasma 8
Karyorhexis 12
Kathepsin 106

Kavumepithel des Uterus 418 f
Kehlkopf 82, 116, **342**
Kehlkopfschleimhaut 342
Keimbläschen 412
Keimzentren 240, 244
Keratansulfat 140
Keratin 440
Keratinfilamente 38
Keratinozyten 72, 450
Keratohyalinkörnchen 438 f
Keratozyten 86, 466 ff
Kerckring-Falten 300 ff
Kernblase 386
Kernhaufenfasern 456
Kernhülle 6
Kernkettenfasern 456
Kernkörperchen 14
Kernlamina 6
Kernplasma (Nukleoplasma) 6
Kernporen 6 f
Kernpyknose 12
Kernsackfasern 456
Kernteilung 10
Kiefermesenchym 284
Kinetosomen 62
Kinozilien **60**[EM], 62[EM], 388 f, 416
Klappensegel 212
Klappensinus 212
Kleinhirn 184
Kleinhirnrinde **498** f
Kleinhirnwurm 498
k-Myozyten 204 f
Knäueldrüsen 446
Knochenbildung, chondrale 148 f
– dermale (direkte) 146
– perichondrale 148
Knochengewebe **154** f
Knochenhöhlen 154
Knochenkanälchen 154
Knochenmanschette 152
Knochenmark 226
– primäres 146
Knochenmarksriesenzellen 228
Knochenzellen 146, 154
Knorpel, elastischer **144**
– hyaliner **140**, 143[EM]
– kollagenfaseriger 144
Knorpelbildungszellen 140
Knorpelgrundsubstanz 150
Knorpelhaut 140
Knorpelhöfe 140
Knorpelhöhlen 140
Knorpelkapsel 140
Knorpelmatrix 140
Knorpelzellen 44, 140 f
– hypertrophierte 152
– isogene 142
Kollagenfasern **114**, 468
Kollagenfibrillen **114**, 115[EM]

Kolloid 262 f
– homogenes 264
Kolloidzysten 256
Kolon 90, **310** f
Konjunktivalepithel 92, 460
Kopfhaut 442
Korbzellen 500
Kornea 86
Korneoskleralves Trabekelwerk 473[EM]
Korneozyten 88, 438 f
Körnerschicht 184, 498
– äußere 474
– innere 474
Körnerzellen 494
Korona 240, 244
Körperchen, kristalloide 270, 334
– multivesikuläre **36**, 37[EM]
Korrosionspräparate 222, 328
Krinophagie 36
Kronendentin 288
Krypten 248, 310 f
Kupffer-Sternzellen 318
Kurzstrahler 186

L

Labia 272
– majora pudenda 428
– minora pudenda 428
Labium anterius et posterius 416
– vocale 342
Labyrinth, basales **66**, 69[EM]
Lacunae osseae 156
Laktation 434
Lakunen 140
Lamellarzellen 452
Lamellen, elastische 120
– interstitielle 154
Lamellenknochen 154
Lamellenkörperchen 348, 450
Lamina(ae) (Membrana) basilaris 482 f
– choroidocapillaris 474 f
– cribrosa 480
– – sclerae 478, 481[EM]
– densa 216, 220, 360
– episcleralis 478
– epithelialis mucosae 292
– granularis externa 494
– – interna 496
– limitans anterior 466 f
– – posterior 466, 470
– modioli 482
– multiformis 494
– muscularis mucosae 292 f
– orbitalis 340
– perpendicularis 340
– propria 382
– – intimae 204, 210

– – limitans 378 f
– – mucosae 292, 422
– pyramidalis interna 496
– rara externa 216, 220, 360
– – interna 216, 220, 360
– spiralis ossea 482
– suprachoroidea 474
– vasculosa 474 f
– medullares 498
Laminin 328
Langerhans, Paul (1847–1888) 268
Langerhans-Inseln **268** f, 332, 336
Langerhans-Zellen 440
Langhaare 444
Langhans-Schicht 430
Langhans-Zellen 430, 432
Langstrahler 186
Lanugohaare 444
Larynx **342**, 343^{EM}
Leber 46, **318**, 325^{EM}, 327^{EM}, 329^{EM}
Leberepithelzellen 36
Leberkapillaren 212, 318
Leberläppchen 212 f
Lebersinus 320
Lebersinusoide 320 f
Lebertrias 318
Leberzellbalken 318
Leberzellen 318 f
Leberzellplatten 318
Lederhaut 114, 438
Leistenhaut **438**, 439^{EM}, 440
Leitungsapparat 180
Lemnozyten 492
Lens **470**, 471^{EM}
Leptothrix buccalis 274
Leydig-Zellen 378, **384**, 385^{EM}
Lidplatte 458
Lidrand 460
Lieberkühn-Krypten 300 ff, 310
Ligamentum **136** f
– collaterale fibulare 136 f
– flavum **138**
– latum uteri 418
– nuchae 138
– spirale cochleae 482 f
– vocale 342
Limbus palpebralis anterior 458
– – posterior 458
Linse 458, **470**, 471^{EM}
Linsenepithel 470
Linsenfasern 470
Linsenkapsel 470
Linsensterne 470
Lipidtröpfchen 46
Lipidtropfen 44^{EM}
Lipochrome 48
Lipofuszin 48, 174, 182
Lipofuszingranula **34**, 184, 384
Lipoproteinsystem 196

Lipozyten, perisinusoidale 318
Lippe 130, **272**
Lippenrot 272
Liquor folliculi 402
Liquorkontaktneurone 258
Lobi glandulae mammariae 434
Lobuli testis 376 f
Lobus anterior der Hypophyse 254
– posterior der Hypophyse 254
L-System 168
Luftröhre **344**
Lunge **346** ff, 349^{EM}, 351^{LM}
– fetale 350
Lungenalveolen 346
Lungenbläschen 346
Lutealphase 408, 420
Luteolyse 408
Lymphendothel 242
Lymphfollikel 312, 328 f
Lymphgefäße **242**
Lymphkapillaren **224**, 224^{EM}
Lymphknoten 50, **238** ff
– anthrakotischer 50
Lymphkollektoren 224, 242
Lymphoblasten 234
Lymphozyten 226, 234 f
Lymphozytenscheide, periarterielle 244
Lymphozytenwall 240
Lysosomen **34**, 35^{EM}, 348, 366, 390
– primäre 34
– sekundäre 34
– tertiäre 34

M

Macula(ae) adhaerens 72 f, 176
– densa **356**, 362
Magen **294** f
Magenschleim 296
Major dense lines 196
Makroblasten 228 f
Makroglia 186
Makrophagen 104 f, 105^{EM}, 238, 242
Malpighi-Körperchen 352
Mamma **434** ff
– nichtlaktierende 436
– laktierende 436, 437^{EM}
Mandelsteine 248
Mandibula 272
Mantelbindegewebe 434
Mantelzellen 184, 492
Mantelzone 244
Mark 234, 238
Markhöhle, sekundäre 150
Markscheide 196
Marksinus 238, 242
Markstrahlen 352
Markstränge 242

Markstroma 226
Mastzellen **108**, 109^{EM}, 111^{EM}, 260
Matrix, territoriale 140
Matrixgranula 30
Matrixraum 32
Matrixzellen 448
Mazzoni, Vittorio (1880–1940) 454
Meatus nasalis inferior 340
– – medius 340
Mechanorezeptoren 450, 454
– adaptierende 452
Media 200, 204
Mediamyozyten 200, 204
Medulla 234, 258, 444
– glandulae suprarenalis **260**f
– ovarii 400
– renalis 352f, 370
– spinalis **490**f
Megakaryozyten 228
Megaloblast, basophiler 228
Meibom, Heinrich (1638–1700) 458
Meibom-Drüsen 458f
Meissner, Georg (1829–1905) 450
Meissner-Körperchen 440, **450**f, 453^{EM}
Melaningranula 48, 474f
Melanotropin 256
Melanozyten 440
Membran, postsynaptische 480
– präsynaptische 480
Membrana chorii 430f
– elastica externa 204
– – interna 200, 204
– gliae limitans externa 500
– (Zona) granulosa 406
– limitans gliae perivascularis 186
– (Zona) pellucida 404
– tectoria 484
– vestibularis 482f
Membranen, gefensterte 200
– – elastische 120, 202
Membranlabyrinth 22
Membranvesikulation 58
Menstruation 420f
Menstruationsblutung 420
Menstruationsdeziduazellen 426
Merkel, Johann Friedrich (1845–1919) 450
Merkel-Nervenendigung **450**, 451^{EM}
Merkel-Tastscheiben 440
Merkel-Zelle, ellipsoide 450
Mesangium, extraglomeruläres **356**
Mesaxon, äußeres 196
– inneres 196
Mesaxone 196f
Mesenchym 100, 124
– embryonales 144
Mesenteriolum 312
Mesenterium 76, 116
Mesoglia 186
Mesosalpinx 412

Mesothel 76, 338
Mesothelzellen 76f
Metamyelozyt, neutrophiler 230
Metaphase 10
Metaphyse 150
Meynert, Theodor (1833–1892) 496
Meynert-Zellen 496
Microbodies 36
Mikrofilamentbündel 56
Mikrofilamente **40**f, 54, 374
Mikrogliozyten 186
Mikroplicae 66^{EM}
Mikrorelief 302
Mikrotubuli **38**, 39^{EM}, 42, 60, 194
Mikrovilli **52**f, 53^{EM}, 302, 324, 388
Mikrozirkulation 214ff
Milchfetttröpfchen 436
Milchflecken 128
Milchgänge 436
Milz 126, **242**f
Milzbalken 242
Milzfollikel 244
Milzknötchen 242f
Milzpulpa, rote 242f
Milzsinus 244
Milztrabekel 242
Mitochondrien 20, **30**f, 31^{EM}, 188
Mitochondrienhülle 30
Mitochondrienmatrix 30f
Mitochondrienscheide 386
Mitose **10**, 12^{EM}
Mitralklappe 114
Mittelmembran 164
Mittelstücke 370f
Mm. arrectores pilorum 138, 442
Molekularschicht 184
Moll, Jacob (1832–1914) 462
Moll-Drüsen 458, 462
Monaster 10
Monozyten **106**, 107^{EM}, 218, 226, 242
Monozytendiapedese 218
Motoneurone 2, 180
MSH 256
M-Streifen 164
Mukosamastzellen 108
Müller-Stützfasern 474
Multivesikuläre Körperchen 36^{EM}
Mundhöhle **272**
Musculus arrector pili 444
– ciliaris 472
– cremaster 394
– cricoarytaenoideus posterior 342
– cricothyroideus 342
– detrusor vesicae 372
– flexor digitorum longus 134f
– levator palpebrae superioris 340
– longitudinalis 272
– obliquus superior 340
– orbicularis oculi 458

- orbicularis oris 272
- psoas 162 f, 168
- rectus medialis 340
- – superior 340
- sphincter pupillae 470
- sernothyroideus 342
- thyrohyoideus 164
- transversus linguae 272
- uvulae 290
- verticalis linguae 272
- vocalis 342
Muskelfasern, intrafusale 456
Muskelpolster 206
Muskelspindel **456**
Muskelvorläuferzellen 162
Muskelzellen, glatte **2**, 158
Muskulatur, glatte **158**, 161^{EM}
- quergestreifte **162**, 167^{EM}
Muttermund, äußerer 416
Muttermundslippe 416
Muzine 90
Myelin 196
Myelinlamellen 188
Myelinscheide 188 f, 196
Myeloblasten 230
Myelozyt, basophiler 230
- eosinophiler 230
Myoblasten 162
Myoepithelzellen 278, 434, 446 f
Myofibrillen 167^{EM}
Myofibrillenbündel 169^{EM}
Myofibroblasten 378, 382, 390, 400
Myokard 172, 174^{EM}f
Myomesin 166
Myometrium 158, 418 ff
Myosinfilamente 168
Myozyten 200, 210
M-Zellen 252, 308

N

Nabelstrang 124
Nackenband 138
Nagel **444**
Nagelbett 444
Nagelfalz 444
Nagelrand 444
Nagelwall 444
Nase **340**
Nasen- und Nasennebenhöhlen **340**
Nasenhöhle **272**
Nasenmuscheln 340
Nasenschleimhaut 340
Nasenseptum 340
Nebenhoden **388** f, 391^{EM}
Nebenhodenkopf 388
Nebenhodenkörper 388
Nebenhodenschweif 388

Nebenniere **258** f
Nebennierenmark **260** f
Nebennierenrinde 46, 258
Nebenschilddrüsen 266
Nebenzellen 294, 298
Neocortex 496
Nephron 52, 68
Nerven, markhaltige 192, 195^{EM}
- marklose 195^{EM}, 199^{EM}
- periphere 197^{EM}
Nervendiskus 450
Nervenfaserkabel 190
Nervenfasern **188**, 189^{EM}, 314
- markhaltige (myelinisierte) 192, 194^{EM}, 196^{EM}
- marklose 194^{EM}, 198^{EM}, 256
- sympathische 264
Nervenfaserschicht (NFS) 474
Nervensystem, autonomes 184
- enterisches, ENS 314
- intramurales 316
Nerventerminalen 450 f, 456
Nervenzellen 2, **176** f
- multipolare 2, 180 f
- pseudounipolare 2, 184, 482, 494
Nervus ampullaris 484
- ciliaris 478
- cochlearis 482 f
- facialis 482
- ischiadicus 188 ff
- opticus 458, 474, **478** f, 481^{EM}
Netz, großes **338**
Netzhaut **474** f
Neurofibrillen 182
Neurofilamente 40, 188
Neuroglia **186**
Neurohypophyse **254** f
Neurokeratingerüst 494
Neurolemm 188
Neurone 180
- neurosekretorische 254
- viszeromotorische 184
Neuropil 180
Neuroplasma 188
Neurotubuli 20, 188, 194
Neutrophile 226
Nexin 60
Nexus 176
Niere 36, 52, 118, **352** ff
Nierenbecken 354
Nierengefäße 352 f
Nierenkanälchen 364 f
Nierenkapsel 132
Nierenkörperchen 356 f, 357^{EM} ff
Nierenpapille 78, 354
Nischenzellen 348
Nissl-Schollen 14, 20, 180 ff
Nitabuch-Fibrinoid 432
Nodi lymphatici **238**, 240

Noduli lymphatici 238 f
– – aggregati 308
Nucleus pulposus 144
Nuhn-Drüse 276
Nukleolus 6
Nukleus **4**f
Nukleolus-Organisator 6

O

Oberflächendifferenzierungen 52 f, **54**^{EM} f
Oberflächenepithelien **76** f
Oberlid 458 f
Odontoblasten **284** f
Ohrmuschel 120
Ohrspeicheldrüse **278**
Ohrtrompete **486**
Oligodendrogliozyten **186**
Oligodendrozyt 500
Omentum majus **338**^{EM}
Oolemm 400
Ooplasma 402 f
Oozyte 400, **410** f
Optikusganglienzellschicht 474
Optikusnervenschicht 474
Orbita 340
Organ, lymphoepitheliales 234
– lymphoretikuläres 238
– statoakustisches 482
Organe, endokrine **254** f
Organum sprirale 484
– vomeronasale **22** f
Os ethmoidale 340
– maxillare 340
– parietale 146
Ösophagus 86, **292**
Ossifikation, chondrale 148
– desmale 146
Osteoblasten **146** f
Osteogenese, chondrale **148**
– desmale **146**
– indirekte 148
Osteoid 146
Osteoidbälkchen 146
Osteoklasten 146, 152 f
Osteone 154
Osteozyten 146, 154, 286
Ostium externum uteri 416
Ovar 22, 132, **400** ff
Ovarialfollikel **400** f
Ovidukt 412
Ovozyte 400, **410** f

P

Pacini, Filippo (1812–1883) 452
Palatum molle 290

Palpebrae **458** ff
Paneth-Zelldrüse 304
Paneth-Zellen 302, **304** f
Pankreas 14, **332** ff, 333^{EM}, 335^{EM}
Papilla (Discus) nervi optici 478
– pili 444, 460
– renalis 370 f
Papillae filiformes **274**
– foliatae **276**, 486
– vallatae **274**
Parabasalzellen 428
Paracortex 246
Paraganglion, sympathisches 260
Paranodium 188
Paratendineum 134
Parathormon 266
Parietalzellen 296 f
Parodontium 290
Pars alveolaris mandibulae 290
– cardiaca 294
– cervicalis 490
– convoluta 356, 366
– cutanea 272
– distalis 254
– fibrocartilaginea 486
– infundibularis 254
– intermedia 254 f, 272
– intracanalicularis 480
– intracranialis 480
– intramuralis 412 f
– intraocularis 480
– lumbalis 490
– mucosa 272
– nervosa 254 f
– obliqua 342
– optica retinae 474
– orbitalis 480
– ossea 486
– palpebalis 458
– plana 472
– plicata 472
– pylorica ventriculi **298**
– recta 342
– sacralis 490
– thoracica 490
– tuberalis 254
– uterina tubae 414
– vestibularis nervi ampullaris 484
Paukenhöhle 486
Pelvis renalis 352
Penicillus 244
Penis **394**
Pepsinogenbildner 298
Perichondrium 140, 144, 148
Perimetrium 418
Perimysium internum 456
Perineuralepithel 192, 194
Perineurallamellen 452

Perineuralscheide 454
Perineurium **188** ff, 456
Periodontium 290
Periorchinum 78
Periost 152
Peritendineum externum 134
– internum 134
Peritonealepithel 76, 338
Peritoneum
– pariethele 338
– viszerales 76
Perizyten 214, 218
Peroxidase 106
Peroxisomen **36**, 37^{EM}
Peyer-Plaques 252
Peyer-Platten 308
Phagosomen 58
Phagozyt, mononukleärer 226
Phagozytensystem, mononukleäres 104, 320
Phagozytose 58
Phosphatase, saure 34, 106
Photorezeptorzellen, modifizierte 256
Pia mater 256, 480, 498
– – spinalis 490
Piasepten 478
Pigmentblatt 470
– der Iris 472
Pigmente **48**, 49^{EM}
– endogene 48
– exogene 48 f
Pigmentepithel 470, 476
Pigmentzellen 478
Pili **444**, 445^{EM}
Pinealorgan 258
Pinealozyten 256 f
Pinealzellen 258
Pinozytose 58
Pinozytose-Vesikel 218, 350
Pinselarteriolen 244
Pituizyten 256
Plasmazellen **108**, 113^{EM}, 230, 242
Platten, kernlose 350
Plattenepithel, einschichtiges **76**, 76^{EM}
– mehrschichtiges 428
– – unverhorntes 86, 466
– – verhornendes 88, 438
– – nicht verhornendes hohes 428
Plazenta **430**, 433^{EM}
Plexus choroideus **480**
– mucosus **316**
– myentericus (Auerbach) 158, 184, **314** f, 315^{EM}
– pampiniformis 394
– submucosus externus (Schabadasch) 316
– – internus (Meissner) 316
– supraganglinaris 500
Plica sublingualis 282
– ventricularis 130, 342

– vestibularis 342
– vocalis 86, 342
Plicae circulares 300, 304 f
– palmatae 416
Pneumozyten Typ I 348 f
Pneumozyten Typ II 348 f
Podocalyxin 362
Podozyten **356** ff
Poikilozytose 228
Polsterarterien **206**, 207^{EM}
Polypeptid, pankreatisches 268
Polypeptidhormon Glukagon 268
Poren 220, 360
Porenkomplexe 8
Porphyrine 48
Portalkanälchen 320
Portio vaginalis 38
– – cervicis 416
Porus gustatorius 486
Potozytose 58
PP-Zellen 268
Prädentin 288
Präkollektoren 242
Präspermatiden 378
Primärfollikel 240, 400
Primärfortsätze 364
Primärknötchen 238
Primordialfollikel 400 f
Processus ciliares **472**
Proerythroblast 228 f
Proliferationsknoten 430
Proliferationsphase 418
– frühe 420
– späte 420
Proliferationszone 152
Promegaloblast 228
Prominentia spiralis 484
Promyelozyt 230
Pronormoblast 230
Prophase 10
Prostata **396** f
Prostatasteinchen 398
Proteinkristalle **50**^{EM}
Proteinvesikel 436
Pubertätsinvolution 236
Pulmo **346** ff, 349^{EM}
Pulpa enamelea 284 f
– rote 244
– weiße 244
Pulpaarterie 244
Pulpafibrozyten 290
Punktum adhaerens 72
Purkinje-Fasern 174
Purkinje-Zellen 4, 20, 48, 184, 498 f
Purkinje-Zellschicht 184, 500
Pylorus 298
Pylorusdrüsen **298**
Pyramidenschicht III, äußere 494
Pyramidenschicht V, innere 494

Pyramidenzellen 180 f, 496
Pyramis renalis 352

Q

Querbänderung 162
Querstreifung 162 f, 167^{EM}

R

Rachenmandel 250
Radix dorsalis 490
– linguae 276
– posterior 492 f
– ventralis 492 f
Radspeichenkerne 108
Randsinus 238 ff
Ranvier-Schnürringe 188 f
Rathke-Tasche 256
Raum, intervillöser 430 f
– perisinusoidaler 327^{EM}
– perivitelliner 410
Reaktionszentren 238 f
Recessus pinealis 258
Refsum-Syndrom 36
Regenbogenhaut **470**, 474
Regenerationsphase 420, 426
Regio olfactoria **486**, 489^{EM}
Region, postakrosomale 386
Reinke-Kristalle 50, 384
Reissner-Membran 482 f
Residualkörper 34, 48
Resorption, lakunäre 146
Resorptionszone 152
Rete lymphocapillare 242
– testis 376
Reteleisten 438 ff
Retikulinfasern 238 f
Retikulum, raues endoplastisches 180
Retikulumplasma 20
Retikulumzellen 126, 230, 238
– epitheliale 234
Retina 458, **474**, 477^{EM}, 478
Ribonuklease 106
Ribosomen **16** f
Riechhärchen 488
Riechkegel 486
Riechkolben 488
Riechschleimhaut **486** f, 489^{EM}
Riechzellen 488
Riesenmitochondrien 30
Rinde 234, 238
Rindenlabyrinth 352 ff
Rindenstroma 400 f
Ringbinden 170, 290
Ringfaserscheide 386
Ringknorpel 342

Ringmuskel 272
Rippenknorpel 140 f
Rokitansky-Aaschoff-Krypten 330
Rückenmark **180** f, **490** f
Rückensaite 144
Ruffini, Angelo (1874–1929) 456
Ruffini-Körperchen 456, 457^{EM}

S

Sacculus alveolaris 346
Sägeblattkontur 420, 424
Salpinx 412 f
Samen **384**
Samenblase **396**
Samenkanälchen 378, 382
Samenleiter **394**
Samenstrang **394**
Samenwegs-Stereozilien 64, 82, 388 ff
Sammelrohre 78, 368 f, 370, 371^{EM}
– kortikale 370
– medulläre 370
Sarkolemm 162
Sarkomere 164
Sarkoplasma 158
Sarkosomen 168
Satellitenzellen 184, 494
Säulenknorpel 148, 152
Saumepithel 302, 306
Saumzellen 56, 80, **300** f
Säurebildner 298
Scala tympani 482 f
– vestibuli 482
Scapus pili 442 f
Schaltlamellen 154
Schaltlamellensysteme 156
Schaltstück 337^{EM}
Schaltstücke, verschleimte 282
– verzweigte 278
Schamlippen **428**
Scheide **428**
Scheidengewölbe 416
Scheidenkutikula 444
Schicht, äußere plexiforme 474
– innere plexiforme 474
– molekulare 494
Schilddrüse 118, **262** ff, 265^{EM}, 267^{EM}
Schilddrüsenbläschen 262
Schilddrüsenfollikel 266
Schilddrüsenhormone 262
Schleifenschenkel, aufsteigend 364
Schleimhautkammerung 392
Schleimschläuche 280
Schleimzellen 294
Schlemm-Kanal 472
Schlitzporen 360
Schlundtaschenabkömmling 234

Schlussleisten **74**
Schmelz 288
Schmelzepithel, äußeres 284 f
– inneres 284, 288
Schmelzoberhäutchen 286
Schmelzorgane 286
– glockenförmige 286
Schmelzpulpa 284 ff
Schnecke **482** f, 485[EM]
Schneidezahn 288
Schwann-Scheide 188
Schwann-Zellen 188 f, 198
Schwann-Zell-Lamellen 452
Schweigger-Seidel-Hülse 244
Schweißdrüsen, apokrine **98**, 446 f
– ekkrine 438, 444, **446**
Sebozyten 448
Sebum 98, 448
Sehnen 134 f, 135[EM], 137[EM]
Sehnenzellen 134
Sehnerv **478** f
Sehnervenkopf 480
Sehnervenpapille 480
Sekretgranula 264
Sekretion, apokrine 448
Sekretionsphase 420 ff
Sekretkanälchen, interzelluläre 96
Sekretrohre 70
Sekretzellen 414 f
Sekundärfollikel 240, 252, 400 ff
– atresierender 400
Sekundärfortsätze 364
Sekundärknötchen 244, 248 f
Seminalplasma 384
Septa interalveolaria 348
Septen 378
Septula testis 376 f
Septum nasi 272, 340
– pectiniforme penis 394
Septumknorpel 340
Serosa 76
Serosadeckzellen 78
Serotonin 108
Sertoli-Zellen 378 ff
Serumeiweißkörper 108
Sharpey-Fasern 290
Siebbbeinzellen 340
Silberfasern 118
Silberimprägnation 182
Sinneszellen 344, **484** ff
Sinus lactiferi 434
– marginalis 238 f
– maxillaris 340
– orbitalis 213[EM]
– paranasales 340
– prostaticus 398
– renalis 352, 354
Sinusendothel 244, 324
Sinusoide 226

Sinusretikulum 240
Skelettmuskelfibrillen 166[EM]
Skelettmuskelgewebe 162 f
Skelettmuskel-Sehnen-Verbindung **170**[EM]
Sklera 458, 478
Skleralring 480
Small dense core vesicle 480
Somatostatin 268 f
Somatostatin-Zelle 270
Spalierzellen 184
Spalt, synaptischer 480
Spannmuskeln 202
Spatium intermembranosum 30
– perisinusoideum 328
– subdurale 478
Speicheldrüsen **278** f
Speiseröhre **292**
Sperma **384**
Spermatiden 378 f
Spermatogenese 378
Spermatogonien 378 ff
– Typ A 380
– – dark 380
– – pale 380 f
– Typ B 380
Spermatozoen **386**, 387[EM]
Spermatozoonkopf 386
Spermatozyten 382
– I. Ordnung 378 f
– II. Ordung 378
Spermien 378
Sperrarterie **206**
Speziallamellen 154 f
Spinalganglienzellen 2, 26, 48, **184**, 494
Spinalganglion **492** f
Spindelschicht VI 494
Spiralarterien 422 f
Spiralmuskelfasern 170
Spongiosa, primitive 152
Spongiosabälkchen 150
Spongiosatrabekel 146, 150
Spongiozyten 46, 260
Spüldrüsen 274, 276
Stäbchen 476
Stäbchensaum 52 f
Stäbchenzelle 474
Stachelsaumbläschen 26, **58**
Stereozilien **64**, 65[EM]
Stereozilienbesatz 394
Sternalpunktausstriche 230
Sternzellen 500
Stiftchenzellen 90, 414
Stimmfalte 342
Stimmlippe 342
Stoffwechselraum, äußerer 30
– innerer 30
Strahlenkörper 472 f
Stratum, basale 86 f, 440 f

- – endometrii 418 ff
- – corneum 88, 438 ff
- – functionale 422
- – – endometrii 420 ff
- – ganglionare 500
- – – nervi optici 474
- – gangliosum 184
- – germinativum 88, 438 ff
- – granulosum 88, 184, 400 f, 438 ff, 498 f
- – intermedium 288
- – limitans externum 474 f
- – – internum 474
- – longitudinale 292
- – lucidum 438 f
- – moleculare 184, 498 f
- – neuroepitheliale 474
- – neurofibrarum 474
- – neuronorum piriformium 184
- – – (gangliosum) 498
- – nucleare internum 474
- – papillare 438 f
- – pigmentosum retinae 474
- – plexiforme externum 474
- – – internum 474
- – reticulare 438 f
- – spinosum 440 f
- – submucosum 422, 428
- – – sive subvasculare 418
- – subserosum 418, 428
- – subvasculosum 418, 428
- – supravasculosum 426 f
- – vasculosum 418, 428
- Streifenstücke 96, 278
- Stressfasern 40 f
- Stria vascularis 482 f
- Stroma corneae 466, 468, 469^{EM}
- – endometrii 422
- – fibromuskuläres 398
- – iridis 470
- – ovarii 132, 400 f
- Stützzellen 484 ff
- Subcutis 438 f
- Substantia alba 490 f
- – compacta 154
- – grisea 490
- – intermedia 490
- – propria corneae 86, 466 ff, 472
- – propriae sclerae 472
- Substanz, chomophilie 14
- – graue 498
- – weiße 490
- Sukzinatdehydrogenase 168, 296
- Sulcus medianus posterior 490
- – spiralis externus 484
- – terminalis 250, 274
- Superfizialzellen 84 f, 374, 428, 464 f
- Surfactant 348
- Synzytialknoten 432

- Synzytien 162
- Synzytiotrophoblast 430 f
- Synzytiumschicht 430
- System, gastroenteropankreatisches (GEP) 306
- – longitudinales 168
- – offenes kanalikuläres 232
- – sarkotubuläres 168
- – transversales 168
- Systeme, elastisch-muskulöse 202

T

- Talg 98, 448
- Talgdrüsen 98, 340, **448**
- Talgkolben 98, 448
- Tangentialfasern 500
- Tangentialfaserschicht 142
- Tarsus 458
- – inferior 458
- – superior 458 f
- Taschenfalte 342
- Taschenklappen 242
- Tastkörperchen 450
- Tela subcutanea 438
- – submucosa 292
- – subserosa 412
- Telezephalon 272
- Telolysosomen 34
- Telophagolysosomen 34
- Tendinozyten 134 f, 170
- Terminal web 54
- Terminalgeflecht 54
- Terminalgespinst 40, 54 f
- Terminalhaare 444
- Terminalzotten 432
- Territorien 140
- Tertiärfollikel 404
- Testis **376** ff, 380 f, 381^{EM}
- Testosteron 378
- Theca folliculi 400 ff
- – – externa 402
- – – interna 402
- Theca-interna-Zellen 406
- Thekaluteinzellen 406
- Thekaorgan 406
- Thrombozyten 228, 233^{EM}
- Thymopoetin 236
- Thymosin 236
- Thymulin 236
- Thymus **234** f
- Thymusrestkörper 236
- Tibia 152
- Tigerfell 182
- Tight junction **74**^{EM}
- Tigroid 14, 182
- Titin 166
- T-Lymphozyten 234, 246, 252

Tochterkerne 10
Tomes-Fasern 286 f
Tonofibrillen **38**
Tonofilamente **38**, 39^{EM}, 72
Tonsilla lingualis **250**, 276
– palatina **248**
– pharyngealis **250**
Tonsillarkrypte 248 f
Tonsillarpfröpfe 248
Tonsillitis 248
Trabekel 238
Trachea 82, **344**
Trachealspange 142
Tractus spiralis foraminosus 482
Tränendrüse **462** f, 465^{EM}
Transmitter 480
Transportgefäße 242
Transportvesikel 26, 34
Transzytose 58
T-Region 240, 244
Trias hepatica 318 f
Trichterklappen 242
Trichterlappen 254
Trophoblastüberzug 432
– ektodermal 430
Tropokollagenmoleküle 114
Trunci lymphatici 242
T-Tubuli 168
Tuba auditiva **486**
– uterina **412**
Tubensekret 414
Tubuli contorti 352
– distale 366 f
– intermediäre 368
– mitochondriales 32
– proximale 366
– recti 352
– renales 364 ff
– seminiferi 378
Tubulin 38, 60
Tubulus, proximaler 36, 366 f
– seminiferus 380 f
– – contortus 378
Tunica adventitia 292, 428
– albuginea 376, 400
– externa 200
– fibrosa bulbi 458
– interna 200
– media 200, 204
– mucosa 418, 428
– – respiratoria 342 f
– muscularis 158 f, 292, 418, 428
– serosa 418
Tunnel, innerer 484
T-Zell-Rezeptor 246
T-Zellregion 248

U

Übergangsepithel 84, **372** f
Überleitungsstücke 368 f
Uferzellen 240
Umbrella cells 374
Unguis **444**
Unterhaut 440
Unterkieferdrüse **280**
Unterzungendrüse **282**
Ureter **372** f
Urethra, pars prostatica 396
Urothel 84, 372, **374**, 375^{EM}
Ursprungskegel 180 f
Uterus 52, **416** ff
Uterusschleimhaut 422
Uvea 474
Uvula **290**

V

Vagina **428** f
– externa nervi optici 478
– interna nervi optici 478
Vaginalwand 428
Vakuolen, retronukleäre 426
Valvulae lymphaticae 242
Vas afferens 356, 360
– efferens 346, 360
– vasis 202
Vasa afferentia 238 f
– efferentia 238
– recta 368
– sinusoideae 318
– vasorum 200, 204
Vater, Abraham (1648–1751) 452
Vater-Pacini-Körperchen **452**, 455^{EM}
Velum palatinum 290
Vena cava inferior 208
– centralis 318 ff
– – retinae 478
– dorsalis penis 394
– interlobularis 318, 322
– lienalis 208
– portae 318 f
– saphena magna 208
– – parva 210^{EM}
– tibialis anterior 212^{EM}
– umbilicalis 40, 124
Venenklappen 208, 213^{EM}
Ventriculus laryngis 342
Venulen, hochendotheliale 246
Verbindungsstück 386
Vesica fellea sive biliaris **330**
– urinaria **372**
Vesicula seminalis 396
Vesiculae superficiales 204
Vestibulum 272

- laryngis 342
- nasi 88
- oris 272
Vibrationsrezeptoren 452
Villi intestinales 300, 304
Villin 56
Vimentinfilamente 40, **42**
Vitamin A 48
Volkmann-Kanäle 154 f
Vomeronasalorgan 196
Von-Willebrand-Faktor 204
Vorderhorn 490
Vorderhornzellen, motorische 2, 180 f
Vorsteherdrüse **396** f

W

Wachstum, appositionelles 148
- interstitielles 140
Wachstumsfuge 150
Wachstumszone 150 f
Wallgraben 274
Wallpapillen 274
Wanderzellen, ruhende 104
Weibel-Palade-Körperchen 204, 216 f
Welsh-Zellen 266
Wharton-Sulze 124
Widerstandsgefäße 212
Wimpern 60
Wimpernhaare 458
Winterschlafdrüse 128
Wirbelsäule, embryonale 144
Wurmfortsatz 252, **312**
Wurzeldentin 288
Wurzelfüßchen 70^{EM}, 442
Wurzelhaut 290
Wurzelscheide, äußere 460
- innere 444

Z

Zahnanlagen 272 ff
Zahnbein 290
Zähne **290**
Zahnentwicklung **284** ff
Zahnfleisch 290
Zahnglocke 284
Zahnhalteapparat 290
Zahnknospe 284
Zahnkrone 286
Zahnleiste 284
Zahnmark 290
Zahnpapille 284, 288
Zahnpulpa 288
Zahnsäckchen 284 ff
Zahnschliffe **286**
Zahnwurzeln 290

Zapfen 476
Zapfenzellen 474
Zeis-Drüsen 458
Zellen, adrenotrope basophile 254
- apikal gekörnte 304
- azidophile 254
- basal gekörnte 306
- basophile 254
- chromaffine 260 f
- chromophile 266
- chromophobe 254
- endokrine 302
- enterochromaffine 306
- enteroendokrine **306**, 310
- helle 306
- interdigitierende dendritische 234
- interstitielle 384, 406
- lipotrope basophile 254
- mammatrope azidophile 254
- melanotrope basophile 254
- myoendokrine **178**, 179^{EM}
- oxyphile 266
- parafollikuläre 262 f
- phäochrome 260 f
- sezernierende 414
- somatotrope azidophile 254
- thyrotrope basophile 254
- wasserhelle 266
- zentroazinäre 332 ff
Zellkerne **6**^{EM}, 8^{EM}
Zellweger-Syndrom 36
Zement 286, 290
Zentomere 10
Zentralarterie 244
Zentralsegment 456
Zentralvenenläppchen 318 f
Zentroblasten 240
Zentrozyten 240
Zervikalkanal 416
Ziliarfortsätze 472
Ziliarkörper 458
Zilienwurzel 62
Zilienzellen 62, 414 f
Zirbeldrüse **256**
Zisterne, perinukleäre 8
Zona compacta 420
- fasciculata 46, 258 f
- glomerulosa 258
- multiformis 260
- parenchymatosa 400
- pellucida 400 ff, 410
- reticularis 258 f
- spongiosa 420
- vasculosa 400
Zone der Knorpelsäulen 152
Zone, parakortikale 240
- paranodale 188
Zonen, interfollikuläre 248
Zonula adhaerens **72** f

Sachverzeichnis

– lentis 472
– occludens **74**[EM]
– Zinnii 472
Zonulafasern **472**, 473[EM]
Zottenbäume 430
Z-Streifen 164
Zunge 162, 168, 192, **272**
Zungenbälge 250
Zungenmandel 250
Zungenwurzel 250, 276
Zwischenlappen 254 f
Zwischenscheibe 164
Zwischenwirbelscheiben 144
Zwischenzellen 384, 406
Zwölffingerdarm **300** f
Zylinderepithel 78
– zweireihiges 388 f
Zymogengranula 268, 334 f
Zytokeratinfilamente **38**
Zytolysosomen 34
Zytoplasmatropfen 386
Zytoskelett 38
Zytotrophoblast 430 f